Hefte zur Zeitschrift „Der Unfallchirurg"

272

Herausgegeben von:
L. Schweiberer und H. Tscherne

Springer

Berlin
Heidelberg
New York
Barcelona
Hongkong
London
Mailand
Paris
Singapur
Tokio

62. Jahrestagung

der Deutschen Gesellschaft für Unfallchirurgie e.V.

18.–21. November 1998, Berlin
Abstracts

Herausgegeben von
L. Kinzl K.E. Rehm

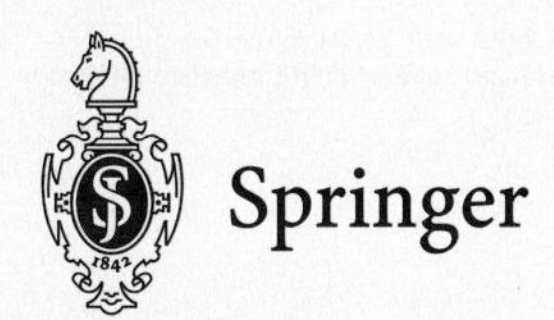

Bandherausgeber

Professor Dr. med. Lothar Kinzl
Chirurgische Universitätsklinik
und Poliklinik
Steinhövelstraße 5

89075 Ulm

Professor Dr. med. K. E. Rehm
Klinik und Poliklinik für Unfall-, Hand-,
und Wiederherstellungschirurgie
Joseph-Stelzmann-Straße 9

50924 Köln

Reihenherausgeber

Professor Dr. Leonhard Schweiberer
Direktor der Chirurgischen Universitätsklinik München Innenstadt
Nußbaumstraße 20, D-80336 München

Professor Dr. Harald Tscherne
Medizinische Hochschule, Unfallchirurgische Klinik
Konstanty-Gutschow-Straße 2, D-30625 Hannover

Deutsche Gesellschaft für Unfallchirurgie

Geschäftsführender Vorstand 1998:
Prof. Dr. L. Kinzl
1. Vizepräsident: Prof. Dr. H.-J. Oestern
2. Vizepräsident: Prof. Dr. P. Hertel
Generalsekretär: Prof. Dr. A. Rüter
Schatzmeister: Prof. Dr. A. Ekkernkamp
Schriftführer: Prof. Dr. K. E. Rehm

ISSN 0945-1382
ISBN 3-540-65126-8 Springer-Verlag Berlin Heidelberg New York

Die Deutsche Bibliothek – CIP-Einheitsaufnahme
[Der Unfallchirurg / Hefte]
Hefte zur Zeitschrift „Der Unfallchirurg". – Berlin ; Heidelberg ; New York ; Barcelona ; Budapest ; Hongkong ; London ; Mailand ; Paris ; Santa Clara ; Singapur ; Tokio : Springer
Früher Schriftenreihe
Reihe Hefte zu: Der Unfallchirurg. –
Bis 226 (1992) u.d.T.: Hefte zur Unfallheilkunde
ISSN 0945-1382
272. Deutsche Gesellschaft für Unfallchirurgie: ... Jahrestagung der Deutschen Gesellschaft für Unfallchirurgie e.V.
62. 18.–21. November 1998, Berlin. – 1998

Deutsche Gesellschaft für Unfallchirurgie: ... Jahrestagung der Deutschen Gesellschaft für Unfallchirurgie e.V. – Berlin ; Heidelberg ; New York ; Barcelona ; Budapest ; Hong Kong ; London ; Mailand ; Paris ; Singapur ; Tokio : Springer
Hefte zur Zeitschrift „Der Unfallchirurg"; ...)
Früher u.d.T.: Deutsche Gesellschaft für Unfallheilkunde: ... Jahrestagung der Deutschen Gesellschaft für Unfallheilkunde e.V.
ISSN 0947-5869
62. 18.–21. November 1998, Berlin : Kongreßbericht, – 1998 (Hefte zur Zeitschrift „Der Unfallchirurg"; 272)
ISBN 3-540-65126-8

Dieses Werk ist urheberrechtlich geschützt. Die dadurch begründeten Rechte, insbesondere die der Übersetzung, des Nachdrucks, des Vortrags, der Entnahme von Abbildungen und Tabellen, der Funksendung, der Mikroverfilmung oder der Vervielfältigung auf anderen Wegen und der Speicherung in Datenverarbeitungsanlagen, bleiben, auch bei nur auszugsweiser Verwertung, vorbehalten. Eine Vervielfältigung dieses Werkes oder von Teilen dieses Werkes ist auch im Einzelfall nur in den Grenzen der gesetzlichen Bestimmungen des Urheberrechtsgesetzes der Bundesrepublik Deutschland vom 9. September 1965 in der jeweils geltenden Fassung zulässig. Sie ist grundsätzlich vergütungspflichtig. Zuwiderhandlungen unterliegen den Strafbestimmungen des Urheberrechtsgesetzes.

© Springer-Verlag Berlin Heidelberg 1999
Printed in Germany

Die Wiedergabe von Gebrauchsnamen, Handelsnamen, Warenbezeichnungen usw. in diesem Werk berechtigt auch ohne besondere Kennzeichnung nicht zu der Annahmen, daß solche Namen im Sinne der Warenzeichen- und Markenschutz-Gesetzgebung als frei zu betrachten wären und daher von jedermann benutzt werden dürften.

Produkthaftung: Für Angaben über Dosierungsanweisungen und Applikationsformen kann vom Verlag keine Gewähr übernommen werden. Derartige Angaben müssen vom jeweiligen Anwender im Einzelfall anhand anderer Literaturstellen auf ihre Richtigkeit überprüft werden.

Herstellung: PRO EDIT GmbH, D-69126 Heidelberg
Umschlaggestaltung: design & production, D-69121 Heidelberg
Satzherstellung: Zechnersche Buchdruckerei, D-67346 Speyer

SPIN: 10696675 24/3135-5 4 3 2 1 0 - Gedruckt auf säurefreiem Papier

LINK® ZWISCHENWIRBEL-ENDOPROTHESE MODELL SB CHARITÉ

241-V3-A(3)/28.9.98Fo

Seit 1987 mehr als 1.500 Implantationen in 11 Ländern

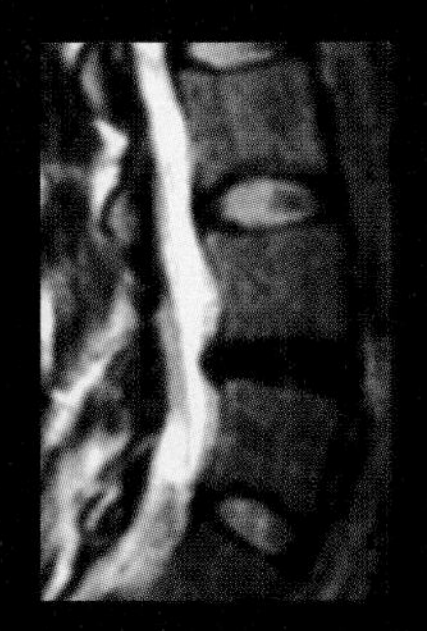

MRT: medianer NPP 4/5, klinische Diagnose: lumbale Instabilität

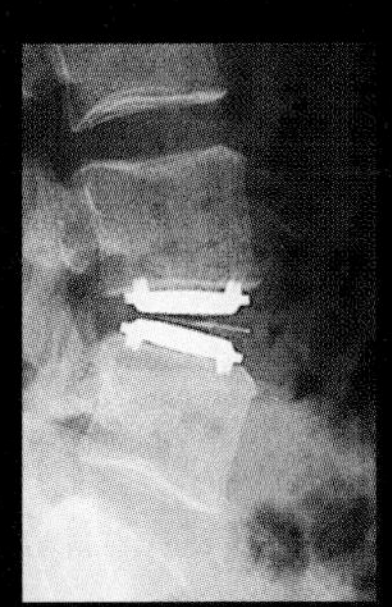

LINK® Zwischenwirbel-Endoprothese Modell SB Charité L4/5

Die über tausendfach bewährte LINK® Zwischenwirbel-Endoprothese Modell SB CHARITÉ ist als ein modulares Prothesensystem nach dem „low-friction"-Prinzip für den lumbalen Wirbelsäulenbereich entwickelt. Die Konzeption der Endoprothese ermöglicht eine annähernd physiologische Segmentbewegung.

WALDEMAR LINK GmbH & Co · Barkhausenweg 10 · D-22339 Hamburg
Telefon 040/5 39 95-0 · Telefax 040/5 38 69 29

LINK®

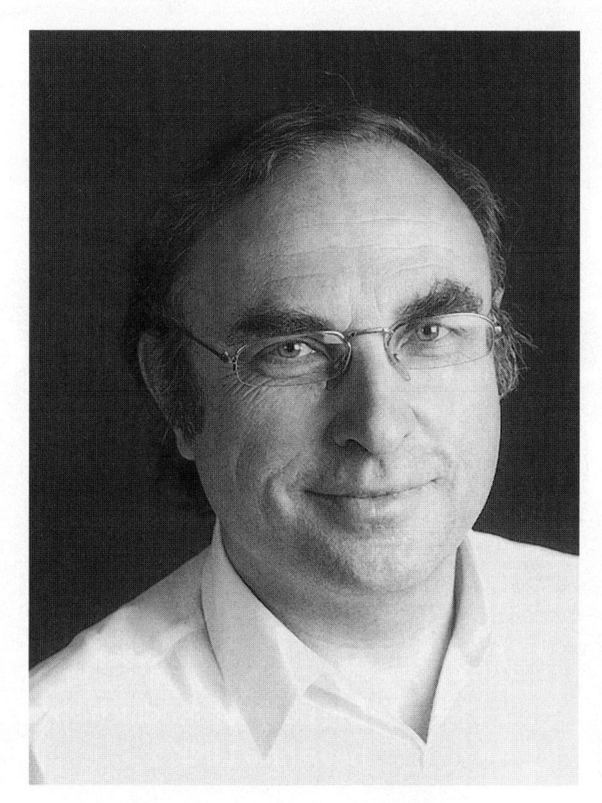

Prof. Dr. med. L. Kinzl

Liebe Kolleginnen und Kollegen,

chirurgisches Handeln im Spannungsfeld zwischen Illusionen, Ansprüchen und einer durch ökonomische Vorgaben zunehmend eingeengten Realität steht im Mittelpunkt unserer 62. Jahrestagung in Berlin.

Thematisch spannen wir einen weiten Bogen zwischen anspruchsvoller Zentrumschirurgie und der Basisversorgung sowie insbesondere den operativen Behandlungsmöglichkeiten in den sich erst entwickelnden Ländern der Dritten Welt.

Die Frage, in welcher Weise Verletztenversorgung in Zukunft gesellschaftlich und gesundheitspolitisch gefördert und bezahlt werden soll, stelle ich ebenso zur Diskussion wie das mich persönlich zunehmend beschäftigende Problem der Belastbarkeit Verletzter, worunter ich die individuelle Widerstandskraft eines Verletzten gegenüber den körperlichen wie seelischen Strapazen verstanden wissen will, die wir ihm im Rahmen von Diagnostik und chirurgischer Therapie zumuten, bzw. zumuten dürfen.

Die große Resonanz bereits im Vorfeld der Jahrestagung mit 862 Vortragsanmeldungen hat mich gefreut.

Allen Mitgliedern der Bewertungskommission, die die anonymisierten Abstracts schnell, kompetent und kritisch evaluierten und somit entscheidend mithalfen, diesen Kongreß zu gestalten, sei herzlich gedankt.

Die Ablehnungsquote lag mit 64% für die Vortragsanmeldung relativ hoch, was andererseits aber bei der Flut von Tagungen und Kongressen den positiven Effekt haben könnte, künftig der Herausforderung zu widerstehen, voreilig in den Ergebnissen unfertig und flüchtig zusammengeschriebene wissenschaftliche Arbeiten anzubieten.

Angebotsinflation bedeutet Wertminderung. Konzentration auf weniger, aber Gutes, ist Ausdruck von geistiger Disziplin!

Nutzen Sie den Abstractband intensiv als Nachschlagekompendium während des Kongreßbesuches und ergänzen Sie dadurch die kritische kollegiale Interaktion sowie den persönlichen Kontakt mit den Referenten.

Ulm, im Herbst 1998 L. Kinzl

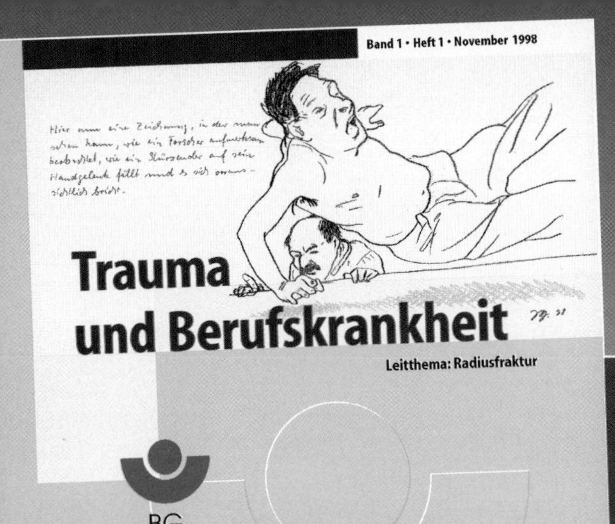

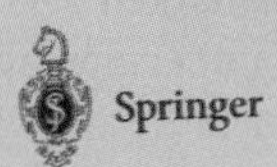

Die *neue* Zeitschrift bei Springer

Themen sind:

- Unfallverhütung
- Diagnostik
- Operative und konservative Therapie
- Folgeschäden und Folgeeingriffe
- Rehabilitation und Umschulung

Bestellen Sie jetzt Ihr kostenloses Probeexemplar.

Springer

Trauma und Berufskrankheit **steht für eine ganzheitliche Information zu Fragen aus dem Bereich der Unfall- und Wiederherstellungschirurgie, der Berufserkrankungen sowie für die Bearbeitung aller Aspekte der gesetzlichen Unfallversicherung**

Offizielles Organ der Berufsgenossenschaftlichen Kliniken

Herausgeber: Berufsgenossenschaftliche Kliniken

Koordinierende Schriftleiter:
M. Börner, *Frankfurt*
A. Wentzensen, *Ludwigshafen*
D. Wolter, *Hamburg*

Bezugsbedingungen 1999
Band 1 (4 Hefte) Preis pro Jahr **DM 198,–***
zzgl. Versandkosten: BRD DM 11,80*;
andere Länder DM 16,80*

Abonnieren Sie jetzt!

❑ **JA,** ich abonniere die Zeitschrift **Trauma und Berufskrankheit** ab 1999 Band 1 (4 Hefte) zum Preis von **DM 198,–*** zzgl. Versandkosten: BRD DM 11,80*; andere Länder DM 16,80*.

Das Abonnement kann ich jederzeit mit einer Frist von 3 Monaten zum Jahresende kündigen.
*Preisänderungen (auch bei Irrtümern) vorbehalten. In EU-Ländern gilt die landesübliche MwSt.

❑ **Bitte senden Sie mir ein kostenloses Probeheft**

Meine Adresse:

Name, Vorname ______

Straße, Nr. oder Postfach ______

PLZ, Ort ______

Datum, 1. Unterschrift ______

Garantie: Diese Bestellung kann innerhalb von 10 Tagen schriftlich bei der Bestelladresse widerrufen werden. Rechtzeitige Absendung der Widerrufserklärung genügt (Poststempel). Ich bestätige dies auch mit meiner 2. Unterschrift.

Datum, 2. Unterschrift ______

Coupon auf's Fax legen bzw. im Umschlag an Ihre Buchhandlung schicken oder an:
Springer-Verlag · Zeitschriftenservice · Postfach 14 02 01 · D-14302 Berlin
http://www.springer.de · Fax 0 30 / 82 787 - 4 48 · E-mail: subscriptions@springer.de

5510 D

Die LINK-Lizenz für die Online-Version bis Ende 1999 kostenlos!

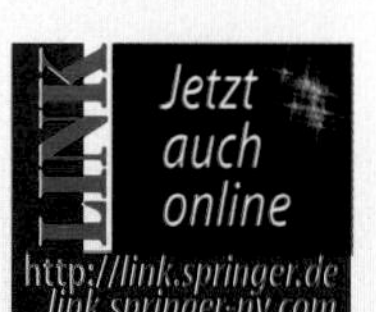

Bestellen Sie Ihren
persönlichen LINK-Zugang unter:

http://link.springer.de/orders/rest.htm

(Gilt nur bei Bezug der persönlichen Print-Version!)

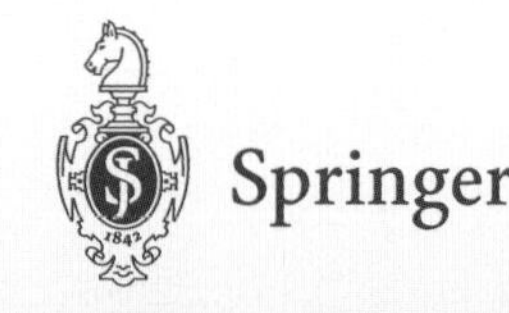

*Preisänderungen (auch bei Irrtümern) vorbehalten • d&p.5510.MPPZ/SF

Inhaltsverzeichnis

Sitzungen/Hauptthemen

Sitzungen/Spezielle Themen

Foren

NOVARTIS

DIE PENSATION IST DA!

Mono-Embolex® PEN

Certoparin

Anwendung leicht gemacht

Das niedermolekulare Heparin von Novartis:

- **schmerzarm:** durch neu entwickelte, im PEN versteckte Spezialnadel
- **präzise:** durch hohe Dosiergenauigkeit
- **einfach:** durch problemlose Handhabung

Heute und in Zukunft – Vertrauen auf Mono-Embolex®

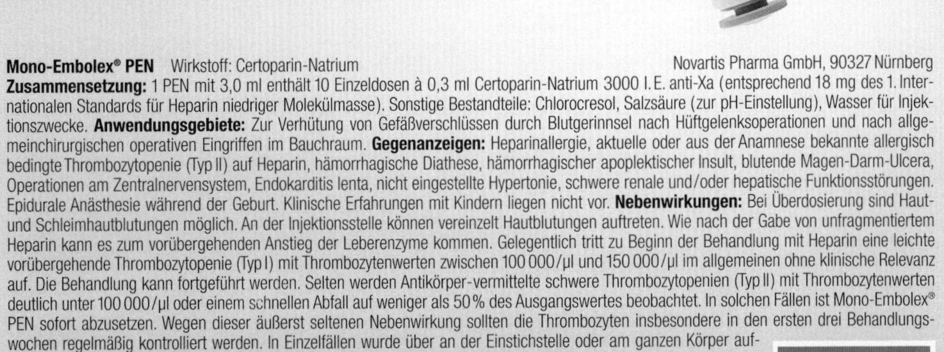

Mono-Embolex® PEN Wirkstoff: Certoparin-Natrium

Novartis Pharma GmbH, 90327 Nürnberg

Zusammensetzung: 1 PEN mit 3,0 ml enthält 10 Einzeldosen à 0,3 ml Certoparin-Natrium 3000 I. E. anti-Xa (entsprechend 18 mg des 1. Internationalen Standards für Heparin niedriger Molekülmasse). Sonstige Bestandteile: Chlorocresol, Salzsäure (zur pH-Einstellung), Wasser für Injektionszwecke. **Anwendungsgebiete:** Zur Verhütung von Gefäßverschlüssen durch Blutgerinnsel nach Hüftgelenksoperationen und nach allgemeinchirurgischen operativen Eingriffen im Bauchraum. **Gegenanzeigen:** Heparinallergie, aktuelle oder aus der Anamnese bekannte allergisch bedingte Thrombozytopenie (Typ II) auf Heparin, hämorrhagische Diathese, hämorrhagischer apoplektischer Insult, blutende Magen-Darm-Ulcera, Operationen am Zentralnervensystem, Endokarditis lenta, nicht eingestellte Hypertonie, schwere renale und/oder hepatische Funktionsstörungen. Epidurale Anästhesie während der Geburt. Klinische Erfahrungen mit Kindern liegen nicht vor. **Nebenwirkungen:** Bei Überdosierung sind Haut- und Schleimhautblutungen möglich. An der Injektionsstelle können vereinzelt Hautblutungen auftreten. Wie nach der Gabe von unfragmentiertem Heparin kann es zum vorübergehenden Anstieg der Leberenzyme kommen. Gelegentlich tritt zu Beginn der Behandlung mit Heparin eine leichte vorübergehende Thrombozytopenie (Typ I) mit Thrombozytenwerten zwischen 100 000/µl und 150 000/µl im allgemeinen ohne klinische Relevanz auf. Die Behandlung kann fortgeführt werden. Selten werden Antikörper-vermittelte schwere Thrombozytopenien (Typ II) mit Thrombozytenwerten deutlich unter 100 000/µl oder einem schnellen Abfall auf weniger als 50 % des Ausgangswertes beobachtet. In solchen Fällen ist Mono-Embolex® PEN sofort abzusetzen. Wegen dieser äußerst seltenen Nebenwirkung sollten die Thrombozyten insbesondere in den ersten drei Behandlungswochen regelmäßig kontrolliert werden. In Einzelfällen wurde über an der Einstichstelle oder am ganzen Körper auftretende Überempfindlichkeitsreaktionen (z. B. allergische Hautreaktionen mit Schwellungen, Juckreiz oder Ausschlag) berichtet. **Hinweis:** Wie durch unfragmentiertes Heparin können durch Mono-Embolex® PEN verschiedene klinisch-chemische Untersuchungsergebnisse verfälscht werden. **Verschreibungspflichtig.** Weitere Angaben siehe Fachinformation. **Darreichungsform, Packungsgröße und Preis:** Originalpackung mit 1 PEN (N1) zu je 10 Einzeldosen à 0,3 ml DM 120,54.

Alle Angaben nach dem Stand der Drucklegung: September 1998

PRODUKTE MIT PROFIL
SERVICE ALS PROGRAMM
THROMBOSE KOMPETENT

Referentenverzeichnis

Sitzungen/Hauptthemen

Belastbarkeit Unfallverletzter

Einfluß des Traumas auf die psychoimmunologische Reaktivität

K. S. Zänker, Witten

Lange war es ein Paradigma der monokausal reparativen Medizin, daß einzelne Organe, unabhängig von ihrer Raum-Funktionsbeziehung im Organismus, oder, im holistischen Sinne, im biopsychosozialen Wesen Mensch, erfolgreich therapierbar sind. Die unbestrittenen Fortschritte der Transplantationsmedizin sind hierfür ein deutliches Beispiel. Niemand wird diese Leistungen leugnen, jedoch muß kritisch hinterfragt werden, ob diese Erfolge zukünftig auch auf einer integrativen Ebene zwischen Geist, Körper und Seele für den Patienten auch außerhalb einer rein medizinischen Ebene einen mentalen Faktor für eine neu erhaltenen Lebensqualität darstellen, wenn Organe nicht mehr nur als unabhängig funktionierende Systeme, sondern als wechselseitig abhängige Enitäten im biopsychosozialen Sinne betrachtet werden.

Der Beginn eines Paradigmawechsels hat sich in den 80iger Jahren angebahnt, als sich die experimentellen Evidenzen verdichteten, daß Organsysteme wie das Nerven-, das endokrine und das Immunsystem sich in ihren Funktionen durch wechselseitig akzeptierte und kompetente molekulare Botenstoffe regulierend beeinflussen. Es ist heute unstrittig, daß über die endokrine Hypothalamus (Corticotropin-Releasing-Hormone, CRH) – Hypophyse (adrenocorticotropes Hormon, ACTH) – Nebennierenrindenachse (Cortisol) und durch die sympathischen und parasympathischen Innervationen der primären und sekundären lymphatischen Organe Dialoge zwischen dem zentralen Nervensystem und dem Immunsystem ablaufen. Dieser „Tele“-Dialog wird auf einer lokalen Ebene, z. B. der Entzündung, noch durch Neuropeptide, freigesetzte Entzündungsmediatoren und Zytokine fein gesteuert. An diesen „cross-talk“ beteiligen sich supportiv Zellen wie Endothelzellen, Fibroblasten, Keratinozyten und Mastzellen mit ihren differenten Zytokinmustern sowie Epithelzellen mit ihren Antworten auf wachstumsregulierende Faktoren. Senden aktivierte Zellen des Immunsystems neurokompetente Botenstoffe aus, so können sensorische Neuronen, z. B. der sensible Anteil der die Eingeweide versorgende Nervus vagus oder sensorische Neuronen der Spinalganglien, die Haut und Gelenke versorgen, diese Signale im Hirnstamm bzw. im Rückenmark auf sekundäre Neuronen umschalten. Dort kann das Signal verstärkt und zu höheren Zentren, z. B. dem Hypothalamus weitergeleitet werden, wo wieder eine hormonale Modulation (CRH-ACTH-Cortisol) des immunologischen Ausgangssignals erfolgen kann. Periphere Entzündungen rufen auch im zentralen Nervensystem typische Reaktionen hervor. Die vermehrte Freisetzung von Zytokinen (IL-1, IL-4, IL-6, IL-8, TNF-alpha) durch immunkompetente Zellen und Substanz-P oder Glutamat durch primär afferente Nerven, die einen Anteil eines Entzündungsherdes repräsentieren, bewirken eine Aufregulierung endogener Opioide (Proenkephalin, Prodynorphin), um so das subjektive Schmerzempfinden zu modulieren. Der nozizeptive Nettoeffekt der Schmerzbefindlichkeit eines Patienten ergibt sich somit aus der Qualität und Quantität des lokalen „cross-talk" von Botenstoffen in einem Entzündungsherd.

Die Haut stellt die äußere, materielle Begrenzung des Menschen zu seiner Umwelt dar. Als Grenzorgan besitzt sie Schutz- aber auch Kommunikationsfunktionen. Der Keratinozyt als Hauptzellpopulation der Epidermis läßt sich, entgegen früherer Annahmen, als aktiver Bestandteil des „skin immune systems", neben den kutanen T-Lymphyozyten und dendritischen Zellen, definieren. Er wandelt im Zusammenspiel mit diesen Zellen exogene Stimuli in eine vermehrte Expression immunregulatorischer Proteine um und vermittelt somit eine Interaktion des Organismus mit der Umwelt. Bei jeder traumatischen Schädigung (Verbrennung) der Haut im größeren Ausmaß ist ein Eudialog mit der Umwelt nicht mehr möglich und der Ausfall von Schutz- und Kommunikationsfunktion ist dann mit dem Leben nicht mehr vereinbar.

„Was ist ein Mensch im Gesund- und Kranksein ?" Ein schier unüberschaubares Wissen vermochte die Philosophie, die Anthropologie und Medizin sich darüber aneignen. Je umfassender die Forschungsgebiete, und welches wäre umfassender als der Mensch, um so ungenauer und angreifbarer werden aber die Positionen. Die disziplinären Defizite für die einzelnen Wissenschaften lassen sich relativ leicht auffinden, aber solche in den Grenzgebieten einer biopsychosozialen Einheit Mensch, sowohl in Krankheit wie Gesundheit, hinsichtlich der integrativen Frage der Koexistenz von Körper, Geist und Seele setzen eine liebevolle, dienende und demütige Bereitschaft voraus, zuzulassen, daß eine Unbestimmtheit der Formulierung gewählt werden darf. Der gesunde oder kranke Mensch ist ein nicht hinreichend beschreibbares Individuum und jeder Heilungsvorgang findet in diesem Individuum statt, und daher ist jeder Heilungsweg, sowohl auf medizinischer als auch auf ärztlicher Ebene ein individueller.

Was haben nun solche molekularen Gedanken eines „cross-talk" von Organsystemen und humanontogenetische Betrachtungen zum Krank- und Gesund-Sein mit dem Titel, nämlich den Einfluß des Traumas auf die psychoimmunologische Reaktivität zu tun? Es ist eine Binsenwahrheit, daß jeder traumatische Vorgang in die materielle sowie in die geistig seelische Ebene eines Traumapatienten eingreift. Die Wissenschaftsdisziplin der Psychoneuroimmunologie verschafft uns einen Zugang, um Verletzungen, z. B. der Haut, der Knochen oder der inneren Organe, sowohl auf einer molekular-reparativen Ebene aber auch auf einer mit ihr verschalteten zentralnervösen Ebene, sowie die Reaktionen und Verhaltensweisen des Patienten daraus, besser zu verstehen. Die vielfältigen Interaktionen der beispielhaft angesprochenen Botenstoffe die sich selbstorganisierend in Homöostase befinden und damit augenscheinlich Gesundsein signalisieren, geraten während eines traumatisch-traumatisierenden Prozesses in chaotische Unordnung. Der Organismus sucht dazu kurzfristig in den differenten, nicht vorhersagbaren Interaktionen von Botenstoffen mit den verschiedensten Organen nach Algorithmen, die ihm in dieser Situation physiologische Antworten geben, damit ein Überleben möglich ist, um daraus wieder Reparaturvorgänge und/oder Infektabwehr einzuleiten. Klinisch kann man diese Vorgänge global mit fieberhaften oder komatösen Zuständen, Schlaf-Wachstörungen, Amnesie, veränderte Vitalparameter, normabweichende Blutbilder und Laborwerte umschreiben Wir wissen auch, daß viele dieser Signale eine Neurokompetenz besitzen, also ein Trauma prozessual im zentralen Nervensystem abbilden können. Ein Trauma wird also im zentralen Nervensystem bifurkal wahrgenommen. Der Vorgang des Traumas hat eine Wahrnehmungskomponente, die sich teils aus bewußten und unbewußten Qualitäten, entsprechend der aktuellen neuronalen Repräsentation im zentralen Nervensystem, zusammensetzt, und eben den Vorgang in die subjekteigene Form bringt. Aus den verschiedenen lokalen, materiellen Defekten erhält aber das zentrale Nervensystem ebenso wichtige Mitteilungen, wobei wir über deren bedeutungsmäßige Repräsentanz nur sehr wenig wissen. Es darf aber vermutet werden, daß der molekulare „cross-talk" beim Prozeß des Traumas das Ausmaß einer materiellen Schädigung dem zentralen Nervensystem durch die Qualität und Quantität der immunologischen, der proliferativen und differenzierenden Zellvorgänge während des Prozesses des Traumas mit seinen Heilungsprozessen mitteilt.

Es liegt in der Ethik ärztlichen Handelns begründet, daß Studiendesigns, wie sie heute aus medizinisch-naturwissenschaftlicher Sicht zur kausalen Wirkung eines Traumas auf den Menschen im holostischen Sinne geforderte wären, nicht durchführ sind. Natürlich gibt es vielfältige Daten zur Messung von Botenstoffen beim traumatisierten Patienten, inwieweit deren Qualität eine wirklichkeitsnahe Interpretation zulassen, muß stark bezweifelt werden. Eine erste notwendige medikamentöse oder chirurgische Intervention bedeutet schon ein heterogenes Krankengut, an dem nur noch sehr begrenzte disziplinäre Fragestellungen und keineswegs interdisziplinäre Fragen zur Körper-Geist-Seele Befindlichkeit des einzelnen, traumatisierten Patienten beantwortet werden können. Daraus leitet sich zwangsläufig die Frage ab, ob man mit einem solchen Denkanspruch fortschrittsinhibierend hinsichtlich des Wohls eines Patienten wirkt. Im Sinne eines monokausalen Wissenschaftstheorems mag man diese Frage mit „ja" beantworten. Im Sinne der höheren Verantwortlichkeit hinsichtlich der Interaktion von Arzt und Patient muß die gestellte Frage mit einem klaren „Nein" beantwortet werden. Der traumatisierte Patient (und dies gilt für jeden Patienten) ist eben keine „tabula rasa", der einfach Eindrücke sammelt, sondern ist mit unterschiedlichen Wahrnehmungsengrammen, mit einer Geschichte, mit einem komplizierten Sozialisierungsprozeß und sehr subjektiven Erfahrungen ausgestattet. Über ihn sind uns nur beschränkt objektive empirische Daten (z. B. Serumspiegel verschiedenster Botenstoffe), wie sie von Empirismus und Positivismus als Ausgangspunkt unseres Wissens gefordert werden, zugänglich.

Gerade im Umgang mit dem (poly-)traumatisierten Patienten gilt es, sich wieder auf das Zusammenspiel der medizinischen Kompetenz und der ärztlichen Kunst zu verlassen. Erstere ist durch naturwissenschaftlich fundierte Forschung zu erlagen, letzteres nur durch das Vorbild des Lehrenden gegenüber dem Lernenden. Die Unfallchirurgie in der Medizin ist ein gutes Beispiel, wie die hochtechnisierte Medizin als „evidence-based-medicine" mit der individuellen Erfahrung des Arztes und den Pflegekräften, also mit einer empirischen Erfahrungsmedizin neben- und miteinander zum Wohl des individuellen Patienten existieren kann.

Literatur

Ader R, Felten DL, Cohen N (1991) Psychoneuroimmunology, 2nd edition. San Diego, Academic Press

Lewis CE, O'Sullivan C, Barraclough J (eds) (1994) The Psychoimmunology of cancer – Mind and body in the fight for survival? Oxford, Oxford University Press

Schedlowski M, Tewes U (Hrsg) (1996) Psychoneuroimmunologie. Spektrum Akademischer Verlag, Heidelberg

Zänker KS (1996) Das Immunsystem des Menschen. Bindeglied zwischen Körper und Seele. CH Beck Wissen, CH Beck'sche Verlagsbuchhandlung, München

A1

Traumaeinfluß auf Faktoren der akuten Entzündungsreaktion

M. Jochum, München

Die Bewertung der Verletzungsschwere sowie des nachfolgenden Krankheitsverlaufes ist von weitreichender Bedeutung für das intensivmedizinische Management polytraumatisierter Patienten. Bislang verwendete Traumascores basieren meist auf der (oft subjektiven) Einschätzung anatomischer Primärschäden und des Status vitaler Funktionen, wobei pathophysiologische Störungen biochemischer Interaktionen vollkommen außer acht gelassen werden. Die prognostische Relevanz der Trauma-Scores wurde vorwiegend hinsichtlich des Outcome-Kriteriums ‚Überleben versus Versterben' validiert, kaum jedoch in bezug auf das Auftreten eines nichtletalen Organversagens.

Intensive Forschungsarbeiten im letzten Jahrzehnt haben nun aufgezeigt, daß traumainduzierte Veränderungen biochemischer Entzündungsfaktoren wesentlich zur Entwicklung posttraumatischer Organdysfunktionen beitragen, und somit eine frühzeitige therapeutische Intervention zur Wiederherstellung der biochemischen Homöostase ausschlaggebend den weiteren Krankheitsverlauf bestimmen könnte. Antiinflammatorische Monotherapien (Antikörper gegen Endotoxin und Zytokine, Zytokinrezeptorblockaden, Thrombininhibitoren etc.) haben sich in klinischen Studien bisher jedoch als nicht ausreichend multivalent erwiesen, um das komplizierte Netzwerk interagierender humoraler und zellulärer Entzündungsfaktoren effektiv zu beeinflussen [1]. Der Einsatz einer umfassenden biochemischen Analytik könnte daher nicht nur zur weiteren Identifizierung und Einschätzung der klinischen Wertigkeit bekannter und neu diskutierter Entzündungsparameter bei traumatisch und/oder bakteriell induzierten inflammatorischen Prozessen dienen, sondern auch wertvolle Hinweise auf eine möglicherweise wirksamere antientzündliche Kombinationstherapie liefern.

In diesem Kontext war es ein wesentliches Ziel unserer Untersuchungen, den Traumaeinfluß auf bekannte Hämostase- und neuere Entzündungsfaktoren nachzuweisen sowie deren prognostische Aussagekraft bei polytraumatisierten Patienten zu evaluieren [2–5]. Im folgenden sollen daher zunächst einige relevante Aspekte der bereits experimentell aufgeklärten Interaktionen von Parametern der Hämostase und Entzündung dargestellt werden.

Hämostase und Entzündung

Entzündliche Stimuli wie Gewebezerstörungen nach Trauma oder invasive Mikroben und Endotoxine bei Sepsis führen zur Aktivierung der humoralen und zellulären Abwehrsysteme des Organismus. Die Relationen der Stimulatoren, Mediatoren, Effektoren und Inhibitoren zueinander bestimmen schließlich, ob es zu reparativen Heilungsprozessen oder zur Perpetuierung der Entzündung kommt.

Aus der ungeheuren Vielzahl von Entzündungsfaktoren, die heutzutage diskutiert werden, spielen in konzertierter Aktion insbesondere Proteinasen aus den humoralen Systemen Gerinnung, Fibrinolyse, Komplement und Kallikrein/Kinin-System gemeinsam mit Proteinasen, die aus zellulären Systemen freigesetzt werden, eine wesentliche Rolle bei der Perpetuierung der Entzündung [6]. So induzieren die Kaskaden-Proteinasen Plasma-Kallikrein, Thrombin und Plasmin die Bildung weiterer entzündungsmediierender Peptide und Proteine wie Bradykinin, Fibrinmonomere, Komplementfaktor C3a und C5a, Fibrinogen- und Fibronektinspaltprodukte sowie Proteinase-Inhibitor-Komplexe. Diese Substanzen haben sich als potente Stimulatoren der primär in die Entzündung involvierten Zellen, PMN-Granulozyten, Monozyten/Makrophagen und Endothelzellen, erwiesen. Derart aktivierte Zellen setzen dann eine Reihe von pleiotrop wirksamen Zytokinen (TNFα, IL-1β, IL-6, IL-8 etc.) frei, die ihrerseits in einer autokrinen/parakrinen Weise eine weitere Zellstimulierung hervorrufen [7, 8]. Hierbei werden proteolytische Mechanismen initiiert, die die Abspaltung von zellgebundenen Adhäsionsmolekülen in die Zirkulation verursachen, wie dies der Fall ist für das L-Selektin aus den PMN-Granulozyten oder das ICAM-1 aus den Monozyten/Makrophagen und Endothelzellen. Das E-Selektin, früher ELAM genannt, und das P-Selektin werden ebenfalls von Endothelzellen abgespalten. Inwie-weit lösliche Adhäsionsmoleküle in vivo entzündungspotenzierende Aktivität besitzen (chemotaktische Wirkung, Blockierung von Neutrophilenfunktionen, Konkurrenz mit korre-spondierenden, zellgebundenen Molekülen bei der Zell-Zelladhäsion) ist derzeit noch nicht geklärt [9].

Neben der Freisetzung der Adhäsionsmoleküle aus den verschiedenen Entzündungszellen wird auch die Sekretion von Oxidantien, Arachidonsäuremolekülen und insbesondere von lysosomalen Proteinasen initiiert [6]. Als eine für die Aufrechterhaltung eines Entzündungsprozesses besonders wichtige Proteinase aus den PMN-Granulozyten hat sich die Serinproteinase Elastase erwiesen. Dies ist ein im neutralen pH-Bereich wirksames Enzym, das praktisch alle löslichen und strukturgebundenen Proteine abbauen kann, solange es nicht durch seinen Hauptantagonisten, den α_1-Proteinaseinhibitor, inhibiert wird. Aus den Monozyten/Makrophagen wird vor allem das Kathepsin B, eine Thiolproteinase sezerniert, die in der Zirkulation keine potenten Inhibitoren besitzt. Verstärkt durch die Wirkung von Oxidantien kommt es insbesondere in unmittelbarer Umgebung der am Endothel adhärierenden, aktivierten Phagozyten zum proteolytischen Abbau von vitalen Proteinen sowie zur Erhöhung der endothelialen Permeabilität als entscheidende Voraussetzungen für das Auftreten eines multiplen Organversagens.

Im Hinblick auf Proteolyse-induzierte Pathomechanismen sei an dieser Stelle vor allem auf die eminente Bedeutung der Depletierung der regulativen Proteinaseinhibitoren während eines schweren Entzündungsprozesses hingewiesen [6]. So wird z. B. der α_1-Proteinaseinhibitor hauptsächlich durch Thiol- und Metalloproteinasen aus Phagozyten und Bakterien zerstört. Antithrombin III (AT III), der wichtigste Inhibitor aus dem Gerinnungssystem, wird bereits durch geringste Mengen von PMN-Elastase proteolytisch inaktiviert. Dasselbe gilt für Protein C und weitere Inhibitoren der Blutkaskadensysteme wie α_2-Plasmininhibitor, PAI-1, C1-Inaktivator und α_2-Makroglobulin. Diese regulativen Faktoren werden allerdings nicht nur durch proteolytische Degradation sondern auch durch die Hemmung ihrer Zielenzyme sowie durch oxidative Inaktivierung verbraucht, was schließlich eine überschießende Aktivität der extrazellulär destruktiv wirksamen Proteinasen und damit die Auslösung von Organschädigungen nach sich zieht. Bei schwer polytraumatisierten bzw. septischen Patienten, die im späteren Krankheitsverlauf ein letales Multiorganversagen erleiden, sind bereits in der initialen posttraumatischen Phase bzw. bei Sepsisdiagnosestellung die AT III-Plasmakonzentrationen bis auf unter 50 % der Norm erniedrigt [2, 10]. Trotz massiver Blut- und Fresh-Frozen-Plasma-Substitutionen ist bei diesen Patienten meist nur ein geringfügiger Anstieg der AT III-Plasmawerte zu erreichen. Aufgrund dieser anhaltend niedrigen AT III-Hemmaktivitäten (unter 70 % der Norm) ist daher kaum noch eine ausreichende Inhibierung der entzündungspotenzierenden Effekte von rezeptorassoziiertem Thrombin möglich, wie etwa die direkte Erhöhung der Permeabilität und Stimulierung der Zytokin-, PAF- und Prostaglandinsynthese von Endothelzellen oder das Shedding von Adhäsionsmolekülen und die Steigerung der Adhärenz von PMN-Granulozyten [9, 11, 12, 13].

Inwieweit sich die hier kurz skizzierten Interaktionen – Aktivierung des Gerinnungssystems, Freisetzung von Zytokinen und leukozytären Proteasen, proteolytische Abspaltung von Adhäsionsmolekülen – bei akuten traumatischen Entzündungsprozessen durch sy-stemische Messungen erfassen und in Relation zum Schweregrad des Krankheitsgeschehens setzen lassen, soll nun anhand eigener Untersuchungen kurz erörtert werden.

Faktoren der Hämostase und Entzündung bei Patienten mit traumatischem Insult

In die Traumastudie (klinische Leitung: Prof. Dr. D. Nast-Kolb, PD Dr. Ch. Waydhas, Chirurg. Klinik Innenstadt, LMU München) aufgenommen wurden polytraumatisierte Patienten, die einen Injury Severity Score (ISS) über 29 Punkte aufwiesen und somit entsprechend schwere Verletzungen des Thorax, Abdomens und des Bewegungsapparates erlitten hatten [2–4]. Retrospektiv wurden diese Patienten in 2 Gruppen eingeteilt entsprechend der Entwicklung (letal: $n = 4$, reversibel: $n = 26$) oder des Ausbleibens ($n = 10$) eines posttraumatischen Organversagens (OV). Die ersten Blutproben zur Bestimmung der Hämostase- und Entzündungsparameter wurden 1–2 Stunden nach Unfall, im weiteren Verlauf bis zum 3. posttraumatischen Tag 6stündlich und anschließend bis zum 14. Tag einmal täglich entnommen. Die Messung von PMN-Elastase/α_1PI-Komplex, Thrombin/Antithrombin III-Komplex, Prothrombinfragment 1 + 2, TNF, Interleukin 6 und 8, TNF-Rezeptor II, IL-1ra und der löslichen Adhäsionsmoleküle L-Selektin, E-Selektin und ICAM-1 erfolgten mittels kommerzieller ELISA-Systeme. Kathepsin B, Prothrombin und die Antithrombin III-Hemmaktivität wurden mit Hilfe fluorogener bzw. chromogener Substrate quantifizierte, das C-reaktive Protein (CRP) anhand der radialen Immundiffusion erfaßt.

Auffälligerweise wurden bei Patienten, die im späteren posttraumatischen Verlauf ein multiples Organversagen entwickelt haben, bereits zum ersten Meßzeitpunkt nach Trauma deutlich niedrigere Hemmaktivitäten von Antithrombin III gemessen als bei Patienten, bei denen kein Organversagen auftrat. Da kurz nach Aufnahme in die Klinik alle Patienten ähnlich hohe Mengen an Blut/Plasmakonserven bekommen haben, war dann jedoch der primäre Unterschied in der AT III-Hemmaktivität zwischen dem ersten und dritten posttraumatischen Tag nicht mehr feststellbar. Ab dem 4. Tag wies die Patientengruppe ohne OV wieder eindeutig höhere Antithrombin III-Hemmaktivitäten im Plasma auf.

Daß der Verbrauch an Antithrombin III nicht nur durch Blutverlust, sondern tatsächlich durch eine Aktivierung des Gerinnungssystems zustande kam, bestätigten die Plasmakonzentrationen des Prothrombinfragments 1 + 2, welches bei der proteolytischen Aktivierung von Prothrombin zu Thrombin entsteht. Zirkulierendes Thrombin wird dann durch Antithrombin III in den inaktiven TAT-Komplex umgewandelt. Sowohl die Werte von Prothrombinfragment 1 + 2 als auch von TAT waren vor allem bei letalem Organversagen besonders hoch, d. h. bei solchen Patienten also, die sich durch besonders niedrige AT III-Werte auszeichneten.

Die inflammatorisch wirksamen Zytokine IL-6 und IL-8 sowie der antiinflammatorische Zytokinrezeptorantagonist IL-1ra wurden bei Patienten ohne OV nur in geringen Mengen freigesetzt, während bei Patienten mit nachfolgender Entwicklung von OV insbesondere während der ersten 2 posttraumatischen Tage eine extrem hohe Ausschüttung dieser Entzündungsmediatoren erfolgte. Auffälligerweise konnte jedoch bei keinem der Patienten eine deutliche Erhöhung des TNF über den Normwert nachgewiesen werden, obwohl sich der Gehalt an löslichem TNF-Rezeptor II zumindest bei Patienten ohne OV auch nur im Normbereich bewegte, und selbst bei Patienten mit OV nur unwesentlich erhöht war. Dies läßt in Übereinstimmung mit den Ergebnissen anderer Arbeitsgruppen (14) darauf schließen, daß bakterielles Endotoxin als das bisher bekannteste Stimulans für die TNF-Freisetzung im systemischen inflammatorischen Geschehen nach Trauma kaum eine relevante entzündungsvermittelnde Stellung einnimmt.

Ein eindeutig mit dem Schweregrad des posttraumatischen Krankheitsverlaufes assoziiertes Freisetzungsmuster wurde dagegen für die PMN-Elastase sowie für das Monozyten/Makrophagen-Kathepsin B nachgewiesen. Die deutlich höheren Plasmakonzentrationen der extrazellulär äußerst destruktiven Entzündungszellproteasen bei Patienten mit OV lassen daher durchaus, wenn auch indirekt, eine Beteiligung an der Entwicklung posttraumatischer Organdysfunktionen vermuten.

Überraschenderweise waren die Plasmakonzentrationen des löslichen leukozytären Adhäsionsmoleküls L-Selektin als weiteres Maß für die Aktivierung von PMN-Granulozyten auffällig niedriger bei Patienten mit OV, während die des löslichen E-Selektins als Indikator einer Endothelzellaktivierung deutlich höhere Werte zeigten. Für diese zunächst paradox anmutende Diskrepanz zwischen erhöhtem löslichem E-Selektin und erniedrigtem löslichem L-Selektin könnte die kürzlich nachgewiesene vermehrte Bindung von löslichem L-Selektin an stärker aktivierte Endothelzellen bei Patienten mit letalem Organversagen verantwortlich sein [15].

Der Nachweis des löslichen Adhäsionsmoleküls ICAM-1 hat gezeigt, daß dieses etwa ab dem 3./4. Tag bei Patienten mit letalem Organversagen besonders hoch anstieg. Entsprechende Konzentrationen haben in in vitro-Untersuchungen deutliche Störungen der Zell-Zelladhäsion hervorgerufen [9]. Bei Patienten mit reversiblem Organversagen lagen die Werte ebenfalls noch deutlich über der Norm, während sich die Plasmaspiegel von löslichem ICAM-1 bei Patienten ohne Organversagen nur im oberen Normbereich befanden.

Ein dem löslichen ICAM-1 vergleichbares Verhalten konnte auch für den unspezifischen Entzündungsfaktor CRP bestätigt werden.

In Anbetracht bekannter zellexperimenteller Ergebnisse kann somit auch in vivo auf die pathogenetische Bedeutung der hier besprochenen Faktoren als Stimulatoren/Mediatoren (Gerinnungsfaktoren, Zytokine, lösliche Adhäsionsmoleküle) bzw. Effektoren (Proteasen) mit destruktiver Potenz insofern wenigstens indirekt geschlossen werden, als bereits deren frühzeitiger quantitativer Nachweis auffallend gut mit dem späteren Outcome (kein Organversagen/Organversagen) der Patienten korrelierte.

Entwicklung eines klinisch-biochemischen Score-Modells zur Vorhersage eines posttraumatischen Organversagens

Da die graphische Darstellung der Plasmaspiegel für die jeweiligen Mitglieder der gleichen Faktorenklasse oft nahezu identische Verläufe dokumentierte, erscheint die Bestimmung mancher dieser Parameter in einer routinemäßigen, biochemischen Entzündungsdiagnostik als weitgehend redundant. Um eine klinisch relevante Faktorenkombination ausfindig zu machen, wurde deshalb unter Anwendung der logistischen Regressionsanalyse und weiterer geeigneter mathematischer Verfahren in einem ersten Ansatz versucht, ein Score-Modell zu erstellen, das es erlaubt mit einer optimalen Auswahl von Faktoren eine möglichst signifikante Vorhersage eines zukünftigen Organversagens nach erlittenem Polytrauma zu treffen.

Die Modellentwicklung wurde im *Biometrischen Zentrum für Therapiestudien* (BZT), München, durchgeführt (Publikation in Vorbereitung) und erfolgte anhand des Datenmaterials von 76 Polytraumapatienten aus 3 verschiedenen Kliniken (München, Essen, Köln). Aus klinischer Sicht stellt der Zeitraum 36–48 Stunden nach Trauma, d. h. die Phase nach der primären Stabilisierung von schwer verletzten Patienten, eine diagnostisch/prognostisch oft schwer zu beurteilende Situation in bezug auf den weiteren Krankheitsverlauf dar. Es erschien deshalb sinnvoll, die prädiktive Relevanz von entzündungsassoziierten biochemischen Meßwerten, die in dieser kritischen Zeitspanne erhoben wurden, für das Auftreten von Organversagen ca. 1–2 Wochen nach dem traumatischen Ereignis einzeln und in Kombination zu evaluieren. In die Auswertung miteinbezogen wurde auch der Injury Severity Score (ISS) als klinische Determinante der Verletzungsschwere. Die Ergebnisse der univariaten Regressionsanalyse zeigte bei Verwendung optimaler Cut-off-Werte bereits eine unterschiedliche Aussagekraft für die diversen Variablen, wobei sich für eine bestmögliche Modellanpassung neben dem ISS nur die PMN-Elastase und das lösliche E-Selektin als letztlich signifikant erwiesen haben. Die Prognosefähigkeit jedes einzelnen dieser drei Faktoren wurde durch die Hinzunahme der jeweils beiden anderen Variablen entscheidend gesteigert. Die weitere Einteilung der drei Modellfaktoren nicht in zwei (anhand von Cut-off-Werten) sondern in drei Kategorien, entsprechend den mittleren Werten der Variablen bei leichtem, mäßigem und schwerem Trauma bzw. Entzündungsgeschehen, erlaubte eine genauere Abschätzung unterschiedlicher Risikowahrscheinlichkeiten für die Entstehung von Organversagen. Da dieses Score-Modell jedoch auf einem relativ begrenzten Stichprobenumfang beruht, müssen zweifellos weitere Untersuchungen zur endgültigen Validierung durchgeführt werden.

Resümee

Die in den vorstehenden Abschnitten diskutierten Resultate bestärken auch auf der Ebene der biochemischen Analytik von Hämostase- und Entzündungsfaktoren die zunehmend mehr akzeptierte Vorstellung, daß der Traumaeinfluß auf diese Faktoren wesentlich die Entwicklung posttraumatischer Organdysfunktionen bestimmt.

Bei der Erstellung eines klinisch-biochemischen Scoremodells zur Vorhersage eines posttraumatischen Organversagens haben sich aus der Vielzahl der überprüften Entzündungsmediatoren jedoch *nur die PMN-Elastase und das E-Selektin als letztlich Prognose-relevant* erwiesen. Interessanterweise bestätigt dieses zunächst unerwartete Resultat die pathomechanistische Vorstellung, daß insbesondere die vom Schweregrad des Insults abhängige Stimulierung der Interaktion von neutrophilen Granulozyten mit Endothelzellen zum Permeabilitätsschaden als entscheidende Voraussetzung für die massive Dysfunktion der Lunge (ARDS) und anderer Organe beiträgt. ISS, PMN-Elastase und lösliches E-Selektin können als meßbares Korrelat dieses pathologischen Geschehens angesehen werden. Aus klinischer Sicht könnte eine mögliche Einstufung der Vorhersagewahrscheinlichkeit in 4–6 Risikogruppen mittels des Score-Modells nach der primären Stabilisierung von Schwerverletzten als zusätzliche Entscheidungshilfe in bezug auf den rechtzeitigen Einsatz oder Wechsel therapeutischer Maßnahmen bei Patienten mit mittlerem oder hohem Risiko für die Entstehung von Organversagen von großer Bedeutung sein.

Danksagung

Den klinischen Kollegen Prof. Dr. D. Nast-Kolb und PD Dr. C. Waydhas (LM-Universität München) sowie PD Dr. U. Obertacke (Universität Essen) und Prof. Dr. E. Neugebauer (Universität Köln) danke ich sehr herzlich für die Durchführung der klinischen Studien sowie für die Bereitstellung von Untersuchungsmaterial und klinischen Daten. Die bio-chemi-schen Untersuchungen wurden vom BMBF (Projekt 01 KE 8912) und vom SFB 207 der LMU München (Projekt G5) gefördert. Die Bestimmung der Kathepsin B-Aktivitäten wurden freundlicherweise von Prof. Dr. W. Machleidt, Institut für Physiologische Chemie der LMU München durchgeführt.

Literatur

1. Cryer HG (1997) Therapeutic approaches for clinical ischemia and reperfusion injury. Shock 8: 26–32
2. Waydhas C, Nast-Kolb D, Jochum M, Trupka A, Lenk S, Fritz H, Duswald KKH, Schweiberer L (1992) Inflammatory mediators, infection, sepsis, and multiple organ failure after severe trauma. Arch Surg 127:460–467
3. Waydhas C, Nast-Kolb D, Trupka A, Zettl R, Kick M, Wiesholler J, Schweiberer L, Jochum M (1996) Posttraumatic inflammatory response, secondary operations, and late multiple organ failure. J Trauma 40:624–631
4. Nast-Kolb D, Waydhas C, Gippner-Steppert C, Schneider I, Trupka A, Ruchholtz S, Zettl R, Schweiberer L, Jochum M (1997) Indicators of the posttraumatic inflammatory response correlate with organ failure in patients with multiple injuries. J Trauma 42:446–455
5. Seekamp A, Jochum M, Ziegler M, van Griensen M, Martin M, Regel G (1998) Cytokines and adhesion molecules in elective and accidental trauma-related ischemia/reperfusion. J Trauma 44: 874–882
6. Jochum M, Gippner-Steppert C, Machleidt W, Fritz H (1994) The role of phagocyte proteinases and proteinase inhibitors in multiple organ failure. Am J Respir Crit Care Med 150 [Suppl]: 123–130
7. Cerami A (1992) Inflammatory cytokines. Clin Immunol Immunopathol 62:3–10
8. Pigott R, Dillon LP, Hemingway IH, Gearing AJ (1992) Soluble forms of E-selectin, ICAM-1 and VCAM-1 are present in the supernatants of cytokine activated cultured endothelial cells. Biochem Biophys Res Common 187:584–589
9. Gearing AJJ, Newman W (1993) Circulating adhesion molecules in disease. Immunol Today 14: 506–512
10. Fourrier F, Chopin C, Goudemand J, Hendrycx S, Caron C, Rime A, Marey A, Lestavei P (1992) Septic shock, multiple organ failure and disseminated intravscular coagulation. Chest 101: 816–823
11. Lo SK, Lai L, Cooper JA, Malik AB (1988) Thrombin-induced generation of neutrophil activating factors in blood. Am J Pathol 130:22–32
12. Tesfamariam B, Allen GT, Normandin D, Antonaccio MJ (1993) Involvement of the tethered ligand receptor in thrombin-induced endothelium-mediated relaxations. Am J Physiol 265: H1744–H1749
13. Zimmermann GA, McIntyre TM, Prescott SM (1986) Thrombin stimulates neutrophil adherence by an endothelial cell-dependent mechanism – characterization of the response and relationship to platelet-activating factor synthesis. Ann NY Acad Sci 485:349–368
14. Waage A, Aasen AO (1992) Different role of cytokine mediators in septic shock related to meningococcal disease and surgery/polytrauma. Immunol Rev 127:221–230
15. Donnelly CS, Haslett C, Dransfield I, Robertson CE, Carter DC, Ross JA, Grant IS, Tedder TF (1994) Role of selectins in development of adult respiratory distress syndrome. Lancet 344: 215–219

A1

Mechanische Belastbarkeitsgrenzen des Menschen

R. Mattern, Heidelberg

Definitionen

Körperliche Verletzungen entstehen, wenn mechanische Einwirkungen auf den Körper kritische Beträge – die *Belastbarkeitsgrenzen = Verletzungsgrenzen* – überschreiten.

Verletzungen sind mechanisch hervorgerufene *Kontinuitätsunterbrechungen oder strukturelle Desintegrationen*, die sich in verschiedener Weise präsentieren können:

- Als makroskopisch faßbare Kontinuitätsunterbrechung körperlicher Strukturen, vergleichbar mit Materialversagen technischer Werkstoffe, in Form von Frakturen, Rupturen oder Luxationen, jeweils mit entsprechenden Funktionsstörungen
- Nur als Funktionsstörungen, z. B. Bewußtseinsverlust, Lähmungen, Stoffwechselentgleisungen, deren Ursache unter klinischen Bedingungen nicht faßbare mikroskopische oder auch submikroskopische Kontinuitätsunterbrechungen oder strukturelle Desintegrationen sein können, etwa von Zellmembranen (z. B. DAI (diffuse axonal injury) mit Zerstörung von Memrankanälen oder Rezeptoren.

Mechanische Ursache für Kontinuitätsunterbrechungen sind direkt am Ort des Geschehens in den meisten Fällen Verformungen als Folge der Einwirkung von *Kräften*, die sich als *Zug, Druck, Scherung oder Torsion* sowie als Kombinationen manifestieren.

Für jede dieser Arten mechanischer Belastung und für jede gewebliche Struktur gibt es eine durch *Betrag und Dauer* der Belastung charakterisierbare Belastbarkeitsgrenze, deren Überschreiten zu Verletzungen führt.

Der Körper jedes Menschen hat also nicht nur eine, sondern eine große, bisher noch nicht festgelegte Zahl von Belastbarkeitsgrenzen. Sie sind auch nicht bei allen Menschen gleich, sondern von der individuellen traumatomechanischen Belastungstoleranz abhängig.

Die *traumatomechanische Belastungstoleranz* wird im wesentlichen durch die stoffliche Zusammensetzung und durch strukturelle Merkmale der jeweiligen Organe und Gewebe bestimmt; Ihre entscheidenden Modifikatoren sind:

- Genetische Faktoren der Konstitution
- Altersabhängige Einflüsse auf die mechanischen Gewebeeigenschaften
- Erworbene Veränderungen durch Ernährung, Training, Krankheit

Traumatomechanik

Mit der wissenschaftlichen Untersuchung der Zusammenhänge zwischen mechani-scher Belastung, traumatomechanischer Belastungstoleranz und Verletzung befaßt sich die *Traumatomechanik* (Mattern, 1994). Sie entwickelt objektive Meßverfahren zur qualitativen und quantitativen Beschreibung der interessierenden Größen und stellt damit grundlagenwissenschaftliche Erkenntnisse bereit. Die Fragestellungen erfordern *eine interdisziplinäre Zusammenarbeit*, vor allem zwischen Physikern, Ingenieuren, Mathematikern, Statistikern und Medizinern verschiedener Disziplinen.

Relevanz

Traumatomechanische Erkenntnisse sind für eine Reihe von Maßnahmen und Fragestellungen von entscheidender Bedeutung:

- Entwicklung und Validierung von Schutz- und Sicherungssystemen zur *Verletzungsprävention* bei Verkehrs-, Arbeits-, Sport- und häuslichen Unfällen
- Bereitstellung von Basisdaten für *physikalische Modelle* (z. B. Dummies) und *Computermodelle* (z. B. Finite Elemente Modelle) des menschlichen Körpers
- Definition von *Schutzkriterien*, die behördlich kontrollierte Minimalstandards („Normen") realisierbarer Schutzsysteme darstellen und Entwicklung entsprechender Prüfbedingungen
- *Rekonstruktion* unklarer Unfallabläufe aus Art und Schwere der Verletzungsmuster im Rahmen rechtlicher Auseinandersetzungen
- Entwicklung und Validierung unfallchirurgischer *Operationsverfahren*

Methoden

Zur Lösung der wissenschaftlichen Fragestellungen der Traumatomechanik ist dreierlei erforderlich:

- Quantitative Beurteilung der Verletzungsschwere (z. B.: AIS; ISS; ICS)
- Quantitative Einstufung der individuellen traumatomechanischen Belastbarkeit (z. B. Alter, Körpermaße, Osteoporoseindizes)
- Quantitative Erfassung der mechanischen Belastung, die eine Verletzung hervorgerufen hat, möglichst nahe am Ort der Verletzung.

Qualitätskriterium überzeugender traumatomechanischer Erkenntnisse sind funktionale Zusammenhänge, mit denen z. B. bei gegebener mechanischer Belastung die *Auftretenswahrscheinlichkeit einer bestimmten Verletzung* unter Berücksichtigung der individuellen traumatomechanischen Belastungstoleranz möglichst zutreffend geschützt „prädiziert" werden kann *(Prädiktionsgüte)*.

Umgekehrt sollte für forensische Rekonstruktionen bei gegebener Verletzung auf die Größe der wirksamen Kräfte geschlossen werden können.

Folgende wissenschaftliche Modellansätze sind verfolgt worden und haben zu zahlreichen Publikationen geführt (zusammengefaßt z. B. bei Gülich, 1988; AGARD Advisory Report 330, 1996)

- Belastungen von Freiwilligen im verletzungsfreien Bereich (z. B. Kallieris et al. 1989)
- Belastungen von lebenden oder toten Tieren (z. B. Cotte et al., 1979)
- Belastungen von Leichenorganen, Leichenteilen oder Leichen (z. B. Schmidt et al., 1974)
- Auswertungen des realen Unfallgeschehens (z. B. Miltner et al. 1995)

Jede dieser Methoden hat spezifische Vor- und Nachteile; nur die Zusammenschau aller Ergebnisse erlaubt eine tragfähige Annäherung an eine brauchbare Verletzungsprädiktion aus mechanischen Belastungswerten oder einer Rekonstruktion der Belastung aus Verletzungen (Kallieris et al. 1995).

FMVSS 208 (ausgesetzt)
(48 km/h/100% Überdeckung/starre Barriere)
Kopf:
HIC < 1000 (3 ms)
ares < 60 g (3 ms)
Hals:
Fx, Fy < 3,1 kN
Fz < 3,3 kN (Zug)
Fz < 4,0 kN (Druck)
My < 57 Nm (Extension)
My < 190 Nm (Flektion)
Brust:
Deflexion < 76 mm
Oberschenkel:
Faxial < 10 kN

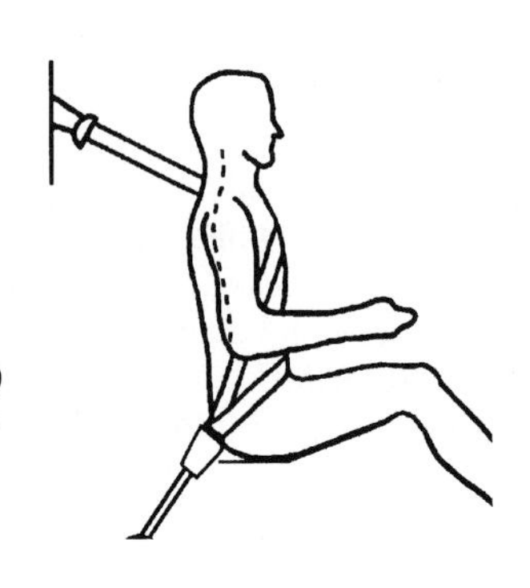

ECE-R 94 (Entwurf gültig ab 10/98 gem. EEVC WG 11)
(56 km/h/50% Offset/deformierbare Barriere)
Kopf:
HIC < 1000 (3 ms)
ares < 80 g (3 ms)
Hals:
Fx, Fy < 3,1 kN (zeitabh.)
Fz < 3,3 kN (zeitabh.)
My < 57 Nm (Extension)
Brust:
VC < 1 m/sec
Deflexion < 50 mm
Oberschenkel:
Faxial < 9,07 kN (zeitabh.)
Knieverschiebung < 15 mm
Unterschenkel:
TI < 1,3
TCFC < 8 kN

Abb. 1. Grenzwerte für Schutzkriterien bei der Frontalkollision

Anwendungsbeispiel

Belastungsgrenzwerte finden derzeit wohl die höchste Beachtung in ihrer Mutation zu *Grenzwerten von Schutzkriterien.*

Schutzkriterien sind am Dummy gemessene physikalische Belastungsgrößen, aus denen z. B. bei Kraftfahrzeug-Aufpralltests das Verletzungsrisiko eines Fahrzeuginsassen unter gleichen Aufprallbedinungen abgeleitet wird.

Die Unterschreitung der Grenzwerte von Schutzkriterien soll vor schweren und lebensgefährlichen Verletzungen (Verletzungen AIS $\geqq 3$) schützen

Die Bestimmung der Grenzwerte basiert vorallem auf experimentellen Belastungen menschlicher Leichen, da nur bei solchen Untersuchungen gleichzeitig Verletzung und Belastung festgestellt werden kann.

Die Grenzwerte entsprechen jener Belastung, unter deren Wirkung die eine Hälfte der postmortal belasteten und untersuchten Individuen Verletzungen AIS < 3 aufwies, die andere Hälfte Verletzungen AIS $\geqq 3$.

Bei den Grenzwerten von Schutzkriterien handelt es sich also – in Anlehnung an die LD 50 – um eine „V_S *50*“, eine mechanische Belastungsdosis, die mit *50*%iger Wahrscheinlichkeit eine *V*erletzung des AIS-Grades 3, oder höher, also eine schwere, auch lebensgefährliche oder tödliche Verletzung erwarten läßt.

Folgende Schutzkriterien sind zur Beurteilung des Verletzungsschutzpotentials von Pkws bei Crash-Tests weit verbreitet (ECE 1996; Hackney, 1997; FMVSS), Abb. 1.

Literatur

AGARD Advisory Report 330 (1996) Anthropomorphic Dummies for Crash and Escape System Testing. Advisory Group for Aerospace Research & Development

AIS The Abbreviated Injury Scale (1990) Revision American Association for Automotive Medicine (now Association for the Advancement of Automotive Medicine). Des Plaines, IL, USA

Cotte JP, Payan A (1979) Comparative Study of Cerebral Lesions Induced by Impact on Dead and Living Animals. Prov. 4th IRCOBI-Conf, S 122–132

Economic Commission for Europe (ECE) (1996) Regulation No 94, Insassenschutz bei Frontalaufprall. Kirschbaum Verlag GmbH, Bonn

The European Commission (1997) Directive 96/97/EC of the European Parliament and of the Council of 16 Dec. 1996 – On the Protection of Occupants of Motor Vehicles in the Event of a Frontal Impact and Amending Directive 70/156/EEC. The European Commission, Bruxelles

Gülich HA (1988) Biomechanische Belastungsgrenzen des Menschen. Forschungsberichte der Bundesanstalt für Straßenwesen, Bergisch-Gladbach

Hackney, JR (1993) The Effects of FMVSS No. 208 and NCAP on Safety as Determined from Crash Test Results. Proc 13. Int Tech Conf on Experimental Safety Vehicles. Washington, DC, pp 993–1021

Kallieris D, Mattern R, Wismans J (1989) Belastung und Kinematik des Kopf/Nackensystems bei der Frontalkollision – Ein Vergleich zwischen Lebenden und PMTO. Beitr Gerichtl Med 47: 235–241

Kallieris D, Otte D, Mattern R, Wiedmann P (1995) Comparison of Sled Tests with Real Traffic accidents. Proc. ot the 39th Stapp Car Crash Conf publ by Society of Automotive Engineers, Inc Warrendale PA, pp 51–58

Mattern (1994) Traumatomechanische Forschung an Leichen – Ist sie wissenschaftlich stringent? Heidelberger Jahrbücher XXXVIII, S. 125 bis 151, Springer Verlag Berlin Heidelberg New York London Paris Tokyo Hongkong Barcelona Budapest

Miltner E, Kallieris D, Mattern R (1995) Injury Criteria in Real and Simulated Side Collisions. Proc 14th ESV Conf Paper No 94-S6-O-05, p 949–956, US Dept. of Transportation/NHTSA

Schmidt GG, Kallieris D, Barz J, Mattern R (1974) Results of 49 Cadaver Tests Simulating Frontal Collisions of Front Seat Passengers. Proc 18th Stapp Car Crash Conf 283–291

Quantifizierung eines Verletzungsmusters – therapeutische Konsequenz!

H.-J. Oestern, G. Rieger und J. Warnecke, Celle

Einleitung

Das Ziel aller Score-Systeme besteht in der exakten Beschreibung aller Verletzungen, einer Definition der Schwere der Einzelverletzungen und der physiologischen Reaktion auf die Gesamtheit der Verletzungen. Damit ist eine Vergleichbarkeit, Kostenanalyse und Prognose von schwerverletzten Patienten erreichbar.

Für die praktische Nutzanwendung kann die Ableitung von Therapieempfehlungen aus Score-Werten eine wichtige Unterstützung sein. Der Score muß dabei nur als zusätzliches Instrument im Entscheidungsprozeß aufgefaßt werden. Am zuverlässigsten sind Score-Systeme, die nicht allein die anatomischen Verletzungen berücksichtigen, sondern darüber hinaus das Alter und physiologische Parameter einschließen, die indirekt einen Hinweis auf Schockdauer und Intensität geben, z. B. TRISS und PTS. Diese Therapieempfehlungen können folgende Überlegungen mit einschließen:

Therapeutische Empfehlungen

1. Auswahl der Klinik, d.h. ein entsprechender Score verpflichtet zum Transport in ein geeignetes Traumazentrum. Eine optimale Infrastruktur gepaart mit Erfahrung des Personals durch Konzentration von Schwerverletzten in einer Klinik vermindert die Komplikationsrate [2, 3].
2. Ein Score unterstützt die Etablierung von Algorithmen in der frühen klinischen Polytraumaversorgung durch prioritätenorientierte Behandlungsleitlinien [4].
3. Frühbeatumung und Volumensubstitution
   Bei Schädelhirntraumen mit einem Wert von unter 9, entsprechend der Glasgow-Coma-Scale hat sich die Frühintubation und Beatmung zur Prophylaxe und Therapie des Hirnödems bewährt [1]. Neben vielen anderen Parametern kann der Score zusätzlich quantitativ unterstützend für die Volumensubstitution dienen.
4. Die prophylaktische Lagerung in einem Drehbett zur Vermeidung pulmonaler Komplikationen kann, außer durch spezielle Einzelverletzungen, unter anderem auch von der Höhe eines Scores bestimmt werden.
5. Die Form der Frakturversorgung kann von der Höhe eines Scores und damit der Gesamtverletzungsschwere beeinflußt werden. Dazu zählt z.B. die Entscheidung über eine temporäre Fixateur-externe-Osteosynthese oder primäre Marknagelung bei Femurfrakturen.
6. Die Entscheidung zum Extremitätenerhalt wird nicht nur von der lokalen Situation abhängig gemacht werden, sondern wird entscheidend durch die Gesamtverletzungsschwere bestimmt. Auch hierzu erweist sich ein Score als hilfreich.
7. Der Zeitpunkt der operativen Frakturversorgung im Sinne der definitiven Osteosynthese kann ebenso von Scores beeinflußt werden, die zu diesem Zeitpunkt nicht nur die Gesamtverletzungsschwere berücksichtigen sondern vor allen Dingen die physiologischen Parameter. Als Beispiel seien genannt APACHE II und APACHE III.

Schlußfolgerungen

Jeder Score ist eine dynamische Größe, die eine kontinuierliche Reevaluation entsprechend den Verbesserungen in der Polytraumaversorgung erfordert. Diese Bewertung des Scores muß bei allen therapeutischen Entscheidungen mitbedacht werden.

Literatur

1. Miller JD, Butterworth JF, Gudeman SK, Faulkner JE, Choi SC, Selhorst JB, Harbison JW, Lutz HA, Young HF, Becker DP (1981) Further experience in the management of servere head injury. J Neurosurg 54:289
2. O'Kelly TJ, Westby S (1990) Trauma centres and the efficient use of financial resources. Br J Surg 77:1142
3. Smith JP, Bodai BI, Hill AS, Frey CF (1985) Prehospital stabilization of critically injured patients: A failed concept. J Trauma 25:65
4. Zintl R, Ruchholtz S, Waydhas C, Nast-Kolb D (1997) Therapieoptimierung durch prioritätenorientierte Behandlungsleitlinien (Algorithmen) bei der frühen klinischen Polytraumaversorgung. Hefte zu Der Unfallchirurg 268:273

Belastbarkeit Verletzter aus Sicht des Anästhesisten

W. F. Dick, Mainz

1. Einleitung

Grundsätzlich verschlechtert sich der Zustand Schwerverletzter im Anschluß an das Trauma zunehmend; oft erst nach Wochen und Monaten der Rekonvaleszenz sind wieder positive Tendenzen zu erkennen [6, 11, 12]. Nicht selten befindet sich der Verletzte – adäquate unmittelbar posttraumatische Versorgung vorausgesetzt – direkt nach der Aufnahme noch im relativ bestmöglichen Zustand. Dieses frühe therapeutische Fenster macht die Vornahme unfall-, neuro-kieferchirurgischer u. a. Eingriffe zur frühen Stabilisierung im Interesse des postoperativen und posttraumatischen Verlaufs in der Regel sinnvoll. Differenzen bestehen aber häufig darüber, wann dieses Fenster und wie weit geöffnet ist, wie lange es offen bleibt, bzw. ob das kritische Intervall durch geeignete Maßnahmen prolongiert werden kann.

2. Belastbarkeit und Belastungen

Die Belastbarkeit des Verletzten wird durch verschiedene Faktoren bestimmt, die – gering, mäßiggradig, schwer, lebensbedrohlich, kritisch und nicht mit dem Leben vereinbar – sein können.

Solche Faktoren sind u. a. –Traumaassoziiert, Therapieassoziiert, Assoziiert vor- bestehenden Erkrankungen etc.

Neben den Auswirkungen der o. g. Faktoren sind eine Reihe notfallmedizinischer und anästhesiologischer Maßnahmen geeignet, die Belastungsgrenzen des Patienten zu strapazieren oder gar zu überfordern wie z. B.

- Trauma und insuffiziente Analgesie/Sedierung
- Trauma und Anästhetika/Analgetika/Relaxantien/Adjuvantien
- Trauma und Regionalanästhesie (PDA, SPA)
- Trauma und Intubation (Aspiration)
- Trauma und Beatmung (Pneumothorax)

3. Belastbarkeit und Traumatyp

Die Belastbarkeit des Traumatisierten hängt entscheidend vom Traumatyp ab. Bei einem Mehrfachverletzten mit Schädel-Hirn-Trauma (SHT) ist die Belastbarkeitsgrenze z. B. erreicht bzw. wird überschritten, wenn der zerebrale Perfusionsdruck nicht bei oder über 60 mm Hg gehalten werden kann. Entsprechend verdoppelt sich die Morbidität und Mortalität von Patienten mit SHT unter Hypotension wegen des Sistierens des cerebralen O_2-Angebotes trotz allgemein ausreichender Oxygenierung.

Unsere unzureichenden Überwachungskriterien sind zudem kaum geeignet, die Belastungsgrenzen sicher zu erfassen [4]. So kann die Belastungsgrenze bereits unwissentlich überschritten werden, wenn noch keine sicheren Zeichen dafür erkennbar sind. Sie wird sicher in dem Augenblick überschritten, in dem trotz aller Warnzeichen eine Anästhesie eingeleitet wird, besonders wenn diese nicht unbedingt lebensnotwendig ist, weil der damit verbundene Eingriff nicht der Wiederherstellung eines adäquaten cerebralen Perfusionsdrucks dient. Er könnte nur dann aus der Sicht der Belastbarkeit des Patienten zu rechtfertigen sein, wenn durch invasives Monitoring akute Verschlechterungen frühzeitig erkannt und durch geeignete Maßnahmen – stehen solche überhaupt zur Verfügung – therapiert werden können. Eine – nicht lebensnotwendige operative Intervention ohne entsprechende Sicherungsmaßnahmen wäre nicht gerechtfertigt; eine resultierende oder persistierende Hyperkapnie per se bei Nichtschädelhirntraumatisierten noch tolerierbar, sie würde aber beim SHT zum plötzlichen Zusammenbruch der cerebralen Perfusion führen können.

4. Überwachung der Belastbarkeit

Das heute verfügbare Monitoring vermittelt – ungeachtet seiner Unzulänglichkeiten – einen wesentlich besseren Eindruck über die Belastbarkeit des Traumapatienten in der jeweiligen Situation als die früher üblichen, herkömmlichen, auch heute noch zur Basisdiagnostik eingesetzten Methoden.

5. Grenzen der Belastbarkeit

Die genannten und weitere Einflüsse zusammen können Belastungen darstellen, die den Patienten an die Grenzen der Belastbarkeit bringen oder gar darüber hinaus. Sie können auch bewirken, daß sich die Durchführung operativer Interventionen in Allgemein- oder Regionalanästhesie verbietet, verschoben werden müssen oder besondere Vorbereitungs- und Vorsichtsmaßnahmen bedingt.

6. Schock- und Schocktherapie

Die Belastbarkeit des Traumapatienten im Schock – meist haemorrhagischer – jedoch nicht selten auch kardiogener oder gemischter Genese als systemischer wie zellulärer Erkrankung wird häufig inäquat interpretiert. Auch wenn z. B. der Patient mit SHT durch eine mehr sympathikotone Kreislaufsituation gekennzeichnet ist (wenn keine Hirndruckerhöhung vorliegt), kann diese durchaus Zeichen eines eben noch kompensierten Schocks mit Vasokonstriktion und Tachykardie bei vermeintlich normalen Blutdruckwerten sein. Sie ist es in jedem Fall bei Patienten ohne SHT. Die Applikation von Sedativa, Hypnotika oder Muskelrelaxantien z. B. würde diese Kompensation aber schlagartig aufheben und einen Kreislaufzusammenbruch verursachen. Eine solche Überschreitung der Belastbarkeitsgrenze kann nur durch adäquate Volumen-/Flüssigkeits- und Blutsubstitution ggf. mit vorsichtiger Ergänzung durch Katecholamine verhindert werden.

7. Möglichkeiten zur Verbesserung der Belastbarkeit

Ziel einer prinzipiell – und meist – möglichen kurzfristigen Verschiebung unfallchirurgischer Eingriffe ist die Verbesserung der Belastbarkeit durch geeignete Maßnahmen.

Sie bestehen letztlich in der Erhebung der o.g. ergänzenden diagnostischen Informationen, in zusätzlichem Monitoring und in Optimierung der globalen und mindestens regionalen cerebralen Perfusion und Oxygenierung, in internen Stabilisierungsmaßnahmen sowie in der Ausschaltung zusätzlicher Komplikationsmöglichkeiten. Bishop et al. [4] haben vor wenigen Jahren erneut gezeigt, daß es nicht ausreicht, normale Vitalzeichen, eine normale Urinausscheidung und einen normalem zentralvenösen Druck anzustreben. Erst mit einem CI von 4, 5 L/min/qm, einem D-O2 I von 670 ml/min/qm und einem V-O2 I von 166 ml/min/qm konnte die Mortalität von 37% auf 18% gesenkt werden.

8. Überforderung der Belastbarkeit durch die Therapie

Bickel [3] und Pepe [10] haben schon vor Jahren darauf hingewiesen, daß Fehleinschätzungen der Belastbarkeit mit unzutreffenden therapeutischen Konsequenzen in eine Katastrophe führen können. Das Konzept der unter allen Umständen protokollgerechten massiven Volumenzufuhr bei jeder Art von schwerem Trauma hat seine Grenzen dort, wo das Gegenteil dessen, was angestrebt wurde, erreicht wird; aggressive Volumenzufuhr ist letzlich nur gerechtfertigt, wenn es sich um einen kontrollierten Blutverlust im Sinne des Wiggerschen Schockmodells handelt. Liegt hingegen ein unkontrollierter, anhaltender massiver Verlust vor, werden Kompensationsmechanismen, die im Interesse des Patienten sind beseitigt, wie z. B. lokale Gerinnungsprozesse, Vasokonstriktion etc. Kirby [9] hat die Akutversorgung des Traumatisierten, insbesondere seine Schocktherapie als „shotgun approach“ bezeichnet, wenn riesige Flüssigkeitsmengen verabreicht, PEEP der Beatmung zugeschaltet, toxische Antibiotika in großer Zahl und hoher Dosis appliziert werden und eine Polypharmakologie betrieben wird, deren Komponenten nur teilweise dem Patienten zum Nutzen gereichen.

Zusammenfassung

Der verletzte Patient wird – aus anästhesiologischer Sicht – durch eine Vielzahl von Faktoren belastet. (Trauma, Traumafolgen (Traumakrankheit), Analgesie und Anästhesie, Schock, therapeutische Maßnahmen etc.) Von eminenter Bedeutung ist es, die Belastbarkeit adäquat einzuschätzen, das günstigste therapeutische Fenster für Früheingriffe zu nutzen, die Belastbarkeit adäquat zu überwachen und ggf. zu therapieren. Überbeanspruchungen der Belastbarkeit müssen – wo immer möglich – vermieden werden, um für den Patienten ein optimales Ergebnis zu gewährleisten.

Literatur

1. Ahnefeld FW, Spilker ED (1983) Schock und Operabilität. In: Hartel W, Ahnefeld FW, Herfarth Ch (eds) Polytrauma. 9–16
2. Bellami R, Safar P et al (1996) Suspended animation for delayed resuscitation. Crit Care Med 24: S24–S35
3. Bickel WH, Stern S(1998) Fluid replacement for hypotensive injury victims; how, when and what risks. Cur Opin Anaesthesiol 11:177–180
4. Bishop MH, Shoemaker WC, Appel PL, Meade P, Ordog GJ (1995) Prospective, randomized trial of survivor values of cardiac index, oxygen delivery, and oxygen consumption as resuscitation endpoints in severe trauma. J Trauma 38:780–786

5. Bolliger CT, Kiener A, Weber W, Reigner M, Ritz R (1990) Helikoptertransport: Streßbelastung für Patienten. Notfallmedizin 16:36–41
6. Crighton HG, Giesecke AH (1966) One years experience in the anesthetic management of trauma. Anesth Analg 45:835–842
7. Grande ChM (Edit) (1993) Textbook of Trauma Anesthesia and Critical Care: Mosby Baltimore
8. Hoff JT (1996) Special book review and synopsis: Guidelines for the management of severe head injury. J Trauma 40:1048–1050
9. Kirby RR (1987) Shock: A systemic or cellular disease? In: Kirby RR, Brown DL (edit) Anesthesia for Trauma. Intern Anesth Clin 25:19–35
10. Pepe PE (1995) Acidosis in acute hemorrhage: Detrimental or elemental? Acad Emerg Med 2: 80–81
11. Sefrin P (1981) Polytrauma und Stoffwechsel. Anaesthesiol Intensivmed, Springer Heidelberg
12. Steene JK, Grande ChM (ed) (1991) Trauma Anesthesia. William & Wilkins Baltimore

Das schwere Schädel-Hirn-Trauma als Belastungsfaktor

J. Piek, Greifswald

Etwa 60% aller mehrfachverletzten Patienten haben ein begleitendes Schädel-Hirn-Trauma (SHT). Beim Polytrauma ist das SHT diejenige Einzelverletzung mit der größten prognostischen Relevanz. Der im Augenblick des Unfalls eintretende zerebrale Primärschaden ist einer wie auch immer gearteten Behandlung nicht zugänglich, bestimmt jedoch u. U. Art und Umfang der Versorgung extrakranieller Verletzungen. Hypoxie, Hypotonie sowie das Auftreten von Blutgerinnungsstörungen sind Hauptursachen der sekundären Hirnschädigung nach SHT. Trotz entsprechender präklinischer Maßnahmen ist zum Zeitpunkt der Klinikeinlieferung bei etwa 10–15% aller Patienten mit schwerem SHT mit einer Hypoxämie, bei etwa 15–20% mit einer Hypotonie zu rechnen. Ihrer Vermeidung bzw. aggressiven Bekämpfung sind alle Schritte der Akutversorgung unterzuordnen. Zielgrößen der systemischen Stabilisierung des Mehrfachverletzten mit SHT sind:

Atmung:	*Kreislauf:*
s_aO_2 > 95%	CPP > 70 mm Hg
p_aO_2 > 100 mm Hg	MAP > 90 mm Hg
$p_{et}CO_2$ ✡ 35 mm Hg	SAP > 120 mm Hg

Die initiale *Diagnostik* umfaßt neben der Feststellung und kontinuierlichen Überwachung der Bewußtseinslage nach der Glasgow-Koma-Skala die neurologische Befunderhebung (insbesondere Pupillenweite und Lichtreaktion, motorische Reaktion auf Schmerzreize, Hirnstammreflexe). Bei etwa 30% aller Patienten ist mit einem operationsbedürftigen intrakraniellen Hämatom zu rechnen. Epi- und subdurale Hämatome entwickeln sich fast immer innerhalb der ersten 4–6 Stunden nach dem Unfall. Eine raumfordernde intrakranielle Blutung ist solange anzunehmen, bis sie computertomographisch ausgeschlossen ist. Kontusionsblutungen können sich auch noch Tage nach der Primärverletzung vergrößern und raumfordernd werden. Risikofaktoren sind vorbestehende Atrophie (Alter, Alkoholabusus) und Störungen der Blutgerinnung.

Aus der Notwendigkeit einer raschen und optimalen neurochirurgischen Diagnostik und Behandlung (CT, Operation raumfordernder Blutungen, differenziertes Monitoring mit intrakranieller Druckmessung, Hirngewebs-PO_2) einerseits und der Notwendigkeit der Versorgung verschiedener Begleitverletzungen zum optimalen Zeitpunkt andererseits ergeben sich unter Umständen Interessenskonflikte, die sich nur interdisziplinär situationsadaptiert lösen lassen.

Der Grad der Bedrohung, die von einer Einzelverletzung ausgeht, richtet sich nach ihrem Einfluß auf die oben angeführten Kenngrößen. In der *Reanimationsphase* sind unmittelbar bedrohliche Verletzungen (Massenblutungen in Thorax bzw. Abdomen) zu versorgen, bzw. auszuschließen (Thoraxaufnahme, Abdomensonographie). Obligat ist eine anschließende seitliche Röntgenaufnahme der HWS (bis HWK 7). Eine Ausnahme von dieser Regel bildet der vital stabile Patient mit den klinischen Zeichen einer raumfordernden intrakraniellen Blutung, bei dem ein CT sofort erfolgen sollte.

Findet sich keine raumfordernde intrakranielle Blutung, sollte bei bewußtlosen oder bewußtseinsgetrübten Patienten mit ausgeprägten morphologischen Traumafolgen im CT (Kontusionen, Hinweise auf erhöhten ICP) die ergänzende Diagnostik von Wirbelsäule und Extremitäten erfolgen und vor der Versorgung weiterer Verletzungen eine intrakranielle Druckmessung (ggf. plus zusätzliches erweitertes Monitoring) angelegt werden. Limitierend für den Umfang der Eingriffe der nun folgenden *1. operativen Phase* sind neben den vitalen Funktionen Ausmaß und Verlauf der zerebralen Schädigung. Zur Minimierung des zerebralen Sekundärschadens ist auf nicht vital erforderliche Eingriffe zunächst zu verzichten; vital erforderliche Eingriffe sind zu minimieren. Dieser Forderung ist auch die Versorgung nicht akut bedrohlicher weiterer intrakranieller Verletzungen zu unterwerfen (geschlossene Impressionsfrakturen, Liquorfisteln usw.). Eine Abschätzung, inwieweit durch die Versorgung extrakranieller Eingriffe eine Verschlechterung der zerebralen Situation zu erwarten ist, kann anhand folgender Parameter getroffen werden:

Parameter	pro	kontra
Voraussichtl. Eingriffsdauer	kurz (< 1–2 Std.)	lang
Voraussichtl. Blutverlust	gering (< 1 ltr.)	relevant (> 1 ltr.)
Lagerung während des Eingriffs	Rückenlage, Kopflagerung achsengerecht, ca. 15–20 ° erhöht möglich	Bauch- oder Seitenlage erforderlich
Bewußtseinslage	GCS > 8 Punkte	GCS < 9 Punkte
Vitalwerte, Gerinnung	stabilisiert	instabil
CT	keine ausgeprägten morphologischen Traumafolgen	ausgeprägte morphologische Traumafolgen (insbesondere größere frontale oder temporale Kontusionen)
CT	keine Hinweise auf intrakranielle Drucksteigerung (Kortexrelief erhalten, 3. Ventrikel abgrenzbar, basale Zisternenfrei)	Hinweise auf intrakranielle Druck Drucksteigerung (verstrichenes Kortexrelief, 3. Ventrikel nicht abgrenzbar, basale Zisternen verstrichen)
ICP vor Eingriff	< 20 mm Hg, keine pathologischen Wellen	> 20 mm Hg oder pathologische Wellentätigkeit

Im Anschluß an die 1. operative Phase, spätestens 6–12 Stunden nach dem Unfall ist das Primär-CT zu wiederholen, um sich vergrößernde Kontusionsblutungen auszuschließen. Die Planung operativer Eingriffe der *2. operativen Phase* (nicht akut bedrohliche Verletzungen) erfolgt nach Reevaluierung des Patientenstatus anhand obiger Parameter ebenfalls in interdisziplinärer Absprache.

Behandlungsstrategie bei Wirbelsäulenschädigung Polytraumatisierter

D. Wolter, Hamburg

1. Einführung

Wirbelsäulenverletzungen sind bis zu 40% mit anderen Verletzungen kombiniert. Die operative Versorgung von Wirbelsäulenverletzungen im Rahmen der Mehrfachverletzung bedarf in der prä- und postoperativen Phase eines klaren Konzeptes beim Management und der Kompetenzzuordnung der beteiligten Disziplinen.

2. Präoperatives Management und Diagnostik

Durch die Notarztversorgung des Schwerverletzten am Unfallort ist gewährleistet, daß die Klinik frühzeitig über die vermutlichen Verletzungen des Patienten informiert wird. Somit ist die Voraussetzung gegeben, daß nicht nur ein erfahrener Unfallchirurg und Anästhesist den Schwerverletzten erwartet, sondern auch Vertreter anderer Disziplinen, wie beispielsweise ein Neurologe.

Unter der Voraussetzung, daß vitalbedrohende Verletzungen wie intracranielle, thoracale und abdominelle Blutungen nicht vorliegen, wird in der ersten Stabilisierungsphase von anästhesielogischer Seite die Voraussetzung zur weiteren Diagnostik geschaffen. Die Diagnostik sollte die röntgenologische Untersuchung der gesamten Wirbelsäule und des Beckens beinhalten. Computertomographie und ggf. auch Kernspintomographie erlauben aufgrund der heute verkürzten Diagnostikzeiten eine erheblich verbesserte Beurteilung und Einschätzung der Verletzungsart und somit auch eine gezieltere Indikation.

Der Verletzungstyp, der neurologische Befund sowie die Schwere der Begleitverletzung erlauben dann die Festlegung der Priorität der Versorgungsoperationen.

Zu operierende epi- und subdurale Hämatome, Verletzungen großer Gefäße, Pneumo- und Hämatothoraces sowie Verletzungen parenchymatöser Organe im Bauchbereich und Verletzungen der ableitenden Harnwege stellen eine höhere Priorität in der Versorgung dar.

3. Operative Phase

Zur Festlegung der Operationstaktik spielen nicht nur patientenbedingte Faktoren eine Rolle, sondern in gleicher Weise auch Erfahrungen des operativen und anästhesiologischen Teams sowie apparative und strukturelle Voraussetzungen. Bei den Frakturen der Wirbelsäule ohne neurologische Symptomatik wird zuerst eine Normalisierung aller Organfunktionen zur Schaffung der Operationsfähigkeit angestrebt.

Weiterhin sollte ein derartiger Eingriff unter möglichst optimalen apparativen und strukturellen Gegebenheiten vorgenommen werden. Dieses bedeutet beispielsweise, die Versorgung des Patienten nicht sofort, sondern am nächsten Tag vorzunehmen. Anders sieht die Situation bei neurologischen Ausfällen und Einengung des Spinalkanales mit Instabilität aus. Hier wird die operative Versorgung bei Stabilisierung der Organfunktionen zum frühestmöglichen Zeitpunkt angestrebt.

Instabilität und Einengung des Spinalkanales lassen sich schnell und mit großer Sicherheit nur mit der Computertomographie nachweisen. So stellt diese diagnostische Maßnahme eine unverzichtbare präoperative Untersuchung dar. Ausnahmen finden sich bei den spontan reponierten discoligamentären Verletzungen. Funktionsaufnahmen sowie Kernspintomographie können hier nötig sein.

Halswirbelsäule

Der Halo-Fixateur als Fixateur extern der Halswirbelsäule hat bei mehrfachverletzten Patienten eine große Bedeutung beispielsweise für den Transport in eine andere Klinik oder als Stabilisierungssystem bis zur Heilung. Auch beim rückenmarksgeschädigten Patienten kann der Halo-Fixateur zumindestens kurzfristig eingesetzt werden.

Ist der Einsatz eines Halo-Fixateurs bei Thoraxverletzungen und Thoraxdrainagen nicht möglich, erfolgt die Extension der Halswirbelsäule über den Halo-Ring, dem wir gegenüber der Crutchfield-Zange den Vorzug geben. Die operative interne Stabilisierung sollte dann aber frühzeitig erfolgen, um eine notwendige Tracheotomie nicht zu blockieren.

Brustwirbelsäule/Lendenwirbelsäule

Instabile Frakturen der Brustwirbelsäule sind gerade wenn es sich um Luxationsfrakturen handelt mit einem Pneumo- und Hämatothorax kombiniert. Das Legen von suffizienten Thoraxdrainagen und die anschließende Operation führen zu einer effektiven Blutstillung. Im thoraco-lumbalen Übergang sowie im lumbalen Bereich der Wirbelsäule erscheint bei mehrfach verletzten Patienten die alleinige Versorgung von dorsal durch Fixateur intern-Systeme die Methode der Wahl zu sein. Wir stehen einer kombinierten Versorgung von dorsal und ventral skeptisch gegenüber, da wir die Auffassung vertreten, daß auch eine geschädigte Bandscheibe einer ventralen zusätzlichen Spondylodese vorzuziehen ist. – „Eine geschädigte Bandscheibe ist immer noch eine gute Bandscheibe".

Bei den seltenen Verletzungen mit Instabilität zwischen Lendenwirbelsäule und Becken muß durch eine dorsale Instrumentierung die Wirbelsäule am Beckenknochen fixiert werden.

Ist die primäre Versorgung der instabilen und deformierten Wirbelsäule aufgrund der Begleitverletzungen nicht möglich, muß im Rahmen eines sekundären Eingriffes versucht werden, die Rekonstruktion nachzuholen. Dieses ist häufig jedoch nur mit einem erheblich größeren operativen Aufwand, beispielsweise über ein kombiniertes ventrales und dorsales Vorgehen, durchführbar. Erstaunlich ist jedoch, daß in den ersten Wochen auch durch ein rein dorsales Vorgehen noch gute Rekonstruktionsergebnisse zu erzielen sind.

4. Diskussion

Bei mehrfachverletzten Patienten steht zweifellos die primäre Versorgung epi- und subduraler Hämatome, Verletzungen parenchymatöser Organe und großer Gefäße, Darm- und Blasenverletzungen sowie die Versorgung von großen Wunden mit massiver Blutung im Vordergrund. Bei Beckenfrakturen sowie Frakturen großer Röhrenknochen ist im Einzelfall abzuwägen, ob die Versorgung, z. B. durch Fixateur extern-Systeme vor der Stabilisierung der Wirbelsäule zu erfolgen hat.

Ansonsten ist die definitive Versorgung von Verletzungen der Wirbelsäule angezeigt, wenn Kreislauf und übrige Organfunktionen sich normalisiert haben. Durch eine frühzeitig einsetzende effektive Schocktherapie ist dies häufig schon nach wenigen Stunden erreichbar, so daß ein großer Teil dieser Patienten nach Abschluß der Diagnostik operationsfähig ist.

Verbietet sich eine primäre interne Stabilisierung von Wirbelsäulenverletzungen aufgrund des Verletzungsmusters, so ist im Bereich der Halswirbelsäule die äußere sichere Fixation nach Reposition mit Hilfe eines Halo-Fixateur-Systems möglich. Eine zunehmende neurologische Ausfallsymptomatik sowie primäre inkomplette neurologische Ausfälle bei einer instabilen Wirbelsäulenfraktur mit Einengung des Spinalkanales fordern vom Operateur aber auch vom Anästhesisten die Durchführung der Operation zum frühestmöglichen Termin. Im Bereich der Wirbelsäule haben die innere Fixation der Halswirbelsäule durch ein ventrales winkelstabiles Fixationssystem sowie die Fixation der Brust- und Lendenwirbelsäule durch dorsale interne Fixationssysteme entscheidende Fortschritte gebracht. Diese internen Fixationssysteme sollten ausschließlich aus Titan bestehen, um eine spätere kernspintomographische Diagnostik nicht zu behindern. Die Festlegung des richtigen Operationszeitpunktes kann nur in Absprache mit der intensivmedizinischen anästhesiologischen Seite geschehen. Sie muß für den jeweiligen Patienten individuell festgelegt werden und erfordert von allen Seiten große Erfahrung. Die Versorgung derartiger Verletzungen im Rahmen einer Mehrfachverletzung sollte somit nur Kliniken vorbehalten sein, welche über eine ausreichende Erfahrung auf diesem Sektor verfügen und die nötige Infrastruktur jederzeit anbieten können.

Problematik der Beckenquetschung beim Mehrfachverletzten

H. Tscherne, Hannover

Die Schwere einer Beckenverletzung wird während der Notfallversorgung eines Patienten leider häufig erst mit Verzögerung erkannt. Lediglich die insgesamt extrem seltenen, offenen Beckenzerreißungen führen zu „spektakulären" klinischen Bildern mit externer Massenblutung und grotesken Fehlstellungen. Häufiger ist jedoch das äußere Erscheinungsbild der hochgradig instabilen, lebensbedrohlichen Beckenverletzungen eher unauffällig und der Weichteilmantel geschlossen. Erst ausgedehnte Einblutungen führen zu erkennbaren Veränderungen der äußeren Kontur. Da instabile Beckenringverletzungen in über 80% der Fälle mit weiteren schweren Begleitverletzungen kombiniert sind, wird das komplette Ausmaß der Beckenverletzung oft erst dann erkannt, wenn der Blutverlust Ausmaße erreicht hat, die zum unmittelbaren Eingreifen zwingen.

Die komplexe Beckenverletzung (Beckenfraktur mit komplizierendem peripelvinem Weichteilschaden) ist eine seltene Verletzung, nur in etwa 10% aller Beckenfrakturen muß damit gerechnet werden. Und sogar nur 1–2% aller Beckenfrakturen gehen mit akut lebensbedrohlichen Blutungen einher. In diesen Fällen kann aber nur eine sofortige Intervention unter Anwendung eines prioritätenorientierten Diagnostik- und Therapiekonzeptes das Leben dieser schwerstverletzten Patienten retten. Selbst bei einer ausgezeichnet funktionierenden Rettungskette mit optimaler Therapie am Unfallort, auf dem Transport und im Schwerpunktzentrum liegt die Letalität nach komplexen Beckenverletzungen noch bei 20%, bei Transfusionspflichtigkeit sogar bei 33%.

Verbluten und hämorrhagischer Schock sind die Todesursachen in der Frühphase. In der Spätphase liegen die Todesursachen in der Kontamination ausgedehnter extra- und intrapelvine Hämatome, ausgedehnten Weichteilnekrosen sowie Sepsis und Multiorganversagen.

Präklinische Versorgung

Die präklinische Versorgung von Beckenverletzungen stützt sich im wesentlichen auf die Kenntnis des Unfallmechanismus und die klinischen Verdachtsdiagnosen. Offensichtliche Verletzungszeichen sind selten. Nach Hochrasanztraumen und bei Mehrfachverletzungen muß immer mit Beckenfrakturen gerechnet werden.

Die Versorgung des Schwerverletzten erfolgt nach den allgemeinen Regeln der präklinischen Notfallversorgung (Notfall ABC). Ist der Patient primär noch ansprechbar, wird er zu Schmerzen im Beckenbereich befragt; und in jedem Fall wird ein zumindest orientierender neurologischer Status erhoben, da es sich bei den meisten Schwerverletzten oftmals um die letzte Möglichkeit handelt, neurologische Begleitverletzungen vor der Intubation zu erkennen. An klinischen Untersuchungen erfolgt nach orientierender Insepktion die Stabilitäsprüfung durch manuelle Kompression des Beckenringes.

Bei einer externen Massenblutung wird durch direkte manuelle Kompression auf die Wunde eine Reduktion der Blutungsstärke bzw. eine Blutstillung erreicht. Diese Patienten müssen auf schnellstem Wege unter forcierter Schocktherapie in das nächstgelegene operationsbereite, traumatologische Schwerpunktzentrum gebracht werden (load and go). Für den Transport wird der Beckenverletzte auf der Vakuummatratze gelagert.

Klinische Notfallversorgung

Ein standardisierter Ablaufplan (Algorithmus) erleichtert und verbessert die primäre Evaluation und Therapie von Schwerverletzten. Durch seine Anwendung läßt sich für den einzelnen Patienten ein prioritätenorientiertes Behandlungskonzept finden, und gleichzeitig wird ein erhöhter Ausbildungseffekt für das gesamte Team erreicht. Berechnungen im eigenen Krankengut zeigen, daß eine akute vitale Bedrohung bei Blutverlusten über 2000 ml, entsprechend eines bei Aufnahme bestimmten Hämoglobingehaltes von 8 g%, vorliegt. Die vorgestellten Notfallmaßnahmen beziehen sich deswegen im wesentlichen auf diese kleine, aber akut vital bedrohte Patientengruppe.

Einzelmaßnahmen bei beckenbedingter Kreislaufinstabilität

Eigentamponade

Unter der Vorstellung, daß Blutungen im retroperitonealen Raum durch eine blutungsbedingte Druckerhöhung spontan sistieren (Eigentamponade), wurde nach älteren Therapiekonzepten unter „chirurgischem Nihilismus oder Minimalismus“ abgewertet.

Bei der Mehrzahl der Beckenfrakturen *ohne* Kreislaufinstabilität ist dieser Mechanismus wirksam, nicht aber bei beckenbedingter Kreislaufinstabilität.

Da bei instabilen Beckenfrakturen verletzungsbedingt alle Kompartmentgrenzen zerrissen sind, entsteht ein sog. „Kamineffekt“. Blutungen aus dem kleinen Becken wühlen sich nahezu ungehindert über dem M. psoas major nach kranial vor und sind bei entsprechender Blutungsschwere schon kurze Zeit nach dem Unfall sonographisch in Höhe des Zwerchfells nachweisbar. Da sich die Hämatome auch in die Muskulatur der Außenseite des Beckens (M. glutaeus maximus, medius, minimus) sowie nach distal ausbreiten können, entsteht im Endzustand das Bild eines Becken- und abdominalen „Kompartmentsyndroms“. Neben schwersten peripervinen Gewebezerstörungen mit ausgedehnten Hautnekrosen kann über die massive Erhöhung des intraabdominellen Drucks zusätzlich eine Behinderung der Lungenexkursion auftreten.

Schockhose

Bei der Schockhose handelt es sich um eine pneumatische Schiene, die sowohl beide Beine als auch das Becken bis zum Abdomen zirkulär umschließt. Nachteilig ist, daß der Patient nur noch sehr eingeschränkt zugänglich ist, die Beurteilung und Versorgung von Begleitverletzungen wird deutlich eingeschränkt! Besonders nach langen Liegezeiten wurden schwere Komplikationen, wie z.B. das Auftreten von Kompartmentsyndromen und Durchblutungsstörungen bis zum Extremitätenverlust, beschrieben.

Das Anlegen der Schockhose ist relativ umständlich und zeitaufwendig und erscheint in der eigenen Erfahrung für die klinische Therapie instabiler Beckenfrakturen als wenig geeignet.

Notfallangiographie und Embolisation

Nachdem schon 1972 von der Embolisationsbehandlung von beckenbedingten Blutungen berichtet wurde, liegt zwischenzeitlich eine große Anzahl von Publikationen zur Effektivität dieser Methode vor. Ihr Einsatz zur Blutstillung in der Beckenetage wird allerdings weiter sehr kontrovers diskutiert.

Nur arterielle Blutungen sind embolisierbar, und deren Anteil als Blutungsursache bei schweren Beckenverletzungen wird auf lediglich 10–20% der Fälle geschätzt. Das aufwendige Verfahren ist nur bei hoher radiologischer Qualifikation effektiv und daher nur in wenigen Zentren rund um die Uhr verfügbar. Aber auch hier werden Durchschnittszeiten von 2,5 h für die Durchführung der Intervention angegeben. Ergebnisberichte mit 50% Letalität zeigen keine Vorteile dieser Methode.

Ligatur der A. iliaca interna

Unter der Vorstellung der Unterbindung der Blutzufuhr zum kleinen Becken wird zur Blutstillung die ein- oder beidseitige Ligatur der A. iliaca interna diskutiert. Bedingt durch die ausgezeichnete Kollateralisierung in der Beckenetage führt auch die beidseitige Ligatur der A. iliaca interna nicht zu einer chirurgisch bedeutsamen Verringerung der arteriellen Blutung, d. h. auch nach Durchführung dieses Manövers blutet es unverändert weiter!

Notfallstabilisierung mit dem Fixateur externe

Es handelt sich hierbei um die am weitesten verbreitete klinische Maßnahme, um operativ eine Notfallstabilisierung des Beckenrings zu erreichen. Vorteilhaft ist die relativ einfache Handhabung und die Verfügbarkeit in allen traumatologischen und chirurgischen Kliniken. Komplexere Montagen sind nur mit relativ großem Zeitaufwand zu realisieren. Der Zugang zum Patienten ist behindert. Insbesondere bei der häufig notwendigen Laparotomie stören nahezu alle Montageformen.

Beckenzwinge

Das schon früh vereinzelt eingesetzte Prinzip einer zwingenförmigen Stabilisierung am Beckenring wurde 1989 von Ganz und später von Browner aufgegriffen und zur Notfallstabilisierung modifiziert. Zwischenzeitlich finden die Beckenzwingen in der Notfallversorgung von Beckenfrakturen mit instabilen Kreislaufverhältnissen eine zunehmende Verbreitung.

Definitive interne Stabilisierung

Interne Stabilisierungen sind in der Regel zeitaufwendige und technisch anspruchsvolle Operationen, so daß in der Notfallsituation nur wenige Lokalisationen und Verfahren in Frage kommen:

- Symphysenverplattung im Anschluß an eine Laparotomie,
- transperitoneale SI-Verplattung in Ausnahmefällen, wenn eine externe Stabilisierung mit Beckenzwinge oder Fixateur externe nicht möglich oder insuffizient ist,
- ventrale SI-Verplattung über einen anterolateralen Zugang bei transiliakalen Luxationsfrakturen, bei denen der Einsatz der Beckenzwinge kontraindiziert ist.

Tamponade

Insbesondere zur Kontrolle von diffusen Blutungen ist die Tamponade ein weit verbreitetes chirurgisches Grundprinzip. Insbesondere im europäischen Raum wird die Tamponade häufig als Bestandteil des primären Behandlungskonzeptes angesehen. Entscheidend für die Beurteilung der „Wirksamkeit" der Methode ist die korrekte Positionierung am Ursprung der Blutung im kleinen Becken. Die Tamponade ist nur im Verbindung mit ausreichendem Widerlager wirksam, d.h. eine zumindest notfallmäßige Stabilisierung, besonders des hinteren Beckenrings, muß vorher durchgeführt worden sein.

Chirurgische Blutstillung

Die direkte chirurgische Blutstillung ist das Ziel jeden Eingriffs zur Blutstillung am Becken. Aufgrund der „unübersichtlichen" Verhältnisse gerade in Notfallsituationen ist sie allerdings nicht immer sicher zu realisieren. Während bei Außenrotationsverletzungen eine Exposition relativ „einfach" zu erreichen ist (die Beckenhälften können entsprechend dem Unfallmechanismus „aufgeklappt" werden, der Beckenraum ist gut zugänglich), muß bei Innenrotationsverletzungen erst eine Lösung und Reposition der Beckenhälften vorgenommen werden. Als Methoden kommen die Ligatur, die Umstechung sowie eine Blutstillung mit Clips in Frage, in Einzelfällen auch die Rekonstruktion großer Gefäße.

Die Übersicht bleibt meist eingeschränkt, nur die „größten" Blutungsquellen sind lokalisierbar. Die häufigeren Blutungen aufgrund von Zerreißungen der venösen Plexus lassen sich nicht immer und dann nur unter erheblichem Zeitaufwand, mit weiteren erheblichen Blutverlusten direkt chirurgisch stillen. „Massenumstechungen" und ungezielte „Clipmanöver" können insbesondere im Bereich der Stammabgänge zu Nervenschäden führen.

Die Entscheidungsfindung bei instabilen Beckenverletzungen mit instabilen Kreislaufverhältnissen wurde auf 3 Entscheidungen innerhalb der ersten 30 min nach der Einlieferung reduziert. Die wichtigsten Ziele sind die Lokalisation der Blutungsquelle, die Bestätigung der Beckenringinstabilität und die Beurteilung der Reaktion des Kreislaufs auf Volumensubstitution und Beckenstabilisierung.

Es werden zunächst Maßnahmen beschrieben, die im Schockraum der Notaufnahme durchführbar sind, danach Entscheidungen bei einem evtl. notwendigen Notfalleingriff.

Maßnahmen in der Notaufnahme (Abb. 1)

Die erste Entscheidung fällt direkt nach Einlieferung. Liegt eine externe pelvine Massenblutung vor, wie z.B. bei traumatischer Hempelvektomie oder schwerem Überrolltrauma im Sinne einer „Crushverletzung", wird der Patient unverzüglich unter forcierter Blutsubstitution zur operativen Blutstillung in den Operationssaal gebracht.

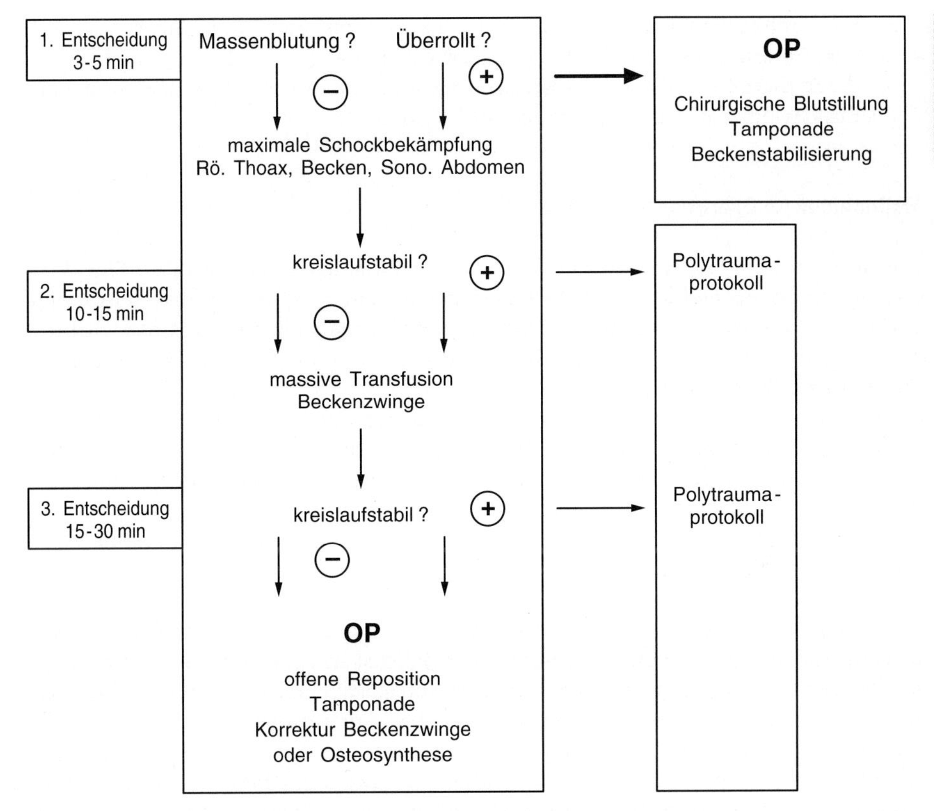

Abb. 1.

In allen anderen Situationen werden die therapeutischen diagnostischen Maßnahmen entsprechend des Polytraumaalgorithmus durchgeführt. Die Schocktherapie wird mit mindestens 3 l Kristalloiden innerhalb der ersten 10 min ergänzt. Im gleichen Zeitrahmen ermöglicht es die Basisdiagnostik, bestehend aus klinischem Check, a.-p.-Röntgenaufnahme des Thorax, der Ultraschalluntersuchung des Abdomens und der Beckenübersichtsaufnahme, eine Blutungsquelle auf den Beckenbereich zu fokussieren.

Notfallalgorithmus „Becken"

Ist damit bis etwa 10–15 min nach der Einlieferung (2. Entscheidung) der Kreislauf stabilisierbar, wird die Diagnostik erweitert. Der Zeitpunkt eventueller operativer Interventionen am Beckenring orientiert sich dann am allgemeinen Behandlungskonzept.

Bei weiter intabilem Kreislauf wird die Massivtransfusion von notfalls ungekreuztem Blut eingeleitet, der Beckenring durch Zug und manuelle Kompression reponiert und eine Notfallstabilisierung des Beckenrings schon im Schockraum durchgeführt. Insbesondere bei Verletzungen vom Typ C hat sich die Beckenzwinge nach Ganz bewährt, alternativ wird eine Notfallstabilisation mit dem Fixateur externe durchgeführt. Bei Außenrotationsverletzungen vom Typ B wird schon im Reanimationsraum ein einfacher ventraler Fixateur externe angelegt, um den Beckenring zu „schließen“.

Ist durch diese Maßnahmen der Kreislauf nicht zu stabilisieren, muß der Verletzte in der 3. Entscheidungsphase in den Op gebracht werden.

Maßnahmen im Operationssaal (Abb. 2)

Die Lagerung zum Eingriff in Rückenlage auf einem Standardoperationstisch. Eine Wärmematte sollte verwendet werden. Die Extremitäten, wenn möglich auch der Thorax, werden gegen Wärmeverlust mit Tüchern oder Goldfolie eingehüllt. Das Abdomen wird von der Symphyse bis zum Xiphoid, in Zweifelsfällen auch einschließlich Thorax, steril abgewaschen und abgedeckt.

Die Wahl der Inzision hängt vom sonographischen Befund ab:

Sind keine oder nur geringe Mengen intraperitonäaler Flüssigkeit sonographisch erkannt worden, wird eine mediane Hautinzision von der Symphyse bis knapp unterhalb des Nabels durchgeführt.

Bei großen Mengen bzw. schnell zunehmender Menge an intraperitonealer freier Flüssigkeit wird eine mediane Laparotomie durchgeführt. Die Schnittführung sollte dann ausgedehnt werden, in der Regel vom Xiphoid bis zur Symphyse.

Die Versorgung von intraperitonealer Organverletzungen erfolgt nach allgemeinen chirurgischen Regeln. Das Hauptziel sollte die möglichst schnelle Blutstillung sein. Bestehen simultan mehrere „Massenblutungen“, wird zunächst überall tamponiert; bei schwersten Blutungen aus dem Beckenraum wird die Aorta komprimiert oder vorübergehend ausgeklemmt. Nachdem Übersicht gewonnen wurde, werden die Organverletzungen schrittweise versorgt. Aufwendige rekonstruktive Verfahren im Abdomen sind in Notfallsituationen, bei denen zusätzliche Blutungen aus dem Beckenbereich bestehen, nicht angezeigt.

Durch die komplette Zerreißung der Kompartmentgrenzen ist es möglich, mit der Hand zumindest einseitig oft auch beidseitig die Blase zu umgreifen und direkt bis in den präsakralen Bereich vorzustoßen. Die Bereiche des präsakralen sowie des paravesikalen Venenpluxus sind durch die Verletzung erheblich traumatisiert, die venösen Plexus

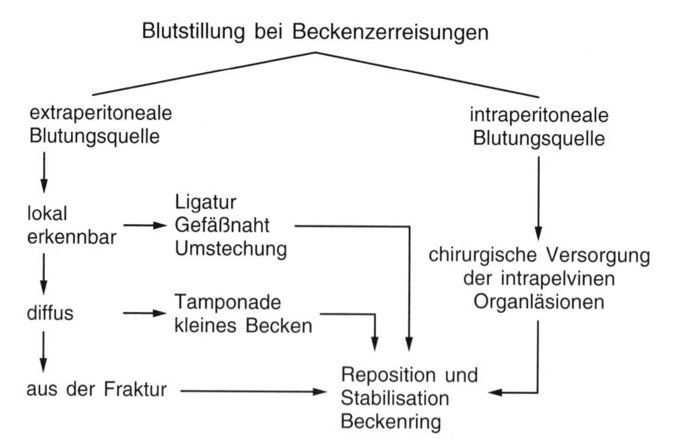

Abb. 2.

sind weit aufgerissen. In dieser Situation ist i. allg. primär keine Übersicht zu gewinnen. Es wird deshalb zunächst mit Bauchtüchern tamponiert. Dazu werden jeweils 2–3 Bauchtücher oder große Roller rechts und links der Blase eingelegt. Diese werden unter manueller Kontrolle gezielt mit der Pinzette sichtweise, dorsal beginnend, eingestopft. Die Tamponade ist bei korrekter Applikation auch in der Lage, arterielle Blutungen zu unterdrücken, v. a. aber den Blutzustrom in das kleine Becken wesentlich zu verringern.

Nach kurzer Wartezeit werden zunächst die Tücher einer Seite entfernt, um unter jetzt gezielter Einstellung des Wundgebietes einen besseren Überblick zu gewinnen. Größere arterielle Blutungsquellen oder offensichtliche Gefäßstümpfe lassen sich so erkennen und gezielt verschließen. Bei dem überwiegenden Teil der Patienten verbleiben aber teilweise erhebliche, nicht lokalisierbare venöse Blutungen, die durch erneute gezielte Tamponaden kontrolliert werden.

Eine Verletzung im vorderen Beckenring wird abschließend durch eine einfache Osteosynthese stabilisiert: Symphysenverplattung oder supraazetabulärer Fixateur. Die Stabilisierung der Verletzung des hinteren Beckenrings wird bei schlechtem Allgemeinzustand allein durch die Beckenzwinge vorgenommen, in Einzelfällen kann bei guter Stabilisierung des Allgemeinzustandes des Patienten im Rahmen der Primäroperation das SI-Gelenk von ventral verplattet werden. Sakrumfrakturen werden bei komplexen Beckentraumen aufgrund der anspruchsvollen Operationstechnik in der Notfallsituation *nicht* intern stabilisiert. Hier verbleibt immer die Beckenzwinge.

Das Abdomen bleibt in der Regel offen, um nicht durch die schwellungsbedingte, massive intraperitoneale Druckerhöhung die Ventilationssituation des Patienten zu verschlechtern und das Risiko von druckbedingten, intraperitonealen Durchblutungsstörungen einzugehen (abdominelles Kompartmentsyndrom). Der Verschluß erfolgt passager durch Abdecken der Darmschlingen und des großen Netzes mit feuchten Bauchtüchern. Nach Auflage einer Drainage auf die Bauchtücher wird eine große Inzisionsfolie luft- und wasserdicht aufgeklebt.

Bei stabiler Hämostase wird für 24 h – besser noch 48 h – abgewartet und danach die Tamponade, wie geplant, entfernt. In der Regel lassen sich jetzt noch kleinere arterielle oder venöse Blutungsquellen gezielt unterbinden. Ist die Situation weiterhin unübersichtlich und nehmen die diffusen Blutungen nach Entfernung wieder zu, wird die Tamponade erneut eingelegt. Die Faszie wird erneut verschlossen. Die Revisionen werden im Abstand von 24–48 h so lange fortgeführt, bis Bluttrockenheit besteht.

Literatur

Tscherne H, Pohlemann T (1998) Becken und Acetabulum. Tscherne Unfallchirurgie, Band 4, Springer

A1

Belastbarkeit nach Trauma des Thorax und der zentralen Gefäße

K.-H. Orend, Ulm

Thoraxtraumen (stumpf, penetrierend oder perforierend) und Verletzungen zentraler Gefäße sind in mehr als zwei Dritteln aller Fälle Folgen von Verkehrsunfällen; bei den in der Regel polytraumatisierten Patienten steht bei der Indikationsstellung zur Operation zunächst im Vordergrund, ob kardiale-, respiratorische- und Kreislauffunktionen unmittelbar posttraumatisch geschädigt sind und durch eventuelle chirurgische Eingriffe diese Schädigungen weiter verschlechtert werden können.

Somit kann es im Einzelfall angezeigt sein, jeden nicht dringend indizierten Eingriff zugunsten einer primär konservativen Wiederherstellung dieser Körperfunktion zurückzustellen.

So wird beispielsweise heute Zeitpunkt und Taktik bei der operativen Versorgung der traumatischen thorakalen Aortenruptur nach wie vor kontrovers diskutiert: Die nicht exakt bezifferbare Wahrscheinlichkeit der zweizeitigen freien Ruptur spricht für eine möglichst rasche, die Schwere eventuell vorhandener Begleitverletzungen für eine möglichst aufgeschobene Operation. Letztendlich entscheidend sind im Einzelfall die Erfordernisse der Begleitverletzungen: Bei isolierter Aortenruptur bringt die Operation innerhalb 24 Stunden mit der Clamp-repair-Methode sehr gute Ergebnisse, die durch Zuwarten und OP-Bereitschaft nicht verbessert werden. Bei schweren Begleitverletzungen (Schädel-Hirn-Trauma, abdominale Blutung, offene Fraktur) wird dagegen nach notfallmäßiger Versorgung eine ausreichende kardiopulmonale Restitution bis zur Korrektur der Aortenruptur abgewartet, denn bei verletzungsbedingter Lungenfunktionseinschränkung ist das OP-Risiko klar höher als die Wahrscheinlichkeit der zweizeitigen Ruptur.

Beim stumpfen Thoraxtrauma ist in 85% der Fälle allein das Legen von Thoraxdrainagen als initiale Therapie völlig ausreichend. Nur in etwa 15% muß wegen eines „akuten Thorax" eine Operationsindikation gestellt werden, insbesonders bei hämodynamisch instabilen Patienten mit traumatischer Aortenruptur oder ausgedehnten Lungenparenchym- oder Bronchusverletzungen. Bei penetrierenden Thoraxtraumen hingegen sollte die Indikation zur Operation möglichst großzügig gestellt werden, da bei diesem Verletzungsmuster gehäuft nach anfänglich vollkommen stummem klinischem Verlauf ein akuter thorakaler Notzustand mit der Notwendigkeit einer Notthorakotomie eintreten kann, die dann mit einer Letalität von 70 bis 90% begleitet ist.

Diese hohe Letalität der Notthorakotomie, die sowohl für das stumpfe als auch penetrierende Thoraxtrauma gilt, läßt sich nur senken, wenn frühzeitig eine zielgerichtete Diagnostik durch Röntgen-Übersicht und CT-Untersuchung, am besten mittels Spiral-CT, erfolgt, da nur anhand einer detaillierten bildgebenden Diagnostik eine sichere Entscheidung über konservative oder operative Therapie getroffen werden kann.

Eine absolute Indikation zur Operation beim Thoraxtrauma sehen wir beim hämodynamisch instabilen Patienten mit Hämatothorax ohne Hinweis einer extrathorakalen Blutung, bei ausgedehnten Lungenparenchymverletzungen mit großem Fistelvolumen, bei jeder Bronchusruptur, bei gesicherter Verletzung der zentralen, großen thorakalen Gefäße, bei Verletzung des Oesophagus sowie bei hämodynamisch wirksamer Perikard-Tamponade. Bei penetrierenden Thoraxtraumen sehen wir in jedem Fall eine Operationsindikation, wobei gegebenenfalls in diesen Situationen auch endoskopisch (VATS) vorgegangen werden kann.

Betrachtet man das eigene Krankengut von 1121 Unfallverletzten der letzten fünf Jahre, fanden sich darunter insgesamt 458 polytraumatisierte Patienten. Bei 132 Patienten lag als Begleitverletzung ein stumpfes Thoraxtrauma, bei 12 Patienten eine penetrierende Verletzung vor.

Während bei den 132 stumpfen Thoraxtraumen nur 19mal wegen eines „akuten Thorax“ eine Operationsindikation gestellt werden mußte (15mal Aortenruptur, 4mal Lungenparenchym-/Bronchusverletzung) mußten alle 12 penetrierenden Thoraxtraumen wegen zunehmender hämodynamischer Instabilität thorakotomiert werden. Im Vordergrund dabei standen Verletzungen des Lungenparenchyms, des Perikards, der großen thorakalen Gefäße sowie des Zwerchfells.

Während die Letalität nach stumpfem Thoraxtrauma, sicher bedingt durch die Schwere der Begleitverletzungen, 20% betrug, konnte bei den 12 Patienten mit penetrierendem Thoraxtrauma die Notfallsituation ohne Letalität chirurgisch beherrscht werden.

Diese Ergebnisse zeigen, daß die Letalität nach wie vor den härtesten Parameter bei der Einschätzung der Belastbarkeit von Patienten mit Thoraxtrauma darstellt. Diese Sterblichkeit kann nur gesenkt werden, wenn ein interdisziplinärer Konsens über Dringlichkeit und Reihenfolge bzw. Priorität von konservativen bzw. operativen Behandlungskonzepten beim polytraumatisierten Patienten erreicht wird.

Die Frühletalität des Schwerstverletzten im modernen Trauma-Center – Was ist zu verbessern?

G. Matthes, M. Wich, R. Laun und P. A. W. Ostermann, Berlin

Zielsetzung

In der Gruppe der unter 40jährigen stellt das Trauma die häufigste Todesursache dar. Die Behandlung schwerstverletzter Patienten ist daher ein Schwerpunkt spezialisierter Unfallkliniken. Es werden höchste Ansprüche an die personellen, räumlichen und diagnostischen Gegebenheiten gestellt. Aus diesem Grund wurden bereits in der Entstehungsphase einer 1997 eröffneten Klinik der Maximalversorgung aktuelle Erkenntnisse über die bestmögliche funktionelle und bauliche Struktur einer modernen Rettungsstelle in die Planung mit einbezogen.

In der vorliegenden Untersuchung wurde eine retrospektive Analyse der Verläufe aller schwerstverletzten Patienten in dieser Klinik durchgeführt, die in der Rettungsstelle oder während primärer notfallmäßiger Operationen verstorben waren. Hieraus lassen sich Rückschlüsse auf eine Optimierung der Rettungskette bei der Versorgung schwerstverletzter Patienten ziehen.

Kurzfassung

In der vorliegenden Untersuchung wurden die Todesursachen und Funktionsabläufe von 15 frühverstorbenen Schwerstverletzten in der Rettungsstelle analysiert und die Ergebnisse in die weitere klinische Arbeit einbezogen. Es soll gezeigt werden, wie anhand der Aufarbeitung der letalen Verläufe ist die Überprüfung von Qualitäts- und Rettungsstellenmanagement vorgenommen werden kann.

Problembeschreibung, Material, Methode, Ergebnisse

Es wurde der präklinische und klinische Verlauf aller im Zeitraum von September 1997 bis März 1998 frühverstorbenen schwerstverletzten Patienten (n = 15) untersucht. Das Verletzungsmuster der Patienten wurde mittels des Poly-Trauma-Scores eingeschätzt. Der Zeitraum von Anmeldung des Patienten bis zur Versorgung wurde erfaßt, die einzelnen Versorgungsschritte wurden analysiert. Eine Untersuchung der durchgeführten diagnostischen und therapeutischen Maßnahmen in Bezug auf Effizienz und organisatorischen Ablauf schloß sich an.

Im Rahmen der durchgeführten Analyse entwickelten wir einen Erfassungsbogen für das initiale Polytrauma-Management, der eine effiziente Qualitätskontrolle der klinischen Rettungskette erlaubt.

Ergebnisse

Bei den verstorbenen Patienten handelte es sich in den 8 Fällen um polytraumatisierte Unfallopfer, in 3 Fällen auch um Suizidanten. In der Gruppe der verstorbenen Schwerstverletzten fand sich 4 Opfer von Gewalttaten (Schuß- und Stichverletzungen).

Alle Verstorbenen waren intubiert und wurden reanimiert. Bei neun Patienten wurde noch eine primäre chirurgische Intervention begonnen.

Als Todesursachen standen der hämorrhagische Schock bei schwerer Blutung sowie schwerste Schädel-Hirn-Verletzungen im Vordergrund.

Durch die räumliche Nähe des Schockraumes zur radiologischen Funktionseinheit konnte in der primären Diagnostik eine Zeitersparnis erreicht werden. Durch den Einsatz eines der modernsten Spiral-CTs wurde eine schnelle umfassende Bilddiagnostik möglich, die die konventionellen Röntgen-Aufnahmen nur noch für die Extremitätenverletzung notwendig macht.

Schlußfolgerungen

Durch neue diagnostische und operative Maßnahmen ist die Beherrschbarkeit schwerster Verletzungsmuster deutlich angestiegen. Bei den von uns untersuchten frühverstorbenen Patienten handelte es sich ausschließlich um Verletzungen, die schon allein für sich mit einer hohen Letalität vergesellschaftet waren.

Neben dem Einsatz modernster technischer Hilfsmittel und Schaffung optimaler räumlicher Gegebenheiten im Rahmen der Versorgung Schwerstverletzter kommt vor allem dem medizinischen und pflegerischen Personal in der Rettungsstelle eine große Bedeutung zu. Das ausgefeilte Trauma-Management ist hierbei von entscheidender Wichtigkeit. Dies sollte durch eine stetige Qualitätskontrolle überprüft werden. Gerade auch die Analyse der Todesursachen und der vorangegangenen Abläufe erscheint uns in diesem Zusammenhang äußerst bedeutsam.

Situationsangepaßte Operationstaktik nach stumpfem Bauchtrauma

K. Zigraggen und M. W. Büchler, Bern

Einführung

Die Symptome und Zeichen von intraabdominalen Verletzungen sind inkonstant, unzuverlässig und häufig maskiert in Patienten, welche meist Kopfverletzungen und/oder multiple Frakturen aufweisen. Das Sensorium dieser Patienten kann durch die Einnahme von Alkohol und anderen Toxinen zusätzlich beeinträchtigt sein [1]. Die Versorgung und Prognose dieser Patienten ist entscheidend geprägt durch die Summe aller Verletzungen, welche zur besseren Vergleichbarkeit im Rahmen eines Scores evaluiert werden sollte. Im Gegensatz zum penetrierenden Trauma ist der Entschluß zu einer chirurgischen Versorgung bei Patienten mit stumpfen Bauchtraumata komplexer. Obwohl die Behandlung der schweren Organverletzungen in Bauchraum und Brustkorb prioritär erfolgt, ist der Entscheid zum operativen Eingriff vor allem beim schweren Schädel-Hirn-Trauma nicht immer offensichtlich. Der notfallmäßigen Erstbeurteilung, dem korrekten Gebrauch der diagnostischen Möglichkeiten und der konsequenten Behandlung der unmittelbar lebensbedrohenden Verletzungen kommt deshalb entscheidende Bedeutung zu.

In den letzten Jahren hat sich *die konservative Behandlung von Organverletzungen im Bauchraum* im klinischen Alltag etabliert. Die Laparotomie „de principe" bei Leber- und Milzverletzungen ist einer differenzierten Indikationsstellung und demzufolge auch einer differenzierten Operationstaktik gewichen. Dazu beigetragen haben einerseits bessere diagnostische und intensivtherapeutische Möglichkeiten, andererseits die Klassifizierung der Schwere von Organverletzungen und sogenannte Trauma Scores, welche den Vergleich von Patientenkollektiven erlauben. Ein differenziertes, tendenziell konservatives Behandlungskonzept beinhaltet aber eine erhöhte Gefahr Darmverletzungen zu übersehen. Deshalb müssen Magen, Dünndarm und Dickdarmverletzungen gesucht und ausgeschlossen werden.

Epidemiologie und Patientenevaluation

Die Ursachen des stumpfen Bauchtraumas bei unseren Patienten sind in 70% Verkehrsunfälle, und in je 10% Sportunfälle, Arbeitsunfälle und andere Ursachen [2, 3]. Die Kenntnis des Verletzungsmechanismus erlaubt die Abschätzung des Risikos einer abdominalen Organverletzung. In einem Zeitraum von sieben Jahren (n = 350) hatten 30% der am Inselspital behandelten polytraumatisierten Patienten eine Organverletzung im Bauchraum, 53% Extremitätenverletzungen, 76% Kopfverletzungen (Schädel-Hirntrauma, Gesichtsfrakturen), 39% Thoraxverletzungen [2]. Die häufigsten abdominalen Organverletzungen betreffen die Milz (25%) und die Leber (20%) [4]. Die Evaluation der Patienten mit vermutetem Bauchtrauma erfolgt nach folgendem Algorithmus (Abb. 1):

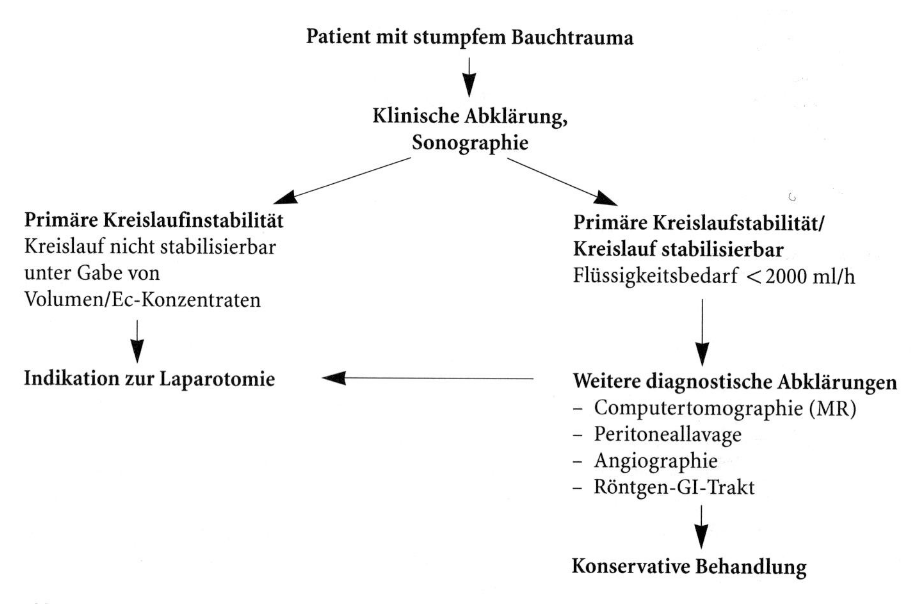

Abb. 1.

Der entscheidende initiale Parameter ist die Kreislaufstabilität des Patienten. Wir unterscheiden dabei die Patienten nach den folgenden Kriterien: 1. Kreislauf primär instabil (Kreislauf nicht stabilisierbar unter Volumentherapie und Gabe von Erythrozytenkonzentraten); 2. Kreislauf stabilisierbar oder stabil (Kreislaufstabilität unter Volumentherapie, <2000 ml Flüssigkeitsbedarf pro Stunde in den ersten 1–2 Stunden nach Trauma). Patienten mit instabilen Kreislaufverhältnissen werden aufgrund der klinischen Untersuchung, eventuell einer zusätzlichen Sonographie der Bauchhöhle, laparotomiert und entsprechend den intraoperativ vorgefundenen Organläsionen therapiert (Tabellen 1, 2). Bei allen anderen Patienten führen wir eine rasche, aber möglichst vollständige Zusatzdiagnostik durch. Diese beinhaltet CT-Untersuchungen von Abdomen und bei entsprechendem Unfallhergang und Verletzungsmuster meist auch Schädel und Thorax, sowie radiologische Abklärungen der Skelettläsionen und diagnostische Peritoneallavage bei Verdacht auf Läsion eines abdominalen Hohlorgans.

Im folgenden wird die situationsangepasste Therapie bei Leber-, Milz-, und Pankreas/ Duodenalverletzungen vorgestellt. Bei Patienten mit Abdominaltrauma entscheidet aber bei unverzüglicher Diagnose und korrekter Therapie, wie bereits betont, häufig nicht die Verletzung des Bauchorgans die Prognose, sondern die Gesamtheit der Verletzungen und das bei schwer polytraumatisierten Patienten häufig im Verlauf auftretende ARDS bzw. Multiorganversagen.

Leberruptur

Die konservative Behandlung von Patienten mit Leberverletzungen nach stumpfem Abdominaltrauma ist aktuell in mehr als 50% der Patienten die Therapie der Wahl [5]. Nach der initialen klinischen Beurteilung und bei stabilem Kreislauf erfolgt eine Abklärung mittels Sonographie und Computertomographie in Spiraltechnik mit und ohne Kontrastmittel [6]. In Anlehnung an die Einteilung der Leberverletzungen nach Moore und Shackford [7], folgen wir dabei den folgenden differenzierten Richtlinien (Tabelle 1), welche nach der Gesamtverletzungsschwere des Patienten situationsangepaßt werden müssen. Dabei ist wichtig, daß man mit der Computertomographie in erster Linie der Schweregrad der Leberverletzung gut einschätzbar ist, daß aber therapeutische Indikationen nur zusammen mit der Klinik getroffen werden können [8].

Die *konservative Behandlung von Leberläsionen* ist bei stabiler Kreislaufsituation grundsätzlich bei Läsionen Grad 1–3, zum Teil sogar bei Grad 4-Läsionen der Leber indiziert. Leberläsionen Grad 5 sind selten, aber die betroffenen Patienten sind fast immer kreislaufinstabil und bedürfen deshalb einer notfallmäßigen Operation. Die Indikation zu einer konservativen Therapie ist nach unserer Erfahrung weniger abhängig vom Schweregrad der Leberruptur (mit Ausnahme von Grad 5 Läsionen), sondern von der häufigen Diagnose zusätzlicher abdominaler Organverletzungen. Bei sorgfältiger Diagnostik und kreislaufstabilem Patient scheint aber die Gefahr einer Verletzung eines Hohlorgans klein zu sein, so daß möglicherweise bis zu 80% aller Leberverletzungen nach stumpfem Bauchtrauma mit einer Erfolgsrate von über 95% konservativ therapiert werden können [9, 10]. Trotzdem muß die Darmverletzung immer in die Differentialdiagnose miteinbezogen werden und bei Bedarf eine diagnostische Peritoneallavage erfolgen. Bei unseren 174 Patienten mit Leberläsionen fanden sich in 24% eine Milzruptur, bei 14% eine Nierenverletzung, bei 13% eine retroperitoneale Blutung und bei 14% Pankreas oder Duodenalverletzungen. Dünn- oder Dickdarmverletzungen fanden sich nur bei vier Patienten (2%). Die Leberrupturen waren in unserem Patientengut entsprechend der Literatur zu 90% im Bereich der Lebersegmente V–VIII lokalisiert. Der Anteil an konservativ behandelten Pa-

Tabelle 1. Schweregrade von Leberläsionen

Schweregrad	Anatomisches Korrelat	Differenzierte Operationsindikation
Grad 1	Kapselriß <1 cm	Konservatives Vorgehen, Koagulation, Lebernaht
Grad 2	Leberriß 1–3 cm, Hämatom	Konservativ, Lebernaht, Hämostyptika
Grad 3	Leberriß >3 cm	Lebernaht, Debridement, Tamponade bei zusätzlichen intraabdominalen Blutungen und/oder Gerinnungsstörungen
Grad 4	Zentrale Leberparenchymläsion	Lebertamponade Debridement/Resektion, Lebernaht
Grad 5	Lebervenenverletzung retrohepatisch, zentrale Gallengangsläsion	Lebertamponade, Leberresektion vaskuläre Exklusion

A1

Tabelle 2

Schweregrade bei Milzruptur	Differenzierte Operationsindikation
Grad 1: Subkapsuläres, intrasplenisches Hämatom	Konservative Therapie
Grad 2: Kapselriß/Parenchymriß < 1 cm	Koagulation, Milznaht, Hämostyptika
Grad 3: Tiefer Parenchymriß ohne Beteiligung hilärer Strukturen	Koagulation, Milznaht, Vicrylnetz, Splenektomie
Grad 4: Parenchymriß mit Hilusbeteiligung	Vicrylnetz, Milzteilresektion, Splenektomie
Grad 5: Fragmentation der Milz	Splenektomie, Polerhaltung an den vasa gastricae breves

tienten mit Leberläsionen betrug bei Grad 1: 52%, bei Grad 2: 29%, bei Grad 3: 47%, bei Grad 4: 35%, bei Grad 5: 0.

Die operative Behandlung besteht bei niedriggradigen Lebertraumata meist aus einfachen blutstillenden Maßnahmen (Koagulation, Lebernaht, Hämostyptica). Nur in 17% der Patienten (30/174) erfolgte eine Leberresektion, entweder als atypische Resektion (17) oder als Hepatektomie/Lobektomie [13].

Die Letalität ist bei diesen meist polytraumatisierten Patienten nur bedingt abhängig von der Schwere der Leberverletzung, sondern viel mehr von der Schwere des Gesamttraumas [11]. Die Letalität in unserem Kollektiv von 175 Patienten mit Leberläsionen stieg von 0 bei einem ISS von 0–25, auf 6,9% (ISS 26–40), auf 17,7% (ISS 41–55), auf 33% (ISS 55–70). Im Gegensatz dazu fand sich in einer prospektiv erfaßten Gruppe von 75 Patienten mit Lebertrauma eine Letalität von 9% bei Grad 1 Verletzungen (2/21), 14% bei Grad 2 (1/14), 7% bei Grad 3 (1/15), 9% bei Grad 4 (2/23) und keine Letalität bei 2 Patienten mit Grad 5 Verletzungen. Dies zeigt deutlich, daß bei zeitgerechter Diagnose und situationsangepaßter Behandlungstaktik die Prognose unabhängig vom Leberverletzungsgrad ist.

Milzruptur

Obwohl wir Notfallpatienten mit Bauchtrauma zur Diagnose von freier Flüssigkeit/Blut initial sonographieren, wird anschließend, bei stabilem oder stabilisiertem Kreislauf eine abdominale Computertomographie in der Spiraltechnik und unter Kontrastmittelgabe angeschlossen [12]. Neben der Komplexität der Milzverletzung sind die geschätzte Menge an intraabdominalem Blut und Zusatzverletzungen intraabdominaler Organe weitere entscheidende computertomographische Kriterien. Bei Milzverletzungen, welche den Hilus nicht betreffen ist grundsätzlich eine konservative Therapie erfolgsversprechend [13]. Wir teilen die Milzverletzungen gemäß Tabelle 2 in fünf Schweregrade ein. In dieser Tabelle ist auch das entsprechende differenzierte Vorgehen aufgeführt, falls im Rahmen der Gesamtbeurteilung des Patienten die Indikation zu Operation gestellt wird.

Konservative versus operative Therapie der Milzruptur

Bei stabiler Kreislaufsituation wird grundsätzlich eine konservative Behandlung auf der Intensivstation eingeleitet. Dies betrifft vor allem Patienten mit Mono- oder Oligotrauma mit Grad I–III Milzläsionen. Die konservative Behandlung dieser Patienten ist aufwendig und beinhaltet eine engmaschige Überwachung und häufig Kontroll-CT-Untersuchungen nach 12–24 Stunden, bei Bedarf auch im weiteren Verlauf. Bei einer prospektiv erfaßten Serie von 140 Patienten mit Milzverletzungen, konnten am Inselspital Bern 53/56 Patienten (53/140 = 38%) erfolgreich konservativ therapiert werden (95%), 56 Patienten wurden splenektomiert (40%), davon 2 Patienten mit initial konservativer Therapie und 4 Patienten mit versuchter milzerhaltender Therapie, und bei 31 Patienten erfolgte eine milzerhaltende Operation (22%). Der Anteil der Patienten in diesen drei therapeutischen Gruppen entspricht dem heute üblichen Standart der internationalen Literatur. So berichteten Clancy et al. über 1255 Patienten mit Milzverletzungen, welche in 40% konservativ und in 12% mittels Splenorrhaphie behandelt wurden [14].

Die Letalität in unserer konservativ behandelten Patientengruppe war 0 bei einem durchschnittlichen Injury Severity Score von 25 (5–50). Bei den Patienten mit milzerhaltender Operation betrug die Letalität 10% (3/31; ISS 33, 16–61) und bei splenektomierten Patienten 11% (6/56; ISS 31, 16–59). Die Todesursachen waren bei 3 Patienten schwere Schädel-Hirntrauma, 3 Patienten verstarben im Verlauf an einem ARDS und 3 Patienten verstarben an einer Lungenembolie (1), an einer Anaphylaxie (1) und ein Patient verstarb an einer fortgesetzten Blutung bei gleichzeitiger Beckenfraktur und Gerinnungsstörung.

Die konservative Behandlung von Patienten mit Milzläsionen nach stumpfem Abdominaltrauma ist bei korrekter Indikationsstellung in über 95% erfolgreich und ist heutzutage die häufigste Form der milzerhaltenden Therapie [15]. Die Rationale für eine milzerhaltende Therapie ist 1. die Verminderung an septischen Komplikationen im Verlauf (inkl. OPSI-Syndrom), die bei Milzerhaltung bzw. konservativer Therapie praktisch nicht vorkommen, 2. der verminderte Bedarf an Bluttransfusionen und 3. ein kürzerer Spitalaufenthalt und damit verminderte Kosten bei konservativ therapierten Patienten [2, 15].

Duodenal- und Pankreasläsionen

Verletzungen des Duodenums und nachfolgend beschrieben des Pankreas nach stumpfem Bauchtrauma resultieren in einer beträchtlichen Morbidität und Mortalität. Dies ist dadurch bedingt, daß benachbarte Organe wie Leber und/oder Milz häufig Organläsionen aufweisen [16, 17] und die Mortalität nach Duodenalverletzungen wird bei adäquatem Management meist durch andere Organverletzungen, vor allem Leberrupturen und Gefäßverletzungen definiert [18]. Andererseits führen nicht erkannte Duodenal- und Pankreasverletzungen zu einer beträchtlichen intra- oder retroperitonealen Freisetzung von Verdauungsenzymen, welche zu Gewebsnekrosen, Abszessen und schließlich einem septischen Krankheitsbild führen. Sekundäre Gefäßerosionen verursachen intraabdominalen Blutungskomplikationen. Um Duodenal- und um Pankreasverletzungen erfolgreich behandeln zu können muß die Diagnose gestellt und eine frühzeitige definitive, meist operative Therapie angeschlossen werden [19]. Eine konservative Therapie ist bei diesen Verletzungen nur ausnahmsweise, z. B. bei einem intramuralen Hämatom der Duodenalwand indiziert. Die Diagnose dieser Verletzungen kann sehr anspruchsvoll sein und wird heute fast immer primär mittels Computertomographie vorgenommen. Bei Verdacht auf Pankreasverletzung ist heute die ERCP die Standarduntersuchung [20]. Falls aufgrund der konventionell radiologischen Untersuchung ein Verdacht auf eine Duodenalverletzung vorliegt, so muß die Computertomographie nach Gabe von oralem Kontrastmittel vorgenommen werden [21]. Nur 10% aller Duodenalrupturen nach stumpfem Bauchtrauma liegen isoliert vor [22]. Bei Unklarheit ist nach wie vor die diagnostische Peritoneallavage indiziert, welche auch Verletzungen von Magen, Dünndarm und Dickdarm erkennen läßt.

Differenziertes Vorgehen bei Duodenalverletzungen

Die häufigsten Läsionen des Duodenums bei stumpfem Bauchtrauma finden sich in der pars II [17]. Die Ausdehnung der Duodenalverletzung definiert das zu wählende Operationsverfahren. Bei 80–90% der Verletzungen kann aber ein Primärverschluß erreicht werden, nachdem nekrotische oder marginal durchblutete Wundränder sorgfältig debridiert sind. Falls eine vollständige Eröffnung des Duodenums vorliegt, kann meist nach Mobilisation beider Duodenalenden eine Primäranastomose vorgenommen werden. Ob zusätzlich eine luminale Dekompression über einen Duodenostomie-, Jejunostomie-, oder Gastrostomiekatheter die Insuffizienzrate vermindert ist nicht letztlich geklärt [16, 23, 24]. Wir ziehen es vor das Duodenum über eine nasogastrische Sonde zu dekomprimieren bis die Schwellung im Wundgebiet rückläufig und damit die gastro-duodenale Passage gewährleistet ist.

Eine Zusammenfassung der differenzierten Operationsindikation bei Duodenalverletzungen findet sich in der nachfolgenden Tabelle 3.

Die Pylorusexklusion sowie die von uns nicht verwendete duodenale Divertikulisierung [25] dienen dazu eine high-output Fistel bei einer allfälligen Nahtinsuffizienz zu verhindern. Beim temporären Pylorusverschluß und der Divertikulisierungsoperation, welche eine Hemigastrektomie beinhaltet, wird die Duodenalpassage des Mageninhaltes ausgeschlossen und somit kann sich höchstens eine gut zu kontrollierende low-output Duodenalfistel etablieren. Beide Methoden werden bei schwierigem Duodenalverschluß zur Sicherung der Naht empfohlen. In unserem eigenen Patientengut versorgten wir 9 Patienten mit Duodenalrupturen. Bei 2 dieser Patienten wurde die Ruptur initial nicht erkannt und obwohl die Duodenalverletzung nach 4 bzw. 6 Tagen versorgt werden konnte, verstarben diese Patienten an den septischen Komplikationen der Duodenalverletzung. Bei 7 Patienten konnte der Duodenalverschluß primär durch eine Naht erreicht werden.

Differenziertes Vorgehen bei Pankreasverletzungen

Pankreasverletzungen nach stumpfem Bauchtrauma sind meist im Bereich des Pankreashalses (Isthmus pancreatis) und im proximalen Pankreaskorpus lokalisiert. Die Diagnose

Tabelle 3

Verletzung	Behandlung
Duodenalhämatom (meist bei Kindern)	Konservatives Vorgehen
Duodenalruptur ohne oder mit wenig Gewebeverlust	Primäre Naht +/– Pylorusexklusion
Duodenalruptur mit ausgedehntem Gewebeverlust (Keine sichere Naht möglich)	Roux-en-Y Anastomose Roux-en-Y Jejunalpatch Duodenopankreatektomie nach Whipple

wird häufig erst intraoperativ gestellt [26, 27]. Der Verletzungsmechanismus ist meist ein Dezelerationstrauma des Pankreas gegenüber der darunterliegenden Wirbelsäule. Neben der Lokalisation der Verletzung im Pankreas ist die Läsion des Pankreashauptganges das entscheidende Kriterium für die differenzierte operative Therapie (Tabelle 4) [19]. Bei fehlender Verletzung des Ductus pancreaticus kann eine alleinige Drainage vorgenommen werden, allerdings ist dieses Vorgehen mit einer Fistelrate von 30–50% verbunden [28]. Diese Pankreasfisteln können konservativ behandelt werden und verschließen sich bei zusätzlichem Einsatz von Octreotide (3 × 100–200 mcg/die) problemlos [29, 30]. Falls die Verletzung intraoperativ diagnostiziert wird, muß das Pankreas sorgfältig auf Läsionen des Hauptganges exploriert werden. Nötigenfalls muß eine intraoperative Pancreatographie angeschlossen werden. Bei präoperativem Verdacht und stabilen Kreislaufverhältnissen ist die endoskopisch retrograde Darstellung des Pankreasganges die sensitivste und spezifischste Untersuchung [20, 31]. Allerdings besteht heute die Möglichkeit einer sogenannte MRCP (Magnetresonanztomographische Darstellung der Gallen- und Pankreasgänge), welche bei der aktuell erzielbaren guten Bildqualität die Diagnose auf einfachere, nicht invasive Weise erlaubt. Bei einer Läsion des Ductus pancreaticus sind grundsätzlich resezierende Verfahren einer Drainage vorzuziehen, da die postoperative Fistelrate bedeutend geringer ist [28]. Bei kombinierten Pankreas- und Duodenalläsionen ist insbesondere bei Verletzungen der Pars II duodeni im Bereich der Ampulla Vateri eine Duodenopankreatektomie nach Whipple indiziert. In seltenen Fällen ist auch über eine erfolgreiche Reanastomosierung des Pankreashauptganges berichtet worden, ohne dass sich eine Striktur des Pankreasganges im 2-Jahres Verlauf gebildet hätte [32].

Zusammenfassung

Die differenzierte Behandlung von Patienten mit stumpfem Bauchtrauma basiert auf der Erfahrung, daß bei Leber- und Milzverletzungen ein konservatives Vorgehen in der Mehrheit der Fälle indiziert ist. Eine absolute Operationsindikation ist nur noch bei Kreislaufinstabilität, und bei Verdacht auf Verletzung eines abdominalen Hohlorgans gegeben. An-

Tabelle 4

Pankreasverletzung	Operative Behandlung
Pankreaskontusion	Konservativ, Drainage
Fehlende Läsion des Pankreashauptganges	Drainage, Octreotide
Läsion des Pankreashauptganges:	
– distale 75%	Distale Pankreatektomie +/– Splenektomie
– Isthmus pancreatis	Durchtrennung des Pankreas über der mesenterica superior, Roux-Y Pancreaticojejunostomie des distalen Pankreasanteils, Fischmaulverschluß mit zusätzlicher Umstechungsligatur des Pankreasganges gegen proximal
– Proximaler Ductus pancreaticus und Ductus choledochus	Duodenopankreatektomie
Kombinierte Verletzung Pankreas/Duodenum	Duodenopankreatektomie

sonsten besteht bei den heutigen bildgebenden diagnostischen Verfahren die Möglichkeit die Art und Schwere der Verletzung zu definieren um anschließend eine situationsangepaßte konservative oder operative Therapie zu wählen. Bei diesem vorwiegend konservativen Behandlungskonzept ist die Gefahr einer übersehenen Darmverletzung vorhanden, die demzufolge gesucht oder ausgeschlossen werden soll.

Literatur

1. Davis JJ, Cohn I Jr, Nance FC (1976) Diagnosis and management of blunt abdominal trauma. Ann Surg 183 (6):672–678
2. Schweizer W (1998) Organerhaltende Therapie des Leber- und Milztraumas. Habilitationsschrift zu Erlangung der Venia docendi an der medizinischen Fakultät der Universität Bern
3. Baesl TJ, Filler RM (1985) Surgical diseases of the spleen. Surg Clin North Am 1985 65 (5): 1269–1286
4. Mucha P Jr, Daly RC, Farnell MB (1986) Selective management of blunt splenic trauma. J Trauma 26 (11):970–979
5. Carrillo EH, Platz A, Miller FB, Richardson JD, Polk HC Jr (1998) Non-operative management of blunt hepatic trauma. Br J Surg 85 (4):461–468
6. Richards JR, Derlet RW (1998) Computed tomography for blunt abdominal trauma in the ED: a prospective study. Am J Emerg Med 16 (4):338–342
7. Moore EE, Shackford SR, Pachter HL, McAninch JW, Browner BD, Champion HR, Flint LM, Gennarelli TA, Malangoni MA, Ramenofsky ML (1989) Organ injury scaling: spleen, liver, and kidney. J Trauma 29 (12):1664–1666
8. Becker CD, Gal I, Baer HU, Vock P (1996) Blunt hepatic trauma in adults: correlation of CT injury grading with outcome. Radiology 201 (1):215–220
9. Pachter HL, Feliciano DV (1996) Complex hepatic injuries. Surg Clin North Am 76:763–782
10. Pachter HL, Knudson MM, Esrig B, Ross S, Hoyt D, Cogbill T, Sherman H, Scalea T, Harrison P, Shackford S (1996) Status of nonoperative management of blunt hepatic injuries in 1995: a multicenter experience with 404 patients. J Trauma Jan 40 (1):31–38
11. Brasel KJ, DeLisle CM, Olson CJ, Borgstrom DC (1997) Trends in the management of hepatic injury. Am J Surg 174 (6):674–677
12. Urban BA, Fishman EK (1998) Helical CT of the spleen. AJR Am J Roentgenol 170 (4): 997–1003
13. Williams RA, Black JJ, Sinow RM, Wilson SE (1997) Computed tomography-assisted management of splenic trauma. Am J Surg 174 (3):276–279
14. Clancy TV, Ramshaw DG, Maxwell JG, Covington DL, Churchill MP, Rutledge R, Oller DW, Cunningham PR, Meredith JW, Thomason MH, Baker CC (1997) Management outcomes in splenic injury: a statewide trauma center review. Ann Surg 226 (1):17–24
15. Pachter HL, Guth AA, Hofstetter SR, Spencer FC (1998) Changing patterns in the management of splenic trauma: the impact of nonoperative management. Ann Surg 227 (5):708–717
16. Flint LM Jr, McCoy M, Richardson JD, Polk HC Jr (1980) Duodenal injury. Analysis of common misconceptions in diagnosis and treatment. Ann Surg 191 (6):697–702
17. Snyder WH 3d, Weigelt JA, Watkins WL, Bietz DS (1980) The surgical management of duodenal trauma. Precepts based on a review of 247 cases. Arch Surg 115 (4):422–429
18. Cogbill TH, Moore EE, Feliciano DV, Hoyt DB, Jurkovich GJ, Morris JA, Mucha P Jr, Ross SE, Strutt PJ, Moore FA (1990) Conservative management of duodenal trauma: a multicenter perspective. J Trauma 30 (12):1469–1475
19. Bradley EL 3rd, Young PR Jr, Chang MC, Allen JE, Baker CC, Meredith W, Reed L, Thomason M (1998) Diagnosis and initial management of blunt pancreatic trauma: guidelines from a multiinstitutional review. Ann Surg 227 (6):861–869
20. Barkin JS, Ferstenberg RM, Panullo W, Manten HD, Davis RC Jr (1988) Endoscopic retrograde cholangiopancreatography in pancreatic trauma. Gastrointest Endosc 34:102–105

21. Kunin JR, Korobkin M, Ellis JH, Francis IR, Kane NM, Siegel SE (1993) Duodenal injuries caused by blunt abdominal trauma: value of CT in differentiating perforation from hematoma. AJR Am J Roentgenol 160 (6): 1221–1223
22. Ballard RB, Badellino MM, Eynon CA, Spott MA, Staz CF, Buckman RF Jr (1997) Blunt duodenal rupture: a 6-year statewide experience. J Trauma 43 (2): 229–232
23. Ivatury RR, Nallathambi M, Gaudino J, Rohman M, Stahl WM (1985) Penetrating duodenal injuries. Analysis of 100 consecutive cases. Ann Surg 202 (2): 153–158
24. Stone HH, Fabian TC (1979) Management of duodenal wounds. J Trauma 19(5): 334–339
25. Berne CJ, Donovan AJ, White EJ, Yellin AE (1974) Duodenal „diverticulization" for duodenal and pancreatic injury. Am J Surg 127 (5): 503–507
26. Wisner DH, Wold RL, Frey CF (1990) Diagnosis and treatment of pancreatic injuries. An analysis of management principles. Arch Surg 125 (9): 1109–1113
27. Akhrass R, Yaffe MB, Brandt CP, Reigle M, Fallon WF Jr, Malangoni MA (1997) Pancreatic trauma: a ten-year multi-institutional experience. Am Surg 63 (7): 598–604
28. Graham JM, Mattox KL, Jordan GL Jr (1978) Traumatic injuries of the pancreas. Am J Surg 136 (6): 744–748
29. Friess H, Beger HG, Sulkowski U, Becker H, Hofbauer B, Dennler HJ, Buchler MW (1995) Randomized controlled multicentre study of the prevention of complications by octreotide in patients undergoing surgery for chronic pancreatitis. Br J Surg 82 (9): 1270–1273
30. Barnes SM, Kontny BG, Prinz RA (1993) Somatostatin analog treatment of pancreatic fistulas. Int J Pancreatol 14 (2): 181–188
31. Harrell DJ, Vitale GC, Larson GM (1998) Selective role for endoscopic retrograde cholangiopancreatography in abdominal trauma. Surg Endosc 12 (5): 400–404
32. Hashimoto T, Otobe Y, Matsuo Y, Nakamura T, Suzuki T, Shimizu Y, Hayashi S, Manabe T (1998) Successful primary repair of complete pancreatic disruption caused by blunt abdominal trauma: a report of two cases. Surgery Jun;126 (6): 702–705

Laparatomiepflichtiges stumpfes Bauchtrauma nach Polytrauma – eine Analyse bei 342 Patienten

R. Oberbeck, H. C. Pape, L. Bastian, T. Pohlemann, A. Weimann
und H. Tscherne, Hannover

Zielsetzung

Untersuchung eines größeren Patientenkollektivs bezüglich des Stellenwerts eines stumpfen Bauchtraumas bei polytraumatisierten Patienten.

Einführung

Das stumpfe Bauchtrauma des polytraumatisierten Patienten geht mit einem erhöhten Risiko der Entwicklung eines Organversagens einher. In dieser retrospektiven Studie wurden Verletzungskombinationen und Komplikationen hinsichtlich des klinischen Verlaufs untersucht.

Methoden

Retrospektive Studie vom 01.01.1980 – 31.12.1990. Einschlußkriterien: Polytraumatisierte Patienten mit einem ISS-Wert >18, primäre operative Therapie in unserer Klinik, kein Todesfall durch Schädel/Hirn-Trauma.

Definitionen

Klassifikation der Organverletzungen gemäß den AAST-Richtlinien (Cogbill1 1989). Intraabdominelle Massenblutung: Blutung >2000 ml (Klasse 3). Einteilung der Leberverletzungen nach Moore. Diagnose des ARDS nach Pepe.

Statistische Auswertung durch Chi-Quadrat-Test, Zwei-geteilter T-Test, Signifikanzniveau: $p<0{,}05$.

Ergebnisse

342 polytraumatisierte Patienten, die wegen eines stumpfen Bauchtraumas laparotomiert wurden, konnten in die Studie eingeschlossen werden. Insgesamt wurden 835 Einzelverletzungen dokumentiert. Der durchschnittliche ISS-Wert betrug 36,5 Punkte.

Verletzungsverteilung

Milz n = 214 (62,6%), Leber n = 163 (47,7%), Mesenterium n = 95 (27,8%), Kolon n = 60 (17,5%), Doudenum n = 40 (11,7%) und Magen n = 13 (3,8%).

Verletzungskombinationen nach Häufigkeit

Milz und Leber n = 101 (48,9%), Milz und Mesenterium n = 95 (23,9%), Milz und linke Niere n = 19 (8,9%) Milz und rechte Niere n = 9 (4,2%).

Leberverletzungen traten am häufigsten mit linksseitiger Lungenkontusion auf n = 83 (50,9%, $p<0{,}05$).

Leber und Mesenterium n = 50 (30,7%), Leber und Zwerchfell n = 34 (16%) oder Niere n = 20 (12,3%).

Bei 156 (45,6%) Patienten kam es zu einer intraabdominellen Massenblutung. Von diesen Patienten verstarben 83 (53,2%), davon 38 (45,8%) innerhalb der ersten 24 h nach dem Trauma. Weitere Komplikationen mit Todesfolge waren ARDS n = 30 (28,3%), hämorraghischer Schock n = 22 (20,8%), MOV n = 16 (15,1%), Sepsis n = 14 (13,2%), Lungenembolie n = 2 (1,8%) und Peritonitis n = 1 (0,9%).

Schlußfolgerungen

In der vorliegenden Studie stellten das ARDS oder der hämorrhagische Schock die häufigsten Todesursachen dar. Die hohe Koinzidenz von Leberverletzungen und rechtsseitiger Lungenkontusion verdient besondere Aufmerksamkeit für die initiale Planung des weiteren operativen Managements.

Pelvic Fractures Associated with Intra-Abdominal Injuries

P. Broos und T. Tollens, Leuven

Objects

The objective of this study was to assess the etiology, morbidity and outcome of pelvic fractures with associated severe lesions.

Problem, Material and Methods

The objective of this study was to assess the etiology, morbidity and outcome of pelvic fractures with associated severe lesions. In a retrospective study from January 1986 to December 1995, 824 patients with pelvic fractures were admitted. All patients with pelvic fractures and associated intra-abdominal lesions were reviewed.

Associated intra-abdominal lesions were present in 163 patients with a pelvic fracture (112 male and 51 female). In total we recorded 473 associated lesions. The etiology was reviewed and consisted of a high energy trauma in most of the cases.

Consequently, associated injuries with possibly life-threatening intra-abdominal visceral and vascular lesions have to be ruled out. Therefore, after hemodynamic stabilisation and radiological examination of the pelvic fracture, a thorough evaluation of all involved Organ Systems has to be carried out.

Conclusions

Within our group of pelvic fractures with associated injuries the Overall mortality was 14%, whereas in the literature mortality rises up to 50%. Our diagnostic approach will be illustrated. Within our group of pelvic fractures with associated injuries the Overall mortality was 14%, whereas in the literature mortality rises up to 50%. Our diagnostic approach will be illustrated.

A1

Das abdominale Kompartmentsyndrom (AKS) nach schwerem Bauch- und Beckentrauma

A. Oberholzer, A. Platz, R. Stocker und W. Ertel, Zürich

Zielsetzung

In einer retrospektiven Studie wurden die Inzidenz und das therapeutische Vorgehen beinabdominalen Kompartmentsyndrom (AKS) nach schwerem Bauch- und/oder Bekkentraumas untersucht.

Problembeschreibung, Material, Methode, Ergebnisse

Die Abdominalhöhle stellt ein eigenes Kompartment dar. Durch eine Erhöhung des intraabdominellen Druckes kann es zu einem schrittweisen Multiorgan-Dysfunktionssyndrom (MODS) kommen. In dieser retrospektiven Studie wurden die Charakteristika und die Symptome des AKS untersucht. Die Diagnose des AKS wurde an Hand der klinischen Untersuchung (gespanntes Abdomen, Umfangsmessung), der Erhöhung des Beatmungsdruckes und bei den letzten 5 Patienten zusätzlich mit Blasendruckmessung gestellt. Von 1/91 bis 12/97 entwickelten 20 Patienten (ISS: 39,3 ± 4,0 Punkte) von 455 Patienten mit Bauch- und/oder Beckentrauma (Typ B1, C) ein AKS. Acht Patienten hatten ein stumpfes, 3 ein penetrierendes Bauchtrauma, 6 Patienten ein schweres Beckentrauma und 3 Patienten ein kombiniertes Bauch- und Beckentrauma. Alle Patienten mit AKS wurden laparotomiert, bei 4120 Patienten (20%) wurde zur Blutstillung ein Packing durchgeführt. Alle Patienten mußten wegen eines MODS (Niere: (100%), kardiopulmonal: 16/20 (80%)) notfallmäßig relaparotomiert werden. Intraoperativ zeigte sich bei 3 Patienten erschwerend eine Darmischämie. Die mittlere Zeitspanne zwischen primärer Versorgung und dekomprimierender Laparotomie betrug 23,3 ± 9,5 Stunden. Die Organfunktionen vor und nach der Dekompression sind in der Tabelle gezeigt (Mittelwerte ± SEM; * $p < 0{,}05$).

	vor Laparotomie	nach Laparotomie
Beatmungsdruck (mbar)	36 ± 2	25 ± 2*
$PaCO_2$ (kPa)	8,1 ± 1	5,4 ± 0,2*
PCWP (mm Hg)	29 ± 4	14 ± 2*
Urinproduktion (ml/Std)	10 ± 0	308 ± 38*
Blasendruck (mm Hg)	45 ± 4	22 ± 3*
Laktat (mmol/l)	3,5 ± 0,4	2,3 ± 0,3*

Schlußfolgerungen

Das AKS kann innerhalb von Stunden auftreten und führt primär zu einer Behinderung der Ventilation, einer Erniedrigung des Filtrationsdruckes und als Spätfolge zur Hemmung der nutritiven Darmdurchblutung. Die akute Dekompression beseitigt diese Organperfusionsstörungen.

A1

Isoliertes Thoraxtrauma versus Thoraxtrauma bei Polytrauma – mit welchen Komplikationen ist zu rechnen?

D. Remmers, H. C. Pape, H. Baur und H. Tscherne, Hannover

Zielsetzung

Determinierung des Komplikationsverteilung in Abhängigkeit des Verletzungsmusters.

Einleitung

Das Thoraxtrauma stellt die häufigste Begleitverletzung bei Polytrauma dar und ist wegen seines Einflusses auf die Entwicklung von Komplikationen während der Intensivstationsbehandlung gefürchtet. Wir untersuchten anhand eines Kollektivs thoraxverletzter Patienten der eigenen Klinik, inwieweit diese im Vergleich zu einer Kombination von Thoraxtrauma und anderen Verletzungen zu unterschiedlichen klinischen Verläufen prädisponiert.

Methodik

Retrospektive Untersuchung. Definition Thoraxtrauma: AIS (?? 2 Punkte.
Einschlußkriterien: Behandlung und Intensivtherapie in derselben Klinik, Verletzungsschwere nach injury severity score (ISS) >18 Punkte, AIS (Thorax) >1 Punkt, kein Versterben am Unfallort oder in der Notaufnahme.
Kriterien: Schweregrad Thoraxeinzelverletzung, Oxygenierungsquotient (PaO_2/FiO_2).
Dokumentation von Beatmungsdauer, Intensivstationsdauer.
Komplikationen: Lungenversagen (ARDS), Multiorganversagen (MOV), Pneumonie, Sepsis, posttraumatische Letalität.
Statistik: Prüfung auf Normalverteilung, T-Test ($p < 0{,}05$; * = sign. Gruppenunterschied).
Ergebnisse: 1326 Patienten mit Thoraxtrauma, davon 1208 mit Mehrfachverletzung (mittlerer ISS: 35,5), Tod: n = 211.

	Gesamtkoll	isol. Thoraxtrauma	Polytrauma mit Thorax
trARDS	5,1%	4,6%	5,3%
Pneumonie	4,4%*	9,8%	4,3%
Sepsis	0,8%	0,9%	0,8%
MOV	4,8%	2,8%	5,1%

	Überl.	Versterb.	Überl.	Versterb.	Dauer
AISTh2	2,5 Tage	1,1 Tage	2,3 Tage	2,1 Tage	2,1 Tage
Beatm. AISTh3 **	8,6 Tage	2,1 Tage	7,1 Tage **	7,9 Tage	2,6 Tage

Schlußfolgerung

Mit Ausnahme einer signifikant erhöhten Pneumonieinzidenz isoliert thoraxtraumatisierter ist mit vergleichbarer Komplikationsinzidenz während des Intensivstationsverlaufes zwischen isoliert und mehrfachverletzten zu rechnen. Ein wesentlicher Einfluß auf die Beatmungsdauer zeigte sich nur ab einem Thoraxverletzungsschweregrad über AIS2.

Einfluß des Thoraxtraumas auf den klinischen Verlauf polytraumatisierter Patienten

C. von Fournier, U. Stöckle, M. Raschke und N. Südkamp, Berlin

Zielsetzung

Ziel dieser prospektiven klinischen Studie war die Darstellung des Einflusses des Thoraxtraumas auf das Outcome von polytraumatisierten Patienten. Zusätzlich wurde die Bedeutung und der Umfang des diagnostischen und therapeutischen Polytraumamanagements auf Prognose, Komplikation und Letalität evaluiert.

Problembeschreibung

Polytraumatisierte Patienten mit Thoraxtrauma haben laut Literatur eine schlechtere Prognose als ohne Thoraxtrauma. Es wird eine Letalität bis zu 50% angegeben. Ziel dieser Studie ist die Untersuchung der Letalität und der Inzidenz von Komplikationen, insbesondere des ARDS. Folgende Fragen sind dabei von besonderem Interesse: Wie unterscheidet sich der klinische Verlauf von Polytraumen mit und ohne Thoraxtrauma? Wie umfassende muß dabei das diagnostische und therapeutische Vorgehen sein?

Methodik

In einer prospektiven Studie (1/96 – 12/97) wurden 227 polytraumatisierte Patienten mit einem PTS größer 20 in unserer Klinik erfaßt. Davon hatten 166 Patienten ein stumpfes Thoraxtrauma. Der durchschnittliche PTS betrug 36,4, der Mittelwert für das Alter betrug 38,8. Die Behandlung erfolgte gemäß eines definierten Algorithmus zur Behandlung polytraumatisierter Patienten mit definierten Beatmungskriterien und Frühstabilisierung aller signifikanten Frakturen.

Ergebnisse

Die Dauer der Beatmung und der intensivmedizinischen Betreuung liegt beim polytraumatisierten Thoraxtrauma deutlich über dem ohne Thoraxtrauma. Die Letalität betrug für das gesamte Patientenkollektiv 17,6%.

Die Inzidenz des ARDS ist mit 1,2% im Vergleich mit Literaturangaben von vor 10 Jahren (bis 20%) deutlich geringer.

Polytrauma	Mit Thoraxtrauma N=166	Ohne Thoraxtrauma n=61
Dauer (Tage Intensivstation)	18,0	9,2
Dauer (Tage Beatmung)	12,2	3,6
Inzidenz ARDS	2 (1,2%)	0
Letalität	16,9%	19,6%
PTS	38,2	131,65

Diskussion

In der Diskussion um die Belastbarkeit Unfallverletzter hinsichtlich organspezifischer Probleme, insbesondere des Thoraxtraumas, wird aus den aktuellen Verläufen von polytraumatisierten Patienten mit Thoraxtrauma deutlich, daß die Patienten von einem umfangreichen intensivmedizinischen Behandlungskonzept kombiniert mit möglichst früher stabiler operativer Versorgung sehr profitieren. Die höhere Letalität der Gruppe von Polytraumatisierten ohne Thoraxtrauma, ist auf den hohen Anteil von Patienten mit schwerem SHT zurückzuführen.

Schlußfolgerung

Durch die Anwendung eines umfangreichen Management Protokolls, entspricht das Polytrauma mit Thoraxtrauma heute hinsichtlich Prognose und Letalität dem Outcome von polytraumatisierten Patienten ohne Thoraxtrauma.

A1

Bedeutung der Thoraxverletzung in der Versorgungshierachie bei Mehrfachverletzung

J. Vastmans, T. van Bömmel, G. O. Hofmann und V. Bühren, Murnau

Zielsetzung

Die prospektiv angelegte Studie an thoraxtraumatisierten Patienten soll untersuchen, mit welchen wichtigen additiven Verletzungen zu rechnen ist und in welcher Abfolge diese versorgt werden.

Kurzfassung

Das Thoraxtrauma ist typischerweise eine Begleitverletzung bei führenden anderweitigen Verletzungen. Auch bei offen revisionspflichtigen thorakalen Verletzungen haben häufig andere Verletzungslokalisationen Versorgungspriorität.

Material, Methode

Über den Zeitraum von 14 Monaten (Dez. 96 bis Januar 98) wurden insgesamt 100 thoraxverletzte Patienten (definiert als Thoraxwandinstabilität und/oder darstellbar Lungenkontusion mit akuter Notwendigkeit der Thoraxdrainageneinlage oder der Thorakotomie) prospektiv erfaßt. Dabei wurden die Verletzungsmuster sowie die hieraus gezogenen therapeutischen Konsequenzen dokumentiert.

Ergebnisse

Das im Mittel 42,3 Jahre alte Kollektiv zeigte eine typische Verteilung der Geschlechter bei traumatisierten Patienten (76 männlich, 24 weiblich). Lediglich 9 Patienten wiesen keine weiteren Begleitverletzungen auf, 58 Patienten waren schwer polytraumatisiert (ISS $>$ 27, Mittelwert $=$ 34,4) und 72 Patienten wurden noch am Unfalltag operativ versorgt. Ein Patient verstarb im Schockraum, 7 perioperativ im hämorrhagischen Schock oder an den Folgen eines schweren Schädelhirntraumas. 28 Patienten wurden laparotomiert, 26 wegen Verletzungen der parenchymatösen Organe, ein Patient wegen einer Dünndarmruptur, einer wegen nicht beherrschbarer Blutung bei komplexer Beckenverletzung, zweimal bestand eine Zwerchfellruptur. Thorakotomiert wurden 7 Patienten, in allen Fällen dieser Serie nach erfolgter Laparotomie. Die Versorgung bestand 4malig in einer Parenchymversorgung der Lunge (2malig mit Teilresektion), in 2 Fällen durch eine Naht großer thorakaler Gefäße und einmalig durch eine Perikardfensterung. 14 Patienten mußten neurochirurgisch operativ akut versorgt werden. Bei insgesamt 46 Patienten waren Osteosynthesen am Unfalltag indiziert. Neben der Frakturstabilisierung der Extremitäten, bei polytraumatisierten Patienten mittels Fixateur externe, wurde bei 6 Beckenringverletzungen ein Fixateur externe angelegt. 6 Wirbelsäulenverletzungen wurden noch am Unfalltag durch Fixateur interne von dorsal reponiert.

Schlußfolgerungen

Bei dem über ein Jahr prospektiv erfaßten Patientengut, das alle intitial als versorgungspflichtig eingestuften Thoraxtraumata umfaßte, lag der akute therapeutische Schwerpunkt deutlich bei der operativen Frakturstabilisierung (46%) sowie bei der Versorgung der abdominellen Verletzungen (28%) und der neurochirurgischen Intervention (14%). Über die Einlage einer Thoraxdrainage hinaus mußte seltener (7%) eine Thorakotomie durchgeführt werden. In Übereinstimmung mit anderen Serien zeigt sich, daß das Thoraxtrauma beim hiesigen europäischen Verletzungsmuster typischerweise eine Begleitverletzung bei mehrfachverletzten Patienten darstellt, die einer umfassenden unfallchirurgischen Versorgung bedürfen.

Die Versorgung von Verletzungen der unteren Extremität in Abhängigkeit vom Thoraxtrauma

H. Resch, E. Ritter, T. Luger, R. P. Mittermair und F. Chmelizek, Salzburg

Zielsetzung

Ziel dieser Arbeit war, den Zeitpunkt der operativen Versorgung von Verletzungen der unteren Extremitäten in Abhängigkeit von Thoraxtrauma zu finden.

Problembeschreibung, Material, Methode, Ergebnisse

Diese Studie umfaßt 41 Patienten, welche alle eine Thoraxverletzung Grad III oder IV nach der Appreviated Injury Scale (AIS) aufwiesen und gleichzeitig eine oder mehrere Frakturen an den unteren Extremitäten unter Beteiligung zumindest eines Femurs hatten. Alle Verletzten waren nach dem Injury Severety Score zumindest als ernst bis kritisch eingestuft worden. Patienten mit Sepsis oder mit Abdominaltrauma wurden aus der Studie ausgeschlossen. Zur Verlaufsbeobachtung wurde der modifizierte MOF-Score von Goris herangezogen. Die Patienten wurde entsprechend dem Zeitpunkt der definitiven chirurgischen Versorgung der Extremitätenverletzung in 3 Gruppen eingeteilt. 1. Gruppe: 20 Patienten. Alle waren innerhalb von 24 Stunden nach dem Unfallgeschehen definitiv operativ versorgt worden. 2. Gruppe: 10 Patienten. Alle waren innerhalb von 24 bis 72 Stunden operativ versorgt worden und 3. Gruppe: 11 Patienten. Die Patienten dieser Gruppe waren nicht oder zu einem späteren Zeitpunkt operiert worden. Bei den beiden ersten Gruppen wurde der MOF-Wert zum Zeitpunkt des Eingriffes, unmittelbar praeoperativ, während der Anaesthesie sowie anschließend 8-stündlich bis zum 6. Tag entnommen und in die Studie einbezogen. Bei der 3. Gruppe wurde beginnend mit dem Eintrittswert der 8-stündige MOF-Wert durch 6 Tage herangezogen. Der Vergleich dieser 3 Gruppen ergab, daß die Lungenfunktion sich unabhängig von Art und Zeitpunkt der Versorgung bei allen 3 Gruppen etwa gleich erholte. Lediglich in der 2. Gruppe kam es durch die verspätete Operation operationsbedingt zu einer kurzfristigen Verschlechterung der pulmonalen Situation, die sich aber anschließend rasch wieder besserte.

Schlußfolgerungen

Es zeigte sich, daß nicht das Thoraxtrauma bzw. die Lungenbeteiligung für den weiteren Verlauf entscheidend war, sondern die haemodynamische Situation. Je schlechter die haemodynamische Ausgangssituation war um so länger dauerte die Erholungsphase.

Serum Interleukin-6 (SIL-6) – ein früher und spezifischer Marker für das Thoraxtrauma

W. Strecker, F. Gebhard, J. Rager, G. Steinbach und L. Kinzl, Ulm

Zielsetzung

Ungeachtet unfallchirurgischer und intensivmedizinischer Fortschritte bleibt das Thoraxtrauma (T) mit einer erhöhten sekundären Letalität verbunden und gilt zurecht als der Schrittmacher des Organversagens [4]. Leider ist das stumpfe T in der Frühphase nach Trauma der bildgebenden Diagnostik nicht befriedigend zugänglich. Das volle Ausmaß einer Lungenkontusion läßt sich auch computertomographisch erst Tage später abschätzen.

Ziel der vorliegenden Studie war daher, diese diagnostische Lücke zu schließen. Gesucht waren biochemische Mediatoren, die folgende Anforderungen erfüllen sollten:

- Qualitative und quantitative Detektion von T bzw. Lungenparenchymschaden
- Laborchemisch einfacher Nachweis bereits direkt nach Trauma.

In einer vorangegangenen prospektiven Pilotstudie fanden sich bereits in der ersten Stunde nach Trauma, über 12 Stunden anhaltend, eine starke Erhöhung der SIL-6-Konzentrationen bei Patienten nach T (n = 10; ISS 21), während bei Polytraumapatienten ohne T (n = 14; ISS 35) ein zeitlich analoger, jedoch signifikant niedrigerer Anstieg der SIL-6-Konzentrationen folgte. Bei Patienten mit Schädelhirntrauma und ähnlicher Gesamtverletzungsschwere (n = 13; ISS 20) traten keine SIL-6-Konzentrationsänderungen auf [5].

Patienten und Methoden

Nach Prüfung durch die lokale Ethikkommission wurden im Zeitraum 1.1.1993 bis 31.12.1995 107 zufällig ausgewählte Unfallverletzte, die notärztlich über den Schockraum in die chirurgische Universitätsklinik Ulm eingeliefert wurden, prospektiv untersucht unter Berücksichtigung der nachfolgenden Ausschlußkriterien: Alter <16 und >80 Jahre; Gravidität; Immundefizienz; kontaminierte offene Frakturen; perforierende Verletzungen von Thorax und Abdomen; therapiefreies Intervall >30 Minuten; Rettungszeiten >2 h.

Eingangsparameter

Die Gesamtverletzungsschwere wurde bei allen Patienten durch den Injury Severity Score (ISS; 1) und den Polytraumaschlüssel (PTS; 3) ermittelt. Das Thoraxtrauma wurde in T0, T1, T2 und T3 klassifiziert (Tab. 1).

Als Verlaufsparameter wurden die Intensivliegezeit (ICU), der gesamte Klinikaufenthalt (KA), die relative Häufigkeit einer Infektion (Inf), das Systemic Inflammatory Response Syndrome (SIRS), eine Sepsis, der Goris-Score zur Bewertung eines Organversagens [2] und die Letalität herangezogen. Hierbei wurde neben der Gesamtletalität auch die Primärletalität bis zum einschließlich 3. Tag post trauma und die Sekundärletalität gewertet.

Laborparameter

Blutentnahmen erfolgten bei allen Patienten bei Aufnahme im Schockraum, nach 30 Min., nach 2, 4, 6, 8, 10, 12 und 24 h sowie nach 3, 5, 10 und 15 Tagen. Bei den letzten 32 Patienten erfolgte darüberhinaus die erste Blutentnahme bereits am Unfallort.

SIL-6: Die Konzentrationen wurden mittels Sandwich-ELISA unter Verwendung monoklonaler Anti-IL-6-Antikörper bestimmt (Fa. Immunotech, Marseille, Frankreich). Normalbereich: 8 pg/ml.

Weitere Laborparameter: SIL-1 Alpha, SIL-8, Tumor Nekrose Faktor Alpha (TNF Alpha), Plasmaendotoxin, C-reaktives Protein, Thromboxan B2, Prostaglandin F2 Alpha, n-6-Keto-PGF1 Alpha; PMN-Elastase, Phospholipase A2, Kreatinkinase. Einzelheiten in [6].

Statistik

Bei nur partiell normal verteilten Stichproben wurden Spearman-Rank Korrelationen R ermittelt. Das Signifikanzniveau p wurde auf <0,05 festgesetzt. Das Verhältnis der einzelnen Gruppen wurde mit dem U-Test nach Mann und Whitney überprüft.

Tabelle 1. Klassifikation des Thoraxtraumas (T)

T1	≤3 Rippen #, Sternum #, Scapula #, ≤2 BWK #
T2	>3 Rippen #, Hämato/Pneumothorax, Lungenkontusion **unilateral**; ≤3 BWK#
T3	>3 Rippen #, Hämato/Pneumothorax, Lungenkontusion **bilateral**

A1

Tabelle 2. Eingangs- und Verlaufsparameter (Abkürzungen: s. Text) der Patientengruppen T0/1, T2 und T3

	n	Alter	ISS	PTS	ICU [d]	KA [d]	Inf [%]	SIRS [%]	Sepsi [%]	Goris	Gesamt	Primär	Sekundär
											Letalität [%]		
T0/1	52	35,6	15,7	18,8	5,7	34,8	13,5	15,4	7,7	3,5	13,5	9,6	3,8
T2	29	38,6	27	35,2	10	34,7	17	31	21	4,2	14	10	3
T3	26	37,4	34,1	41,3	10,6	36	27	42	19	5,9	23	12	12

Ergebnisse

Das Durchschnittsalter der 30 Frauen und 77 Männer lag bei 37 Jahren (16 bis 78). Der mittlere ISS lag bei 23,2 (2 bis 58 Punkten), der mittlere PTS bei 28,7 (0 bis 74 Punkten). 17 Patienten verstarben, davon 11 primär und 6 sekundär. Die weiteren Angaben zu den einzelnen Patientengruppen T0, T1, T2 und T3 sind in Tab. 2 zusammengefaßt.

SIL-6

Von allen untersuchten Laborparametern zeigte SIL-6 die mit Abstand höchsten Korrelationen zum Schweregrad des Thoraxtraumas. Deutlich schwächere, statistisch aber noch immer signifikante Korrelationen bestanden zwischen T und den Plasma- bzw. Serumkonzentrationen/aktivitäten von Endotoxin, Kreatinkinase und PMN-Elastase in den ersten 24 Stunden nach Trauma.

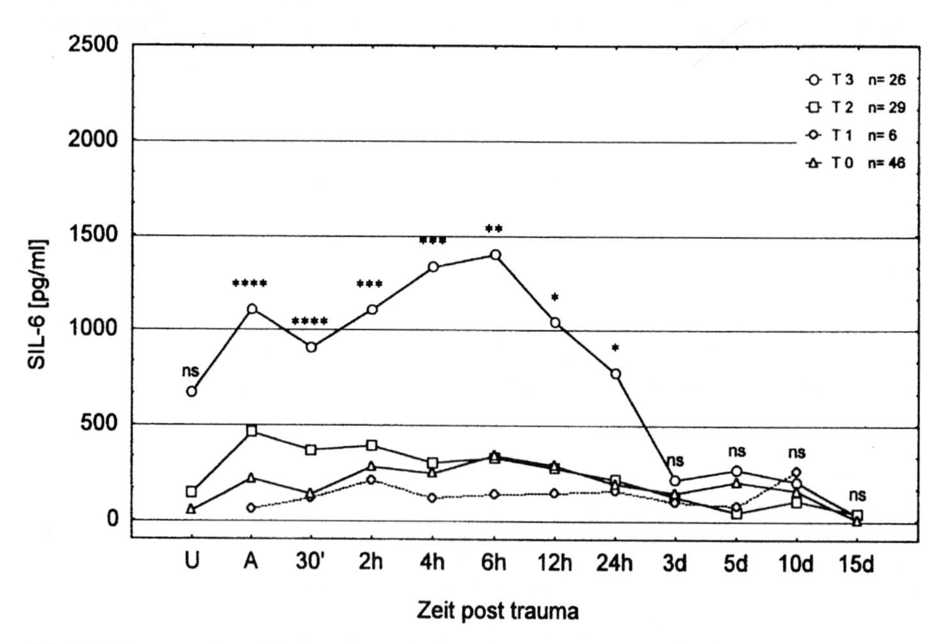

Abb. 1. T-Schweregrade und SIL-6 Konzentrationen (×) im zeitlichen Verlauf nach Trauma

Für die einzelnen Schweregrade des T sind die Verläufe der SIL-6-Konzentrationen post trauma in Abb. 1 aufgeführt. Hierbei zeigen sich bereits bei Aufnahme im Schockraum sehr hohe Serumkonzentrationen, gefolgt von einer 24 stündigen Plateauphase.

Schlußfolgerungen

1. Thorax- bzw. Lungenparenchymverletzungen sind in der Frühphase nach Trauma der klinischen und bildgebenden Diagnostik häufig schlecht zugänglich.
2. Höhere Schweregrade des Thoraxtraumas gehen, unabhängig von der Gesamtverletzungsschwere, mit einer höheren Rate an Infektionen, SIRS und Sepsis einher und sind durch eine höhere Gesamt- und Sekundärletalität belastet.
3. SIL-6 korreliert bereits in den ersten 2 Stunden nach Trauma höchstsignifikant mit dem Ausmaß des Thoraxtraumas.
4. SIL-6 eignet sich als Frühindikator für Art und Schweregrad eines Thoraxtraumas.

Literatur

1. Baker SP, O'Neill B, Haddon W, Long WB (1974) The injury severity score: a method for describing patients with multiple injuries and evaluating emergency care. J Trauma 14:187–196
2. Goris RJA, te Boekhorst TPA, Nuytink JKS, Gimbrere JSF (1985) Multiple - organ failure. Arch Surg 120:1109–1115
3. Oestern HJ, Tscherne H, Sturm J, Nerlich M (1985) Klassifizierung der Verletzungsschwere. Unfallchirurg 88:465–472
4. Regel G, Grotz M, Weltner T, Sturm JA, Tscherne H (1996) Pattern of organ failure following severe trauma. World J Surg 20:422–429
5. Strecker W, Gonschorek O, Buttenschön K, Kinzl L (1995) Früher Nachweis einer hohen Interleukin-6 Konzentration im Serum (SIL-6) Polytraumatisierter. Langenbecks Arch Chir Supp II: 109–111
6. Strecker W, Gebhard F, Kinzl L (1998) Ermittlung von Verletzungsschwere und -muster beim individuellen Traumapatienten durch Traumaschlüssel und biochemische Parameter. Hefte z Unfallchir (im Druck)

Die Priorität der pulmonalen Kontusion in der Behandlung von polytraumatisierten Patienten mit Brustwirbelkörperfrakturen und Thoraxtrauma

J. Borgwardt, D. Schreiter, T. Lowatscheff, U. Otto und C. Josten, Leipzig

Zielsetzung

Die Indikationsstellung zur konservativen oder operativen Therapie einer Wirbelsäulenverletzung beim polytraumatisierten Patienten muß in Abhängigkeit von der Einstufung dieser Einzelverletzung sowie im Zusammenhang mit der Schwere der Gesamtverletzung erfolgen und mit einem therapeutischen Stufenplan abgestimmt werden. Besonders die Kombinationsverletzung der BWS und der Lunge ist prognostisch ernst einzustufen.

Material und Methode: Im Zeitraum von 12 Monaten wurden 46 polytraumatisierte Pat. bei einer Frühletalität von 24% behandelt. 35 Pat. konnten der weiterführenden Intensivbehandlung zugeführt werden. 63% wiesen eine Thoraxbeteiligung unterschiedlichen Schweregrades im Verletzungsmuster auf. Bei 9 Pat. lag eine Kombinationsverletzung aus Thoraxtrauma und BWK-Fraktur vor. Durchschnittsalter 34,3 (20–52) Jahre, durchschnittlicher ISS 33,3 (18–55).

Ergebnisse

Bei 6 Pat. (f ISS 37,6) wurde wegen der Schwere der Lungenkontusion von einer primären operativen Stabilisierung der BWK-Fraktur abgesehen. Im Vordergrund standen die pulmonale Diagnostik mit Thorax-Spiral-CT, Bronchoskopie sowie Pulmonaliskatheter und die daraus resultierenden intensivmedizinischen Konsequenzen einschließlich der kinetischen Beatmungstherapie. Bei dem Pat. mit dem niedrigsten ISS (22) konnte bei stabiler pulmonaler Situation am 8. posttr. Tag die operative Stabilisierung der BWK-Fraktur durch Fix. int. mit komplikationslosem postoperativen Verlauf durchgeführt werden. Bei den anderen 5 Pat. war nach erreichter pulmonaler Stabilisierung (Horovitz-Quotient >280) nach durchschnittlich 18,5 (16–24) Tagen eine operative Versorgung nicht mehr indiziert.

Bei 3 Pat. mit einem durchschnittlichen ISS von 24,6 (18–34) wurde bei kompletter Paraplegie und niedrigen AIS der Lunge (2/2/3) unter Verzicht auf eine weiterführende pulmonale Diagnostik eine primäre operative Stabilisierung der Wirbelfraktur durchgeführt. Eine weiterführende pulmonale Diagnostik ergab Zeichen einer inital verkannten Lungenkontusion. Die resultierende postoperative Beatmungsdauer betrug im Schnitt 10 Tage bei einer insgesamten Intensivbehandlungsdauer von 25 Tagen.

Keiner der 9 Pat. verstarb. Dies bestätigt das therapeutische Stufenkonzept mit absoluter Priorität der pulmonalen Therapie vor der Stabilisierung der BWK-Fraktur.

Schlußfolgerung

Bei einer durch direkte Gewalteinwirkung entstandenen BWK-Fraktur sollte prinzipiell mit einer weiterführenden Diagnostik eine Kontusion des Lungenparenchyms ausgeschlossen und eine Unterschätzung der Verletzungsschwere vermieden werden. Die intensivmedizinische Stabilisierung der pulmonalen Situation sollte prinzipiell der operativen Versorgung der BWK-Fraktur vorausgehen.

Komplikationen bei operativer Behandlung thorakolumbaler Wirbelsäulenverletzungen

C. Knop, L. Bastian und M. Blauth, Hannover

Zielsetzung

1. Prospektive, multizentrische und standardisierte Erfassung eines großen Kollektives; 2. Differenzierte Analyse des operativen Aufwandes; 3. Ausführliche Komplikationsanalyse; 4. Bewerten aktueller Methoden der operativen Behandlung

Problembeschreibung, Material, Methode, Ergebnisse

1994 wurde von der Arbeitsgemeinschaft „Wirbelsäule" der DGU eine prospektive, multizentrische Sammelstudie zur Bewertung der operativen Behandlung thorakolumbaler Frakturen initiiert. Erfaßt wurden Entstehung, Art und Lokalisation der Wirbelsäulen- und Begleitverletzungen sowie anamnestische, funktionelle und röntgenologische Details bei der Erstbehandlung. Ein wesentlicher Inhalt waren die Details der Operation (Vorgehen, OP-, Durchleuchtungszeit, Blutverlust etc.) sowie intra- und postoperative Komplikationen mit Angaben zu etwaigen Revisionen.

Von September 1994 bis Dezember 1996 erfaßten wir 682 operierte Patienten mit frischer Verletzung des thorakolumbalen Übergangs (BWK 10 bis LWK 2). Das Kollektiv umfaßte 436 (63,9%) Männer und 246 (36,1%) Frauen mit einem Durchschnittsalter von 39 (7–83) Jahren. Häufigste Unfallursache war ein Sturz aus der Höhe (50,4%). Es lagen überwiegend Kompressionsverletzungen (Typ A) vor, Distraktionsverletzungen (Typ B) bei 136 (19,9%) und Rotationsverletzungen (Typ C) bei 104 (15,2%) Patienten. Bei 395 (57,9%) Patienten bestand eine isolierte Wirbelsäulenverletzung. 245 (35,9%) Patienten erlitten Begleitverletzungen und 42 (6,2%) waren polytraumatisiert. In 34 (5,0%) Fällen bestand bei Aufnahme eine komplette (Frankel A) und in 106 (15,5%) eine inkomplette Querschnittlähmung (Frankel B-D). 448 (65,7%) Patienten wurden isoliert von dorsal, 197 (28,9%) kombiniert und 37 (5,4%) von ventral operiert. Die Operationszeit war bei kombinierter Behandlung mit 4:14 h im Mittel am längsten und signifikant länger als bei dorsalem ($p < 0,001$) oder ventralem ($p < 0,05$) Vorgehen. Die dorsale Operation war signifikant ($p < 0,001$) kürzer als die ventrale. Die intraoperative Durchleuchtungszeit war mit 4:08 min bei dorsaler Behandlung am längsten und signifikant ($p < 0,005$) länger als bei ventraler. Der intraoperative Blutverlust war bei dorsalem und ventralem Vorgehen vergleichbar hoch und signifikant geringer als bei kombinierter Operation ($p < 0,001$ und $p < 0,05$).

In 99 (14,5%) Fallen trat intra- oder postoperativ mindestens eine Komplikation ein: 60 (8,8%) Patienten, bei denen keine operative Revision notwendig wurde und 39 (5,7%) mit revisionspflichtiger Komplikation. Bei den revisionspflichtigen Komplikationen waren am häufigsten Infektion ($n = 14$) und Wundheilungsstörung ($n = 12$). Weitere 7 Komplikationsarten wurden seltener beobachtet. Unter den nicht-revisionspflichtigen Komplikationen traten intraoperativ am häufigsten eine Blutung ($n = 10$) oder iatrogener Knochenbruch ($n = 5$) durch transpedikuläre Implantatverankerung ein. Postoperativ wurden 7 (1%) Todesfälle (davon 3 × infolge fulminanter Lungenembolie), Thrombosen mit Lungenembolien (n = 6) und Nervenläsionen (n = 5) beobachtet. Es folgen 16 weitere Komplikationsarten. In den 3 Behandlungsgruppen waren unterschiedlich hohe Raten von Komplikationen zu beobachten: 13,6% für das dorsale und 13,7% für das kombinierte Vorgehen (nicht signifikant). Bei isoliertem ventralen Vorgehen war die Komplikationsrate signifikant höher (Chi-Quadrat; $p < 0,05$) mit 29,7%. Die Häufigkeit revisionspflichtiger Komplikationen unterschieden sich nicht signifikant für dorsale (4,2%), kombinierte (8,1%) und ventrale Behandlung (10,8%).

Schlußfolgerungen

Am häufigsten ist das isolierte Vorgehen von dorsal. Die kombinierte Behandlung bedeutet eine signifikant höhere Belastung des Patienten mit längerer OP-Zeit und höherem Blutverlust. Die Komplikationsraten waren mit Ausnahme des ventralen Vorgehens vergleichbar hoch. Durch die standardisierte prospektive Erfassung eines sehr großen Kollektives können die Ergebnisse als Referenz für die heute verwendeten OP-Methoden bei Wirbelsäulenverletzungen an BWS und LWS dienen.

Extremitätenfraktur und arterielle Gefäßverletzung – Diagnostische Strategie und Akutversorgungskonzept im eigenen Krankengut

W. Schlickewei, B. Götze und H. P. Friedl, Freiburg

Zielsetzung

Anhand der Auswertung von über 150 Behandlungsverläufen wird ein Therapiekonzept zur Notfallbehandlung von Frakturen mit Arterienverletzung erstellt.

Problembeschreibung

Die Kombination einer Extremitätenfraktur mit einer begleitenden Gefäßverletzung ist nach wie vor ein diagnostisches und logistisches Problem in der Versorgung. Für die präoperativen Untersuchungen steht ein begrenzter Zeitraum zur Verfügung. Diese Tatsache beinhaltet, daß ein festes Behandlungskonzept vorliegen muß, um im Verlauf keine Zeit zu verlieren. Das Behandlungsziel – Reperfusion der Extremität und übungsstabile Versorgung der Fraktur – muß im kürzestmöglichen Zeitraum erreicht werden.

Material, Methode

Ein im Literaturvergleich sehr großes Kollektiv von über 150 Patienten, die mit den genannten Kombinationsverletzungen in zwei Kliniken der Maximalversorgung behandelt wurden, wird anhand der Verläufe und Komplikationen durch eine klinische, radiologische und angiologisch/neurologische Nachuntersuchung evaluiert.

Ergebnisse

Aufgrund der Erfahrungen aus diesem großen Patientenkollektiv kann ein aktueller Behandlungsalgorithmus entwickelt werden: Vor allem bei Verletzungen an der oberen Extremität sollte präoperativ zur Lokalisation der Gefäßverletzung eine Angiographie durchgeführt werden. Bei Läsionen an der unteren Extremität kann primär ggf. auf die Gefäßdarstellung verzichtet werden, wenn die Möglichkeit zur intraoperativen Nadelangiographie besteht. Das Konzept einer primär nur präliminären Frakturstabilisierung mit anschließender Gefäßversorgung hat sich bewährt. Die Faszienspaltung zur Behandlung des postischämischen Compartmentsyndroms muß mit in das Konzept aufgenommen und die Indikation großzügig gestellt werden.

Die Spätresultate bei den meist jungen Patienten werden wesentlich vom Ausmaß des Weichteilschadens und der Dauer der Ischämiezeit beeinflußt. Die häufig nicht therapierbaren begleitenden Nervenverletzungen gehen zusätzlich in die entsprechend der Schwere der Verletzung mit einer Gebrauchsminderung von durchschnittlich 30% einhergehenden Spätergebnisse ein.

Schlußfolgerungen

Die Kombination einer Extremitätenfraktur mit der Verletzung einer großen Arterie an der gleichen Extremität stellt einen chirurgischen Notfall dar, der sofortiges diagnostisches und therapeutisches Handeln nach einem klaren Behandlungsalgorithmus verlangt.

Management peripherer Arterienverletzungen

H. Seitz, T. Heinz, C. Kukla und V. Vecsei, Wien

Zielsetzung

Das Ziel der vorliegenden Arbeit war, die Häufigkeit, die Diagnose- und Therapiemodalitäten von peripheren arteriellen Gefäßverletzungen im traumatologischen Krankengut retrospektiv zu evaluieren.

Problembeschreibung, Material, Methode, Ergebnisse

An der Universitätsklinik für Unfallchirurgie Wien wurden zwischen 1985 und 1994 insgesamt 114 Patienten mit peripheren Arterienverletzungen behandelt. Das Durchschnittsalter betrug 41,6 Jahre, das männliche Geschlecht war mit 74,6% (n = 85) häufiger betroffen. 63 Patienten (55,3%) hatten arterielle Verletzungen der oberen und 51 Patienten (44,7%) der unteren Extremität. Hauptlokalisationen waren die Unterarmarterien (n = 47; 41%) die A. poplitea (n = 22; 19%) und die Unterschenkelarterien (n = 12; 11%). Bei den Unfallursachen dominierten Schnittverletzungen mit 44,7% und stumpfe Traumata im Rahmen von Verkehrsunfällen mit 29,8%. Begleitend zu den Gefäßverletzungen hatten 33 Patienten (28,9%) eine Fraktur, 39 Patienten (34,2%) eine Nervenläsion und 34 Patienten (29,8%) Sehnendurchtrennungen. Therapeutisch kamen zur arteriellen Rekonstruktion am häufigsten die Veneninterposition in 482% und die End-zu-End-Naht in 31,6% zur Anwendung. Ein postoperatives Kompartmentsyndrom mit konsekutiv erforderlicher chirurgischer Intervention fand sich bei 16 Patienten (14%) die Amputationsrate betrug insgesamt 5,3% (6 Patienten).

Schlußfolgerungen

Periphere Arterienverletzungen müssen klinisch schnell erkannt, die Diagnose durch Doppler-Ultraschalluntersuchung sowie großzügigem Einsatz der Angiographie erhärtet und die Gefäßläsion nach gefäßchirurgischen Grundsätzen behandelt werden. Auch verletzte Extremitäten ohne primär nachweisbarem Gefäßschaden bedürfen der engmaschigen Kontrolle von Durchblutung und Sensibilität.

Die Belastung der unteren Extremität bei Autounfällen

O. Pieske, G. Lob, S. Nüzel, G. Messner und Schönpflug, München

Trotz Anstieg der Verkehrsdichte und der Fahrzeugmotorisierung kommt es in Deutschland zu einer kontinuierlichen Abnahme der tödlichen bzw. schweren Verletzungen bei Verkehrsunfällen (7541 (1991) / 6126 (1996) bzw. 131093 (1991) / 116456 (1996)) wohingegen die Zahl der Leichtverletzten zunimmt (374442 (1991) / 376702 (1996) [1]. Dies ist im wesentlichen auf Innovationen der passiven PKW-Sicherheitssysteme zurückzuführen. Die Entwicklungen dazu basieren, neben Crashversuchen und Computersimulation, auf der Analyse realer PKW-Unfälle: Unfallhergang, Fahrzeugdeformation und Insassenverletzungen. In der Zusammenarbeit zwischen der chirugischen Universitätsklinik Großhadern-München und der Abteilung für Unfallforschung der BMW AG wurden auf diese Weise bereits mehr als 1000 schwere PKW-Kollisionen dokumentiert.

Unsere eigenen Daten hinsichtlich Insassenverletzungen bei Pkw-Frontalkollisionen stimmen mit den Zahlen des amerikanischen „National Accident Sampling System“ [2], welches jährlich rund 5000 schwere Verkehrsunfälle dokumentiert, überein: Kopf und Thorax werden durch Gurt und Front-Airbag bei Pkw-Frontalkollisionen bereits zunehmend geschützt. Im Gegensatz dazu kommt es leider zu einer relativen Zunahme der Fuß- und Unterschenkelverletzungen bei diesen Unfällen. Dabei gehen insbesondere diese Verletzungen mit einem erheblichen Invalidisierungsrisiko einher. Darüberhinaus sind Verletzungen der unteren Extremität volkswirtschaftlich sehr kostenintensiv. Die Calcaneusfraktur stellt beispielsweise eines der teuersten Einzelverletzung dar [3].

Der Pathomechanismus des „dashboard-injury“ mit direktem Trauma der Patella und/oder axialer Femurbelastung mit konsekutiver Fraktur sowie zentraler Hüftgelenksluxationsfraktur ist weitläufig bekannt. Im Gegensatz dazu ist bis heute der Verletzungsmechanismus der unteren Extremität vom Kniegelenk abwärts noch nicht eindeutig geklärt. Anhand einer interdisziplinären Studie zwischen Ingenieuren und Medizinern haben wir dies untersucht. Als Methodikgrundsatz diente dabei die Erkenntnis, daß die Insassenverletzungen als „Abdruck“ der verletzungsrelevanten Insassenkinematik während des Unfalls angesehen werden kann:

Material und Methodik

Die Analyse von 1238 Pkw-Unfällen ergab 561 Frontalkollisionen, bei denen es in 13,9% (n = 78) der Fälle zu schweren Unterschenkel- und Fußverletzungen (Fraktur oder Luxation = AIS 2+) kam. Die technische Analyse dieser Unfallfahrzeuge beinhaltete unter anderem die Fußraumvermessung (8 definierte Intrusionspunkte), die Pedalerieverformung sowie die EES-Einteilung (equivalent energy speed). Darüberhinaus wurde die Fahrzeugfront vermessen und der Teil bestimmt, welcher bei der Kollision getroffen wurde. Dieser wird auch „Überdeckung“ genannt. Es wurden 3 Gruppen gebildet: große Überdeckung: 61–100%, mittlere Überdeckung: 41–60% und kleine Überdeckung: 0–40%.

Die medizinische Auswertung wurde an Röntgen-/CT-Bildern sowie der klinischen Dokumentation vorgenommen. Die Frakturen wurden nach der AO- bzw. Beck- und Zwipp/Tscherne-Klassifikation eingeteilt.

Ergebnisse

In 27% war der Unterschenkel, in 18% die Malleolengabel, in 37% die Fußwurzel (Talus: Calcaneus = 4:3) und in 18% der Mittel- und Vorfuß betroffen.

Dabei kam es in der Gruppe mit großer Überdeckung (61–100%) bei einem EES von 25–40 km/h zu 100% Typ A-Verletzungen, bei einem EES von 45–55 km/h zu 60% B- und 40% C-Verletzungen und bei einem EES von 60–75 km/h zu 15% A-, 25% B- und 60% C-Verletzungen. In der Gruppe mit mittlerer Überdeckung (41–60%) bei einem EES von 25–40 km/h zu 40% Typ A-, zu 30% B- und 30% C-Verletzungen, bei einem EES von 45–55 km/h zu 10% A-, 40% B- und 50% C-Verletzungen und bei einem EES von 60–75 km/h zu 5% A-, 50% B- und 45% C-Verletzungen. In der Gruppe mit kleiner Überdeckung (0–40%) bei einem EES von 25–40 km/h zu 40% Typ A-, zu 40% B- und 20% C-Verletzungen, bei einem EES von 45–55 km/h zu 10% A-, 40% B- und 50% C-Verletzungen und bei einem EES von 60–75 km/h zu 5% A-, 50% B- und 45% C-Verletzungen (s. Abb. 1).

Bezüglich des Verletzungsmechanismus des Fußes und des Unterschenkeles kann gesagt werden, daß bei großer Überdeckung longitudinale Kräfte überwiegen. Diese entste-

A1

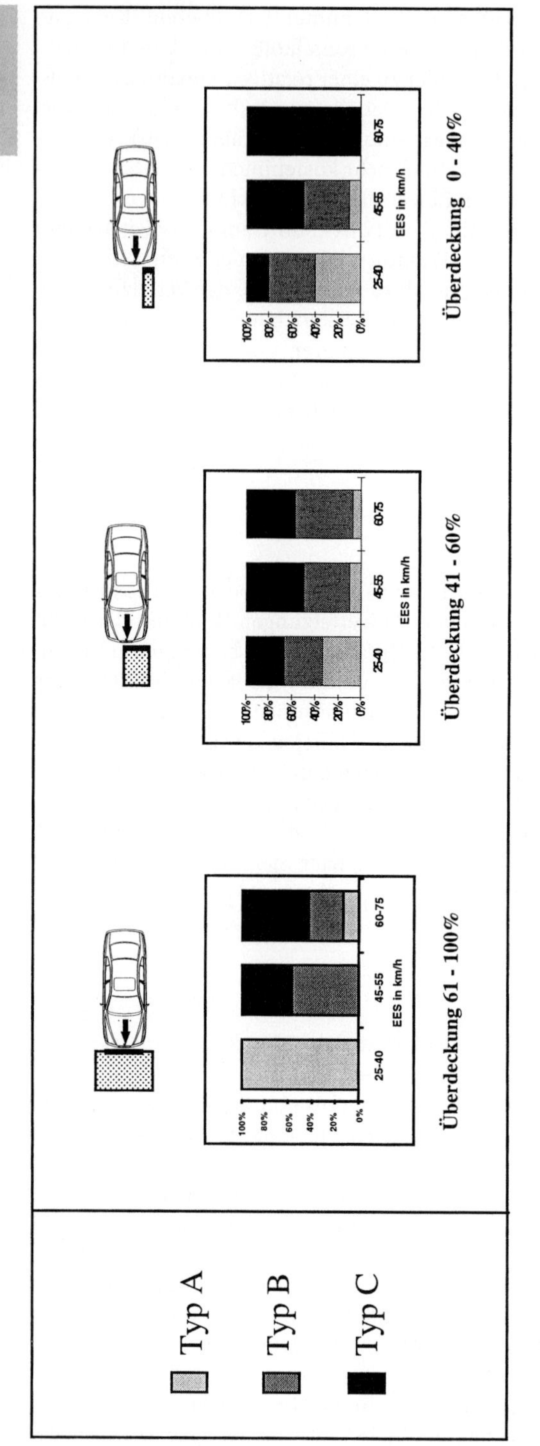
Typ A
Typ B
Typ C
100%
80%
60%
40%
20%
0%
25-40
45-55
60-75
EES in km/h
Überdeckung 61 - 100%
Überdeckung 41 - 60%
Überdeckung 0 - 40%

Abb. 1.

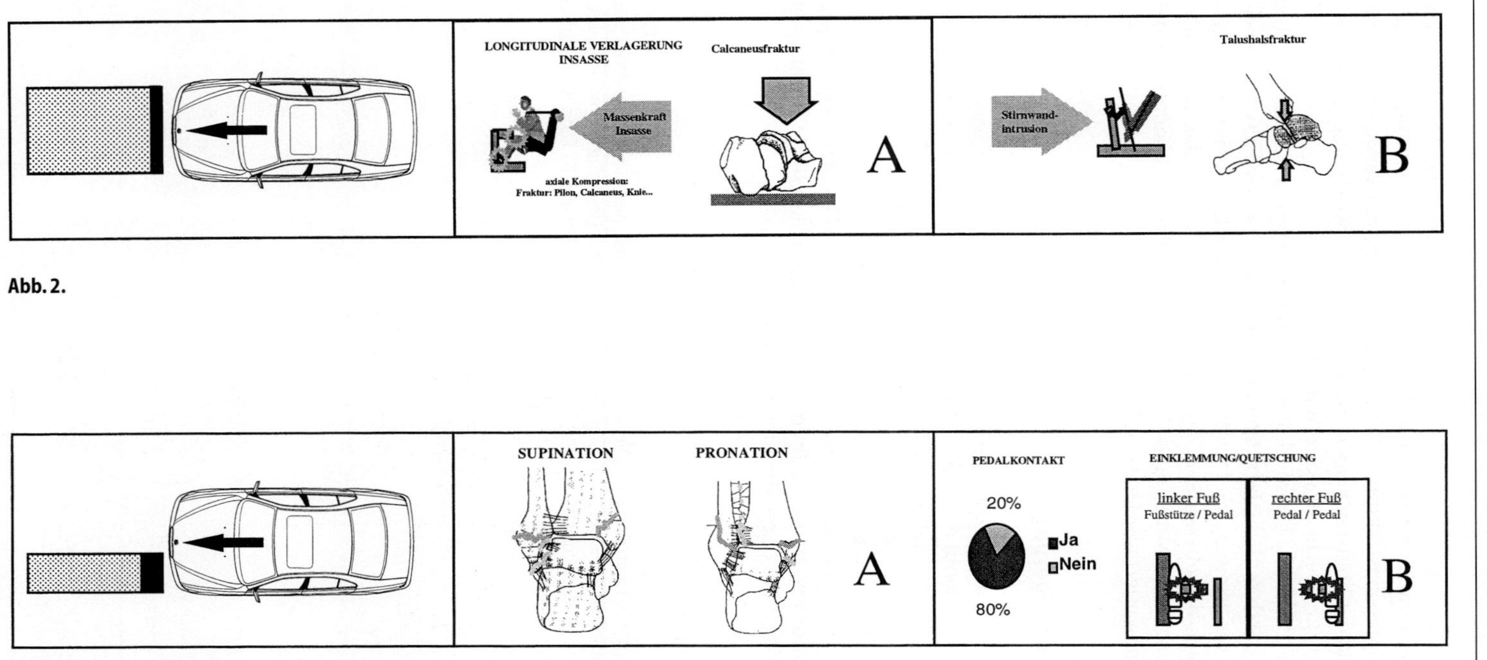
LONGITUDINALE VERLAGERUNG INSASSE
Massenkraft Insasse
axiale Kompression:
Fraktur: Pilon, Calcaneus, Knie...
Calcaneusfraktur
A
Stirnwand-intrusion
Talushalsfraktur
B
SUPINATION
PRONATION
A
PEDALKONTAKT
20%
80%
Ja
Nein
EINKLEMMUNG/QUETSCHUNG
linker Fuß
Fußstütze / Pedal
rechter Fuß
Pedal / Pedal
B

Abb. 2.

Abb. 3.

hen einerseits durch die Vorverlagerung des Insassen bei der Frontalkollision und andererseits durch die Stirnwandintrusion (A). Die longitudinalen Kräfte führen zu axialen Kompressionsfrakturen (Pilon, Calcaneus). Bei der Verwendung der Fußbremse zum Zeitpunkt der Kollision kann es zur zusätzlichen OSG-Hyperdorsalextension (B) kommen, die dann zur Talushalsfraktur führt (s. Abb. 2).

Je kleiner die Überdeckung ist, umso mehr treten auch laterale Kräfte auf. Diese entstehen durch seitliche Intrusion der Stirnwand bzw. der Fußstütze sowie der lateralen Pedalerieverformung. Die lateralen Kräfte verursachen typische Pro- und Supinationsverletzungen des oberen Sprunggelenkes (A), sowie im Falle der Pedalverschränkung Quetschungen des Mittel- und Vorfußes (B). Pedalkontakt konnte hierbei in 80% der Unfälle dokumentiert werden (s. Abb. 3).

Schlußfolgerung

Durch genaue Analyse des Unfallherganges und -fahrzeuges sowie der resultierenden Verletzungen kann auf den Verletzungsmechanismus geschlossen werden. Dabei konnte gezeigt werden, daß longitudinale Kräfte (Massenkraft/Vorverlagerung des Insassen und Stirnwand-Intrusion) bei großer Überdeckung überwiegen und zu Stauchungsverletzungen führen. Laterale Kräfte (seitliche Intrusion der Stirnwand/Fußstütze und Pedalerieverformung) treten dagegen typischerweise bei kleiner Überdeckung auf und führen zu Rotationsverletzungen des oberen Sprunggelenkes sowie zu Quetschtraumen des Mittel- und Vorfußes durch direkten Pedaleriekontakt.

Literatur

1. Verkehr, Fachserie 8 (7), Verkehrsunfälle, Statistisches Bundesamt-Wiesbaden, Nov 1997
2. National Accident Sampling System: Weighted Distribution of Injuries by Body Region for Unbelted Occupants, Belted Occupants and for Drivers in Cars with Airbag Deployment During the Accident (AIS 2+, 1990–1992)
3. Mattern R et al (1988) Verletzungskosten nach Straßenverkehrsunfällen. FAT-Schriftenreihe Nr. 73

Amputation oder Rekonstruktion bei der III° offenen Unterschenkelfraktur? Entscheidungskriterien in der Akutphase und Erfolgskontrolle der Spätergebnis

G. Regel, Rosenheim, A. Seekamp, M. Ziegler, Hannover, U. Rauner, Rosenheim, S. Ruffer und H. Tscherne, Hannover

Zielsetzung

Anhand einer Untersuchung von Patienten die mindestens zwei Jahre zuvor eine III° offene US-Fraktur erlitten hatten, wurde die Indikation zur Amputation überprüft und das funktionelle Ergebnis von Extremität versus Extremitätenerhalt untersucht.

Problembeschreibung

Bei der Behandlung III°- offener US-Frakturen fehlen häufig eindeutige Entscheidungskriterien bezüglich Amputation und Erhalt.

Eine Amputation fällt insbesondere schwer, wenn keine vitale Bedrohung besteht und/oder es sich um einen jungen Menschen handelt.

Zusätzlich wird kritisch diskutiert inwiefern langwierige Rekonstruktionen mit z. T. erheblichen Komplikationen und schlechtem funktionellen Ergebnis gerechtfertigt sind oder diese durch eine prim. Amputation z. B. zu vermeiden sind.

Methodik

Um die Validität bereits existierender Entscheidungshilfen zu überprüfen und gleichzeitig die Langzeitprognose dieser unterschiedlich behandelten schweren (III° offen) Extremitätenverletzungen (Erhalt versus Amputation) zu analysieren, wurde in einer Studie alle Patienten untersucht, die ausschließlich III° offene Verletzungen der US-Frakturen erlitten hatten. Von diesen Patienten wurde retrospektiv der bisherige Krankheitsverlauf und prospektiv der gegenwärtige funktionelle und soziale Status erfaßt. Die lokale Verletzungsschwere der Extremität wurde nachträglich nach einem eigens entwickeltem Score (KWS) und dem Mangeled Extremity Salvage Score (MESS) klassifiziert. Nach dem EWS ist eine Amputation bei 18 Punkten indiziert, nach dem MESS ab 7 Punkten. Der funktionelle Status wurde nach dem TEGNER Score beurteilt. Es wurden 3 Gruppen unterschieden: Gruppe A: Rekonstruktion, Gruppe B: primäre Amputation, Gruppe C: sekundäre Amputation

Ergebnisse

In den Jahren 1982 bis 1992 wurden 529 offene US-Frakturen behandelt, von diesen waren n = 93 (17,5%) III° offene C-Frakturen; bei n = 65 wurde ein Extremitätenerhalt durchgeführt, bei 15 Patienten eine prim. Amputation und bei 13 Patienten eine sek. Amputation vorgenommen. Die Gesamtverletzungsschwere war im Vergleich der Gruppen nicht signifikant verschieden. Der mittlere KWS betrug für Gr. A 15,1, für Gr. B 23,5, und für Gr. C 18,6.

Der MESS betrug für Gr. A 3,9, für Gr. B 6,8, und für die Gr. C 6,0. Der primäre stationäre Aufenthalt dauerte in Gruppe A 10,4 Wochen mit 4,6 Operationen, in Gr. B waren es 7,7 Wochen mit 5,5 Operationen, und in Gr. C 10,1 Wochen mit 8,4 Operationen.

Die mittlere MdE betrug in Gr. A 45% in Gr. B 65% und in Gr. C 70%. Auf der Skala nach Tegner haben die Patienten in Gruppe A und B 2 und in der Gruppe C 3 Aktivitätsstufen eingebüßt.

Schlußfolgerungen

Die Entscheidung ob Amputation oder Rekonstruktion wurde mit dem nachträglich erhobenen Extremitätenscores fast in allen Fällen richtig eingeschätzt. Dies geschah unabhängig von der Schwere der knöchernen Verletzung (C Fraktur). Hiermit wäre auch die sek. Amputation, die in fast allen Kriterien am schlechtesten abschnitt, vermeidbar gewesen. Obwohl die MdE bei den prim. Amputierten höher ist als bei den rekonstruktierten Fällen, zeigt sich letztlich in dem funktionellen Ergebnis (Tegner Score) kein Unterschied.

Der pädiatrische Traumapatient – altersspezifische relevante Faktoren bei der präklinischen Versorgung

M. Helm, W. Frey, J. Hauke und L. Lampl, Ulm

Zielsetzung

Suche nach spezifischen, diagnostisch und therapeutisch relevanten Faktoren bei der präklinischen Versorgung pädiatrischer Traumapatienten, um so die Voraussetzungen für eine Optimierung des präklinischen Managements dieser Patienten zu schaffen.

Problembeschreibung

Der vergleichsweise geringe Anteil pädiatrischer Notfallpatienten am Gesamtkollektiv begrenzt zwangsläufig die Einsatzerfahrung des einzelnen Notarztes. Dem steht gegenüber, daß Trauma und Traumafolgen für Kinder jenseits der Neugeborenenperiode die häufigste Todesursache sind. Die Kenntnis spezifischer, diagnostisch und therapeutisch relevanter Faktoren in dieser Altersgruppe ist deshalb eine wesentliche Voraussetzung zur Optimierung der notärztlichen Versorgung.

Material und Methode

Retrospektive Erhebung an der Rettungshubschrauberstation „Christoph 22“ (Ulm) über einen Zeitraum von 5 Jahren (01.01.91–31.12.95). Vergleich der Gruppe der „pädiatrischen“ Traumapatienten (PTP), definiert als 0–14 Jahre alt, mit der Gruppe der „erwachsenen“ Traumapatienten (ETP) hinsichtlich relevanter Faktoren, u. a.: Unfallursache, Verletzungsschwere sowie beteiligten Körperregionen.

Ergebnisse

Im untersuchten Zeitraum wurden insgesamt 1798 Traumapatienten im Rahmen von Primäreinsätzen vom medizinischen Team des RTH „Christoph 22“ versorgt. Der Anteil PTP betrug dabei 11,1% (männl.: 62,8%, weibl.: 37,2%; Altersmedian: 7,92 Jahre). Hinsichtlich des Verhältnisses von traumatol. zu nicht-traumatol. Notfall innerhalb der Gruppe der PTP werden erhebliche Verschiebungen deutlich: Beträgt das Verhältnis von Trauma zu Nicht-Trauma bei den <1jährigen 1:4, so kehrt sich dieses Verhältnis über die Kleinkinder (1–5 Jahre) zu den Schulkindern (6–14 Jahre) auf 4:1 um. Führende Unfallursache ist in beiden Altersgruppen der Verkehrsunfall (PTP 55,8%, ETP 66%). Bei den PTP traten gegenüber den ETP signifikant häufiger häusliche Unfälle (10,1% vs. 1,4%, $p<0{,}001$) sowie Sportunfälle (11,1% vs. 4,9%, $p<0{,}001$) und Verbrennungen/Verbrühungen (7,5% vs. 1,4%, $p<0{,}001$) auf. Hinsichtlich der Verletzungsschwere (NACA-Score) ergab sich in keiner Verletzungskategorie ein signifikanten Unterschied zwischen PTP und ETP. Bei den PTP war die isolierte Verletzung einer Körperregion signifikant häufiger als bei den ETP (58,5% vs. 40,9%, $p<0{,}01$), wohingegen der Anteil Polytraumatisierter nicht signifikant differierte (9% vs. 11%, ns). In der nachfolgenden Tabelle sind die vordringlichen Traumadiagnosen bei den beiden Kollektiven aufgeführt:

PTP	verletzte Körperregion	ETP
54%	SHT	42%*
14%	Thoraxtrauma	33%*
15%	Abdominaltrauma	13% ns
17%	Fraktur langer Röhrenknochen	24% ns
25%	Wirbelsäule/Rückenmark	31% ns
11%	ausgedehnte Weichteilverletzung	8% ns
7%	Verbrennung/Verbrühung	2%*

* $p<0{,}001$ / ns: nicht signifikant

Schlußfolgerungen

Das schwere Trauma stellt im Neugeborenen-/Säuglingsalter eine Seltenheit dar. Hinsichtlich der Verletzungsschwere bestehen keine Unterschiede zwischen PTP und ETP; insbesondere ist der Anteil Polytraumatisierter in der Gruppe der PTP ebenso hoch, wie bei den ETP! Von prognostisch herausragender Bedeutung ist der signifkant höhere Anteil schwerer Schädel-Hirn-Traumata in der Gruppe der PTP gegenüber den ETP.

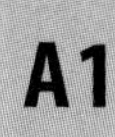

Grenzen der Diagnostik und Therapie der Gesichtsschädelfrakturen im Kindesalter

R. A. Mischkowski, L. Stefanescu, B. Klesper und J. E. Zöller, Köln

Gesichtsschädelverletzungen bei Kindern stellen eine chirurgische Herausforderung dar, bei der es gilt, durch gezielte Diagnostik und Therapie mögliche schwerwiegende Folgen für die physiologische Entwicklung des Viscerocraniums zu vermeiden.

Das Ziel der vorliegenden Studie ist es, die Suffizienz der röntgenologischen Diagnostik und die Therapieerfolge bei kindlichen Frakturen in einer retrospektiven Untersuchung zu evaluieren.

Im Zeitraum Juli 1990 bis September 1997 wurden in unserer Klinik 97 Kinder im Alter von 1 bis 12 Jahren wegen einer Fraktur im Gesichtschädelbereich chirurgisch versorgt. Das Durchschnittsalter der 39 weiblichen und 58 männlichen Patienten betrug 8,2 Jahre. Zu den häufigsten Verletzungen gehörten Frakturen des Unterkiefers (31,6%), des Alveolarfortsatzes (18,4%), isoliert des Orbitabodens (17,1%) und des Jochbeins mit Orbitabodenbeteiligung (14,5%). Als Diagnostik wurden in 41% der Fälle konventionelle Röntgenaufnahmen, in 28% ein CT und in 31% ein CT zusätzlich zu Röntgenaufnahmen angefertigt. Mit Ausnahme von 6 Fällen wurden alle Unterkiefer- und Mittelgesichtsfrakturen mittels Mikro- bzw. Miniplattenosteosynthese versorgt.

Die Ergebnisse zeigen, daß die moderne Osteosynthese keinen signifikanten Einfluß auf die Entwicklung des Gesichtsschädels ausübt, sofern sie bestimmten Richtlinien folgt. Bezüglich der Diagnostik ist festzustellen, daß in mehr als einem Drittel aller Fälle unnötige Röntgenaufnahmen angefertigt wurden. Hier bleibt zu postulieren, bei klaren klinischen Zeichen auf eine primäre Röntgendiagnostik zu verzichten und diese, bei einer ohnehin geplanten Verlegung, einem spezialisierten Zentrum zu überlassen.

Die „Golden hour" im Spannungsfeld der präklinischen Notfallmedizin

M. Schnabel, O. Klinger, T. v. Garrel und L. Gotzen, Marburg

Zielsetzung

Darstellung der „Golden hour" im Spannungsfeld zwischen den präklinischen Versorgungstartegien „Stay and Play" und „Scoop and run". Klärung der Frage warum die „Golden hour" in Deutschland bei Schwerverletzten zumeist überschritten wird und wodurch die Zeit verlorengeht.

Kurzfassung

Das Konzept der „Golden hour" wird in Deutschland zu Gunsten einer umfangreicheren Traumaversorgung vor Ort oft nicht umgesetzt.

Problembeschreibung

Der Beginn der operativen Versorgung Schwerverletzter innerhalb einer Stunde führt zu einem signifikant besserem Outcome. Mit der Entwicklung der präklinischen Traumaversorgung wurde unter den Schlagworten „Stay and Play" der Zeitverbrauch vor Ort erheblich gesteigert. Nur ein geringer Teil Unfallverletzter erreicht innerhalb einer Stunde überhaupt die Klinik (nicht den OP).

Material und Methode

Die retrospektive und prospektive Auswertung traumatologischer Notfallversorgungszeiten. Befragung von Rettungsdienstmitarbeitern und Notärzten zum Zeitmanagement.

Ergebnisse

Die durchschnittlichen präklinischen Versorgungszeiten liegen bei über 90 Minuten. Der Faktor Zeit für die Notfallversorgung wird von den Beteiligten zu Gunsten einer optimalen Vor-Ort-Versorgung vernachlässigt, wobei der tatsächliche zeitliche Aufwand vor Ort in der Regel unterschätzt wird. Die Beschäftigung mit dem Problem hat die Beachtung der Recource Zeit deutlich erhöht. Gleichzeitig zeigt die Analyse, daß durch geringe Zeiteinsparungen vor Ort die Verfügbarkeit des Gesamtsystems Rettungsdienst deutlich optimiert werden kann.

Schlußfolgerung

Die Strategien „Stay and Play" und „Scoop and run" müssen zugunsten der Frage nach der individuellen Vor-Ort-Versorgungs- und Transportpriorität als irreführend konkurierende Bezeichnungen zur prinzipiellen Systembeschreibung abgelehnt werden. Erst die Verschmelzung der Prinzipien, gewissermaßen zu einem „Watch-Treat-Load and Run", wird der Situation gerecht.

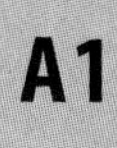

Wertigkeit der Spiral-Computertomographie in der Erstdiagnostik beim Polytrauma

K. Butenschön, K. Bauwens, M. Wich, S. Mutze und P. A. W. Ostermann, Berlin

Zielsetzung

Evaluation der Wertigkeit der Computertomographie der neuesten Generation in der Erstdiagnostik beim polytraumatisierten Patienten in einem modernen Unfallkrankenhaus.

Kurzfassung

Die Computertomographie bietet in einem modernen Unfallkrankenhaus mit Computertomogramm im Erstversorgungsbereich die Möglichkeit einer umfassenden und schnellen Erstdiagnostik.

Innerhalb von 7 Monaten wurde in einem neu eröffneten Unfallkrankenhaus der Primärversorgung bei 69 polytraumatisierten Patienten nach klinischer und sonographischer Untersuchung sowie der Erstversorgung im Schockraum als Primärdiagnostik eine Computertomographie des Schädels, der Wirbelsäule, des Thorax, des Abdomens und des Beckens durchgeführt. Es zeigte sich, daß bei einer nicht unerheblichen Anzahl von Patienten Verletzungen vorlagen, die mit Hilfe der konventionellen Röntgendiagnostik entweder gar nicht oder nur mit erheblich größeren Zeitaufwand hätten diagnostiziert werden können.

Durch eine komplexe CT-Untersuchung mit einem Gerät der neuesten Generation ist in kurzer Zeit eine zuverlässige Aussage zum Verletzungsmuster von Schädel, Rumpf- und Achsenskelett sowie der parenchymatösen Organe und des Gefäßsystems möglich, so daß die Einleitung einer operativen oder intensivmedizinischen Therapie beschleunigt wird.

Problembeschreibung

Die konventionelle Röntgendiagnostik beim Polytrauma ist zeitaufwendig und zur definitiven Therapieentscheidung oft nicht ausreichend. Intrathorakale und abdominelle Verletzungen werden zudem teilweise nur unzureichend erfaßt. Eine weiterer Nachteil ist die Gefahr iatrogener Schäden durch mehrfaches Umlagern des Patienten.

Methodik

Seit der Neueröffnung eines Unfallkrankenhauses am 3. September 1997 wurde bei allen Schwerverletzten Patienten im direktem Anschluß an die klinische und sonographische Untersuchung sowie der Erstversorgung im Schockraum als Erstdiagnostik eine Computertomographie durchgeführt: Nach konventioneller CT des Schädels mit anschließender Spiral-CT der HWS folgte im direktem Anschluß eine Spiral-CT mit Kontrastmittel des

Thorax, des Abdomens und des Beckens. Nach Scanende erfolgte eine sofortige multiplanare Rekonstruktion für die HWS, BWS und LWS in sagitaler und koronarer Schnittebene. Nur bei unzureichender Aussagekraft der Rekonstruktionsbilder sowie zur Diagnostik von Extremitätenverletzungen wurden gezielt konventionelle Röntgenaufnahmen gemacht. Benutzt wurde ein Computertomograph Tomoscan AV mit MRC-Röhre, welche 100 Rotationen ermöglicht. Ein Subsekundenrechner führte die ultraschnelle Bildrekonstruktion mit einem Zeitintervall von 0,8 Sekunden pro Bild durch.

Ergebnisse

Vom 3. September 1997 bis zum 15. März 1998 wurden insgesamt 69 polytraumatisierte Patienten mit einem ISS von über 18 primär versorgt. Die Erstdiagnostik erfolgte nach o.g. Algorhythmus. Die durchschnittliche Untersuchungszeit im CT-Untersuchungsraum betrug 18 (9 min. Es wurden 4 Aortendissektionen, 5 fehlplazierte Thoraxdrainagen, 52 Lungenkontusionen, 6 ventrale Pneumothoraces und 9 Nierenperfusionsstörungen festgestellt. Zusätzlich wurden 4 Leberrupturen diagnostiziert, die auch bei wiederholter sonographischer Untersuchung nicht erkennbar waren. Bei zwei Patienten mußte die Diagnostik aufgrund akuter reanimationspflichtiger Verschlechterung des Allgemeinzustandes abgebrochen werden. Bei 28 Patienten wurden postprimär zur weiteren Diagnostik und Therapieplanung zusätzliche Rekonstruktionen in verschiedenen Schnittebenen mit Hilfe der elektronischen Datenverarbeitung angefertigt.

Schlußfolgerung

Auf der Basis der bislang vorliegenden Ergebnisse ist die CT der neuesten Generation mit moderner Bildverarbeitung zur Erstdiagnostik des Schwerstverletzten geeignet und hat zu einem veränderten, zu Beginn nicht vermuteten Algorhythmus in der Primärdiagnostik Polytraumatisierter geführt. Im Vergleich zur konventionellen Röntgendiagnostik bietet sie den Vorteil einer deutlich schnelleren simultanen Erfassung des Verletzungsmusters von Schädel, Rumpf- und Achsenskelett sowie der parenchymatösen Organe und des Gefäßsystems. Durch Abkürzung der Primärdiagnostik und Vermeidung mehrfachen Umlagerns wird die Belastung des Patienten reduziert und die Einleitung einer operativen oder intensivmedizinischen Therapie beschleunigt. In der Postprimärphase können zusätzliche Rekonstruktionsbilder in verschiedenen Schnittebenen angefertigt werden.

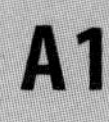

Welche initialen diagnostischen und therapeutischen Maßnahmen sind dem Mehrfachverletzten in der präklinischen und klinischen Reanimationsphase zumutbar?

B. Vock, P. Hochstein und A. Wentzensen, Ludwigshafen

Zielsetzung

Initiale diagnostische und therapeutische Maßnahmen bei Mehrfachverletzten in der Reanimationsphase sollten auf Effektivität vor allem in Hinblick auf den Zeitbedarf für die präklinische und erste klinische Phase untersucht werden.

Problembeschreibung

Bei Todesfällen nach Mehrfachverletzung stehen die Verletzungen des Körperstammes vergesellschaftet mit Massenblutungen im Vordergrund. Mit einem optimierten Management in der Reanimationsphase wird das Ziel verfolgt das outcome zu verbessern. Dies ist nur möglich, wenn sich die Qualität der präklinische Behandlung an den klinischen Bemühungen mit eingeübten Algorithmen messen kann. Ob der klinische Alltag den Anforderungen genügt, sollte untersucht werden.

Material und Methode

Seit 1.1.1996 wurden die zeitlichen Abläufe für alle initialen diagnostischen und therapeutischen Maßnahmen in der Reanimationsphase bei 150 Mehrfachverletzten prospektiv erfaßt. Der zeitliche Bedarf wurde nach klinischem Verlauf unter Berücksichtigung der Diagnose kritisch bewertet.

Ergebnisse

Der klinische Ablauf wurde dem Verletzungsmuster gerecht. Eine Ultraschalluntersuchung erfolgte bei 80% der Patienten innerhalb der ersten 5 Minuten. Bei Massenblutung wurde der Eingriff innerhalb von 20 Minuten begonnen. 35% aller Patienten wurden innerhalb der ersten Stunde operiert. Die klinische Reanimationszeit betrug bei Patienten mit einem PTS >50 weniger als 60 Minuten. Eine CT-Untersuchung erfolgte vor allem bei Rumpftraumen nach sonografischem Ausschluß einer Massenblutung bei ca. 50% initial oder nach dem ersten operativen Eingriff. Bei 10% lag eine Querschnittsymptomatik vor. 20% erlitten ein schweres Schädelhirntrauma. Bei Todesfällen in dieser Gruppe war das SHT unbeeinflußt von der Primärbehandlung führend. Erwartet und bestätigt wurde der Zusammenhang zwischen hohem Transfusionsbedarf und Frühletalität (41 EK) bzw. Organversagen (86 EK). Alle Patienten mit nicht meßbarem Blutdruck am Notfallort und einem systolischen Blutdruck <90 mm Hg bei Aufnahme sind verstorben. Bei 10% aller überlebenden lag der Blutdruck an der Unfallstelle zwischen 60 und 80 mm Hg. Patienten mit einem Transfusionsbedarf zwischen 25 und 55 EK beim Ersteingriff hatten beim Eintreffen des Notarztes einen syst. Blutdruck unter 85 mm Hg. Jeder dritte Patient mit einem Bedarf von >20 EK beim Ersteingriff war jedoch am Notfallort scheinbar kreislaufstabil mit Blutdruckwerten über 100 mm Hg. Demnach kann durch die Kreislaufsituation am Notfallort die Bedrohlichkeit der Situation nicht abgeschätzt werden. Bei bedrohten Patienten mit einer klin. Reanimationszeit von weniger als 10 (20) Minuten betrug die präklinische Rettungszeit durchschnittlich 64 (84) Minuten. Dies wird sehr kritisch gesehen, bedenkt man, daß 13% der Patienten erst in der Klinik intubiert bzw. bei 17% erst der Thorax drainiert wurden.

Schlußfolgerungen

Das Verhältnis von Rettungszeit zu klinischer Reanimationszeit ist gerade beim Schwerstverletzten ungünstig. Bemühungen das Management beim Mehrfachverletzten in der klinischen Reanimationsphase zu optimieren sollte deshalb im präklinischen Bereich ihren Niederschlag finden.

Primäre und sekundäre Mediatorbelastung bei der gestuften Versorgung eines Polytraumas

I. Marzi, S. Rose, A. Wiercinski, M. Holanda, B. Maier und W. Mutschler, Homburg

Zielsetzung

Evaluierung der systemischen Freisetzung pro- und antiinflammatorischer Zytokine bei polytraumatisierten Patienten nach Primärversorgung und nach Folgeoperationen im Rahmen des gestuften Versorgungskonzeptes.

Problemstellung

Bei polytraumatisierten Patienten ist regelmäßig eine generalisierte Entzündungsreaktion (SIRS) unter Beteiligung verschiedener Zytokine festzustellen, die in ein Multiorgandysfunktionssyndrom (MODS) münden kann. Das derzeitige Konzept der Polytraumaversorgung umfaßt die Stabilisierung aller relevanten Frakturen und die operative Versorgung von Organverletzungen in der Primärphase. In der Sekundärphase werden schrittweise ausstehende operative Maßnahmen eingeplant.

Kurzfassung

In zwei aufeinanderfolgenden prospektiven Untersuchungsserien bei 89 bzw. 50 polytraumatisierten Patienten mit einem ISS Score von mindestens 18 Punkten wurden täglich über 14 Tage Plasmaproben gewonnen. Neben dem klinischen Monitoring mit der Erhebung des ISS und MOF-Scores wurden die Interleukine 6-, 8- sowie teilsweise IL-10 und die löslichen TNF-Rezeptoren (55 kD und 75 kD) mittels ELISA bestimmt. In der Primärphase (24 h) wurden operativ- und nicht-operativ versorgte Patienten unterschieden und in der Sekundärphase kleine Eingriffe (z. B. Hand-, Fuß) von großen Eingriffen (z. B. Marknagelung, Acetabulum).

In den ersten 24 Stunden zeigten sich für IL-6 und IL-8 regelmäßig hochpathologische Werte bei operierten (IL-6: 840 + 210; IL-8: 434 + 157 pg/ml, MW + SEM) und nicht-operierten Patienten (IL-6: 853 + 328; IL-8 150 + 39 pg/ml). In den ersten 3 Tagen zeigt sich in beiden Gruppen ein deutlicher Abfall für IL-6 (op: 382 + 102; nicht-op: 257 + 49 pg/ml) und IL-8 (op: 240 + 92; nicht-op: 67 + 26 pg/ml), während die TNF-Rezeptorwerte steigende Tendenz aufwiesen. Zweizeitige Zytokinanstiege nach den verzögerten Eingriffen, die im Schnitt nach 6,9 (+ 0,5) Tagen erfolgten, wurden weder für IL-6 (vor 2. OP: 150 + 40 pg/ml; nach 2. OP 110 + 30 pg/ml) noch für IL-8 (vor 2. OP 60 + 10 pg/ml nach 2. OP 60 + 10 pg/ml) beobachtet.

Schlußfolgerungen

Die operative Versorgung im Rahmen des gestuften Behandlungskonzeptes polytraumatisierter Patienten führt weder in der Primärphase noch in der Sekundärphase zum Wiederanstieg primär erhöhter proinflammatorischer Mediatoren (IL-6, IL-8). Dieses Konzept verursacht daher keine iatrogene Belastung der Patienten durch die untersuchten Mediatoren, die jedoch bei Entwickung oder Progredienz eines Multiorganversagen wieder ansteigen.

Der Einfluß der Polytraumatisierung auf das Schädel-Hirn-Trauma – eine prospektive klinische Studie

U. Lehmann, A. Seekamp, E. Rickels und H. C. Pape, Hannover

Zielsetzung

Können durch geeignete Prädiktoren Unterschiede im Outcome von Patienten aufgezeigt werden, die entweder ein isoliertes Schädel-Hirn-Trauma (SHT) oder eine Kombination von SHT mit Polytrauma (PT/SHT) aufweisen?

Einleitung

Unfallbedingt tritt eine primäre Hirnschädigung auf, die in der Folge durch sekundäre Mechanismen wie Hämorrhagie und Hypoxie oder aufgrund spezifischer Verletzungen hervorgerufene metabolische Veränderungen verstärkt werden kann.

Methodik

Im Zeitraum von 9/95 bis 3/97 wurden 70 Patienten prospektiv erfaßt, die einen ISS Schädel von (9 Punkten hatten. Es wurde in eine Gruppe mit isoliertem SHT und eine Gruppe mit SHT und Begleitverletzungen (PT/SHT), d.h. einem zusätzlichen ISS-Punktwert (9 Punkten, unterteilt. Die Spätergebnisse wurden mit dem Glasgow Outcome Scale (GOS) 6 Monate nach Trauma beurteilt, mit GOS 4 u. 5 für gutes (Grp. 1 = SHT; Grp. 3 = PT/SHT) und GOS 1, 2 u. 3 für schlechtes Outcome (Grp. 2 = SHT; Grp. 4 = PT/SHT). Die Parameter initialer GCS, ISS, systolischer Blutdruck im Schockraum ($RR_{sys}SR$), Horovitz-Quotient (PO_2/FiO_2), Hb, Quick, Basenüberschuß (BE), Temperatur nach Eintreffen im Schockraum und Erythrozyten-Konzentratgabe in den ersten 24 h wurden erfaßt (MW + STD). Gruppenvergleich durch ANOVA, post hoc-Vergleiche durch LSD-Test (Grp. 1 zu 2 = a; Grp. 3 zu 4 = b; Grp. 1 zu 3 = c; Grp. 2 zu 4 = d); p (?? 0,01 (**), p < 0,05 (*). Mittels logistischer Regressionsanalyse wurden die Prädiktoren ISS (1), GCS (2) und Pupillomotorik (3) (Lichtreaktion und Pupillenweite) auf Anteil korrekter Vorhersagen (%) untersucht (Tab. 2).

Ergebnisse

Tabelle 1

Grp.	GOS	GCS	ISS	$RR_{sys}SR$	PO_2/FiO_2	Hb (g/dl)	Quick	BE	Temp.	Ery-K. (1)
1	48%	4,9 ± 2,2	31 ± 8	117 ± 56	311 ± 92	10,8 ± 3,1	66 ± 31	−5,8 ± 4,6	36,0 ± 1,0	0,3 ± 0,2
2	52%	9,1 ± 3,3	18 ± 7	140 ± 22	394 ± 152	11,3 ± 2,0	83 ± 17	−1,5 ± 5,0	35,5 ± 1,1	0,8 ± 0,6
3	59%	7,2 ± 4,4	38 ± 9	109 ± 33	326 ± 159	9,3 ± 1,7	59 ± 32	−6,2 ± 4,9	33,9 ± 1,7	2,9 ± 2,4
4	41%	8,6 ± 3,9	31 ± 9	120 ± 23	421 ± 121	10,9 ± 2,2	76 ± 22	−2,8 ± 2,5	36,2 ± 0,8	1,2 ± 1,5
ANOVA		**	**	*	*		*			**
LSD-T		a**; b*	a**; b*; d**	a*; d*	a*; b*	b*; c*	a*; b*	a**; b*	b**; c**	b**; c**

Tabelle 2

	ISS (1)	GCS (2)	Pup. Mot. (3)	1+2+3
SHT	78	66	84	89
PT/SHT	72	72	81	84

Bester Einzelprädiktor ist die Pupillomotorik, gefolgt von ISS und GCS.

Schlußfolgerungen

GCS und ISS korrelieren sehr gut mit dem Outcome des Pat. und der Schwere des SHT. Blutdruck und Hb reflektieren nur tendenziell Outcome bzw. Verletzungsmuster. Die hämorrhagische Komponente wird durch die Blutsubstitution verdeutlicht. Die in der

PT/SHT-Gruppe nachweisbare Hypothermie weist auf ein schlechteres Outcome hin. Quick, Horovitz-Quotient und BE differenzieren zwischen gutem und schlechtem Outcome, nicht zwischen SHT und PT/SHT.

Beckenverletzung bei Polytrauma – eine Untersuchung prognostischer Faktoren anhand des DGU – Traumaregisters

H. C. Pape, H. Baur, T. Pohlemann und H. Tscherne, Hannover

Zielsetzung

Beurteilung der prognostischen Wertigkeit der Beckenverletzung im Hinblick auf das Versterbensrisiko bei Mehrfachverletzten anhand einer prospektiv, multizentrisch erhobenen Datenbank.

Einleitung

Es wurde untersucht, ob eine Beckenfraktur bei Polytraumatisierten im Vergleich zu schwerverletzten ohne Beckentrauma einen Einfluß auf die Überlebenswahrscheinlichkeit hat und welche klinischen Parameter diese früh erfassen.

Methodik

Prospektive Studie des DGU-Traumaregisters, Einschlußkriterien: >16 Jahre, Verletzungsschwere >17 Punkte (ISS), kein AISSchädel oder Thorax >3 Punkte. Def.: Beckentrauma = beckenbedingter AISExtr. >2 Pkte. 4 Untersuchungsgruppen: PBTÜ (Polytrauma mit Beckenfraktur, überl.), PBTV (Polytr. mit Beckenfr. verstorben) PolyÜ (Polytr. ohne Beckenfr. überl.), PolyV (Polytr. ohne Beckenfr. verst.).

Statistik

T-Test (p 0,05; * = sign. zw. Überl./Versterben, + = sign. zw. Polytrauma mit/ohne Beckentr.), Berechn. von Sensitivität und Spez.

Ergebnisse

Von 1037 Patienten bei 649: ISS > 17 (Studienkoll.), Beckenfraktur: n = 203 (23,4%).

	PBTÜberl.	PolyÜberl.	PBTVerst.	PolyVerst.	Sensitivität
mittl. ISSges (Punkte)	*21,5	24,2	25,8	25,9	
Volumen prim. (ml)	1960	2100	2460	2150	
Hb Aufnahme (g/dl)	9,9	11,3	* +9,4	*8,4	
EK 24 Stunden (Zahl)	6,8	3,1	*11,9	7,6	66%
Inzid. Urogen. verl. (%)	11,8	0,6	*18,6	1,7	89%
Versterben (%)			29,1	27,1	
Todesursache Schock (%)			+59	32	69%

Hb-Wert bei Aufnahme (g/dl)	<5	5	6	7	8	9	10	>10
Mortalität (%): Polytrauma	55	52	59	44	26	21	23	16
Mortalität (%): Poly + Becken	+68	+58	61	46	26	18	19	17

Beide Gruppen: sign. höhere Sterbl. bei Eingangs-Hb-Wert <8 g/dl, höhere Sterblichkeit Beckenverletzer zu Polytrauma ohne Beckentrauma nur bei Hb <5 g/dl.
Mortalität: Beckenverletzte mit Frakturen des hinteren Beckenrings und Hb <8 g/dl: 84%, Sens. 89%
Mortalität: Beckenverletzte mit Frakturen des vorderen Beckenrings und Hb <8 g/dl: 61%, Sens. 69%

Schlußfolgerungen

Bei Polytrauma mit Beckenfraktur hat neben dem Blutbedarf und einem initialen Hämoglobinwert von <8 g/dl insbesondere die Kombination von Hb <8 g/dl mit hinterer Beckenringfraktur, sowie das Vorhandensein einer Urogenitalverletzung prognostische Bedeutung.

Biopsychosoziale Prognosekriterien der Entwicklung einer posttraumatischen Belastungsstörung

C. Meyer und E. Markgraf, Jena

Zielsetzung

Nicht jede Person, die einen Verkehrsunfall erleidet, entwickelt eine Posttraumatische Belastungsstörung (PTB). Es ist anzunehmen, daß neben den Merkmalen des Traumas andere Faktoren an deren Entstehung beteiligt sein müssen. Diese sind prospektiv zu erfassen.

Problembeschreibung, Material, Methode, Ergebnisse

Aus den Ergebnissen neuerer epidemiologischer Studien kann man schlußfolgern, daß die PTB zu den häufigeren psychischen Störungen gehört. Sie geht einher mit einem erhöhten Risiko für andere Angst- und affektive Störungen, Somatisierung und Substanzmißbrauch.

Auf der Grundlage eines kognitiv-behavioralen Modelles der Entstehung und Aufrechterhaltung posttraumatischer Symptomatik wurde eine prospektive Längsschnittstudie durchgeführt. Bei 60 Patienten, bei denen nach einem Verkehrsunfall eine stationäre unfallchirurgische Therapie erforderlich wurde, erhoben wir 2 Wochen und 3 Monate nach diesem Ereignis hypothetische Prädiktoren auf medizinischer, psychologischer und sozialer Ebene. Es wurde der Einfluß dieser Prädiktoren auf das Kriterium (Entwicklung einer PTB) anhand regressions- und diskriminanzanalytischer Berechnungen geprüft.

Im Ergebnis unserer Studie war festzustellen, daß die Verletzungsschwere keinen Einfluß auf die Entwicklung einer PTB hat. Demgegenüber konnten verschiedene Variablen der psychischen Verarbeitung der Unfallverletzung einen hohen Varianzanteil des Kriteriums aufklären.

Schlußfolgerungen

Mit dem Ergebnis der durchgeführten Studie ist auf die Bedeutung der Verarbeitung des Unfallereignisses verwiesen. Werden Verarbeitungsprobleme erkannt, können entsprechende Konsiliar- oder Liaisondienste aktiviert werden.

Epidemiologische Daten zur HWS-Beschleunigungsverletzung. Die Notwendigkeit eines verbesserten Diagnosestandards und bessere Prävention bei Auffahrunfällen

W. Hell und K. Langwieder, München

Epidemiologie

HWS-Distorsionsverletzungen (HWSD) sind die zweithäufigste Verletzung bei Pkw/Pkw Unfällen mit Personenschäden in Deutschland und haben sich innerhalb der letzten 20 Jahre im Anteil fast verdoppelt. In einer Stichprobe von 15 000 Pkw/Pkw Unfällen mit Personenschaden in Deutschland des Jahres 1990 traten bei 12 000 Unfällen (80%) bei mindestens einem Insassen HWSD Verletzungen auf, davon über die Hälfte (54%) nach einer Heckkollision. Da viele HWSD Verletzungen (beschwerdefreies Intervall) nicht von der Polizei dokumentiert werden, kann die amtliche Verkehrsunfallstatistik nicht alle Fälle wiedergeben. Eine Abschätzung auf Basis der Versicherungsstatistik ergibt daß ca. 200 000 Personen pro Jahr in Deutschland Verletzungen an der Halswirbelsäule nach einer Pkw Heckkollision angeben. HWS-Distorsionen stellen damit ein Massenproblem im heutigen Verkehrsunfallgeschehen dar. Diese Zahlen basieren aber auf Untersuchungen früherer Jahre, es ist nach Mitteilungen der Versicherer mit einer Erhöhung der Verletzungshäufigkeit in Deutschland zu rechnen.

Der volkswirtschaftliche Schaden erscheint enorm: eine vorsichtige Abschätzung der Kosten für HWSD in Deutschland liegt bei mindestens 1–2 Milliarden DM pro Jahr. Eine vage Kostenabschätzung für die Europäische Gemeinschaft für HWSD nach Heckkollisionen liegt bei 10 Milliarden ECU pro Jahr (ca. 20 Mrd. DM). In den USA liegt die Gesamtbelastung durch HWSD Verletzungen (alle Kollisionsrichtungen) bei 10 Mrd. US$/Jahr.

Daß die HWSD Verletzungen auch ein sozio-kulturelles Problem darstellen wird durch die sehr unterschiedliche Auftretenshäufigkeit belegt. Die – allerdings in verschiedenen Jahren und nach verschiedenen Systemen berechneten Inzidenzen – sind sehr unterschiedlich. Maximal 700 HWSD-Fälle pro 100 000 Einwohner aus (West-Kanada) stehen 70 Fälle pro 100 000 Ew. (Ost-Kanada) entgegen, hier erscheint ein unterschiedliches Versicherungssystem verantwortlich für diesen großen Unterschied [6]. Zahlen für andere westliche Staaten liegen dazwischen (100 AUSTRALIEN, 200 NORWEGEN, 380 USA), für ehemalige Ostblockstaaten ist von einer erheblich niedrigeren Inzidenz auszugehen. Frauen haben ein deutlich erhöhtes Risiko (1,4–2fach) für eine HWSD [5]. Neueste Schlittenversuche mit Freiwilligen bestätigen einen hochsignifikanten Zusammenhang zwischen kleinem Halsumfang und hohen Kopf x + z Beschleunigungswerten [7].

Diagnostik und Therapie von HWS-Distorsion

Fatal ist hierbei die Situation einer bislang uneinheitlichen Definition der Verletzung bei den verschiedenen medizinischen Disziplinen: Viele Antragsteller erhielten ein Schmerzensgeld, obwohl die Diagnose zu 30% nur auf einem subjektiven Symptom, in der Regel Nackenschmerzen, basiert [4].

In Zukunft sollte deutlich zwischen subjektiven Schmerzangaben des Patienten und objektiv erhebbaren Befunden getrennt werden. Bis zu 50% der angegebenen HWS-Verletzungen in einer IFM Stichprobe erscheinen medizinisch unzureichend dokumentiert und/oder technisch inplausibel [2]. Auch eine amerikanische Studie (IIHS) rechnet mit ca. 40% aggravierten Fällen.

Um hier mehr Klarheit und Vergleichbarkeit von verschiedenen Studien zu erreichen, sollten HWSD Verletzungen auch nach dem System der Quebec Task Force (QTF) codiert werden, wobei QTF 1°, nur subjektive Beschwerden des Patienten, QTF 2° muskuloskelettale Zeichen und QTF 3° neurologische Zeichen bedeuten [5, 6].

Ebenso bedürfen iatrogene objektive Symptome (z. B. Muskelhartspann nach langer Halskrausentragedauer, in einer Stichprobe 25% über 3 Wochen) einer kritischen Beurteilung.

Beeinflussende Unfallumstände

Plausible HWS Verletzungen treten am häufigsten beim PKW Heckaufprall auf, wobei dem Sitz-Kopfstützensystem eine zentrale Rolle bei der Prävention zukommt. Hier bestehen bei vielen aktuellen Fahrzeugen noch erhebliche Defizite, da die EU R 17 Konstruktionsnorm mittlerweile 20 Jahre alt ist und aktuelle Forschungsergebnisse noch nicht berücksichtigt sind. Die Empfehlung die Kopfstützenoberkante in Höhe der Kopfoberkante einzustellen können nur ca. 20% der aktuellen Fahrzeuge bei größergewachsenen Personen erfüllen. Ein möglichst geringer horizontaler Kopf-Kopfstützenabstand während dem Anprall spielt eine entscheidende Rolle für einen niedrigen Extensionswinkel des Kopfes relativ zum Torso und damit ein geringes Verletzungsrisiko. Hier kann die Sitzlehne energieaufnehmend gestaltet werden um so eine optimale Anpassung der Körperkontur gegen die Kopfstütze zu gewährleisten. Diese Theorie wird mit dem SAAB-Delphi System der „aktiven“ Kopfstütze und energieaufnehmenden Rückenlehne berücksichtigt. Um mehr Fahrzeughersteller zu verbesserten Kopfstützensystemen anzuregen wurden mittels eines Sitzdummies aktuelle Fahrzeuge in USA (IIHS) und Deutschland (IFM + TU Graz) vermessen. Nur wenige Fahrzeuge konnten positiv bewertet werden, hier besteht noch ein erhebliches Verbesserungspotential, meistens durch einfache Modifikationen.

Aber nicht nur Fahrzeughersteller vernachlässigen das Sicherheitssystem Kopfstütze, sondern auch die Insassen selbst. Bis zu 70% aller Insassen haben ihre Kopfstütze falsch d. h. auf der niedrigsten Stufe eingestellt. Eine niedrig eingestellte Kopfstütze ist zumindest wirkungslos, in einigen Fällen kann sie die Verletzungsgefahr sogar noch erhöhen. Hier können nur integrierte, oder sich automatisch positionierende Kopfstützen sowie verstärkte Verbraucherinformation wirken.

Zwei Hauptfaktoren beeinflussen das HWSD Verletzungsrisiko bei Pkw-Heckkollisionen: Fahrzeuggewicht und Sitzdesign. Durch ungünstige Sitz-Kopfstützenkonstruktion kann sich das Risiko in einer Fahrzeuggewichtsklasse verdoppeln. Leichte Fahrzeuge zeigen ein bis zu 5fach höheres Risiko für eine HWSD Verletzung als schwere Pkw [2, 3]. Deshalb erscheint gerade bei leichten Fahrzeugen eine besondere Beachtung der Sitz-Kopfstützen Konstruktion notwendig.

Schlittenversuche mit Freiwilligen

Schlittenversuche mit Freiwilligen [1, 3, 7] haben in den letzten Jahren dazu beigetragen die Insassenkinematik besser zu verstehen. Bislang hat es bei über 500 weltweiten Versuchen mit Differenzgeschwindigkeiten delta v bis zu 15 km/h keine Verletzten – ohne Vorschäden – gegeben. Diese Versuche wurden zu einem großen Teil mit Sitzen und Kopfstützen durchgeführt die bezüglich ihrer Schutzwirkung nach heutigen Erkenntnissen als mangelhaft einzustufen sind.

Die Bewertung aus den Schlittenversuchen und der Vergleich mit der Unfallstatistik zeigen vergleichbare Ergebnisse [2, 3]. Fahrzeuge, deren Kopfstützen in den Schlittenversuchen negativ bewertet wurden, zeigen ein höheres Verletzungsrisiko bei Realunfällen; gute Testergebnisse wurden durch ein niedrigeres Verletzungsrisiko bestätigt.

Schlußfolgerungen

Durch ein verbessertes Sitz-Kopfstützen-Design kann eine signifikante Reduktion von HWSD Verletzungen erwartet werden.

Technische Verbesserungen liegen in einer Anpassung des ECE R 17 Kopfstützen Konstruktionsstandards (Höhe, horizontaler Abstand, Fixation) und der Einführung von Fahrzeug Heckcrashtests mit Messung der HWS-Belastung bei Dummies.

Biomechanische Belastungswerte sollten deshalb mit höchster Priorität erforscht werden, da sie bisher noch nicht klar definiert sind.

Fahrzeughersteller sollten durch Messungen der Sitz und Kopfstützengeometrie aktueller Neufahrzeuge mittels H-Punkt Dummy zu verbesserter Sitz-Kopfstützengeometrie angeregt werden. Diese Ergebnisse sollten jährlich einer breiten Öffentlichkeit vorgestellt werden um den Druck auf die Fahrzeughersteller konstant zu halten.

Medizinische Verbesserungen wären eine homogene Definition und Interpretation des HWSD, (eine Standardisierung der Erstdiagnose (spezieller HWS-Bogen), mehr Objektivität in der HWSD-Diagnostik und verfeinerte Konzepte zur Therapie. Für eine bessere Vergleichbarkeit der Verletzungen sollte auch die QTF Skala [6] angewandt werden.

Auch eine Klassifizierung und Definition von Langzeitfolgen, sowie prospektive Studien mit resultierenden frühinvasiven Therapiekonzepten können zur Verbesserung der hohen volkswirtschaftlichen Belastung beitragen.

Die Entwicklung einer realistischen Dummy-HWS, Toleranzkriterien sowie von Teststandards zur Prüfung der Integrität von Sitz-Kopfstützenkonstruktionen erscheinen als wichtiges Ziel für die Zukunft.

Literatur

1. Deutscher C (1994) Bewegungsablauf von Fahrzeuginsassen beim Heckaufprall Eurotax (international) AG, ISBN 3-9520040-9-X
2. Eichberger A (1995) Beschleunigungsverletzungen der Halswirbelsäule bei Pkw/Pkw-Heckkollisionen im realen Unfallgeschehen. Diplomarbeit Institut für Mechanik TU Graz
3. Eichberger A, Geigl BC, Moser A, Fachbach B, Steffan H, Langwieder K, Hell W (1996) Comparison of different car seats regarding head-neck kinematics of volunteers during rear end impact. IRCOBI conference
4. Fahrzeugsicherheit 90 (1994) Analyse von Pkw-Unfällen. VdS Verband der Schadenversicherer e. V. Büro für Kfz-Technik, München
5. Hell W, Langwideer K, Walz, F (1998) Reported Neck injuries after rear-end car collisions. IRCOBI conference, in press
6. Spitzer WO, Skovron ML, Salmi LR, et al (1995) Scientific Monograph of the Quebec Task Force on Whiplash-Associated-Disorders, SPINE Supplement Vol. 20, No. 8 (1995)
7. Van den Kroonenberg A, Philippens M, Cappon H, Wismans J, Hell W, Langwieder K (1998) Human head-neck response during low speed rear end impacts. STAPP conference in press

Epidemiologie relevanter HWS Verletzungen bei 514 Patienten – Studie der AG Wirbelsäulenchirurgie der Deutschen Gesellschaft für Unfallchirurgie

M. Hofmeister, M. Militz, K. Späth und V. Bühren, Murnau

Zielsetzung

Präsentation epidemiologischer Daten von 514 Patienten der HWS Studie der Arbeitsgemeinschaft Wirbelsäulenchirurgie der Deutschen Gesellschaft für Unfallchirurgie

Kurzfassung

Darstellung epidemiologischer Patientendaten, Daten zu Vor- und Begleiterkrankungen, Begleitverletzungen, Verletzungsmustern, Verletzungstypen, neurologischer Defizite, Verletzungsmechanismen und Verwendung von Sicherheitssystemen.

Problembeschreibung, Material, Methode, Ergebnisse

In der Zeit vom 01.07.95 bis 31.12.97 wurden 514 Patienten mit morphologisch faßbaren Verletzungen aufgenommen. Erfaßt wurden dabei alle relevanten HWS-Verletzungen , die durch bildgebende Verfahren darstellbare Läsionen der anatomischen Strukturen, abnorme Instabilitäten und/oder einer Halswirbelsäulenregion zuzuordnenden neurologischen Läsionen, aufwiesen. HWS Zerrungen wurden ausgeschlossen. Alle Patienten wurden entsprechend dem Protokoll der Arbeitsgemeinschaft Wirbelsäulenchirurgie der Deutschen Gesellschaft für Unfallchirurgie prospektiv erfaßt.

An der Studie der AG Wirbelsäulenchirurgie der DGU haben 13 Kliniken aus ganz Deutschland teilgenommen. Die fünf zahlenmäßig führenden Kliniken brachten über 2/3 der Patienten in die Studie ein.

An der obere HWS konnten 254 Verletzungen festgestellt werden. Dabei dominierten die Verletzungen des 2. Halswirbels mit 136 Densfrakturen und 54 Hangedmanfrakturen. Der Atlasbogen war in 43 Fällen frakturiert. Gelenkverletzungen mit Instabilitäten im Bewegungssegment C0/C1 und C1/2 waren mit je 8 Fällen selten. Condylenfrakturen wurden nur in 5 Fällen diagnostiziert.

Verletzungen der unteren HWS konnten in 282 Fällen registriert werden. Hier dominiert das Bewegungssegment C 6/7 gefolgt vom Segment C5/6.

In 436 Fällen fand sich eine isolierte monosegmentale Verletzung. In 29 Fällen waren 2 WS Segmente betroffen und in 22 Fällen lagen Mehrsegmentverletzungen mit unverletzten Segmenten zwischen den Verletzungen vor.

Dominierende Unfallursache für eine HWS Verletzung war der Verkehrsunfall in über 50% der Fälle. Dabei waren überwiegend Fahrer (55%), seltener Beifahrer (12%) und Fondinsassen (11%) betroffen. Zu fast gleichen Teilen waren Motorradfahrer (9%) und Fahrradfahrer (7%) betroffen. Fußgänger (5%) und LKW/BUS Fahrer (1%) waren selten Opfer in Verkehrsunfällen. Zu 20% wurden Stürze aus der Höhe, in suizidaler Absicht in nur 2%, und banale Stürze (20%) registriert. Banale Stürze führten insbesondere bei degenerativen Vorerkrankungen und Bechterew-Patienten zu HWS Verletzungen. Als sonstige Unfallursachen wurde das Auftreffen deines Gegenstandes (4%) registriert. 22,4% aller HWS Verletzungen waren Arbeitsunfälle und unterstanden dem gesetzlichen Unfallversicherungsschutz.

Neurologische Defizite entsprechend der ASIA Klassifikation mußten in 29% der Fälle an der gesamten HWS festgestellt werden. Defizite an der oberen HWS sind selten $<10\%$; an der unteren HWS liegen sie bei ca. 40% der Patienten vor. 18% an der unteren HWS Verletzter haben ein komplettes neurologische Defizit entsprechend ASIA A.

Isolierte HWS Verletzung ohne Begleitverletzungen lagen in 47,5% der Fälle vor. 8,2% der Patienten waren Polytraumatisiert. Weitere Wirbelsäulenverletzungen an der BWS und LWS wurden bei 10% der Patienten diagnostiziert. Ein Schädelhirntrauma wurde bei 23,5% der Patienten festgestellt. Thoraxtraumen waren seltener (9,8%). Röntgenologisch sichtbare Vorerkrankungen fanden sich bei 16,9% der Patienten. 7,7% wiesen einen engen Spinalkanal auf. Die Bechterew'sche Erkrankung lag in 2,5% vor.

Schlußfolgerung

Die vorliegende Studie der AG Wirbelsäulenchirurgie gibt einen umfangreichen Einblick in epidemiologische Daten zu Darstellung von Vor- und Begleiterkrankungen, Begleitverletzungen, Verletzungsmustern, Verletzungstypen, neurologischer Defizite, Verletzungsmechanismen und Verwendung von Sicherheitssystemen Halswirbelsäulenverletzter Patienten.

Pathomechanik der HWS-Weichteilverletzung bei PWK-Insassen

F. Walz, Zürich

A2

Die Beurteilung der Pathomechanik der HWS-Weichteilverletzung ist im Einzelfall sehr komplex und für den nicht biomechanisch Geschulten mit vielen physikalischen und versicherungstechnischen Fußangeln versehen. Je genauer erstens die Verletzungsbefunde durch den Kliniker, je detaillierter zweitens die Angaben des technischen Sachverständigen über das Unfallereignis sind, desto besser ist eine Beurteilung durch den Biomechaniker möglich; Patientenangaben über den „Unfall" sind praktisch immer quantitativ unbrauchbar, meist sogar falsch und damit massiv fehlleitend!

Begriffe und ganz wenig Physik

Die irreführenden Begriffe „Schleudertrauma", „Peitschenschlagverletzung" oder „Whiplash" vermengen den *vermuteten* physikalischen Mechanismus mit der eigentlichen Verletzung, also der Morphologie. Sie sind weder eine medizinische Diagnose noch eine korrekte Beschreibung der Pathomechanik. Sowohl bei der *isolierten* Heckkollision wie bei der *isolierten* Frontalkollision fehlt eine *verletzungsinduzierende* gegenläufige Bewegungsphase (*Peitschenschlag*mechanismus). Nur bei der zweifachen Kollision in der Sandwichposition des Fahrzeuges, also zuerst Heckstoß, dann Hineinschieben in das vordere Fahrzeug mit zusätzlichem Frontalstoß, kann sich eine verletzungsrelevante Doppelbewegung der HWS ergeben; dies aber nur bei zeitlichem Abstand der beiden Stöße von ca. 1/2 Sekunde. In umgekehrter Richtung entsteht eine analoge HWS-Belastung.

Einen „einfachen" Ersatzbegriff für den schlechten Term „Schleudertrauma" kann es nicht geben, da komplexe Zusammenhänge differenziert beschrieben werden müssen.

Die HWS-Belastung ohne relevanten Kopfaufprall ergibt sich durch *Beschleunigung* des Kopfes *gegenüber* dem Rumpf, was sowohl beim Heckstoß, wie auch umgekehrt bei der frontalen Kollision bei der Rückhaltung im Gurt entstehen kann (Beschleunigungsmechanismus).

Die HWS-Belastung *infolge Kopfanprall* und „Nachschieben des Oberkörpers" bei fixiertem Kopf verursacht unter sonst gleichen Bedingungen schwerere HWS-Verletzungen (Abknickmechanismus).

Heckkollision: Schaden am Fahrzeugheck. Das Fahrzeug wird „unter dem Insassen" nach vorne geschoben; der nicht durch eine eng anliegende Kopfstütze gestützte Kopf bleibt aufgrund seiner Trägheit relativ zum Oberkörper zurück. Zuerst erfolgt eine *Kopftranslation*, anschließend die Extension, je nach Kopfstütze. Der dabei erfolgende Kopfkontakt mit der Kopfstütze ist kaum als „Kopfaufprall" im eigentlichen Sinne zu bezeichnen, da erstens eine relativ weiche Struktur kontaktiert wird, und zweitens in den fraglichen Fällen die Kopfaufprallgeschwindigkeit etwa dem Delta-v (siehe später) des Fahrzeuges entspricht, also gering ist. Die *Beschleunigung* des Kopfes hingegen liegt etwa doppelt so hoch wie diejenige des Fahrzeuges, also z. B. bei einem Delta-v von 10 km/h und einer mittleren Verzögerung des Fahrzeuges von ca. 3 g (Stoßzeit 1/10 Sekunden), bei 6 g, also ein Wert, der noch keine milde Hirnverletzung auslösen kann. Der anschließende Rebound des

Körpers/Kopfes nach vorne ist energiearm und nicht verletzungsrelevant, mit und ohne Gurt weitgehend identisch.

Frontalkollision: Schaden an der Fahrzeugfront, bei getragenen Gurten zuerst Kopftranslation nach vorne, dann HWS-Flexion. Die Häufigkeit von *leichten* HWS Verletzungen ist mit Gurt größer als ohne; aber: ohne Gurt wäre es in diesen Fällen zu einem Kopfaufprall mit dadurch induziertem – gefährlicheren – HWS-Abknickmechanismus gekommen. Das sekundäre Rückschwingen des Kopfes vollzieht sich wiederum mit geringer Energie. Der Airbag vermindert in der Regel die HWS-Belastung, außer bei out-of-position Situationen.

Seitenkollision: Je nach Fahrzeugbreite und -belastung kommt es (nur) zu einem Schulteraufprall gegen die Fahrzeugtüre und seitlichem Ausschwingen des Kopfes (Beschleunigungsmechanismus der HWS), oder zu einem Kopfanprall gegen Seitenscheibe, Dachkante oder Türpfosten mit erhöhtem Verletzungspotential.

Mögliche Mechanismen und Verletzungsdetails: Bei der initialen Kopftranslation, oder Kopfretraktion (also vor der Kopfrotation bzw. HWS-Extension) entstehen Scher*kräfte*, die in den oberen HWS wegen der dort flacheren Gelenkwinkel zu Scher*bewegungen* zwischen den Wirbeln bzw. zwischen Kopf/C0 führen. Dadurch können nozizeptive und propriozeptive Nervenbahnen geschädigt werden, die bis in den Hirnstamm und weiter nach zentral verlaufen. Ebenso sind Micro-Zerrungen in Muskeln möglich. Die Translationsdistanz beträgt etwa maximal 5 cm, es ergibt sich eine S-Form der HWS. Beim zeitlichen Übergang von der maximalen S-Form zur Extension können die induzierten Druckgradienten in den rückenmarksnahen HWS-Gefäßen bzw. der cerebrospinalen Flüssigkeit lokal (Nerven-Ganglien), wie weiter zentral – zumindest im Tierversuch – Nervenzellschädigungen verursachen. Dies könnte erklären, weshalb auch Patienten ohne Gehirnbelastung – also bei Ausschluß einer Mild Head Injury – neuropsychologische Beschwerden zeigen können, die an sich auf eine Hirnbeteiligung hinweisen würden.

Quantitative Angaben über die Belastungen, Hinweise zum Kausalzusammenhang

Die Kenntnisse über die möglichen Verletzungsmechanismen sind für die Beurteilung, ob ein „Unfall" zu dem beim Patienten X festgestellten Beschwerdezustand habe führen können, wichtig, allerdings nützen sie nichts, wenn nicht *zuverlässige* Angaben über den „Unfall" vorliegen. Es genügt nicht, vom Patienten zu erfahren, daß er „eine Heckkollision" gehabt habe oder daß ihm ein Fahrzeug „mit voller Wucht" (?), „ungebremst" (?), „mit 60 km/h" (?) etc. ins Heck „gekracht" sei. Angesichts solcher, eine extreme Belastung suggerierenden Beschreibungen wird jeder Arzt, der sich der Problematik nicht bewußt ist, sofort „mit Sicherheit" eine Kausalität des „Unfalles" festschreiben, weil er die mechanischen Einwirkungen völlig *überschätzt*. Dies ist die Regel. Krasse Fehlschlüsse sind etwa auch; „Autobahnkollision = schnell = schwere Verletzung", „Parkhausunfall = langsam = leichte Verletzung". Solche fehlleitenden pseudoquantitativen Begriffe sind in medizinischen Berichten leider nicht selten anzutreffen. Hohe Reparaturkosten oder gar die Angabe „Totalschaden" sagen nichts über die kollisionsdynamische Belastung des Fahrzeugs aus (über die mögliche Verletzung erst recht nicht). „Totalschaden" heißt, daß die Reparaturkosten über dem Zeitwert des Fahrzeugs liegen, also z. B. 1 000,—.

Patientenangaben über „Geschwindigkeiten" sind völlig unzuverlässig und praktisch immer falsch. Deshalb sollten solche Angaben in klinischen Berichten gar nicht erscheinen (lieber nichts als etwas falsches). Selbst wenn die Auffahrgeschwindigkeit des hinteren PKW durch wundersame Weise bekannt wäre, müßte diese zuerst durch einen technischen Sachverständigen im Hinblick auf die beiden Massen der involvierten Fahrzeuge auf die für die Kausalitätsbeurteilung einzig relevante „Geschwindigkeit", nämlich die Geschwindigkeits*änderung* (Delta-v) umgesetzt werden. Beispiel: Fährt ein 1000 kg schwerer PKW mit 25 km/h einem stehenden PKW von 1500 kg ins Heck, resultiert für den vorderen PKW theoretisch (Annahme des vollplastischen Stoßes) ein Delta-v von 10 km/h, inklusive elastischem Anteil, von etwa 13 km/h. Erfolgt ein Stoß eines 1600 kg PKW gegen einen 900 kg schweren PKW, wird letzterer mit tatsächlich etwa 20 km/h nach vorne gestoßen (also Delta-v = 20 km/h). Man geht heute für den „Normalfall" (bis ca. 55 Jahre, keine ungünstige Körperposition, keine relevanten Vorschäden, keine anderen Besonderheiten) von einem „Harmlosigkeitsbereich" von Delta-v 10–15 km/h aus; darunter ist eine nicht unerhebliche HWS-Verletzung biomechanisch nicht erklär-bar. Dies ist bei der Kausalitätsbeurteilung zu berücksichtigen, erweisen sich doch nach der technischen Unfallanalyse oft Heckstöße mit der Beschreibung „mit 50 km/h voll angefahren", als solche mit einem Delta-v von 8 km/h (z. B. Kollision mit 13 km/h gegen gleichschweren PKW), da schon die Auffahrgeschwindigkeit massiv überschätzt wurde.

Nach Aussagen von Klinikern ergibt sich daraus auch ein wichtiger psychologisch-therapeutischer Hinweis, indem es für den raschen Heilungsprozeß ungünstig ist, wenn der Arzt den Unfall schon zu Beginn dramatisiert („Es ist bekannt, daß schon bei leichten Unfällen schwere HWS-Verletzungen entstehen, bei Ihnen mit 50 km/h sehe ich schwarz"). Leider sind solche ungeschickten Äußerung an der Tagesordnung, vergleichbar mit dem fahrlässigen Unsinn bzw. fast vorsätzlicher Terrorisierung: „Sie haben Krebs und noch 18 Monate zu leben".

Umgekehrt werden die Belastungen bei *neuen* Automodellen oft *unterschätzt*, da von *außen* kein Schaden sichtbar ist (weiche Außenhaut mit verborgenen plastischem/elastischem Pralldämpfer). Erst die technische Untersuchung zeigt den Sachverhalt. Es wird dem Nicht-Sachverständigen (also Arzt, Jurist) somit mit Nachdruck abgeraten, sich aufgrund der Schadenfotos ein „ungefähres Bild" über die „Heftigkeit" (wie quantifiziert?) der Kollision zu machen.

Die erwähnten quantitativen Angaben bezogen sich auf Heckkollisionen. Bei Frontalkollisionen, also der Flexion der HWS, braucht es für eine Verletzung eine höhere Belastung, man geht etwa von einem doppelt so hohen Delta-v aus, also 20–30 km/h als „Harmlosigkeitsgrenze". Diese Werte wurden aufgrund biomechanischer Versuche und Unfallanalysen ermittelt. So macht es auch Sinn, daß der Airbag – zumindest in europäischen Fahrzeugen mit Gurtbenutzung – „erst" bei diesem Delta-v aufgeht, ebenfalls zum Schutz der HWS. Diese Fahrzeugbelastung entspricht etwa einem Maueraufprall mit der gleichen Geschwindigkeit, bzw. einem Aufprall gegen einen mit ebenfalls 20–30 km/h *entgegenkommenden, gleichschweren* PKW. Das Äquivalent gegen einen *stehenden, gleichschweren* PKW wäre eine Auffahrgeschwindigkeit von ca. 45 km/h.

Diese Erläuterungen mögen zeigen, daß die quantitative Einschätzung einer unfallbedingten Belastung sehr komplex ist und durch die Ausbildung als Arzt nicht abgedeckt ist. Bevor also nicht ein Sachverständiger den Sachverhalt auf der technischen Seite erhoben hat, sollte sich der Arzt gerade in den schwierigen HWS-Fällen nicht zur Kausalität äußern, da er ja den richtigen Sachverhalt noch nicht kennt.

Prävention

Kopfstützen sollten neben der Möglichkeit, sie genügend hoch zu positionieren (heute nicht in allen Fahrzeugen möglich!) möglichst nahe am Hinterkopf liegen (Vermeidung der Scherbeanspruchungen auf Höhe C0–C2) und auch den Nacken abstützen. Ein großer Vorteil sind Sitzlehnen, die in *gewolltem* Maß nach hinten nachgeben; dadurch wird die Schulterabstützung, welche die Scherkräfte in der HWS indiziert, verringert. „Aktive" Kopfstützen, die sich erst beim Aufprall in die Nähe des Kopfes positionieren sind grundsätzlich vorteilhaft, doch sind die heute in Entwicklung befindlichen Konzepte oft nicht ausgereift.

Literatur

Boström O, Krafft M, Aldman B, Eichberger A et al (1997) Prediction of Neck Injuries in Rear Impacts based on Accident Data and Simulations. IRCOBI Conf. Hannover, 251–264

Dvorak J, Ettlin Th, Jenzer G, Mürner J, Radanov BP, Walz F (1995) Standortbestimmung zum Zustand nach Beschleunigungsmechanismus an der Halswirbelsäule. Schw. Ärzte Zeitung 76, 14: 574–576

Gennarelli TA (1993) Cerebral concussion and diffuse brain injuries (Head Injury, Williams & Wilkins)

Hinoki M (1985) Vertigo due to whiplash injury: A neurotological approach. Acta Otolaryng 4:9–29

McConnell et al (1995) Human head and neck kinenatics after low velocity impacts – understanding „whiplash". 39th Stapp Car Crash Conference, SAE Warrendale

Meyer St, Hugemann W, Weber M (1994) Zur Belastung der Halswirbelsäule durch Auffahrunfälle. Verkehrsunf Fahrzeugtechn 1 und 2

Moorahrend U (Hrsg) (1993) Die Beschleunigungsverletzung der HWS. G. Fischer Verlag

Muser MH, Dippel Ch, Walz F (1994) Neck Injury Prevention by Automatically Positioned Head Restraint. AAAM-IRCOBI Special Session, September 22, Lyon (France), proceedings 145–157

Schuller E, Eisenmenger W (1993) Die verletzungsmechanische Begutachtung des HWS-Schleudertraumas. Unfall- und Sicherheitsforschung Strassenverk 89:193–196

Spitzer WO, Skovron ML, Salmi LR, Cassidy JD, Duranceau J, Suissa S, Zeiss E (1995) Scientific monograph of the Quebec Task Force on Whiplash-Associated Disorders: redefining „whiplash" and its management. Spine 20(8 Suppl):1S–73S

Svensson MY (1993) Neck Injuries in Rear-End Car Collisions – Sites and Biomechanical Causes of the Injuries, Test Methods and Preventive Measures. Dept. of Injury Prevention, Chalmers Univ. of Techn. S-41296 Göteborg, Sweden, ISBN 91-7032-878-1

Walz F (1994) Biomechanische Aspekte der HWS-Verletzungen. Der Orthopäde 23, 4:262–267

Walz F (1996) Weichteilverletzungen der Halswirbelsäule und „leichte" Hirnverletzungen bei Autoinsassen; biomechanische Voraussetzungen. Schweiz Z Sozialversich berufl Vorsorge 40, 6, 437–452

Pathomorphologie

A. Kathrein, Innsbruck

A2

Das Schleudertrauma der Halswirbelsäule, auch Peitschenschlag- oder „whiplash"-Syndrom genannt, ist ein deskriptiver Begriff für eine Summe verschiedenster Symptome und keine eindeutig definierte Diagnose. In den allermeisten Fällen handelt es sich um ein in Dauer, Intensität und Lokalisation unterschiedlich ausgeprägtes Beschwerdebild, welches vorwiegend nach plötzlicher horizontaler Beschleunigung üblicherweise ohne direkte Gewalteinwirkung auf den Schädel, gesehen wird. Zentrales Beschwerdesymptom ist zumeist ein zur Chronifizierung neigender Nackenschmerz, welcher häufig einem schmerzarmen oder manchmal auch schmerzfreien Intervall nach dem Unfallereignis folgt [3].

Pathomechanisch steht eine durch die Trägheit des Kopfes bedingte jähe Translation der Halswirbelsäule im Vordergrund, der eine Hyperextension und eine anschließende Hyperflexion folgt [13, 15, 19].

Art und Ausmaß struktureller Läsionen sind einerseits abhängig vom Ausmaß der Translations- bzw Rotationsbeschleunigung und andererseits von der Widerstandsfähigkeit der dynamischen und statischen Bauelemente der Wirbelsäule [14]. Das pathomorphologische Spektrum kann daher von kleinsten Weichteilläsionen hin bis zu schwersten osteo-disko-ligamentären Segmentzerreißungen reichen. Von besonderer klinischer und gutachterlicher Relevanz sind vor allem die diagnostisch nur schwer nachweisbaren „small element lesions" [16, 20]. Studien von Forsythe konnten zeigen, daß trotz massiver Dislokationen zum Zeitpunkt des Traumas mitunter nur minimale radiologische Auffälligkeiten nachweisbar sind [7].

Im Rahmen von *Beschleunigungsversuchen an Primaten* fanden Macnab und Wickstrom schwere strukturelle Weichteilläsionen an der oberflächlichen und tiefen Halsmuskulatur, an Larynx und Ösophagus sowie an Gefäßen und Nerven (Sympathicus), zudem eine Vielzahl osteo-disko-ligamentärer Verletzungen am Achsenskelett, begleitet von Rückenmarks- bzw. Wurzelläsionen [12, 21].

Experimentelle Studien am Kadaver von Clemens und Burow zeigten die vorderen Wirbelelemente im Vergleich zu den hinteren Strukturen entsprechend der pathomechanisch bedeutenderen Hyperextension signifikant häufiger betroffen [4]. Sie fanden in 90% den Diskus, in 80% das vordere Längsband, in 40% die Gelenkkapsel und in 10% jeweils das Lig. flavum und das hintere Längsband lädiert vor. Knöcherne Verletzungen wurden in 30% der Präparate gefunden.

Jònsson et al. konnte durch korrelative *Gefrierschnittuntersuchungen an HWS-Präparaten* von Verkehrsopfern, welche an schweren Schädelverletzungen verstarben, eine Vielzahl radiologisch nicht erkennbarer disko-ligamentärer Zusatzverletzung nachweisen [10].

Coffee et al. als auch die zuvor genannten Autoren fanden die unteren HWS-Segmente (C5-7) besonders häufig betroffen, während Dvorak und Saternus auch auf mögliche, bisher unterbewertete Läsionen am kraniozervikalen Übergang (Ligg. alaria, Lig. transversum atlantis) hinwiesen [5, 6, 17, 18].

In *klinischen Studien* wiesen Jònsson et al. vor allem auf traumatische Diskusläsionen als Ursache für chronische Nackenbeschwerden nach Schleuderverletzungen hin, während Barnsley bei 54% der chronischen Schmerzpatienten mittels gezielter Blockade der kleinen Wirbelgelenke, diese als schmerzverursachend erkannte [2, 11].

Zur morphologischen Detailabklärung haben moderne Schnittbildverfahren (CT und MRI) neue diagnostische Möglichkeiten eröffnet und große Bedeutung erlangt. Die Aussagekraft des MRI in Hinblick auf kleine Läsionen der Weichteile ist nicht unumstritten, zumal derartige Läsionen häufig erst durch reaktive Veränderungen (Einblutungen, Ödeme, entzündliche Veränderungen im Rahmen reparativer Prozesse) nachweisbar werden können. Korrelative Seriengefrierschnittuntersuchungen an Präparaten haben sich zur morphologischen Detailabklärung und Wertung diagnostischer Verfahren als besonders wertvoll erwiesen.

Seit 1991 werden an unserer Klinik in Zusammenarbeit mit dem Gerichtsmedizinischen Institut korrelative Untersuchungen an Halswirbelsäulenpräparaten verstorbener Unfallopfer durchgeführt, wobei nach vorangegangener bildgebender Diagnostik mittels einer speziellen Seriengefrierschnittmethode, der *Rotationskryotomie (Rotation Cryotomy - RCT)* Schnitte in 1 mm Schichtdicke angefertigt und ausgewertet werden [8, 9]. Bisher wurden 53 HWS-Präparate von Unfallopfern untersucht.

Anhand der Unfallanamnese und der Begleitverletzungen lag in 21 Fällen ein schweres horizontales Dezelerationstrauma, in weiteren 17 Fällen eine direkte Gewalteinwirkung auf den Schädel und somit eine fortgeleitete Krafteinwirkung auf die Halswirbelsäule vor.

An der oberen HWS wurden unter anderem 2 Abrißfrakturen am Condylus occipitalis, 4 Atlasbogenbrüche, 7 Densfrakturen, 2 traumatische Spondylolysen sowie 3 atlanto-okzipitale Luxationen beobachtet.

An der unteren HWS fanden sich 4 Kompressions- bzw. Spaltbrüche, 7 Gelenkfortsatzfrakturen und 4 Bogen- bzw. Dornfortsatzfrakturen. Weiters ließen sich insgesamt 76 Bandscheibenverletzungen unterschiedlichsten Schweregrades dokumentieren. In mehr als 50% fanden sich eine oder mehrere Bandscheiben zusätzlich verletzt. In Abhängigkeit vom Lebensalter zeigte sich eine unterschiedliche Pathomorphologie. Wie bereits Aufdermaur feststellte, waren beim Kind die Einrisse ausschließlich an der osteo-chondralen Übergangszone zu finden. [1]. Die Schwachstelle der Bandscheibe beim Jugendlichen liegt wiederum an der disko-chondralen Grenzfläche, die des Erwachsenen bzw. Greisen praktisch ausschließlich entlang der zumeist bereits vorbestehenden uncovertebralen Spaltbildungen bzw. auf Niveau vorbestehender, fortgeschrittener Osteochondrosen (Fig. 1). Am häufigsten fanden sich subligamentäre, ventralseitige Annuluseinrisse (Fig. 2). Praktisch bei jedem Präparat fanden sich multiple Kleinverletzungen wie Hämarthros in den kleinen Wirbelgelenken (Fig. 3) oder frische Einblutungen in die Muskulatur. Bei 7 Präparaten wurden Einblutungen im Bereich der Neuroforamina, der Nervenwurzelscheiden und Spinalganglien gesehen (Fig. 4). 11 Präparaten zeigten schwere strukturelle Schäden am Halsmark in Form von Einblutungen bis hin zu vollständigen Zerreißungen (Fig. 1).

Das Wissen um die Häufigkeit und die morphologische Vielfalt traumatischer Veränderungen, welche an der anatomisch überaus komplexen Halswirbelsäule vorkommen können, muß zu einer differenzierten diagnostischen, therapeutischen und gutachterlichen Betrachtungsweise Anlaß geben.

Den Stellenwert und die Aussagekraft einzelner diagnostischer Verfahren in Hinblick die zum Teil subtile Pathomorphologie beim Schleudertrauma gilt es in weiteren korrelativen Studien zu untersuchen.

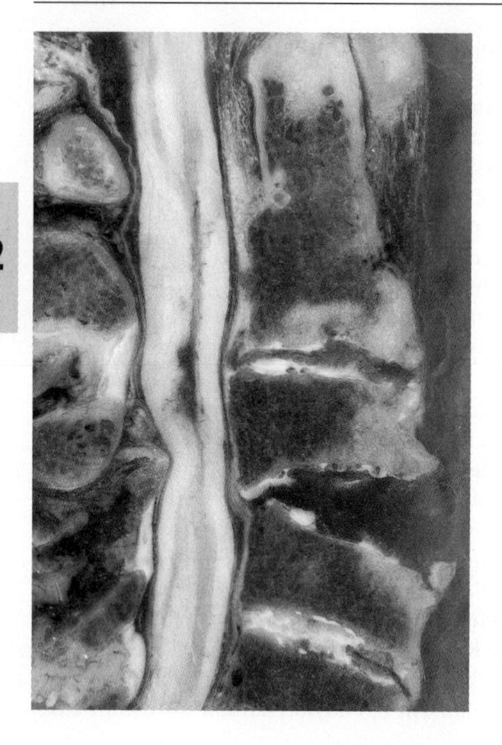

Abb. 1. Hyperextensionsverletzung beim 85jährigen Mann, median-sagittaler RCT-Schnitt: komplette disko-ligamentäre Zerreißung im osteochondrotisch veränderten Segment C3/4 , nur noch narbiges Restbandscheibengewebe vorhanden, Zerreißung des vorderen Längsbandes und des Lig. flavum, Subluxation des kranialen Wirbels nach dorsal mit Einengung des Spinalkanales, struktureller Halsmarkschaden mit zentraler Einblutung.

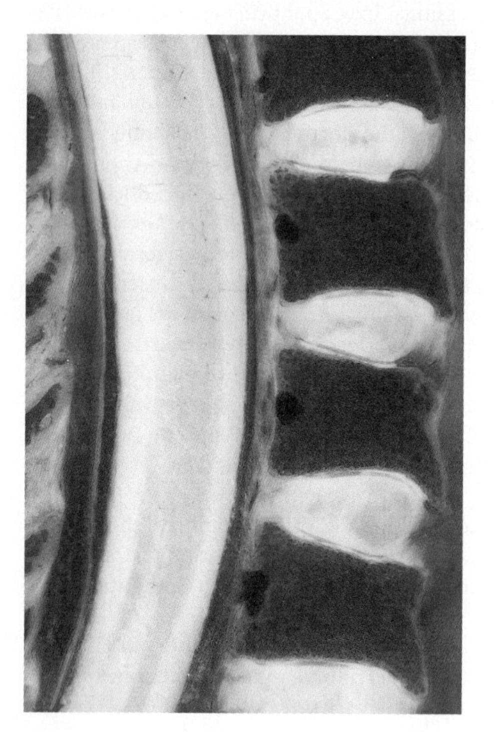

Abb. 2. Hyperextensionsverletzung beim 18jährigen Mann, median-sagittaler RCT-Schnitt: subligamentäre Läsionen/Abrisse der vorderen Annulusanteile in drei benachbarten Segmenten.

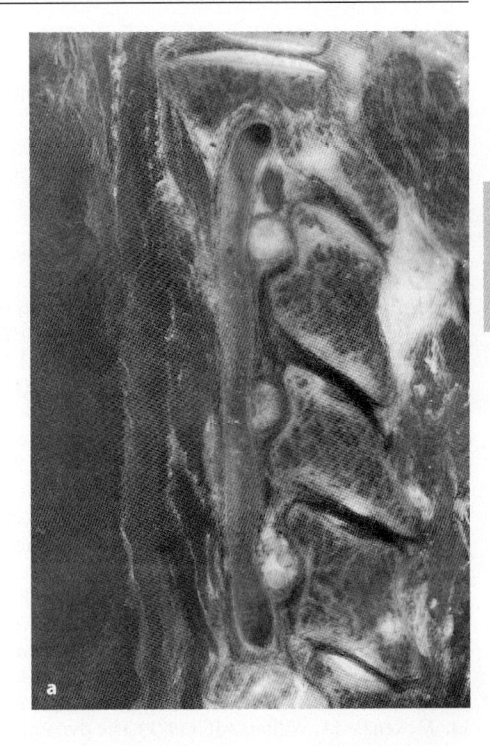

Abb. 3a. Hyperextensions-/flexionsverletzung beim 32jährigen Mann, paramedian-sagittaler RCT-Schnitt: enge anatomische Beziehung der A. vertebralis, der Spinalganglien/Wurzeln und der kleinen Wirbelgelenke. Hämarthros der kleinen Gelenke, Gelenkkapseleinrisse, periradikuläre Einblutungen in die Weichteile.

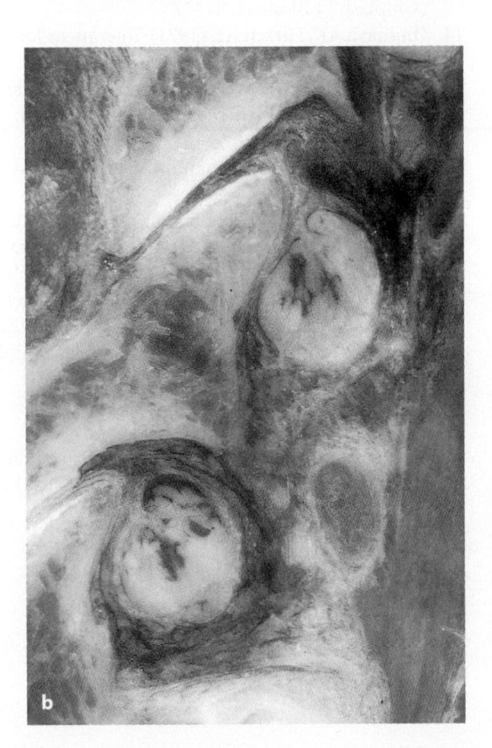

Abb. 3b. selber Patient wie 3a: frische Einblutungen im Bereich des Neuroforamens, der Nervenwurzelscheiden als auch der Spinalganglien selbst.

Literatur

1. Aufdermaur M (1974) Spinal injuries in juveniles, necropsy findings in twelve cases. J. Bone Joint Surg. 56B:513
2. Barnsley l, Lord SM, Wallis BJ, Bogduk N (1995) The prevalence of chronic cervical zygapophysial joint pain after whiplash. Spine Vol 20, 1:20–26
3. Braaf MM, Rosner S (1958) Whiplash injury of the neck. Symptoms, diagnosis, treatment and prognosis. NY State J Medl 58:1501–1507
4. Clemens HJ, Burow K (1972) Experimental investigation on injury mechanism of cervical spine at frtal and rearfront vehicle impacts. In: Proceedings of the 16th STAPP Car Crash Conference, p.76. New York, Society of Automotive Engeneers
5. Coffee MS, Wittenberg RH, Edwards WT, White AAIII (1989) Hyperextension injuries patterns in the human cadaveric cervical spine (Abstract). Cervical Spine Research Society
6. Dovorak J, Schneider E, Saldinger P, Rahn B (1988) Biomechanics of the craniocervical region: the alar and transverse ligaments. J Orthop Res. 6:452
7. Forsythe HF (1964) Extension injuries of the cervical spine. J Bone Joint Surg 46A:1792
8. Kathrein A, Klestil T, Birbamer G, Buchberger W, Rabl W, Künzel KH (1996) Rotations Cryotomy: Medical and Scientific Value of a New Serial Sectioning Procedure. Clinical Anatomy 9:227–231
9. Kathrein A, Daniaux H, Rabl W, Freund M, Beck E (1998) Die Pathomorphologie der verletzten zervikalen Bandscheibe. Die traumatische und degenerative Bandscheibe, Hsgb. Claes L, Springer Verlag (in Druck)
10. Jònsson H, Bring G, Rauschning W, Sahlstedt B, Hidden cervical spine injuries in traffic accident victimss with skull fractures. J Spine Disord. Vol 4, 3:251–263
11. Jònsson H, Cesarini K, Sahlstedt B, Rauschning W (1994) Findings and Outcome in Whiplash-Type Neck Distorsions: Spine 19; 24:2733–2743
12. Macnab I (1964) Acceleration injuries of the cervical spine. J Bone Joint Surg 46A:1797
13. McKenzie JA, Williams JF (1971) The dynamic behavior of the head and cervical spine during „whiplash". J Biomech 4:477
14. Ommaya AK, Hirsch AE (1971) Tolerances for cerebral concussion from head impact and whiplash in primates. J. Biomech. 4:13
15. Patrick LM (1969) Studies on hyperextension and hyperflexion injuries in volunteers and human cadavers. In Gardjian E and Thomas E (eds): Neckacke and Backache. Springerfield, Charls C Thomas
16. Rauschning W, Pathoanatomical findings in cervical spinal injuries. J Spinal Disorders 2: 213–222
17. Saternus KS, Die Verletzungen von Wirbelsäule und von Weichteilen. Die Wirbelsäule in Forschung und Praxis. Bd 84, Hippokrates, Stuttgart
18. Saternus KS, Koebke J (1988) Verletzung der oberen Halswirbelsäule. In: Wolff HD (ed) Die Sonderstellung des Kopfgelenksbereiches. Springer, Berlin
19. Svensson MY (1998) Injury biomechanics. Whiplash Injuries: Current Concepts in Prevention, Diagnosis, and Treatment of the Cervical Whiplash Syndrom. Gunzburg R and Szpalski M, Lippincott-Raven Publishers, Philadelphia
20. Wagner RF, Abel MS (1960) Small-element lesions of the cervical spine due to trauma. Clin Orthop 6:235
21. Wickstrom J, Martinez JL, Rodriguez R Jr, Haines DM (1970) Hyperextensions and hyperflexion injuries to the head and neck of primates. In: Grdjian ES, Thomas LM (eds) Neckache and Backache. Springfield, IL: Thomas 108–119

Klinik des HWS-Beschleunigungstraumas

C. Eggers und A. Stahlenbrecher, Hamburg

1. Allgemeines

Die häufigste Ursache für ein Beschleunigungstrauma der HWS stellen Verkehrsunfälle dar, hier insbesondere Auffahrunfälle und Frontalkollisionen. Die Incidenz der dabei hervorgerufenen Beschleunigungsverletzungen wird in der westlichen Welt mit 70 bis 190 pro 100 000 Einwohner angegeben. Unfallmechanismus ist in der Regel eine kombinierte Hyperflexions/Hyperextensionsbewegung des Kopfes mit entsprechender Belastung der HWS. Zunächst tritt eine translatorische Verschiebung im Bereich des cervicooccipitalen Überganges bis an die Grenze des viskoelastischen Verhaltens der Bänder auf. Dabei kommt es zwangsläufig zu Überdehnungen oder Rupturen, die die Gelenkmechanik nachhaltig stören. In der zweiten Verletzungsphase kommt es, je nach Stellung des Kopfes, zur Rotation und zur HWS-Hyperextension mit anschließender Flexion mit Sinne einer Pendelbewegung. Kommt es zu einer angulatorisch oder nicht-sagittal weitergeleiteten Kraftanleitung der tieferen Segmente, können entsprechend der Bewegungsrichtung verschiedene Verletzungsmuster beobachtet werden (Tab. 1).

2. Klassifikation

Die wohl bekannteste Klassifikation geht auf Erdmann, 1972, zurück. Er unterschied drei Verletzungsschweregrade. Später modifizierte Moorahrendt diese Klassifikation durch Einbeziehung der apparativen Befunde (Tab. 2).

Tabelle 1. Verletzungsmuster der HWS nach Non-contact-Traumen nach Hirsch

Hyperflexionsverletzungen
Zerrung, Ruptur des hinteren Längsbandes
Bandschibenprolaps
Rückenmarksüberdehnung
Zerrung, Ruptur der Gelenkkapseln, Subluxation, Luxation
Zerrung, Ruptur der Ligamenta flavum, interspinosum und supraspinosum
Hyperextensionsverletzungen
Überdehnung des Ösophagus ggf. mit Einblutungen
Zungenbeinabrißfrakturen
Zerrung, Einriß der prävertebralen Muskulatur
Zerrung, Ruptur des vorderen Längsbandes
Bandscheibenruptur
Myelonkompression
Gelenkfortsatzfrakturen
Dornfortsatzfrakturen

in: Hirsch SA et al (1988) Whiplash syndrome. Fact or Fiction? Orthopedic clinics of North America 19, Nr 4:791–795

Tabelle 2. Schweregrad der HWS-Distorsionen

Grad	Symptomfreies Intervall	Symptome	Morphologisches Substrat	Neurologischer Befund	Röntgenbefund
I (leicht)	über 1 Stunde (max. 24 Stunden) meist 12–16 Stunden	Nacken-Hinter-KS, Bewegungseinschränkung	Distorsion, geringe Verletzung des HWS Weichteilmantels	–	ohne Befund oder Steilstellung
II (mittelschwer)	unter 1 Stunde (bis 4–8 Stunden)	Nackensteife, Schluckbeschwerden, starke Nacken- und Hinterkopfschmerzen	Gelenkkapseleinrisse, Gefäßverletzungen (retropharyngeales Hämatom), Muskelzerrungen	–	Steilstellung, gegebenenfalls kyphotischer Knick
III (schwer)	fehlt, Beschwerden setzen sofort ein	HWS-Zwangshaltung, Kopf- und Armschmerzen: gegebenenfalls Parästhesien und Paresen	isolierter Bandscheibenriß, Ruptur im dorsalen Bandapparat, Luxation, Fraktur, Nerven- und medulläre Läsion	radikuläare oder medulläre Syndrome	Fraktur, Fehlstellung, abnorme Aufklappbarkeit bei Funktions-Aufnahmen
IV (meist tödlich)	fehlt	zentrales Regulationsversagen	Kontusion, Schädelbasisringbrüche und andere	manchmal hoher Querschnitt	

in: Jörg J, Menger H (1998) Das Halswirbelsäulen und Halsmarktrauma. Dt. Ärzteblatt 21: B1048–1055

3. Symptomatik

Die am häufigsten beschriebenen Symptome sind Nackenschmerzen, Kopfschmerzen, Kribbelparästhesien, Benommenheit, Bewußtlosigkeit, Übelkeit, Erbrechen, Schwindel, Ohrensausen, Sehstörungen und Schluckbeschwerden. Darüber hinaus werden gelegentlich auch Kiefergelenksverletzungen beschrieben. Frakturen und isolierte discoligamentäre Instabilitäten nach reinem Beschleunigungstrauma ohne Kopfanprall sind eher selten und treten in nur 2–5% der Fälle auf. Sie sind Ausdruck des Versagens osteoligamentärer und muskularer Strukturen an der am stärksten belasteten Stelle. Ihre Beschreibung darf nicht darüber hinwegtäuschen, daß auch die Nachbarsegmente im Sinne einer HWS-Distorsion geschädigt sein können.

Nackenschmerzen und Nackensteife:
Nach einem initial häufig beschwerdefreiem Intervall treten Nackenschmerzen und Muskeltonuserhöhung auf. Betroffen sind die suboccipitale Muskulatur, M. splenius, M. semispinalis capitis, M. sternocleidomastioideus und die Scalenus-Gruppe. Wahrscheinlich ist

die gesteigerte propriorezeptive Aktivität für die Steigerung dieses Muskeltonus verantwortlich. Die pathophysiologischen Mechanismen sind jedoch noch nicht restlos geklärt. Es ist bekannt, daß erhöhter Muskelspasmus die intramuskuläre Durchblutung drosseln kann und die irreversiblen Schädigungen der Muskelfasern und Muskelspindeln verursachen dürfte, was eine neuromuskuläre funktionelle Störung zur Folge hätte. Die inadäquate Muskelaktivität führt zu Muskelkraftverlust.

In der subakuten und chronischen Phase steht eine Bewegungsminderung im Vordergrund, der Schmerz ist dann eher ein Begleitsymptom.

Kopfschmerzen, Kribbelparasthesien, Benommenheit, Bewußtseinsstörungen, Übelkeit, Erbrechen:
Diese Symptome treten gelegentlich isoliert, meist aber als Mischbild auf und sind dann zu unterscheiden in

Cervicale/Cervico-cephales Syndrom und Cervico-brachiales Syndrom:
Kennzeichnende Beschwerden sind die Nacken-/Hinterkopfschmerzen und/oder Nacken-/Schulterschmerzen mit schmerzhafter Bewegungseinschränkung der Halswirbelsäule und schmerzhaft verspannter Nacken-/Schultermuskultur. Nicht selten treten auch vorübergehende Empfindungsstörungen, Mißempfindungen im Hautinnervationsgebiet der oberen Halsmarkwurzeln C2 und C3 (Nn. occipitalis major et minor), am Hinterkopf und im Hautinnervationsgebiet der übrigen Halsmarknervenwurzeln C4 bis C8, an den Armen und Händen, auf.

Cervico-encephales Syndrom:
Geklagt werden Übelkeit, Brechreiz und Erbrechen, häufig verbunden mit initialer kurzzeitiger Bewußtlosigkeit oder Benommenheit oder auch nur einer nachfolgenden Erinnerungslücke ohne Bewußtlosigkeit (amnestische Episode). Diese Symptome sind Ausdruck einer reversiblen Hirnstammfunktionsstörung ähnlich einer leichten Commotio.

Cervico-meduläres Syndrom:
In der Folge einer Halsmarkschädigung besteht eine mehr oder minder ausgeprägte motorische oder sensible Querschnittssymptomatik. Das Ausmaß und die Lokalisation einer solchen Halsmarkschädigung sind durch die neuroradiologische und apparativ neurophysiologische Befunderhebung zu sichern (EMG mit Neurographie, somato-sensible evozierte Hirnpotentiale, corticale Magnetstimulation, CT, Myelo-CT sowie MR). Als seltene posttraumatische Spätkomplikation eines Halsmarkschadens ist die progressive posttraumatische cystische Myelopathie mit einem ähnlichen Beschwerdebild wie bei der Syringomyelie zu erwähnen.

Schwindel:
In der Folge einer Schädigung der oberen Cervicalwurzeln können durch ein Beschleunigungstrauma der HWS eine Gangunsicherheit mit ipsilateralem Gangabweichen und Vorbeizeigen beobachtet werden. Posttraumatische Drehschwindelattacken sind meist durch eine Schädigung der Otolithen in Form eines beginnenden peripheren paroxysmalen Lagerungsschwindels ausgelöst. Dabei lagern sich traumatisch losgelöste Partikel des Uriculus-Otolithen der Cupula des hinteren verticalen Bogenganges an oder verursachen als eine Art Pfropf im hinteren vertikalen Bogengang bei Kopfbewegungen eine Endolymphbewegung.

Tinitus und Hörminderung:
In 5% der Fälle kommt es zu Hörstörungen, insbesondere im hohen Frequenzbereich. In 14% der Fälle wird ein Tinitus beschrieben. Ursachen für Horminderung und Tinitus sind vermutlich in der mechanischen Drosselung der Hirnstamm- und Labyrinthperfusion im Sinne einer vertebrobasilaren Insuffizienz zu sehen.

Sehstörungen:
In 40% der Fälle wird eine Sehstörung beschrieben, die als Akkommodations- und Konvergenzstörung auftreten kann, aber auch mit Fusionseinbußen und beeinträchtigtem Binoccular sehen eingehen kann. Augenmuskelparesen führen zu Doppelbildern, weiter werden beschrieben Horner Syndrom, Glaskörperablösungen in der Fovea, erhöhte Lichtempfindlichkeit mit Blendungsgefühl und Verschwommensehen. Die genauen Ursachen der Sehstörungen sind nur teilweise aufgeklärt. Untersuchungsergebnisse weisen auf eine zentrale Störung hin, wobei es bei starken Bewegungsexkursionen der HWS zu vaskulären Störungen durch Irritation der A. vertebralis kommen kann. Möglicherweise ist in einzelnen Fällen auch eine direkte Schädigung des Hirnstamms, bzw. des Temporallappens möglich.

Schluckbeschwerden und Kiefergelenksverletzungen:
Verletzungen des Kehlkopfes und des Kiefergelenkes sind durch Stauchung bei extremer Inklination oder durch Überdehnung der vorderen Halsorgane bei Reklination zu erklären.

4. Prognose

Die grundsätzliche Prognose der Verletzung ist gut. In der Regel ist eine Ausheilung nach 6–10 Wochen zu erwarten. Faßt man die Zahlen der Literatur zusammen, so sind 80% der Beschleunigungstraumen leichter Natur, 25–30% haben fortdauernde Beschwerden, 12% sogar starke Beeinträchtigungen noch nach 12 Jahren.

Radiologische Diagnostik

H. Friedburg, Karlsruhe

Retrospektive [9, 10, 19] wie prospektive Studien [z. B. 8, 18] haben hinreichend deutlich gezeigt, daß auch nach niedriggradigen, besser ausgerückt nach scheinbar niedriggradigen Beschleunigungsverletzungen der Halswirbelsäule (HWS) chronische Beschwerden beobachtet werden. Bei ca. 200 000 Unfällen jährlich in Deutschland mit Beteiligung der HWS ist nach Ergebnissen prospektiver Studien [8, 18] in bis zu 20% mit bleibenden Beschwerden zu rechnen. Nur in Ausnahmefällen ergeben konventionelle Röntgenaufnahmen der HWS oder Routineuntersuchungen mittels Computertomographie (CT) oder Magnetresonanz-Tomographie (MRT) Hinweise auf die Ursache der Beschwerden oder gar bezüglich der haftungsausfüllenden Kausalität. Der Mangel an beweiskräftigen morphologischen Befunden führt in aller Regel zu einer Ablehnung von Entschädigungsbegehren. Erdmann [3] hat mit seiner Monographie den versicherungsrechtlichen Aspekt von HWS-Beschleunigungstraumata stark beeinflußt, seine Schlußfolgerungen haben außerdem auch für lange Zeit zu einem Forschungsdefizit geführt und zwar sowohl was die Prophylaxe zur Verhinderung einer Chronifizierung wie auch die Entwicklung neuer Behandlungskonzepte von chronischen Beschwerden anbelangt. Spezielle MRT- und Funktions-CT-Untersuchungen zeigen beim HWS-Beschleunigungstrauma Befunde, die bei diesem komplexen Problem wichtige Zusatzinformationen und gegebenenfalls auch Hinweise zur Therapie liefern.

Anatomie

Christ [2], Putz [17] und Neuhuber [14, 15] haben die anatomischen Besonderheiten der HWS ausführlich dargestellt und gewürdigt. Hervorzuheben ist dabei die Rezeptorendichte in den tiefliegenden kurzen autochthonen Muskeln der Suboccipitalregion, der Gelenkkapseln der Kopf-Halsgelenke und der Membrana atlanto-occipitalis. Die durch spezielle Präparationstechniken nachgewiesene direkte Projektion proproizeptiver Afferenzen aus den obersten Halssegmenten zum Vestibulariskomplex [15] erlaubt es, eine unfallinduzierte Irritation dieser Region als pathogenetische Ursache für einen Teil der posttraumatischen Beschwerdebilder, wie Gleichgewichtsstörungen, als gesichert anzunehmen.

Verletzungsklassifikation

Die Unterscheidung von reinen Beschleunigungsverletzungen (non-contact trauma) ist von Verletzungen mit Kopfanprall etc. (contact trauma) zu differenzieren. Wir selbst sehen in Anlehnung an Saternus [21] aber im Gegensatz zu Erdmann [3] und Walz [24] nur einen unbedeutenden Unterschied zwischen einer Beschleunigungsverletzung mit primärer Hyperextension (Heckaufprall) und primärer Hyperflexion (Frontalaufprall). Eine Irritation der mittleren und unteren HWS und insbesondere der Kopf-Halsgelenksregion ist bei beiden Verletzungsmechanismen und auch bei einem Kontakttrauma möglich.

Diagnostik

Bei der klinischen Untersuchung einer frischen symptomatischen Beschleunigungsverletzung sind die Beweglichkeit, die Lokalisation der Druckschmerzhaftigkeit, mögliche neurologische Ausfälle und subjektive Symptome wie Schwindel, Tinnitus, Sehstörungen etc. sorgfältig zu evaluieren und auch hinsichtlich ihres zeitlichen Auftretens zu dokumentieren. Dies gilt auch für Nachschauberichte, da manche Symptome erst nach einer Latenzzeit [6] auftreten.

Grundsätzlich ist bei der radiologischen Diagnostik von Beschleunigungstraumata der HWS zwischen Befunden im Akut- und im chronischen Stadium zu unterscheiden.

Im Akutstadium zeigen konventionelle Röntgenaufnahmen nach einem HWS-Beschleunigungstrauma I–III (Enzensberger Konsens [16]) allenfalls Fehlstellungen bis hin zur reversiblen Subluxation bis hin zum indirekten Nachweis einer Längsbandruptur.

Darüber hinaus konnten wir im akuten Stadium einer Beschleunigungsverletzung der HWS in fettsupprimierten T2g-Aufnahmen Einblutungen in die Muskulatur, in Neuroforamina sowie Ergüsse in mehreren kleinen Wirbelgelenken oder in den Kopf-Halsgelenken nachweisen.

Zur radiologischen Abklärung chronischer Beschwerden gehören konventionelle Funktionsaufnahmen, wobei gemäß Rompe und Fraunhoffer [20] eine Verlaufsserie mit Aufnahmen im Abstand von zunächst 6 Wochen später 3 Monaten vorauszusetzen wäre. In der Realität werden solche Verlaufsserien nur selten konsequent angefertigt wird. Auch Kamieth [12] fordert in seiner Monographie ebenfalls eine röntgenologische Verlaufsserie um unfallunabhängige Funktionsstörungen gegenüber Unfallschäden oder einer überproportional rasche Entwicklung oder Verschlechterung degenerativer Veränderungen zu erfassen.

Bei neurologischen Ausfällen ist sowohl im Akutstadium wie im chronischen Beschwerdestadium eine MRT-Untersuchung der HWS durchzuführen, ggf. eine ergänzende CT-Untersuchung.

Bei Verdacht auf eine strukturelle Weichteilverletzung der oberen HWS kann außerdem noch eine hochaufgelöste MRT-Untersuchung der Kopf-Halsgelenke unter Berücksichtigung der Ligamenta alaria erfolgen, die Indikation zu dieser Untersuchung ist aber strenger zu stellen als bei Standarduntersuchungen der HWS.

Liegt eine sogenannte zerviko-enzephale Symptomatik vor, sollte ein manualmedizinischer Befund erhoben werden. Bei eventuell ausstehenden rechtlichen Auseinandersetzungen kann zur Beweissicherung, ob möglicherweise eine Funktionsstörung als auslösende Ursache der zerviko-enzephale Symptomatik in Frage kommt, eine Funktions-CT in Spiraltechnik empfohlen werden.

Eigene Ergebnisse

Mehr als 300 Patienten wurden mittels MRT unter der Fragestellung einer Bandschädigung im kranio-zervikalen Übergang von seit 1993 untersucht. Bis auf wenige Ausnahmen wurde bei diesen Patienten zusätzlich eine Funktions-CT (Spiral-CT) durchgeführt. Zur Anwendung kam die von uns [5] 1997 publizierte Untersuchungstechnik mit Aufnahme einer Schnittbildserie in Neutralstellung, sowie in Rechts- und Linksrotation.

Ein frischer Abriß eines Ligamentum alare an der Densspitze konnten wir in der MRT einmal nachweisen. Bei einer Patientin mit einem mehre Jahre zurückliegenden Trauma und schwerer Instabilität waren beide Bänder rupturiert gewesen. Bei ca. 3% wurde eine partielle Schädigung eines Ligamentum alare diagnostiziert.

Nach unserem Wissen wurde keiner der von uns untersuchten Patienten aufgrund eines solchen Befundes operiert.

Bei einem anderen Patienten, war aufgrund einer außerhalb erfolgten MRT-Diagnose eines rupturierten Ligamentum alare eine Fusion der Segmente C1/2 erfolgt, eine postoperativ bei uns durchgeführte Kontrolluntersuchung stellte beide Ligamenta alare völlig intakt dar. In zwei weiteren andernorts diagnostizierten Fällen einer Teilruptur eines Ligamentum alare bzw. beider Ligamenta alaria, allerdings ohne operativen Eingriff, konnten wir uns der Vordiagnose ebenfalls nicht anschließen.

Funktionsstörungen in den Kopf-Halsgelenken waren computertomographisch bei den von uns untersuchten Patienten mit einer zerviko-enzephalen Symptomatik ausnahmslos nachweisbar. In zwei Fällen konnte eine über Jahre nicht erkannte rotatorische Subluxation [4] in den Atlanto-Axialgelenken gesichert werden.

Zusammenfassende Wertung

Die nach einem Beschleunigungstrauma bei einem Teil der Unfallopfer auftretenden chronischen Beschwerden lassen sich größtenteils nicht durch Befunde an der mittleren oder unteren HWS erklären. Allenfalls lassen sich zervikale Schmerzsyndrome oder ein Schulter-Armsyndrom noch näherungsweise durch solche Befunde erklären.

Lindner [13] machte in seiner Publikation zur Chronifizierung posttraumatischer Zustände auf die Möglichkeit einer Verletzung der Lig. alaria aufmerksam. Dieser Verletzungstyp ist dann von Saternus [22, 24] näher untersucht worden. Aufgrund der Ergebnisse dieser Studie, in der u. a. unterschiedliche Verlaufsrichtungen und leicht variierende Lokalisationen der Insertion der Ligamenta alaria am Dens bzw. den occipitalen Kondylen gefunden wurden, kann es als bewiesen gelten, daß eine Verletzung der Ligamenta alaria vorkommen kann. Die Wertigkeit von CT-Untersuchungen zur posttraumatischen Beurteilung der Ligamenta alaria ist allerdings aufgrund der unterschiedlichen Verlaufsrichtung der Bänder als ungenügend zu bezeichnen. Insbesondere täuschen schrägverlaufende Bänder Strukturschäden durch Partialvolumeneffekte oder atypischen Bandanschnitt vor.

Eine eindeutige Darstellung dieser Bänder ist erst mit der Magnetresonanz-Tomographie (MRT) [5] möglich geworden. In der Regel sind aber standardisierte coronare Schichten aufgrund des Verlaufs der Bänder nicht ausreichend. In Anlehnung an die Ergebnisse der Studie von Saternus und Thrun [22, 24] wurde deshalb ein eigenes Untersuchungsprotokoll [5] entwickelt.

Inzwischen haben wir mehr als 300 Patienten mittels MRT unter der Fragestellung einer Bandschädigung im kranio-zervikalen Übergang untersucht. Bis auf wenige Ausnahmen wurde bei diesen Patienten auch eine Funktions-CT durchgeführt mit Aufnahme einer Serie in Neutralstellung, sowie in Rechts- und Linksrotation.

Einmal fand sich in unserem Patientenkollektiv ein frischer Bandabriß am Dens in der MRT, bei einer Patientin waren beide Bänder rupturiert gewesen und bei 3% waren Zeichen einer partiellen Schädigung eines Ligamentum alare nachweisbar. Die Bedeutung einer Bandläsion bezüglich dem Auftreten von chronischen Beschwerden dürfte damit gering sein.

Dennoch klagt die Mehrzahl der 300 Patienten über typische, von der oberen HWS ausgehende Beschwerden (sogenannte zerviko-enzephale Symptomatik, so daß diese Beschwerden nicht Folge einer Bandruptur oder Bandläsion sein können, sondern eine andere Ursache zugrunde liegen muß.

Eine mögliche Antwort auf die Frage der Ursache dieser Symptomatik bieten manualmedizinische Befunden nach denen funktionelle Kopfgelenksstörungen postuliert wurden. Als frühe Beschreiber funktioneller Kopfgelenksstörungen und deren Zusammenhang mit chronischen Beschwerden nach einem Beschleunigungstrauma sind vor allem Gutmann [6], Arlen [1] und Wolff [26] zu nennen.

Für die Richtigkeit der Annahme, daß die zerviko-enzephale Symptomatik Folge einer Funktionsstörung in den Kopf-Halsgelenken ist und vorwiegend durch Störungen am Atlas ausgelöst wird, sprechen neben anatomischen [14, 15] und neurophysiologischen Befunden [11, 23] die Besserung oder Aufhebung der Symptomatik nach manualmedizinischen Manipulationen. Manualmedizinische Befunde werden allerdings häufig bezweifelt oder ignoriert, nicht zuletzt deshalb, da nur ein entsprechend geschulter Untersucher in der Lage ist, derartige Befunde zu erheben oder nachzuvollziehen. Die Funktionscomputertomograpie bietet sich hier als objektives und reproduzierbares Verfahren mit der Möglichkeit einer Dokumentation der Befunde auf Film oder einen anderen Datenträger an.

Zur Diagnosesicherung oder aus forensischen Gründen schlagen wir vor, bei einer zerviko-enzephalen Symptomatik mögliche Funktionsstörungen der Kopf-Halsgelenke mittels einer Funktionscomputertomographie zu erfassen, allerdings ist der Zeitaufwand für den Untersucher mit gut einer Arbeitsstunde anzusetzen. Dieser Zeitrahmen wird solange gelten bis eine computerisierte automatische Auswertung entwickelt ist.

Unsere Forderung geht dahin, den Nachweis einer funktionellen Kopfgelenksstörung mittels CT gleichzusetzen mit dem Nachweis einer radiologisch objektivierbaren Fehlstellung bis hin zum Ausmaß einer reversiblen Subluxation eines Bewegungssegmentes gemäß der Definition eines HWS-Beschleunigungstrauma Grad III (Enzensberger Konsens [16]). Schwindel, Sehstörungen, Hörstörungen wären demgemäß als neurologische oder neurootologische Störung bei einem Beschleunigungstrauma, Schweregrad III, zu werten.

Wie die haftungsausfüllende Kausalität im Einzelfall zu sehen, zu begründen oder abzulehnen ist hängt von den individuellen Befunden, der Anamnese usw. ab.

Auch konventionelle Funktionsaufnahmen sollten nach Möglichkeit computerunterstützt bezüglich der segmentalen Kippmobiltäten ausgewertet werden. Wir gehen davon aus, daß röntgenologisch dokumentierte Funktionsstörungen der oberen HWS mit Funktionscomputertomograpie wie der mittleren und unteren HWS mit konventionellen Röntgenaufnahmen zusätzliche Informationen zur Interpretation von pathologischen EMG-Befunden der Nackenmuskulatur [7] liefern.

Literatur

1. Arlen A Reversible Veränderungen der Hirnstammpotentiale nach manipulativer Atlastherapie bei zervikoenzephalen Syndromen – Erste Ergebnisse. In: Hohmann D, Kügelgen B, Liebig K, Schirmer H (Hrsg) Neuroorthopädie 3, Brustwirbelsäulenerkrankungen, Engpaßsyndrome, Chemonukleolyse, evozierte Potentiale. Springer-Verlag
2. Christ B (1997) Formenmerkmale, Lagebeziehungen und Entwicklung der oberen HWS. In: Graf-Baumann T, Lohse-Busch H (Hrsg) Weichtteildistorsionen der oberen Halswirbelsäule. Anatomie, Neurophysiologie, Diagnostik, Therapie und Begutachtung.Springer-Verlag, S 3–38
3. Erdmann H (1973) Die Schleuderverletzung der Halswirbelsäule. Wirbelsäule in Forschung und Praxis, Band 56. Hippokrates-Verlag Stuttgart
4. Fielding JW, Hawkins RJ, Atlanto-axial rotatory fixation: fixed rotatory subluxation of the atlanto-axial joint. J Bone Joint Surg 59A: 37–44
5. Friedburg H, Nagelmüller T (1997) Welchen Beitrag vermögen CT und MRT zur posttraumatischen Beurteilung der Kopf-Hals-Region zu liefern. In: Graf-Baumann-T, Lohse-Busch H (Hrsg) Weichtteildistorsionen der oberen Halswirbelsäule. Anatomie, Neurophysiologie, Diagnostik, Therapie und Begutachtung. Springer-Verlag, S 135–151
6. Gutmann, G (1988) Klinik von posttraumatischen Funktionsstörungen der oberen HWS: Systemkombination und Symptomdauer, Frage der Latenz. In: Wolff HD (Hrsg) Die Sonderstellung des Kopfgelenksbereichs. Springer-Verlag, S 129–148
7. Hartwig E. Kramer M (1998) Stellenwert des EMG der Nackenmuskeln in der Diagnostik von HWS-Beschleunigungsverletzungen. 62. Jahrestagung der Gesellschaft für Unfallchirurgie, Berlin

8. Hildingsson C, Toolanen G (1990) Outcome after soft-tissue injury of the cervical spine. Acta Orthop Scand 61(4):357–359
9. Hodgson SP, Grundy M (1989) Whiplash injuries: their longterm prognosis and its relationship to compensation. Neurol Orthop 7:88–99
10. Hohl M (1974) Soft-tissue injuries of the neck in automobile accidents. J Bone Joint Surg 56A(8): 1675–1682
11. Jänig W (1997) Mechanismen von Schmerz und Nozizeption der Wirbelsäule. In: Graf-Baumann T, Lohse-Busch H. Weichtteildistorsionen der oberen Halswirbelsäule (Anatomie, Neurophysiologie, Diagnostik, Therapie und Begutachtung. Springer-Verlag, S 39–61
12. Kamieth H (1990) Das Schleudertrauma der Halswirbelsäule. Hippokrates-Verlag Stuttgart
13. Lindner H, Zur Chronifizierung posttraumatischer Zustände der Halswirbelsäule und der Kopfgelenke. Manuelle Med 24:77–80
14. Neuhuber WL, Bankoul S (1994) Besonderheiten der Innervation des Kopf-Halsübergangs. Orthopäde 23:256–261
15. Neuhuber WL, Bankoul S (1992) Der Halsteil des Gleichgewichtsapparats – Verbindung zervikaler Rezeptoren zu Vestibulariskernen Manuelle Medizin 30:53–57
16. Moorahrend U (1993) Interdisziplinärerer Konsens zur HWS-Beschleunigungsverletzung. In: Moorahrend U (Hrsg) Die Beschleunigungsverletzung der Halswirbelsäule (mit interdisziplinärem Konsens). Fischer Verlag Stuttgart, S 117–122
17. Putz R (1993) Anatomie der Halswirbelsäule. In: Moorahrend U (Hrsg) Die Beschleunigungsverletzung der Halswirbelsäule (mit interdisziplinärem Konsens). Fischer Verlag Stuttgart, S 1–12
18. Radanov P, Sturzenegger M, Di Stefano G (1994) Vorhersage der Erholung nach HWS-Distorsion (Schleudertrauma der HWS) mit initial erhobenen psychosozialen Variablen. Orthopäde 23: 282–286
19. Robinson DD, Cassar-Pullicino VN (1993) Acute neck sprain after road traffic accidents, longterm clinical and radiological review. Injury 24:79–82
20. Rompe G, Fraunhoffer M (1988) Begutachtung von posttraumatischen Schäden der oberen HWS. Minderung der Erwerbsfähigkeit und Arbeitsfähigkeit. In: Wolff HD (Hrsg) Die Sonderstellung des Kopfgelenksbereichs. Springer-Verlag, S 173–184
21. Saternus, KS (1982). Die Begutachtung des Schleudertraumas der Halswirbelsäule. Akt Traumatol 12:4–11
22. Saternus KS, Thrun C (1987) Zur Traumatologie der Ligamenta alaria. Akt Traumatol 17: 214–218
23. Schaible HG, Grubb BD (1993) Afferent and spinal mechanisms of joint pain. Review article. Pain 55:5–54
24. Thrun C (1989) Morphologie und Traumatologie der Ligamenta alaria, eine postmortale forensische Studie. Inaugural Dissertation Universität Göttingen
25. Walz F (1994) Biomechanische Aspekte der HWS-Verletzungen. Orthopäde 23:262–267
26. Wolff HD, Die Sonderstellung des Kopfgelenksbereich – Schwindel und hohes Zervikalsyndrom Z. Allg. Med. 58:503–515

Ergebnisse der MRT-Diagnostik nach isolierter HWS-Distorsion

J. Garlepp, M. Schnabel, J. J. Frölich und L. Gotzen, Marburg

A2

Zielsetzung

Nachweis potentieller HWS-Verletzungen bei unauffälliger konventioneller Röntgendiagnostik bei isolierten HWS-Distorsionen mittels MRT.

Kurzfassung

Die MRT zeigt eine Vielzahl degenerativer und auch traumatischer Schäden an der HWS nach isoliertem HWS-Schleudertrauma. Die frischen Verletzungen sowie ein Teil der degenerativen Veränderungen waren in der konv. Röntgendiagnostik nicht nachweisbar.

Problembeschreibung

Eine Vielzahl von Patienten neigt zur Chronifizierung von Beschwerden nach einer HWS-Distorsion. Vorbestehende degenerative Veränderungen begünstigen diesen Prozeß. Inwieweit frische Verletzungen der HWS und der umgebenden Weichteile, die der konventionellen Röntgendiagnostik entgehen, für die Entwicklung der Beschwerdesymptomatik mit verantwortlich sind, ist abschließend nicht geklärt. Ob die MRT okkulte Verletzungen aufdeckt wird kontrovers diskutiert.

Material und Methode

Wir führten eine prospektive MRT Untersuchung zusätzlich zur konventionellen Röntgendiagnostik innerhalb von zwei Tagen nach Trauma bei 40 Patienten mit isoliertem HWS-Schleudertrauma und unauffälligem Röntgenbefund durch. Subjektive Beschwerden und objektive klinische Befunde wurden prospektiv im Verlauf bis zum 6. Monat nach dem Trauma erfaßt.

Ergebnisse

In über 50% der MRT waren pathologische Veränderungen nachweisbar. In 33% fanden sich degenerative Veränderungen, in 13% frische traumatische Verletzungen (u. a. Frakturen, frische Bandscheibenvorfälle. Die übrigen pathologischen Veränderungen betrafen von der Untersuchung unabhängige Strukturen (z. B. LK). Die Patienten mit frischen oder degenerativen pathologischen Veränderungen gaben eine signifikant höhere initiale Schmerzsymptomatik und Beeinträchtigung an. Der Verlauf war prolongiert und die Chronifizierungsrate erhöht.

Schlußfolgerung

Der Einsatz der MRT als zusätzliches diagnostisches Mittel sollte insbesondere bei Patienten mit auffälligen Werten auf der numerischen Rating Skala im Hinblick auf Schmerzen und Beeinträchtigung in Betracht gezogen werden. Durch die frühzeitige MRT können auch unter Versicherungstechnischen Gründen degenerative von frisch traumatischen Schäden sicher abgegrenzt werden.

Zielführende Diagnostik von Akutverletzungen der HWS

E. Stolpe, H. Hertlein und M. Schrödel, München

Zielsetzung

Optimierung des diagnostischen Procederes bei Akutverletzungen der HWS

Kurzfassung

Im Zeitraum Dez 1996 bis Dez 1997 wurden in der Unfallchirurgischen Abteilung des Städtischen KH München-Harlaching 205 operative Eingriffe bei Wirbelsäulen-Frakturen vorgenommen. 26 entfielen hierbei auf die Versorgung traumatischer HWS-Verletzungen. Dabei waren 15 Frakturen und 11 Luxationen, bzw Luxationsfrakturen zu verzeichnen. Mitunter stellten sich bei den bewußtseinsgetrübten Patienten oft erhebliche diagnostische Probleme dar. Während man sich bei bewußtseinsklaren Patienten vordringlich durch den Unfallmechanismus, die Anamnese, die klinische Untersuchung und nicht zuletzt dem neurologischen Status die Diagnose erarbeiten kann, ist die Situation bei bewußtlosen Patienten problematischer. In unserem Patientengut betrug der Anteil an polytraumatisierten 39%.

Als typische Problemzonen der HWS zeigen sich die Frakturen des cranio-cervicalen und des cervico-thorakalen Übergangs, sowie die disco-ligamentären Verletzungen ohne ossäre Beteiligung und die Luxationsverletzungen in diesen Segmenten.

Die konventionelle Röntgendiagnostik im cranio-cervicalen, sowie im cervico-thorakalen Übergang ist vielfach durch Überlagerungen durch den Schädel bzw. durch das Thorax-Skelett schwer zu beurteilen. Insbesondere bei Patienten, bei denen man aufgrund der Erstuntersuchung, der klinischen Untersuchung oder des Unfallmechanismus dennoch den Verdacht auf eine Verletzung im Bereich der HWS vermutet, steht die funktionelle Beurteilung mittels Bildverstärker, insbesondere bei negativen konventionellen Röntgenaufnahmen, auch schon im Schockraum, im Vordergrund. Die CT- und MRI-Untersuchung bieten dabei oft wichtige additive Informationen.

Anhand von Beispielen werden die Vorzüge, aber auch die Schwächen der konventionellen radiologischen Aufnahmen in der Akutdiagnostik aufgezeigt werden.

Schlußfolgerung

Neben dem klinischen Befund ist die konventionelle radiologische Akutdiagnostik auch im Schockraum (HWS in 2 Ebenen und funktionelle Bildverstärker-Untersuchung) die entscheidende Untersuchungsmethode zur Indikationsfindung der operativen Intervention vor allem bei discoligamentären Verletzungen.

Stellenwert der Kernspintomographie in der Notfalldiagnostik bei WS-Verletzungen

M. Militz, K. Späth, A. Grillhösl und V. Bühren, Murnau

Zielsetzung

Im Rahmen einer prospektiven klinischen Verlaufsstudie wurden in einem Zeitraum von 3 Jahren die Patienten mit Wirbelsäulenverletzungen untersucht. Eine Zielsetzung dieser Untersuchung bestand darin, den Stellenwert der Kernspintomographie in der Primärdiagnostik bei Wirbelsäulenverletzungen zu ermitteln.

Kurzfassung

Bei 13% der Patienten, die in unserer Klinik wegen einer frischen Wirbelsäulenverletzung behandelt wurden, konnte mittels Röntgen, Funktionsaufnahmen und CT keine Ursache der spinalen Lähmung gefunden werden.

Bei allen Patienten wurde ein NMR durchgeführt und erbrachte einen pathologischen Befund.

Als Konsequenz wurde in 90% eine knöcherne Dekompression des Myelons durchgeführt, in 10% die Entlastung eines subduralen spinalen Hämatoms.

In der Hälfte der Fälle konnte dadurch eine Verbesserung der neurologischen Situation erzielt werden

Problembeschreibung, Material, Methode, Ergebnisse

Seit dem 01.07.1995 wurden in unserer Klinik 309 Patienten wegen einer Verletzung an der Wirbelsäule operativ behandelt.

Die Frakturklassifikation erfolgte für die HWS entsprechend einer Studie der DGU. Für die BWS und LWS wurde die Klassifikation nach der AO angewendet.

Das neurologische Defizit wurde entsprechend der ASIA-Impairment-Scale dokumentiert. War im Rahmen der Röntgendiagnostik keine Ursache für die Lähmung objektivierbar, so wurde notfallmäßig eine Kernspintomographie durchgeführt.

Bei 19 der 149 Patienten mit klinisch neurologischem Defizit konnte im Rahmen der konventionellen Röntgendiagnostik und der CT-Untersuchungen ein pathologischer Befund nicht nachgewiesen werden. In diesen Fällen erfolgte eine notfallmäßige Kernspintomographie. In allen Fällen konnte durch diese Untersuchung ein pathologischer Befund objektiviert werden.

Die Verletzungen betrafen nahezu ausschließlich die Halswirbelsäule, nur in einem Fall war ein Patient mit einer Läsion im Brustwirbelsäulenbereich betroffen.

83,3% (n = 15) der Verletzungen betraf die untere HWS, mit einer Häufung in den Segmenten HWK 3/4 (n = 7) und HWK 5/6 (n = 4).

Jeweils 5 Patienten (26,3%) wiesen bei der ersten klinischen Untersuchung ein neurologisches Defizit Typ A und D auf, bei 3 (15,6%) Patienten war lediglich eine radikuläre Symptomatik auffallend.

In der Kernspintomographie wurden in 52,6% (n = 10) Signalveränderungen an den Bandscheiben beschrieben, der Myelonbefund ergab in 36,8% (n = 7) eine Kompression, in 31,5% (n = 6) eine Signalveränderung. Bei 2 Patienten (10,5%) war eine ausgedehnte epidurale spinale Blutung Ursache für das neurologische Defizit.

Degenerative Veränderungen mit Spinalkanaleinengung konnten in 47,3% (n = 9) der Fälle objektivert werden.

Die operative Behandlung bestand in 89,5% in der ventralen Dekompression des Myelons. Die Patienten mit dem epiduralen spinalen Hämatom wurden von dorsal durch eine Hemilaminektomie entlastet.

Eine Verbesserung der neurologischen Ausfälle konnten wir bei 7 (36,8%) Patienten postoperativ beobachten, bei einem Patienten kam es zu einer Verschlechterung.

Schlußfolgerungen

Beim Vorliegen neurologischer Ausfälle nach akuten HWS-Verletzungen ohne radiologischen/CT-Nachweis einer Schädigung gelingt mittels NMR regelmäßig die Lokalisierung der anatomischen Schädigung. Zur exakten präoperativen Planung besitzt das NMR in diesen Fällen schon in der Akutphase einen hervorragenden Stellenwert.

Computergestützte Bewegungsanalyse der HWS – eine Methode zur Objektivierung von chronischen Beschwerden nach HWS-Distorsion?

P. Ullrich, J. Goldhahn und E. Markgraf, Jena

Problem

20% aller Patienten mit HWS-Distorsion werden langfristig nicht beschwerdefrei, obwohl mit den heute verfügbaren bildgebenden Methoden kein morphologisches Korrelat gefunden wird. Probleme ergeben sich daraus auf therapeutischem, gutachterlichem und versicherungsrechtlichem Gebiet.

Patienten und Methode

Wir haben 30 Patienten mit HWS-Distorsion (Unfallmechanismus = Heckaufprall) prospektiv untersucht. Zum Einsatz kam eine Methode, welche die einzelnen Bewegungsauslenkungen der HWS computergestützt in ein Koordinatensystem einzeichnet. Die Untersuchung erfolgt in den ersten 48 Stunden nach dem Unfall und zur Kontrolle nach 3 bis 6 Monaten.

Ergebnis

Bei allen Patienten war unmittelbar nach dem Unfall die Kopfrotation eingeschränkt. Teilweise waren auch andere Bewegungsrichtungen gestört, die Rotation jedoch regelmäßig. Auch bei der Kontrolluntersuchung war bei symptomatischen Patienten immer die Rotation eingeschränkt. Da bei dem typischen Unfallmechanismus (Heckaufprall) durch Translation des Kopfes nach dorsal und durch Hyperextension besonders die Segmente CO bis C_2 geschädigt werden, die Kopfdrehung aber auch vorwiegend in diesen Segmenten stattfindet, deutet sich folgender Zusammenhang an: Findet sich nach HWS-Distorsion infolge Heckaufprall die Kopfrotation – isoliert oder kombiniert mit anderen Bewegungsstörungen – eingeschränkt, kann ein Unfallzusammenhang angenommen werden. Beim gleichzeitigen Vorliegen degenerativer Veränderungen, die fast immer nur die untere HWS betreffen, sind diese nicht Ursache der eingeschränkten Kopfdrehung, da diese in der oberen HWS stattfindet. Der Vorteil der Methode gegenüber klinischer Untersuchung liegt in der guten Reproduzierbarkeit und in der Untersucherunabhängigkeit. Simulation kann weitgehend ausgeschlossen werden, da die einzelnen HWS-Bewegungen je dreimal in dem Probanden unerkannter Reihenfolge aufgezeichnet werden. Erhält man für jeweils eine Bewegungsrichtung drei annähernd deckungsgleiche Kurven, wurde der Kurvenverlauf nicht willkürlich beeinflußt.

Schlußfolgerungen

Die Methode könnte in Zukunft einen Beitrag leisten zur Objektivierung chronischer HWS-Beschwerden nach Distorsion

Stellenwert des EMG der Nackenmuskulatur in der Diagnostik von HWS-Beschleunigungsverletzungen

E. Hartwig und M. Kramer, Ulm

Einleitung

Halswirbelsäulenbeschleunigungsverletzungen sind seit Jahren Gegenstand zahlreicher wissenschaftlicher Untersuchungen und kontroverser ärztlicher Diskussionen.

Der Begriff „whiplash“ soll nach Janes und Hoosmand [1] bereits 1928 durch Crowe geprägt worden sein. Die erste größere Veröffentlichung zur Beschleunigungsverletzung der HWS stammt von Gay und Abbot [2]. Im deutschsprachigen Raum fanden sich die ersten Berichte 1957 [3]. Erdmann versuchte, die Beschleunigungsverletzung zu graduieren und einen Zusammenhang zwischen klinischem, radiologischen Befund und der Dauer der Beschwerden herzustellen [4]. Zahlreiche Versuche der Korrelation von Beschwerdesymptomatik und den auf die HWS einwirkenden Kräften wurden unternommen, diese stützten sich jedoch auf Freiwilligenversuche, sie können so die Unfallsituation nicht herstellen, hier sei nur die relativ ungenaue Bestimmung der Stoßzeit δt und die unbekannte Sitzposition des Insassen zum Zeitpunkt des Unfalles genannt (OOP out of position). Unfallanalytische und pathomechanische Daten können somit nur als Baustein in der Beurteilung der Schwere der Verletzung dienen [5, 6].

Die Beschleunigungsverletzungen der HWS stellen im Zeitalter des zunehmenden Individualverkehrs eine der häufigsten Verletzungen überhaupt dar und sind somit von großer Relevanz, sowohl aus therapeutischer als auch versicherungsrechtlicher Sicht. Allein in Deutschland wurden 1996 ca. 400 000 Versicherte entschädigt, entsprechend einem volkswirtschaftlichen Volumen von 1–2 Milliarden DM/Jahr (Gesamtverband der Versicherer e. V.).

Die Problematik der Beschleunigungsverletzungen liegt in der diagnostischen Objektivierung der Beschwerdesymptomatik, deren versicherungsrechtlichen Folgen und nicht zuletzt in fehlenden Strategien zum therapeutischen Vorgehen.

Die Diagnostik ist bei traumatologischen Fragestellungen überwiegend morphologisch orientiert. Der morphologische Schaden bei Beschleunigungsverletzungen ist jedoch mit bildgebenden Verfahren häufig nicht nachweisbar, äußert sich jedoch in Schmerzen und funktionellen Einschränkungen. Gerade im Bereich der HWS, die zur Aufgabe hat, die im Kopf lokalisierten Sinnesorgane im Raum flexibel und günstig zu positionieren, stellt die Funktionseinschränkung jedoch eine schwerwiegende Beeinträchtigung dar. Aus diesem Grund sollte die Diagnostik auch das Ziel haben funktionelle Veränderungen, die bildtechnisch kein Korrelat haben, nachzuweisen.

Sihvonen [9, 10] konnte bei Patienten mit chronischen Rückenschmerzen Veränderungen im kinesiologischen EMG feststellen. Das kinesiologische EMG korreliert die elektrische Muskelaktivität mit dem Bewegungsausmaß, Drehmomentkurven und anderen dynamischen Ereignissen. Im Bereich der Halswirbelsäule sind in der Literatur bis jetzt keine kinesiologischen EMG Untersuchungen bekannt.

Ziel der eigenen Untersuchung war die Darstellung muskulärer Fehlfunktionen der nuchalen Muskulatur bei frischen HWS Beschleunigungsverletzungen, in deren Verlauf und bei Patienten mit chronischen Schmerzverläufen.

Patienten und Methode

An der Studie nahmen 30 Probanden ohne Unfallanamnese und ohne HWS Beschwerden in der Krankengeschichte teil. Sie dienten dem Vergleich als gesunde Kontrollgruppe.

Weiterhin wurden 25 Patienten mit frischer HWS Beschleunigungsverletzung aufgenommen, von denen bis heute 15 acht Wochen nach dem Unfallereignis nachuntersucht werden konnten.

Als dritte Gruppe wurden 40 Patienten mit einer Schmerzanamnese von mindestens 6 Monate nach einer HWS Beschleunigungsverletzung gemessen. Von diesen Patienten klagten zum Zeitpunkt der Untersuchung noch 29 über Schmerzen.

Einschlußkriterien waren die Altersgruppen zwischen 18 und 50 Jahren, sowie bei den Patienten eine Beschleunigungsverletzung Grad II nach Schröter [12] bzw. Grad II und III entsprechend der Quebec Classification [13].

Die Patienten wurden klinisch untersucht, es wurde ein standardisierter Schmerzbogen erstellt sowie eine fine-wire EMG Untersuchung durchgeführt.

Bei der EMG Untersuchung wurde während drei Bewegungszyklen bei Rechts/links-Rotation und während Flexion/Extension das EMG Signal aufgezeichnet und in Bezug auf die Bewegungskurve ausgewertet.

Ergebnisse

Probanden zeigen während der Kontraktion einen Anstieg der elektrischen Amplitude und während der Muskeldehnung einen Abfall des Potentials. Die Kurven lassen sich durch Bestimmung von Amplitudenverhältnissen und zeitlichen Zusammenhängen beschreiben. Diese Daten haben nur einen geringen Schwankungsbereich. Probanden stellen somit unabhängig von Geschlecht und Alter eine äußerst homogene Gruppe und somit ein exzellentes Vergleichsmuster dar (Abb. 1 und 2).

Als häufigste Abweichungen vom gesunden Muster zeigen Patienten während der Kontraktion eine fehlende Aktivitätszunahme und während der Relaxation des Muskels eine ansteigende Muskelaktivität (Abb. 3 und 4).

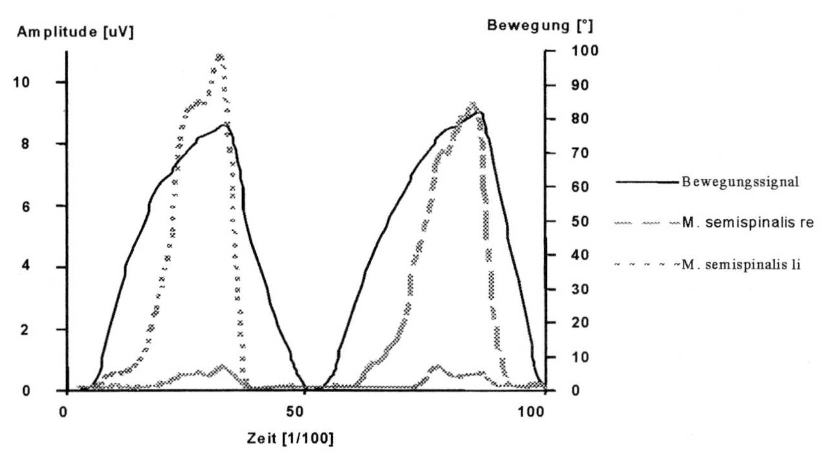

Abb. 1. Elektrische Aktivität des rechten und linken M. semispinalis capitis während Rotation nach rechts und links eines Probanden.

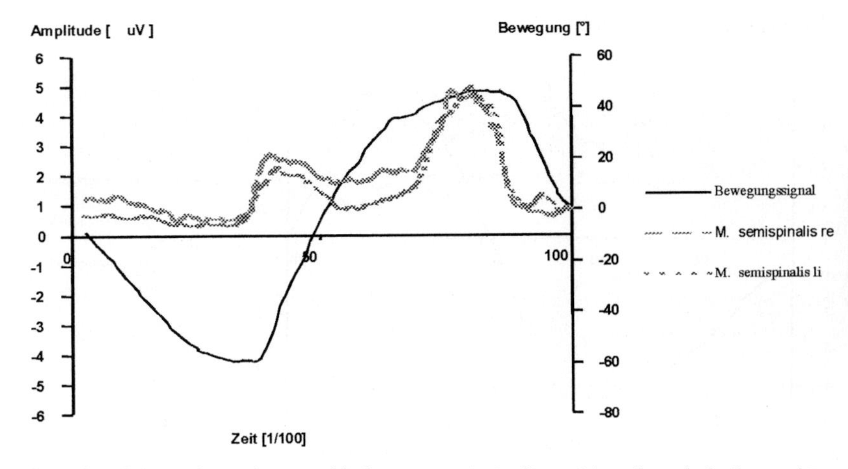

Abb. 2. Elektrische Aktivität des rechten und linken M. semispinalis capitis während Flexion und Extension eines Probanden.

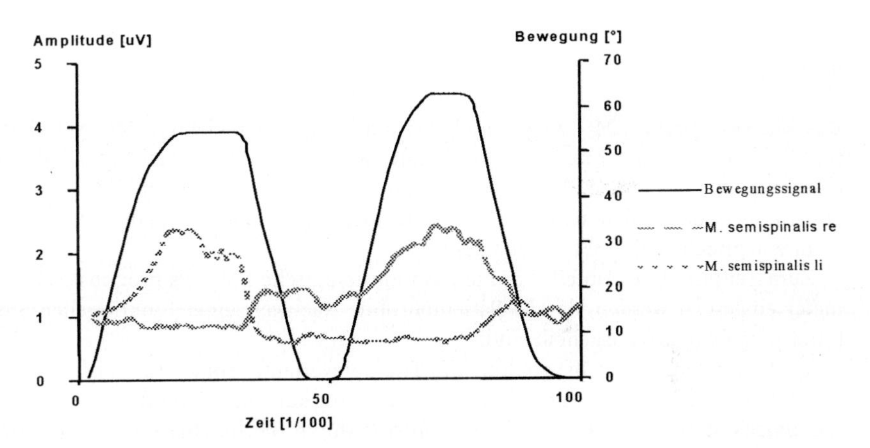

Abb. 3. Elektrische Aktivität des rechten und linken M. semispinalis capitis während Rotation nach rechts und links eines Patienten.

4 von 25 Patienten mit frischen HWS Beschleunigungsverletzungen zeigten ein unauffälliges EMG. Von diesen 4 konnten 2 bis heute nachuntersucht werden und waren bereits nach 8 Wochen beschwerdefrei.

Von den 21 Patienten mit pathologischem EMG konnten 13 nachuntersucht werden. Davon zeigten noch 4 Restbeschwerden, alle 4 zeigten ebenfalls pathologische EMG-Veränderungen. 8 Patienten waren nach 8 Wochen schmerzfrei und zeigten ein unauffälliges EMG. Bei 1 Patient konnte aufgrund von Bewegungsartefakten das EMG nicht verwendet werden.

Bei Patienten mit Beschwerden nach mindestens 6 monatigem Follow up konnten anhand des EMGs 38 Patienten (95%) richtig in die Schmerzgruppe oder die Nicht-Schmerzgruppe klassifiziert werden.

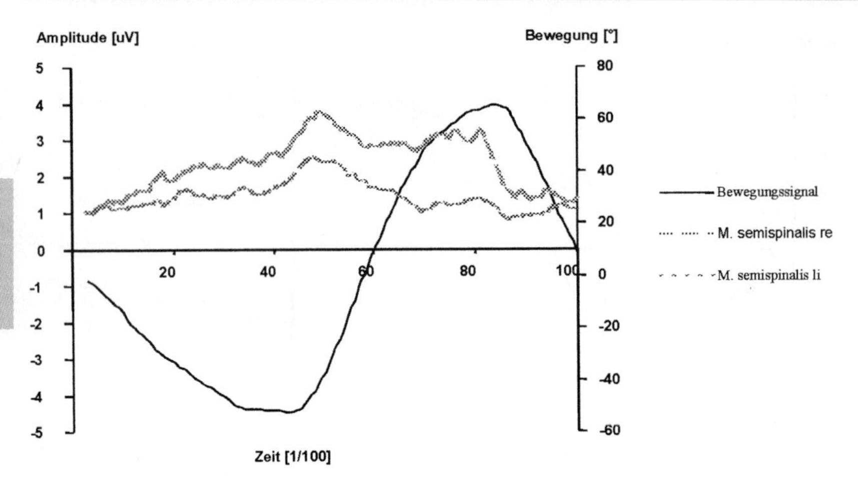

Abb. 4. Elektrische Aktivität des rechten und linken M. semispinalis capitis während Flexion und Extension eines Patienten.

Diskussion

Das kinesiologische EMG zeigt durch Veränderungen der elektrischen Aktivität eine funktionelle Störung der nuchalen Muskulatur auf. Diese Störung stellt einen Hinweis auf eine Schädigung im muskuloskelettalen System der HWS dar, die mit bildgebender Diagnostik nicht darstellbar sein muß. Die Untersuchung ist objektiv, da die Muskelaktivität nicht willentlich beeinflußt werden kann.

Zum Zeitpunkt des Unfalls könnte das kinesiologische EMG als prognostischer Parameter eingesetzt werden, da alle Patienten ohne Nachweis einer funktionellen Störung kurzfristig folgenlos ausgeheilt sind.

Weiterhin kann es zur Beurteilung des Therapieverlaufes eingesetzt werden.

Bei Fragestellungen im Rahmen der Begutachtung kann die Methode mit großer Wahrscheinlichkeit (95%) eine Schädigung indirekt durch die beschriebenen funktionellen Störungen nachweisen.

Der Unfallzusammenhang kann durch die Untersuchung jedoch nicht hergestellt werden, da anzunehmen ist, daß EMG Veränderungen auch durch frühere Verletzungen oder degenerative Schäden verursacht werden können, hierzu fehlen jedoch noch genauere Untersuchungen.

Schlußfolgerung

Die Untersuchungstechnik des kinesiologischen EMGs kann eine Schädigung des muskuloskelettalen Systems der HWS indirekt bestimmen. Sie stellt somit einen Lösungsvorschlag für das Problem der Objektivierbarkeit von subjektiv geklagten HWS-Beschwerden dar.

Literatur

1. Erdmann H (1972) Die Bedeutung des Schweregrades der Halswirbelsäulen-Verletzung. H Unfallhk 110:17
2. Gay J, Abbott KH (1953) Common whiplash injuries of the neck. J Am Med Ass 152:1698
3. Janes JM, Hoosmand H (1965) Severe extension flexion injuries of the cervical spine. Mayo Clin Proc 40:353
4. Löhle U (1997) HWS Problematik. Zeitschr f Schadensrecht 12:441–445
5. Ludolph E (1993) Therapie des akuten HWS Akzelerationstraumas. In: Moorahrend U (Hrsg) Die Beschleunigungsverletzung der Halswirbelsäule. Gustav Fischer Verlag Stuttgart Jena New York
6. McKinney MB (1994) Behandlung der HWS Distorsionen bei sog. Schleuderverletzungen. Orthopäde 23:287–290
7. Moorahrend U (Hrsg) (1993) Die Beschleunigungsverletzung der Halswirbelsäule. Gustav Fischer Verlag Stuttgart Jena New York
8. Schröter F (1995) Bedeutung und Anwendung verschiedener Einteilungsschemata der HWS Verletzungen. In: Kögelen B (Hrsg) Neuroorthopädie 6. Springer, Berlin Heidelberg New York
9. Sihvonen T, Partanen J, Hänninen O (1988) Averaged (rms) surface EMG in testing back function. Electromyogr-Clin-Neurophysiol Aug–Oct; 28 (6):335–339
10. Sihvonen T, Partanen J, Hänninen O, Soimakallio S 1991 Electric behavior of low back muscles during lumbar pelvic rhythm in low back pain patients and healthy controls. Arch-Phys-Med-Rehabil Dec; 72 (13):1080–1087
11. Spitzer WO, Skovron ML, Salmi L, Cassidi JD, Duranceau J, Suissa S, Zeiss E (1995) Scientific Monograph of the Quebec Task Force on Whiplash – Associated Disorders: Redefining „Whiplash" and its Management. Spine Supplement 20:36S–39S
12. Vollmar J (1957) Die typischen Verletzungen des Auto - und Motorradfahrers. Z Orthop 86:54
13. Walz F (1993) Pathomechanik der HWS Beschleunigungsverletzung. In: Moorahrend U (Hrsg) Die Beschleunigungsverletzung der Halswirbelsäule. Gustav Fischer Verlag Stuttgart Jena New York

Operative Versorgung von Verletzungen der oberen HWS

O. Wörsdörfer, Fulda

Verletzungen der oberen Halswirbelsäule müssen aufgrund der besonderen anatomischen und biomechanischen Verhältnisse gesondert betrachtet werden und zeigen folglich auch jeweils typische regionale Verletzungsformen. Die besonderen Verletzungsformen bedingen ihrerseits wieder jeweils spezielle Behandlungskonzepte.

Nach einer Studie der Arbeitsgemeinschaft Wirbelsäule der Deutschen Gesellschaft für Unfallchirurgie [2] betreffen 40% der HWS-Verletzungen die obere Halswirbelsäule, wobei über 90% der Verletzungen in diesem Bereich ohne neurologische Begleitverletzungen einhergehen.

Von diesen 40% sind etwa 60% Densfrakturen, 20% traumatische Spondylolisthesen und 10% Frakturen des Atlas. Für diese relativ häufigen Verletzungen bestehen mittlerweile neben einer einheitlichen Klassifikation auch eine weitgehend akzeptierte therapeutische Vorgehensweise.

Die übrigen Verletzungen der oberen Halswirbelsäule, insbesondere des occipito-cervicalen Überganges sind recht selten, biomechanisch wenig erforscht [1] und vielfach uneinheitlich, so daß hier eine therapeutische Empfehlung generell nicht möglich ist und sich jeweils an dem individuellen Fall orientieren muß. Es dürfte zukünftig zu erwarten sein, daß mit weiterer Optimierung der Rettungskette Patienten mit diesen Verletzungen häufiger überleben und somit auch für diese seltenen Verletzungen Therapierichtlinien erarbeitet werden müssen.

Diagnostik

Die Verletzungen der oberen Halswirbelsäule, insbesondere diejenigen des occipitocervicalen Überganges sind oft schwierig zu diagnostizieren, werden nicht selten übersehen und sind häufig vergesellschaftet mit weiteren Verletzungen der Halswirbelsäule in tieferliegenden Abschnitten [1]. Darauf ist bei dem diagnostischen Vorgehen zu achten. Die Computertomographie der oberen Halswirbelsäule hat eine zentrale Bedeutung und ist in der Dünnschichttechnik mit multiplanarer Rekonstruktion für die exakte Diagnostik unverzichtbar. Bei ligamentären Verletzungen oder rotatorischen Instabilitäten trägt die Funktions-Computertomographie wesentlich zur diagnostischen Klärung bei. Die dreidimensionale Rekonstruktion übermittelt dem Kliniker schnell ein Bild über die räumliche Zuordnung von Dislokationen und ergibt somit wertvolle Hinweise auf das weitere therapeutische Vorgehen. Computertomographisch nicht nachweisbare Verletzungen der oberen Halswirbelsäule (insbesondere ligamentäre Verletzungen) berechtigen zum Einsatz der Kernspintomographie (NMR), insbesondere mit den zusätzlichen Möglichkeiten einer Funktionsidiagnostik und der Darstellung der A. vertebralis da epidurale Blutungen im Clivusbreich sowie Verletzungen der A. vertebralis durch Dissektion bei den ligamentären Verletzungen der oberen HWS-Abschnitte nicht selten sind.

Verletzungsformen der oberen Halswirbelsäule

1. Frakturen der Occipitalkondylen,
2. Atlanto-occipitale Dislokation (AOD),
3. Atlasfrakturen,
4. Atlanto-axiale Dislokation (AAD),
5. Densfrakturen,
6. Traumatische Spondylolisthese C2.

1. Frakturen der Occipitalkondylen

Die Frakturen der Occipitalkondylen sind selten und in der Regel eine stabile Verletzung. Die Einteilung erfolgt nach Jeanneret (in 1) in 4 Typen, wobei bei Typ I die Schädelbasisfraktur vergesellschaftet ist, der Typ II die Schädelbasisringfraktur darstellt, der Typ III eine Kompressionsfraktur der Occipitalkondyle bedeutet und der Typ IV als Abrißfraktur der Ligamenta alarea dargestellt wird. In diesem Bereich sind die Übergänge fließend zur atlanto-occipitalen rotatorischen Dislokation (AOD).

Operative Stabilisierungen sind nicht erforderlich, die Fraktur gewinnt klinisch insofern eine Bedeutung, da es als Gelenkfraktur zur posttraumatischer Arthrose mit nachfolgenden z. T. therapieresistenten Beschwerden führen kann.

2. Atlanto-occipitale Dislokation (AOD)

Die atlanto-occipitale Dislokation ist eine sehr seltene Verletzung, die in der Regel nur Kleinkinder und Jugendliche wegen der flachen Occipitalkondylen und deren lockerer ligamentärer Führung betrifft. Sie ist in der Regel tödlich, Überlebensraten werden in der Literatur nur in Einzelfällen beschrieben [1]. Hirnnervenlähmungen und Hirnstammsymptome sind beim Überleben dieser Verletzungsform regelhaft vorhanden. Es handelt sich um eine hochgradig instabile Verletzung, bei der eine Retention und Stabilisierung erforderlich ist.

Therapeutische Möglichkeiten bestehen zum einen in der Halo-Fixation ohne Extensionszug und bei den hochgradig instabilen Verletzungen überwiegend in der dorsalen occipito-cervicalen Spondylodese. Transorale occipito-cervicale Fusionen sind vereinzelt als Alternative durchgeführt worden und stellen eine weitere therapeutische Möglichkeit dar.

3. Atlasfrakturen

Atlasfrakturen stellen die dritthäufigste Verletzung der oberen Halswirbelsäule dar, ihre Verletzungsformen sind gut untersucht und die therapeutischen Maßnahmen weitgehend standardisiert. Es werden 5 Frakturtypen unterschieden:

Typ I isolierte Fraktur des vorderen Atlasbogens, hierbei handelt es sich um eine stabile seltene Verletzung ohne operative Therapienotwendigkeit.
Typ II isolierte Fraktur des hinteren Atlasbogens: Eine häufige stabile, nicht operationspflichtige Verletzung.
Typ III kombinierte Frakturen des vorderen und hinteren Atlasbogens.

Diese Frakturformen werden auch als Jefferson-Fraktur bezeichnet, wobei sich diese kombinierten Frakturen wiederum in stabile und instabile Verletzungen unterscheiden lassen. Bis heute noch gilt als Stabilitätskriterium das Auseinanderweichen der massa lateralis des Atlas um weniger als 5 mm. Darüberhinausgehend muß man annehmen, daß es sich um eine instabile Form nach Kontinuitätsunterbrechung des Ligamentum transversum atlantis in der Regel durch ossären Bandausriß handelt.

Therapeutische Empfehlungen hinsichtlich der instabilen Atlasfrakturen bestehen in der Reposition und Retension durch eine Halo-Weste oder durch Reposition und Stabilisierung durch dorsale transartikuläre Verschraubung C1/C2 nach Magerl. Eine weitere operative Stabilisationsmöglichkeit besteht in der transoralen Plattenosteosynthese mit dem Vorteil der Wahrung des C1/C2-Gelenkes.

Typ IV Isolierte Fraktur der Massa lateralis. Sehr selten, stabile Verletzung.
Typ V Fraktur des Processus transversus. Sehr selten, stabile Verletzung.

4. Atlanto-axiale Dislokation (AAD)

Die atlanto-axialen Dislokationen zeigen ein einheitliches radiologisches und pathogenetisches Erscheinungsbild. Unterteilt werden sie in translatorische und rotatorische atlanto-axiale Dislokationen.

Die translatorischen Dislokationen sind in der Regel Instabilitäten aufgrund von Tumoren, Infektionen, Mißbildungen und Erkrankungen des rheumatischen Formenkreises, traumatische translatorische Dislokationen sind extrem selten. Es handelt sich immer um eine instabile Situation mit Kompression des Rückenmarkes, eine operative Stabilisierung mit transarticulärer C1/C2-Verschraubung ist erforderlich.

Die rotatorischen atlanto-axialen Dislokationen werden ebenfalls in nicht traumatische und traumatische unterschieden. Klinisches Kennzeichen ist der Schiefhals mit Fehlrotation im atlanto-axialen Gelenk.

Traumatische wie auch nicht traumatische akute rotatorische atlanto-axiale Dislokationen sollten frühzeitig reponiert werden und können dann mit analgetiger Substitution mit einer Cervicalorthese behandelt werden (Abb 1). Die operative Therapie ist nur bei veralteter Fehlstellung oder bei Verletzungen mit Ruptur des Ligamentum transversum atlantis indiziert.

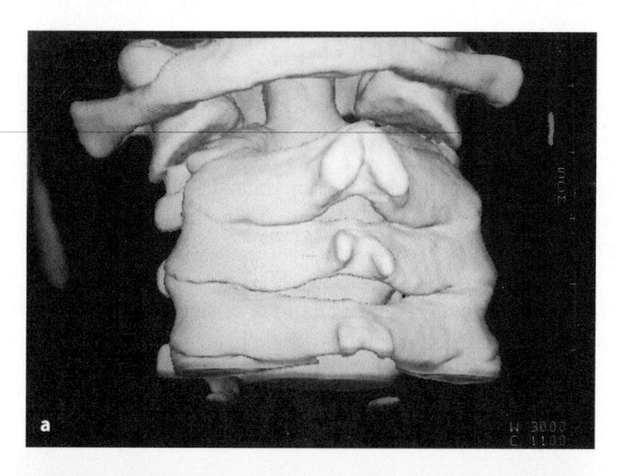

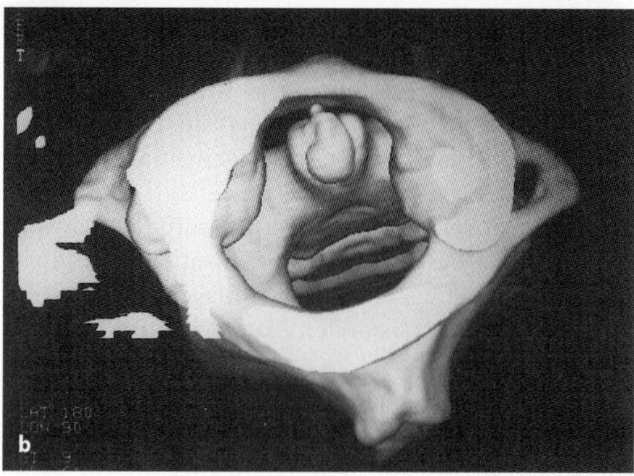

Abb. 1a, b. 10 Tage alte verhakte traumatische atlanto-axiale rotatorische Dislokation (AAD)

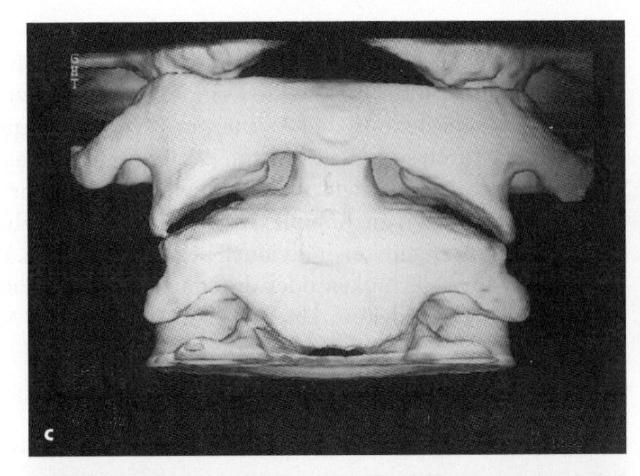

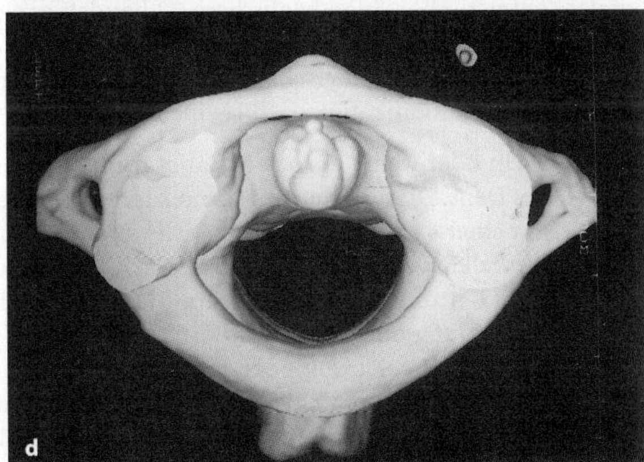

Abb. 1c, d. Reposition in Narkose und Retention in einer Cervicalstütze

5. Densfrakturen

Frakturen des Dens axis stellen die häufigste Verletzung der oberen Halswirbelsäule und auch die häufigste Verletzung der gesamten Halswirbelsäule des alten Menschen dar [2]. Diagnostische Schwierigkeiten bestehen kaum, wenngleich diese Frakturen nicht selten übersehen werden, wenn insbesonders bei Schädel-Hirn-Traumen nach dieser Verletzung nicht speziell gefahndet wird.

Die Einteilung nach Anderson und D'Alonzo in 3 Typen hat sich in der Literatur aus praktischen Erwägungen durchgesetzt, wenngleich diese Einteilung lediglich darauf hinweist, daß der Typ II eine bis zu 60% hohe Pseudarthroserate beinhaltet, wenn er konservativ inadäquat behandelt wird. Weiterhin ist der Typ I mit Abrißfraktur der Densspitze nach Blauth [1] keine Fraktur des Dens axis im eigentlichen Sinne, sondern eine ligamentäre Komplexverletzung des occipito-cervicalen Überganges. Insofern ist die Einteilung nach Anderson und D'Alonso, insbesondere für die heutigen modernen Osteosynthesetechniken und ihre Indikationen meines Erachtens unbrauchbar. Die pathomorphologisch deskriptive Einteilung der Densfrakturen nach Gaudernak (in 1) gibt dem Kliniker wesentlich bessere Hinweise auf das therapeutische Vorgehen.

Für die verschiedenen Formen der Densfrakturen oberhalb der Basis (Typ-II-Verletzung) hat sich die ventrale direkte Verschraubung nach Magerl mittlerweile durchgesetzt. Kontraindikationen für die direkte Kompressionsosteosynthese sind tiefe Frakturen mit schräger Verlaufsebene in den Axiskörper (Typ-III-Frakturen), irreponible transdentale Luxationsfrakturen sowie nach Blauth [2] atypische Schrägfrakturen in der Frontalebene. Bei dieser Problematik bietet sich die transartikuläre dorsale Verschraubung und Spondylodese nach Magerl an. Komplexverletzungen mit Kombinationen von instabilen Atlas- und Densfrakturen müssen individuell behandelt werden. Halofixationen in Kombination mit Osteosynthesetechniken oder differenzierte Osteosynthesetechniken mit jeweils direkter Stabilisierung der einzelnen Wirbel sind möglich (Abb. 2).

6. Traumatische Spondylolisthese C2

Bei der traumatischen Spondylolisthese C2 handelt es sich um die zweithäufigste Verletzung der oberen Halswirbelsäule. Durch die Sprengung des Ringes mit Erweiterung des Spinalkanales sind neurologische Begleitverletzungen selten. Die Einteilung erfolgt nach Effendi und der Modifikation nach Levine in 3 Typen:

Typ I: Nicht oder wenig disloziert, Bandscheibenraum C2/C3 stabil, keine Abknickung des Dens. Diese Verletzungsform kann als stabile Fraktur angesehen werden und mit einer Cervicalstütze behandelt werden.

Typ II: Wirbelkörper C2 nach ventral disloziert, Bandscheibe C2/3 verletzt, Gelenke nicht betroffen. Eine Untergruppe (Typ IIa) stellt die Hyperflexion des Dens mit Verkippung und Translation nach ventral dar. Je nach Stellung des Dens in Hyperextension, Flexion oder Translation handelt es sich bei dem Typ II mit den Unterteilungen um eine instabile Verletzung und bedarf einer weitergehenden Stabilisierung. Bei unwesentlicher Schädigung der Bandscheibe C2/3 ist die Haloreposition und Fixation mit Ausheilung möglich, bei Schädigung der Bandscheibe sollte die ventrale intercorporelle Spondylodese durchgeführt werden.

Typ III: Hierbei handelt es sich um eine Typ-II-Verletzung mit zusätzlicher verhakter Luxation der Gelenke C2/3. Diese Verletzungsform sollte zunächst unter Zug enthakt und reponiert werden, danach ventrale intercorporelle Spondylodese. Gelingt dies – in seltenen Fällen – nicht, ist zunächst die dorsale Reposition nachfolgender ventraler intercorporeller Spondylodese zu empfehlen [1].

Zusammenfassung

Die Verletzungen der oberen Halswirbelsäule stellen eine breite Palette individueller und segmentaler Verletzungsmuster dar und bedürfen einer regionbezogenen individuellen Therapie. Für die häufigsten Verletzungsformen der Densfrakturen, traumatischen Spondylolisthese und Atlasfrakturen bestehen weitgehend einheitliche Behandlungskonzepte.

Durch die Seltenheit der übrigen Verletzungen sind noch große therapeutische Unklarheiten vorhanden, die weiterer klinischer und biomechanischer Forschung bedürfen, zumal das Problem durch verbesserte Diagnostik und erhöhter Überlebensrate dieser Komplexverletzungen aktueller werden dürfte. Zur genaueren Darstellung dieser komple-

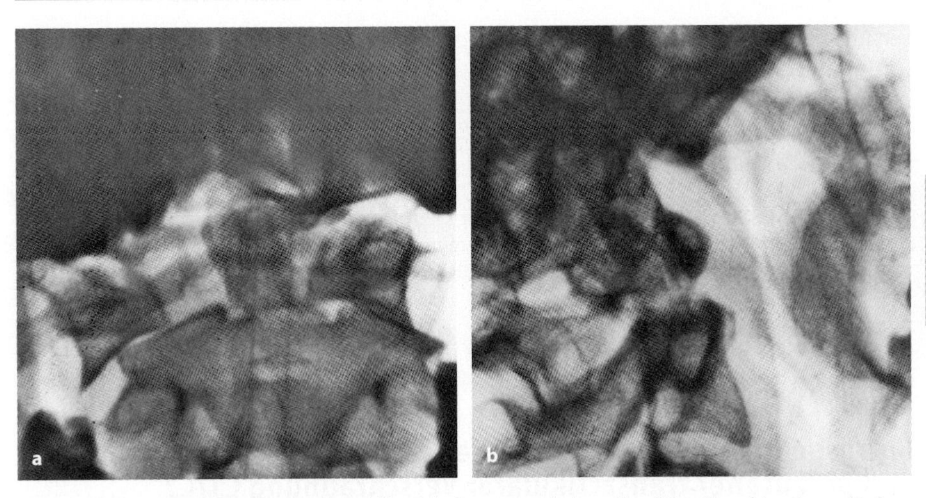

Abb. 2a, b. Komplexverletzung mit instabiler Atlasberstungsfraktur Typ III in Kombination mit einer rotatorischen transdentalen Luxationsfraktur

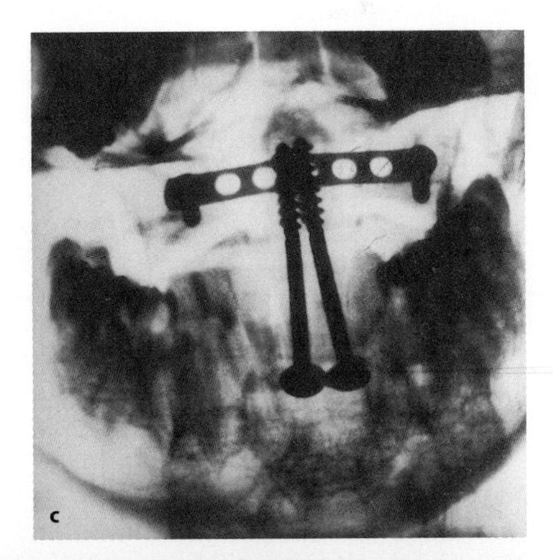

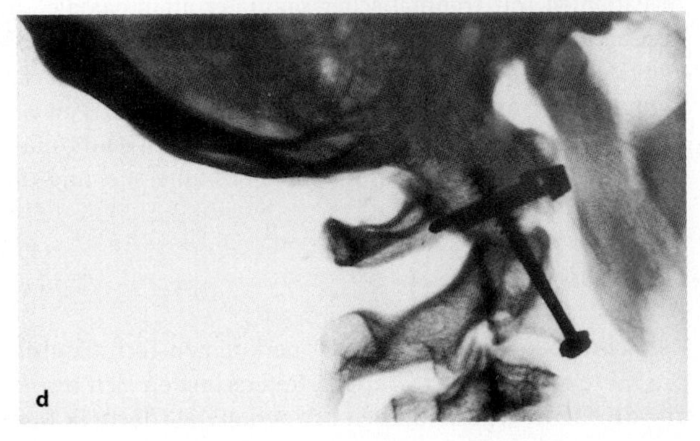

Abb. 2c, d. Direkte transorale Plattenosteosynthese des Atlas und mit gesonderten Zugang direkte Densverschraubung in einer Sitzung

xen und schwierigen Verletzungsformen wird auf die differenzierte Darstellung in der Literatur hingewiesen [1].

Literatur

1. Blauth M (1998) In: H Tscherne, M Blauth (Hrsg) Wirbelsäule. Springer-Verlag Berlin Heidelberg
2. Bühren V (1998) Verletzungsformen und Versorgungsstrategien an der HWS – Sammelstudie der AG Wirbelsäule der DGU 3. Europäischer Unfallkongreß Amsterdam

Retrospektiver Vergleich zwischen offener und perkutaner transartikulärer Verschraubung C1/C2 bei traumatischer Instabilität

M. Richter, W. Lehmann und M. Blauth, Hannover

Zielsetzung

Die Spondylodese C1/C2 mit dorsaler transartikulärer Verschraubung stellt bei traumatischen atlantoaxialen Instabilitäten das Verfahren der Wahl dar. Beim offenen Vorgehen muß eine Freilegung bis zum siebten Halswirbel erfolgen, um die Bohrmaschine weit genug absenken zu können. Zur besseren Plazierung der Schrauben wurde die weichteilschonende perkutane Technik unter Verwendung eines Spezialinstrumentariums angewendet. Wir analysierten die von uns mit beiden Verfahren behandelten Fälle der Jahre 1995-1997, um zu prüfen, ob die perkutane Technik Vorteile bei der Schraubenplazierung und im Ausheilungsergebnis bietet.

Material und Methode

20 Patienten mit traumatischer sagittaler atlantoaxialer Instabilität wurden von dorsal transartikulär verschraubt. 14 mal verwendeten wir die perkutane Technik unter Verwendung des Spezialinstrumentariums von McGuire und Harkey. Anhand der postoperativen Röntgenaufnahmen wurde in der Sagittalebene der Winkel zwischen Axisgrundplatte und Schrauben gemessen (Abb. 1). 6–24 Monate nach dem Unfall wurden 16 Patienten nachuntersucht, 4 waren zum Zeitpunkt der Nachuntersuchung verstorben.

Ergebnisse

Der Schraubenwinkel war bei der perkutanen Technik größer als beim offenen Vorgehen. Die Mittelwerte beider Gruppen unterschieden sich um 10° (perkutan: m = 73,9°, offen: m = 63,9°). Die Operationszeit der perkutanen Technik war im Schnitt 28 Minuten kürzer

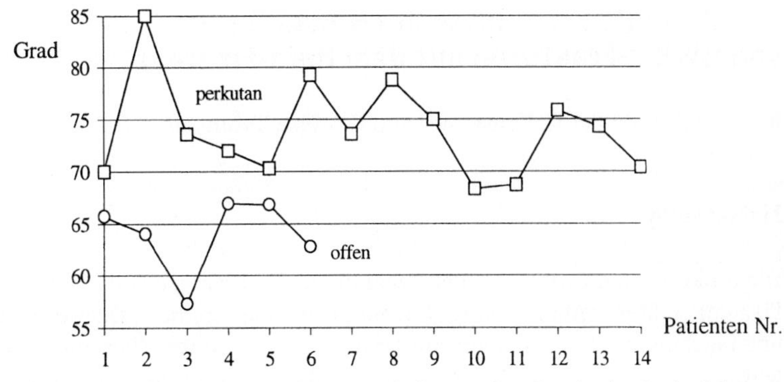

Abb. 1. Die Winkel zwischen Axisgrundplatte und transartikulären Schrauben in der Sagittalebene

(83 zu 111 Minuten). Jeweils 2 Patienten beider Gruppen verstarben aufgrund von Begleitverletzungen oder maligner Grunderkrankungen. Bei der Nachuntersuchung von 16 Patienten waren alle Spondylodesen radiologisch durchbaut. Die Schraubenlage hatte sich nur in einem Fall mit offener Technik minimal geändert. Die Beweglichkeit der HWS war in beiden Gruppen gleich eingeschränkt. Die subjektive Beurteilung bezüglich Schmerzfreiheit und Funktion mit Hilfe einer Visualanalogskala und eines speziellen Erfassungsbogens ergab Vorteile zugunsten der Gruppe mit perkutaner Technik (gesamt 10; 1 exzellent, 6 gut, 3 mäßig). Allerdings konnten nur 4 offen versorgte Patienten nachuntersucht werden (1 gut, 2 mäßig, 1 schlecht). Vor der Verletzung hatten in beiden Gruppen vergleichbare Scores bestanden.

Zusammenfassung

Sowohl mit der konventionellen offenen Technik als auch mit dem perkutanen Vorgehen kann Stabilität erreicht werden. Beim perkutanen Verfahren kann die Bohrrichtung in der Sagittalebene fast beliebig steil gewählt werden, wodurch eine langstreckigere Schraubenverankerung im Atlas ermöglicht wird. Die Winkel zwischen Axisgrundplatte und Schrauben betrugen im Schnitt 73,9° (offen: 63,9°). Mit der perkutanen Technik wurden bessere subjektive Ergebnisse bezüglich Schmerzfreiheit und Funktion erreicht.

Schlußfolgerungen

Die dorsale Spondylodese C1/C2 mit zusätzlicher transartikulärer Verschraubung stellt bei posttraumatischen atlantoaxialen Instabilitäten das Verfahren der Wahl dar. Die weichteil-schonende, perkutane Technik unter Verwendung eines Spezialinstrumentariums erlaubt eine bessere und einfachere Plazierung der transartikulären Schrauben. Dies erlaubt kürzere Operationszeiten und führt bei geringerer Schädigung der Nackenmuskulatur zu besseren subjektiven Ergebnissen.

Funktionelle Ergebnisse der Behandlung von HWK 2-Frakturen mit dem Halo-Fixateur

R. Hechtel, A. Badke, C. Eingartner und K. Weise, Tübingen

Zielsetzung

Die funktionellen Ergebnisse der Behandlung der Frakturen des 2. HWK mit dem Halo-Fixateur sollten anhand einer Nachuntersuchungsstudie ausgewertet werden. Nachuntersuchung nach Ausheilung einer HWK-2 Fraktur unter Therapie mit dem Halo-Fixateur.

Problem

Die konservative Behandlung von Frakturen des zweiten HWK mit dem Halo-Fixateur ist mit einer langdauernden Ruhigstellung der gesamten HWS verbunden. Die Nachuntersuchung der Patienten sollte zeigen, in weichem Maß hierdurch Funktionsbeeinträchtigungen hervorgerufen werden.

Methode

Es wurden alle Patienten nachuntersucht, bei denen durch die konservative Therapie mit dem Halo-Fixateur eine knöcherne Konsolidierung einer HWK-2 Fraktur in regelrechter Stellung erreicht werden konnte. Hierbei wurden die subjektiven Beschwerden, die Funktion der HWS und der radiologische Befund ausgewertet.

Ergebnisse

Zwischen 1992 und 1997 wurden 29 Patienten mit einer HWK 2-Fraktur (11 mal Hangman-Frakture Effendi II, 5 mal Dens-Fraktur Anderson II, 13 mal Dens-Fraktur Anderson III) mit dem Halo-Fixateur behandelt. In 28 Fällen heilte die Fraktur knöchern aus. Diese Patienten wurden durchschnittl. 10 Monate nach Abnahme des Fixateurs nachuntersucht. Es handelte sich um 18 Männer und 10 Frauen mit einem Durchschnittsalter von 45 Jahren. Die Tragzeit des Halo-Fixateurs betrug durchschnittl. 52 Tage. In 3 Fällen mußte eine Kopfschraube wegen beginnendem Pin-Infekt umgesetzt werden. Weitere Komplikationen wurden nicht beobachtet. 22 Patienten waren bei der Nachuntersuchung beschwerdefrei oder beklagten nur gelegentlich auftretende leichte Nacken- der Kopfschmerzen und zeigten eine freie oder endgradig eingeschränkte Beweglichkeit der HWS Bei 5 Patienten bestanden starke Nackenschmerzen. Diese Patienten wiesen eine Einschränkung der HWS-Beweglichkeit hinsichtlich der Rotation um mehr als 50% auf. Radiologisch fanden sich bei allen fünf Patienten deutliche degenerative Veränderungen der Bandscheibe HWK 2/3, die als Folge einer direkten Traumatisierung der Bandscheibe bei dem Unfall zu werten sind.

Schlußfolgerungen

Die Behandlung einer HWK-2-Fraktur mit dem Halo-Fixateur ist ein komplikationsarmes Verfahren. Die bei der Nachuntersuchung trotz Ausheilung der Fraktur zu beobachteten Funktionseinschränkungen sind auf posttraumatische Bandscheibenschäden und nicht auf die Ruhigstellung im Halo-Fixateur zurückzuführen.

Densfrakturen im höheren Lebensalter

M. Jeske, E. J. Müller, M. Wick und G. Muhr, Bochum

Zielsetzung

In einer retrospektiven Studie von 23 Fällen wird der Stellenwert der operativen als auch der konservativen Verfahren für Densfrakturen bei Patienten mit einem Lebensalter von mehr als 70 Jahren untersucht und die Indikationsstellung unter besonderer Berücksichtigung der aufgetretenen Komplikationen analysiert.

Problembeschreibung

Frakturen des Dens axis sind beim alten Menschen die häufigsten Verletzungen an der HWS. Die Problematik der verzögerten Frakturheilung bzw. der Ausbildung von Pseudarthrosen nach Frakturen des Dens axis ist ein bekanntes Problem und wurde in der Literatur ausgiebig behandelt. Ob für diese Patientengruppe jedoch die gleichen Therapieprinzipien wie für junge Patienten zur Anwendung kommen können ist nicht bekannt.

Patienten und Methode

In den Jahren 1982 bis 1995 wurden an unserer Klinik 23 traumatische Frakturen des Dens axis bei Patienten mit einem Lebensalter von mehr als 70 Jahren behandelt. Dies entsprach 25,3% aller in diesem Zeitraum diagnostizierten Densfrakturen. Das Durchschnittsalter der 13 Frauen und 10 Männer betrug 80,9 Jahre (71–96). Ursächlich lag in 21 Fällen ein Sturz im häuslichen Milieu zugrunde, zwei Patienten waren als Fußgänger verunfallt. Die Einteilung der Läsionen erfolgte entsprechend der Klassifikation von Anderson/d'Alonzo. Es wurden 20 Typ-II sowie 3 Typ-III Frakturen diagnostiziert. Eine zusätzliche Fraktur des Atlasringes war bei 13 Patienten (56,5%) zu evaluieren. Neurologische Komplikationen lagen in 2 Fällen vor. Initial wurden 4 Patienten operativ, die übrigen 19 Patienten nicht-operativ behandelt.

Ergebnisse

Die Komplikationsrate für das Gesamtkollektiv betrug 56,5% (13/23). In der operativen Gruppe war bei einem Patienten (25%) eine Schraubenlockerung nach direkter Verschraubung des Dens aufgetreten. In der nicht-operativen Gruppe waren bei 63,2% (12/19) der Patienten Komplikationen zu verzeichnen. Alle 3 Patienten mit neurologischen Defiziten sind an Komplikationen der Rückenmarksschädigung verstorben. Wegen einer persistierenden Instabilität war bei acht Patienten ein Verfahrenswechsel hin zu einer operativen Stabilisierung erforderlich. Drei dieser Patienten sind in der postoperativen Phase verstorben. Bei einem Patienten war eine kardio-pulmonale Komplikation aufgetreten.

Schlußfolgerungen

Densfrakturen im höheren Lebensalter liegt typischerweise ein Sturz im häuslichen Milieu mit einem Kopfanprall-Trauma zugrunde. Die Komplikationsrate der primär überwiegend nicht-operativ versorgten Frakturen ist sehr hoch und insbesondere die sekundäre operative Intervention geht mit einer hohen Mortalitätsrate einher. Aufgrund unserer Erfahrungen propagieren wir die frühzeitige operative Stabilisierung der Densfrakturen in dieser Altersgruppe, um die Mortalitäts- und Morbiditätsrate zu reduzieren und die Prognose zu verbessern.

Posttraumatische Dens Pseudarthrosen

E. J. Müller, M. Wick, T. A. Schildhauer und G. Muhr, Bochum

Posttraumatische Pseudarthrosen nach Frakturen des Dens axis sind insbesondere nach konservativer Therapie nicht selten, jedoch wird der natürliche Verlauf, die Inzidenz neurologischer Komplikationen sowie die adäquate Therapie dieser besonderen Verletzungsfolge sehr kontrovers diskutiert. In einer retrospektiven Analyse von 10 Fällen werden die Ätiologie, der natürliche Verlauf und der Stellenwert der operativen Therapie dieser Verletzungsfolge untersucht.

Patienten und Methode

Von 1981 bis 1994 wurden an unserer Klinik 10 posttraumatische Pseudarthrosen des Dens axis behandelt. Das Durchschnittsalter der 3 Frauen und 7 Männer betrug 51,1 Jahre (15–83). Das Zeitintervall vom Trauma bis zur Diagnosestellung variierte zwischen 6 Monaten und 30 Jahren. Ursächlich lag in 8 Fällen ein Verkehrsunfall, einmal ein Sportunfall sowie ein direktes Trauma in einem weiteren Fall zugrunde. Die initiale Verletzung wurde in allen Fällen als Typ-II Fraktur klassifiziert (Anderson/d'Alonzo) und alle Patienten wurden ausnahmslos nicht-operativ behandelt, oder es erfolgte keinerlei spezifische Therapie. Neurologische Defizite ließen sich bei 3 Patienten eruieren. Alle Patienten klagten über signifikante Nackenschmerzen. Eine operative Stabilisierung wurde in 9 der 10 Fälle durchgeführt (eine dorsale Fusion C1/2 in 8 Fällen, sowie eine direkte Verschraubung des Dens in einem Fall), eine Korrektur signifikanter Achsabweichungen des Dens wurde in keinem Fall angestrebt. Ein Patient lehnte einen operativen Eingriff ab.

Ergebnisse

Der Grad der Instabilität des Dens war bei den 3 Patienten mit einem neurologischen Defizit signifikant höher als bei den übrigen Patienten, wohingegen die Achsabweichung des Dens in der Neutralposition nicht mit den neurologischen Defiziten korrelierte. Sekundäre Eingriffe in 2 Fällen waren nach Gallie-Fusionen wegen persitierender Instabilität erforderlich. Ein Jahr postoperativ zeigte sich bei allen Patienten eine solide Fusion des Segmentes C1/2 respektive eine konsolidierte Pseudarthrose des Dens. Alle Patienten waren zu diesem Zeitpunkt schmerzfrei. In einem Fall hatten sich die neurologischen Defizite komplett zurückgebildet, in den übrigen beiden Fällen deutlich gebessert. Eine Verschlimmerung war in keinem Fall eingetreten. Eine unveränderte Schmerzsymptomatik zeigte sich bei dem Patienten, der eine operative Intervention abgelehnt hatte.

Zusammenfassung

Posttraumatische Pseudarthrosen des Dens axis treten überwiegend nach Typ-II Frakturen auf. Die Inzidenz neurologischer Defizite korreliert mit dem Grad der Instabilität der Pseudarthose, instabile Pseudarthosen stellen eine Operationsindikation dar. In unserer Erfahrung ist die In-situ Fusion des Segmentes C1/2 ein adäquates Verfahren, um die neurologischen Defizite zumindest deutlich zu verbessern, sowie um eine signifikante Schmerzreduktion zu erreichen.

Wann operative, wann konservative Therapie bei der Hangman's fracture?

A. Junge, T. von Garrel, M. El-Sheik und L. Gotzen, Marburg

Zielsetzung

In einer retrospektiven Studie wurden das diagnostische Vorgehen sowie die Behandlungsergebnisse von 27 Patienten ausgewertet, die wegen einer traumatischen Spondylolisthese (Hangman's fracture) in den Jahren 1986 bis 1996 in unserer Klinik behandelt wurden.

Problembeschreibung

Die bilateralen Bogenfrakturen des Axis gelten als Domäne der konservativen Therapie mit Ruhigstellung im Minerva-Verband oder dem Halo-Jacket, wobei zum Teil lange Immobilisationszeiten von bis zu 4 Monaten angegeben werden. Die Indikation für ein operatives Vorgehen wird nur selten bei weit klaffendem Frakturspalt gestellt. Wir halten die Beurteilung der Stabilität der Verletzung, die bei Mitbeteiligung der discoligamentären Strukturen nicht mehr gegeben ist, für entscheidend und machen unser therapeutisches Vorgehen davon abhängig.

Patientengut

Es handelte sich um 14 Männer und 13 Frauen mit einem Durchschnittsalter von 42 (17–88) Jahren. Unfallursache war in 17 Fällen ein Unfall als PKW-Insasse, je 2 Patienten verunfallten als Fahrradfahrer oder als Fußgänger. 5 Patienten fielen auf den Kopf und ein Patient wurde von einem Balken getroffen. Relevante Begleitverletzungen lagen in 13 Fällen vor.

Methode und Material

Zur Beurteilung der Stabilität der Verletzung erfolgte eine subtile radiologische Diagnostik einschließlich Funktionsaufnahmen der Halswirbelsäule, nach Einführung der MRT in die klinische Routine wurde diese zur direkten Beurteilung der discoligamentären Strukturen eingesetzt. 15 Patienten mit stabilen Verletzungen wurden konservativ behandelt, 13 mal mit einem Minerva-Verband, in 2 Fällen erfolgte die Ruhigstellung mit einem Halo-Jacket. Bei den 12 Patienten mit nachgewiesener discoligamentärer Instabilität C 2/C 3 erfolgte die operative Stabilisierung durch ventrale interkorporelle Spondylodese mit zusätzlicher H-Platten-Stabilisierung.

Ergebnisse

Sowohl die operative als auch die konservativ behandelten Frakturen heilten nach 6–8 Wochen knöchern aus. 18 der 27 Patienten waren nach Ausheilung beschwerdefrei. 6 Patienten litten unter belastungsabhängigen Schmerzen oder unter Verspannungen der Nackenmuskulatur. 1 Patient klagte über Parästhesien im Bereich der ulnaren linken Hand. 1 Patient erlitt eine reversible Parese des N. hypoglossus. Eine Patientin mit initialer Querschnittssymptomatik verblieb in ihrem neurologischen Status. Der durchschnittliche stationäre Aufenthalt dauerte 12,9 Tage. Sämtliche im Arbeitsprozeß stehenden Patienten konnten an ihren Arbeitsplatz zurückkehren. Unterschiede hinsichtlich des Behandlungsergebnis fanden sich zwischen den beiden Gruppen nicht.

Schlußfolgerungen

Hangman's fractures lassen sich in den meisten Fällen konservativ zur Ausheilung bringen, wobei auch Verletzungen mit klaffendem Frakturspalt ohne Probleme innerhalb von 6–8 Wochen knöchern konsolidieren. Bei nachgewiesener Instabilität aufgrund Beteiligung der discoligamentären Strukturen im Sinn einer Luxationsfraktur führt die ventrale interkorporelle Spondylodese mit zusätzlicher H-Platten-Stabilisierung bei niedriger Komplikationsrate zur sicheren knöchernen Fusion.

Operative Versorgung von Verletzungen der unteren Halswirbelsäule

M. Blauth, Hannover

Verletzungen der unteren Halswirbelsäule sind mehrheitlich komplexe Knochen- und Gelenkverletzungen mit Beteiligung der kleinen Wirbelgelenke, des komplizierten Bandapparates und der Bandscheibe(n). Nicht die meist problemlose Ausheilung des Wirbelkörpers bestimmt über das weitere Schicksal der Verletzung, sondern das Ausmaß der diskoligamentären Instabilität, die Stellung der Wirbelgelenke und die Beziehung von Knochen- und Bandscheibenfragmenten zum Rückenmark. Konservative Therapiemöglichkeiten sind begrenzt. Die zur Ausheilung erforderliche ununterbrochene Immobilisation ist auf nicht operativem Wege schwer zu erreichen; häufig bleibt die Heilung aus und das verletzte Segment instabil. Dazu kommt, daß konservative Behandlungsmethoden – sei es die Extension, der Minerva-Gips oder der Halo-Fixateur – vom Patienten häufig als äußerst unangenehm empfunden werden. Die stabile operative Fixation dagegen bietet dem Verletzten die Annehmlichkeiten einer funktionellen Weiterbehandlung mit kurzen Rehabilitationszeiten.

Etablierte Operationsindikationen

- Komplette und inkomplette Querschnittssyndrome mit mechanischer Kompression des Myelon durch Einengung des Spinalkanals oder Dislokation innerhalb eines oder mehrerer Bewegungssegmente.
- Sensomotorisches, radikuläres Syndrom bei mechanischer Wurzelkompression z.B. durch Gelenkfortsatz- oder Laminafrakturen.
- Frakturen mit Zerreißung des dorsalen Bandkomplexes (Typ B und C, „Luxationsfrakturen", „tear drop-Frakturen")
- Beidseitige reitende oder verhakte Luxationen („diskoligamentäre Instabilitäten")
- Hyperextensionsverletzungen (Typ B3)
- Verletzungen, die sich bei konservativer Behandlung nicht befriedigend retinieren lassen

Weitere, empfehlenswerte Operationsindikationen

- Kompressions- und Berstungsfrakturen ohne neurologischem Defizit mit größerer kyphotischer Knickbildung
- Beidseitige Subluxationen
- Rotationssubluxationen (einseitig reitende oder verhakte Luxationen)

Relative Operationsindikationen

Bei einer Reihe von Verletzungen der HWS sind die Operationsindikationen noch in der Diskussion. Sie werden vielfach auch konservativ behandelt.

- Kompressionsfrakturen eines Wirbelkörpers (Typ A) mit Beteiligung der Hinterwand aber ohne neurologischem Defizit
- Unvollständige diskoligamentäre Instabilität eines Bewegungssegments (Subluxation)
- Ausgedehnte, mehrsegmentale Läsionen

Operationszeitpunkt bei Läsionen mit neurologischem Defizit

Der erste Behandlungsschritt einer HWS-Verletzung mit neurologischem Defizit ist immer eine geschlossene Reposition. Sie stellt eine häufig sehr wirksame „Dekompressionsmaßnahme" dar und muß so schnell wie möglich stattfinden. Eine *notfallmäßige* Operation ist dann angezeigt, wenn nach einer Reposition weiterhin eine Kompression des Myelon vorliegt oder es sich um eine hochgradig instabile Situation handelt, bei der trotz äußerer Ruhigstellung erneut dislozieren könnte. Eine *frühzeitige* Operation wenige Tage nach dem Unfallereignis sollte immer dann vorgenommen werden, wenn eine Kompression neurogener Strukturen nach einer Reposition nicht mehr nachweisbar ist oder eine rasche Erholung der Defizite verzeichnet wird.

Indikationen für den ventralen Zugang

Etwa 95% aller operationspflichtigen frischen Verletzungen der Halswirbelsäule können von ventral mit einer interkorporellen Spondylodese versorgt werden. Dazu gehören:

- Verletzungen, die vorwiegend die vordere Säule betreffen wie Kompressions- oder Berstungsfrakturen.
- Verletzungen mit Verlagerung von Knochen- und/oder Bandscheibenmaterial in den Spinalkanal. Weitaus am häufigsten wird der Spinalkanal von ventral eingeengt. Die Laminektomie bringt keine echte Entlastung und vermehrt die Instabilität.
- Diskoligamentäre Instabilitäten.
- Auch verhakte Verrenkungen können – wenn die geschlossene Reposition mißlungen ist oder Bandscheibenmaterial hinter dem Wirbelkörper eine geschlossene Einrichtung verbietet – von vorne nach Ausräumung der Bandscheibe offen eingerichtet werden.

Vorteile der ventralen interkorporellen Spondylodese

- Schneller, „anatomischer“ Zugang mit geringem Blutverlust und minimalem iatrogenen Trauma an der Muskulatur, dadurch viel geringere Störung muskulärer Funktionen als beim dorsalen Zugang.
- Rasche und vollständige Dekompressionsmöglichkeit des Spinalkanals unter direkter Sicht bei Einengung durch Wirbelkörper- oder Diskusmaterial. Geringeres Risiko einer neurologischen Komplikation als bei dorsalem Vorgehen.
- Unproblematische Rückenlagerung des Patienten. Das nicht ungefährliche Umlagern in Narkose von der Rücken- in die Bauchlage entfällt. Eine optimal reponierte und lordosierte Stellung der Halswirbelsäule läßt sich viel leichter erreichen als in Bauchlage. Intraoperative Lagerungskorrekturen sind ebenfalls besser möglich.
- Sehr gute Prognose der interkorporellen Spondylodese. Pseudarthrosen kommen praktisch nicht vor. Postoperative Korrekturverluste sind nur bei technischen Fehlern zu erwarten (s. u.)

Nachteile der ventralen interkorporellen Spondylodese

- Bei Hyperflexionstraumata mit ausgedehnter diskoligamentärer Zerreißung und axialer Instabilität mit vollständiger Querschnittläsion vor allem im Bereich des zervikothorakalen Übergangs kann die Stabilität der alleinigen ventralen interkorporellen Spondylodese ungenügend sein.

Indikationen für den dorsalen Zugang

- Knöcherner Einengung des Spinalkanals von dorsal (selten!)
- Dislozierte Frakturen der Gelenkfortsätze mit Verlagerung von Fragmenten in das Foramen intervertebrale und radikulären Symptomatik.
- Von ventral irreponible verhakte Verrenkungen
- Deutliche Restinstabilität nach ventraler Plattenspondylodese

Vorteile der dorsalen Spondylodese

- Einfacher Zugang.
- Das vordere Längsband bleibt mit seiner Zuggurtungsfunktion erhalten.
- Die dorsale Spondylodese gewährleistet biomechanisch von allen einseitigen Operationen die größte Stabilität.

Nachteile der dorsalen Spondylodese im Vergleich zur ventralen

- Größeres iatrogenes Trauma durch Ablösung der paravertebralen Nackenmuskulatur.
- Mehr Wundheilungsstörungen und größerer Blutverlust.
- Tendenziell mehr Bewegungseinschränkungen.
- Nach dorsalen Eingriffen entstehen häufiger „spontane“ Fusionen von angrenzenden, gesunden Segmenten.

Indikationen für das kombinierte Vorgehen

- Komplette, axial instabile Verletzungen eines Segments.

Welche Implantate soll man verwenden?

Die Erfahrungen der 70er Jahre haben gezeigt, daß eine Spondylodese ohne zusätzliche Stabilisierung mit einer Platte bei traumatischen Läsionen im Gegensatz zu degenerativen Krankheitsbildern nicht sicher zum Erfolg führt. Mittlerweile werden zahlreiche Implantate angeboten, die sich in zwei Hauptgruppen aufteilen lassen: Winkelstabile Systeme, bei welchen sich die Schrauben in den Plattenlöchern nicht bewegen lassen (z. B. Halswirbelsäulen-Verriegelungsplatte der AO, Fa. SYNTHES, Platten nach WOLTER, Fa. Link) und winkelinstabile Platten-Schrauben-Verbindungen (z. B: herkömmliche H-Platte der AO, Platten der Fa. PILLING-WECK, Platten nach CASPAR). Alle Implantattypen werden aus Titan hergestellt.

Vorteile winkelstabiler Systeme

- Das Auswandern gelockerter Schrauben ist unmöglich. Bevor es zu einer Implantatlockerung kommt, müssen mindestens 4 Schrauben gelockert sein.
- Bohrer und Schrauben müssen die Wirbelkörperhinterwand nicht durchdringen. Dadurch erhöht sich die Sicherheit der Operation.
- Das System bietet eine „intrinsische" Stabilität. Die praktische Bedeutung dieser Tatsache ist bis jetzt noch nicht eindeutig nachgewiesen.

Vorteile winkelinstabiler Systeme

- Es sind einfache, relativ kostengünstige Implantate, Zusatzinstrumente sind nicht erforderlich. Die Implantation ist einfach.
- Die Bohrrichtung kann frei gewählt werden. Dadurch ist es möglich, Schrauben auch in Restwirbeln oder in den Wirbelkörperecken zu verankern. Neuplazierungen nicht optimal sitzender Schrauben sind ebenfalls möglich.
- Durch exzentrisches Bohren kann eine gewisse Kompressionwirkung nach dem DC-Prinzip ausgeübt werden.
- Das von uns verwendete Implantat der Fa. PILLING-WECK bietet außerdem den Vorteil, daß neben Schrauben mit einem Standarddurchmesser von 3,5 mm auch Schrauben mit einem Außendurchmesser von 4,5 mm zusammen mit dieser Platte verwendet werden können. Diese „Rettungsschrauben" geben selbst in osteoporotischem Knochen einen außerordentlich festen Halt und werden von uns immer dann eingesetzt, wenn herkömmlichen Schrauben versagen. Ob mit den 4,5 mm dicken Schrauben auf die Besetzung der dorsalen Wirbelkörperkortikalis verzichtet werden kann, muß nach unseren biomechanischen Untersuchungen allerdings bezweifelt werden:

Zusammenfassend kann festgestellt werden, daß beide Systeme bei korrekter Anwendung mit hoher Sicherheit zu einer Spondylodese ohne Korrekturverlust führen und die Auswahl nicht zuletzt auch durch die persönliche Einstellung des Operateurs bestimmt wird. Wichtig ist, daß eine Platte von korrekter Länge ausgewählt wird, um eine Irritation von Nachbarsegmenten zu vermeiden.

Ergebnisse

Wir verfügen über zwei retrospektive Nachuntersuchungsserien: 89 Patienten aus den Jahren 1972–1983 und 102 Patienten aus den Jahren 1987-1994. Alle Patienten waren wegen einer frischen, instabilen traumatischen Läsion der unteren Halswirbelsäule von ventral spondylodesiert worden.

Serie I: 89 Patienten (1972–1983)

Bei 23 Verletzten handelte es sich um reine Luxationen, bei 50 um Luxationsfrakturen und bei 16 um Berstungsfrakturen. Nur 20 Patienten (22,5%) wiesen keine neurologische Ausfälle auf. Der mittlere Zeitraum zwischen Unfallereignis und Operation betrug 7 Tage. Bei 79 Patienten war eine Drittelrohr- oder H-Platte verwendet worden, 10 mal wurde nur einen Knochenspan in der Technik nach Robinson eingeklemmt. Ernsthafte Komplikationen im frühen postoperativen Verlauf mit Revisionseingriffen kamen bei zwei Patienten mit persistierenden Instabilitäten vor. Beide waren zunächst ohne Platte operiert worden. Bei 79 mit einer Plattenspondylodese Operierten mußten 6 gelockerte Implantate und eine gebrochene Platte frühzeitig entfernt werden. Gründe für gelockerte Schrauben waren eine mangelhafte Verankerung in der dorsalen Wirbelkörperkortikalis sowie eine Fehlplazierung in angrenzenden Bandscheibenräumen. Das Aus-heilungsergebnis wurde von der Implantatentfernung nicht nachteilig beeinflußt. Alle Spondylodesen bis auf eine waren knöchern verheilt.

Von 72 Patienten, die zum Nachuntersuchungszeitpunkt noch lebten, konnten 57 (79%) nach durchschnittlich 119/12 Jahren (10–19 Jahre) persönlich nachuntersucht werden. Das mittleren Alter zum Zeitpunkt des Unfalls betrug 36,1 Jahren (14–83 Jahre). 40 der 57 Patienten waren in Ruhe völlig schmerzfrei, 38 klagten über nicht behandlungsbedürftige, belastungsabhängige Beschwerden. Eine Abhängigkeit dieser Beschwerden von der Anzahl der fusionierten Segmente konnten wir nicht nachweisen. Bei einem Patienten war ein Korrekturverlust zu beobachten, nachdem 3 Wochen postoperativ das gelockerte Osteosynthesematerial entfernt werden mußte. Bei allen anderen blieb die Stellung der betroffenen Segmente zwischen dem Zeitpunkt der Operation und der Nachuntersuchung unverändert. 27 mal fanden wir radiologische Veränderungen an Nachbarsegmenten, nämlich Spondylophyten und „spontane" Fusionen. „Segmentlockerungen" in pathologischem Ausmaß konnten wir mit Funktionsröntgenaufnahmen nicht nachweisen. 46 von 57 Nachuntersuchten waren beruflich rehabilitiert, 7 wegen ihrer Verletzungsfolgen berufsunfähig, 4 aus Altersgründen berentet. 30 von den 57 nachuntersuchten Patienten, die zum Zeitpunkt des Unfalls neurologische Ausfälle aufgewiesen hatten, konnten sich bis zur Nachuntersuchung nach dem 10-stufigen Sunnybrook Cord Injury Scale [35] um mindestens eine Kategorie verbessern, 25 um mindestens einen Grad in der ASIA Neurological Impairment Scale [4]. Eine signifikante Korrelation zwischen dem Zeitraum vom Unfall bis zur Operation und der neurologischen Erholung bestand nicht.

Serie II: 102 Patienten (1987–1994)

Bei 24 Patienten bestanden Typ-A, bei 38 Typ-B, bei 36 Typ-C Verletzungen, 4 Patienten hatten eine traumatische Spondylolisthese erlitten. Der mittlere Zeitraum zwischen Unfallereignis und operativer Versorgung betrug 5 Tage. Bei allen Patienten wurde eine H-Platte verwendet. 4 mal mußte wegen Schwierigkeiten bei der Reposition intraoperativ vom geplanten ventralen Vorgehen abgewichen und primär dorsal offen reponiert werden. Bei diesen Patienten wurde in gleicher Sitzung von ventral fusioniert. Wegen einer anhaltenden Instabilität kam es bei 3 Patienten zu einem Korrekturverlust mit Implantatlockerung, die verletzten Bewegungssegmente wurden erneut von ventral spondylodesiert (s. u.). Bei 2 Patienten wurden Implantate - ohne Lockerungszeichen - entfernt.

Von den 102 Patienten lebten bis zur Nachuntersuchung noch 94 Patienten. 87 von ihnen mit einem mittleren Alter zum Zeitpunkt des Unfalls von 40 Jahren (16–81 Jahre) konnten nachuntersucht werden (85%). Das Beschwerdebild war mit dem o. g. Patientenkollektiv vergleichbar: 39 waren in Ruhe beschwerdefrei, 53 klagten über nicht behandlungsbedürftige, belastungsabhängige Schmerzen. Eine Abhängigkeit dieser Beschwerden vom Verletzungtyp konnten wir nicht nachweisen. Alle Fusionen waren zum Zeitpunkt der Nachuntersuchung knöchern ausgeheilt. Nur einmal stellten wir einen meßbaren „Korrekturverlust" fest. Bei dieser Patientin war die Halswirbelsäule in Überdistraktion fixiert worden. Veränderungen an Nachbarsegmenten - Spondylophyten und spontane Fusionen - fanden wir bei 45 der nachuntersuchten Patienten ohne Korrelation zu den Beschwerden. 79% der nachuntersuchten Patienten waren beruflich rehabilitiert, 12% aus unfallunabhängigen Gründen berentet oder arbeitslos, 8% verletzungsbedingt berufsunfähig.

Bei den oben angesprochenen 3 revidierten Implantatlockerungen mit Korrekturverlust handelt es sich um folgende Patienten: Bei einem war eine hochgradig, auch axial instabile Läsion von ventral in übermäßiger Distraktion des Bewegungessegments verplattet worden. Bereits einen Tag postoperativ kam es zu einer erneuten Dislokation, die durch eine kombinierte ventro-dorale Spondylodese behandelt werden mußte. Beim einem zweiten Patienten mit inkomplettem kranialen Berstungsbruch war versucht worden, die untere Wirbelkörperhälfte für eine monosegmentale Spondylodese zu nutzen. Die Schraubenverankerung war ungenügend, nach einer Woche wurde eine erneute, diesmal bisegmentale Spondylodese vorgenommen. Der dritte Patient litt an ankylosierender Spondylitis, eine monosegmentale ventrale Osteosynthese erwies sich als ungenügend und mußte wenige Tage nach dem ersten Eingriff durch eine kombinierte, ventro-dorsale Fixation ersetzt werden.

Vergleich beider Nachuntersuchungsserien

Repositionsergebnis und Rate implantatbedingter Komplikationen waren in der zweiten Serie mit 2,9% im Vergleich zu 11,2% in der ersten wesentlich günstiger: Waren noch 12 von 57 Patienten der ersten Gruppe präoperativ ungenügend reponiert und in kyphotischer Stellung versteift worden, traf dies in der zweiten Gruppe nur auf vier zu. Nur bei einem Patienten der zweiten Gruppe wurde zum Zeitpunkt der Nachuntersuchung eine asymptomatische Schraubenlockerung festgestellt, Schrauben- oder Plattenbrüche wurden nicht beobachtet.

Einheitlich beobachteten wir in beiden Gruppen eine sehr hohe Rate erfolgreicher Fusionen. Dies entspricht auch den meisten Mitteilungen aus dem Schrifttum. Röntgenologische Veränderungen an Nachbarsegmenten kamen ebenfalls gleich häufig vor. Auch die Anzahl der Patienten mit Restbeschwerden war in beiden Kollektiven vergleichbar. Eine Korrelation zu Verletzungsart, Länge der Fusionsstrecke oder röntgenologischen Veränderungen bestand nicht. Über die Ursachen dieser Beschwerden kann nur spekuliert werden. Sie waren jedoch bei den wenigsten Patienten behandlungsbedürftig.

Unter Beachtung der wenigen Kontraindikationen – besonders Irreponibilität und vollständige Zerreißung eines Bewegungssegments mit axialer Instabilität – hat sich die alleinige ventrale interkorporelle Plattenspondylodese damit als zuverlässiges Verfahren für die meisten frischen traumatischen Läsionen der unteren HWS herausgestellt.

Anmerkung

Ein ausführliche Darstellung des Themas mit zahlreichen Literaturangaben findet man bei Blauth M, Tscherne H (1998) Untere Halswirbelsäule. In: Tscherne H, Blauth M (Hrsg) Tscherne Unfallchirurgie Wirbelsäule. Springer Berlin Heidelberg, pp 153–240

Entwicklung neurologischer Defizite nach sofortiger operativer Dekompression und Stabilisation von traumatischen Verletzungen der HWS

S. Matschke, F. Holz, P. Hochstein und A. Wentzensen, Ludwigshafen

Ziel der Arbeit war es festzustellen, welche Verbesserungen der Neurologie bei HWS-Verletzungen durch eine frühzeitige operative Dekompression des Spinalkanals erreichbar sind bzw. ob bei einem verspäteten operativen Eingriff die Neurologie noch verbessert werden kann.

Problem

Bei strukturellen Verletzungen im Bereich der Halswirbelsäule kommt es in ca. 25–30% der Fälle aufgrund der eingetretenen traumatischen Deformität bzw. der hochgradigen Instabilität zu einer Verletzung des Spinalkanals und folgenden neurologischen Defiziten bis zur kompletten Tetraparese.

Material und Methode

Im Rahmen einer prospektiven HWS-Studie worden 73 Verletzungen der Halswirbelsäule in einem Zeitraum von 3 Jahren erfaßt, HWS-Distorsionen wurden nicht in die Studie einbezogen. Hiervon mußten im Zeitraum 1/95 bis 12/97 37 Patienten aufgrund von Verletzungen der oberen und unteren HWS operativ versorgt werden. 21 Patienten (568%) hatten hierbei neurologische Ausfalle. Das Durchschnittsalter dieser Patienten betrug 43,1 Jahre (18–84 Jahre). Es handelt sich um 4 Frauen und 17 Männer. Verglichen wurde der neurologische Status (ASIA Impairment Scale) präoperativ sowie im Verlauf bis zu 2 Jahren nach dem operativen Eingriff im Zusammenhang zum Zeitpunkt zwischen Unfall und Operation. Es erfolgte eine Unterteilung in Verletzungen, die nach der Klassifikation nach Magerl et al. (1991) eingeteilt wurden, in die entsprechenden Abschnitte der oberen und der unteren HWS.

Ergebnisse

In 19 der 21 Verletzungen wurde innerhalb von 8 h nach dem Trauma mit einer medikamentösen Begleittherapie mit Methylprednisolon nach dem NASCIS Schema begonnen. Im Bereich der oberen HWS kam es bei 3 Verletzungen (2 × C2 Typ II; 1 × C2 Typ III) zu einer Verbesserung der Neurologie. Bei 1 Densfraktur (CII Typ III) sowie in 2 Fällen mit eine atlanto-occipitalen Dissoziation blieb der neurologische Befund unverändert, 1 Patient verstarb unmittelbar nach der stationären Aufnahme. Alle 5 Patienten wurden innerhalb von 12 Stunden operiert.

Bei Verletzungen im Bereich der unteren HWS konnte eine Verbesserung der Neurologie in 2/3 aller Fälle erreicht werden. In 10 Verletzungsfallen wurde innerhalb von 12 h nach dem Unfallereignis operiert, bei 5 Patienten verblieb eine komplette Tetraparese (2 × B2; 1 × B3; 2 × C2) bestehen. 2 Patienten wurden zwischen 12–24 h operativ versorgt, neurologisch kam es zu einer Verbesserung von A nach D bzw. B nach D. In 3 Fällen erfolgte die Operation nach 1 Tag bis zu 4 Tagen nach dem Unfallereignis. Auch hier wurde noch eine Verbesserung der Neurologie erreicht, wobei bei 2 Patienten vom Stadium D bzw. B sich die motorischen und sensorische Funktionen wieder normalisierten (Stadium E).

Schlußfolgerungen

In ca. 62% der mit Neurologie vorliegenden HWS-Verletzungen konnte durch eine frühe Dekompression des Spinalkanals eine Verbesserung der Neurologie erreicht werden. Sie ist immer anzustreben. Auch bei Dekompression bis zu 4 Tagen nach dem Unfallereignis kann es noch zur Erholung der neurogenen Strukturen kommen. Die Gabe von Methylprednisolon sollte innerhalb von 8 h nach Trauma erfolgen.

Therapiestrategie bei HWS-Verletzungen und Ergebnisse nach isolierter Verletzung im Vergleich zum Polytrauma – eine prospektive Studie

M. Müller, C. Diekhoff, H.-J. Egbers und D. Havemann, Kiel

Zielsetzung

Ziel der vorliegenden Untersuchung war es, innerhalb der klinikinternen Qualitätskontrolle die HWS-Verletzungen der Kontrollgruppen „Monoverletzung" und „Polytrauma" zu analysieren. Hierbei waren die Verletzungsmuster in Abhängigkeit von den Unfallursachen, der Algorithmus der Diagnostik und die Therapiestrategien auszuwerten.

Problembeschreibung, Material, Methode, Ergebnisse

Im Rahmen der Sammelstudie der Arbeitsgemeinschaft Wirbelsäulenchirurgie der DGU wurden von 7/95 bis 3/98 40 Patienten mit HWS-Frakturen an der Unfallchirurgischen Klinik der CAU Kiel behandelt. 22 (55%) Patienten wiesen Monoverletzungen der HWS auf, 18 (45%) hatten Begleitverletzungen, wobei 9 (22,5%) polytraumatisiert waren. 57,5% der Patienten verunfallten im Straßenverkehr, 8 (36,4%) aus der Gruppe mit isolierter Verletzung, sowie alle Polytrauma-Patienten. Die obere HWS war 19 mal (47,5%), der untere Abschnitt 21 mal (52,5%) betroffen. Der Dens axis war mit 57,9% an der oberen HWS am häufigsten verletzt, zu 81,8% als Monoverletzung oder in Verbindung mit geringen Begleitverletzungen. Im Bereich der unteren HWS lag die Betonung mit 57,1% in Segmenthöhe C6/7. 66,7% der polytraumatisierten Patienten wiesen die Schädigung in den cranialen Anteilen auf. Bei 2 mehrfachverletzten Patienten wurde die HWS-Fraktur verzögert nach 2 bzw. 4 Tagen diagnostiziert. 72,5% der analysierten Gruppe wiesen bei Aufnahme unauffällige neurologische Befunde auf. 3 Patienten mit isolierter Verletzung der HWS hatten partielle neurologische Defizite. 5% des Gesamtkollektivs erlitten komplette Lähmungen, wobei nur Schwerstverletzte betroffen waren. 5 Patienten waren während der Erstuntersuchung bei fehlenden Angaben des Notarztes und vollständiger Relaxation neurologisch nicht beurteilbar. Die partiellen neurologischen Defizite bildeten sich komplett zurück. 40% der Verunfallten mit HWS-Fraktur wurden konservativ behandelt. Die operative Versorgung erfolgte im Durchschnitt am 4. Tag. Im Gegensatz dazu wurden Polytrauma-Patienten am 8. Tag versorgt. 44,4% dieser Patientengrüppe wurde mit Hilfe der Extension retiniert. 69,6% der Frakturen wurden intraoperativ reponiert, 26,1% präoperativ und nur 4,3% in einer Narkose ohne nachfolgende Operation. Intraoperative Komplikationen traten nicht auf. Postoperative Komplikationen betrafen in überwiegendem Maße die Implantate mit 25%, in Form von Materialermüdung und sekundären Dislokationen. Es gab keine Unterschiede zwischen den beiden untersuchten Gruppen. Patienten mit Monoverletzungen der HWS wiesen eine mittlere Liegezeit von 18,5 Tagen auf. Bei polytraumatisierten Patienten betrug die stationäre Verweildauer 42 Tage. 3 Patienten verstarben, einer aufgrund der HWS-Verletzung.

Schlußfolgerungen

Der Anteil Polytraumatisierter mit HWS-Verletzungen ist hoch. Unfallursache ist überwiegend der Verkehrsunfall. Der Defekt kann bei Dominanz der Begleitverletzungen übersehen werden. Der Übergang HWS/BWS ist häufig nur mit CT darstellbar. Der neurologische Erstbefund ist stets vom Notarzt zu erfragen. Eine frühzeitige Stabilisierung sollte angestrebt werden. Beim mehrfach verletzten Patienten stehen jedoch lebenserhaltende Notfalloperationen im Vordergrund. Die notwendige Extensionbehandlung bei instabiler Fraktur ist hinsichtlich Lagerung und Pflege problematisch. Die stationäre Verweildauer bei Polytrauma-Patienten wird selten durch die HWS-Verletzung beeinflußt.

Temporäre Spondylodesen nach Luxationen, Subluxationen und Luxationsfrakturen der Halswirbelsäule

E. Hartwig, M. Kramer, M. Arand, M. Schultheiss, H.-R. Mahlo und L. Kinzl, Ulm

Zielsetzung

Ziel der Untersuchung war die Erhebung der Behandlungsergebnisse bei temporärer Spondylodese der Halswirbelsäule nach Luxationen. Eine kernspintomographische Evaluation der Bandscheibenmorphologie sollte erfolgen. Die Frage nach auftretenden diskoligamentären Instabilitäten durch Bandscheibenerhalt sollte geklärt werden.

Kurzfassung

Die überbrückende Spondylodese bei diskoligamentären Verletzungen der HWS ermöglicht durch Bandscheibenerhalt und sekundärer Metallentfernung eine Restfunktion im Bewegungssegment. Degenerative Veränderungen im Anschlußsegment und Hypermobilitäten werden verhindert.

Problembeschreibung, Material, Methode, Ergebnisse

Durch die Stellung der kleinen Wirbelgelenke hat die Halswirbelsäule lediglich eine gering ausgeprägte knöcherne Führung, so daß Traumata häufig zu Luxationen oder Luxationsfrakturen mit Verletzung der diskoligamentären Strukturen führen. Wegen der Gefahr sekundär chronischer Instabilitäten lag das Behandlungskonzept bisher in einer knöchernen Fusionierung der betroffenen Bewegungssegmente.

Dieses ist mit der Entwicklung von Anschlußhypermobilitäten und degenerativen Veränderungen der Nachbarsegmente assoziiert. Die temporär überbrückende Spondylodese ermöglicht den Bandscheibenerhalt mit bleibender Restfunktion.

In der Zeit von 1990–1997 wurden insgesamt 12 Patienten mit Luxationsverletzungen der unteren Halswirbelsäule bandscheibenerhaltend operiert. Eingangskriterien für ein solches Vorgehen war eine Altersbegrenzung von unter 40 Jahren sowie ein Verletzungstyp mit ventral intakter knöcherner Säule. Bei den Patienten handelte es sich in 5 Fällen um komplette Luxationen der unteren HWS, bei 4 Patienten bestanden Hemiluxationen z.T. in Verbindung mit knöchernen Verletzungen eines Gelenkfortsatzes, 2 Patienten wurden wegen einer Effendi II Fraktur mit einer ventral überbrückenden Spondylodese versorgt, und bei einem Patienten lag eine Hemiluxation HWK 3/4 in Kombination mit einer diskoligamentären Instabilität HWK 5/6 vor. Es erfolgte eine ventral oder dorsal überbrückende Spondylodese unter Erhalt der Bandscheibenstrukturen. Das Implantatmaterial wurde 6 Monate belassen. Die Nachuntersuchung erfolgte an Hand eines klinischen Scores, einer Röntgenuntersuchung, Funktionsaufnahmen der HWS sowie einer Kernspintomographie in T1 und T2 gewichteten Sequenzen.

Bei einem Nachuntersuchungszeitraum von 10 Monaten bis zu 6 Jahren zeigten 10 Patienten ein gutes bis sehr gutes Behandlungsergebnis. Sekundäre Instabilitäten sowie posttraumatische Bandscheibenvorfälle waren in keinem Fall aufgetreten. In zwei Fällen kam es zu einer ausgeprägten ventralen Spangenbildung über mehrere Bewegungssegmente. Hierbei handelte es sich in einem Fall um eine begleitende Larynxverletzung mit Mediastinitis, bei einer Patientin war es zu einem infiziertem Hämatom nach Metallentfernung gekommen. Degenerative Veränderungen oder Hypermobilitäten in Anschlußsegmenten waren bei den übrigen Patienten nicht aufgetreten.

Schlußfolgerungen

Mit der Durchführung einer temporär überbrückenden Spondylodese der HWS können Bewegungssegmente erhalten werden. Probleme mit Anschlußhypermobilitäten und Degenerationen sind so zu minimieren. Die Gefahr sekundär auftretender posttraumatischer Bandscheibenvorfälle oder diskoligamentärer Instabilitäten ist als gering einzuschätzen.

Inzidenz und Management von Komplikationen operativ stabilisierter Verletzungen der unteren HWS

M. Arand, E. Hartwig und L. Kinzl, Ulm

Zielsetzung

Das Ziel der vorliegenden Studie ist die retrospektive und prospektive Erfassung der Zugangsmorbidität von stabilisierenden dorsalen und ventralen Interventionen an der unteren HWS sowie die Analyse von Indikation und Taktik revidierender Eingriffe.

Material und Methoden

In den Jahren 1978 bis 1998 wurden in unserer Klinik 193 Patienten mit ligamentären und ossären Verletzungen der unteren HWS stabilisiert. Es erfolgten insgesamt 207 stabilisierende Eingriffe, 134 von ventral, 45 von dorsal, 8 einzeitig kombiniert und 6 zweizeitig kombiniert. Die Häufigkeit der Eingriffe schwankte zwischen zwei (1978) und 16 (1991) pro Jahr (durchschnittlich 9,1 Eingriffe pro Jahr). Im Rahmen einer Nachuntersuchungsstudie wurden die Patienten bis incl. 1987 retrospektiv auf Verlauf und Komplikationen hin aufgearbeitet, seit 1988 erfolgt die Erfassung prospektiv. Ausgeschlossen aus der Studie wurden sechs Patienten, welche perioperativ unabhängig zur HWS-Schädigung verstarben (3 Herz-Kreislaufversagen, 1 Lungenembolie, 1 Myocardinfarkt, 1 intrakranielle Drucksteigerung).

Ergebnisse

Bei insgesamt 52 Patienten (27%) traten bei der kritischen Analyse unerwünschte Ergebnisse auf. Davon ließen sich drei Komplikationen (2%, unabhängig vom Zugangsweg) Weichteilinfekten an der Spanentnahmestelle zuordnen, welche jeweils nach einmaliger Revision folgenfrei ausheilten.

Bei den ventralen Stabilisationen (n = 148) traten 42 Einzelkomplikationen bei 38 (26%) Patienten auf, in 18 Fällen (12%) war eine Reintervention erforderlich. Die Revisionsindikationen umfaßten drei tiefe Wundinfekte, eine vorübergehende Liquorfistel, drei vorübergehende neurologische Verschlechterungen, vier biomechanisch insuffiziente Montagen, drei frühzeitige Implantatlockerungen, drei wandernde Anschlußinstabilitäten nach Fusion und eine Stabilisierung eines falschen Bewegungssegmentes. Weiterhin zeigten sich sechs Fixationen in persistierender Subluxation und acht in kyphotischer Stellung, eine Indikation zur Korrektur ergab sich bei beiden Gruppen nicht.

Bei sechs (4%) Patienten konnte eine Korrelation zwischen Komplikation und klinischem Beschwerdeverlauf hergestellt werden.

Bei den dorsalen Stabilisationen (n = 59) traten 10 Einzelkomplikationen bei 10 Patienten (17%) auf, eine Reintervention erfolgte in sechs Fällen (10%). Folgende Komplikationen erforderten eine erneute Intervention: zwei tiefe Wundinfekte, eine neurologische Verschlechterung und drei biomechanisch insuffiziente Montagen. Ein oberflächlicher Wundinfekt mit Weichteildefekt, zwei insuffiziente Montagen und eine Fixation in persistierender Fehlstellung konnten konservativ zur Ausheilung gebracht werden. Bei drei Patienten (5%) zeigte sich eine Relevanz des klinischen Verlaufes zum unerwünschten Behandlungsresultat.

Schlußfolgerung

Im Rahmen der vorliegenden Studie zeigt sich eine relativ hohe Inzidenz von revisionspflichtigen Komplikationen nach ventralen und dorsalen Spondylodesen in einem geschlossenen Krankengut. Durch eine aggressive Indikationsstellung zur Revision läßt sich insbesondere bei Wundinfektionen mit Implantatbeteiligung, perioperativen neurologischen Verschlechterungen und biomechanisch insuffizienten Montagen trotz Komplikation ein befriedigendes Langzeitresultat für den Patienten erreichen.

Die Speiseröhrenverletzung: Eine gefährliche Komplikation der Halswirbelsäulenverletzung und in der operativen Therapie degenerativer Halswirbelsäulenleiden

E. Lindhorst und A. Encke, Frankfurt

Zielsetzung

Charakterisierung dieser potentiell letalen Komplikation unter den Aspekten Epidemiologie, Pathogenese, Diagnostik, Therapie und Outcome. Vorstellung der diagnostischen und therapeutischen Optionen unter allgemein- und unfallchirurgischen Aspekten und Gewichtung ihres Stellenwerts anhand der Weltliteratur.

Problembeschreibung, Material, Methode, Ergebnisse

Die Speiseröhrenverletzung muß als seltene primäre Begleitverletzung einer Halswirbelsäulenfraktur bedacht werden. Darüber hinaus kann sie sekundär im Rahmen der Therapie (Intubationstrauma, Osteosynthese etc.) sowie bei der elektiven Operation degenerativer Halswirbelsäulenleiden auftreten. Eine ungewöhnliche Speiseröhrenperforation (bei Revisionsoperation einer Diskektomie C6/7 mit PMMA-Interponat) wurde behandelt und veranlaßte eine Analyse der Weltliteratur. Die Fälle sind Überwiegend als Kasuistiken oder in Operationsserien über einen vorderen Zugang zur Halswirbelsäule dokumentiert, davon etwa 1/5 im Zusammenhang mit elektiven Operationen und 4/5 unfallbedingt. In Serien von Halswirbelsäulenoperationen über den vorderen Zugang schwankt die Häufigkeit zwischen zumeist 0 bis 3,4%. Eine Einteilung in prä-, intra- und postoperatives Auftreten hilft in der Klassifizierung der Pathogenese. Kuriose Einzelfälle zeigen eindrücklich, daß die Ösophagusverletzung früh- wie spätpostoperativ beachtet werden muß. Die diagnostischen Umstände können sich erheblich unterscheiden (z.B. intubiertes Polytrauma versus elektive Operation). Mögliche Hinweise bei der klinischen Untersuchung sind zunächst oft subtil, indirekte Zeichen wie prävertebrale Luft in Nativröntgen und CT unbedingt zu beachten. Kontrastmitteluntersuchung und Endoskopie haben eine hohe Rate falsch negativer Untersuchungen, sie müssen einander ergänzend eingesetzt werden. In 6 Fällen wurde nicht nur eine ösophageale Fistel, sondern eine ösophagotracheale Fistel (alle bei Fraktur) gefunden.

Ziel der Therapie sind der Verschluß der Perforation und eine stabile Osteosynthese bei infektfreien Weichteilen. Das Vorgehen ist grundsätzlich in Abhängigkeit vom Lokalbefund zu Individualisieren. Antibiose und Umleitung der Speisepassage erscheinen zwingend. Ein rein konservatives Vorgehen ist berichtet. Zumeist ist eine chirurgische Abszeßdrainage (wie im eigenen Fall), ggf. mit zusätzlicher Naht der Läsion, ausreichend. Lappenplastiken werden zum Verschluß des Defekts empfohlen, 6mal wurde ein Sternocleidomastoideuslappen eingesetzt. Im Einzelfall erfolgte die Diversifikationsoperation, eine Ösophagussektion mit Interposition ist bisher nicht beschrieben. In Abhängigkeit vom Perforationsausmaß sind der Zeitpunkt der Primär- bzw. Revisionsoperation der Halswirbelsäule zu planen, das Stabilisierungsverfahren (ventral, dorsal, externe Fixation) ist befundabhängig zu wählen. 10 Todesfälle in Folge einer Ösophagusperforation sind dokumentiert. Eine Osteomyelitis wurde in bis zu 46% beobachtet. Mögliche Spätfolgen wie therapiebedürftige Strukturen fanden sich in einer Serie in 54%, Divertikel in 8%.

Schlußfolgerungen

Die Diagnose einer Speiseröhrenverletzung im Rahmen der Therapie traumatischer und degenerativer Halswirbelsäulenleiden sollte frühzeitig erfolgen. Die Therapie muß auf den individuellen Befund ausgerichtet werden, ein Spektrum therapeutischer Optionen steht zur Verfügung, um letale Behandlungsverläufe oder schwere Folgeschäden zu verringern.

Trauma der Arteria vertebralis bei HWS-Verletzung

N. Schwarz, Klagenfurt

Zielsetzung

Falldarstellungen von Verletzungen der Arteria vertebralis bei HWS-Läsion.

Problembeschreibung, Material, Methode, Ergebnisse

Die Frequenz von Verletzungen der A. vertebralis im Rahmen von HWS-Verletzungen ist unklar, da der Ausfall einer Vertebralarterie folgenlos bleiben kann. Werden Läsionen der A. vertebralis klinisch evident, sind die Folgen häufig deletär. Es konnten im eigenen Krankengut insgesamt 6 Vertebralisläsionen diagnostiziert werden.

Falldarstellungen

1. 28 J. Rotationssubluxation C4/C5 mit Verschluß der gleichseitigen A. vertebralis in derselben Höhe. Klinisch Schwindel, Nystagmus und Sehstörungen.
2. 23 J. Rotationssubluxation C5/C6 ohne neurologische Störungen.
   Verschluß der A. vertebralis in selber Höhe.
3. 44 J. Rotationssubluxation C4/C5 ohne neurologische Ausfälle.
   Manipulative Reposition, in unmittelbar zeitlicher Folge kommt es zur Thrombose einer Vertebralarterie mit Embolie in der A. basilaris und der rechten A. cerebri posterior. Exitus letalis.
4. 22 J. Denspseudarthrose mit positionsabhängigen Sehstörungen und Schwindelattacken. Aneurysma der A. vertebralis links an der Atlasschleife. Beschwerdefrei nach Densstabilisierung.

5. 49 J. Densfraktur III mit psychotischen Zuständen. Diese ließen sich durch Reposition des Dens beheben. Im dislocierten Zustand des Dens war die linke A. vertebralis verschlossen und die rechte stenosiert. Nach Reposition des Dens waren beide Gefäße frei durchgängig.
6. 25 J. Polytrauma mit Plexusbrachialisplegie links. Arcusfraktur C 7 und Thrombose der linken A. vertebralis. Keine cerebralen neurologischen Störungen. Bei einer Serie von 23 Patienten mit einseitiger Rotationssubluxation der caudalen HWS fanden sich duplexsonographisch oder angiographisch 3 Patienten mit vermutlich traumatischer Schädigung der A. vertebralis. Läsionen der A. vertebrali. s bei stumpfer HWS-Verletzung scheinen häufiger zu sein als im allgemeinen angenommen wird. Deshalb sind Patienten mit HWS-Verletzung immer auf Zeichen einer vertebro-basilären Insuffizienz zu prüfen. Aus der eigenen Serie und der Erkenntnis der Literatur läßt sich ableiten, das Verletzungen der A. vertebralis grundsätzlich bei jeder Form der Läsion der HWS vorkommen können.

Schlußfolgerungen

Bei jedem Patienten mit Läsion der HWS ist die A. vertebralis zu prüfen.

Konservative Therapiekonzepte bei der Behandlung der HWS-Beschleunigungsverletzung

U. Moorahrend, Füssen/Hopfen

Die Behandlung eines verletzten Körperabschnittes verlangt die Erfüllung dreier grundlegender Bedingungen:

1. Die Identifizierung der verletzten Struktur,
2. Kenntnisse über die spezielle physiologische Reaktion des traumatisierten Gewebes während der Heilung,
3. daraus resultierend: der Behandlungsansatz

Hierin liegt die Problematik der Behandlung nach HWS-Beschleunigungsverletzung. Die in der Vergangenheit und zur Zeit propagierten und umgesetzten Therapiekonzepte reichen von konsequenter, ununterbrochener, längerer Ruhigstellung, über intermittierende Ruhigstellung bis hin zur frühfunktionellen Behandlung. Dabei kommen starre, halbflexible und flexible Cervicalstützen zum Einsatz. Für keines dieser Behandlungskonzepte gibt es abgesicherte, wissenschaftliche Grundlagen.

Wenn es (noch) nicht möglich ist, verletzte Strukturen, wie z. B. Kapsel-Band-Strukturen oder Muskelläsionen, zu identifizieren, dann sollten durch beschreibende Anatomie die Regionen mit der höchsten Verletzungsanfälligkeit und das physiologische Verhalten dieser Strukturen bei post-traumatischen Funktionsstörungen bekannt gemacht werden [1].

Die HWS-/Nackenmuskulatur: Prinzip der übergreifenden mehrgliedrigen Kette mit komplexer Bewegungssteuerung

Diesem Phänomen an der Wirbelsäule hat sich weder die funktionelle Anatomie noch Neurophysiologie bis heute mit letzter Konsequenz gewidmet. Es gibt keinen anderen Körperabschnitt, bei dem ein gravierenderes Mißverhältnis von agonistisch zu antagonistisch wirkenden Muskeln vorliegt. Dieser Tatsache muß eine besondere Eigenschaft zugrunde liegen.

Anatomie

Entwicklungsgeschichtlich und funktionell unterscheidet man den 1. und 2. Halswirbelkörper mit den sogenannten Kopfgelenken von der übrigen Halswirbelsäule vom 3. bis 7. HWK. Die Besonderheit zwischen dem 3. bis 7. HWK besteht darin, daß die zugehörigen Facettengelenke stets mittig auf dem Längsdurchmesser von der vorderen Wirbelkörperzirkumferenz bis zum Processus spinosus liegen. Das vordere Drittel dieses Längsdurchmessers ist vom Wirbelkörper besetzt. Das bedeutet für das zugehörige Bewegungssegment, daß der Drehpunkt direkt hinter der Auflagefläche von Wirbelkörperdeck- und -grundplatte mit Bandscheibe liegt. Deshalb besitzt die vordere HWS-Muskulatur die Funktion eines Zuggurtungssystems. Denn diese Muskelgruppen sind sämtlich so wirbelkörpernah plaziert, daß nach physikalischem Verständnis eine aktive Verkürzung nicht gleichzeitig mit einer Flexion der HWS nach vorne verbunden sein kann.

Wegen der geneigten Stellung der einzelnen Gelenkflächen von vorne oben nach hinten unten, bedarf es bei der seitlichen Halsmuskulatur eines schräg nach unten gerichteten Verlaufs, um damit einen sicheren Gelenkschluß der einzelnen Gelenkpaare herbeizuführen. Diese Bedingung wird von den Scalenus-Muskeln erfüllt, die die untere HWS zwischen HWK 4 und 6 fixieren und so unter den Bewegungsausschlägen des Kopfes die untere HWS stabilisieren.

Die Scalenusmuskeln gehörigen sämtlich zur cervicothorakalen Muskulatur. Topographisch sind 4 Muskelgruppen zu differenzieren: 1. die thoraco-cervicale Gruppe mit ihrem Ursprung im Bereich der BWS und Ansatz an der unteren HWS, 2. die einem Segment zugeordnete Gruppe, die Ursprung und Ansatz zwischen den processus transversi bzw. den processus spinosi eines Bewegungssegmentes hat, 3. die cervico-occipitale Gruppe, 4. die rein cervicale Gruppe mit dem paarigen M. spinalis cervicis [2]. Bei Funktionsstörungen dieser einzelnen Muskelgruppen ist wesentlich, ob die Muskelgruppen einen konvexen bzw. konkaven WS-Abschnitt überspannen und bewegen. Aufgrund der Muskelfeinstruktur mit vornehmlich Typ-I-Fasern besetzten Nackenmuskeln kommt es bei Ruhigstellungen oder aber Bewegungsstörungen zu Abschwächung der thoraco-cervicalen Muskelgruppe über dem konvexen cervico-thorakalen Scheitel und zu einer Verkürzung und Schrumpfung der cervicalen und cervico-occipitalen Muskelgruppen. Die eintretende Verkürzung mit Schrumpfung der Typ-I-Fasern hat natürlich einen anderen nozizeptiven, propriozeptiven und mechanozeptiven Output zur Folge [3].

Die Steilstellung der Halswirbelsäule im Röntgenbild nach Trauma ist Ausdruck der stark aktivierten, im Sinne des Zuggurtungsprinzipes wirkenden, vorderen Halsmuskulatur und deren Bemühen, dem gestörten Funktionszustand (der zur Verkürzung neigenden tiefen Nackenmuskulatur) entgegen zu arbeiten.

Therapieprinzipien

Da jedwede Ruhigstellung in einer Cervicalstütze ohne Hinterhauptspelotte die Kyphosierung des thoraco-lumbalen Überganges und damit Schwächung der thoraco-cervicalen Nackenmuskeln verstärkt, gleichzeitig dabei die cervicalen und occipito-cervicalen Muskelgruppen verkürzen, gilt es, initial mit Abklingen eines eventuell vorhandenen Nackenschmerzes die Dehnbehandlung sämtlicher vier angesprochenen Nackenmuskelgruppen so früh wie möglich aufzunehmen. Das Anlegen einer Schanzischen Halskrawatte sollte daher zeitlich so kurz wie möglich gehalten werden. Die Ausgangsstellung einer Dehnbehandlung bedeutet, eine entlordosierende Position für die mittlere und untere HWS und eine entkyphosierende Einstellung der oberen BWS [4].

Literatur

Soares JMC, Duarte JAR, Carvalho J, Appell H-J (1993) The possible role of intracellulare Ca^{++}-accumulation for the development of the immobilizing atrophie. Int J Sports Med 14:437–439

Netter FH (1994) Atlas der Anatomie des Menschen. 1. Auflage, Georg-Thieme-Verlag, Stuttgart NY

Mense S (1977) Nervous outflow from skeletal muscle following chemical noxious stimulation. J Physiol 267:75–88

Dvorak J, Dvorak V (1988) Manuelle Medizin, Diagnostik. 3. Auflage, Georg-Thieme-Verlag, Stuttgart NY

Effektivität der aktiven Frühbehandlung unfallbedingter HWS- Distorsionen

T. Vassiliou, M. Schnabel, G. Kaluza und L. Gotzen, Marburg

Zielsetzung

Es wurden die Effekte einer aktiven physiotherapeutischen Frühbehandlung von Patienten mit unfallbedingter HWS-Distorsion im Vergleich zu einer passiven immobilisierenden Behandlung mit einer HWS-Krawatte in einer prospektiven, randomisierten Studie mit Kontrollgruppe untersucht.

Kurzfassung

Die aktive physiotherapeutische Behandlung nach HWS-Distorsion ist einer ruhigstellenden Therapie überlegen.

Problembeschreibung

Der Anteil der Patienten mit persistierenden Beschwerden nach HWS-Distorsion aufgrund eines Pkw-Kollisionsunfalls beträgt nach eigenen Erhebungen, die sich mit den Standardliteraturangaben decken, nach sechs Wochen ca. 60%. Hieraus resultieren therapeutische Probleme und erhebliche volkswirtschaftliche Kosten. Allgemeingültige Therapiekonzepte fehlen. Zur Zeit werden konkurrierend für den Patienten passive Verfahren wie die Ruhigstellung mit einer cervicalen Nackenstütze und eher aktive physiotherapeutische Konzepte angewandt.

Material und Methode

Wir führten eine prospektive, randomisierte klinische Therapiestudie mit Kontrollgruppe an 80 Patienten durch. Es fanden zwei Therapieformen bei isoliertem WS-Schleudertrauma Anwendung: Therapie 1: Weiche Cervicalstütze und antiphlogistische Medikation. Therapie 2: Kurzfristiger Beginn einer Physiotherapie mit aktiven Übungen und additiver Antiphlogistikagabe. Erfolgskriterien waren die nach sechs Wochen erhobenen Variablen Schmerz und subjektive und objektive Beeinträchtigung.

Ergebnisse

Schmerzfreie Patienten nach sechs Wochen: Therapie 1 40%; Therapie 2 70%. Reduzierung der Durchschnittswerte „Schmerzen" und „Beeinträchtigung" nach sechs Wochen bei der Therapie 1 auf 57% des Initialwertes, bei der Therapie 2 auf 28% des Initialwertes.

Schlußfolgerung

Bei Patienten, die mit einer frühzeitigen Physiotherapie behandelt wurden, konnte im Vergleich eine relevante Reduzierung der Schmerzen und Beeinträchtigungen erreicht werden. Die frühfunktionelle Physiotherapie führt zu einer signifikanten Verbesserung des Behandlungsergebnisses.

Bedeutung psychologischer Faktoren bei der Chronifizierung von HWS-Beschwerden nach HWS-Distorsion

J. Keyßler, G. Kaluza, M. Schnabel und L. Gotzen, Marburg

Zielsetzung

Es wird untersucht, inwieweit die Persistenz von Beschwerden nach unfallbedingter HWS-Distorsion aufgrund von psychologischen Variablen prognostizierbar ist.

Kurzfassung

Psychologische Faktoren beeinflussen die Chronifizierungstendenz von HWS-Beschwerden nach isoliertem HWS-Schleudertrauma.

Problembeschreibung

Der Anteil der Patienten mit persistierenden Beschwerden nach HWS-Distorsion aufgrund eines Pkw-Kollisionsunfalls beträgt nach sechs Wochen ca. 60%. Klinisch-psychologische Forschungen zeigen, daß kognitive und emotionale Faktoren wesentlich an der Chronifizierung muskuloskeletaler Schmerzsyndrome beteiligt sind. In der vorliegenden prospektiven Studie soll geprüft werden, inwieweit dies auch auf den Chronifizierungsprozeß von Beschwerden nach unfallbedingter HWS-Distorsion zutrifft.

Material und Methode

In die Studie aufgenommen wurden 80 Patienten mit unfallbedingter HWS-Distorsion und ohne weitere schwerwiegende Verletzungen. Alle Patienten wurden zu drei Meßzeitpunkten untersucht: innerhalb von 48 Stunden (T1) sowie eine Woche (T2), 6 Wochen (T3) und 6 Monate (T4) nach dem Unfall. Neben soziodemographischen Variablen und röntgenologischen Untersuchungen wurden als mögliche psychologische Prädiktoren folgende Variablen mittels standardisierter Fragebögen erfaßt: unfallbezogene Kausalattributionen, körperliche Aktivität vor dem Unfall, Intensität posttraumatischer Streßreaktionen, Bewältigungsverhalten gegenüber unfallbedingten Beschwerden („coping") sowie Erwartungen bezüglich Schmerzen, Behandlung und finanzieller Entschädigung. Das Ausmaß der Beschwerden wurde mit einem Schmerztagebuch in der ersten und sechsten Woche nach dem Unfall erhoben. Zur Überprüfung von Vorhersagemodellen wurden schrittweise multiple lineare Regressionsanalysen berechnet.

Ergebnisse

Sechs Wochen nach dem Unfall gaben 60% der Patienten persistierende Schmerzen an; 53% fühlten sich durch die unfallbedingten Beschwerden noch behindert. In ersten Regressionsanalysen erwiesen sich neben den soziodemographischen Variablen die oben genannten psychologischen Faktoren als signifikante Prädiktoren sowohl der Schmerzintensität als auch der subjektiven Beeinträchtigung.

Schlußfolgerung

Individuelle psychologische Faktoren müssen im Behandlungskonzept von HWS-Distorsionen mit dem Ziel der Prävention einer Beschwerdenchronifizierung berücksichtigt werden.

Einfluß unterschiedlicher krankengymnastischer Therapiekonzepte auf das Behandlungsergebnis bei HWS-Beschleunigungsverletzungen

M. Kramer und E. Hartwig, Ulm

Einleitung

Halswirbelsäulenbeschleunigungsverletzungen sind seit Jahren Gegenstand zahlreicher wissenschaftlicher Untersuchungen und kontroverser ärztlicher Diskussionen.

Der Begriff „ whiplash" soll nach Janes und Hoosmand [3] bereits 1928 durch Crowe geprägt worden sein. Die erste größere Veröffentlichung zur Beschleunigungsverletzung der HWS stammt von Gay und Abbot [2]. Im deutschsprachigen Raum fanden sich die ersten Berichte 1957 [10]. Erdmann versuchte die Beschleunigungsverletzung zu graduieren und einen Zusammenhang zwischen klinischem, radiologischen Befund und der Dauer der Beschwerden herzustellen [1]. Zahlreiche Versuche der Korrelation von Beschwerdesymptomatik und den auf die HWS einwirkenden Kräften wurden unternommen, diese stützten sich jedoch auf Freiwilligenversuche, sie können so die Unfallsituation nicht herstellen. Unfallanalytische und pathomechanische Daten können somit nur als Baustein in der Beurteilung der Schwere der Verletzung dienen [4, 11]; hier sei nur die relativ ungenaue Bestimmung der Stoßzeit δt und die Sitzposition des Insassen zum Zeitpunkt des Unfalles genannt (out of position OOP).

Die Beschleunigungsverletzungen der HWS stellen im Zeitalter des zunehmenden Individualverkehrs eine der häufigsten Verletzungen überhaupt dar und sind somit von großer Relevanz, sowohl aus therapeutischer als auch aus versicherungsrechtlicher Sicht. Allein in Deutschland wurden 1996 ca. 400000 Versicherte entschädigt, entsprechend einem volkswirtschaftlichen Volumen von 1–2 Milliarden DM/Jahr (Gesamtverband der Versicherer e. V.). Die Problematik der Beschleunigungsverletzungen liegt in der diagnostischen Objektivierung der Beschwerdesymptomatik, deren versicherungsrechtlichen Folgen und nicht zuletzt in fehlenden Strategien zum therapeutischen Vorgehen.

Die Standardbehandlung der Beschleunigungsverletzungen Grad I und II besteht weiterhin in Ruhigstellung bis zur Beschwerdearmut und Analgetikagaben, Empfehlungen zu Art und Umfang physiotherapeutischer Maßnahmen fehlen.

Eine ausführliche Metaanalyse [9] empfahl aufgrund widersprüchlicher Aussagen in der Literatur und fehlender prospektiver, randomisierter Studien keine physiotherapeutischen Behandlungen mehr einzuleiten. Die therapeutische Unsicherheit des Behandlers wird durch die Ungewißheit aufgrund fehlender Rückkopplung zwischen Arzt, Physiotherapeut und Patient noch verstärkt.

Ziel dieser prospektiven, randomisierten Untersuchung war es, krankengymnastische Therapieschemata zu erarbeiten und den Effekt unterschiedlicher Ruhigstellungszeiten und Behandlungsrichtlinien auf das Behandlungsergebnis zu überprüfen.

Patienten und Methode

In Zusammenarbeit mit 3 krankengymnastischen Praxen der Stadt Ulm wurden zwei Therapieschemata zur Behandlung der Beschleunigungsverletzungen erarbeitet.

Bei Therapieschema I handelt es sich um eine rein passive Behandlung, welche sich auf feuchte Wärme, klassische Massage und Elektrotherapie beschränkt. Insbesondere werden hier aktive Bewegungstherapie, Mobilisierungtechniken und Trainingstherapie gegen Widerstand vermieden.

Therapieschema II beinhaltet Traktionsbehandlung, Gelenkmobilisation und Weichteilbehandlung in der ersten Woche, es folgt eine kontinuierliche Steigerung der Belastung der HWS bis hin zur dreidimensionalen gerätegestützten Trainingstherapie ab 5. Behandlungswoche.

Beide Behandlungsgruppen wurden durch unterschiedliche Ruhigstellungszeiten (2 und 10 Tage) in zwei Untergruppen unterteilt.

Ruhigstellungszeit, Behandlungsschema und krankengymnastische Praxis wurden nach einem Randomisierungsplan vergeben.

Aufgenommen in die Untersuchung wurden Patienten im Alter zwischen 18 und 50 Jahren mit einer Beschleunigungsverletzung Grad II nach Schröter [8] bzw. Grad II und III entsprechend der Quebec Classification [9].

Innerhalb der ersten 2 Tage erfolgte die Erhebung eines umfangreichen Erstbefundes mit Schmerzevaluation, Disability-Score, klinischer Untersuchung und Messung des Bewegungsumfanges. Die Schmerzanalyse erfolgte anhand einer visuellen Analogskala von 1–10, die Bewegungsausmaße wurden nach den berufsgenossenschaftlichen Vorgaben ausgewertet. Aus Schmerzanalyse und Disability-Score wurde die Beschwerdesymptomatik bewertet. Beide Gruppen erhielten eine analoge medikamentöse Schmerztherapie.

Der Nachbeobachtungszeitraum betrug 8 Wochen, zu diesem Zeitpunkt erfolgte eine weitere Erhebung der Studienparameter.

Eine Genehmigung der Ethikkommission der Universität Ulm lag lediglich für eine Pilotstudie von jeweils 10 Patienten pro Behandlungsgruppe vor.

Ergebnisse

1. Auswirkung der Ruhigstellungszeit auf das Behandlungsergebnis:

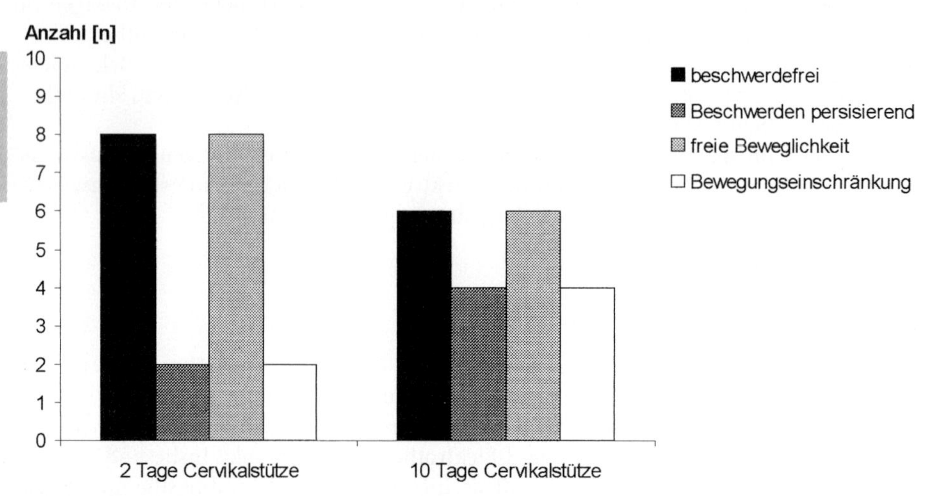

Abb. 1. Einfluß der Ruhigstellungszeit auf das Behandlungsergebnis bei HWS-Beschleunigungsverletzungen

Acht von zehn Patienten mit kurzfristiger Ruhigstellung waren nach 8 Wochen beschwerdefrei und zeigten eine freie Beweglichkeit der HWS gemäß berufsgenossenschaftlicher Richtlinien; in der Gruppe der Patienten mit längerfristiger Ruhigstellung hatten sich Beschwerden und Bewegungseinschränkung lediglich bei 6 Patienten zurückgebildet.

2. Einfluß des physiotherapeutischen Regimes auf das Behandlungsergebnis:

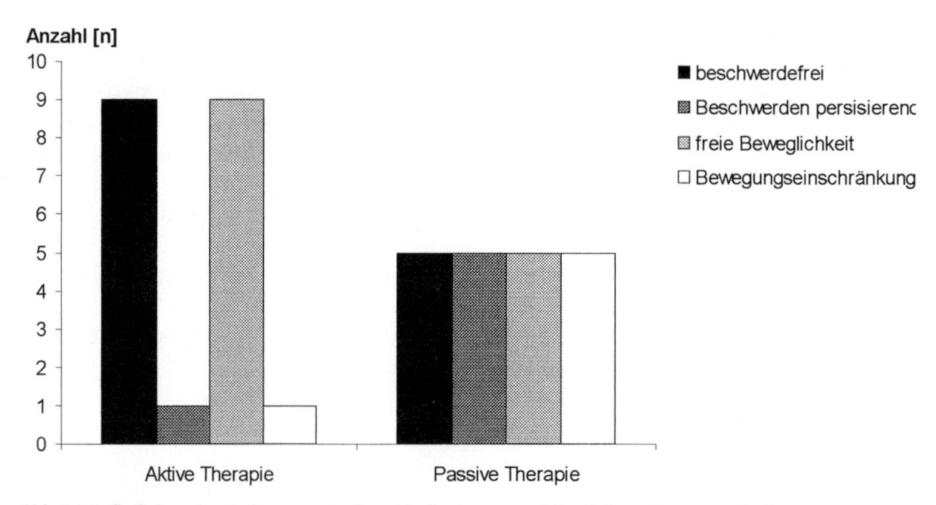

Abb. 2. Einfluß der physiotherapeutischen Maßnahmen auf das Behandlungsergebnis

Aktive physiotherapeutische Maßnahmen mit Traktion, Gelenkmobilisation bis hin zu einer dreidimensionalen Trainingstherapie der zervikalen Muskulatur führten gegenüber passiven Maßnahmen zu einem eindeutig besseren Outcome nach Beschleunigungsverletzungen Grad II.

Diskussion

Halswirbelsäulenbeschleunigungsverletzungen sind seit Jahren Gegenstand zahlreicher wissenschaftlicher Untersuchungen und kontroverser ärztlicher Diskussion. Diese befassen sich in erster Linie mit diagnostischen und gutachterlichen Themenkreisen; Richtlinien zu physiotherapeutischen Maßnahmen fehlen jedoch [11].

Die konventionelle Behandlung wendet weiterhin in erster Linie das Prinzip der Ruhigstellung bis zur Beschwerdefreiheit an.

Es besteht ein Mangel an standardisierten krankengymnastischen Therapieschemata.

Die Auswertung von 10 000 Literaturstellen der Quebec Task Force erbrachte hinsichtlich Therapieempfehlungen ebenfalls keine eindeutige Datenlage [9]. Es wird sogar empfohlen keine physiotherapeutischen Maßnahmen mehr zu verordnen. In einer Untersuchung von McKinney [6] hingegen konnte gezeigt werden, daß Patienten mit aktiver Behandlung bessere Behandlungsergebnisse aufweisen. Die Erstellung des physiotherapeutischen Behandlungsprogrammes erfolgte „maßgeschneidert" auf den Patienten und war somit nicht randomisiert.

Bei mangelnden prospektiven, randomisierten Studien und klar definierten Eingangskriterien einigte man sich anläßlich der 8. Enzensberger Tage zur Therapie der Beschleunigungsverletzungen I und II dahingehend, nur kurzfristige Ruhigstellungen vorzunehmen, eine frühzeitige (bis zum 5–8. Tag) aktive Krankengymnastik sei jedoch zu unterlassen [7].

In der vorliegenden Arbeit wurde randomisiert und prospektiv der Einfluß rein passiver und aktiver Behandlungsrichtlinien auf den frühen Verlauf von HWS Beschleunigungsverletzungen überprüft. Diese Pilotstudie zeigt den eindeutigen Trend zu besseren Behandlungsergebnissen bei kurzfristiger Ruhigstellung und aktivem Behandlungsregime. Nihilismus im therapeutischen Bemühen führt nicht zu einer Reduzierung von Versicherungsansprüchen [5].

Schlußfolgerung

Frühzeitige Mobilisation und Trainingstherapie können Langzeitverläufe nach Beschleunigungsverletzungen reduzieren. Standardisierte physiotherapeutische Behandlungsregime müssen erstellt und über Multicenterstudien überprüft werden.

Literatur

1. Erdmann H (1972) Die Bedeutung des Schweregrades der Halswirbelsäulen-Verletzung. H Unfallhk 110:17
2. Gay J, Abbott KH (1953) Common whiplash injuries of the neck. J Am Med Ass 152:1698
3. Janes JM, Hoosmand H (1965) Severe extension flexion injuries of the cervical spine. Mayo Clin Proc 40:353

4. Löhle U (1997) (1993) HWS-Problematik. Zeitschr. f. Schadensrecht 12:441–445
5. Ludolph E Therapie des akuten HWS Akzelerationstraumas. In: Moorahrend U (Hrsg) Die Beschleunigungsverletzung der Halswirbelsäule. Gustav Fischer Verlag Stuttgart Jena New York
6. McKinney MB (1994) Behandlung der HWS Distorsionen bei sog. Schleuderverletzungen. Orthopäde 23:287–290
7. Moorahrend U (Hrsg) (1993) Die Beschleunigungsverletzung der Halswirbelsäule. Gustav Fischer Verlag Stuttgart Jena New York
8. Schröter F (1995) Bedeutung und Anwendung verschiedener Einteilungsschemata der HWS Verletzungen. In: Kügelen B (Hrsg) Neuroorthopädie 6. Springer, Berlin Heidelberg New York
9. Spitzer WO, Skovron ML, Salmi L, Cassidi JD, Duranceau J, Suissa S, Zeiss E (1995) Scientific Monograph of the Quebec Task Force on Whiplash – Associated Disorders: Redefining „Whiplash“ and its Management. Spine Supplement 20:36S–39S
10. Vollmar J (1957) Die typischen Verletzungen des Auto- und Motorradfahrers. Z. Orthop. 86:54
11. Walz F (1993) Pathomechanik der HWS Beschleunigungsverletzung. In: Moorahrend U (Hrsg) Die Beschleunigungsverletzung der Halswirbelsäule. Gustav Fischer Verlag Stuttgart Jena New York

Halswirbelsäulenverletzungen: Prinzipielles zur gutachterlichen Beurteilung

M. Weber, Freiburg

Wohl im Zuge der allgemeinen Qualitätssicherungsmaßnahmen in der Medizin wurden auch die Veröffentlichungen zum Dauerstreitthema „Halswirbelsäulenschleudertrauma“ in den letzten Jahren überprüft. In der Quebec Task Force Studie von 1995 wurde die Ansicht vertreten, daß von 1 382 Publikationen aus methodischen Gründen nur 62 verwertbar seien (was einer Akzeptanzrate von 0,6% entspricht). Eine Metaanalyse dieser Studie von Freeman et al. hat zudem gezeigt, daß selbst die kanadische Studie erhebliche methodische Fehler aufweist. Bestätigt wurde jedoch, daß es keine Studien gebe, die „definitiv“ die Epidemiologie, Symptomatologie und Prognose der „whiplash injury“ beschrieben. Der medizinische Sachverständige tut deswegen gut daran, sich an den wenigen, allgemein akzeptierten Feststellungen zu orientieren, die in neuerer Zeit im Rahmen von verschiedenen Kongressen und Konsensuskonferenzen entwickelt worden sind.

Die Verletzungen der Halswirbelsäule sind ebenso wie die der anderen Wirbelsäulenabschnitte oder die der Gliedmaßen nach dem zugrundeliegenden pathologisch-anatomischen Substrat zu beurteilen. Zu unterscheiden sind somit Distorsionen, Band- und Bandscheibenzerreißungen (diskoligamentäre Verletzungen), Frakturen und Luxationsfrakturen. An der oberen Halswirbelsäule gibt es aufgrund der hier vorhandenen anatomischen Gegebenheiten spezielle Frakturtypen (Jefferson-Fraktur, traumatische Spondylolisthese = hanged man's fracture, Densfrakturen I–III etc.). Begriffe wie „posttraumatisches Cervikalsyndrom“, „Zustand nach Schleudertrauma“ etc. und auch die Schweregradeeinteilung der „Halswirbelsäulendistorsion“ nach Erdmann sind obsolet (vgl. hierzu Schröter). Die gutachterliche Beurteilung der Unfallfolgen orientiert sich an den von Lob entwickelten Kriterien und dem „Segmentprinzip“ (Weber und Wimmer, 1991). Probleme gibt es dabei in der Regel nicht.

Der Großteil der sogenannten Beschleunigungsverletzungen der Halswirbelsäule ist leichtgradig. Diese Verletzungen erfordern allenfalls eine kurzfristige Behandlung und hinterlassen keinen Dauerschaden. Die Untersuchungen von Eisenmenger und Schuller haben gezeigt, daß in einem hohen Prozentsatz die verletzungsmechanischen Voraussetzungen für die Annahme einer Beschleunigungsverletzung der Halswirbelsäule nicht erfüllt sind, also gar keine Halswirbelsäulenverletzung stattgefunden hat und somit die als Unfallfolgen vorgetragenen Beschwerden und Wirbelsäulenveränderungen andere Ursachen haben müssen. Dem Gutachter muß deswegen die Kollisionsmechanik bekannt sein. Kollisionsgeschwindigkeitsdifferenzen (Delta V) bis 13 km/h gelten als unschädlich. Heckanstöße bis zu einer Delta V von 15 km/h führen zunächst zu einer geringfügigen Längsextension und Flexion der Rumpfwirbelsäule, dann kommt es zu einer reflektorischen Anspannung der Halsmuskulatur, erst danach setzt eine translatorische Bewegung der Halswirbelsäule mit Kopfbewegung nach hinten ein. Eine Reklinationsbewegung der Halswirbelsäule findet nicht statt. Abgeschlossen wird die Beschleunigung des Fahrzeuginsassen mit einer Beugebewegung der gesamten Wirbelsäule (Flexion), die vom Sicherheits-gurt aufgefangen wird.

Für die Beschleunigungsverletzungen der Halswirbelsäule gibt es nur ein typisches Symptom, das ist der Nackenschmerz. Wie alle anderen klinischen Symptome ist es unspezifisch, läßt also keine ätiologischen Rückschlüsse zu. Eine manuelle, segmentale Diagnostik ist bei Verdacht auf das Vorliegen einer Beschleunigungsverletzung der Halswirbelsäule obligat (wobei manuell segmental kein Synonym für manualmedizinisch ist, worauf Hinz et al. schon 1967 hingewiesen haben). Bei schwerergradigen Halswirbelsäulenverletzungen ist eine solche Befunderhebung wegen reaktiver Weichteilveränderungen in den ersten Tagen nach dem Unfall unter Umständen nicht möglich. Manualmedizinische Symptome (Blockierungen, Dysbalancen etc.) sind ebenfalls nicht verletzungsspezifisch. Die Prävalenz solcher Symptome ist in allen Bevölkerungsgruppen sehr groß – ebenso wie die postakzidentellen Befindlichkeitsstörungen wie Schwindelgefühle, Konzentrationsschwäche, Kopfschmerzen etc.). Die Zuverlässigkeit manualdiagnostischer Befunde ist gering. Bislang ist die Wechselbeziehung zwischen manualmedizinischen Befunden und Befindlichkeitsstörungen nicht geklärt.

Die manualmedizinische Symptomatologie ist reversibel. Die manualmedizinische Behandelbarkeit der Symptome schließt strukturelle Stammhirnveränderungen als Ursache der Symptomatologie aus.

Bei unkomplizierten Krankheitsverläufen nach einer Beschleunigungsverletzung reichen die angesprochenen klinischen Untersuchungen und konventionell angefertigte Röntgenaufnahmen mit segmentbezogener Beschreibung abnormer Befunde aus. Die Streckhaltung der Halswirbelsäule auf der Seitaufnahme beweist nicht eine Verletzung dieses Wirbelsäulenabschnittes, sie ist haltungsbedingt. Bei ungünstiger Prognose oder sich abzeichnenden Komplikationen muß innerhalb der ersten drei Wochen nach dem Unfall eine komplette Halswirbelsäulendiagnostik erfolgen. Hierzu gehören konventionell radiologisch gefertigte Funktionsaufnahmen, Computertomographie, Kernspintomographie, u. U. Szintigraphie.

Kernspintomographisch ist eine Darstellung des Bandapparates der oberen Halswirbelsäule möglich. Ob dabei Verletzungen im Bereich der Kopfgelenke ausgeschlossen werden können oder nicht, ist bislang nicht erwiesen. Es gibt bislang keine wissenschaftlich fundierten Untersuchungen über die Relevanz kernspintomographisch festgestellter Veränderungen am Bandapparat der Kopfgelenke.

Es gibt einen derzeit noch namenlosen Zustand nach vermeintlicher oder tatsächlicher Beschleunigungsverletzung der Halswirbelsäule mit umfangreichen Befindlichkeitsstörungen und Veränderungen an der Muskulatur der mittleren Halswirbelsäule (im angelsächsischen ist nach wie vor der Begriff „whiplash syndrome" gebräuchlich). Ob die muskulären Veränderungen an der mittleren Halswirbelsäule sekundär im Rahmen der Befindlichkeitsstörungen entstehen oder primär infolge der reflektorischen Innervation bei der Fahrzeugkollision, ist noch nicht definitiv geklärt. Es spricht einiges dafür, daß dieser Zustand iatrogen induziert, zumindest subventioniert wird.

Die auffällige Häufigkeit von Persönlichkeitsstörungen bei Patienten mit chronischen Schmerzen und Befindlichkeitsstörungen nach einem Autounfall ist möglicherweise darauf zurückzuführen, daß von diesen Personen diagnostische und therapeutische Maßnahmen nicht kompensiert werden können. Es liegt also ein Selektionseffekt vor, nicht etwa „mangelnder Wille".

Der Gutachter kann auf eine problembeladene Entwicklung allenfalls hinweisen, auflösen und vor allem verhindern kann sie nur der für die Behandlung verantwortliche Arzt. Der Gutachter tut gut daran, sich aus den vielschichtigen Wechselbeziehungen zwischen Arzt, Patienten und Versicherungsgesellschaft herauszuhalten. Psychomentale Störungen sollten lediglich vom Psychiater diagnostiziert und beurteilt werden. Wichtig dabei ist, daß nach den allgemeinen Unfallversicherungsbedingungen der privaten Unfallversicherer psychische Folgeschäden vom Versicherungsschutz ausgeschlossen sind und in der gesetzlichen Unfallversicherung am im psychischen Bereich das Prinzip der wesentlichen Teilursache gilt, also geprüft werden muß, ob eine unfallneurotische Entwicklung persönlichkeits- oder unfallbedingt ist.

Literatur

Hierholzer G et al (Hrsg) (1989) Wirbelsäulenverletzung. Gutachtenkolloquim 4. Springer, Berlin Heidelberg New York

Krause W (Hrsg) (1989) Die Halswirbelsäule. Praktische Orthopädie 19. Stork, Bruchsal

Kügelgen B (Hrsg) (1995) Distorsion der Halswirbelsäule. Neuroorthopädie 6. Springer, Berlin Heidelberg New York

Kügelgen B (1995) Aktuelle Neuroorthopädie. Bilanz und Ausblick. Neuroorthopädie 5. Springer, Berlin Heidelberg New York

Moorahrend U (1993) Die Beschleunigungsverletzung der Halswirbelsäule. Mit interdisziplinärem Konsens. Fischer, Stuttgart

Weber M et al (1991) Die klinische und radiologische Begutachtung von Wirbelsäulenverletzungen nach dem Segmentprinzip. Unfallchir 17:200–207

Weller S et al (1994) Schleudertrauma der Halswirbelsäule. Traumatologie aktuell 14. Thieme, Stuttgart

Wann ist eine psychosomatische Begutachtung nach HWS-Beschleunigungsverletzung notwendig?

R. Klußmann, München

Die Anzahl der Verletzungen der Halswirbelsäule mit den nachfolgenden Beschwerden eines Beschleunigungstraumas haben in den vergangenen Jahren erheblich zugenommen. Damit haben sich auch die gutachterlichen Fragen hinsichtlich finanzieller Entschädigung mit Belastung der Versicherungsträger ausgeweitet. Zur Klärung des jeweiligen Sachverhaltes ist bei der überwiegenden Anzahl der Betroffenen ein interdisziplinäres Vorgehen unter Einbeziehung psychosomatischer Überlegungen erforderlich.

Das Statement Ludolphs, daß die Diagnose eines „Schleudertraumas" keine Strukturverletzung, sondern einen Verletzungsmechanismus bedeutet, weist schon daraufhin, daß Traumata häufig ohne morphologisches Substrat einhergehen und umfassender zu beurteilen sind. Es stellt sich dabei die Frage, ob es sich bei dem Unfallerlebnis um eine Gesundheitsverletzung im weiteren Sinne handelt und das Erleben des Verunfallten in die ärztliche und gutachterliche Beurteilung einfließt.

Zunächst eine Fallvignette:*

Eine 31jährige Patientin der psychosomatischen Rehabilitationsklinik Alpenblick in Isny-Neutrauchburg hatte sich bei einem Verkehrsunfall ein Schleudertrauma der HWS zugezogen. Schmerzen hatten schon früher bestanden, seien jetzt jedoch dermaßen stark geworden, daß sie eine Halskrawatte tragen müsse. Sie gab weitere Beschwerden von Seiten des Bewegungsapparates, Kopfschmerzen, Übelkeit, Erbrechen, Ohrenschmerzen an.

Bei der Untersuchung zeigten sich Verspannungen und eine Bewegungseinschränkung mit bewegungsabhängigen Schmerzen im Bereich der HWS ohne neurologische Auffälligkeiten. Technisch-apparative- und Laboruntersuchungen unauffällig. Psychischer Befund: „Im Anamnesengespräch zurückweisend, massiv gekränkt in Folge der Aufnahme in eine psychotherapeutische Klinik, passiv, verweigernd, Forderung nach orthopädisch stationärer Behandlung. Affektiv kaum schwingungsfähig. Gedankengang formal und inhaltlich geordnet. Mnestische Funktionen orientierend im Normbereich liegend".

Im Rahmen der tiefenpsychologischen Anamnese ergaben sich ausreichend Hinweise für das Vorliegen einer neurotischen Persönlichkeitsentwicklung mit ausgeprägt narzißtischen Anteilen, über die die leichte Kränkbarkeit der Patientin nachvollziehbar war.

Zu Beginn der gravierenden Symptomatik war der Patientin in ihrem Beruf als Managerin einer großen Firma trotz ungeheuer großen Leistungseinsatzes gekündigt worden. Zudem hatte sich ihr Lebenspartner einer anderen Frau zugewendet und sie verlassen. Diese doppelte Zurückweisung bedeutete für sie eine große Kränkung, die sie sich nicht eingestehen konnte. So kamen ihr das erlittene Schleudertrauma wie auch die

* Die Daten der Patientin wurden unkenntlich gemacht; der Gesamteindruck ist erhalten geblieben; das Beispiel verdanke ich Herr Oberarzt H. Seeberger, Klinik Alpenblick, 88316 Isny-Netrauchburg.

(psycho-)somatischen Symptome entgegen und konnten die psychischen Traumatisierungen kompensieren. Die Patientin brauchte sich nicht mit ihrem gekränkten, labilisierten Selbstwertgefühl auseinanderzusetzen und „ersparte" sich dadurch Angst- und Vernichtungsgefühle. Hinter dem Renten- und Entschädigungswunsch verbarg sich bei der Patientin gleichzeitig aggressiv-forderndes wie hilflos-zuwendungsbedürftiges Verhalten.

Eine psychische Traumatisierung kann in 3 Phasen unterteilt werden:

- die *akute* muß die objektiven Gegebenheiten mit den subjektiven Problem lösungsmöglichkeiten verbinden. Gelingt das dem Betroffenen nicht, so können übermäßige Angst (oder deren somatische Äquivalente), ohnmächtige Wut, aber auch Stupor die Folge sein, insbesondere dann, wenn keine Flucht möglich ist;
- in der *subaktiven Phase* wird die Wahrnehmungsfähigkeit verringert; Panikzustände können auftreten und einer Katecholaminausschüttung als Ursache eines posttraumatischen Streßsyndroms. Zur Kompensierung setzt der Betroffene unbewußt Abwehrmechanismen wie eine Verdrängung oder Verleugnung u.a.m. ein. Gelingt die Bewältigung nicht, so kommt es zur
- *chronischen Phase.* Hilflos auf andere angewiesen, entwickeln die Patienten eine anklammernde Feindseligkeit insbesondere dann, wenn die narzißtischen- und Abhängigkeitsbedürfnisse nicht befriedigt werden. So kann es zu einer „parasitären Existenz" mit forderndem, rentenneurotischem Verhalten kommen: der Betroffene hat es nicht geschafft, ein optimales Gleichgewicht zwischen dem Zustand seiner Persönlichkeit vor und nach dem Unfall herzustellen.

Von der Chronifizierung kann man dann sprechen, wenn

- die genannten Symptome mehrere Wochen bestehen (bleiben),
- eine Aggravation der Beschwerden ohne wesentliche morphologische Veränderung vorliegt,
- neue, unerklärbare Symptome angegeben werden,
- Wünsche nach nicht nachvollziehbaren Untersuchungs- und Behandlungsmaßnahmen auftauchen,
- ein häufiger Arztwechsel stattfindet.

Spätestens 2–3 Wochen nach der Traumatisierung sollte auch der psychische Stellenwert der Beschwerden abgeklärt werden mit den Fragen:

1. Liegt eine behandlungsnotwendige psychosomatisch-psychoneurotische Reaktion vor?
2. Finden sich Hinweise für den Ausbruch einer latent vorhanden gewesenen, bisher kompensierten Neurose mit Behandlungsnotwendigkeit ohne Entschädigungsstreben?
3. Liegt eine neurotische Zweckreaktion vor mit dem Wunsch nach Wiedergutmachung einer erlittenen Kränkung vor dem Hintergrund einer Persönlichkeitsstörung?

Von einer traumatischen Neurose kann nur dann gesprochen werden, wenn sich – wie an dem Beispiel aufgezeigt – die Traumatisierung in einer biographischen Krisensituation einstellte. Dabei handelt es sich meist um persönliche (oder auch berufliche) Beziehungsprobleme. Die Prozesse laufen unbewußt ab, bedeuten in der Regel keine Flucht in die Krankheit und drücken damit keine Begehrenshaltung aus.

Psychodynamisch handelt es sich bei den HWS-Geschädigten mit einer nachfolgenden traumatischen Neurose häufig um ehrgeizige, leicht kränkbare, in ihrem Selbstwertgefühl beeinträchtigte Menschen mit niedriger Schmerzschwelle und hohem Angstpotential. Bei in dieser Weise Vorgeschädigten kann das körperliche Trauma deshalb eine vitale Bedrohung bedeuten, weil ihre mühsam aufrecht erhaltene persönliche Integrität und Identität zu zerbrechen droht; der erlebte Schmerz, das psychosomatische Symptom kann das schwache Selbst stabilisieren. Damit bekommt es einen stützenden, ja, psychoprothetischen Charakter. Mindestens 2 affektive Impulse sind dabei ineinander verwoben:

- ein regressiver Wunsch nach Zuwendung nach erlittener Traumatisierung ist verbunden mit
- aggressiven Potentialen mit Haß- und Rachegefühlen dem „Täter" gegen über. Beide entgegengesetzt erscheinenden affektiven Reaktionen auf die Labilisierung des Selbst hin erfordern eine Restabilisierung. Es ist zu bedenken, daß sich beide Komponenten im Entschädigungswunsch wiederfinden (können).

Die gutachterliche Beurteilung hängt wesentlich von der Einschätzung der persönlichen Kränkbarkeit und der Frage nach dem Ausbruch einer latent vorhandenen Psychopathologie von Krankheitswert ab. Diese kann von psychosomatischer Seite her mit Hilfe des tiefenpsychologischen Interviews erhellt werden. Einige für das Thema wichtige Punkte seien genannt:

- eine lange Anamnese mit funktionellen Beschwerden und/oder klassischen psychosomatischen Erkrankungen;
- frühneurotische Zeichen im Sinne einer Primordialsymptomatik;
- psychische Vorerkrankungen;
- Entwicklungshemmungen in der Kindheit;
- eine stärkere Kränkbarkeit als Ausdruck pathologisch-narzißtischer Persönlichkeitsanteile.

Es wird die Frage zu beantworten sein, ob das erlittene Beschleunigungstrauma im Sinne einer konfliktauslösenden Situation im Rahmen der äußeren Lebens- und inneren Erlebensgeschichte nachvollziehbar ist. Dabei ist nicht das Unfallereignis, sondern das Unfallerleben entscheidend. Dieses Erleben muß mit den Unfallfolgen in Verbindung zu bringen sein.

Für die Aufdeckung dieser Zusammenhänge wird in der Regel ein Fachmann (FA für Psychotherapeutische Medizin, Psychoanalytiker, Psychotherapeut) hinzugezogen werden müssen.

Wichtig erscheint mir darauf hinzuweisen, daß persönliche Wertungen allzu leicht in die jeweiligen Beurteilungen einfließen können. Das geschieht häufig dann, wenn persönliche Problematik angesprochen wird. Das gilt insbesondere für den Untersucher, bei dem eigene, unbewältigte Ansprüche an die Gesellschaft, ohnmächtiger Zorn auf sie oder auf persönliches Gekränktsein eine Rolle spielt. Hier gilt es zu unterscheiden, ob sich diese Gefühle tatsächlich auf das persönliche Erleben des Gutachters oder – in ihm ausgelöst durch den Patienten – auf den zu Begutachtenden beziehen. Diese Problematik kann zu nicht unerheblichen Verzerrungen in der Urteilsbildung führen. Der psychoanalytisch geschulte Fachmann beachtet diese – Gegenübertragung genannten – Reaktionen und läßt sie sogar in die Diagnostik einfließen.

Zum Schluß sei Erlenkämper (nach Foerster) zitiert:

„Hat der Unfall zu einer psychischen Fehlverarbeitung von Krankheitswert geführt, so muß diese auch stets als unmittelbare Unfallfolge anerkannt werden, es sei denn, daß im Einzelfall unfallunabhängige Kausalfaktoren so dominieren, daß sie als die allein wesentliche Ursache angesehen werden müssen ... War die Manifestierung einer neurotischen Störung vor einem Unfall noch nicht erfolgt, ist sie aber durch das Unfallereignis eingetreten, so ist diese neurotische Störung als Unfallfolge im Sinne der Entstehung voll anzuerkennen. War die neurotische Störung dagegen schon vor dem Unfallereignis manifest, kann nur eine Anerkennung im Sinne einer Verschlimmerung in Betracht kommen".

Es sei jedoch betont, daß sich langfristige, chronisch finanzielle Berentungen ungünstig auf den Heilungsprozesse auswirken und deshalb eine aktivere Abfindungspraxis sinnvoller ist.

Literatur

Blanchard EB (1994) Psychological morbidity associated with motor vehicle accidents. Behav Res Ther 32:283–290

Fischer G, Gurris N, Pross C, Riederer P (1996) Psychotraumatologie – Konzepte und spezielle Themenbereiche. In: v Uexküll T (Hg) Pychosomatische Medizin. Urban & Schwarzenberg, München

Foerster K (1988) Neurotische Rentenbewerber. Psychodynamische Entwicklung und sozialer Verlauf. Verlag f Angewandte Wissenschaften, München

Grifka J, Hedtmann A, Pape HG, Witte H, Tyws J (1998) Diagnostik und Therapie bei Beschleunigungsverletzungen der Halswirbelsäule. Dt Ärztebl 95:129–132

Jörg J, Menger H (1998) Das Halswirbelsäulen- und Halsmarktrauma. Dt Ärztebl 95:950–957

Ludolph E (1995) Das „HWS-Schleudertrauma". Münch med Wschr 137:552–556

Mollien P (1986) Rentenneurose. In: Hau TF (Hg) Psychosomatische Medizin. Verlag f Angewandte Wissenschaften, München

Ritter G (1990) Rentenneurose – im Zweifel für den Geschädigten. psycho 16:407–410

Venzlaff U, Foerster K (1994) Psychiatrische Begutachtung. G. Fischer, Stuttgart, 2. Auflg

Was ist gesichert in der neurootologischen Begutachtung?

M. Hülse, Mannheim

Kritisch und kontrovers diskutiert werden nicht die seltenen Komplikationen nach einem HWS-Trauma, wie zum Beispiel eine Dissektion der A. vertebralis oder eine Traumatisierung des Rückenmarks mit konsekutiver Tetraplegie, sondern die in den meisten Fällen zu beobachtenden Weichteilverletzungen ohne ein röntgenologisch erkennbares Substrat. Thema dieses Vortrages sind nur die letztgenannten HWS-Traumenfolgen.

Das subjektive Beschwerdebild nach einer Halswirbelsäulen-Distorsion wird außer von den Nackenschmerzen und vom Nacken bis zur Stirn hin ausstrahlenden Schmerzen von der Symptomatik im HNO-Bereich geprägt. Nach Keidel (1995) werden nach HWS-

Traumen vegetative Beschwerden wie Übelkeit, Erbrechen in 71,2%, neurasthenische Beschwerden in 60%, Schwindel in 38,7%, Hörstörungen in 21,3% Sehstörungen in 20%, Globusgefühl (Kloßgefühl im Hals) in 12,5% geklagt. Die Aufzählung dieser Symptome läßt erkennen, daß „funktionelle Beschwerden" im Vordergrund stehen, die schwer faßbar sind und von dem Betroffenen kaum präzisiert werden können. Die Nicht-Objektivierbarkeit der funktionellen Beschwerden verführt teilweise zu einer Überbewertung verschiedener in ihrer Interpretation oft sehr umstrittener, sog. objektiver Befunde. Entscheidend für eine korrekte Zuordnung neurootologischer Befunde sind die exakte Anamnese und der aktenkundige Verlauf.

Pathophysiologisch führt eine HWS-Distorsion zu einem funktionellen Defizit, einer Blockierung meist im Bereich der Kopfgelenke. Eine Blockierung einer Gelenkes betrifft immer das gesamte Arthron mit den Gelenken, Muskeln und dem zugeordneten afferenten und efferenten Nervensystem. Eine Irritation der Propriorezeptoren vor allem in den tiefen nuchalen Muskeln aber auch in den Gelenkkapseln führt zu einer Tonusänderung im afferenten System. Pathophysiologisch liegt dem zervikozephalen Beschwerdebild nach einer HWS-Distorsion, wie es oben zitiert wurde, eine *„Afferentationsstörung"* zugrunde. Dieser Pathomechanismus erklärt drei Besonderheiten des sog. „Schleudertraumas":

1. Die Regel, daß Beschwerden mit einer Latenz von Stunden bis maximal Tagen auftreten, ist nach der bekannten Klinik wie auch nach unfallchirurgischen Gesichtspunkten weiterhin gültig. Berücksichtigt werden muß aber, daß eine Ruhigstellung der Halswirbelsäule, aktiv oder passiv mit einer Halskrause eine funktionelle Störung verschleiern kann. Die Symptome treten erst nach erneuter Belastung der HWS auf.
2. Eine Chronifizierung der funktionellen Kopfgelenksstörung – jedem Orthopäden ist die Problematik der Behandlung einer funktionellen Kopfgelenksstörung bekannt – erklärt das Anhalten der Beschwerden. Daher ist es unfallchirurgisch nicht nachvollziehbar, wenn Beschwerden wie Kopfschmerzen oder Schwindelbeschwerden in den ersten 6 Monate nach einem Unfall als Traumafolge anerkannt werden, die gleichen Beschwerden aber nach diesem Zeitpunkt unfallunabhängig sein sollen.
3. Da die Irritation im Propriozeptorenbereich der Kopfgelenke die Beschwerden hervorruft, ist eine Seitenbetonung der Klinik und eine Provokation durch Kopfbewegungen häufig zu beobachten.

Die Untersuchung und Befunderhebung muß diese Kriterien beachten, da sonst Gefahr gelaufen wird, daß reine Zufallsbefunde als „objektive Beweise" einer HWS-Distorsion fehlinterpretiert werden.

1. Schwindelbeschwerden

Unter dem Begriff des Schwindels wird häufig eine vegetative Symptomatik, manchmal auch ein anhaltender Kopfschmerz oder eine Sehstörung (z. B. Verschwommensehen) subsummiert. Schwindel ist die Umschreibung für eine Mißempfindung, für eine Inkongruenz verschiedener Sinneswahrnehmungen. Eine solche subjektive Mißempfindung ist nicht meßbar, sie kann nur durch eine Untersuchung der verschiedenen Sinnesinformationen und efferenten Reaktionen glaubhaft gemacht werden.

Subjektiv kann anfänglich ein Drehschwindel geklagt werden, dessen Richtung (im Gegensatz zum vestibulären Schwindel) nur selten angegeben werden kann. Im Vordergrund steht, vor allem bei länger bestehender Symptomatik ein asystemischer Schwindel mit Trunkenheitsgefühl, Schwankschwindel, Unsicherheitsgefühl. Als Provokation werden Kopfbewegungen (Kopfrotation nach rechts oder links, nach unten schauen beim Treppengehen, nach oben schauen bei Überkopfarbeiten), Umlegen im Bett, Erschütterungen nach längeren Autofahrten angegeben. Häufig sind die Beschwerden morgens nach dem Aufstehen verstärkt, wenn durch das Liegen im Bett die Muskelverspannungen im Nacken wieder zugenommen haben.

Objektiv ist zunächst eine periphere Gleichgewichtsstörung durch eine Warm- und Kalt-Spülung der Labyrinthe auszuschließen. Bei einer nystagmographischen Untersuchung imponiert häufig eine sehr ausgeprägte Nystagmusantwort, sodaß einige Autoren von einer Hyperexzitabilität sprechen.

Bei den vestibulospinalen Reaktionen fällt eine deutliche Unischerheit auf. Im Zwei-Waagen-Test zeigt sich, daß ein Bein mit 5 kg und mehr belastet wird. Im Rombergíschen Stehversuch findet sich ein meist ungerichtetes Schwanken. Besonders deutlich wird dieses Schwanken im Unterbergeríschen Tretversuch (Treten auf der Stelle mit geschlossenen Augen über 30 sec). Apparativ kann die pathologische Reaktion mit der statischen und mit der dynamischen Posturographie oder mit der Cranio-Corpo-Graphie von Claussen aufgezeichnet werden. Die statische Posturographie ermöglicht darüber hinaus eine Untersuchung mit verschiedenen Kopfstellungen. Die sichere Zuordnung solcher pathologischen Befunde ist möglich, wenn nach einer Manualtherapie der Kopfgelenke sofort eine Normalisierung eintritt.

Ein weiteres objektives Kriterium stellt die Aufzeichnung des Zervikalnystagmus (CN) dar. Wird bei fixiertem Kopf der Körper gedreht, resultiert eine Bewegung im Kopfgelenksbereich. Bei freien Kopfgelenken ist ein Zervikalnystagmus nicht zu beobachten. Liegt jedoch eine Kopfgelenksblockierung vor, kann ein propriozeptiver CN registriert werden, der meist der Körperdrehung entgegengesetzt ist. Dieser propriozeptive CN tritt schon während der Körperdrehung auf und klingt bei Beibehaltung der Körperrotation in Nystagmus-Frequenz und -Amplitude ab, im Gegensatz zu einem „vaskulären Zervikalnystagmus, der einen Crescendo-Charakter aufweist. Anschließend wird der Zervikalnystagmus bei Kopfseitneigung und bei Kopf-Ante- und -Retroflexion untersucht. Während mit der Elektronystagmographie nur horizontale Zervikalnystagmen sicher beurteilt werden konnten, ermöglicht in jüngster Zeit die Videonystagmographie auch den Nachweis von vertikalen Zervikalnystagmen. Der Provokationsmechanismus und das Verschwinden der Zervikalnystagmen nach einer erfolgreichen Manualtherapie der Kopfgelenke weisen den Zervikalnystagmus als objektiven Parameter der zervikalen Gleichgewichtsstörung aus.

2. Hörstörung

Während die physiologische Bedeutung der Kopfgelenksrezeptoren für das Gleichgewichtssystem leicht nachvollziehbar ist, konnte erst in jüngster Zeit ein Einfluß der HWS auf das Gehör nachgewiesen werden. Afferente Informationen aus den Kopfgelenken unterstützen das Richtungsgehör bei der Lokalisation der Schallquelle vorn/hinten und außerhalb der binauralen Horizontalebene. Über solche spinocochleären Verbindungen ist der Einfluß einer Afferentationsstörung aus dem Kopfgelenksbereich auf das Gehör zu verstehen.

Subjektiv häufig findet sich die Angabe über ein Ohrdruckgefühl, „zugefallenes Ohr“, Ohrmißempfindung, stechende Ohrschmerzen (Otalgie) aber auch über eine „Geräuschüberempfindlichkeit“. In ca. 15% wird nach einer HWS-Distrosion über eine Hörminderung geklagt. Typisch ist die Angabe, daß eine Hörstörung immer wieder kommt oder stark schwankt. Die Rezidivneigung der zervikalen Hörstörung ist sehr charakteristisch und läßt diese Hörstörung von einem Hörsturz aber auch von einer posttraumatischen Hörstörung bei Contusio labyrinthi abgrenzen.

Objektiv zeigt sich eine meist im Tieftonbereich bis 750–1500 Hz betonte Schallempfindungsschwerhörigkeit. Diese Schwerhörigkeit erreicht nur einen Hörverlust von 20 bis 30 dB, in seltenen Fällen auch 40 dB. Dies bedeutet, daß in der Regel eine im versicherungsrechtlichen Sinne relevante Schwerhörigkeit nicht vorliegt. Dennoch ist es psychoakustisch zu erklären, daß eine solche einseitig betonte Hörminderung subjektiv als deutliche Schwerhörigkeit empfunden wird. Ein subjektives Ohrgeräusch wird, wenn es in ursächlichem Zusammenhang steht, im Tieftonbereich angegeben und oft als „Rauschen“ charakterisiert. Dieser Tinnitus wird mit 5 bis 10 dB über der Hörschwelle verdeckt. Eine Geräuschüberempfindlichkeit kann durch Bestimmung der Unbehaglichkeitsschwelle bestimmt werden, die dann von 90–100 dB auf 70 dB abgesenkt sein kann. Objektiv wird häufig eine Verminderung der Otoakustischen Emissionen beobachtet.

3. Globus und Dysphonie

Subjektiv: Globusgefühl beinhaltet pharyngeale und laryngeale Mißempfindungen wie Fremdkörpergefühl, Räusperzwang, Schluckstörungen beim Leerschlucken, Überempfindlichkeit mit erhöhtem Würgereflex. Lange Zeit wurde ein solches Globusgefühl unzutreffend einem „Globus hystericus“ gleichgesetzt. Nach einem HWS-Trauma ist ein solcher Globus nicht psychisch begründet sondern auf einen Muskelhypertonus, wie er immer bei einer Gelenksblockierung zu finden ist, zurückzuführen. Eine begleitende Stimmstörung, Dysphonie, weist häufig eine enge, belegte Stimme auf, die sich unter Stimmbelastung deutlich verschlechtert.

Objektiv: Die Kehlkopfspiegelung wird durch einen erhöhten Würgereflex erschwert. Durch Manualtherapie der Kopfgelenksblockierung kann dieser erhöhte Würgereflex sehr gut beherrscht werden. Bei Phonation ist eine Kehlkopfverkippung zu beobachten, die eine Laryngoskopie erneut erschwert. Stroboskopisch zeigt sich häufig eine verminderte, asynchrone Stimmbandschwingung.

Zusammenfassung

Tabellarisch können die gesicherten neurootologischen Symptome und Befunde zusammengefaßt werden. Die Objektivierung der Symptomatik muß immer den Pathomechanismus mit der Afferentationsstörung aus dem Kopfgelenksbereich berücksichtigen.

Es muß immer berücksichtigt werden, daß bei dem gesamten subjektiven Beschwerdebild die funktionellen Beschwerden im Vordergrund stehen. Diese Beschwerden haben ein pathophysiologisches Korrelat. Verschiedene objektive Untersuchungsbefunde erlauben eine korrekte Einschätzung der funktionellen Beschwerden. Eine vorschnelle Interpretation der Beschwerden im Sinne einer psychischen Fehlverarbeitung muß vermieden werden.

A2

	subjektive Beschwerden	objektive Befunde
Augensymptome	Verschwommensehen, Flimmern, Akkomodationsschwäche	evtl.: Fusionsstörung; bei Gesichtsfelduntersuchung verminderte Sensitivität
cochleäre Symptome	Schwerhörigkeit, rezidivierend Ohrrauschen Lärmüberempfindlichkeit Ohrdruckgefühl Otalgie	Audiogramm: Tieftonschwerhörigkeit, Störung der OAE's im Tieftonbereich, mit 10 dB über der Hörschwelle verdeckbar Erniedrigung der Unbehaglichkeitsschwelle Mittelohrdruck o. B.
vestibuläre Symptome	Schwankschwindel, Unsicherheitsgefühl, Stolperneigung	Posturographie pathologisch Corpographie pathologisch horizontaler und vertikaler Zervikalnystagmus
pharyngeale und laryngeale Symptome	Würgereflex, Globusgefühl, Heiserkeit	Laryngoskopie, Stroboskopie pathologisch

Literatur

Ernst A, Meyer-Holz J, Weller E (1998) Manuelle Medizin an der Halswirbelsäule. Thieme Stuttgart, New York

Hülse M, Neuhuber WL, Wolff HD (1998) Der kranio-zervikale Übergang. Springer Berlin, Heidelberg

Keidel M (1995) Der posttraumatische Verlauf nach zerviko-zephaler Beschleunigungsverletzung. In: Kügelgen B: Neuroorthopädie 6. Springer Berlin, Heidelberg, S 73–113

Lewit K (1992) Manuelle Medizin. Barth, Leipzig Heidelberg

Die ventrale interkorporelle Spondylodese an der unteren HWS: Ergebnisse eines 20jährigen Behandlungszeitsraumes

U. Schmidt, M. Blauth und H. Tscherne, Hannover

Zielsetzung

Diese retrospektive Studie basiert auf einen 20jährigen Behandlungszeitraum, in dem Patienten mit frischen traumatischen Läsionen der unteren HWS primär von ventral fusioniert wurden. Ziel war es, verfahrensspezifische Komplikationen und Langzeitergebnisse zu analysieren.

In der Literatur wird seit Jahrzehnten immer wieder auf verfahrenspezifische Komplikationen der ventralen interkorporellen Spondylodese (VIS) an der unteren HWS hingewiesen. Eine sichere Anwendung des Verfahrens erfordert die Kenntnis der Limitationen dieses Verfahrens, insbesondere eine Analyse der Komplikationen unter Berücksichtigung der Verletzungstypen.

Material

191 Patienten wurden innerhalb dieses Zeitraumes mit frischen Verletzungen an der unteren HWS operativ versorgt, 40 Patienten mit Berstungsbrüchen, 151 Patienten mit Typ-B oder -C Verletzungen der unteren HWS. 10 Patienten erhielten kein Implantat zur zusätzlichen Stabilisierung, 20 eine Drittelrohrplatte, 161 eine H-Platte.

Methodik

Die Beurteilung der Behandlungsergebnisse erfolgte nach Aktenlage der behandelnden Institution und durch eine klinische und radiologische Nachuntersuchung mit einem Nachuntersuchungszeitraum von mindestens 3 Jahren.

Ergebnisse

Revisionseingriffe innerhalb eines Jahres nach VIS waren bei 11/191 (5%) Patienten erforderlich, 5 aufgrund eines Korrekturverlustes bei persistierender Instabilität, 6 aufgrund einer Implantatlockerung. Nachuntersucht werden konnten 144/191 Patienten (75%). Bei 143 Patienten zeigte sich eine ausgeheilte Fusion, bei einem Patienten eine asymptomatische Pseudarthrose. Implantatlockerungen oder -brüche waren im Langzeitverlauf nur bei einem, Implantatbrüche bei 2 Patienten zu verzeichnen. Bei 32 Patienten, die mit einem Implantat aus Titan stabilisiert wurden, waren keine Implantatkomplikationen zu beobachten. Zu einem meßbaren Korrekturverlust kam es in 3 Fällen, Veränderungen an Nachbarsegmenten bestanden bei 76 Patienten. 80% der nachuntersuchten Patienten konnten ihre ehemalige berufliche Tätigkeit wieder aufnehmen. Eine Korrelation zwischen Beschwerden und radiologischen Ergebnissen konnte nicht festgestellt werden.

Schlußfolgerungen

Typ-A, -B und -C Verletzungen können mit einer geringen verfahrensspezifischen Morbidität durch eine VIS an der unteren HWS behandelt werden. Limitationen des Verfahrens bei spezifischen Verletzungen (M. Bechterew, ausgeprägte axiale Instabilitäten) sind zu beachten. Titanimplantate scheinen die Rate an Implantat-bedingten Komplikationen zu reduzieren.

Der Stellenwert unfallanalytischer Gutachten im Rahmen der Begutachtung von Unfallfolgen im Bereich der Halswirbelsäule

K. Besig und E. Ludolph, Düsseldorf

A2

Zielsetzung

Der Beschluß des 32. Verkehrsgerichtstag im Jahre 1994 hat dazu geführt, daß unfallanalytische Gutachten zum Standard von Zusammenhangsgutachten bei inapparenten Beschwerdebildern im Bereich der Halswirbelsäule geworden sind. Was kann der Traumatologe vom unfallanalytischen Gutachten erwarten?

Problembeschreibung, Material, Methode, Ergebnisse

Die Einholung eines unfallanalytischen Gutachtens ist einerseits nur sinnvoll, wenn ein verletzungsspezifisches morphologisches Substrat fehlt, wenn also die stattgehabte Verletzung nicht durch strukturelle Veränderungen bewiesen ist. Anderseits ersetzt das unfallanalytische Gutachten aber nicht die Sicherung der verletzten Struktur. Die Unfallanalysen zeigen zwar ein graduelles Verletzungsrisiko an. Es gibt jedoch keinen statistisch signifikanten und erst recht keinen gesetzmäßigen Zusammenhang, der es erlauben würde, aus einer Gefährdung auf eine Verletzung zu schließen oder bei fehlender Gefährdung diese auszuschließen. Die Ursachen dafür, daß eine Gefährdung zu einer Verletzung führt, sind zu vielfältig. Aussagen – wie sie sich wiederholt in unfallanalytischen Veröffentlichungen finden – ab einer bestimmten Gewalteinwirkung sei eine Verletzung wahrscheinlich, treffen nicht zu.

Der Unfallanalytiker ist zuständig für die Art, Richtung und Größenordnung der Gewalteinwirkung, also für den Unfallmechanismus. Er ist dagegen nicht zuständig für Verletzungsmechanismen. Diese Frage fällt in die Kompetenz des Unfallchirurgen, für den die Unfallanalyse aber eine verbindliche Vorgabe ist. Die Einwirkungen auf das Fahrzeug begutachtet der Unfallanalytiker, die davon ausgehenden Einwirkungen auf den Fahrzeuginsassen der Traumatologe.

Das unfallanalytische Gutachten ist ein besonders wertvolles, weil streng naturwissenschaftliches und ausschließlich auf objektive Fakten gegründetes Beurteilungskriterium. Es ist aber eines unter vielen.

Schlußfolgerungen

Die Unfallanalyse ist ein wichtiger – weil objektiver und den Betroffenen gut zu vermittelnder Mosaikstein unfallchirurgischer Begutachtung. Fehlt der verletzungsspezifische Befund und fehlt die Erhöhung des unfallbedingte Verletzungsrisikos läßt sich in aller Regel ein unfallbedingter Erstkörperschaden nicht beweisen (Vollbeweis).

HWS-Schleudertrauma. Prospektive psychometrische Studie zur Prognose

B. Kutup, N. M. Meenen, Hamburg, M. Hasenbring, Halle, A. Katzer
und J. M. Rueger, Hamburg

Zielsetzung

Die Bedeutung psychometrischer Verfahren für die Beurteilung von Folgezuständen nach HWS-Distorsionen soll in einer prospektiven Studie dargestellt werden.

Kurzfassung

Beschwerden nach Distorsionsverletzungen der Halswirbelsäule stellen therapeutische und gutachterliche Probleme dar. Besonders das häufige Fehlen objektivierbarer klinischer Befunde bei gleichzeitig glaubhaft vorgetragenen Beschwerden führt zu Fehleinschätzungen der Unfallfolgen mit Betonung psychischer Einflußgrößen für Verlauf und Prognose.

Wir haben deshalb eine prospektive Untersuchung mit 50 Patienten nach leichtem Schleudertrauma der HWS unter Verwendung chirurgischer, neurologischer und psychologischer Kriterien durchgeführt. Zur psychometrischen Erfassung wurde ein Vielzahl von bei anderen Wirbelsäulen-Schmerzzuständen bewährten Tests (SDS, BDI, KRSS, ERSS, CRSS) verwendet und eine statistische Datenanalyse durchgeführt. Dabei zeigt sich, daß auch bei den Patienten in unserer Studie persistierende Beschwerden häufig waren. Die Vorhersage anhaltender Symptomatik gelang am besten mit der Kombination von klinisch-chirurgischen und psychologischen Parametern. Dabei erzielten unsere Patienten mit persistierenden Beschwerden in puncto Schmerzbewältigung, Schmerzverarbeitung, emotionalen Schmerzerlebens und bezüglich eines depressiven Zustandsbildes keine von der Norm abweichenden Befunde.

Schlußfolgerung

Die Vorhersage anhaltender Symptomatik nach HWS- Schleudertrauma gelingt am besten mit der Kombination von klinisch-chirurgischen und psychologischen Parametern.

Was beeinflußt die Patienteneinschätzung des Operationsergebnisses nach ventraler Spondylodese HWS

Chr. Chylarecki und H. Scheele, Duisburg

Zielsetzung

Es bestehen Differenzen zwischen den klinisch erhobenen und den röntgenologischen Befunden zu der subjektiven Einschätzung durch die Patienten. Für die Begutachtung ist von Bedeutung, mit welchen objektivierbaren Merkmalen (unfallbedingt, operationstechnisch, klinisch, röntgenologisch) die Zufriedenheit der Patienten bemessen werden kann.

Problembeschreibung

Das Operationsergebnis, nach ventraler Plattenspondylodese der HWS zur Behandlung von Luxationen und Luxationsfrakturen der unteren HWS, wird durch Patienten sehr unterschiedlich bewertet. Verbleibende Beschwerden und alltägliche Beeinträchtigungen sind häufig unabhängig von den klinischen und röntgenologischen Ergebnissen.

Material und Methode

51 Patienten mit einer Luxationsfraktur der Halswirbelsäule (mittleres Alter 38 J.) konnten durchschnittlich 6 Jahre nach einer ventralen Spondylodese mit kortikospongiösen Span und H-Platte klinisch und röntgenologisch nachuntersucht werden. Die Beschwerden wurden durch die Patienten in bezug auf Alltags-, Berufs- und sportliche Aktivitäten sowie das Operationsergebnis in einem standardisiertem Bewertungssystem unter Berücksichtigung einer visuellen Analogskala eingeschätzt. Das Kollektiv bildeten 43 Patienten mit einer monosegmentalen und 8 Patienten mit einer bisegmentalen Spondylodese. Mit 76% überwogen Läsionen der unteren HWS. Die Beweglichkeit der HWS wurden klinisch als auch röntgenologisch (Messung nach Penning) bestimmt. Patienten mit unerfüllten bzw. noch anstehenden Renten- oder Entschädigungsansprüchen wurden aus der Studie ausgeschlossen.

Ergebnisse

Die angegebenen Beschwerden und die Einschränkungen der Aktivitäten waren vom Alter des Patienten ($p=0{,}885$; $p=0{,}133$), vom Zeitintervall nach dem Unfall ($p=0{,}651$; $p=0{,}165$), von der Höhe der Fusion ($p=0{,}962$; $p=0{,}566$) sowie der Zahl der fusionierten Segmente ($p=0{,}773$; $p=0{,}824$) und dem Umfang der notwendigen Operationen ($p=0{,}842$; $p=0{,}226$) unabhängig. In erster Linie korrelierte eine klinisch meßbare Einschränkung der Flexion und Extension sowie der Rotation der HWS mit dem Ausmaß der geklagten Schmerzen und der Reduktion der alltäglichen Aktivitäten (jeweils $p<0{,}01$). Zwischen den röntgenologischen Befunden wie: Arthrose der benachbarten ($p=0{,}345$;

p = 0,155) und weiteren Bewegungssegmente (p = 0,326; p = 0,943), Grad der Durchbauung der Spondylodese (p = 0,489; p = 0,232) einerseits und den Beschwerden sowie dem Aktivitätsgrad anderseits fand sich kein Zusammenhang. Die Ergebnissen der röntgenologischen Funktionsmessung nach Penning erlauben keine Aussage über die Funktion der HWS im Alltag (jeweils zweiseitiger Wilcoxon-Test, a = 0,02).

Schlußfolgerungen

Die Zufriedenheit der Patienten nach einer ventralen Plattenspondylodese der HWS wird entscheidend durch die Funktion bei der Flexion, Extension und Rotation bestimmt. Die geklagten Beschwerden korrelieren mit der klinisch meßbaren Beweglichkeit der HWS. Das Beschwerdebild und die alltäglichen Einschränkungen sind vom Röntgenbefund unabhängig. Dies ist bei der Begutachtung der Unfallfolgen nach operativ stabilisierten Frakturen und Luxationsfrakturen der HWS zu berücksichtigen.

Radiologische und intraoperative Kriterien zum primären Kopfersatz bei der dislozierten Humeruskopffraktur

C. Schaller, K. Neumann und P. Gutsfeld, Garmisch-Partenkirchen

Zielsetzung

Die prä-und intraoperativ gegebenen Kriterien zum primären Kopfersatz werden analysiert, in Form eines Scores wiedergegeben und auf Anwendbarkeit überprüft.

Kurzfassung

Es wurden radiologische und intraoperative Kriterien, die auf die Notwendigkeit eines primären Kopfersatzes bei Humeruskopffrakturen hinweisen, in einem einfachen Score-System zusammengefaßt.

Problembeschreibung, Material, Methode, Ergebnisse

Zur operativen Therapie der dislozierten Humeruskopf 3- und 4-Segmentfrakturen sind verschiedene Konzepte etabliert (Plattenosteosynthese, Zuggurtung, Kirschnerdrahtosteosynthese). Das Ausmaß der knöchernen Defektzone und die begrenzten Möglichkeiten der Osteosynthese werden hierbei oft erst intraoperativ wahrgenommen. Ein Humeruskopferhalt wird dann vielfach um den Preis einer langandauernden Immobilisation mit schlechtem funktionellen Ergebnis erzwungen. Der primäre Oberarmkopfersatz muß daher bei dislozierten Frakturen schon in die Planung mit einbezogen werden.

Welche radiologischen und klinischen Kriterien bestimmen die Verfahrenswahl?

Von Februar 1995 bis Februar 1998m wurden insgesamt 162 Patienten (119 w, 43 m) mit dislozierten Humeruskopf 3- und 4-Segmentfrakturen operativ behandelt.

Hiervon erhielten 41 Patienten mit dislozierter Humeruskopffraktur einen primären endoprothetischen Humeruskopfersatz (35w, 6m, Altersdurchschnitt 75 Jahre).

Die Kriterien für den primären Kopfersatz werden durch folgenden Punkte-Score wiedergegeben:

- radiologisch – anatomisch:
  - Dislokation der Fragmente in der axialen Ebene (> 10 mm/ > 45°) = 10
  - Schalenförmige Abscherung der Kopfkalotte (Fragmenthöhe < 14 mm) = 30
  - Hochgradige Dislokation von 3-Segmentfrakturen (Neer IV–VI) = 30
  - Hochgradige Dislokation von 4-Segmentfrakturen (Neer IV–VI) = 40
  - Destruktion der humeralen Gelenkfläche > 50% = 40
  - radiologisch erkennbare Osteoporose = 20
- intraoperativ:
  - Deperiostierung/Destruktion des mediocaudalen Vascularverbundes = 20
  - Radiologisch primär nicht erfaßte knöcherne Substanzdefekte (Prüfung mit kleinem Elevatorium und Bildverstärker) = 20
  - Patientenalter 1 Jahr = 1 Punkt

A3

Ergibt sich nach Addition der Werte eine Punktzahl über 100, muß von der Notwendigkeit eines primären Humeruskopfersatzes ausgegangen werden.

Schlußfolgerungen

Die Indikation zur primären Humeruskopfendoprothetik konnte allein aufgrund der genannten präoperativen Kriterien bei mehr als 80% der Patienten erfolgen. Es fand sich eine zusätzliche Indikationsbestätigung in den genannten intraoperativen Kriterien.

Durch die Berücksichtigung des vorgestellten Scores kann der primäre Humeruskopfersatz gezielt – und nicht als „Rettungsoperation" – eingesetzt werden.

Endoprothese versus Minimalosteosynthese in der Behandlung von dislozierten 4-Fragment-Brüchen des Humeruskopfes

J. Richter, M. P. Hahn, Bochum, A. Ekkernkamp, Berlin und G. Muhr, Bochum

Zielsetzung

Dislozierte 4-Fragmentbrüche des proximalen Humeruskopfes sind kompliziert und werden bezüglich ihrer Therapie und ihrer Ergebnisse kontrovers diskutiert. Es ist fraglich, ob Minimalosteosynthesen und NEER-II-Prothesen adäquate Behandlungsmethoden darstellen. Anhand des CONSTANT-Scores sollen die operativen Ergebnisse im Vergleich zur konservativen Behandlung überprüft werden.

Patienten und Methode: In einem drei Jahreszeitraum zwischen 1989 und 1991 wurden 32 Patienten mit einer 4-Fragment-Fraktur des Oberarmkopfes behandelt. 28 Patienten (m = 11; w = 17) wurden operiert. 10 Patienten erhielten eine NEER-II-Prothese (Gruppe NP), 18 Patienten wurden durch Minimalosteosynthesen versorgt (Gruppe MO).

Ergebnisse

Der mittlere OP-Zeitpunkt lag für die Gruppe mit MO bei 38,6 Std. und für Patienten mit NP bei 96 Std. Alle 28 operierten Patienten wurden anhand des CONSTANT-Scores nachuntersucht. Der mittlere Nachuntersuchungszeitraum betrug 46,9 (±9,7) Monate. Das Durchschnittsalter betrug in der Prothesengruppe 61,7 ((±9,8) Jahre und in der Osteosynthesegruppe 59,1 (±15,0) Jahre. Die Schulterfunktion, bewertet mit dem CONSTANT-Score, erzielte nach MO 75,2 (±8,8) Punkte und nach NP 73,1 (±16,8) Punkte und war damit nicht signifikant unterschiedlich (t-Test). Unabhängig von der Therapieform bewerteten sich alle 28 Patienten subjektiv mit „beschwerdefrei" oder „kaum Beschwerden". In der MO-Gruppe lag die aktive Elevation und Abduktion immer über 90°, in der NP-Gruppe vier mal (40%) darunter. Den Schürzengriff konnten alle 28 Patienten bis zum Gesäß vorführen. Im isokinetischen CYBEX-Test erreichten die Patienten nach MO 17,6 (±3,7) von 25 Punkten und nach NP 16,9 (±5,2) Punkte. Röntgenologisch wurde bei einer Patienten nach MO eine partielle Humeruskopfnekrose beobachtet. Die Schulterfunktion entsprach dennoch dem Gruppendurchschnitt. Bei drei Patienten (30%) war eine Reosteosynthese nach MO erforderlich. Zwei Patienten hatte nach NP eine inkomplette Plexus brachialisläsion, die sich bis zur Nachuntersuchung weitgehend zurückbildete. Der krankengymnastische Behandlungszeitraum betrug ab OP für die MO-Gruppe im Mittel 7,9 (±3,1) Monate und nach NP 7,0 (±1,3) Monate.

Schlußfolgerungen

Minimalosteosynthesen und NEER-II-Prothesen stellen bei den prognostisch ungünstigen 4-Fragmentbrüchen gleichwertige und adäquate Behandlungsmethoden dar. Die Entscheidung zur Prothese sollte frühzeitig nach dem Trauma und die zur Osteosynthese bei jüngeren Patienten (<50 Jahre) mit Chancen der erhaltenen Humeruskopfperfusion gestellt werden.

Gelenkersatz bei Humeruskopfmehrfragmentfraktur: 3 Jahresergebnisse bei primärer und sekundärer Prothetik

U. Brunner, E. Wiedemann, S. Hauptmann, München, P. Habermeyer, Heidelberg und L. Schweiberer, München

Zielsetzung

Bei dislozierten 3- und 4-Fragmentfrakturen und minimal invasiver operativer Therapie kann nur bei anatomischer Stellung und ohne Nekrose ein akzeptables Ergebnis erwartet werden. Es stellen sich die Fragen, ob bei nicht anatomisch zu rekonstruierenden Frakturen durch primären oder sekundären Gelenkersatz bessere Ergebnisse erreicht werden können und welche prognostischen Kriterien relevant sind.

Problembeschreibung, Material, Methode, Ergebnisse

Von 1986 bis 1996 wurden insgesamt 116 Schulterprothesen implantiert, 72 (62%) nach Trauma. Davon 22 primär (frische Fraktur <10 d), 50 sekundär, davon 30 voroperiert (1–8×). 56 Hemi- und 16 Totalprothesen (13 Neer, 45 Biomet, 14 Aequalis), 61 Schäfte zementiert, 11 unzementiert, 15 Glenoide zementiert, 1 unzementiert. Alter der Pat. bei Operation: 29–88a (Mw 66,5a). Bei der Nachuntersuchung (8–98 m, Mw 43 m) waren 18 Pat. (25%) verstorben, 6 (8,3%) verweigerten, 1 ohne Prothese nach Infekt (1,4%). Insg. wurde 1 posttraumat. Schaftlockerung revidiert, bei den unters. Pat. klinisch und radiologisch keine Lockerungen. 47 (65,3%) wurden gesehen (U. B.), nach Constant (CS) und UCLA evaluiert und in 4 Ebenen geröntgt. Röntgenbildanalyse nach Checkliste mit 3 unabhängigen Bewertern.

Insgesamt betrug der Constant Score (CS) 48,7% oder rated 56,2%, nach UCLA 21 Punkte. 38,3% hatten keine, 48,9% gelegentlich minimale Schmerzen (87,2%) gegenüber vorher 0% bzw 17%.

Primäre Prothese

13 Prothesen, alle Hemiprothesen, 92% zementiert, Alter 53–84 (Mw 72,9a), hatten einen CS von 45,4% (18–79) rated 56% (35–100). 8 (61,6%) konnten den Nacken bzw. Schürzengriff, essen 12 (92,3%). Die Flexion betrug Mw 87,5° (30°–135°). 85% hatten keine oder gelegentlich geringe Schmerzen.

Sekundäre Prothese

34 Prothesen, 23 Hemi, 11 Totalprothesen, Alter 34–88 (Mw 61,6a) hatten einen CS von 49,8% (16,5–88) rated 56,3% (18–96). Ohne Voroperation betrug der CS 57,2%, rated 62,8%, mit Voroperation 46,1%, rated 52,7%. Der Nackengriff war präop. bei 20,5%, pop. bei 67,7% möglich, der Schürzengriff präop. bei 20,6%, pop. bei 64,7%. Die Flexion betrug Mw 89° (10°–165°). Vorher hatten 100% ständig, z. T. starke Schmerzen, pop. 88% keine oder gelegentlich geringe Schmerzen.

Präop. relevante radiologisch-prognostische Kriterien:

Subcapitale Trümmerzone (primär 5/13), kleine und fragmentierte Tubercula; postoperativ: Tub. majus klein/resorbiert, disloziert, falsche Prothesenrotation, Prothesenhoch- oder Tiefstand. 77,8% der Primärprothesen hatten Tub. majus Dislokationen, Resorptionen oder Tub. majus „sehr klein, sekundär nur 38,7%. 3/3 Spongiosaplastiken bei Primärprothesen wurden resorbiert. Bei Sekundärprothesen verschlechtern präop. nicht knöchern eingeheilte Tub. und vorausgegangene Revisionen die Prognose. Klinisch verschlechtern neurolog. Ausfälle (2× Plexusschaden nach Lux. Fraktur) und die Palliativprothese im hohen Alter (4× >80a, CS rated 35–38) die Prognose der Primärgruppe.

Schlußfolgerungen

Die mittelfristigen Ergebnisse nach primärer und sekundärer Frakturprothese sind den Ergebnissen nach Rekonstruktion – vergleichbar oder überlegen. Die funktionelle Einheilung der Tubercula ist primär und sekundär das wichtigste prognostische Kriterium. Die Summation verschiedener „nicht anatomischer Kriterien" verschlechtert die Prognose.

Der primäre prothetische Humeruskopfersatz bei der dislozierten Humeruskopfmehrfragmentfraktur bei über 60jährigen

G. Bauer, I. Hoellen und O. Hohlbein, Stuttgart

Zielsetzung

Ziel unserer prospektiven Studie war, ob der primäre prothetische Humeruskopfersatz bei der dislozierten Humeruskopfmehrfragmentfraktur bei über 60jährigen Patienten ein komplikationsarmes und vom Ergebnis her gerechtfertigtes Vorgehen darstellt.

Problembeschreibung, Material, Methode, Ergebnisse

Einleitung: Bei den nicht seltenen dislozierten Mehrfragmentfrakturen des proximalen Humerns liegt auch bei Patienten über 60 Jahren eine Indikation zur operativen Stabilisierung vor. Unabhängig von der Stabilisierungsmethode kommt es nicht selten beim alten Patienten zu Implantantlockerungen, sowie insbesondere bei den Vierfragmentfrakturen zu avaskulären Nekrosen des Kopfes sowie Inkongruenz-Athrosen mit schmerzhafter Schultereinsteifung. Die Folge ist, nicht selten Zweiteingriffe durchführen zu müssen. Die primäre Implantation einer Humeruskopfprothese bietet sich daher als alternatives Verfahren an.

Material und Methode

In einer prospektiven randomisierten Studie wurden dislozierte Vierfragmentfrakturen erfaßt und entweder mit Minimalosteosynthese oder primärer Kopfprothese versorgt. Von 12/94 bis 3/98 wurden insgesamt 40 Patienten in die Studie aufgenommen. In je 20 Fällen wurde eine Minimalosteosynthese durchgeführt, oder eine primäre Humeruskopfprothese implantiert. Halbjährlich erfolgten klinische und radiologische Untersuchungen. Zur Evaluation der Ergebnisse verwendeten wir einen modifizierten Konstant-Score.

Ergebnisse

Vorgestellt werden sollen hier die Ergebnisse der 20 Patienten mit primärer Humeruskopfprothese: In dieser Gruppe traten keine intra- oder postoperativen Komplikationen auf, Infekte, Prothesenlockerungen oder Revisionseingriffe gab es keine. Ein Patient war – unabhängig vom Eingriff – zum Zeitpunkt der Nachuntersuchung verstorben. Die Auswertung dieser Patientengruppe nach dem auf 75 Punkte reduzierten Konstant-Score (ohne Kraftmessung) ergab bei der Einjahreskontrolle durchschnittlich 49 Punkte, bei der Zweijahreskontrolle (n = 10) 51 Punkte. Im Vergleich zu den Patienten, die mit der Minimalosteosynthese versorgt worden waren, ergab sich kein signifikanter Unterschied.

Schlußfolgerungen

Der primäre prothetische Gelenkersatz bei dislozierten Mehrfragmentfrakturen des Humeruskopfes beim alten Menschen ist funktionell vergleichbar mit der Minimalosteosynthese. Da die Komplikationsrate und die Notwendigkeit von Revisionseingriffen äußerst gering ist, stellt für uns die primäre Implantation einer Prothese eine günstige Alternative zur Osteosynthese dar.

Primäre Hemialloarthroplastik bei prox. Humerusfrakturen des alten Menschen

C. Ulrich, P. Deffner, G. Kelsch und J. Nothwang, Göppingen

Zielsetzung

Ziel dieser Studie war die Überprüfung. ob die primäre Prothesenimplantation bei dislozierten 4-Segment-Frakturen an unserer Klinik zu akzeptablen Ergebnissen führt.

Problembeschreibung, Material, Methode, Ergebnisse

Aufgrund unsicherer therapeutischer Standards und schlechten Ergebnissen nach operativ rekonstruierten dislozierten 4-Segment-Frakturen ist seit 1951 der primär alleplastische Ersatz des Humeruskopfes immer wieder vorgeschlagen worden. Obwohl die mitgeteilten Ergebnisse im Durchschnitt besser abschnitten als traditionell behandelte, konnte sich das Verfahren bis jetzt noch nicht sicher etablieren.

Seit 1992 haben wir bei 46 Frakturen eine Schultergelenksendoprothese implantiert. Das weibliche Geschlecht überwog 3:1. wobei eine Seitenbevorzugung nicht gegeben war. Der Altersdurchschnitt betrug 76 Jahre; in 20 Fällen fanden wir eine NEER 4/4. in 16 Fällen eine NEER 5/4 und in 8 Fällen eine NEER-6-Fraktur.

41 mal wurde die Prothese primär und 5 mal sekundär implantiert, nachdem es zu einer Re-Dislokation nach primärer Osteosynthese gekommen war. Die Ergebnisse der komplikationslosen Verläufe nach dem CONSTANT-Score bei bisher 30 Patienten. die nachuntersucht werden konnten. waren in 6 Fällen als sehr gut: in 12 Fällen als gut, in 10 Fällen als befriedigend und in 2 Fällen als schlecht zu bezeichnen.

In 7 Fällen waren Komplikationen zu verzeichnen wie Prothesenlockerung (1). sekundäre Dislokation der refixierten Rotatorenmanschette (2): Wundheilungsstörungen (2) und tiefer Infekt (2) mit nachfolgendem Prothesenausbau (1). Während der Schmerzscore ausgezeichnete Ergebnisse erbrachte, war der funktionelle Gewinn schlecht prognostizierbar.

Die Ergebnisqualität scheint ganz entscheidend von der Operationstechnik und Implantatwahl abhängig zu sein, Einen Schwachpunkt der von uns primär verwendeten Original-NEER-Endoprothese sahen wir in ihrem geringen Implantatdurchmesser direkt subcapital, wodurch eine anatomische Refixation der Rotatorenmanschette erheblich erschwert wird. Einen weiteren stellt die Refixation an der Rotatorenmanschette selber dar, die unbedingt am Knochen erfolgen muß. da eine solitäre Fixation an der Prothese diese nur in axialer Richtung aus dem Knochen zieht und damit eine Frühlockerung einleitet; allerdings kann diese auch Folge einer schlechten Zementiertechnik sein: da der naturgemäß kleine Humerus schlecht mit Zement aufgefüllt werden kann, empfiehlt sich eine supracondyläre Entlüftungsbohrung.

Schlußfolgerungen

Bei dislozierten 4-Segment-Frakturen stellt die primäre Schulterendoprothese als Hemialloarthroplastik eine Alternative zur Osteosynthese dar. Entscheidend für das Ergebnis sind Implantatwahl, Implantationstechnik und eine zuverlässige Fixation der Rotatorenmanschette am proximalen Humerus.

Langzeitergebnisse nach primärer und sekundärer Hemialloarthroplastik bei proximalem Humerusfrakturen

D. Chondros, G. Böhringer, T. Partenheimer, M. Hessmann und L. Gotzen, Marburg

Zielsetzung

Bewertung der Langzeitergebnisse nach primärem oder sekundärem Gelenkersatz bei proximalen Humerusfrakturen

Kurzfassung

Der primäre Gelenkersatz bei proximalen Humerusfrakturen zeigt sehr gute Langzeitergebnisse.

Problembeschreibung

In dieser Studie konnten insgesamt 63 Patienten aufgenommen werden, die zwischen Januar 1985 und November 1995 mit einer Neer-2 Prothese versorgt wurden. Es handelte sich um 3- und 4-Teilefrakturen. Davon konnten 36 Patienten nachuntersucht werden. 27 dieser Patienten wurden primär und 9 Patienten sekundär mit einer Prothese versorgt. Die Einteilung nach der AO-Klassifikation ergab bei den primär versorgten Frakturen 7% B-, 23% C2- und 70% C3-Frakturen. Bei den sekundär versorgten Frakturen zeigten sich 22% A2,34% C2- und 44% C3-Frakturen.

Zur Nachuntersuchung wurde eine ausführliche Bewegungsanalyse, Erhebung von Daten zur Schmerzsymptomatik, Kraft, Stabilität, Funktion, und subjektiver Meinung der Patienten erhoben sowie eine Röntgenuntersuchung durchgeführt. Die Ergebnisse wurden in 3 Scoresystemen eingearbeitet (Neer, Constant und Murley, Schulterendoprothesenscore).

Im Ergebnis zeigte sich eine Überlegenheit der primär versorgten Patienten gegenüber den sekundär versorgten. Die Durchschnittspunktzahl der primär versorgten Patienten war bei dem Constant und Murleyscore um 7 Punkte, beim Schulterendoprothesenscore um 12 Punkte und beim Neerscore um 8 Punkte höher als bei den sekundär versorgten Patienten.

Schlußfolgerung

Die primäre prothetische Versorgung der schweren proximalen 3- und 4-Teilefrakturen des proximalen Humerus ist der sekundären Versorgung tendenziell unterlegen.

Rechtfertigen die klinischen Ergebnisse die primäre Implantation einer Speichenköpfchenprothese?

M. Wick, E. J. Müller, M. P. Hahn und G. Muhr, Bochum

Zielsetzung

Nach Auswertung der klinischen Ergebnisse soll der Frage nachgegangen werden, ob und bei welchen Verletzungen die primäre Implantation einer Speichenköpfchenprothese überhaupt gerechtfertigt ist.

Problembeschreibung, Material, Methode, Ergebnisse

Die Implantation einer Speichenköpfchenprothese als primäre Therapie wird in der Literature kontrovers diskutiert, neben breiter Zustimmung stößt man auf absolute Ablehnung. Die Ursachen hierfür liegen auf der Hand: Im Vergleich zu anderen Gelenken ist die Indikation zur endoprothetischen Versorgung des Speichenköpfchens nicht präzise vorgegeben. Zusätzlich hat dieses spezielle Implantat noch keine breite Anwendung gefunden und letztlich mangelt es an ausreichend belegten Referenzresultaten.

Im Rahmen einer retrospektiven Nachuntersuchung wurden die Ergebnisse nach primärer Implantation einer Speichenköpfchenprothese aus dem Zeitraum 1978–1996 bei 30 Patienten ausgewertet. Die Indikation zur Implantation der Prothese wurde intraoperativ bei einer verbliebenen Instabilität am Ellenbogengelenk nach Radiusköpfchenresektion gestellt. Das Durchschnittsalter der Patienten betrug 40,7 Jahre. Die Bewertung der Ergebnisse erfolgte nach den Kriterien von Radin und Riseborough.

Von den 30 nachuntersuchten Patienten fanden sich bei 22 (73%) gute bis befriedigende Ergebnisse, bei 8 (27%) konnte eine freie Beweglichkeit nachgewiesen werden. Bei drei Patienten zeigten sich postoperativ periartikuläre Verkalkungen, die zu einer weitgehenden Bewegungseinschränkung führten. Bei weiteren drei Patienten (10%) mußte die Prothese wieder entfernt werden (2 Implantations-, 1 Materialfehler)

Schlußfolgerungen

Nach Auswertung der Ergebnisse ist festzustellen, daß bei strenger Indikationsstellung die primäre Implantation einer Speichenköpfchenprothese einen klinischen Nutzen für den Patienten bedeutet. Eine exakte Implantationstechnik läßt unnötige Fehlergebnisse vermeiden.

Ellenbogengelenkinstabilität nach Resektionsarthroplastik: Radiusköpfchenprothese sinnvoll oder nicht?

K. Robert, G. N. Jukema und G. Muhr, Bochum

Zielsetzung

Nach Arthrolyse von einem Ellenbogengelenk mit erforderlicher Resektionsarthroplastik des Radiusköpfchens entsteht oft eine Instabilität. Durch eine temporäre Radiusköpfchenprothese ist diese zu beseitigen, damit eine funktionelle Nachbehandlung stattfinden kann.

Problem

In dem Zeitraum von 1/96 bis 2/97 wurde bei 6 Patienten eine Arthrolyse des Ellenbogengelenkes aufgrund einer hochgradigen Bewegungseinschränkung nach einer komplexen Luxationsfraktur des Ellenbogengelenkes durchgeführt. Das präoperative Bewegungsausmaß für die Extension/Flexion betrug 0–45–90 Gr. für die Pro-/Supination 20–0–20 Gr.

Methode

In all diesen Fällen war eine Resektion des deformierten Radiusköpfchens zur Verbesserung der Beweglichkeit, insbesondere der Pro-/ und Supination erforderlich. Es zeigte sich aber nach einer ausgedehnten Arthrolyse, daß sekundär intraoperativ bei Streckung des Ellenbogengelenkes eine hochgradige Instabilität vorlag. Um dieses Problem zu lösen wurde eine bipolare Radiusköpfchenmetallprothese (Fa. Endotec) einzementiert, damit eine anschließende funktionelle Therapie erfolgen konnte. Die intraoperative Beweglichkeit betrug 0–0–125 Gr. (Ext/Flexion) und 90–0–90 Gr. (Pro/Supination).

Ergebnisse

Trotz anfänglicher Stabilität und frühfunktioneller Therapie mit Plexuskatheter, entwickelte sich sekundär nach ca. 6–8 Wochen eine erneute Bewegungseinschränkung wobei es zu einem Impingementsyndrom der Radiusköpfchenprothese mit einer osteochondrotischen Drucknekrose am Capitulum Humeri ggf. mit sekundärer Dislokation der Prothese kam (Ext/Flexion 0–20–90 Gr. Pro-/Supination (45–0–45 Gr.). Daraufhin erfolgte die Entfernung der disloziierten Prothese. Es konnte anschließend bei jetzt stabilem Ellenbogengelenk eine deutliche Verbesserung des Bewegungsausmaßes erreicht werden (Ext/Flexion 0–10–100 Gr. Pro/Supination 70–0–80 Gr.).

Schlußfolgerung

Die temporäre Radiusköpfchenprothese ist nach erforderlicher Resektionsarthroplastik im Rahmen einer Arthrolyse des Ellenbogengelenkes nach komplexer Luxationsfraktur eine sinnvolle Maßnahme zur Wiedererlangung der Übungsstabilität und zur Verbesserung des Bewegungsausmaßes. Eine bipolare Metallprothese sollte aber frühzeitg zwecks Vorbeugung einer sekundären erneuten Bewegungseinschränkung nach Wiedererlangung der ligamentären Stabilität entfernt werden.

S 175 !!!

Berkhoff et al
Hamb.

instab. Fr. — op
— kons 8wo Ext.

keine sofortige Belastbarkeit

seit Mitte 1995 → TEP, analog TISF

zur Überbrückung des instab. Acetab. → Abstützpfanne

bisher 10 Fälle

primär belastungsstabile Versorgung + Frühmob.

NU's

→ Kopie machen

Endoprothetischer Gelenkersatz bei der Acetabulumfraktur des alten Menschen

M. Berkhoff, N. M. Meenen, H. von Kroge und J. M. Rueger, Hamburg

Kurzfassung

Die Acetabulumfraktur des alten Menschen ist eine seltene Verletzung. Bei instabilen Frakturen besteht die Behandlung entweder in einer operativ aufwendigen Rekonstruktion oder einer 8-wöchigen Extensionstherapie, um eine zunehmende Dislokation des Femurkopfes zu vermeiden. Eine sofortige Belastbarkeit ist in beiden Fällen nicht gegeben, die Beanspruchung des alten Patienten durch beide Verfahren sehr hoch, das Ausheilungsergebnis bezüglich der Funktionsfähigkeit des Gelenkes und der Rehabilitation des alten Patienten ungewiß.

Die damit verbundenen Komplikationen haben uns dazu veranlaßt, seit Mitte 1995 Acetabulumfrakturen des alten Menschen analog zur Behandlung der medialen Schenkelhalsfraktur mit einer totalen Hüftgelenksendoprothese zu versorgen. Zur Überbrückung des instabilen Acetabulums verwenden wir eine Abstützpfanne. Diese wird, über einen anterolateralen Zugnagn eingebracht, mit Schrauben im Pfannendach verankert. Der Pfannengrund wird mit einer aus dem resezierten Kopf-Hals-Fragment gewonnenen autologen Spongiosaplastik aufgefüllt und im Anschluß die beiden Komponenten einer Müller-Charnley Prothese einzementiert.

In bisher 10 Fällen konnten wir auf diese Weise eine primär belastungsstabile Versorgung und eine Frühmobilisierung der Patienten erreichen. Die Nachuntersuchung zeigte in allen Fällen einen sicheren Frakturdurchbau ohne Lockerungszeichen des Materials. Verfahrensbedingte Komplikationen wurden bisher nicht beobachtet.

Schlußfolgerung

Wir sehen die Vorteile eines solchen Vorgehens in dem standardisierten, kurzen Eingriff, in der sofortigen Belastbarkeit, kürzerer Liegezeit sowie in einer definitiven Versorgung des Gelenkes, da selbst bei erfolgreicher Rekonstruktion und bei konservativer Behandlung nicht selten sekundär ein künstlicher Gelenkersatz notwendig wird.

A3

Hemiarthroplasty or total hip replacement for femoral neck fractures. A preliminary report of a randomized trial

H. Bonke, J. Schnater, J. Kleijnen und E. Raaymakersk, Amsterdam

Objective

Goal of the study is to determine whether hemiarthroplasty or total hip replacement is preferable as a treatment for femoral neck fractures in the elderly in terms of mortality, reoperation, pain, activities of daily living, mobility and joint function.

Summary

Patients over 70 years of age with a femoral neck fracture are randomised to undergo either hemi-arthroplasty or total hip replacement and followed up yearly up to five years postoperatively.

Introduction

It is generally understood that the failure rate of internal fixation in elderly patients with a femoral neck fracture is relatively high. We therefore prefer to treat these patients with a prosthesis. However, it is still unclear whether hemiarthroplasty or total hip replacement is the better Option in this group with limited life expectancy.

Materials and Methods

From March 1995 to the present, we have been conducting a prospectivc, randomised, multi-centre (1 academic, 7 district hospitals) study. So far, 179 patients aged 70 or over, who had sustained a femoral neck fracture have been included. Upon admission, patients are randomised to undergo either hemiarthroplasty (HA) or total hip replacement (THR). Follow-up is conducted by history, physical exam and pelvic X-ray in the Outpatient clinic yearly until five years postoperatively. Exclusion criteria are senile dementia, osteoarthrosis, pathological fractures and relative immobility.

Results

For this report of the preliminary results, we have evaluated 129 patients (34,145), who have been in the study for at least one year. Of this group, 8 patients (6%; 3 HA, 5 THP) died within the first year, 5 patients (4%) had to be excluded (dementia (2), withdrawal of consent (2) and DHS instead of arthroplasty (1)) and in 2 patients (1 HA, 1 THP) the implant was removed due to infection. Consequently, 114 patients were available for the first year follow-up. Of these, 60 patients have declined visits to the clinic so far. Of the remaining group, 24 have had a hemiarthroplasty and 30 underwent a total hip replacement. In each group, two patients had moved to a nursing home, all others had been able to maintain their previous independent home environment. Pain scores were comparable for both groups with no or mild pain in 92% (HA) and 93% (THR) respectively. In the HA group, 2 patients who previously did not need an aid used a Walker postop (THR: 5), 1 Patient needed a wheelchair (THR: 0) and 1 had become bed-ridden (THR: 0). All other patients more or less maintained their previous walking ability.

Conclusion

At one year postoperatively, there is no evident advantage of one prosthetic treatment over the other, however, there is a high number of patients who, due to their age and dependency, have declined follow up visits to the clinic so far. Mortality rate in this study is low compared to the literature pertaining to this age group, probably due to exclusion of patients with the shortest life expectancy.

Die „stabil" eingestauchte Schenkelhalsfraktur beim alten Patienten – Konservative Behandlung, Osteosynthese oder primärer Gelenkersatz?

R. Teiser, H.-G. Breyer und D. Sander, Berlin

Zielsetzung

Es soll dargestellt werden, daß auch bei alten Patienten gelenkerhaltende Therapieverfahren gegenüber dem primären endoprothetischen Gelenkersatz vorteilhaft sind.

Problembeschreibung, Material, Methode, Ergebnisse

Obwohl in der Literatur die konservative Behandlung sog. stabil eingestauchter Oberschenkelhalsbrüche mit früher Vollbelastung als erfolgreich dargestellt wird, hat dieses Vorgehen im eigenen Krankengut wegen aufgetretener Dislokationen zum sekundären Gelenkersatz in mehr als 60% geführt. Aus diesem Grund werden an unserer Klinik seit 5 Jahren auch eingestauchte, sog. „stabile" Schenkelhalsfrakturen mit Zugschraubenosteosynthesen versorgt. Nur in wenigen Fällen erfolgte der primäre endoprothetische Gelenkersatz. Als Komplikationen bei den 78 durchgeführten Schraubenosteosynthesen bei Patienten über 75 Jahren fanden sich 5 Schraubenperforationen (6,4%) und 6 Femurkopfnekrosen (7,7%), die eine sekundäre Endoprothesenimplantation erforderten. in 41 Fällen (52,6%) fanden wir stärkere Verkürzungen des Schenkelhalses, die jedoch nur in 7 Fällen wegen störender Schraubenköpfe die Materialentfernung erforderten.

Der Vergleich von Operationszeiten, perioperativen Blutverlusten und Verweildauer zwischen Schraubenosteosynthesen und bipolaren Prothesen bei dislozierten medialen Schenkelhalsfrakturen zeigte, daß die Zugschraubenosteosynthese der den Patienten weniger belastende Eingriff ist, so daß wir für einen primären endoprothetischen Gelenkersatz keine Indikation sehen. Wir halten jedoch die Osteosynthese der eingestauchten Schenkelhalsbrüche beim alten Menschen für eine sinnvolle Maßnahme.

Schlußfolgerungen

Der primäre Gelenkersatz bei sog. stabilen Schenkelhalsfrakturen alter Menschen erscheint nicht indiziert, jedoch kann die Zugschraubenosteosynthese wegen der hohen Rate sekundärer Dislokationen bei konservativer Therapie empfohlen werden.

Hemi (HEP)- oder Totalendoprothese (TEP) in der Primärbehandlung der medialen Schenkelhalsfraktur der alten Menschen

U. Göhring und W. Friedl, Aschaffenburg

Zielsetzung

Hochbetagte Patienten sind fast ausnahmslos Risikopatienten, Daher stellt neben der sofortigen Wiederherstellung der vollen Belastungsstabilität die Minimierung des operativen Traumas eine wesentliche Zielsetzung.

Material und Methode

934 Patienten, die zwischen 1982 und 1992 in einer Chirurgischen Klinik wegen einer medialen Schenkelhalsfraktur behandelt wurden, wurden nachuntersucht. 430 (46%) Patienten wurden mit einer HEP, 350 (37,5%) mit einer TEP versorgt. Die mittlere Operationszeit der HEP betrug 52 Min. ± 19 Min. die der TEP betrug 77 Min. ± 22 Min.

Patienten mit einer HEP wiesen ein wesentlich überdurchschnittlicheres Alter auf, da nur Patienten jenseits des 80. Lebensjahres mit einer HEP behandelt wurden. Das durchschnittliche Alter der Patienten mit TEP betrug 75 Jahre.

Ergebnisse

Die Art der lokalen Frühkomplikationen betrug 5,8% bei der HEP und 6% bei der TEP-Gruppe. Dabei waren schwerwiegende Komplikationen, wie Prothesenluxation mit 3,2%

versus 0,8% bei der TEP wesentlich häufiger. Spätkomplikationen traten in 2% bei der HEP und 2,4% bei der TEP-Gruppe auf. Auch die Art der Spätkomplikationen war bis auf 2 Acetabulumprotrusionen der HEP-Gruppe annähernd gleich. Der durchschnittliche Blutverlust betrug nach der HEP-Operation 480 ±210 ml, nach der TEP-Operation 690 ±300 ml.

Die Inzidenz von Allgemeinkomplikationen war bei Patienten nach HEP-Versorgung mit 19,2% deutlich höher, wobei die Inzidenz von Decubitalschäden und Pneumonie höher waren.

Zum Nachuntersuchungszeitpunkt war die Gehfähigkeit der Patienten mit TEP günstiger (76% versus 67%) freie Gehfähigkeit. Die präoperative Gehfähigkeit war jedoch in gleicher Weise mit 83% versus 68% bei den TEP-Patienten günstiger. Die postoperative Schmerzangabe sowie Belastungsfähigkeit und Kraft des Beines waren in beiden Gruppen gleich.

Schlußfolgerungen

Die kürzere Operationszeit, der geringere Blutverlust, sowie geringere Gefahr schwerwiegender postoperativer Komplikationen (Luxation) sprechen für die routinemäßige Durchführung der HEP-Versorgung bei der medialen Schenkelhalsfraktur des hochbetagten Patienten. Die Protrusionsgefahr bei fehlendem Acetabulum-Ersatz ist existent, in dieser Altersgruppe jedoch von untergeordneterer Relevanz.

Primäre Versorgung von pertrochantären Oberschenkelfrakturen mit einer Hüftendoprothese

F. Schelling und L. Räder, Meinigen

Zielsetzung

Vergleichende Untersuchung hinsichtlich der primären Belastungsstabilität bei pertrochantären Oberschenkelfrakturen zwischen Osteosyntheseverfahren und dem Hüftgelenksersatz.

Problembeschreibung, Material, Methode, Ergebnisse

Bei stabilen pertrochantären Frakturen läßt sich mit verschiedenen Osteosyntheseverfahren eine belastungsstabile Situation erreichen. Bei instabilen Frakturen zeigen sich bei allen Verfahren (Winkelplatte, DHS, Gammanagel) Komplikation wie: Perforation des Hüftkopfes, Materialbruch, Pseudarthrose, Redislokation. Um auch bei den instabilen pertrochantären Frakturen die primäre Vollbelastung zu erlauben, implantierten wir seit 1992 bei folgenden Indikationen eine Hüftendoprothese:

1. vorbestehende Coxarthrose,
2. biologisch alter Patient, starke Osteoporose, instabile Fraktur.

Zwischen 1992 und 1996 untersuchten wir in einer retrospektiven Studie 420 Patienten mit operativ versorgten pertrochantären Oberschenkelfrakturen hinsichtlich ihrer Komplikationsrate sowie ihrer primären Belastbarkeit. Das Durchschnittsalter der osteosynthetisch versorgten Patienten (339 – Gruppe 1) betrug 83 Jahre, das der Patienten mit einer Endoprothese (81 Gruppe II) 87 Jahre. 73% der Patienten mit Osteosynthese wurde primär die Vollbelastung erlaubt im Gegensatz zu 97% bei den endoprothetischen Versorgungen. Die Letalität während des stationären Aufenthaltes betrug in der Gruppe I 4,8%, in der Gruppe II 5%. Komplikationen Gruppe I – Perforation des Hüftkopfes 12 ×, Materialbruch 5 ×, Redislokation 11 ×, Hüftkopfnekrose 3 ×, Pseudarthrose 2 ×. Komplikationen Gruppe II – 3 × Prothesenluxation bei nicht refixiertem Trochanter major.

Schlußfolgerungen

Um der unabdingbaren Forderung gerecht zu werden, daß die Versorgung der pertrochanteren Femurfraktur beim alten Menschen definitiv und belastungsstabil sein muß, halten wir die Implantation einer zementierten Endoprothese des Gelenkes für eine sinnvolle Alternative zu den Osteosyntheseverfahren.

Operationstechnik und Ein-Jahresergebnis der Behandlung pertrochanterer Femurfrakturen mit einer modularen Hüftprothese

H. Andreß, G. Lob, J. Landes, P. Gierer, M. Schürmann und H. Hertlein, München

Zielsetzung

Ist eine pertrochantere Femurfraktur mit einer Schenkelhalsfraktur oder Coxarthrose kombiniert, sollte durch einzeitige Operation sowohl das Gelenk endoprothetisch ersetzt, als auch die Fraktur zementfrei mit einer rotationsstabilen Prothese stabilisiert werden. Klinische und radiologische Ergebnisse dieser Versorgung sollen dargestellt werden.

Problembeschreibung, Material, Methode

Die modulare Femurprothese Helios ist eine zementfrei verwendbare, aus Titan hergestellte Prothese, mit modularem Kopf- und Schaftanteil variabler Lange und Durchmesser. Bei Rotationsinstabilität (z. B. durch die trochantäre Fraktur) kann zusätzlich distal zweifach verriegelt werden. Nach Frakturheilung werden die Verriegelungen entfernt, um durch den Press-Fit-Effekt auch proximal die Ossteointegration zu erreichen. Vom 1.1.96

bis 31.12.97 haben wir 293 Patienten mit pertrochanteren Femurfrakturen operativ stabilisiert und prospektiv erfaßt. Bei 20 Patienten (Durchschnittsalter 81,5 Jahre) wurde aufgrund der o.g. zusätzlichen Indikationen mit der modularen Prothese versorgt. Die Nachuntersuchung erfolgte klinisch und radiologisch (n = 9) oder nur klinisch (n = 6) in den Fällen, in denen der Klinikbesuch nicht mehr möglich oder zumutbar war. 5 Patienten verstarben mittlerweile.

Ergebnisse

Die Prothesenlänge betrug im Mittel 260 mm mit einem Durchmesser von 12 bis 14 mm. Die distale Verriegelung war in 20% der Fälle notwendig. Bei der Nachuntersuchung nach durchschnittlich 15 Monaten (9 bis 18 Monate) wurde radiologisch eine Frakturheilung in 93% der Fälle festgestellt. Bei 4 Patienten kam es zum Einsinken der Prothese in den Markraum um durchschnittlich 0,5 cm. Eine prox. Knochenatrophie war bei 4 Patienten zu beobachten, zu klinischen Lockerungszeichen kam es jedoch bei keinem der Patienten. Klinisch waren 5 Patienten ohne Gehhilfe mobil (vor Trauma 6), 8 Patienten benötigten eine Gehhilfe (vor Trauma 9) und 2 Patienten benötigten 2 Gehhilfen oder waren nicht gehfähig (vor Trauma 0). Gelegentliche Oberschenkel-oder Hüftschmerzen traten bei 4 Patienten auf Ein modifizierter Harris Hip Score (ohne Bewewgungsumfang, max. 91 Punkte) lag zum Zeitpunkt der Nachuntersuchung bei Durchschnittlich 64 Punkten (vor Trauma 75).

Schlußfolgerung

Die modulare Hüftprothese Helios eignet sich zur einzeitigen Versorgung pertrochanterer Femurfrakturen. Die klinischen und radiologischen Kurzzeitergebnisse sind gut wobei die Langzeitergebnisse noch ausstehen.

Primäre prothetische Versorgung bei per- oder subtrochanteren Femurfrakturen mit begleitendem Hüftleiden

E. Mayer und R. Ketterl, Traunstein

Zielsetzung

Bei per- oder subtrochanteren Femurfrakturen, die mit Vorerkrankungen am Hüftgelenk vergesellschaftet sind, ist durch eine Osteosynthese keine Verbesserung des vorbestehenden Hüftleidens zu erwarten. Zudem ist bei hochinstabiler Frakturform die Gefahr einer unzureichenden Stabilisierung mit sekundärer Dislokation bei Versorgung mit einer Osteosynthese zu rechnen. In den aufgezeigten Fällen, stellt der primär prothetische Ersatz das Mittel der Wahl trotz der erschwerten Prothesenverankerung dar.

Patienten

Im Zeitraum 1990 bis 1997 erfolgte bei 91 Patienten (56 Frauen, 35 Männer, Durchschnittsalter 79,1 Jahre) mit per- oder subtrochanterer Femurfraktur und vorbestehenden Hüftleiden, der prothetische Hüftgelenksersatz. Bei den 57 (62,2%) der pertrochantären Frakturen wurde eine Müller-Geradschaf in 52 Fällen zementiert und bei 5 Pat. ein modularer Heliosschaft zementfrei eingebracht. Bei subtrochanteren Frakturen erfolgte eine zementfreie Implantation von Wagner-Revisionsprothesen in 24 Fällen und eines Heilosschaftes bei 10 Pat. In 49 Fällen (53,8%) wurde eine Kombination des jeweiligen Schaftes mit einem Duokopf gewählt, während in 46% der Fälle eine TEP (18× zementfreie Fitek-Pfanne, 14× zementierte Polyethylenpfanne) zum Einsatz kam. Bei den Begleiterkrankungen überwogen kardiale und vaskuläre Erkrankungen.

Ergebnisse

Trotz des hohen Durchschnittsalters der betroffenen Patienten und den verschiedenen Begleiterkrankungen, verloren wir nur 3 Patienten (2,9%), während des Klinikaufenthaltes (1× Lungenembolie bei vorbestehender kompensierter Herzinsuffizienz, 1× progressives Tumorleiden bei metastasierendem Mammacarcinom, 1× Peritonitis bei perforierter Sigmadivertikulitis). An postoperativen Komplikationen zeigte sich ein tiefer Infekt bei 2 Patienten, ein revisionsbedürftiges Hämatom (n = 2) und eine Patientin mit partieller Nekrose des proximalen Anteiles des Vastus lateralis. Luxationen waren bei den mit Duokopf versorgten Patienten nicht zu beobachten, während in zwei Fällen mit Implantation einer TEP eine Luxation auftrat. Bei 11 Patienten (12,1%) zeigte sich postoperativ eine Beinlängendifferenz von mehr als 1 cm als wesentliche beobachtete Auffälligkeit. Mit Ausnahme von 6 Erkrankten (6,6%), konnten alle Patienten wieder mobilisiert werden, wobei mehr als die Hälfte (n = 47) wieder ihre Aktivität vom Zeitraum vor dem Unfall erlangten. Abschließende Untersuchungen bei 58 Patienten (26 Pat. waren zwischenzeitlich verstorben, 7 nicht mehr erreichbar) nach einem Zeitraum von 6–46 Monaten, ergaben für die Patienten eine unverminderte Gehfähigkeit, keine Hinweise für eine Lockerung der Prothesenkomponenten und eine ungestörte Funktion des Duokopfes. Die Hüftfunktion nach Merle d'Aubigne ergab in 82,7% gute und sehr gute Resultate, 7 Pat. (12,1%) waren als mäßig und 3 (5,2%) als schlecht einzustufen.

Schlußfolgerungen

Die Implantation einer TEP oder Duokopfprothese bei Patienten mit per- oder subtrochanterer Femurfraktur und Vorerkrankung am Hüftgelenk, stellt eine suffiziente und komplikationsarme Methode dar, mit der die Gehfähigkeit schnell und dauerhaft erhalten werden kann. Trotz der erschwerten Verankerungsmöglichkeiten ist eine schnelle Wiedererreichung einer Gehfähigkeit mit nur geringer Luxationsneigung gegeben.

Implantatversagen nach pertrochanteren Oberschenkelfrakturen beim alten Menschen – Verbesserung des outcome durch primären Gelenkersatz?

T. Kessler, H. Winkler und A. Wentzensen, Mannheim

Zielsetzung

Evaluierung des Morbiditäts- und Letalitätsrisikos bei Reoperationen aufgrund mechanischer Komplikationen nach Osteosynthesen pertrochanterer Frakturen

Problembeschreibung, Material, Methode, Ergebnisse

Bei den alten Patienten beobachteten wir nach Osteosynthesen pertrochanterer Frakturen (AO-Klassifikation 31A) immer wieder ein Ausbrechen der Implantate, was Anlaß zur Durchführung dieser Nachuntersuchung war.

Retrospektiv wurden anhand der Krankengeschichten und Röntgenbilder die Verläufe der Patienten analysiert, die wegen mechanischer Komplikationen reoperiert werden mußten.

In der Zeit von 4/92–12/97 führten wir 25 Reoperationen durch, wobei in der Klinik ab 93 die Endernagelung zunehmend durch die DHS verdrängt wurde und ab 96 auch Gammanagel und PFN zur Verfügung standen.

Frakturklassifikation bei der Primäroperation: 6mal A1, 15mal A2 und 4mal A3.
Implantat bei der Primäroperation: 21 DHS, 3 Gammanagel, 1 PFN.
Implantat bei der Revisionoperation: 4 DHS, 3 Endernagelung, 7 TEP, 6 Duokopf-HEP, 5 Tumor- bzw. Revisionsprothesen.

Neben operationstechnischen Unzulänglichkeiten fielen bestimmte Frakturformen auf. Ein primärer Gelenkersatz beim alten Menschen sollte erwogen werden bei:

1. basozervikalen Frakturen i. S. A1. 1 und
2. komplexen Frakturen mit einer Komponente i. S. einer lateralen Schenkelhalsfraktur und
3. intraoperativ zu erwartender mechanischer Instabilität bezüglich der postoperativen Vollbelastung (Osteoporose, Mehrfachplazierung der Hüftkomponente).

Schlußfolgerungen

Zukünftige Ergebnisse einer geänderten Versorgungsstrategie müssen zeigen, ob dies zur Reduktion der mit einer hohen Morbididät und Letalität einhergehenden und bedeutende Kosten verursachenden Reeingriffe führen kann.

Prophylaxe der intraoperativen Fett- und Knochenmarkembolie während des Hüftgelenkersatzes bei Schenkelhalsfrakturen

R. P. Pitto, K. Bär und M. Kößler, Erlangen

Zielsetzung

Während der Implantation der femoralen Komponente kommt es zur intramedullären Druckerhöhung mit Ausschwemmung von Knochenmark in die venöse Blutbahn und In Folge dessen kann eine Lungenembolie auftreten. Ziel dieser Studie war es, die Wertigkeit der Vakuum-Zementiertechnik zu überprüfen, Diese soll das Risiko einer Embolisierung vermindern.

Problembeschreibung, Material, Methode, Ergebnisse

20 Patienten mit einer medialen Schenkelhalsfraktur wurden in die prospektive, randomisierte Studie aufgenommen. Das Durchschnittsalter der beiden Gruppen lag bei 79 Jahren (67–101 Jahre). Die femorale Komponente wurde bei 10 Kontrollpatienten konventionell zementiert. In der „Vakuumgruppe" wurde der Femurmarkraum während der Schaftimplantation drainiert (−130 mbar). Das proximale Loch zur Drainage des Markraumes wurde intertrochantär, in der Verlängerung der Linea aspera, gebohrt. Das distale Loch wurde zwei cm unterhalb der Spitze der Femurkomponente eingebracht. Das intraoperative Herz- und Emboliemonitoring erfolgte über eine ösophageal gelegene Echokardiografie-Sonde. Hämodynamik und Blutgase wurden begleitend bestimmt.

Die Kontrollgruppe zeigte schwerere und längere Embolieepisoden als die „Vakuumgruppe". Die Embolien traten während der Zementeinbringung auf und dauerten auch bei der Schaftimplantation noch an. Eine massive Embolie von kleinen Partikeln (Grad II) konnte in 9 Fällen der Kontrollgruppe und in einem Fall der Vakuumgruppe nachvollzogen werden ($p<0{,}05$). Große Emboli (Durchmesser >5 mm, Grad III) traten nach der Prothesenreposition bei 8 Patienten der Kontrollgruppe auf, konnten jedoch in der „Vakuumgruppe" nicht beobachtet werden ($p<0{,}005$). Die klinische Auswirkung der echokardiographisch diagnostizierten Embolien konnte durch Änderungen der hämodynamischen und respiratorischen Parameter festgestellt werden. Das pulmonale Shuntvolumen stieg durchschnittlich um 33% signifikant an. Patienten mit schweren Allgemeinerkrankungen und Leistungseinschränkungen (Am. Soc. of Anesthesiology, Klassen 3 und 4) reagierten auf die Schaftimplantation mit einer ausgeprägteren und vor allem längeren Beeinträchtigung der Sauerstoffversorgung und der Störung des alveolären Gasaustausches als Patienten der ASA-Klassen 1 und 2.

Schlußfolgerungen

Die logische therapeutische Maßnahme, um das Übertreten von Knochenmark, Fett und Knochensplittern ins venöse Gefäßsystem zu vermeiden, ist die Zementeinbringung mit einer funktionsfähigen Drainageableitung am Femur. Unsere Untersuchung konnte somit eine deutlich reduzierte Rate des pulmonalen Embolierisikos durch die Vakuumtechnik beweisen.

A4 Periprothetische Frakturen

Ergebnisse periprothetischer, hochgradiger Substanzverluste am Becken nach Hüftendoprothesen

C. Perlick, H. G. Simank, D. Brocai und M. Lukoschek, Heidelberg

Zielsetzung

Die Mittel- und Langzeitergebnisse von unterschiedlichen operativen Versorgungen von hochgradigen Verlusten des knöchernen Pfannenlagers bis hin zur Diskontinuität des Beckens nach Hüfttotalendoprothese werden in dieser Studie untersucht.

Problembeschreibung, Material, Methode, Ergebnisse

Im Rahmen einer retrospektiven Studie wurden die operativ versorgten Endoprothesenlockerungen im Zeitraum von 1980 bis 1995 klinisch und radiologisch erfaßt. Es handelt sich hierbei um 464 Fälle, von denen 140 mit einem hochgradigen, aseptischen Substanzverlust im Pfannenlager einhergingen. Davon wiesen fünf Patienten eine Kontinuitätsunterbrechung des Beckens auf, was funktionell einer Beckenfraktur gleichkommt. Die Standzeit der Initialprothesen betrug durchschnittlich 113 Monate. Das Durchschnittsalter bei Implantation der Initialprothese betrug 57 Jahren, bei Implantation der Wechsel-Prothese 66 Jahren. Die Geschlechterverteilung war 42 Männer zu 98 Frauen. Bei den höhergradigen Beckendefekten ohne Kontinuitätsunterbrechung (135 Fälle) wurden folgende Versorgungen gewählt: 31% Müller-Abstützring, 22% Defektauffüllung mittels Netz, 18% Zementauffüllung, 13% Burch-Schneider-Ring, 8% Wagnerrevisionsprothese. Die 5-Jahresüberlebenswahrscheinlichkeit der Wechselprothese betrug 93% (95%-Konfidenzintervall: 89–98%).

In fünf Fällen mußte eine Kontinuitätsunterbrechung des Beckens versorgt werden. Zur Nachuntersuchung waren vier Implantate in situ, ein Patient verstarb an einem anderen Leiden. Der mittlere Nachuntersuchungszeitraum für diese Patienten beträgt 31 Monate. Der verstorbene Patient wurde nicht in die Auswertung eingeschlossen, da der Nachuntersuchungszeitraum weniger als ein Jahr betrug. Die Versorgung erfolgte in vier Fällen mit einem sog. Müller-Abstützring und in einem Fall mit einem sog. Burch-Schneider-Ring. In allen Fällen wurde eine homologe Knochentransplantation und/oder Spongiosatransplantation durchgeführt.

Schlußfolgerungen

Bei hochgradigen Substanzverlusten am knöchernen Lager bis hin zur Diskontinuität des Beckens bietet die Versorgung mit Abstützringen in Kombination mit Allografts die Möglichkeit einer langlebigen und stabilen Versorgung.

Die periprothetische Femurfraktur – Adäquates Unfallereignis, zu erwartender Folgezustand oder Komplikation der Hüftprothetik?

I. P. Hoellen, Backnang, M. Knöferl, M. Alefeld und L. Kinzl, Ulm

Zielsetzung

Die periprothetische Femurfraktur bei liegender Hüftprothese ist kein seltenes Ereignis. Die Häufigkeit wird in der Literatur mit 0,15 bis 1,64% angegeben. Die Anlayse der Ursachen und der angepaßten Therapie ist Ziel der Untersuchung.

Kurzfassung

Vom 1.1.92 bis 31.12.96 wurden an unserer Klinik 36 Patienten (23 weiblich, 12 männlich, Durchschnittsalter 77 Jahre) mit einer Oberschenkelfraktur bei liegender Hüftprothese operativ versorgt. Die Sturzursache war in 31 Fällen ein Bagatelltrauma: Ausrutschen oder Stolpern in der Wohnung, Fallen auf den rechten Oberschenkel bei rutschigem Untergrund, Stolpern. Nur bei 4 Patienten fand sich ein adäquates Ereignis (2mal PKW-Unfall, 1mal Fahrradunfall, 1mal Sturz von der Leiter). Bei 20 dieser Patienten fanden sich anamnestisch vorbestehend Beschwerden im Sinne einer Prothesenlockerung.

Intraoperativ wurde nur bei 10 oder 35 Patienten ein fest sitzender Prothesenschaft gefunden.

Die Klassifizierung der Frakturtypen erfolgte nach Johannson, unterteilt in fest und locker sitzende Prothesenschäfte.

	fest sitzende Prothese	gelockerte Prothese
Typ I	0	2
Typ II	6	17
Typ III	9	1

Therapie

Alle Patienten wurden operativ behandelt. Das therapeutische Konzept ist bei fest sitzender Prothese die Stabilisation durch Plattenosteosynthese, bei alten Patienten ggf. als Verbundosteosynthese. Bei klinisch oder radiologisch oder intraoperativ gefundenen Lockerungszeichen wird der direkte Prothesenwechsel durchgeführt. Wir verwenden dabei das von Wagner vorgestellte Operationskonzept des zementfreien Prothesenwechsels mit transfemoralem Zugang, ausgiebigem Debridement des ehemaligen Prothesenlagers und Fixation des neuen Schaftes distal des ehemaligen Prothesenlagers. Auf diese Weise hat der vaskularisierte proximale Femurteil die Möglichkeit, ein neues, belastungsfähiges Knochenlager zu bilden.

Die Nachuntersuchungsergebnisse, klassifiziert nach dem Merle d'Aubigné-Score mit durchschnittlich 11,2 Punkten, bestätigen die in dieses Konzept gesetzten Erwartungen.

Schlußfolgerungen

Die periprothetische Oberschenkelfraktur wird bei weiterhin zunehmender Häufigkeit des prothetischen Gelenkersatzes der großen Gelenke des Femurs ein zunehmendes Problem darstellen. Nur in einem geringen Anteil (in unserem Patientenkollektiv 11%) ist die Ursache ein adäquates Unfallereignis, bei weiteren 14% ohne adäquates Ereignis ist offensichtlich eine zunehmende Osteoporose im Bereich des Prothesenlagers die Voraussetzung für die Entstehung der Fraktur, bei $^{2}/_{3}$ der Patienten war die Fraktur Folge der Prothesenimplantation und des nicht rechtzeitig durchgeführten Prothesenwechsels, somit eine Komplikation der Prothetik, die möglicherweise durch regelmäßige Kontrollen und frühzeitigen Prothesenwechsel vermeidbar wäre.

Osteosyntheseverfahren bei periprothetischen Frakturen des Femurs

B. G. Weber, St. Gallen

Zielsetzung

Es soll aufgezeigt werden, daß mit der Osteosynthese eine Sofortmobilisation möglich ist.

Problembeschreibung, Material, Methode, Ergebnisse

Anhand von 50 periprothetischen Frakturen bei festsitzender oder gelockerter, ursprünglich mit Zement verankerten Femurkomponente ergibt sich, daß mit Hilfe einer Plattenosteosynthese die Sofortmobilisation innerhalb weniger Tage möglich ist, ohne daß dabei die Frakturheilung gestört ist. Bei kritischer Durchblutung der Fragmente hat sich die biomechanisch noch günstigere Osteosynthese mit Wellenplatte und Beckenspan bewährt.

Die Blutversorgung der Fragmente bei periprothetischer Fraktur gilt als ungünstiger als bei vergleichbaren anderen Femurfrakturen. Deshalb wird eine Osteosynthese teilweise abgelehnt und der konservativen Behandlung mit Bettruhe etc. der Vorzug gegeben. Anhand des persönlichen Erfahrungsgutes jedoch läßt die prompte Frakturheilung darauf schließen, daß im Gegenteil die Durchblutung der Fragmente nicht so schlecht sein kann. Nur in zwei Fällen ist die anstandslose Frakturheilung ausgeblieben, nämlich nicht behandelt mit der Platte, sondern mit mehreren Cerclagen.

Schlußfolgerungen

Bei periprothetischer Fraktur empfehle ich die Plattenosteosynthese, bei kritischer Fragmentdurchblutung die Osteosynthese mit Wellenplatte und Beckenspan.

The Partridge Osteosynthesis – A Prospective Clinical Study on the Use of Nylon Cerclage Bands and Plates in the Treatment of Subprosthetic Femoral Shaft Fractures

Va de Ridder, Va den Haag

Purpose

To evaluate the clinical use of the Partridge osteosynthesis in subprosthetic femoral fractures.

Material and Methods

Over a 10 year period 222 patients presenting with femoral fractures near the tip of a Total Hip Prosthesis were treated with the Partridge system, which employs elevated cerclage nylon bands and flexible elevated nylon plates. 65 fractures were located cranially to the tip of the THP (Whittaker type I), 116 at the tip (type II) an 41 distally of the tip of the THP (type III); 172 female and 50 male patients, mean age of 79.5 years. The majority of the patients was older than sixty-five years of age: 87.5%. The mean duration between moment of implant of the THP and occurrence of the fracture was 1. 5 years. In 78% (173/222) surgery was undertaken within 48 hours. The fracture reduction was open and temporarily held with one or two nylon bands or clamps. Two nylon plates set at right angles to each were then secured to the femur with six to eight nylon bands. The mean operating time was 55 minutes (open-to-closed) with an average blood loss of about 550 ml. Postoperatively most patients (>75%) were taken out of bed the day after the operation, the operated leg was supported during mobilisation and weight bearing begun when sufficient callus was seen on the X-ray's, in general after three to six weeks.

Results: Minor wound healing problems occurred in 18 patients (12.6%), there were no deep wound infections. 33 elderly patients died within the first month from medical complications, but no death was directly caused by a surgical complication. Of the 189 surviving patients six month postoperatively, about 60% regained there prefacture functional level, about 25% required a higher level of care. The mean time for in hospital stay was 33 days before the patients could be transferred to reconvalescence care. Nearly all fractures (93%) consolidated with abundant callus during the follow-up of one year. There was no significant loss of fracture position such that it influenced the functional outcome or necessitated a second operation.

Discussion

The indication for the use of this simple osteosynthesis method is swift reconvalescence of these elderly patients. Other methods as replacement of the THP, supplemented by either cerclage or plates and screws with the aid of bone cement are elaborate, complicated and prone to complications. Even with a loose prosthesis, the fracture often healed with abundant callus and the patient could be mobilised. This osteosynthesis has been subject of mechanical testing, has been used in an experimental setting in dogs and rabbits to clarify the suspected vascularisation problems o the cortex.

Conclusion

These results support the claims made by the late Mr. Partridge for his system of managing this difficult clinical problem of periprosthetic femoral fractures in these elderly frail patients.

Die Plattenosteosynthese – ein zeitgerechtes Implantat zur Behandlung der periprothetischen Femurfraktur? (retrospektive Studie mit Nachuntersuchung)

J. Hillmeier, D. Wiese and R. Brutscher, Darmstadt

Fragestellung:

Welche Vorteile intraoperativ und in der frühen postoperativen Phase bringt die Plattenosteosynthese im Vergleich zum Prothesenschaftwechsel? Wie sind die Langzeitergebnisse?

Problembeschreibung

Mit zunehmendem Alter unserer Bevölkerung und häufiger endoprothetischer Versorgung des Hüftgelenks, sehen wir in unserem Krankengut vermehrt periproth. Femurfrakturen. Nach Literaturangaben sind es 2–6% bezogen auf 100 implantierte Endoprothesen. Eine einfache und gebräuchliche Klassifikation dieser Verletzung stammt von Whittaker, wobei drei Gruppen nach Frakturlokalisation unterschieden werden. Die besondere Problematik dieser Verletzung liegt in einer zusätzlichen Lockerung der Prothese und dem häufig reduzierten Allgemeinzustand der Patienten, bedingt durch Alter und Multimorbidität. Als Therapie kommt die Plattenosteosynthese oder der komplette Schaftwechsel in Frage, wobei wir die Vorteile der Plattenosteosynthese in der kurzen Op-Zeit, dem geringen Blutverlust, einer hohen Primärstabilität und frühen Belastbarkeit sehen. Inwieweit mit dem biologischeren Schaftwechsel bessere Spätergebnisse zu erzielen sind, ist die Fragestellung unserer retrospektiven Studie.

Material und Methode

Im Rahmen einer retrospektiven Studie über 6 Jahre (1/92–1/98) an 32 Pat. mit periprothetischer Femurfraktur wurden die Ergebnisse nach Plattenosteosynthese und Schaftwechsel verglichen. Fraktureinteilung nach Whittaker (Typ 1: 1 Typ 2: 13 Typ 3: 18) Altersdurchschnitt 76 J. (41–93) Radiologische Lockerungszeichen n = 14 (44%), Versorgung mit Platte n = 18 durch Wechsel n = 13. Die Nachuntersuchung erfolgte nach 6 Wo, 6 Mon, und 1–5 Jahren postoperativ. Die Bewertung erfolgte anhand von Röntgenaufnahmen, Funktionsprüfung, Mobilität und subjektiver Einschätzung durch den Pat.

Ergebnisse

OP-Zeit: Platte 87 Min. / Wechsel 172 Min. Fremdblut: Platte 4 EK / Wechsel 7 EK Stat. Verweildauer: Platte 18 T. Wechsel 29 T.

Ein Infekt nach Wechsel, perioperativ sind 3 Pat. verstorben.

Zur Nachuntersuchung nach mind. 1 Jahr erschienen 19 Pat. (59%)

In zwei Fällen war es durch ein adäquates Trauma zu einem Plattenausbruch gekommen. Bezüglich der Funktion, der Mobilität und der beklagten Schmerzen zeigten sich keine signifikanten Unterschiede zw. Platte und Wechsel. Radiologisch zeigte sich in allen Fallen reizlos einliegende Platten und knöcherne Durchbauung.

Schlußfolgerung

Die Plattenosteosynthese bringt für den alten und multimorbiden Patienten gegenüber dem Schaftwechsel folgende Vorteile: kürzere Op-Zeit, deutlich verminderte Blutung und Fremdblutbedarf, hohe Primarstabilität und frühe Vollbelastung. Beim jüngeren Patienten mit deutlicher Schaftlockerung bevorzugen wir den Schaftwechsel.

Die Versorgung periprothetischer Frakturen und aseptischer Schaftlockerungen mit einem elastisch stielverlängerten Implantat

J. Degreif, M. Hansen, M. Runkel und P. M. Rommens, Mainz

Zielsetzung

Vorstellung und erste Ergebnisse eines neuartigen Hüftprothesenschaftimplantates, das Prinzipien der zementfreien Prothese und Prinzipien der Marknagelung in sich vereint.

Problembeschreibung, Material, Methode, Ergebnisse

Periprothetische Frakturen und Hüftprothesenschaftlockerungen mit proximalen Knochendefekten sind problematisch, weil die Verankerung der Prothese im geschwächten und/oder gebrochenen proximalen Femur nicht möglich ist. Die meisten Verfahren versuchen, dieses Problem mittels starrer langer Schäfte mit distaler Verankerung zu lösen. Hier soll ein neues zementfreies Implantat mit proximal strukturierter Oberfläche und distaler elastischer Stielverlängerung mit Verriegelungsmöglichkeit vorgestellt werden.

Material

Von 1995 bis 1997 wurden in unserer Klinik 24 Patienten mit dem genannten System versorgt. In elf Fällen handelte es sich um schwierige Wechseloperationen, wobei es in fünf Fällen intraoperativ zu Frakturen kam. In sieben Fällen kam es bereits präoperativ zu Frakturen. Einmal erfolgte beim Prothesenwechsel eine femorale Korrekturosteotomie, die mit der Stielverlängerung überbrückt wurde. In fünf Fällen handelte es sich um pathologische Frakturen. Bei den Frakturen und ausgedehnten Knochendefekten erfolgte eine Spongiosaplastik und Stabilisierung mittels Cerclagen sowie immer die distale Verriegelung des Implantates. Die postoperative Mobilisierung erfolgte unter Teilbelastung für acht bis zwölf Wochen. Röntgenkontrollen wurden postoperativ, nach zwei, vier Wochen und später in sechs- bis achtwöchigen Abständen durchgeführt. Nach knöcherner Konsolidierung erfolgte die distale Entriegelung und der weitere Belastungsaufbau.

Ergebnisse

In allen Fällen bauten die Frakturen und Spongiosaplastiken zeitgerecht durch und die Prothese wurde proximal knöchern integriert, so daß alle Patienten voll belasten können. Bei einer Patientin, die zu früh vollbelastete, kam es zum Bruch der distalen Verriegelungsbolzen im Sinne einer spontanen Dynamisierung. Nach der Entriegelung sanken die Implantate um einige Millimeter ein und saßen dann im stabilen wiederaufgebauten Schaftköcher proximal absolut fest. Bei den fünf pathologischen Frakturen fungiert das System als Tumorprothese.

Schlußfolgerungen

Das vorgestellte modulare System bietet eine Lösungsmöglichkeit für alle schwierigen Prothesenlockerungen und periprothetische Frakturen. Die elastische Stielverlängerung fungiert ähnlich einem Marknagel als Osteosynthese, bis der proximal strukturierte Schaft im wiederaufgebauten Knochen stabil integriert ist.

Die Therapie periprothetischer Femurfrakturen mit der zementfreien Revisionsprothese

M. Pütz, C. Eingartner, R. Volkmann und K. Weise, Tübingen

Zielsetzung

Die vorliegende prospektive Studie sollte zeigen, daß die Implantation einer zementfreien Revisionsprothese eine adäquate Therapie darstellt zur Behandlung periprothetischer Femurfrakturen, insbesondere bei gelockertem Implantat und sicher zur knöchernen Heilung der Fraktur führt.

Kurzfassung

Die Ergebnisse der Behandlung periprothetischer Femurfrakturen mit einer langschäftigen zementfreien Revisionsprothese und distaler Verriegelung zeigen in allen Fällen eine knöcherne Konsolidierung der Fraktur und in den meisten Fällen einen proximalen Knochenaufbau. In einer prospektiven Studie konnten insgesamt 21 Patienten in einem mittleren Zeitraum von 42 Monaten klinisch und radiologisch nachuntersucht werden und die Ergebnisse nach dem Harris-Hip-Score ausgewertet.

Problem

Die Femurfraktur bei einliegender Hüfttotalprothese stellt bei der zunehmenden Zahl von Endoprothesenträgern ein immer häufiger auftretendes Problem dar. Die Therapie dieser Verletzungen sollte eine rasche Mobilisierung des Patienten erlauben und sicher zur knöchernen Konsolidierung der Fraktur führen. Ein zusätzliches Problem ist die gleichzeitig vorhandene Lockerung des Implantates zum Unfallzeitpunkt, so daß eine langfristige Lösung der beiden Probleme Fraktur und Implantatlockerung die ideale Therapie darstellt.

Patienten und Methode

In den Jahren 1992–1997 wurde bei 21 Patienten mit periprothetischer Femurfraktur bei geeigneter Indikation eine langschäftige Revisionsprothese mit distaler Verriegelung in zementfreier Technik implantiert. Es handelte sich in 11 Fällen um männliche Patienten und in 10 Fällen um weibliche, die rechte Seite war in 12, die linke in 9 betroffen. Das Durchschnittsalter der Patienten betrug 68,4 Jahre (46–75 Jahre). Bei 15 Patienten bestand vor dem Unfall eine Implantatlockerung, 14 Patienten erlitten ein adäquates Trauma, die Fraktur war in zwölf Fällen an der Prothesenspitze, in den übrigen neun im Bereich des Prothesenschaftes; sämtliche Prothesen waren zementierte Hüfttotalprothesen. Intraoperativ stellte sich in 12 Fällen eine zusätzliche Lockerung der Pfanne heraus, so daß diese gleichzeitig gewechselt und durch einen Schneider-Burch-Ring ersetzt wurde. In allen Fällen wurde ein transfemoraler Zugang benutzt, das Femur nach Implantation der Prothese mit Drahtcerclagen verschlossen und die distale Verriegelung analog der Verriegelungstechnik bei Marknägeln vorgenommen. Die Patienten wurden nach 10 bis 14tägiger Bettruhe mobilisiert und nach Entlassung aus der stationären Behandlung nach 3, 6 und 12 Monaten und dann jährlich klinisch und radiologisch untersucht. Die Verriegelungsbolzen wurden in der Regel nach 6 bis 9 Monaten entfernt. Die Auswertung der Ergebnisse erfolgte nach dem Harris-Hip-Score.

Ergebnisse

Es konnten alle Patienten postoperativ in den o. g. Zeiträumen nachuntersucht werden in einem Zeitraum von 42 Monaten (9–65 Monate). Radiologisch waren alle Frakturen und der transfemorale Zugang nach spätestens 6 Monaten knöchern konsolidiert, bei 17 Patienten konnte zusätzlich ein proximaler Knochenaufbau festgestellt werden. Die durchschnittliche Punktzahl im Harris-Hip-Score betrug 76 Punkte (52 bis 96 Punkte). Die Beweglichkeit im operierten Hüftgelenk war bei 10 Patienten gleich oder besser als vorher, die übrigen zeigten eine leichte Bewegungseinschränkung im Vergleich zum präoperativen Befund. Insgesamt 12 Patienten waren gehfähig ohne Gehstützen, 4 Patienten waren auf eine Unterarmgehstütze angewiesen und vier Patienten benötigten zwei Gehstützen; lediglich eine Patientin war dauerhaft auf die Benutzung eines Rollstuhls angewiesen. An Komplikationen sahen wir eine zusätzliche, intraoperative Femurfraktur, die in der normalen Zeit ohne zusätzliche Maßnahmen knöchern konsolidierte. Bei einem der beiden Patienten mit weiterhin schwachem proximalen Knochen mußte 16 Monate nach Implantation der Revisionsprothese eine kürzere, breitere Prothese bei Lockerung implantiert werden. Diese Prothese liegt z. Zt. 18 Monate nach dem Einbau fest ein. Nach Entfernung einer Drahtcerclage kam es zu einer oberflächlichen Wundinfektion, die nach operativer Revsion beherrscht werden konnte.

Schlußfolgerungen

Die operative Versorgung periprothetischer Femurfrakturen mit einer zementfreien Revisionsprothese und distaler Verriegelung führt zur sicheren knöchernen Konsolidierung der Fraktur und in den meisten Fällen zum proximalen Knochenaufbau. Die funktionellen Ergebnisse sind gut bis zufriedenstellend; die Indikation zum zementfreien Prothesenschaftwechsel muß individuell gestellt werden, da junge und biologisch junge Patienten auch langfristig von diesem Verfahren profitieren und bei multimorbiden Patienten das Operationsrisiko als hoch eingeschätzt wird.

Der Wagner-Revisionsschaft als „Rettungsanker" bei periprothetischer Fraktur und Hüft-TEP-Lockerung

A. Kotter, W. Braun und A. Rüter, Augsburg

Zielsetzung

A4

Untersuchung der Ergebnisse und Komplikationen der Versorgung von periprothetischen Frakturen, von TEP-Lockerungen mit ausgedehntem Knochendefekt sowie Kombinationen aus beiden. Als Implantat wurde die Wagner-Prothese verwendet, die die Fraktur bzw. das geschädigte Prothesenlager überbrückt und das Femur damit stabilisiert.

Kurzfassung, Problembeschreibung, Material, Methode, Ergebnisse

Die operative Versorgung von periprothetischen Frakturen sowie Wechseloperationen gelockerter Hüft-TEPs stellen hohe Ansprüche an das technische Können des Operateurs. Für diese häufig schwierigen Situationen steht seit 1987 der Wagner-Revisionsschaft als Implantat zur Verfügung.

In der Zeit von Oktober 1989 – November 1996 wurden in unserer Klinik 82 Patienten mit dieser Prothese versorgt. In 51% der Fälle bestand die Indikation in einer TEP-Lockerung mit ausgedehntem Knochendefekt, in 23% der Fälle in einer periprothetischen Fraktur und in 26% der Fälle in der Kombination von beiden. An intraoperativen Komplikationen trat neunmal – in Abhängigkeit vom gewählten operativen Zugang – eine Femurschaftsprengung auf. Häufigste postoperative Komplikation (16 mal) war die Prothesensinterung mit konsekutiver Beinverkürzung sowie das „Prothesenschwingen". Diese Komplikationen können durch das Einbringen einer blockierenden Verriegelungsschraube, bzw. durch Spongiosaanlagerung zwischen Prothesenkrümmung und Trochanter major vermieden werden.

87% der 71 nachuntersuchten Patienten waren mit dem postoperativen Ergebnis zufrieden und äußerten keine oder nur diskrete, gelegentlich auftretende Schmerzen. Bei 44% (31 Patienten) war die Gehfähigkeit uneingeschränkt und stockfrei. 20 Patienten benützten einen Gehstock, 16 Patienten 2 Krücken und 4 waren an den Rollstuhl gebunden.

Schlußfolgerung

Zusammenfassend halten wir – trotz anspruchsvoller Operationstechnik und Komplikationsmöglichkeiten – den Wagner-Revisionsschaft bei den genannten Indikationen im Vergleich zum Aufwand eines Prothesenwechsels mit zusätzlicher Osteosynthese für ein geeignetes Implantat.

Wann besteht die Indikation zur Cerclagenosteosynthese bei Femurfrakturen und einliegender Hüfttotalendoprothese?

B. Lehner, L. Bernd und V. Ewerbeck, Heidelberg

Zielsetzung

Prüfung der Cerclagenosteosynthese bei periprothetischen Femurfrakturen nach Hüfttotalendoprothesenimplantation.

Problembeschreibung, Material, Methode, Ergebnisse

Die Femurfraktur bei einliegender Totalendoprothese stellt eine zunehmende Komplikation in der Hüftendoprothetik dar. Betroffen sind in der Regel ältere Risikopatienten, bei denen in unserem Krankengut häufig bereits ein TEP-Wechsel durchgeführt wurde. Besonders frakturgefährdet ist der Bereich um die Schaftspitze. In der Zeit von 1991 bis 1997 erfolgte die operative Therapie bei 24 Patienten mit periprothetischer Fraktur bei liegender Hüft-TEP. Die Einteilung der Fraktur erfolgte nach BETHEA je nach Lokalisation in 3 Frakturtypen. Hierbei handelt es sich bei dem Typ A um eine distal der Prothese gelegene Fraktur, bei dem Typ B um eine periprothetische Spiralfraktur und bei dem Typ C um eine periprothetische Trümmerfraktur. Bei 20 der 24 Patienten kam es nach adäquatem Trauma zu einer periprothetischen Fraktur. Bei 50% der Patienten war bereits ein Prothesenwechsel erfolgt. Das Durchschnittsalter betrug 76 Jahre. Bei 9 der 24 Patienten lag eine Fraktur vom Typ A, bei 12 vom Typ B und bei 3 vom Typ C vor. Die operative Versorgung erfolgte bei 13 Patienten mit Fraktur Typ B oder C durch einen Prothesenschaftwechsel sowie zusätzliche Cerclagen bei sich intraoperativ gelockert darstellender Prothese. 8 Patienten wurden durch eine Plattenosteosynthese bei festem Prothesensitz osteosynthetisch versorgt. Bei einem Patienten erfolgte die Frakturversorgung bei festem Prothesensitz nur durch Cerclage, bei 2 Patienten durch Schraubenosteosynthese. Bei diesen 3 Patienten sowie einer plattenosteosynthetisch versorgten Fraktur kam es im weiteren postoperativen Verlauf zu einer Refraktur, die einen Verfahrenswechsel erforderlich machte.

Schlußfolgerungen

Die Drahtcerclagenosteosynthese hat sich nach unseren Erfahrungen vor allem in Kombination mit einem Schaftwechsel bei gelockerter Prothese bewährt. Bei stabilem Sitz der Prothese kann die Plattenosteosynthese erfolgen. Alleinige Minimalosteosynthesen haben nach unseren Erfahrungen ein erhöhtes Komplikationsrisiko.

Periprothetische Femurfrakturen bei gelockerter Implantatverankerung – Strategien der chirurgischen Behandlung

M. Speck, G. Löffler und K. E. Brinkmann, Karlsbad

Zielsetzung

Periprothetische Femurfrakturen können bei gelockertem Implantat ein erhebliches therapeutisches Dilemma darstellen. Ziel der vorliegenden retrospektiven Studie war die Evaluation der Behandlungsprinzipien und – resultate in Abhängigkeit der Frakturhöhe, dem Frakturverlauf und der osteogenen Integrität.

Patienten und Methoden

Im Zeitraum von 1987–1997 wurden 10 Patienten (6 Frauen, 4 Männer) mit einem Durchschnittsalter 71,2 Jahren (Verteilung 61–78 Jahre) aufgrund einer periprothetischen Femurfraktur bei gelockerter Implantatverankerung behandelt. Alle Patienten wiesen eine Fraktur bei gelockerter Hüfttotalprothese (6 zementfrei, 4 zementiert) auf. Ursächlich waren in 7 Fällen (70%) eine Ermüdungsfraktur mit anschließendem Sturz und in 3 Fällen ein adäquater Sturz. In 4 Fällen fand sich eine Spiralfraktur und bei 6 Patienten eine Fraktur auf Höhe der Prothesenspitze.

Resultate

Bei gelockerter Implantatverankerung wurde allen Patienten ein Schaftwechsel durchgeführt. Hierbei wurden 7 Langschäfte (240–300 mm) einzementiert und in 3 Fällen ein zementfreier Langschaft (240, 260 mm) implantiert. Zusätzlich wurden bei zementierten Langschäften 6mal Platten-Osteosynthesen (8-Loch 1mal, 12-Loch 2mal, 16-Lochplatte 2mal, 12-Loch-Winkelplatte 1mal), in 2 Fällen alleinige Cerclagen (5–8 Cerclagen) bei Spiralfrakturen implantiert. Daneben wurde bei 4 Patienten Eigenspongiosa angelagert. Bei zementfreiem Schaftwechsel (n = 3) wurde neben Platten-Osteosynthesen (10–16-Loch) jeweils Eigenspongiosa anlagert. Bei einer durchschnittlichen OP-Zeit von 137 min

(90–180 min) bei einem intraoperativen Blutverlust von 1200 ml (800–2200 ml) wurde postoperativ eine Teilbelastung von 20 kg für 8 Wochen mit anschließendem Übergang auf Vollbelastung durchgeführt. Alle Patienten wurden nach 6 Wochen, 3, 6 und 12 Monaten klinisch und radiologisch nachuntersucht. In allen Fälle kam es unter der angewendeten Therapie zur Frakturkonsolidation.

Konklusion

Periprothetische Femurfrakturen bei gelockerten Implantatsitz bedürfen in jedem Fall eines Schaftwechsels (zementfrei–zementiert) und in der Mehrzahl der Fälle einer zusätzlichen extramedullären Fixation (Platten-Osteosynthese, Cerclagen, Eigenspongiosa). Damit ist bei der Mehrzahl der Patienten eine komplikationsarme Konsolidation zu erwarten.

Ergebnisse der Modularen-Revisions-Prothese (MRP) bei peri- und subprothetischen Femurfrakturen

F. Holmenschlager, Magdeburg, E. Brug, Münster und S. Winckler, Magdeburg

Zielsetzung

Gibt die Verwendung eines neuen Implantates (Modular-Revision-Prothese) bei Versorgung der periprothetischen Femurfrakturen eine Senkung der postoperativen Komplikationen und eine Verbesserung der Ergebnisse?

Problembeschreibung, Material, Methode, Ergebnisse

Die peri- und subprothetischen Femurfrakturen nach TEP sind selten (0,2 bis 2,5%) und für den älteren Patienten oft eine schwerwiegende Verletzung.

Die Therapie dieser Frakturen ist durch eine hohe peri- und postoperative Komplikationsrate gekennzeichnet.

Zwischen 1975 und 1992 haben wir 25 Patienten wegen peri- oder subprothetischer Femurfrakturen operativ behandelt.

Die Osteosynthese erfolgte mittels Platte oder Cerclage der Fraktur und Prothesenwechsel, wenn eine Lockerung vorhanden war. Die postoperativen Komplikationen bei diesen 25 Patienten waren hoch (32%).

Seit Juni 1992 haben wir unser Therapiekonzept geändert, mit einem Implantat kann sowohl die Frakturstabilisierung als auch der Prothesenwechsel durchgeführt werden.

Die Frakturen wurden bei allen Patienten, nach Entfernung der Prothese samt Zementköchers mit einem maßgefertigten intramedullären Kraftträger (VN) aus Titan und aufsteckbarem Hüftkopf (Modulsystem), versorgt. Eine ausgiebige allogene Spongiosaplastik wurde in allen Fällen durchgeführt.

Bisher können wir über die Ergebnisse von 15 Patienten berichten.

Die postoperativen Komplikationen waren oft auf die „learning curve" zurückzuführen.

Bei den ersten 10 Patienten sahen wir einmal eine Luxation der Prothese, 3 Brüche oder Lockerung der distalen Verriegelungsschrauben, infolge davon 1 Teleskopage der Fraktur mit Eintritt der Prothese in das Kniegelenk (nach Knochenheilung TEP-Wechsel).

Bei den letzten 5 Patienten (davon 1mal eine Resektion des oberen Femurdrittels des aufgrund einer pathologischen Fraktur) sahen wir nur eine Komplikation. Diese war auf einen Perforation des Nagels an der vorderen Kortikalis im distalen Femurbereich zurückzuführen, die Nagelfehllage wurde intraoperativ korrigiert.

Die Ergebnisse wurden nach dem Score von Merle d'Aubigné bewertet (13 der 15 Patienten konnten nachuntersucht werden). Wir fanden 5 sehr gute, 3 gute, 4 mäßige und 1 schlechtes Ergebnis.

Schlußfolgerungen

Dieses neue Implantat (Kombination einer Prothese mit einem Verriegelungsnagel) ergibt eine stabile Osteosynthese bei den peri- und subprothetischen Frakturen bei gleichzeitigem TEP-Wechsel, ohne große aufwendige Operationszeiten bei den oft älteren Patienten.

Festigkeit einer Revisions-Verriegelungs-Prothese zur Versorgung periprothetischer Frakturen

E. Seeber, Dessau, H. Killmey, Köthen, V. Köhler und D. Aldebert, Dessau

Zielsetzung

Es wird der theoretische Nachweis der Festigkeit überlanger Revisions-Verriegelungsprothesen zur Versorgung periprothetischer Frakturen erbracht.

Problembeschreibung, Material, Methode, Ergebnisse

Die Indikation zur Versorgung mit einer Revisions-Verriegelungsprothese am Hüftgelenk besteht u. a. bei periprothetischen Frakturen, wenn dieselben bis in den Prothesenschaftbereich reichen und eine Lockerung der Prothese nachgewiesen wird. Entsprechend der Größe des Knochenstabilitätsverlustes ist die R- und V-Prothese in einem definierten Abschnitt zeitweilig freischwingend. Unter Berücksichtigung der Streckgrenze für den Werkstoff Titan wurde die Gestaltfestigkeit für die Sicherheit 1 und 2 verschiedener Prothesendurchmesser von 10, 12 und 13 mm ermittelt. Die berechnete Prothese 10/320 zeigt im Diagramm bei einer Einspannlänge von 95 mm einen Schnittpunkt mit der Gestaltfestigkeit bei einer Sicherheit V 2 bei 270 N/mm² und bei einer Sicherheit V 1 und Längeneinspannung von 145 mm, den Schnittpunkt bei einer Spanung von 540 N/mm². Noch günstiger verlaufen die Diagramme bei einem Prothesendurchmesser von 12 bzw. 13 mm. Der vergrößerte Querschnitt der Prothese in Höhe des Trochanterbereiches beinhaltet eine vielfache Sicherheit gegenüber den errechneten Werten. Dieses bestätigt sich in Anwendungsbeispielen.

Schlußfolgerung

Die beschriebene R- und V-Prothese 10/320 bietet eine BiegenormalSpannung bei einer Prüfkraft von 2,5 kN, die wesentlich über die in der Natur vorkommenden Belastungen liegt, so daß sie eine mehrfache Sicherheit gegenüber Materialbruch aufweist.

Femurfrakturen bei einliegender Hüft- oder Kniegelenkstotalendoprothese

M. Helber, F. Balz, B. Elbert und C. Ulrich, Göppingen

Zielsetzung

Ziel dieser Studie war es Indikationsbereiche für einen Prothesenwechsel oder eine osteosynthetische Stabilisierung bei peri- und subprothetischen Femurfrakturen aufzuzeigen. Von besonderem Interesse waren zusätzlich intra- und postoperative Komplikationen.

Es handelt sich um eine retrospektive Datenerhebung anhand der Krankenakten sowie von Röntgenbildern. Die Frakturklassifikation richtete sich nach den Kriterien von Johannson et al.

Ergebnisse

In der Zeit vom 01.01.1990 bis 31.12.1997 wurden 23 Patienten mit 24 peri- oder subprothetischen Femurfrakturen operativ behandelt. Das durchschnittliche Alter zum Frakturzeitpunkt betrug 78 Jahre (±18,4). Das durchschnittliche Zeitintenvall von der Prothesenimplantation bis zum Frakturereignis betrug 9 Jahre (8–25). Bei den Prothesenimplantaten handelte es sich um 13 zementierte Hüfttotalendoprothesen, 4 Hybrid-Prothesen, 3 unzementierte sowie 3 zementierte Femurkopfprothesen und einer Kniegelenkstotalendeprothese. Bei 10 Patienten (=41,7%) zeigte sich radiologisch und intraoperativ eine Prothesenlockerung. Hierbei bestand in 9 Fällen (=37%) eine Schaftlockerung und in einem Fall (=4,2%) eine Lockerung beider Komponenten. In 14 Fällen (=58,3%) lag die

Fraktur an der Prothesenspitze und distal davon (Frakturtyp-C). Bei 7 Patienten (=29%. B-Frakturen) befand sich die Fraktur in Prothesenschaftmitte. In einem Fall (=4,1%) war die Fraktur im proximalen Prothesenanteil (A-Fraktur) lokalisiert. Eine Fraktur des distalen Femur fernab des Prothesenschaftes fand sich bei einem Patienten (=4,1%). In einem Fall (=4,1%) bestand eine periprothetische Femurfraktur bei einliegender Kniegelenkstotalendeprothese.

Bei Prothesenlockerung führten wir einen Prothesenwechsel unter Verwendung einer überlangen Reoperationsprothese durch. In allen 10 Fällen (=41,7%) wurde die Prothese einzementiert. Bei 14 Patienten (=58,3%) fanden sich keine Hinweise einer Prothesenlockerung, worauf eine Plattenosteosynthese durchgeführt wurde. bei 2 Patienten (=8,2%) zusätzlich mit Verstärkung durch Cerclagen. In 5 Fällen (=20,8%) wurde autologe Spongiosa angelagert.

Intraopertiv kam es bei einem Patienten (=4,2%) zu einer Lungenembolie mit tödlichem Ausgang.

Postoperative Komplikationen wurden in 10 Fällen (=41,7%) dokumentiert. (3 Serom/ Hämatomausräumungen = 12,5%, 2 verzögerte Knochenheilungen und eine Pseudarthrose =12,5%, 2 Wundinfekte =8,4%). Bei 2 Patienten (=8,4%) kam es während des stationären Aufenthaltes zu einem Plattenausbruch oder Plattenbruch. 2 Patienten (=8,4%) verstarben während des stationären Aufenthaltes an kardiopulmonalen Komplikationen.

Schlußfolgerungen

Bei Prothesenlockerung, schlechter Knochenqualität und Entlastungsunfähigkeit sehen wir die Indikation zum Prothesenwechsel bis hin zum totalen Femurersatz, ansonsten ist eine Plattenosteosynthese mit autologer Spongiosaplastik indiziert. Hinsichtlich des älteren und multimorbiden Patientenkollektives ergaben sich intra- und postoperativ erhöhte kardiopulmonale Komplikationsraten.

Therapiekonzepte bei periprothetischen Femurfrakturen

F. Schnee, K. Zimmermann und G. Helbing, Ludwigsburg

Zielsetzung

Retrospektive Analyse periprothetischer Femurfrakturen im Zeitraum 12/90 bis 03/98; hierbei Versuch ein differenziertes Therapiekonzept abzuleiten.

Problembeschreibung, Material, Methode, Ergebnisse

Periprothetische Frakturen bei einliegenden Knie- und Hüftgelenksprothesen sind eine seltene Komplikation. Es handelt sich überwiegend um alte Patienten mit einer erheblichen Anzahl von Begleiterkrankungen; es wird deshalb bei der operativen Versorgung Belastungsstabilität angestrebt.

Von 12/90 bis 03/98 wurden 15 Patienten, 8 weiblich und 7 männlich mit periprothetischen Oberschenkelfrakturen, operativ behandelt. Davon 10 Hüft-Totalendeprothesen sowie 5 Knie-Totalendeprothesen. Durchschnittsalter 75,6 Jahre.

12 Patienten stürzten zu Hause, 1 Polytrauma, 1 path. Fraktur bei metastasierendem Mamma-Carcinom, 1 intraoperative Fraktur bei Hüftimplantation. Bei 3 Frakturen bei gelockerter Hüftprothese wurde ein kompletter Hüft-TEP-Wechsel durchgeführt, in einem anderen Fall erfolgte ein Prothesenschaftwechsel, 2 Plattenosteosynthesen mit Spongiosaplastik, 2 Verbundosteosynthesen, 1 Versorgung mit Cerclagen.

Bei Knie-Totalendeprothesen erfolgte viermal Verbundosteosynthese, einmal Plattenosteosynthese. Bei 3 operationspflichtigen Komplikationen erfolgte erneute Re-Osteosynthese.

Eine Patientin verstarb in der postoperativen Phase auf Grund ihrer konsumierenden Grunderkrankung, alle anderen Patienten konnten überwiegend selbständig mobilisiert unter Vollbelastung nach Hause entlassen werden.

Schlußfolgerungen

Individuelles und situationsabhängiges Vorgehen. Bei Prothesenlockerung Prothesenwechsel, ansonsten Osteosyntheseverfahren in Verbindung mit Spongiosaplastik bzw. als Verbundosteosynthese. Belastungsstabilität ist anzustreben.

Therapie der Femurschaftfraktur bei liegender Endoprothese des Hüft- und Kniegelenkes

M. Schwarz und P. Fasol, Wien

Zielsetzung

Die Zielsetzung dieser retrospektiven Analyse war es den Anteil der Femurfrakturen bei liegender Endprothese des Knie-oder Hüftgelenkes an einer unfallchirurgischen Schwerpunkt-Abteilung zu ermitteln, die Möglichkeiten der operativen Versorgung aufzuzeigen und unsere eigenen Ergebnisse zur Diskussion zu stellen.

Problembeschreibung, Material, Methode, Ergebnisse

Wir berichten über 18 Patienten die in den Jahren 1993–1997 an unserer Abteilung mit einer Oberschenkelfraktur bei liegender Endoprothese des Knie- beziehungsweise Hüftgelenkes eingeliefert und operativ versorgt wurden. Der Anteil an allen operativen Eingriffen diesen Zeitraum betreffend beträgt 0,2% und deckt sich mit den Angaben der Literatur (0,1–0,5%)

Das Durchschnittsalter unserer vornehmlich weiblichen Patienten (17 Frauen, 1 Mann) betrug 78 Jahre (±6,5), wobei es sich um 16 Endoprothesen der Hüfte (11 zementfreie Totalendoprothesen, 3 zementierte TEP, 1 zementfreie Hemiendoprothese, 1 zementierte HEP) und 2 zementierte Totalendoprothesen des Kniegelenkes handelte. Der durchschnittliche Zeitraum zwischen Implantation der Endoprothese und Frakturgeschehen betrug 8 Jahre (±2,1), wobei wir 1 Oberschenkelfraktur während des stationären Aufenthaltes und 1 Fraktur als intraoperative Komplikation zu verzeichnen hatten.

Die Frakturklassifikation erfolgte nach Johannson. Der Typ I, die Fraktur oberhalb des Prothesenlagers, kam zu 8% vor, den Frakturtyp II, die Fraktur durch das Prothesenlager verlaufend, fanden wir in 20%, den Typ III, Fraktur unterhalb der Prothese, in 72% der Fälle.

Wir verwendeten zu 72% rekonstruktive Verfahren, da die liegende Endoprothese nicht gelockert war und zu 28% prothetische Verfahren im Sinne eines Prothesenwechsels auf ein Revisionsystem, wobei bei einer Patientin auch die Pfanne gewechselt werden mußte. Als Endoprothesen verwendeten wir in 5 Fällen die Wagnerrevisionsprothese.

Im Rahmen der konstruktiven Operationsverfahren kamen in 2 Fällen der retrograde Femurnagel, in 2 Fällen die DCS, in 2 Fällen die Mennen-Rekonstruktionsplatte und in 7 Fällen die Plattenosteosynthese zur Anwendung.

In unserer Arbeit wird die in der Literatur bekannt hohe Komplikationsrate der Revisionsprothesen bestätigt und die Notwendigkeit einer belastungsstabilen Osteosynthese mit dringender Frühmobilisierung der Patienten aufgezeigt. Ein notwendiger Prothesenausbau soll nicht gescheut werden, zumal eine lockere Endoprothese keine Stabilität und Schmerzfreiheit im Frakturbereich bringt. Die klinische Nachuntersuchung unserer Patienten ist zu diesem Zeitpunkt noch nicht abgeschlossen.

Die Behandlung der periprothetischen Fraktur bei stabiler Kniegelenkendoprothese

E. Soldner, Gießen

Zielsetzung

Behandlungsmöglichkeiten der seltenen Komplikation einer Fraktur im Bereich einer Kniegelenkendoprothese ohne Lockerung des Implantates sollen aufgezeigt werden.

Problembeschreibung

Periprothetische Frakturen im Kniegelenkbereich treten nach adaquaten Traumen, vorbestehenden Lockerungen der Prothese, als Ermüdungsfrakturen bei Osteoporose, aber auch als Folge operativer oder biomechanischer Fehler im Zusammenhang mit der Implantation auf. Wenn keine Prothesenlockerung vorliegt, sollte möglichst rasch eine Wiederherstellung der Übungsstabilität und nachfolgend auch der Belastungsstabilität erreicht werden.

Material

Ungekoppelte, zementierte Kniegelenkendoprothesen, z. B. vom Typ Duracon, erleichtern im Vergleich zu Schaftprothesen eine operative Stabilisierung, da es sich um einen knochensparenden Oberfächenersatz handelt.

Methode

Eine konservative Therapie beinhaltet sämtliche Nachteile einer Immobilisierung, während die operative Therapie eine sofortige Übungsbehandlung gestattet. Zur operativen Stabilisierung kommen neben der Plattenosteosynthese insbesondere die Winkelplatte aber auch eine intramedullare Nagelung mit dem IMSC-Nagel zur Anwendung. Diese Verfahren erlauben, die Kniegelenkprothese in situ zu belassen, da sie nicht ohne dringende Notwendigkeit gewechselt werden sollte.

Ergebnisse

Es wird über 4 Patienten mit periprothetischer Fraktur bei liegender Kniegelenkendoprothese berichtet. Sämtliche Patienten ließen sich übungsstabil versorgen. Eine sekundäre Lockerung der Prothese konnten wir nicht beobachten. Kontrolluntersuchungen zeigten ein akzeptables Bewegungsausmaß bei weitgehender Beschwerdefreiheit.

Schlußfolgerungen

Periprothetische Frakturen stabiler Kniegelenkendoprothesen sollten osteosynthetisch versorgt werden. Unabhängig vom Stabilisierungsverfahren wird eine sofortige Übungsstabilität erreicht, die sich in einer gegenüber dem Vorzustand unverändert guten Funktion der Prothese niederschlägt.

A5 Posttraumatische Deformität an der unteren Extremität

Analyse der Beingeometrie

W. Strecker, P. Keppler und L. Kinzl, Ulm

Einführung

Unabhängig von der Untersuchungsmethode sind bei der Analyse der Beingeometrie 5 räumliche Dimensionen zu bewerten:

Dimensionen	*Abweichungen*
Achsausrichtung	
frontal	Valgus/Varus
sagittal	Ante-/Rekurvation
longitudinal	Translation
Länge	Verkürzung/Verlängerung
Torsion	Innen-/Außentorsion

Die Überprüfung der räumlichen Dimensionen ist zunächst auf

- das *gesamte Bein* zu beziehen und schließlich auf
- die *einzelnen Segmente des Beines*, also auf Ober- und Unterschenkel.

Während die geometrischen Dimensionen der Achsen in frontaler und sagittaler Ebene und diejenige der Längenverhältnisse, auf das ganze Bein oder auf ein Segment bezogen, klar definiert sind, verbleibt bezüglich der Drehung eine gewisse Begriffsverwirrung. Hier scheinen klare Definitionen wünschenswert. Wir bezeichnen die Drehung im Segment als *Torsion*, also z. B. Innen- oder Außentorsion des Unterschenkels. Die Drehung zwischen zwei Segmenten hingegen wird als *Rotation* definiert, also z. B. Innen- oder Außenrotation im Hüftgelenk.

Bezüglich der Achs- und Gelenkwinkel empfiehlt sich ebenfalls eine einheitliche Nomenklatur [6].

Erst die Zusammenschau der folgenden drei Untersuchungsmethoden erlaubt eine vollständige Analyse der Beingeometrie.

Die *klinische Untersuchung* ist Grundlage für jede weiterführende Diagnostik. Sie schließt neben der Beurteilung der knöchernen Beingeometrie, der Weichteilverhältnisse, des Bewegungsumfanges und der ligamentären Stabilität der benachbarten Gelenke ebenfalls funktionelle Bewertungen ein (Gangbild, fixierte/nicht fixierte Skoliose, etc.). Aufgrund ihrer hohen Fehlerbreite hat sie jedoch nur orientierenden Charakter und ist weder für Indikationsstellung noch für die Planung von Korrekturosteotomien allein ausreichend [3].

Frontale und sagittale Übersichtsradiographien (Ganzbeinaufnahmen) liefern Informationen zu den Achsausrichtungen und Gelenkwinkeln von Hüfte, Knie und oberem Sprunggelenk. Gleichzeitig werden damit Höhe und Ausmaß axialer Deformitäten definiert.

Standardisierte CT- oder Ultraschallmethoden erlauben – bei erwiesener Reproduzierbarkeit – die Messung von Längen und Torsionen sowohl des gesamten Beines, als auch von Ober- und Unterschenkel isoliert.

Die klinische Untersuchung der Beingeometrie

Die klinische Untersuchung der Beingeometrie kann nur annähernde Absolutwerte der jeweiligen Längen- und Winkelmaße liefern. Von vorrangiger Bedeutung für die klinische Praxis ist jedoch im allgemeinen die Kenntnis der Relativwerte im Rechts-Links-Seitenvergleich. Hierzu kann die klinische Analyse der Beingeometrie einen wichtigen Beitrag liefern. Ihre Aufgabe ist also primär, *intraindividuelle Unterschiede* der einzelnen geometrischen Dimensionen herauszufinden und deren Größenordnung möglichst genau abzuschätzen. Die klinische Untersuchung fußt also auf dem Seitenvergleich der Achswinkel, Längen- und Drehungen. Dabei wird stillschweigend eine Symmetrie der Beingeometrie beim Individuum unterstellt. Diese Annahme ist grundsätzlich richtig, wobei auf intraindividuelle Toleranzen bezüglich der Torsions- und Längenverhältnisse hingewiesen sei [13].

Voraussetzung für eine umfassende Analyse der Beingeometrie sind ein ausreichend großer Untersuchungsraum und eine straff gepolsterte Untersuchungsliege mit horizontaler Auflagefläche.

Die Untersuchungsliege muß dabei von beiden Seiten und vom Fußende her zugänglich sein. Ansonsten werden Winkelmesser, Maßband, Fettstift und Brettchen in den Stärken von 0,5 bis 5 cm benötigt. Die unteren Extremitäten der Patienten sind, einschließlich der Füße, grundsätzlich unbekleidet. Bei Längendifferenzen der Beine gilt dies ebenso für den Oberkörper, um eine Beurteilung der Wirbelsäule zu ermöglichen.

Untersuchungsablauf

Nach der Erhebung der ausführlichen Anamnese sowie der Abklärung der Symptome erfolgt zunächst die Überprüfung des Gangbildes.

Am *stehenden Patienten* werden durch Aufsicht von vorne, hinten und von beiden Seiten Achsabweichungen frontal und sagittal registriert. Längendifferenzen der gesamten Beine werden mit der Brettchenmethode ermittelt. Gleichzeitig läßt sich Art und Ausmaß einer begleitenden Skoliose abschätzen.

Am *sitzenden Patienten* lassen sich Aussagen zu Differenzen der Oberschenkellängen und -torsionen sowie der Unterschenkeltorsionen im Seitenvergleich gewinnen.

In *Rückenlage* werden die Bewegungsumfänge von Hüft-, Knie-, und Sprunggelenken beurteilt. Weiterhin wird die Kapsel-Band-Stabilität von Knie- und Sprunggelenken überprüft. Längen- und Rotationsdifferenzen der gesamten Beine lassen sich grob abschätzen. Dagegen sind genauere Aussagen zur Oberschenkellänge nach Beugung in Hüft- und Kniegelenken möglich.

In *Bauchlage* lassen sich Differenzen von Unterschenkellängen und -torsionen bestimmen. Besonders wichtig ist die axiale Aufsicht von unten zur Bewertung der Oberschenkeltorsionen.

Dieser vorgeschlagene Untersuchungsablauf läßt sich, den individuellen Fragestellungen angemessen, zwanglos abändern und ergänzen. Durch Belastungs- und Funktionsuntersuchungen sind gelegentlich wertvolle Zusatzinformationen zu gewinnen (Einzelheiten in: [12]).

Übersichtsradiographische Bestimmung der Achsausrichtung

Ganzbeinaufnahmen, unter Belastung, sind eine wichtige Grundlage für die Analyse der Beingeometrie. Zur Ermittlung der Achsenverhältnisse und -winkel in der Frontalebene muß der Zentralstrahl des Röntgengerätes auf das Kniegelenk zentriert sein. Dies wird durch frontales Ausrichten der Patellae bei voller Streckung der Unterschenkel erreicht [1, 2]. Diese Position entspricht einer Außenrotation des Fußes von etwa 8°.

Die Projektion in der Sagittalebene sollte möglichst exakt rechtwinklig zu der Frontalebene erfolgen. Zur Anfertigung von derartigen Standardprojektionen haben sich Haltegeräte mit Fixationsmöglichkeiten für den stehenden Patienten bewährt, die über eine als Drehscheibe dienende Grundplatte jede Winkeleinstellung erlauben.

Bei Abweichungen von diesen Standardeinstellungen können erhebliche Projektionsfehler mit falschen Ergebnissen der Winkelverhältnisse auftreten. Dies ist insbesondere der Fall bei fehlender Parallelität zwischen knöcherner Achse und Filmebene, also etwa bei Streckdefiziten in Hüft- und Kniegelenk, bei falscher rotatorischer Einstellung der Beine und bei größeren intraindividuellen Torsionsabweichungen. Ligamentäre Instabilitäten der Kniegelenke sind unbedingt zu berücksichtigen und gegebenenfalls durch a.p. Streßaufnahmen in ihrem Ausmaß zu ermitteln.

Die physiologischen Achsenverhältnisse und deren Schwankungsbreiten beim Erwachsenen sind in Tab. 1 und in Abb. 1 zusammengefaßt (Einzelheiten in: [6]). Die No-

A5

Tabelle 1. Physiologische Achsen- und Gelenkwinkel des Beines

Winkel		Normwert [°]	Streuung [°]
CCD	Centrum-Collum-Diaphysenwinkel	130	124–136
aMPFW	Anatomischer medialer proximaler Femurwinkel	84	80– 89
mLPFW	Mechanischer lateraler proximaler Femurwinkel	90	85– 95
aLDFW	Anatomischer lateraler distaler Femurwinkel	81	79– 83
mLDFW	Mechanischer lateraler distaler Femurwinkel	88	85– 90
aPDFW	Anatomischer posteriorer distaler Femurwinkel	83	79– 87
mMPTW	Mechanischer medialer proximaler Tibiawinkel	87	85– 90
aPPTW	Anatomischer posteriorer proximaler Tibiawinkel		81– 86
mLDTW	Mechanischer lateraler distaler Tibiawinkel	89	86– 92
aADTW	Anatomischer anteriorer distaler Tibiawinkel	80	78– 82

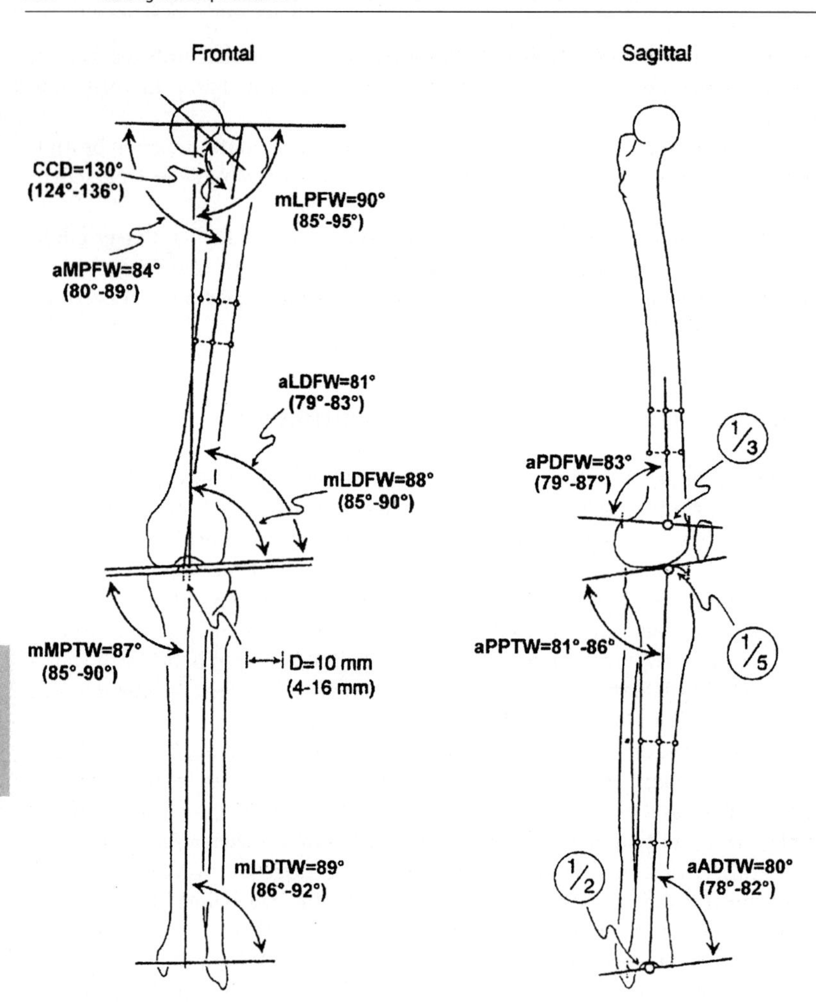

Abb. 1. Physiologische Achsenverhältnisse der unteren Extremität. (Nach geringfügiger Modifizierung und mit freundlicher Genehmigung von D. Paley und K. Tetsworth, Maryland Center for Limb Lengthening and Reconstruction, Baltimore, USA)

A5

menklatur folgt hierbei den Vorschlägen von D. Paley et al. [8]. Aus der Ganzbeinaufnahme a.p. wird durch den Verlauf der Mikulicz-Traglinie [7] eine Varus- oder Valgussituation ablesbar. Der genaue Ort der Deformität wird bei regelrechter kontralateraler Extremität durch direkten Seitenvergleich der Achs- und Gelenkwinkel ermittelt. Bei beidseitigen Deformitäten bedient sich die planerische Analyse den in Abb. 1 dargestellten Normverhältnissen. Jede Korrektur in der Frontalebene muß also die Mikulicz-Traglinie und möglichst physiologische Gelenkwinkel zum Ziel haben.

Computertomographische/sonographische Längen- und Torsionswinkelmessung

Die klinische Untersuchung von Längen und Torsionen von Ober- und Unterschenkel beschränkt sich im wesentlichen auf den intraindividuellen Seitenvergleich, ist also nicht in der Lage, entsprechende Absolutwerte zu liefern. Aufgrund ihrer großen Fehlerbreite ist die klinische Untersuchung für Indikationsstellung und Planung von Korrekturosteotomien unzureichend [3].

Die Bestimmung der femoralen Antetorsion durch die konventionell-radiologische Methode nach Rippstein [10] basiert auf mathematisch korrekten Grundlagen, weist aber in praxi ebenfalls eine hohe Fehlerbreite auf. Allein die hohe Strahlenbelastung disqualifiziert diese Untersuchungstechnik [15]. Sie sollte daher heutzutage nicht mehr eingesetzt werden.

Die standardisierte Ulmer Methode der computertomographischen Torsionswinkel- und Längenmessung nach Waidelich et al. [15] vereint mehrere Vorzüge. Sie erlaubt zum einen die gleichzeitige Messung von Längen und Torsionen, von Ober- und Unterschenkel, bei gleichzeitig niedriger Strahlenbelastung [15], und hat zum anderen ihre Reproduzierbarkeit auch bei Mehrfachuntersuchungen durch verschiedene Anwender unter Beweis gestellt [9].

Im Gegensatz zu anderen CT-Methoden der Torsionswinkelmessung wird bei der Ulmer Methode die Schenkelhalsachse nicht approximativ festgelegt, sondern durch die jeweiligen Flächenmittelpunkte vom Hüftkopfzentrum und einer den Trochanter major einhüllenden Ellipse definiert. Diese Festlegung gewinnt bei zunehmender Valgisierung des Schenkelhalses an Bedeutung. Weitere Einzelheiten werden in [15] und [9] beschrieben.

Die magnetresonanztomographische (MRT) Messung des femoralen Torsionswinkels bietet bei fehlender Strahlenbelastung die Darstellung knorpeliger Strukturen und eignet sich daher grundsätzlich für Kleinkinder [14]. Ihre Anwendung wird derzeit eingeschränkt durch hohe Kosten, Lärmbelästigung, fehlenden Nachweis einer Reproduzierbarkeit und Beschränkung auf die femorale Torsionswinkelmessung. Sowohl bei der CT-, als auch bei der MRT-Methode können insbesondere bei der Messung des femoralen Torsionswinkels relevante Projektionsfehler auftreten, die bei größeren intraindividuellen Torsionswinkeldifferenzen unbedingt berücksichtigt werden müssen [5].

Derartige Projektionsfehler werden durch ein neues dreidimensionales sonographisches Meßverfahren zur Bestimmung von Längen und Torsionen von Ober- und Unterschenkel vermieden [4]. Mittlerweile ist diese sonographische Untersuchungstechnik ausgereift, so daß sie bei nachgewiesen guter Reproduzierbarkeit eine ernsthafte Alternative zur Ulmer CT-Methode darstellt. Derzeit ist die CT-Methode jedoch noch Referenzmethode und gilt diesbezüglich als Goldstandard.

Diese CT-Methode war daher auch Grundlage zur Ermittlung der physiologischen Torsionen und Längen bei insgesamt 355 europäischen Erwachsenen ohne vorbestehende posttraumatische, postinfektiöse, tumoröse oder kongenitale Veränderungen der unteren Extremitäten. Von besonderem Interesse waren dabei die intraindividuellen Längen- und Torsionstoleranzen im Seitenvergleich. Das 99. Perzentil wurde hierbei als Toleranzgrenze definiert. Die intraindividuellen Längentoleranzen im Rechts-Links-Seitenvergleich liegen für den Oberschenkel bei 1,2 cm, für den Unterschenkel bei 1,0 cm und für Beinpaare bei 1,4 cm. Die entsprechenden Torsionstoleranzen betragen am Oberschenkel 13°, am Unterschenkel 14,3° und bei Beinpaaren 16° (Tab. 2).

Tabelle 2. Längen- und Torsionswinkeltoleranzen im intraindividuellen Rechts-Links-Seitenvergleich bei mitteleuropäischen Erwachsenen, bezogen jeweils auf das 99. Perzentil (Aus: [13])

Intraindividuelle Torsionsdifferenzen				Intraindividuelle Längendifferenzen			
	Paare	95.	99. Perzentil		Paare	95.	99. Perzentil
OS	176	11	13	OS	178	0,9	1,2
US	167	13	14,3	US	171	0,8	1,0
Bein	48	13,6	16	Bein	60	1,1	1,4

Schlußfolgerungen

Jede Indikationsstellung und Planung zur Korrekturosteotomie an Ober- und Unterschenkel setzt neben der klinischen die exakte bildgebende Analyse aller fünf räumlichen Dimensionen der Beingeometrie voraus. Als derzeitiger Standard zur Beurteilung der frontalen, sagittalen und longitudinalen Achsausrichtung gelten nach wie vor die entsprechenden Übersichtsradiographien in Form von Ganzbein- und Detailaufnahmen. Ligamentäre Instabilitäten sind durch entsprechende Streßaufnahmen festzuhalten. Der Goldstandard zur Beurteilung von Längen- und Torsionswinkelverhältnissen von Ober- und Unterschenkel ist derzeit die computertomographische Meßmethode, vorausgesetzt deren Reproduzierbarkeit ist nachgewiesen. Der CT-Methode als gleichwertig und in bestimmten Beziehungen sogar als überlegen (Strahlenbelastung, fehlende Projektionsfehler) wird voraussichtlich in Zukunft die sonographische dreidimensionale Meßmethode betrachtet werden können.

Literatur

1. Chao EYS, Neluheni EVD, Hsu RWW, Paley D (1994) Biomechanics of malalignment. Orthop Clin North Am 25: 379–393
2. Debrunner HU, Hepp WR (1994) Orthopädisches Diagnostikum. Thieme, Stuttgart New York
3. Franzreb M, Strecker W, Kinzl L (1995) Wertigkeit der klinischen Untersuchung von Torsionswinkel- und Längenverhältnissen der unteren Extremität. Akt Traumatol 25: 153–156
4. Keppler P, Strecker W, Anselment K, Kinzl L (1997) Die sonographische Torsionswinkel- und Längenbestimmung der unteren Extremität. In: 11, S 39–49
5. Keppler P, Strecker W, Liebscher D, Kinzl L (1997) Projektionsfehler bei der computertomographischen Torsionswinkel- und Längenbestimmung an der unteren Extremität. In: 11, S 55–65
6. Liener UC, Strecker W, Suger G, Kinzl L (1997) Die physiologischen Achsenverhältnisse der unteren Extremität. In: 11, S 71–74
7. Miculicz J (1878) Über individuelle Formdifferenzen am Femur und an der Tibia des Menschen. Archiv f A u Ph, Anat Abtlg 1: 351–404
8. Paley D, Herzenberg J, Tetsworth K, McKie J, Bhave A (1994) Deformity planning for frontal and sagittal plane corrective osteotomies. Orthop Clin North Am 25: 425–465
9. Pfeifer T, Strecker W, Wöhrle A, Mahlo HR, Wikström M, Leibing U, Lutz P, Heiss U, Zeitler H (1997) Grenzen der Torsionswinkelmessung und Längenbestimmung mit der Computertomographie – Ursachen, Erkennung und Möglichkeiten zur Vermeidung von Meßfehlern. In: 11, S 30–38
10. Rippstein J (1955) Zur Bestimmung der Antetorsion des Schenkelhalses mittels zweier Röntgenaufnahmen. Z Orthop 86: 345–360

11. Strecker W, Keppler P, Kinzl L (Hrsg) (1997) Posttraumatische Beindeformitäten - Analyse und Korrektur. Springer, Berlin Heidelberg New York
12. Strecker W, Franzreb M, Kinzl L (1997) Die klinische Untersuchung der Beingeometrie - Vorschläge zur Untersuchungstechnik und einem standardisierten Vorgehen. In: 11, S 9–21
13. Strecker W, Keppler P, Gebhard F, Kinzl L (1997) Length and torsion of the lower limb. J Bone Joint Surg (Br) 79: 1019–1023
14. Tomczak R, Günther KP, Pfeifer F, Sokiranski R, Rieber A, Rilinger N, Strecker W, Friedrich JM, Brambs HJ (1997) Möglichkeiten der magnetresonanztomographischen Messung des femoralen Torsionswinkels. In: 11, S 50–54
15. Waidelich HA, Strecker W, Schneider E (1992) Computertomographische Torsionswinkel- und Längemessung an der unteren Extremität - Methodik, Normalwerte und Strahlenbelastung. Fortschr Röntgenstr 157 (3) 245–251

Lange Röntgenaufnahmen – Standarddiagnostik zur Analyse von Beindeformitäten

C. Zeiler, R. Baumgart und L. Schweiberer, München

Einleitung

Grundlage für die Korrektur von Fehlstellungen der unteren Extremität ist eine exakte Analyse. Deformitäten können in Form von Achsen-, Längen-, und Torsionsfehlstellungen einfach und in Kombination vorliegen. Neben der klinischen Untersuchung stehen verschiedene diagnostische Verfahren zur Quantifizierung zur Verfügung. Vielfach erfolgen operative Korrekturen allein nach Röntgendarstellung eines Knochens, wobei hierbei wesentliche Aspekte wie z. B. der Verlauf der mechanischen Achse unberücksichtigt bleibt.

Zielsetzung

Die Diagnostik zur Fehlstellunganalyse sollte eine möglichst maßstabsgetreue Abbildung (1 : 1) der knöchernen Verhältnisse wiedergeben, um als Grundlage für die weitere Korrekturplanung und operative Umsetzung dienen zu können. Auch Bandlaxizitäten in der Frontalebene sollten miterfaßt werden.

Material und Methodik

Technische Grundvoraussetzungen zur Durchführung langer Röntgenaufnahmen im Stehen zur Erfassung der Fehlstellung in der Frontalebene (Valgus, Varus, Translation) sind eine konventionelle Röntgeneinrichtung mit einem möglichen FFA von 3 Metern und eine Filmkassette der Größe 120 × 40 cm mit einer Gradualfolie (Preis für Kassetten-Folienkombination ca. DM 5000,—). Als Kassettenhalterung verwenden wir eine Eigenkon-

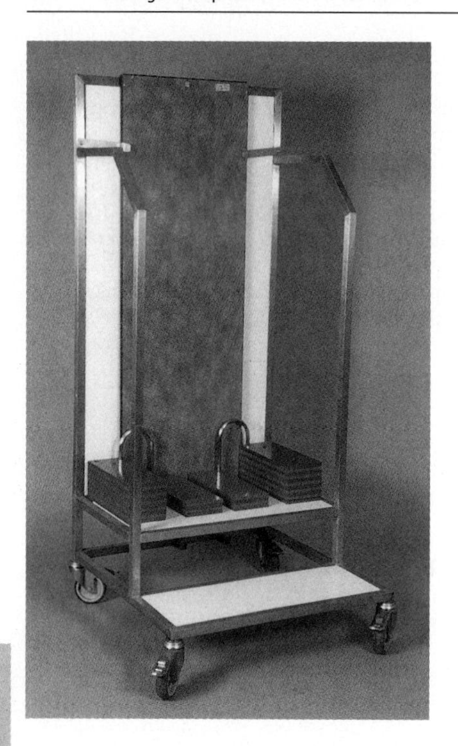

Abb. 1. Röntgengestell zur Durchführung der langen Aufnahmen im Stehen mit Kassettenhalterung und einschwenkbaren Unterlegbrettern zum Beinlängenausgleich

struktion mit einschwenkbaren Unterlegbrettern (Abb. 1). Der erhöhte Standpunkt des Patienten ermöglicht zum einen eine bessere Zentrierbarkeit des Zentralstrahls und zum anderen das vertikale Verschieben der Kassette, um dadurch die Wirkung der Keilfolie insbesondere bei adipösen Patienten zu optimieren.

Bei der langen Röntgenaufnahme beider Beine steht der Patient mit streng nach vorne ausgerichteten Kniescheiben mit dem Rücken zur Kassette, wobei Beinlängendifferenzen nach Augenmaß durch Unterlegbretter ausgeglichen werden. Der horizontale Röntgenzentralstrahl wird auf den Kniegelenkspalt ausgerichtet. Die Aufnahme umfaßt beide Beine vom Hüftgelenk bis zum Fuß (Abb. 2).

Fehlstellungen der Sagittalebene (Ante-/Rekurvationen, Translationen) lassen sich durch Seitaufnahmen ermitteln, wobei hier die Abbildung einzelner Knochen mit den angrenzenden Gelenken ohne Belastung ausreichend ist.

Die Achsenanalyse und Korrekturplanung kann direkt auf den Röntgenfilmen (Abb. 3) oder auf Durchpausen erfolgen, wobei die Vergrößerung hierbei ca. 4–5% beträgt.

Diskussion

Partielle Aufnahmen der unteren Extremität in ap-Ausrichtung lassen keine umfassende Achsenanalyse zu und sind daher als unzureichend anzusehen.

Nur mit der langen Röntgenaufnahme im Stehen können Achsenfehlstellungen in der Frontalebene und Bandlaxizitäten sicher erfaßt werden. Probleme dieser Technik liegen neben dem gößeren technischen Aufwand in der Untersucherabhängigkeit dieser

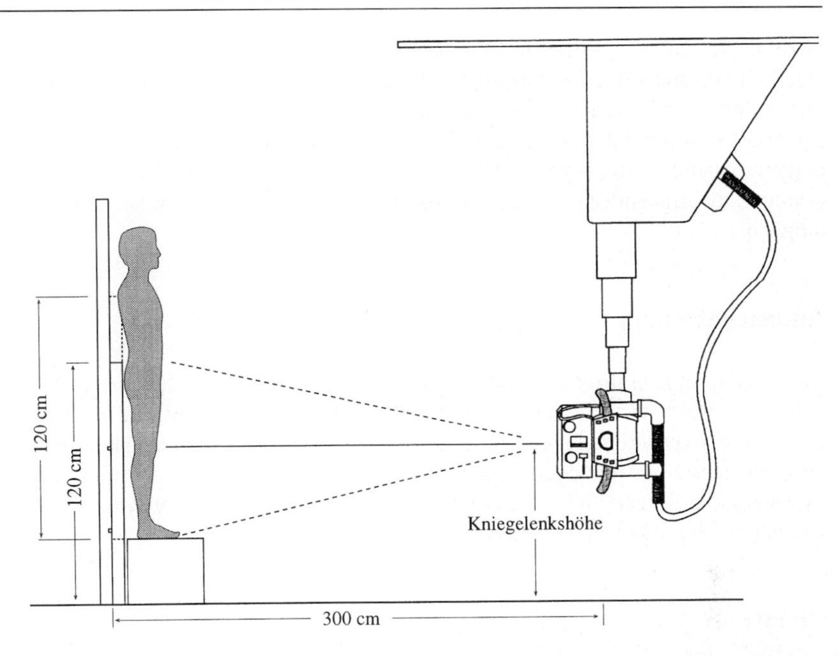

Abb. 2. Lange Aufnahme im Stehen mit beidbeiniger Belastung. Der Patient steht in 3 Meter Abstand zur Röngtenröhre vor der 120 × 40 cm großen, in der Höhe verschiebbaren Filmkassette. Die Kniescheibe ist streng nach ventral und der Zentralstrahl auf die Kniegelenkshöhe ausgerichtet. Der Abbildungsumfang umfaßt beide Hüft- und Sprunggelenke.

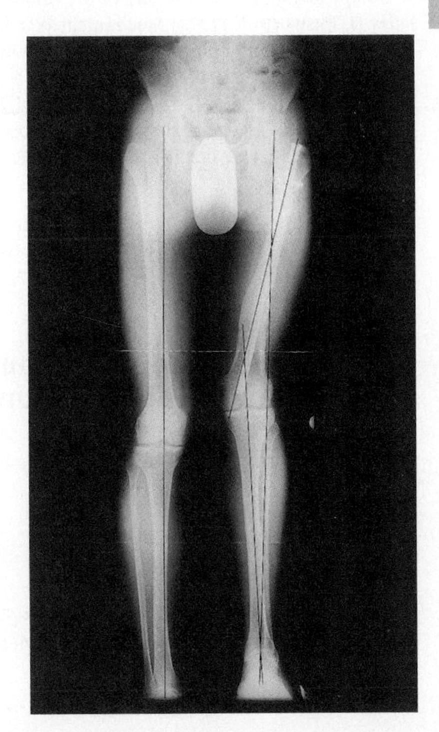

Abb. 3. Lange Röntgenaufnahme im Stehen mit eingezeichneten Achsenverhältnissen zur Korrekturplanung.

Methode, so daß die Positionierung des Patienten mit streng nach ventral ausgerichteter Patella in unserem Haus von ärztlicher Seite durchgeführt wird. Auch ist eine gleichbleibende Bildqualität (Schwärzung der Folie) sehr stark von der Erfahrung der RTA abhängig. Hierfür empfiehlt sich das Anlegen einer Belichtungstabelle mit Angaben wie Körpergewicht und Größe sowie Statur als Anhaltspunkte. Leider ist derzeit aus technischen Gründen die Anwendung der digitalen Röntgentechnik bei diesem Verfahren noch nicht möglich.

Zusammenfassung

Die lange Röntgenaufnahme beider Beine im Stehen ist derzeit die einzige Methode, die Beingeometrie unter Belastung zu erfassen, und ist daher als Standarddiagnostik zur Achsenanalyse in der Frontalebene zu fordern. Hierdurch erhält man eine komplette Darstellung der Achsen- und Längenverhältnisse, was für die exakte Planung und intraoperative Umsetzung unumgänglich ist. Bei Rotationsfehlstellungen sollte ergänzend eine CT-Untersuchung durchgeführt werden.

Literatur

Green WT, Wyatt GM, Anderson M (1946) Orthoroentgenographie as a method of measurement the bones of the lower extremity. J Bone Joint Surg 28:60–65

Paley D, Tetsworth K (1992) Mechanical axis deviation of the lower limbs – Preoperative planning of uniapical angular deformities of the tibia and femur. Clin Orthop 280:48–64

Paley D, Tetsworth K (1992) Mechanical axis deviation of the lower limbs – Preoperative planning of multiapical frontal plane angular and bowing deformities of the femur and the tibia. Clin Orthop 280:65–71

Paley D, Herzenberg JE, Tetsworth K, McKie J, Bhave A (1994) Deformity Planning for frontal and sagittal plane corrective osteotomies. Orthop Clin North Am 25:425–465

Pfeil J (1997) Analyse der Fehlstellung, In: Posttraumatische Beindeformitäten – Analyse und Korrektur. Springer Vlg:123–131

Eine neue Methode zur computertomographischen Analyse posttraumatischer Fehlstellungen am Sprunggelenk

P. Grützner, R. Simon, B. Vock und A. Wentzensen, Ludwigshafen

Zielsetzung

Objektivierung der Torsionsdifferenzen nach fehlverheilten Sprunggelenkfrakturen durch eine computertomographische Meßmethode.

Kurzfassung

Die Tangentenmethode hat daher eine hohe, die konventionelle Röntgendiagnostik ergänzende Aussagekraft zur Beurteilung der Sprunggelenkgeometrie.

Bei der Planung korrigierender Osteotomien werden wertvolle Zusatzinformationen zu Länge und Torsionsverhalten der Fibula gewonnen und in die Operationstaktik einbezogen. Die postoperative Computertomographie dient der Qualitätssicherung.

Problembeschreibung, Material, Methode, Ergebnisse

Bei fehlverheilten Frakturen am Sprunggelenk ist die Zielsetzung die korrekte Wiederherstellung der Gelenkgeometrie um einen vorzeitigen Verschleiß zu vermeiden. Im konventionellen Röntgenbild ist die Fehlstellung meist erkennbar, jedoch nicht das exakte Ausmaß. Ergänzend zur konventionellen Röntgendiagnostik liefert die Computertomographie zusätzliche Informationen zur Operationsplanung und Durchführung.

Die vorgestellte Methode ist in der Literatur bislang in dieser Form nicht beschrieben. Es wurden daher zunächst Normalwerte der Tangentenwinkel am oberen Sprunggelenk an gesunden Probanden ermittelt Je eine Tangente wurde jeweils am Innen- und Außenknöchel im Seitenvergleich fest-gelegt. Im Normalkollektiv beträgt die durchschnittliche Torsionswinkeldifferenz im Seitenvergleich 2,1° mit einer Standartabweichung von 1,6° und einem 95% Vertrauensintervall von 1,1°–2,9°. Differenzen der Tangentenwinkel von über 3° im Seitenvergleich sind daher als pathologisch anzusehen. Die Strahlenbelastung ist gering, da nur wenige Einzelschichten benötigt werden. Die Genauigkeit der Beurteilung der Sprunggelenkgabel im CT übertrifft die der konventionellen Röntgendiagnostik bei weitem.

Bei insgesamt 7 Patienten mit Korrekturosteotomien oder Reosteosynthesen am oberen Sprunggelenk wurden die Tangentenwinkel prae- und postoperativ computertomographisch bestimmt. Die Winkeldifferenz war praeoperativ durchschnittlich 8,9° (±3,4°), postoperativ 2,6° (±1,6°). In 5 Fällen lag eine zusätzliche Verkürzung der Fibula vor. Hier erfolgte die Korrekturosteotomie mit Implantation eines autologen Beckenkammspanes. Bis auf einen Patienten waren alle von außerhalb zugewiesen. Postoperativ trat ein Infekt auf. Es erfolgte eine Dauerdrainagenbehandlung und vorzeitige Metallentfernung. Alle Patienten gelangten mit einer verbesserten Beweglichkeit zur Vollbelastung.

Schlußfolgerungen

Die computertomographische Torsionswinkelbestimmung am oberen Sprunggelenk ist eine leicht reproduzierbare Untersuchung mit hoher Aussagekraft in der Planung korrigierender Eingriffe und zu deren Qualitätskontrolle.

Torsionswinkel- und Längenabweichungen nach Femur- oder Tibiaschaftfrakturen bei Kindern

O. Holbein, P. Keppler, W. Strecker und L. Kinzl, Ulm

Zielsetzung

Bestimmung der posttraumatischen Torsionswinkel- und Längenabweichungen nach Femur- oder Tibiaschaftfrakturen bei Kindern.

Kurzfassung

Postraumatische Fehlstellungen sind nach Frakturen im Bereich der unteren Extremität keine Seltenheit. Um mögliche Spontankorrekturen im Verlauf beobachten zu können ist eine genaue und reproduzierbare postoperative Bestimmung der Torsionswinkel und Längen von Femur und Tibia notwendig.

Im Zeitraum von 1/94 bis 12/97 wurde in einer prospektiven Studie die Torsion und Länge der unteren Extremität bei 45 Kinder mit einer Ober- oder Unterschenkelschaftfraktur 24–30 Monate nach dem Unfallereignis computertomogaphisch bestimmt. Ausschlußkriterien waren Mehrfachverletzungen, Frakturen mit neurologischen Ausfällen, sowie Kinder mit einem Schädel-Hirn-Trauma.

A5

Das Patientengut setzt sich aus 31 Jungen und 14 Mädchen mit einem medianen Alter von 6 Jahren (Spanne 3–12 Jahre) zusammen. Diese hatten 26 Oberschenkelschaftfrakturen und 16 Unterschenkelschaftfrakturen, welche in 30 Fällen operativ mit elastischen intramedullären Nägeln, Fixateur extern oder Plattenosteosynthese und in 12 Fällen konservativ behandelt wurden.

3 Kinder konnten nicht nachuntersucht werden, da in einem Falle eine Nachuntersuchung bei völliger Beschwerdefreiheit von der Eltern abgelehnt wurde, in zwei weiteren Fällen waren die Familien verzogen.

In der Gruppe der Oberschenkelschaftfrakturen betrug die mediane intraindividuelle Torsionswinkeldifferenz 8° (Spanne 0–36°) und die mediane Längendifferenz 6 mm (Spanne 0–19 mm). Bei den Unterschenkelschaftfrakturen betrug die mediane intraindividuelle Torsinswinkeldifferenz 7° (Spanne 1–14°) und die mediane Längendifferenz 4mm (Spanne 0–16 mm)

Schlußfolgerungen

Erhebliche intraindividuelle Torsionswinkelabweichungen nach Schaftfrakturen treten bei Kindern vor allem im Bereich des Oberschenkels auf und sind weniger eine Problem bei den Unterschenkelschaftfrakturen. Dagegen können bedeutende posttraumatische Längendifferenzen nach Ober- oder Unterschenkelschaftfrakturen bei Kindern auftreten.

Spontankorrekturen von Torsionswinkeldifferenzen bei Kindern und Jugendlichen im Bereich der unteren Extremität

P. Keppler, W. Strecker, O. Holbein und L. Kinzl, Ulm

Zielsetzung

Nachweis der spontanen Korrekturfähigkeit von postraumatischen Torsionswinkeldifferenzen nach Femur- oder Tibiaschaftfrakturen bei Kindern und Jugendlichen.

Kurzfassung

Postraumatische intraindividuelle Torsionswinkeldifferenzen können nach Frakturen im Bereich des Femur- oder Tibiaschaftes auftreten. Vor allem bei der als besonders kindgerecht bezeichneten elastischen intramedullären Schienung (ECMES-Nägel) treten diese häufiger auf.

Die Wertigkeit von pathologischen posttraumatischen Torsionswinkeldifferenzen wird in der Literatur widersprüchlich diskutiert. Sie reicht von der völligen Belanglosigkeit bis zur Stellung der Indikation zur Korrekturosteotomie.

Im Zeitraum von 7/91 bis 2/95 wurden bei 65 Patienten mit einer Ober- oder Unterschenkelschaftfraktur im Rahmen einer prospektiven Studie nach der Metallentfernung und im falle eines pathologischen Befundes in jährlichen Abständen eine computertomographische Torsionswinkel- und Längenbestimmung nach der Methode von Waidelich et. al durchgeführt. Das mediane Alter der 44 Jungen und 21 Mädchen betrug 9 Jahre (Spanne 3–15 Jahre). Als pathologisch wurde eine intraindividuelle Torsionswinkeldifferenz über dem 95. Perzentil bezeichnet. Dieses beträgt 14 ° und 15° im Bereich des Ober- und Unterschenkels. Bei 14 der 42 Patienten mit einer Femurfraktur betrug die mediane Torsionswinkeldifferenz 23° (Spanne 15–46°). Nach einer Unterschenkelschaftfraktur konnte bei 3 der 23 Patienten eine Torsionswinkeldifferenz von 17, 21 und 36 Grad nachgewiesen werden.

Bei 10 der 14 Patienten mit einer pathologischen Torsionswinkeldifferenz im Bereich des Femur betrug nach 24 Monaten die Torsionswinkeldifferenz 19° (Spanne 7–41°) ($p = 0{,}03$). Eine Patientin mit einer Torsionswinkeldifferenz von 32 Grad zeigte auch 3 Jahre nach dem Unfallereignis keine Tendenz zur Spontankorrektur bei 3 Patienten.

Schlußfolgerung

Pathologische Torsionswinkeldifferenzen im Bereich des Oberschenkels können sich jährlich bis zu 10∞ spontan korrigieren. Aus bisher unbekannten Gründen kann diese Spontankorrektur jedoch ausbleiben, so daß jährliche Kontrollen notwendig sind. Auch im Bereich des Unterschenkels ist eine Spontankorrektur möglich, wie erstmals in unserem Patientengut nachgewiesen werden konnte.

Unaufgebohrte versus aufgebohrte Femurmarknagelung, Ergebnisse im Hinblick auf posttraumatischen Deformitäten, Komplikationen und Heilungsdauer bei 124 Femurschaftfrakturen

F. Arman, M. Naik und R. Rahmanzadeh, Berlin

Zielsetzung

Mit der vorliegenden retrospektiven Studie, soll der Frage nachgegangen werden, wie sich die Ergebnisse bei unaufgebohrter versus aufgebohrter Femurmarknagelung von Femurschaftfrakturen im Hinblick auf Deformitäten, Heilungsverlauf und Komplikationen unterscheiden.

Kurzfassung

Die Stabilisierung von Femurschaftfrakturen mit intramedullären Implantaten ist heute als bewährtes Behandlungsverfahren allgemein anerkannt. Von Jan. 1985 bis Dez. 1996 wurden an unserer Klinik insgesamt 124 Femurschaftfrakturen mit Femurmarknagelung behandelt. Die 124 Frakturen wurden 44mal (35%) durch UFN und 80mal (65%) durch AO-Universalfemurnagel (AFN) in aufgebohrter Technik stabilisiert. Die Einteilung der Frakturen erfolgte nach AO-Klassifikation. Unter Patienten mit frischen Frakturen befanden sich 84 Polytraumatisierte und Mehrfachverletzte. Von den o.g. Subkollektiven der UFN bzw. AFN konnten 35 bzw. 55 Patienten zu einer Nachuntersuchung herangezogen werden. Die Evaluierung der Behandlungsergebnisse erfolgte durch einen von NEER 1967 aufgestellten Score. Im Subkollektiv der UFN konnte eine schnellere Frakturkonsolidierung gegenüber des AFN-Kollektivs beobachtet werden. Die Anzahl der intra- und postoperativen Komplikationen sowie der Revisionseingriffe war bei UFN seltener. Insgesamt konnte im Subkollektiv der UFN bessere Behandlungsergebnisse erzielt werden.

Problembeschreibung, Material, Methode, Ergebnisse

Bei der Stabilisierung von Femurschaftfrakturen durch Femurnagelung müssen neben lokalen Faktoren (Vaskularität, Stabilität) insbesondere auch allgemeine Gesichtspunkte (pulmonale Komplikationen) in Betracht gezogen werden. Die vorliegende retrospektive Studie beschäftigt sich mit den Behandlungsergebnissen von 124 Femurschaftfrakturen, die im Zeitraum Jan. 1985 bis Dez. 1996 durch Femurnagelung stabilisiert wurden. Unfallursachen waren in den meisten Fällen Rasanztraumen im Rahmen von Verkehrsunfällen (84 Fälle). Die Femurschaftfraktur kam in 84 Fällen bei mehrfachverletzten und polytraumatisierten Patienten in 40 Fällen isoliert vor. Anhand der archivierten Daten haben wir die Patienten in 2 Subkollektive (unaufgebohrte Femurnagelung: n = 44 und aufgebohrter Femurnagelung: n = 80) unterteilt. Von dem Gesamtkollektiv konnten 90 Patienten (71%) einer Nachuntersuchung zugeführt werden. Dabei wurde nach dem von

NEER 1967 aufgestellten standardisierten Score, das Gangbild, Achsendeformitäten (Varus/Valgus, Innen- und Außenrotationsfehler) und der Bewegungsumfang der angrenzenden Gelenke (Hüft- und Kniegelenk in Seitenvergleich), sowie die radiologischen Befunde im Verlauf beurteilt. Kriterien für die knöcherne Konsolidierung waren der radiologische Durchbau der Fraktur in 2 Ebenen und das schmerzfreie Gehen ohne Hilfsmittel. Nach o.g. Bewertungskriterien konnten bei Patienten mit UFN in 87% bzw. AFN in 75% der Fälle gute bis zufriedenstellende Ergebnisse erzielt werden. Im Subkollektiv der UFN war bei allen Patienten eine regelrechte Frakturheilung zu verzeichnen. Der durchschnittliche Konsolidierungsdauer betrug 10 Wochen. Pseudoarthrosen traten nicht auf. Pulmonale Komplikationen kamen in diesem Kollektiv nicht vor. Im Vergleich dazu wurde bei aufgebohrten Femurnägeln bei einem durchschnittlichen Konsolidierungsdauer von 14 Wochen 2mal Pseudoarthrosen, 3mal Infektionen und eine Varusfehlstellung beobachtet. In einem Fall trat in diesem Kollektiv eine Lungenembolie auf.

Schlußfolgerungen

Im Hinblick auf lokale Komplikationen (Deformität, Infekt, verzögerte Heilung/Pseudoarthrose) sowie kardiopulmonale Komplikatonen ist der UFN dem konventionellen Femurmarknagel in aufgebohrter Technik überlegen. Somit ist der UFN das Implantat der ersten Wahl bei schweren Trümmerfrakturen mit Weichteilschaden und offenen Frakturen I° und II° und ferner bei Polytrauma mit Thoraxverletzung in der postprimären Phase.

Zur Häufigkeit von Fehlstellungen nach Marknagelung

F. Walcher, I. Marzi, W. Loytved und W. Mutschler, Homburg

Zielsetzung

Radiologische Analyse von Fehlstellungen nach Unterschenkelmarknagelung in Bezug zur Frakturklassifikation und Lokalisation.

Problembeschreibung, Material, Methode, Ergebnisse

Bei Grenzindikationen der Marknagelung muß diskutiert werden, ob die Versorgung komplexer offener und geschlossener Unterschenkelfrakturen mit schwerer Weichteilschädigung sowie gelenknaher Frakturen eine erhöhte Komplikationsrate aufweist.

In der retrospektiven Untersuchung von 104 Marknagelungen des Unterschenkels wurden die Fehlstellungen radiologisch in 75 Fällen (37 offene und 38 geschlossene Frakturen) analysiert und in Bezug zu der Frakturklassifikation und Lokalisation gesetzt. Ein Verfahrenswechsel nach Fixateur externe bei höhergradigem Weichteilschaden oder Polytrauma erfolgte in 24 Fällen nach durchschnittlich 26 Tagen. Der Nachuntersuchungszeitraum betrug 12-48 Monate.

Radiologisch konnte eine Fehlstellung (>5°) in einer Achse im distalen Drittel in 15 von 50 Frakturen (30%) (Typ A: 11/33 (33%), Typ B: 3/10 (33%), Typ C: 1/7 (14%)), im mittleren Drittel in 5 von 24 Frakturen (21%) (Typ A: 2/7 (29%), Typ B: 2/8 (25%), Typ C: 1/9 (11%)) und im proximalen Drittel in 3 von 6 Frakturen (50%) (Typ A: 1/2 (50%), Typ B: 0/0 (0%), Typ C: 2/4 (50%)) festgestellt werden. In 3 von 75 Frakturen (4%) wurde je eine Fehlstellung >10° im proximalen (Typ C), mittleren (Typ C) und distalen Drittel (Typ A) beobachtet.

Bezüglich der AO-Klassifikation konnte somit eine geringere Fehlstellung nach Nagelung von Frakturen des Typ C im mittleren und distalen Drittel gesehen werden. Die Versorgung von Frakturen im proximalen Drittel mittels Marknagel zeigt eine erhöhte Rate von Fehlstellungen. Ein Zusammenhang der Fehlstellungen mit dem Grad der Weichteilschädigung offener oder geschlossener Frakturen, einem Verfahrenswechsel, Art der Nachbehandlung, Implantatversagen, Infektionen oder Frakturheilung konnte jedoch nicht hergestellt werden.

Schlußfolgerung

Die Erweiterung der Indikationsbreite der Tibiamarknagelung führt zu einem erhöhten Prozentsatz an Fehlstellungen nach Versorgung proximaler nicht jedoch distaler gelenknaher Frakturen. Die Klassifikation der Fraktur hat keinen Einfluß auf die Rate der Fehlstellungen.

Planung zur Korrektur von Deformitäten

J. Pfeil, E. Heijens und M. Krieger, Wiesbaden

Röntgendiagnostik

Zur Analyse der Deformitäten werden folgende Röntgenuntersuchungen benötigt:

Standaufnahme beider Beine ap (mit frontal ausgerichteten Kniescheiben) und ausgleichende Brettchenunterlage bei einer verkürzten Extremität.
Beckenübersicht mit unterer LWS in gleicher Aufnahmetechnik.
Seitaufnahme des deformierten Extremitätenabschnittes mit angrenzenden Gelenken.

Normwerte
Ist nur eine Extremität deformiert, wird die kontralaterale Seite als Referenz herangezogen. Liegt beiderseits eine Deformität vor, muß für die Festlegung der Korrektur eine „normale Extremität" als Referenz herangezogen werden. Für die Vermessung der Beinachse in der Frontalebene stehen 2 Meßmethoden zur Verfügung:

Mechanische Achse: Die Linie vom Zentrum des Hüftkopfs durch die Mitte des oberen Sprunggelenkes charakterisiert die mechanische Beinachse. Diese Linie ist weitgehend mit der sog. Mikulicz-Linie (Verbindung von der Mitte des Leistenbandes zur Mitte des oberen Sprunggelenkes) identisch. Am „normalen Bein" kreuzt diese Linie die Mitte des Kniegelenkes. Beim X-Bein liegt diese lateral, beim O-Bein diese medial der Kniegelenksmitte. Beim „normalen" Bein bildet die Verbindungslinie vom Hüftkopfzentrum zur Spitze des Trochanter majors einen Winkel von 90° mit der mechanischen Achse des Beines. Die mechanische Achse bildet mit der Femurschaftachse einen Winkel von 6°. Die Verbindungslinie der Femurcondylen bildet lateralseitig einen Winkel von 87° zur mechanischen Beinachse, das Tibiaplateau medialseitig einen Winkel von 87° zur mechanischen Beinachse. Die distale Gelenkfläche der Tibia steht im 90°-Winkel zur mechanischen Achse.

Anatomische Beinachse: Die anatomische Femurschaftachse hat bildet mit der Verbindungslinie der Femurcondylen lateralseitig einen Winkel von 81°, die anatomische Tibiaachse fällt beim normalen Bein mit der mechanischen Achse zusammen, bildet somit einen Winkel von medialseitig 87° zum Tibiaplateau. Dementsprechend besteht beim gesunden Bein zwischen der anatomischen Achse des Femurs und der Tibia lateralseitig ein Winkel von 174°.

Fehlstellungslokalisation

Prinzipiell kann die Abweichung der mechanischen Achse durch eine Deformität des Femurs, der Tibia oder des Kniegelenkes selbst (Bandlaxität!) bedingt sein. Fehlstellungen können auch kombiniert in den einzelnen Abschnitten lokalisiert sein.

Analyse der einzelnen Fehlstellungen

Das Femur, das Kniegelenk sowie die Tibia werden getrennt analysiert. Hierzu werden die „normalen" mechanischen Beinachsen herangezogen. Zur Analyse der Achsenfehlstellungen werden an der Röntgenstandaufnahme der Extremität folgende Linien eingezeichnet:

1. Mechanische Achse Hüftkopfmittelpunkt zu Mittelpunkt des Sprunggelenkes
2. Tangente zu den Femurcondylen.
3. Tangente zum Tibiaplateau.
4. Linie vom Hüftkopfmittelpunkt zur Mitte der Femurcondylentangente.
5. Linie vom Mittelpunkt des Sprunggelenks zur Mitte der Tangente des Tibiaplateaus.

Mittels dieser Linien lassen sich folgende Quantifizierungen vornehmen:

1. Ausmaß der Gesamtdeformität (Abstand der mechanischen Achse von der Kniegelenksmitte in cm).
2. Fehlstellung des Femurs (Abweichung des lateralseitigen Winkels, Norm 87°) zwischen der Verbindungslinie der Femurcondylen und der Linie zwischen Hüftkopfmittelpunkt zur Mitte dieser Linie.
3. Fehlstellung im Kniegelenk (Winkel zwischen der Tangenten an der Femurcondyle und am Tibiaplateau.
4. Fehlstellung in der Tibia, Abweichung des medialseitigen Winkels zwischen der Tangente zum Tibiaplateau und Verbindung zwischen der Mitte dieser Linien zum oberen Sprunggelenk.

Drehpunktanalyse

Die Lokalisationen des oder der Drehpunkte der Fehlstellung werden wiefolgt bestimmt. Der Drehpunkt ergibt sich am Schnittpunkt der „physiologischen“ proximalen und distalen mechanischen Beinachse. Hierzu wird wie folgt vorgegangen:

1. Einzeichnen der „physiologischen“ mechanischen Achse, Beginn vom Hüftkopfzentrum. Hierbei werden 2 Hilfskonstruktionen verwandt. Zum einen besteht zwischen der proximalen Femurdiaphyse und der mechanischen Beinachse ein Winkel von 6°, zum anderen bildet die mechanische Beinachse einen 90°-Winkel zur Verbindung der proximalen Trochanterbegrenzung und dem Hüftkopfmittelpunkt.
2. Vom Mittelpunkt der Femurcondylentangente wird eine Gerade mit einem Winkel von lateralseitig 87° zur Tangente nach proximal ins Femur eingezeichnet. Analog von der Mitte der Tangenten zum Tibiaplateau eine Gerade mit einem Winkel von 87° medialseitig gemessen nach distal.
3. Von der Sprunggelenksmitte eine Gerade in 90°-Ausrichtung zur Sprunggelenksachse.

Die Drehpunkte der Fehlstellung ergeben sich wie folgt:

1. Der Schnittpunkt der proximalen und distalen mechanischen Achse vom Femur definiert den Drehpunkt der Femurdeformität. Der Winkel zwischen den beiden Geraden quantifiziert dann das Fehlstellungsausmaß im Femur.
2. Der Schnittpunkt zwischen den Tangenten der Femurcondylen und dem Tibiaplateau zeigt den Drehpunkt der Kniefehlstellung; der Winkel zwischen den Tangenten quantifiziert die Kniefehlstellung.
3. Der Schnittpunkt zwischen der proximalen und distalen mechanischen Achse der Tibia definiert den Drehpunkt der tibialen Deformität. Der Winkel zwischen den Linien quantifiziert die Fehlstellung.

Prinzipien der Deformitätenkorrektur

Wird um die ermittelten Drehpunkte jeweils um das ermittlete Ausmaß korrigiert, ist die Gesamtdeformität des Beines ausgeglichen. Die mechanische Achse des Beines läuft dann exakt durch die Mitte des Kniegelenks, die Gelenkflächen des Kniegelenkes und die Gelenkflächen des Sprunggelenks laufen horizontal. Dies läßt sich in sehr eleganter Weise mit modernen computergestützen präoperativen Planungsverfahren simulieren (z. B. Orthographics). In analoger Weise ist dies aber auch mittels einer Papierpause möglich, auf der das deformierte Bein aufgezeichnet ist. An den Drehpunkten wird das Papier jeweils mit einer Stecknadel fixiert und in gleicher Höhe dann entlang der Winkelhalbierenden mit der Schere durchschnitten. Entsprechend dem zuvor ermittelten Ausmaß der Deformität weden dann die einzelnen Papierstreifen zueinander rotiert.

Analyse von oligo- und multiloculären sowie von „multidimensionalen“ Deformitäten

Theoretisch ist es möglich, die Gesamtfehlstellung eines Beines durch eine uniloculäre Korrektur zu therapieren. Die Lokalisation des Drehpunktes ergibt sich aus dem Schnittpunkt der vom proximalen Femurende ausgehenden „physiologischen“ mechanischen

Beinachse und dem Schnittpunkt der vom Sprunggelenk ausgehenden „physiologischen mechanischen Beinachse. Zum anderen ist es zum Teil so, daß, obwohl ins Auge stechende Fehlstellungen des Knochens imponieren, die mechanische Achse des Beines nicht oder nur wenig alteriert ist. Dies hat seinen Grund darin, daß sich an einem Bein mehrere Fehlstellungen an unterschiedlicher Lokalisation befinden, die z.T. antagonistischen Bezug auf die mechanische Beinachse ausgerichtet sind. Die Analyse von multiloculären Fehlstellungen ist interessant, da hierbei auch ätiologische Rückschlüsse getätigt werden können. So erfolgt die Korrektur von posttraumatischen diaphysären Fehlstellungen beim Kind durch asymmetrisches Wachstum der Epiphysenfugen. Das Ausmaß der Korrektur ist hierbei abhängig von dem noch zur Verfügung stehenden Restwachstum. Deshalb können größere Fehlstellungen, die in der Adoleszenz auftreten, oft nur noch partiell korrigiert werden. Dementsprechend verbleibt in diesen Fällen bezogen auf die mechanische Achse des Beines eine Restdeformität. Bei diesen Brüchen zeigt sich die Hauptdeformität im diaphysären Bereich. Wird diese planerisch korrigiert, zeigt sich der Drehpunkt der Zweitdeformität exakt auf Höhe der Epiphyse. Die Fehlstellung auf dem epiphysären Niveau ist hierbei der diaphysären Achsstellung entgegengerichtet. Somit läßt sich auch beim ausgewachsenen Skelett noch nachweisen, daß die Fraktur während des Wachstums eingetreten sein muß, da ansonsten dieser Kompensationsmechanismus nicht mehr möglich gewesen wäre.

Viele Deformitäten des Knochens sind sowohl im ap- als auch im seitlichen Röntgenbild sichtbar. Hierbei handelt es sich nicht um eine mehrdimensionale Deformität, sondern die räumliche Projektion läßt die Deformität lediglich multidimensional erscheinen. Wird die Rotationsausrichtung der Röntgenprojektion so gewählt, daß die Krümmung in ihrem maximalen Ausmaß dargestellt wird, zeigt die 90° dazu ausgerichtete Projektion einen geraden Knochen. Der Apex der Deformität läßt sich in einacher Weise anhand eines Vektordiagramms ermitteln. Die Richtung der Resultierenden zeigt die Lokalisation des Apex der Hauptdeformität, die Länge des Vektors aber quantifiziert die Deformität selbst (Abb. 4). Aus Gründen der Symmetrie muß für die linke und rechte Körperhälfte jeweils eine spiegelbildliche Betrachtungsweise erfolgen.

Analyse von Rotationsfehlern

Rotationsfehler werden meist klinisch ermittelt. Oberschenkeldrehfehler zeigen sich bei der Untersuchung mit gebeugtem und gestrecktem Hüftgelenk. Unterschenkeldrehfehler werden beim sitzenden oder auf dem Bauch liegendem Patienten mit 90° gebeugtem Kniegelenk beurteilt. Eine genaue Quantifizierung ist computertomographisch oder sonographisch möglich, indem bei gleicher Rotationsausrichtung des Beines jeweils ein axiales Schnittbild im Bereich des Hüftgelenkes, der Femurcondylen und des Sprunggelenkes durchgeführt wird.

Korrektur von Achsfehlstellungen

Anhand der präoperativen Planung wird der Drehpunkt zur Korrektur der Deformität festgelegt. Wird auf dieser Höhe der Knochen durchtrennt und mit oder ohne Keilentnahme um das Ausmaß der Fehlstellung geschwenkt, läßt sich somit die Deformität korrigieren. Hierzu können die unterschiedlichsten Methoden der internen- oder externen Osteosynthese herangezogen werden. Bei Korrektur mittels eines Fixateur externe muß aber die Knochendurchtrennung nicht obligat auf gleicher Höhe erfolgen. Ist an dieser Stelle beispielsweise aus biologischen Gründen mit einer schlechten Knochenheilung zu rechnen, kann die Knochendurchtrennung auch an einer anderen Stelle durchgeführt werden. Hierbei ist lediglich zu beachten, daß die Schwenkung um den ermittelten Drehpunkt der Korrektur, vorgegeben durch den Fixateuraufbau, erfolgen muß. Entsprechend der unterschiedlichen Höhe der Knochendurchtrennung ergibt sich dann ein unterschiedliches Ausmaß der Translation. Die mechanische Achse ist nach Abschluß der Korrektur, unabhängig von der Höhe der Knochendurchtrennung, korrekt ausgegradet. Dieses Prinzip wird bewußt dann angewandt, wenn in Höhe des Drehpunkts keine Möglichkeit der Korrektur gegeben ist. Dies trifft beispielsweise bei allen Fehlstellungen zu, die in Gelenkebene gelegen sind. Die Korrekturosteotomie wird dann zwar gelenknah gemacht, dennoch muß zum Ausgleich der dadurch bedingten Verschiebung der mechanischen Beinachse zusätzlich eine Translation erfolgen, um diesen Effekt zu kompensieren.

Bei multiloculären Fehlstellungen muß differenziert werden, ob diese sich gegenseitig verstärken oder kompensieren. Bei sich kompensierenden Fehlstellungen (Beispiel kindliche diaphysäre Fraktur mit Teilkompensation durch asymmetrisches epiphysäres Wachstum) muß die Indikation zur Korrektur kritisch überdacht werden, insbesondere, wenn durch die Kompensation die mechanische Achse nicht oder nur noch geringfügig beeinträchtigt ist. Die Korrektur einer Deformität impliziert die Korrektur der zweiten Deformität, dan ansonsten sich die Verhältnisse bzgl. der mechanischen Achse verschlechtern würde. Planerisch wird so vorgegangen, daß zunächst „frei", d.h. entsprechend der offensichtlichen Verkrümmung planerisch die erste Lokalisation korrigiert wird. Der Drehpunkt und das Ausmaß der Korrektur an der zweiten Stelle ergeben sich anschließend, wie bei der Analyse von monoloculären Fehlstellungen beschrieben. Zur Korrektur von „multidimensionalen" Deformitäten muß eine Schwenkung um das ermittelte Ausmaß durchgeführt werden. Dies kann, ebenso wie bei den vorbeschriebenen Korrekturen, entweder mit oder ohne Keilentnahme oder kontinuierlich, unter Zuhilfenahme eines Fixateur externes erfolgen. Die Drehachse, um die herum die Korrektur erfolgt, muß hierbei 90° zum Apex der Deformität auf Höhe der Deformität angeordnet werden.

Literatur

Debrunner HU (1978) Orthopädisches Diagnostikum Thieme Verlag Stuttgart

Herzenberg J, Waanders NA (1991) Calculating Rate and Duration of Distraction for Deformity Correction with the Ilisarov Technique. Orthopedic Clinics of North America 22(4):601–611

Paley D (1989) The principles of deformity correction by the Ilisarov technique: Technical aspects: Tech Orthop 4:15–29

Pauschert R, Pfeil J (1993) Achskorrigierende Verlängerung in unilateraler Technik Orthop. Praxis 11:737–742

Pfeil J: Technik der unilateralen Kallusdistraktion an Femur und Tibia. Operat Orthop Traumatol (in Druck)

Pfeil J, Grill F, Graf R (1996) Technik der Verlängerungen, Pseudarthrosenbehandlung und Deformitätenkorrektur. Springer Verlag, Heidelberg

Computer-assistierte zweidimensionale Korrekturosteotomieplanung

M. Naruhn, F. Holz, P. Hochstein und A. Wentzensen, Ludwigshafen

Zielsetzung

Posttraumatische ossäre Deformitäten und unterschiedliche erworbene Fehlstellungen können durch geeignete Korrekturosteotomien erfolgreich behandelt werden. Voraussetzung für die Auswahl und Durchführung entsprechender Osteotomie- und Osteosyntheseverfahren ist die exakte präoperative Korrekturplanungsskizze. Ziel der Untersuchung war die Entwicklung und Erprobung einer in der Klinksroutine anwendbaren zweidimensionalen Computergestützten Korrekturosteotomieplanung mit herkömmlichen Hard- und Softwarekomponenten.

Kurzfassung

Nach Einrichtung eines entsprechenden PC-Arbeitsplatzes mit Standardkomponenten wurden verschiedene CAD-Programme auf Ihre Eignung für den klinischen Alltag und die entsprechenden Planungsanforderungen untersucht. Knöcherne Silhouetten werden dabei über einen Durchlichtschirm von radiologischen Ganzbeinaufnahmen über ein Digitalisierbrett in den Computer übertragen. Die Standardachsenlinien und Gelenkstellungen werden über die entsprechend gewählte Software bestimmt und nach Wahl des jeweiligen Verfahrens orginalgetreue eingescannte Osteosyntheseschablonen eingefügt. Durch die schnelle und unkomplizierte Veränderung der gewählten Osteotomieregionen und Keildimensionen können verschiedene Lösungsmöglichkeiten zur Stellungskorrektur simuliert werden.

Schlußfolgerung

Mit einem Standard-PC-System für ca. 4 000 DM können Routineplanungen für Korrekturosteotomien an der unteren Extremität nach einer entsprechenden Einarbeitungszeit vom Computerlaien in durchschnittlich 15 Minuten durchgeführt werden. Mühsame und ungenaue Zeichnungen sowie nur schwer variierbare Lösungsskizzen lassen sich somit vermeiden.

A5

Die operative Korrektur posttraumatischer Achsenfehlstellungen mit einer neuen „Multidirektionalen Osteotomielehre"

M. Pothmann, Dortmund

Zielsetzung

Präoperativ geplante mehrdimensionale Korrekturosteotomieebenen zur operativen Behandlung komplexer Beinachsenfehlstellungen sollen mit einem neuen Instrumentarium intraoperativ exakt umgesetzt werden können.

Problembeschreibung, Material, Methode, Ergebnisse

Zur Korrektur posttraumatischer Achsenfehlstellungen der unteren Extremität bedarf es einer präoperativen exakten Planung der erforderlichen Korrekturosteotomieebenen. Der Erfolg einer Umstellungsosteotomie hängt jedoch nicht allein von der Planung, sondern ebenso von der intraoperativen Umsetzung des Geplanten ab. Die exakte Kennzeichnung der Osteotomielinien mit den bisher allgemein gebräuchlichen unterschiedlichen Metallwinkeln sowie KD's und nachfolgende Osteotomie ist auch für geübte Operateure häufig nicht einfach. Innerhalb der letzten 3 Jahre wurde ein neues Instrumentarium entwickelt, mit dem es möglich ist, mehrdimensionale Korrekturosteotomien zur operativen Behandlung von posttraumatischen Beinachsenfehlstellungen, wie präoperativ errechnet, intraoperativ umzusetzen. Mit Hilfe eines speziellen Gelenkes läßt sich an diesem Instrumentarium eine Führungsschiene für die oszillierende Säge in die notwendige Winkelposition zur erforderlichen Korrektur eines z.B. Genu Valgum mit gleichzeitiger Retrokurvation bringen. Die Führungsschiene ist über das Gelenk mit einem Referenzkörper verbunden, der pasager mit zwei dünnen KD's am Knochen fixiert ist. Hierbei erfolgt die erste und zweite Osteotomie entlang der entsprechend eingestellten Führungsschiene. Zwischen erster und zweiter Osteotomie wird die „Osteotomielehre" auf den erforderlichen zweiten Winkel zur Erstellung des Keils umgestellt. Das Sägeblatt wird während beider Osteotomien entsprechend sicher geschient. Der gesägte Knochenkeil wird entfernt und die Osteotomieebenen können aufeinander gestellt werden. Es folgt die Osteosynthese.

Komplexe Valgus/Varus Beinfehlstellungen mit gleichzeitiger Ante- oder Retrokurvatur und Drehfehlern (dreidimensionale Fehlstellungen) wurden durch speziell erstellte Kunstknochen nachgestellt. Nach der Planung erforderlicher Achsen- und Rotationskorrekturen erfolgte mit der „Multidirektionalen Osteotomielehre" im Osteosyntheselabor die Umsetzung der Osteotomieebenen. Die „Multidirektionale Osteotomielehre" wird nun klinisch erprobt.

A5

Schlußfolgerungen

Die präoperativ geplanten Korrekturebenen können mit Hilfe der „Multidirektionalen Osteotomielehre" technisch einfach und bei korrekter Durchführung übereinstimmend intraoperativ umgesetzt werden.

Möglichkeiten der Knochendurchtrennung – Osteotomie und Kortikotomietechniken

R. Baumgart, M. Kettler, C. Zeiler, S. Weiss und L. Schweiberer, München

Die operative Knochendurchtrennung stellt einen integrierten Bestandteil des übergeordneten operativen Gesamtkonzeptes dar. Die Wahl der Methodik erfordert die nähere Betrachtung der Lokalisation mit ihrer spezifischen Vaskularität, der biologischen und mechanischen Ansprüche an die Schnittflächen sowie die Einbeziehung der verwendeten Implantate und damit der Zugangswege durch die Weichteile.

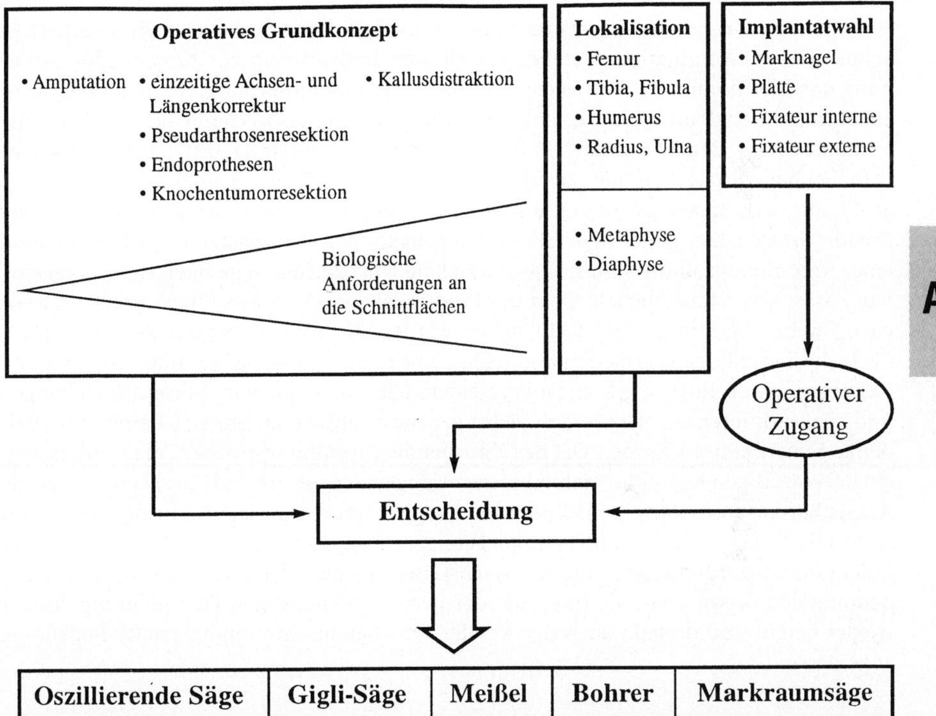

Da in der älteren Literatur einerseits der Begriff *Osteotomie* übergeordnet für alle Arten der Knochendurchtrennung gebraucht wird und andererseits der Kortikotomie und Kompaktotomie als weniger biologisches Verfahren gegenübergestellt wird [3, 4, 6, 7] grenzte Baumgart [1] durch neue, an die Praxis angepaßte Definitionen die Begriffe voneinander ab, um einer weiteren Diskussion mit uneinheitlicher Terminologie vorzubeugen:

Osteotomie: Vollständige Knochendurchtrennung über den gesamten Querschnitt ohne Unterscheidung zwischen Dia- und Metaphyse. Durchtrennung des Medullarsystems aber Schonung der umgebenden Weichteile und des Periosts entsprechend der allgemeinen Operationstechniken.

Kortikotomie: Durchtrennung der diaphysären Kortikalis unter Anwendung minimal invasiver Techniken mit Schonung der umgebenden Weichteile, des Periosts und des Medullarsystems.

Kompaktotomie: Durchtrennung der dünnen metaphysären Kortikalis und der spongiösen Randbereiche unter Anwendung minimal invasiver Techniken mit Schonung der umgebenden Weichteile, des Periosts und des metaphysären Kernquerschnitts.

Osteoklasie: Kontrollierter Knochenbruch unter Schonung der umgebenden Weichteile, des Periosts und des Medullarsystems.

Das operative Grundkonzept

Das operative Grundkonzept bestimmt in erster Linie den Anspruch an die knöchernen Schnittflächen. Amputationen stellen die ältesten Indikationen zur Knochendurchtrennung dar, hier dominiert die Weichteilproblematik. Zur Entfernung von malignen Knochentumoren ist häufig eine gelenknahe Kontinuitätsunterbrechung erforderlich. Insbesondere wenn den Schnittflächen im Rahmen der geplanten rekonstruktiven Maßnahmen viel biologische Aktivität abverlangt wird, muß der Art der Knochendurchtrennung große Aufmerksamkeit gewidmet werden. Gleiches gilt für die Resektion reaktionsloser Pseudarthrosen, hier gilt es den Vorschaden genauestens abzuschätzen. Zur Implantation einer Knie-Endoprothese sind meist exakt plane Oberflächen in geometrisch vorgegebenen Positionen erforderlich. Je mehr das Prothesenkonzept auf das Einwachsen von Knochengewebe abgestimmt ist, desto höher werden die Anforderungen an die Schnittflächen. Übermäßige Wärmeeinwirkungen, die zu einer biologischen Inaktivierung und Gewebsnekrosen führen, gilt es zu vermeiden. Die Korrektur von Achsenfehlstellungen und Längendifferenzen erfordert zunächst genaue Analysen, woraus sich bereits entscheidende Konsequenzen für den Ort der Knochendurchtrennung ergeben. Man unterscheidet bei einzeitigen Korrekturmaßnahmen verlängernde, verkürzende und längenneutrale Achsenkorrekturen sowie winkelneutrale Längenkorrekturen Die Kallusdistraktion als kontinuierliches Verfahren nutzt das körpereigene Regenerationspotential des Knochens, indem im Distraktionsspalt eine Art Wachstumszone gebildet wird. Ilizarov hat die Bedeutung der Vaskularität, die Integrität der peri- und endostalen Durchblutung, immer wieder betont und deshalb auch der Art der Knochendurchtrennung größte Bedeutung zugemessen.

Die lokale Vaskularität

Die Kortikalis des langen Röhrenknochens wird von den medullären, den periostalen und den epi-metaphysären Gefäßen versorgt. In erster Linie ist es das medulläre Gefäßsystem, das ca. 70% des Röhrenknochens versorgt, den Rest übernehmen die periostalen Gefäße [8]. Das medulläre Gefäßsystem weist innerhalb kürzester Zeit ein außerordentliches Regenerationspotential auch z. B. nach Markraumbohrungen um den liegenden Marknagel herum auf, zusätzlich bestehen lokale Besonderheiten. Am Femur z. B. treten entlang der Linea aspera über die gesamte Länge 2 bis 3 Aa. nutritiae von dorsal in den Markraum ein, während an der Tibia nur eine einzige A. nutritia im proximalen Drittel vorhanden ist.

Implantatwahl

Stabilisierungsmaßnahmen mit Ausnahme des Fixateur externe bedeuten in der Regel eine additive implantatspezifische Schädigung der Knochendurchblutung. Prinzipiell sollte sich deshalb für die Kontinuitätsunterbrechung dem Knochen von der gleichen Seite genähert werden, wie es das anschließende Stabilisierungsverfahren erfordert.

Verfahren zur Knochendurchtrennung

Die Knochendurchtrennung mit dem Meißel ist frei von Hitzeentwicklung und über kleine, weichgewebeschonende Stichinzisionen möglich. Da zumindest bei der Kortikotomie nicht der gesamte Querschnitt erreichbar ist, empfiehlt sich im Diaphysenbereich die Kombination mit zusätzlichen Maßnahmen. Die oszillierende Säge kann nur empfohlen werden, wenn ohnehin zur Stabilisierung die Region eröffnet werden muß, wie es z. B. zur Plattenosteosynthese der Fall ist, oder wenn der Anspruch an die Schnittflächen wie bei Endoprothesen überwiegend exakter mechanischer und weniger biologischer Natur ist. Mit der Giglisäge können sowohl Osteotomien als auch Kortikotomien gewebeschonend mit geringer Hitzeentwicklung durchgeführt werden. Die Giglisäge erreicht in erster Linie die dorsalen, der Meißel die ventralen Anteile der Zirkumferenz. Zur Durchführung einer gewebeschonenden Kortikotomie lassen sich deshalb beide Instrumente über die gleichen Zugänge einführen und besonders im diaphysären Bereich vorteilhaft und zeitsparend kombinieren. Die Knochendurchtrennung mit dem Bohrer ist eine gut kontrollierbare Möglichkeit und besonders dann vorteilhaft, wenn die geplante Trennungslinie nicht gerade verläuft. Einige Schnittführungen wie z. B. die „Dome-Osteotomie“ sind nur mit dem Bohrer möglich. Indikationen für die Markraumsäge liegen immer dann vor, wenn als anschließendes Stabilisierungsverfahren ein Marknagel gewählt wird. Da der Markraum ohnehin eröffnet, und das endostale Gefäßsystem zerstört oder zumindest kompromittiert ist, sollte das Periost unberührt bleiben. Mit der Markraumsäge läßt sich im Diaphysenbereich eine vollständige Osteotomie erreichen, oft ist auch am Übergang zur Metaphyse zumindest eine semizirkuläre Schwächung möglich, so daß die restliche Knochenbrücke durch Osteoklasie oder über eine kleine Inzision von außen z. B. mit einem Meißel durchtrennt werden kann. Die alleinige Osteoklasie [5] konnte sich nicht durchsetzen.

Diskussion

Achsenkorrekturen im Metaphysenbereich, längenneutral oder unter Verkürzung, stabilisiert mit einer Platte oder die Knochenkonfektionierungen für eine Prothese lassen sich am schnellsten mit einer oszillierenden Säge ausführen. Bei biologisch anspruchsvollen Verfahren, z. B. der Spongiosaplastik oder der Kallusdistraktion ist im Metaphysenbereich die Bohrlochosteotomie oder Kompaktotomie ergänzt durch den Meißel vorteilhaft. Im Diaphysenbereich läßt sich in minimal invasiver Technik sowohl eine Osteotomie als auch eine Kortikotomie gewebeschonend durch Stichinzisionen mit der Giglisäge, ebenfalls ergänzt durch den Meißel, ausführen. Die minimale Weichteil- und Periostschädigung fördert die Knochenheilung. Diaphysäre Osteotomien, stabilisiert mit einem Marknagel insbesondere auch mit nachfolgender Kallusdistraktion [2], lassen sich ohne gesonderte Zugänge über den ohnehin eröffneten Markraum mit einer Markraumsäge durchführen. Neue Sägezahngeometrien und intramedulläre Sägenführungen ermöglichen eine exakte Schnittführung mit geringer Hitzeentwicklung.

Zusammenfassend ergeben sich für die operative Knochendurchtrennung folgende Konsequenzen: Im vaskulär unkritischen Versorgungsgebiet bei flächiger knöcherner Abstützung nach Stabilisierung ist auch bei einer weniger schonenden Osteotomie kein Nachteil zu erwarten. In einer Vielzahl der Fälle sind bei Indikationsstellung jedoch durch Unfallfolgen, Voroperationen oder vorausgegangene Komplikationen die vaskulären Versorgungsschienen zumindest teilweise bereits vorgeschädigt. Da sich die nachteiligen Effekte addieren, kommt der überlegten, die Biologie des Knochens berücksichtigenden Knochendurchtrennung in diesen Fällen die größte Bedeutung zu. Minimal invasive Techniken mindern das Infektrisiko und fördern die Knochenheilung, Stichinzisionen garantieren ein gutes kosmetisches Ergebnis.

Literatur

Baumgart R, Kettler M, Zeiler C, Betz A, Schweiberer L (1997) Möglichkeiten der Knochendurchtrennung – Osteotomie- und Kortikotomietechniken. Unfallchirurg 100:797–804

Baumgart R, Betz A, Schweiberer L (1997) A Fully Implantable Motorized Intramedullary Nail for Limb Lengthening and Bone Transport. Clin Orthop 343:135–143

Brutscher, Rüter A, Rahn B, Perren SM (1992) Die Bedeutung der Corticotomie oder Osteotomie bei der Kallusdistraktion. Chirurg 63:124–130

Frierson M, Kamal I, Boles M, Boté H, Ganey T (1994) Distraction Osteogenesis – A Comparison of Corticotomy Techniques. Clin Orthop 301:19–24

Ilizarov GA, Shreiner AA (1979) A new method of closed flexion osteoclasia (experimental study). Ortop Travmatol Protez 40:9

Ilizarov GA (1992) Transosseous Osteosynthesis. Theoretical and Clinical Aspects of th Regeneration and Growth of Tissue. Springer Verlag Berlin, Heidelberg, New York

Paley D, Tetsworth K (1991) Percutaneous Osteotomies – Osteotome and Gigli Saw. Techniques Orthopedic Clinics of North America 22:613–624

Schweiberer L, Dambe LT, Eitel F, Klapp F (1974) Revascularisation der Tibia nach konservativer und operativer Frakturenbehandlung. H Unfallheilk 119:18–26

Die supracondyläre extendierende Femurosteotomie zur Spätkorrektur posttraumatischer Kniestreckdefizite

M. Markmiller und A. Rüter, Augsburg

Zielsetzung

Darstellung der Methode unter Berücksichtigung der pathogenetisch bedingten Differentialindikation sowie operationstechnischer Details.

Problembeschreibung, Material, Methode, Ergebnisse

Die posttraumatische Beugekontraktur des Kniegelenkes stellt eine schwere Invalidisierung dar. Sie ist als präarthrotische Deformität zu werten und als solche in jedem Falle therapiebedürftig. Die Verfahrenswahl der Korrektur muß abhängig von der Ursache des Streckdefizites (knöcherne Fehlstellung, arthrogen, neurogen, kontrakte Weichteile) und Gesamtsituation des Patienten erfolgen. Ausgehend von einem Krankengut von 349 dia- und metaphysären Korrekturosteotomien von 01/89 bis 12/96 erfolgte die prospektive Erfassung und Analyse von sieben Patienten mit Kniebeugekontraktur, die im gleichen Zeitraum eine supracondyläre extendierende Femurosteotomie zur Wiedererlangung der endgradigen Kniestreckung erhalten hatten. Vorausgegangen waren in fünf Fällen Polytraumata mit u. a. Komplexfrakturen des distalen Femur bzw. der proximalen Tibia, zwei Patienten wiesen durch langes Krankenlager bedingte Kontrakturen des Kniegelenkes auf.

Die Operationsindikation waren Streckdefizite des Kniegelenkes von 15° bis 80° (durchschnittlich 28°). In allen Fällen erfolgte eine innere Fixation der Osteotomie durch Winkelplattenosteosynthese. Ein dorsales Weichteil – Release und eine Bicepssehnenverlängerung waren nur bei einem Patienten mit extremer Beugekontraktur (80°) erforderlich.

Die endgradige Streckung des betroffenen Kniegelenkes konnte postoperativ in jedem Falle erreicht werden. Im Aktivitätsscore nach Tegner und Lysholm wurde postoperativ bei jedem Patienten eine Verbesserung um mindestens eine Aktivitätsstufe erreicht. Sechs von sieben Patienten wurden mit bzw. ohne Gehhilfen gehfähig, ein vorher bettlägeriger Patient konnte nach der Korrektur an Unterarmgehstützen mobilisiert werden.

Die in der Literatur in der Häufigkeit an erster Stelle stehenden Komplikationen des Nervenschadens infolge intraoperativer extensionsbedingter Dehnung und der ausbleibenden knöchernen Durchbauung traten in unserem Patientenkollektiv nicht auf.

Schlußfolgerungen

Die vorgestellte Methode der supracondylären extendierenden Femurosteotomie stellt in ausgewählten Fällen ein probates Verfahren zur Sanierung der Kniebeugekontraktur dar. Eine sorgfältige Ursachenanalyse der Deformität muß erfolgen.

Ergebnisse der Korrekturosteotomie fehlverheilter Tibiakopffrakturen

C. Kruis, R. Beickert und V. Bühren, Murnau

Zielsetzung

Prospektive Erfassung und mittelfristiges Ergebnis der Korrektur fehlverheilter Schienbeinkopfbrüche.

Kurzfassung

Nur die rechtzeitige Korrektur einer Valgusfehlstellung nach lateraler Impressionsfraktur führt mittelfristig zu einer Klinischen und funktionellen Besserung. Die Korrektur der Varusfehlstellung hat keine Besserungseffekt.

Problembeschreibung, Material, Methode, Ergebnisse

In Fehlstellung verheilte Schienbeinkopffrakturen führen über den unfallbedingt eingetretenen Gelenkschaden hinaus zu einer raschen unikompartimentellen posttraumatischen Arthrose. Die Korrektur der Beinachse soll dieser Entwicklung entgegenwirken und den möglicherweise notwendigen Gelenkoberflächenersatz hinausschieben wenn nicht vermeiden lassen. Von 1993 bis 1996 wurden 50 Schienbeinkopfosteotomien bei fehlverheilten Tibiakopffraktur durchgeführt. 1,5–5 Jahren (im Schnitt 2,9 Jahre) später wurde nachuntersucht (Fragebogen, klinische Untersuchung, Röntgen). Neben patientenbezogenen Daten (Alter, Größe, Gewicht, Beruf) wurden die Angaben zur Lokalisation und Intensität des Schmerzes, zum Aktivitätsniveau, zum Gebrauch von Schmerzmitteln und Hilfsmittel sowie die Beweglichkeit und Stabilität des Kniegelenks in Beziehuing gesetzt zu den Operationsdaten: Arthroskopiebefund (Tiefe und Ausdehnung von Gelenkknorpel- und Meniskusschäden), Korrekturzeitpunkt, Fehlstellungstyp (Varus, Valgus, komplex), Korrekturausmaß (in Winkelgraden), späterer Korrekturverlust, Komplikationen. Das Ergebnis wurde graduiert in gut – unverändert – schlecht. Die Korrektur der Valgusfehlstellung (n = 19) konnte das gesteckte Ziel meist erreichen: in 62% Besserung, in 25% Verschlechterung (sekundäre Knie-TEP). Die Korrektur der Varusfehlstellung (n = 28) hatte nur in 27% ein gutes Ergebnis, in 12 Fällen (43%) wurde das Ergebnis als schlechter eingestuft. Wurde die Korrektur noch im ersten Jahr nach dem Unfall durchgeführt, war das Ergebnis signifikant besser, das Korrekturausmaß hatte keinen Einfluß.

Schlußfolgerungen

Die Nachkorrektur einer in Fehlstellung konsolidierten lateralen Impressionsfraktur führt einerseits zu einer klinischen und funktionellen Besserung, andereseits ist sie die beste Prophylaxe gegen die posttraumatische Arthrose. Varusfehlstellungen nach Schienbeinkopffrakturen sind meist Folge von Luxationsfrakturen und komplexer Verletzungen. Die Nachkorrektur ist schwieriger, komplikationsträchtiger, die Ergebnisse sind schlechter. Der Vermeidung der Fehlstellung durch korrekte, befundangemessene Osteosynthese gilt deshalb die größte Aufmerksamkeit

Die Früh-Derotation bei postoperativem Drehfehler nach Marknagelung von Ober- und Unterschenkelfrakturen

M. Pröbstel, Ch. Reimertz und M. Börner, Frankfurt/M.

Zielsetzung

Die große Anzahl von postoperativen Drehdifferenzen nach Marknagelung von Frakturen war Anlaß nach einer einfachen Korrekturmethode zu suchen

Problembeschreibung, Material, Methode, Ergebnisse

Die postoperative Drehdifferenz zur Gegenseite, wie wir bevorzugt diese Komplikation nennen, nach Nagelung von Frakturen langer Röhrenknochen insbesondere an der unteren Extremität ist ein bekanntes Problem. In einer Untersuchung eines Kollektivs von 750 Patienten in einem 6-Jahreszeitraum wurde mittels CT der „Drehfehler" bzw. die Drehdifferenz nach Marknagelung von Ober- und Unterschenkelfrakturen bestimmt. In 34% handelte es sich um Frakturen am Oberschenkel (OS), in 49% am Unterschenkel (US) und in 17% um kombinierte Frakturen überwiegend an der ipsilateralen Extremität. Bei 49% fand sich bei der CT-Messung eine Drehdifferenz von mehr als 10 Grad, wobei häufig eine Diskrepanz zwischen dem klinischen Bild und den im CT ermittelten Meßwerten lag. Speziell bei gleichzeitiger Ober- und Unterschenkelfraktur läßt sich klinisch eine Rotationsfehlstellung nicht sicher beurteilen. Oft addieren sich die Drehfehler an OS und US zu einem erheblichen Gesamtwert. In einem entgegen gesetzten Extremfall kompensierte sich eine Innendrehung am OS von 47° mit einer Außendrehung von 39° am US. Die gefundenen Drehdifferenzen lagen am OS für die Innenrotation durchschnittlich bei 22° und für die Außendrehung bei 15,4°, die entsprechenden Werte am US bei 16,1 bzw. 19,3° und lagen damit in Bereichen, die einer operativen Korrektur zugeführt werden sollten. Wir sind deshalb dazu übergegangen, unmittelbar postoperativ eine CT-Messung nach Marknagelung vorzunehmen. Zeigt sich dabei eine nicht tolerable Drehfehlstellung, kann problemlos vor knöcherner Konsolidierung eine Derotation bei liegendem Nagel vorgenommen werden, indem die Verriegelungsbolzen vorzugsweise in Spinalanästhesie entfernt werden und der Nagel nach entsprechender Korrektur neu verriegelt wird. Ein analoges Vorgehen ist auch bei den meisten Fixateurmodellen möglich. Dies schafft einen hohen Patientenkomfort, spart Behandlungskosten und -zeiten und erlaubt eine objektive Qualitätskontrolle.

Schlußfolgerungen

Eine postoperativ vorgenommene CT-Messung zur Frage einer Drehfehlstellung nach Marknagelung von OS- und US-Frakturen ermöglicht im Bedarfsfall eine frühe Derotation bei liegendem Nagel als einfache, schonende und effektive Korrekturmaßnahme.

Leistungsfähigkeit des Monorail-Verfahrens bei der Korrektur der posttraumatischen Defektsituation am Bein

T. R. Blattert, R. Wagner und A. Weckbach, Würzburg

Zielsetzung

In der vorliegenden, prospektiv durchgeführten klinischen Studie wird die Leistungsfähigkeit des sogenannten Monorail-Verfahrens bei der Korrektur posttraumatischer Defektsituationen an Ober- und Unterschenkel untersucht. Besonderes Augenmerk wird dabei auf die Einsatzmöglichkeit dieses Verfahrens in der postinfektiösen Situation gerichtet.

Kurzfassung

Im Zeitraum von Januar 1991 bis Mai 1997 wurden insgesamt zehn Patienten mit posttraumatischer Defektsituation sekundär einer Distraktionsosteogenese mittels Monorail-Verfahren zugeführt, wobei viermal das Femur und sechsmal die Tibia betroffen war. In fünf der zehn Fälle handelte es sich um infizierte Defektpseudarthrosen, die ausnahmslos an der Tibia lokalisiert waren. Nach Débridement, proximaler oder distaler Kortikotomie und Montage eines unilateralen Transportfixateurs erfolgte der Segmenttransport entlang des einliegenden unaufgebohrten Marknagels. Die durchschnittliche Transportdauer betrug 16,4 Tage/cm bei einer zu überbrückenden Defektstrecke von 5,0 cm bis 12,4 cm. In allen Fällen konnte eine knöcherne Konsolidierung mit achsengerechtem Fragmentalignement und adäquater Korrektur der Beinlänge gewährleistet werden. Alle fünf Patienten mit Infekt-/Defekt-Situation konnten unter anhaltender Infektfreiheit zur Ausheilung gebracht werden. In einem Fall kam es jedoch bei völlig fehlender Patientencompliance zur Infektausbreitung entlang eines Pinkanals am Femur; diese Komplikation konnte erst nach mehreren Revisionseingriffen beherrscht werden.

Schlußfolgerungen

Bedingt durch den Effekt einer intramedullären Schienung erscheint das Monorail-Verfahren zur Korrektur posttraumatischer Defektsituationen an Ober- und Unterschenkel in besonderem Maße geeignet: Ein anatomisch korrektes Alignement der einzelnen Fragmente/Segmente zueinander ist bereits durch den Marknagel vorgegeben. Dazu gesellt sich der Vorteil frühzeitiger Belastbarkeit sowie ein beachtlicher Patientenkomfort. Das Indikationsspektrum beinhaltet neben der Überbrückung nicht infizierter Defektsituationen vor allem auch die Rekonstruktion infektbedingter Segmentdefekte nach Resektionsdébridement, wobei in unseren Augen die Verwendung eines intramedullären Implantates in der postinfektiösen Defektsituation nicht etwa eine Kontraindikation darstellt, sondern vielmehr auch hier alle Vorteile des Monorail-Verfahrens genutzt werden können.

Hemicallotaxis – der Korrektureingriff der Zukunft bei posttraumatischen Fehlstellungen an der unteren Extremität?

H. Klinger, F. Lorenz, C. Bretschneider und R. Volkmann, Bad Hersfeld

Zielsetzung

Mit Hilfe der Callusdistraktion sind Achsenkorrekturen jeder Form möglich – es wird untersucht, ob die Anwendung der Hemicallotaxis gegenüber den herkömmlichen Korrekturmethoden einen Vorteil erbringt.

Problembeschreibung, Material, Methode, Ergebnisse

Fehlstellung eines Knochen führen insbesondere an der unteren Extremität aufgrund einer Fehlbelastung der benachbarten Gelenke zu einem vorzeitigen Gelenkverschleiß. 21 Patienten mit posttraumatischer Fehlstellung der unteren Extremität wurden durch subperiostale Corticotomie und anschließende Hemicallotaxis über einen Fixateur externe winkelkorrigiert. Die Behandlung erfolgte kurzzeitig stationär, nach gesicherter Heilung der Osteotomie wurde der Fixateur externe ambulant entfernt. Alle Patienten konnten nach durchschnittlich 10,3 Monaten (3–20) radiologisch und klinisch Nachuntersucht werden. In allen Fällen wurde der geplante Verlauf der Beinachse erreicht. Korrekturverluste traten nicht auf. Die Funktion der angrenzenden Gelenke waren ungestört. In einem Fall kam es zu einer Pintract-Infektion (einziger Fall einer supracondylären Korrektur).

Schlußfolgerungen

Mit der Hemicallotaxis können Fehlstellungen in kurzer Zeit mit geringer stat. Verweildauer korrigiert werden. Zudem ist eine schnelle Arbeitsfähigkeit und freie Belastung erreichbar. Die Obligate stat. Metallentfernung in Narkose entfällt ebenso.

Behandlung von Pseudarthrosen mit Defekt, Fehlstellung, Infekt, Verkürzung im Ilisarow-Ringfixatuer

M. Wurm und H. G. K. Schmidt, Hamburg

Zielsetzung

Darlegen unseres Vorgehens zur Behandlung von Pseudarthrosen unter Anwendung des Ilisarow Ringfixateurs.

Problembeschreibung, Material, Methode, Ergebnisse

Die Ausgangssituation bei der Pseudarthrosenbehandlung stellt sich häufig schwierig dar. Neben ungünstigen Weichteilverhältnissen und lokalen Durchblutungsstörungen finden sich Fehlstellungen und Verkürzungen, aber auch Infekt- und Defektsituationen. Die Behandlung erfordert ein auf diese Situation abgestimmtes Management.

In einem 5-Jahreszeitraum wurden 52 Patienten mit Pseudarthrosen im Ringfixateur behandelt. Bei 22 Patienten lag eine floride oder chronische und bei 10 Patienten eine beruhigte Osteitis vor. Bei 20 Patienten fand sich eine aseptische Pseudarthrose. In 56% ging der Behandlung eine offene Fraktur voraus.

Bei Aufnahme der Behandlung fanden sich Fehlstellungen bei 54% der Patienten, bei 33% Verkürzungen und in 10% Defektsituationen. Im Mittel waren 3,4 Voroperationen erfolgt.

Das Patientenkollektiv wurde anschließend im Ringfixatuer stabilisiert, wobei Stellungskorrekturen, Verlängerungen und Segmenttransporte durchgeführt wurden. Die häufigste Komplikation war der Pininfekt, besonders in der Anfangsphase führten wiederholt auftretende Pininfekte bei materialtechnischen Mängeln in 3 Fällen zur vorzeitigen Materialentfernung. Reinfekte wurden 7mal beobachtet, in 4 Fällen konnten sie im Ringfixateur behandelt werden. Zum Behandlungsabschluß waren 3 nicht korrekturbedürftige Fehlstellungen verblieben.

90,3% der Pseudarthrosen konnten im Ringfixateur erfolgreich ausbehandelt werden.

Entsprechend der schwierigen Ausgangssituation bei den behandelten 52 Patienten konnten die vorliegenden Probleme durch unterschiedliche Montagemöglichkeiten gelöst werden. Die überwiegende Anzahl der fixateurbedingten Komplikationen hatte keinen Einfluß auf das Behandlungsergebnis.

Schlußfolgerungen

Der Ringfixateur nach Ilisarow bietet bei geringer Invasivität hohe primäre Stabilität und vielfältige Konstruktionsmöglichkeiten, wodurch verschiedene Behandlungsschritte kombiniert gleichzeitig oder nacheinander ausgeführt werden können. Er stellt damit eine wertvolle Ergänzung der Pseudarthrosenbehandlung dar.

Die Korrektur komplexer Fehlstellungen mit dem Ringfixateur

G. Suger, Ulm

Die Wahl des operativen Verfahrens zur Korrektur einer komplexen Fehlstellung wird bestimmt durch die Art der vorliegenden Fehlstellung, durch die vorliegende lokale Weichteil- und Knochensituation und nicht zuletzt durch die technischen Möglichkeiten der versorgenden Einrichtung und des jeweiligen Operateurs.

Wie jede Korrekturoperation erfordert auch die Korrektur mit externen Fixationssystemen eine exakte Analyse mit Bestimmung des Grades der Fehlstellung, der Richtung der Fehlstellung sowie dem Apex der Deformität [4, 6, 7, 10]. Der Vorteil externer Fixationssysteme liegt in der komplikationsärmeren Durchführung derartiger Korrekturen bei kritischen Weichteilverhältnissen, wie sie nicht selten nach posttraumatischen oder postinfektiösen Situationen angetroffen werden [5, 9].

Durch kontinuierliche Distraktion mittels externer Systeme und durch die Füllung der Defekte mit zunächst weichem, modellierbaren Distraktionskallus können auch Korrekturen durchgeführt werden, bei denen eine Umstellung am Ort der Fehlstellung nicht möglich ist. Dies ist insbesondere für lokale Situationen bei Weichteilproblemen oder reduzierter Knochenqualität am Ort der Fehlstellung von überragender Bedeutung. Ist als Ursache einer zu korrigierenden Fehlstellung z.B. eine Osteitis anzunehmen, wird man auch bei eventuell blandem Stadium diesen Ort als Angriffsort der Korrektur vermeiden. Soll aber trotzdem eine vollständige Korrektur der Beinachse erfolgen, so muß zur korrekten Ausrichtung der mechanischen Achse eine unterschiedlich große Seitversetzung der Knochensegmente, ohne Rücksicht auf die anatomischen Achsen, angestrebt werden. Diese Seitversetzung ist um so größer, je weiter die Distanz der Korrekturebene auf dem Fixateur vom Apex der Deformität am Knochen abweicht.

Insbesondere komplexe Achsen- und Torsionsfehlstellungen in Verbindung mit ausgedehnten Extremitätenverkürzungen werden durch externe distrahierende Verfahren korrigiert. Prinzipiell können hierzu die meisten externen Fixationssysteme (unilateral oder ringförmig) verwendet werden. Wegen der nahezu unbegrenzten Anzahl von Konfigurationmöglichkeiten des Ringfixateurs, insbesondere aber der Option des zirkulären Angriffs während der Korrektur, werden mehrdimensionale Fehlstellungen bevorzugt mit diesem System angegangen [1, 2, 8].

Instrumentarium

Die Standardmontage am Oberschenkel besteht aus insgesamt 2–3 Vollringen sowie einem 120 und einem 90 Grad Bogen.

Die proximale Fixation erfolgt auf die beiden inkompletten Bögen und wird generell mit drei 5 mm oder 6 mm Schanzschrauben durchgeführt, die in einem Winkel von 30 bis 40 Grad auf 2 Ebenen eingebracht werden.

Diese modifizierte Montageanordnung hat die Zahl der intraoperativen proximalen Gefäß-Nervenverletzungen sowie auch die Zahl der pinbedingten Weichteilinfektionen deutlich reduziert. Am kniegelenksnahen Ring erfolgt die Fixation durch 1–2 gekreuzte Olivendrähte, die entweder quer oder in einem Winkel von ca. 30 bis 40 Grad eingebracht werden, ohne die Recessus des Kniegelenkes zu tangieren. Die Oliven der Fixationsdrahtes sollte hierbei medial liegen um den Varusfehlstellungen wie sie bei größeren Verlängerungen vorkommen, entgegen wirken zu können.

Die zweite Ringebene wird über ein entsprechendes Distanzstück im Abstand von ca. 30 mm konstruiert, wobei wir auf dieser Ebene bereits von dorsal medial und lateral eingebrachte Schanzschrauben verwenden.

Der 3. Vollring in Schaftmitte dient der Kraftübertragung von der proximalen/lateralen Fixation auf die Medialseite des Femur und ist besonders für eine eventuell notwendige spätere Korrektur eines entstehenden Varus von entscheidender Bedeutung. Dieser Ring, kann auch unbesetzt bleiben oder durch eine von lateral eingebrachte Schanzschraube besetzt werden um den lateralen Translationsbewegungen entgegenzuwirken. Zur Verlängerung werden insgesamt 3 (besser 4) Distraktionsspindeln angebracht, wodurch die Distraktion durch den Patienten in häuslicher Umgebung leicht durchzuführen ist.

Am Unterschenkel wird für einfache Verlängerungen eine Vier-Ring-Standardmontage verwendet, die je nach Knochenqualität als Hybridmontage mit Schanzschrauben und Drähten besetzt wird. Sind mehrere Etagen zu korrigieren, so muß pro Knochensegment eine 2-Etagen Stabilisation vorgesehen werden. Diese kann auf 2 Ringe oder aber auch auf einen Ring mit entsprechenden Auslegern erfolgen. Die Art der Knochenfixation hängt von der Lokalisation ab.

Während im metaphysären Bereich Drähte eine bessere Stabilisation bringen, sind diaphysär beide Möglichkeiten (Draht oder Schanzschrauben) oder nur Schanzschrauben zu verwenden.

Die gesamte Ringmontage kann bei Fehlstellungen in der Regel komplett präoperativ am Patienten vormontiert werden, wobei so Wünsche des Patienten zur Lage der Fixateurelemente im Hinblick auf den späteren Tragekomfort mit berücksichtigt werden können.

Sind neben der Verlängerung noch zusätzliche Fehlstellungen vorhanden, die nicht akut intraoperativ korrigiert werden können, so ist nach eingehender praeoperativer Planung zusätzlich ein Korrekturmechanismus in Form von Gelenken vorzusehen.

Komplikationen

Intraoperative Komplikationen treten als Folge von Drahtfehllagen in Form von Gefäß/Nervenverletzungen auf. Daneben sind es technische Fehler, wie inkomplette Meißelosteotomien, die in einzelnen Fällen Ursache für eine notwendige Reintervention sein können.

Die wesentliche Problematik geht aber, wie bei allen lang liegenden Fixateuren, von den Fixationspins aus. Es kommt aufgrund von Weichteilschwellungen und Weichteilverschiebungen zu Irritationen, die im ungünstigsten Fall und ohne entsprechende Therapie auf den Knochen übergreifen können. Nicht selten sind intraoperativ gesetzte Hitzeschäden bei der Bohrung der Drähte oder der Pins Ausgangspunkt solcher Komplikationen. Die z. T. starken Schmerzen der Pindurchtrittsstellen resultieren in einer reflektorischen Muskelhemmung und Bewegungseinschränkung der benachbarten Gelenke mit zunehmender Atrophie.

Lokale Maßnahmen in Verbindung mit systemischer Antibiose müssen diesen negativen Entwicklungen vorbeugen. Entscheidend ist jedoch korrekte Lage der Pins, deren korrekte Einbringung intraoperativ und die konsequente Pflege seitens des Patienten.

Weitere Komplikationen betreffen das Knochenregenerat selbst. Am Oberschenkel mit guter Weichteildeckung und entsprechend optimaler Durchblutung kann es bei Kindern zu frühzeitiger Konsolidierung kommen. Andererseits kann es bei entsprechender kritischer lokaler Situation z. B. am distalen Unterschenkel zu einer verzögerten Kallusbildung und Kallusreifung kommen. Rechtzeitiges Erkennen und Anpassung der Distraktionsgeschwindigkeit, in Einzelfällen sogar Rücknahme des bereits erfolgten Längengewinns als sogenannte Kallusmassage, haben sich in solchen Situationen bewährt. Nur ausnahmsweise ist eine zusätzliche Spongiosatransplantation in den Distraktionskallus erforderlich.

1. Klinisches Beispiel einer Korrekturplanung bei lokal kritischer Weichteilsituation nach Schußverletzung am Oberschenkel

Abb. 1 und 2 zeigen das präoperative Bild und die präoperative Planungsskizzen zur Korrektur einer Varus/Translationsfehlstellung des Oberschenkels von 12 Grad und einer Beinverkürzung von 6 cm. Eine Korrekturosteotomie im Bereich der ehemaligen Schußverletzung kann nicht erfolgen, da die Primärverletzung über Weichteilinfektionen sekundär geheilt und der Knochen mit den umgebenden Weichteilen fest verwachsen ist. Eine Fehlstellungskorrektur kommt nur proximal oder distal dieser Zone (WT) in Betracht. Die präoperative Planung zeigt die berechnete Translation des peripheren Schaftsegmentes zum Erreichen einer korrekten mechanischen Achse.

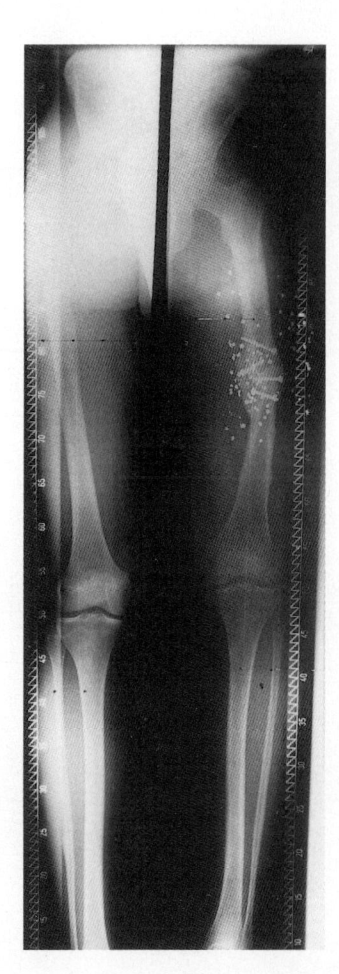

Abb. 1. Zustand nach Schrotschußverletzung des Oberschenkels mit Knochen- und Weichteildefekt/infekt. Eine Korrektur am Ort der Fehlstellung ist aufgrund der knöchernen Situation nicht ratsam und aufgrund der Weichteilsituation nur mit vorheriger Lappenplastik durchführbar.

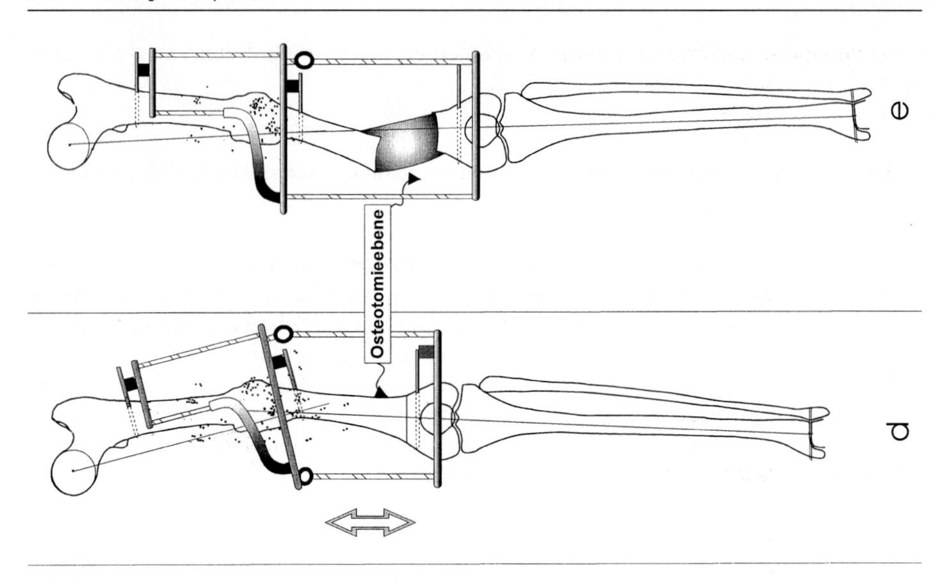
Osteotomieebene
d
e

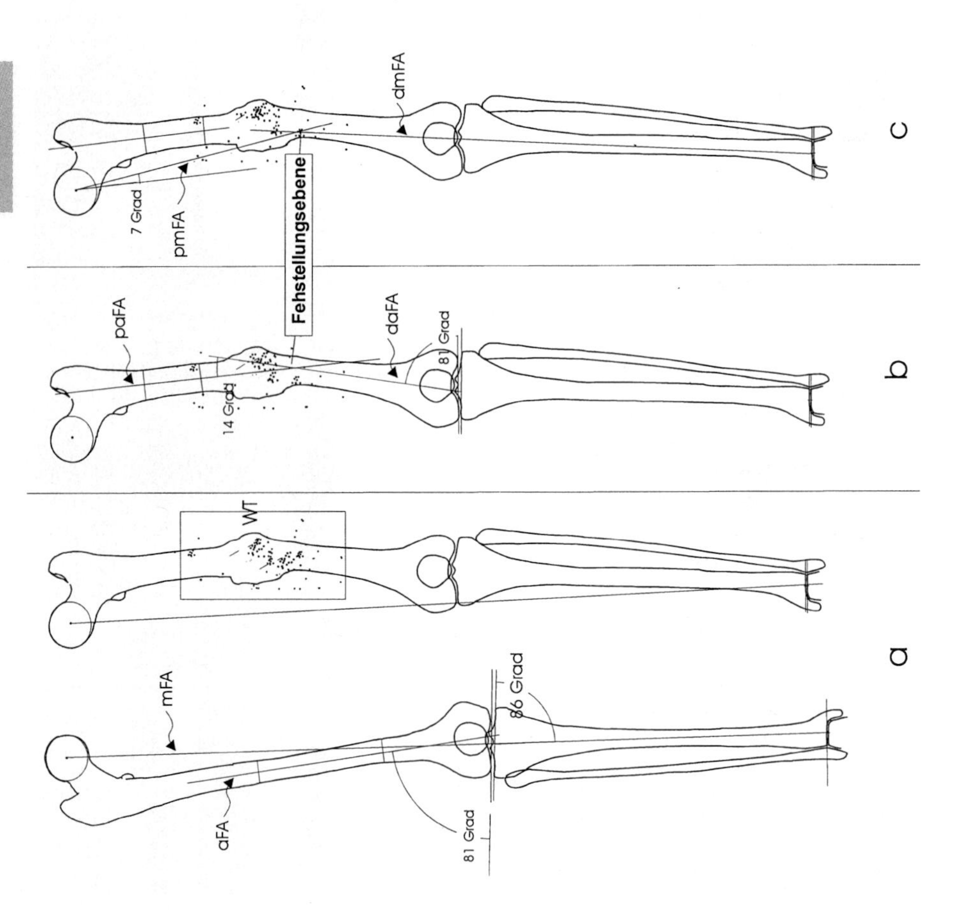
Fehstellungsebene
dmFA
7 Grad
pmFA
c
paFA
daFA
81 Grad
14 Grad
b
WT
a
mFA
aFA
86 Grad
81 Grad

2. Planung und Durchführung einer multiplanaren Fehlstellungskorrektur des Unterschenkels nach kindlichem Überrolltrauma

Bei dieser Fehlstellung waren initial mehrere Etagen betroffen. Zum einen die proximale Wachstumsfuge der Tibia und gleichzeitig lag eine proximale diaphysäre Fraktur vor. Daneben bestand eine distale diaphysäre Unterschenkelfraktur und eine vorzeitiger partieller Verschluß der distalen ventralen Wachstumsfuge.

Zusätzlich erkennbar sind die Folgen einer Frühkorrektur durch proximale Epiphysenklammerung. Erschwerend waren aufgrund des Primärtraumas 12 plastische Eingriffe inklusive freier Lappen bis zur endgültigen Weichteildeckung erforderlich. Im Bereich des Sprunggelenkes bestand eine Spitzfußdeformität bei massiver Weichteilschwellung wegen Lymphabflußstörungen.

Zusammenfassung

Der Ringfixateur bietet von den externen Fixationssystemen einen im Vergleich zu unilateralen Systemen geringeren Patienten-Tragekomfort. Im Rahmen von komplexen posttraumatischen Korrekturen, insbesondere bei kritischen Weichteilverhältnissen und schlechter Knochenqualität, bietet er jedoch hervorragende Möglichkeiten, mittels minimal-invasiverTechniken auch komplexe Fehlstellungen zu korrigieren.

Wie bei allen korrigierenden Eingriffen ist auch bei Verwendung des Ringfixateurs trotz der bei diesem System auch postoperativ noch bestehenden Veränderungsmöglichkeit in der Konfiguration eine exakte Analyse der Fehlstellung mit subtiler Montage- und Korrekturplanung unabdingbar.

Abb. 2. Präoperative Planung zur fehlstellungsfernen Korrektur durch kontinuierliches Distraktionsverfahren mittels Fixateur externe wegen reduzierter Knochen- und Weichteilqualität im ehemaligen Frakturbereich.
a Analyse der Fehlstellung und Übertragen der Achsenwinkel von der unverletzten Extremität. Der Bereich der ehemaligen Schußverletzung (WT) weist weiterhin eine starke narbige Verklebung und Adhaerenz der Weichteile direkt am Knochen auf. Dieser mittlere Bereich (WT) ist für eine Korrekturosteotomie aufgrund der Knochen und Weichteilsituation ungeeignet.
b Fehlstellungsanalyse mittles anatomischer Achsenplanung (anatomische proximale Femur Achse (apFA)/anatomische distale Femur-Achse (adFA)
c Fehlstellungsanalyse mittels mechanischer Achsenplanung (mechanische proximale Femur Achse (mpFA)/mechanische distale Femur-Achse (mdFA)
d Planung der Fixateuranbringung zur Achsenkorrektur und simultanem Längenausgleich. Der Drehpunkt des Fixateurs liegt exakt in Höhe des Schnittpunkt der proximalen und distalen Femursegmentachse und demnach im Zentrum der Fehlstellung. Dieses ist durch eine leichte Translation des distalen Segmentes nach lateral etwas tiefer als der offensichtliche Achsenknick lokalisiert. Die Osteotomieebene wird entfernt vom kritischen Verletzungsbereich (WT) in der Metaphyse des distalen Femurs gewählt.
e Zeichnerische Vorwegnahme des angestrebten Korrekturergebnisses. Durch die Drehachse des Fixateurs in Höhe der tatsächlichen Fehlstellung stellt sich unabhängig von der gewählten Osteotomieebene, die für die korrekte Beinachsenausrichtung notwendige Translation der distalen Femurachse, automatisch ein.

◄———

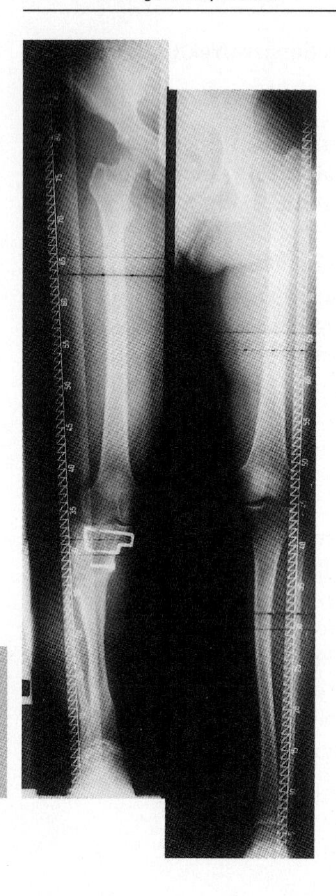

Abb. 3. Planung und Durchführung einer multiplanaren Fehlstellung des Unterschenkels nach kindlichem Überrolltrauma. Es handelt sich um eine komplexe Deformität mit Verkürzung um 8 cm, mit einem Torsionsfehler von 25° und einer Translations/Achsenfehlstellung auf mehreren Ebenen

Abb. 4. A Die Planung ergibt im Tibiakopfbereich eine erhebliche Translationsfehlstellung mit Deformation der Gelenkkontur selbst. Diese wurde verstärkt durch die versuchte Epiphysiodese. Es besteht eine Translation der mechanischen Achse des Femurs gegen des proximalen Tibiakopf. Desweiteren läßt sich eine Translation und diskrete Achsenfehlstellung des Tibiakopfes gegen den Tibiaschaft nachweisen. Am distale Unterschenkel besteht eine Kombination von Translation und Achsenfehlstellung. Die Gesamtachse des Beines ist in Varus, der distale Unterschenkel jedoch valgisch eingestellt. Im seitlichen Bild läßt sich die Abkippung der Gelenkfläche von ca 20 ∞ ausrechnen.
B Eine Korrektur unter Berücksichtigung der anatomischen Achsen ist in diesem Fall nicht sinnvoll, da hierzu multiple Knochendurchtrennungen nötig wären, was aus Weichteilgründen zu risikoreich erscheint. Entscheidend ist deshalb die Ausrichtung der mechanischen Achsen.
Zur Planung wird die mechanische Femurachse auf die proximale Tibia verlängert, da die deformierte Gelenkfläche nicht tangiert werden soll. Hieraus wird die mechanische Achse des proximalen Tibiasegmentes bestimmt (mA1). Entsprechende Vorgehen am Sprunggelenk mit Bestimmung der distalen mechanischen Achse (mA3). Es ist kein Schnittpunkt der beiden Achsen im Bereich des Knochens zu erreichen, weshalb eine resultierende Achse im Schaftbereich (mAr) eingezeichnet wird. Diese drei mechanische Segmentachsen dienen zur Ausrichtung der verschiedenen Anteile des Ringfixateurs.
C Montage der verschiedenen Ringebenen entlang der Segmentachsen mit Einbau der Scharniergelenke in Höhe der Fehlstellungen (Center of Rotation and Angulation /CORA 1/ CORA 2) zur Verlängerung und simultanen Achsenkorrektur. Aufgrund der Position des Fixateurdrehpunktes außerhalb des Knochens resultiert eine Verlängerung im Rahmen der Achsenkorrektur.
D Berechnetes Endergebnis nach Längen-, Achsen und Translationskorrektur. →

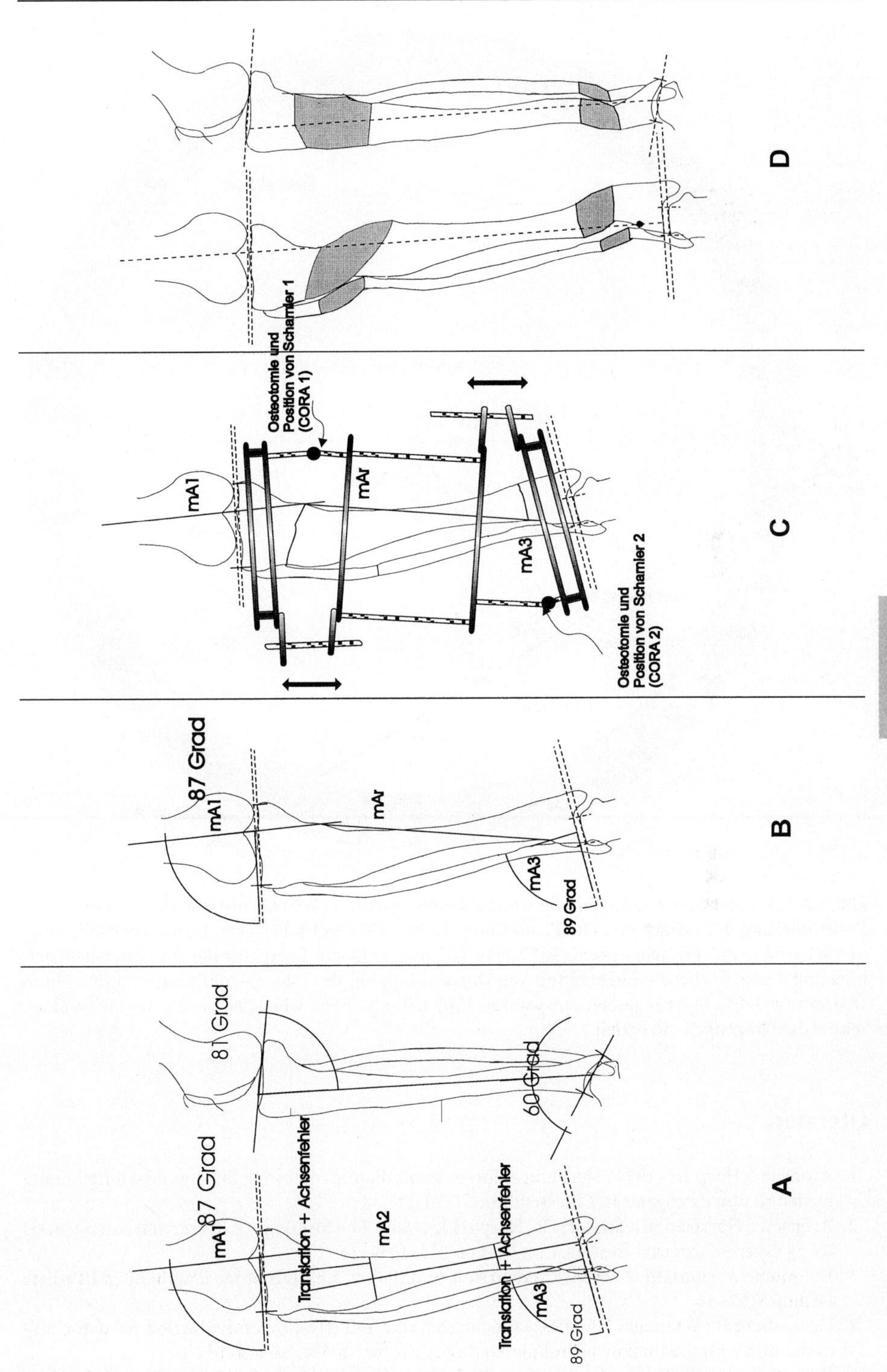
mA1
87 Grad
Translation + Achsenfehler
mA2
Translation + Achsenfehler
mA3
89 Grad
81 Grad
60 Grad
A
mA1
87 Grad
mAr
mA3
89 Grad
B
mA1
mAr
mA3
Osteotomie und Position von Scharnier 1 (CORA 1)
Osteotomie und Position von Scharnier 2 (CORA 2)
C
D

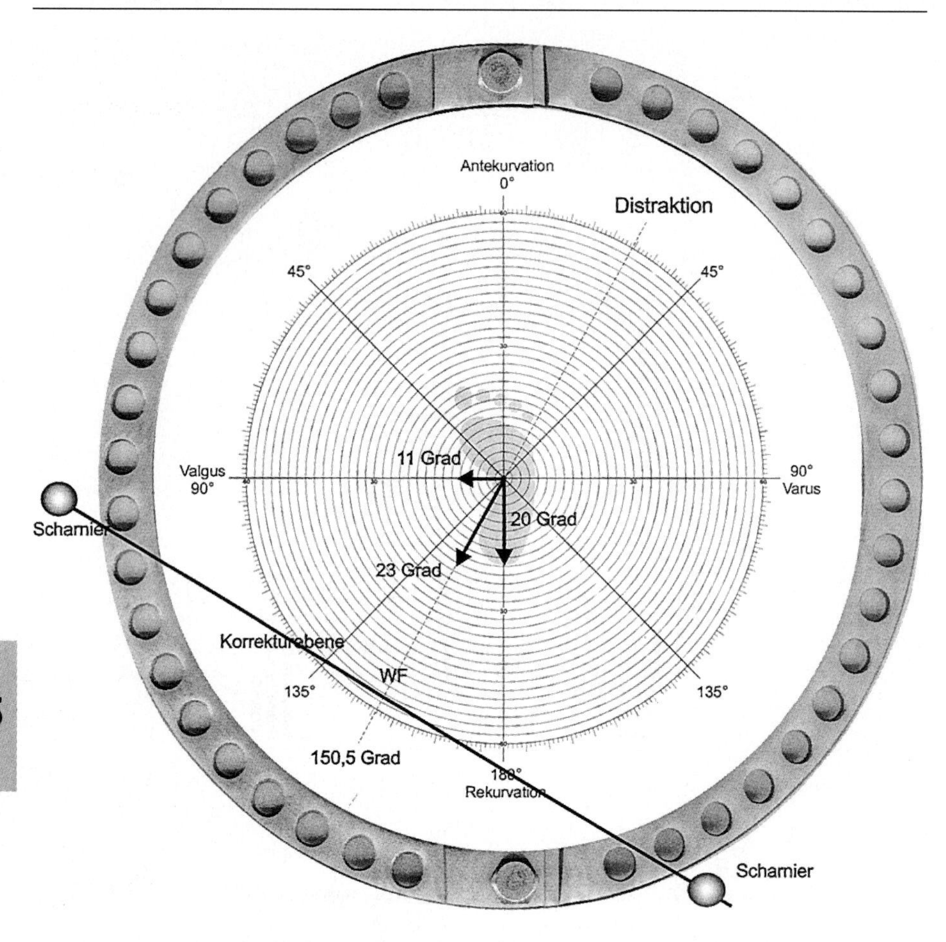

A5

Abb. 5. Methode zur Berechnung der wahren Fehlstellungsebene (WF) am distalen Unterschenkel zur Positionierung der Scharniere. Die Fehlstellung ist bei 150 Grad lokalisiert. Durch Positionierung der Scharniere des Fixateurs genau 90° hierzu ist eine simultane Korrektur der a.p. Valgusfehlstellung und der im seitlichen Bild erkennbaren Dorsalabkippung der Pilongelenkfläche möglich. Durch Distraktion 180° entgegengesetzt zur wahren Fehlstellungsebene wird gleichzeitig zur Achsenkorrektur der Längengewinn erzielt.

Literatur

1. Aronson J, Harp JH (1994) Mechanical forces as predictors of healing during tibial lengthening by distraction osteogenesis. Clin Orthop. 301 : 73–79
2. Aronson J, Harrison BH, Stewart CL, Harp JH Jr (1989) The histology of distraction osteogenesis using different external fixators. Clin Orthop 241 : 106–116
3. Dal Monte A, Donzelli O (1988) Comparison of different methods of leg lengthening. J Pediatr Orthop 8 : 62–64
4. Herzenberg JE, Waanders NA (1991) Calculating rate and duration of distraction for deformity correction with the Ilizarov technique. Orthop. Clin. North Am. 22 : 601–611
5. Ilizarov GA (1988) The principles of the Ilizarov method. Bull Hosp Jt Dis Orthop Inst 48 : 1–11

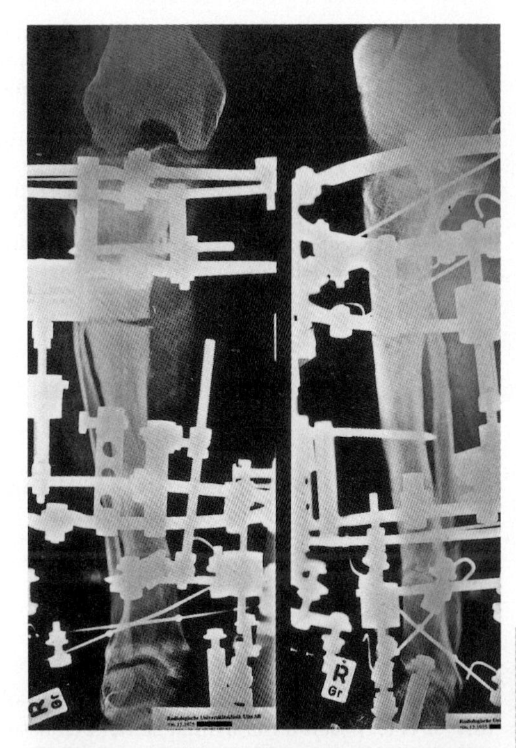

Abb. 6. Montage des Fixateurs und Osteotomie auf zwei Ebenen

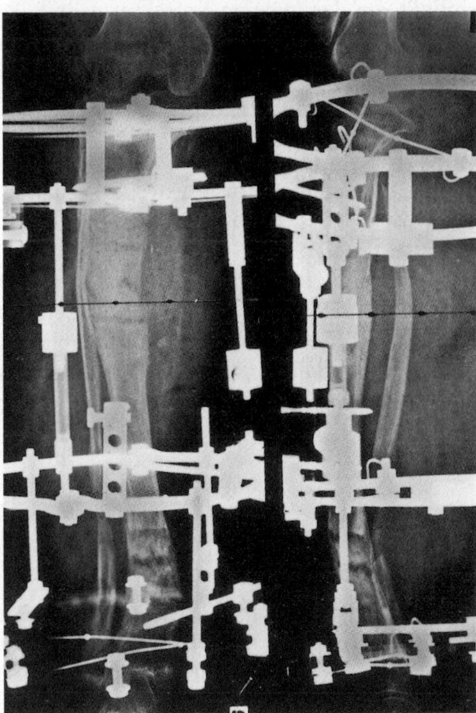

Abb. 7. Radiologisches Bild vor Fixateurentfernung.

6. Paley D, Herzenberg JE, Tetsworth K, McKie J, Bhave A (1994) Deformity planning for frontal and sagittal plane corrective osteotomies. Orthop Clin North-Am 25(3): 425–465
7. Paley D (1990) Problems, obstacles, and complications of limb lengthening by the Ilizarov technique. Clin Orthop 250: 81–104
8. Simard S, Marchant M, Mencio G (1992) The Ilizarov procedure: limb lengthening and its implications. Phys Ther 72: 25–34
9. Suger G, Fleischmann W, Hartwig E, Kinzl L (1995) Der offene Segmenttransport in der Behandlung osteitischer Weichteil- und Knochendefekte. Unfallchirurg 98: 381–385
10. Tetsworth KD, Paley D (1994) Accuracy of correction of complex lower-extremity deformities by the Ilizarov method. Clin. Orthop. 301: 102–110

Komplexe Korrekturen mittels unilateralem Fixateur

E. Heijens, B. Gladbach und J. Pfeil, Wiesbaden

A5

Einführung

Ziel einer Deformitätenkorrektur ist die physiologische Ausrichtung der Gelenke. Die Analyse einer ossären Deformität ist der Schlüssel zum Erfolg und wird nicht relevant beeinflußt von der späteren Korrekturtechnik. Paley [1] hat die gelenkorientierte Analyse der Deformitäten der unteren Extremität standardisiert und hilfreiche Osteotomieregeln formuliert. Wir übernehmen daher in diesem Referat die von ihm vorgegebene Nomenklatur und Abkürzungen.

Ist die Fehlstellung analysiert und das Centre of Rotation of Angulation (CORA) ermittelt worden [2], kann das Osteosyntheseverfahren gewählt werden. Für Akutkorrekturen stehen interne sowie externe Verfahren oder ihre Kombination zur Verfügung. Progressive Korrekturen sind dagegen bis auf weiteres die Domäne der externen Fixation.

Während der Ringfixateur immer so konstruiert werden kann, daß die Axis of Correction of Angulation (ACA) mit CORA übereinstimmt [2, 3], ist dieses beim unilateralen Fixateur meistens nicht der Fall. Dies impliziert den Bedarf einer Vorkalkulation der aus der Anwendung des unilateralen Fixateurs resultierenden Korrekturfehler, damit sie bei der Operation als Korrekturvorgabe berücksichtigt oder im späteren Verlauf nachkorrigiert werden können.

Definitionen [2]

CORA (Centre of Rotation of Angulation) wird definiert als der Schnittpunkt der proximalen und distalen Achslinie. Sieht man den Punkt CORA als Projektion einer Linie, so ist diese Linie die Achse, um welche die Angulation stattfinden sollte. Durch Rotation der Fragmente um das Ausmaß der Angulationsdeformität erfolgt die Korrektur ad angulum, ad latum sowie ad longitudinem.

ACA (Axis of Correction of Angulation) dagegen ist die Achse um die tatsächlich gedreht wird.

BL (bisector-line) wird hier t-BL (transverse bisector-line) genannt und ist die Senkrechte zur Winkelhalbierenden des Fehlstellungswinkels α durch CORA.

Paley definiert alle Punkte dieser Linie als weitere CORAs. An dieser Stelle sei jedoch erwähnt, daß nach Verlagerung des CORA zur Konkavität oder Konvexität der Korrektur ein Verkürzungs- oder Verlängerungseffekt zugefügt wird. Mit anderen Worten, die Korrektur erfolgt nur noch neutral ad angulum sowie ad latum.

Neutral-CORA (n-CORA)
Der Schnittpunkt der Mittelachse der vermessenen Fragmente einer Deformität nennen wir Neutral-CORA.

Longitudinale Bisector-Line (l-BL) Abb. 1a, b
Die Winkelhalbierende des Fehlstellungswinkels nennen wir Longitudinal- Bisector-Line. Die Verlagerung des ACA auf dieser Linie führt zu einer ungewollten Translation zur Konvexen bei Proximalisierung oder zur Konkaven bei Distalisierung.

Bedeutung der ACA abseits des n-CORA (Abb. 1c, d)

Die Bedeutung einer abseitigen ACA wurde hiermit angegeben. Sie führt zu Korrekturfehlern ad longitudinem sowie ad latum. Das Ausmaß der Fehler läßt sich messen, wenn ACA im Koordinatensystem gebildet von t-BL und l-BL eingetragen wird.

Bedeutung der aberranten ACA für die progressive Deformitätenkorrektur mit unilateralem Fixateur (Abb. 1e)

Bei der Planung einer Deformitätenkorrektur mit unilateralem Fixateur hat die aberrante ACA-Lage eine entscheidende Bedeutung. Berücksichtigt man die anatomisch bedingte Vorgabe, daß unilaterale Fixateure am Oberschenkel nur lateral angebracht werden können, so ergibt sich hieraus, daß es hier nur eine Ausgangssituation gibt, die eine exakte Übereinstimmung von ACA und CORA ermöglicht – nämlich die Korrektur von Fehlstellungen in der sagittalen Ebene.

In allen anderen Situationen müssen zusätzlich zur reinen Angulation Korrekturvorgaben oder Nachkorrekturen einkalkuliert werden. Bei entsprechender Berücksichtigung ergibt sich hieraus allerdings, daß jede Angulations- und Translationsfehlstellung akkurat mit unilateralem Fixateur erfolgen kann.

Techniken der Korrekturvorgabe und Nachkorrektur

- *ACA-Verlagerung auf t-BL*
  Eine ACA-Verlagerung auf der t-BL führt zu Fehlern ad longitudinem. Sie werden vermieden durch Ein- oder Ausfahren am Teleskopmodul, das entsprechend in aus- oder eingefahrenem Zustand angebracht werden muß.

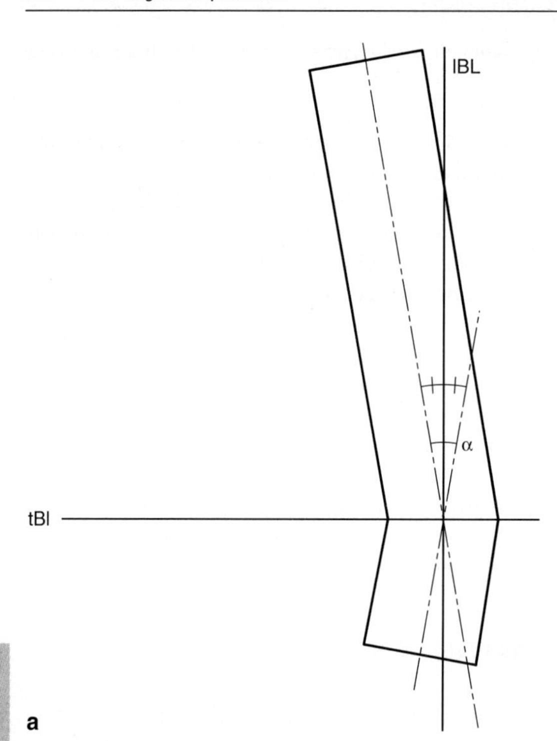

Abb. 1a. Koordinatensystem, bestehend aus t-BL und l-BL bei Fehlstellungswinkel α

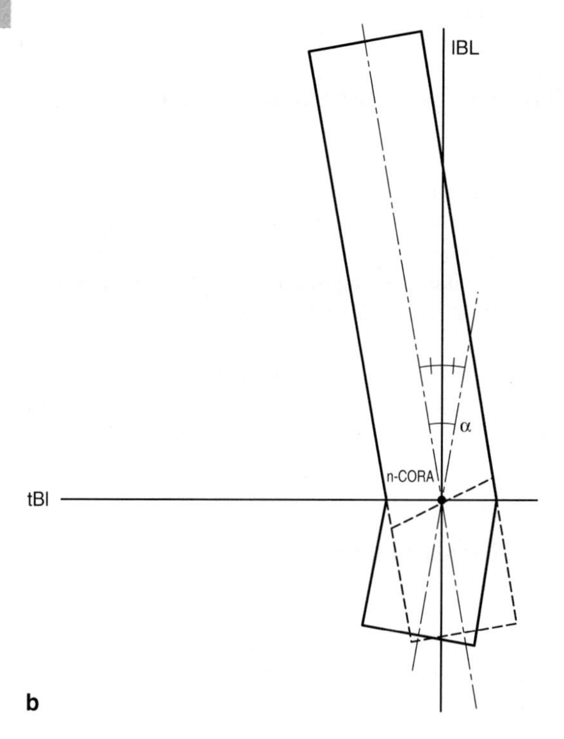

Abb. 1b. Korrekturergebnis bei Angulationskorrektur um n-CORA. Neutral ad angulum ad longitudinem sowie ad latum

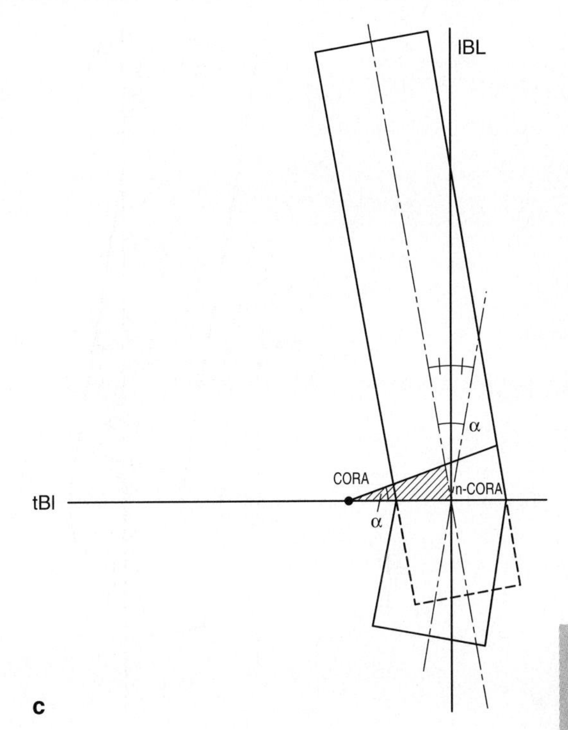

Abb. 1c. Korrekturergebnis bei Korrektur um CORA, auf der t-BL. Der Verkürzungseffekt wird an der Basis des schraffierten gleichbeinigen Dreiecks abgemessen. Der spitze Winkel dort entspricht α, die Schenkellänge entspricht dem Abstand zwischen CORA und n-CORA

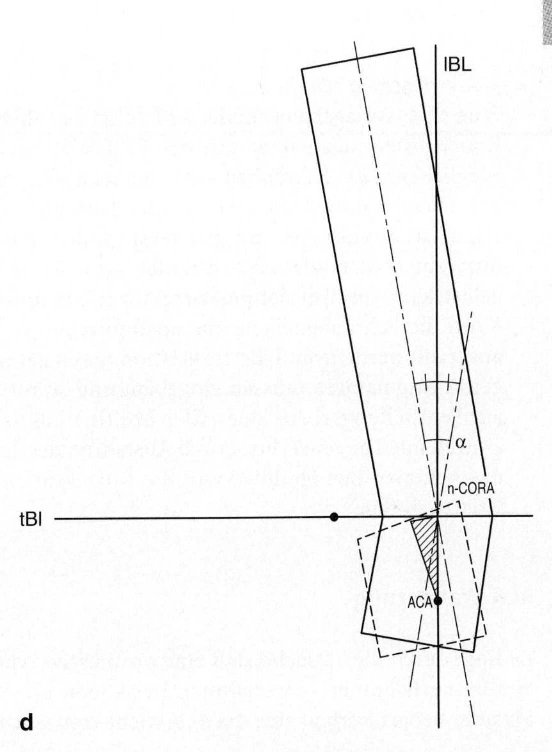

Abb. 1d. Analog 1c, jedoch hier ACA-verlagert auf l-BL

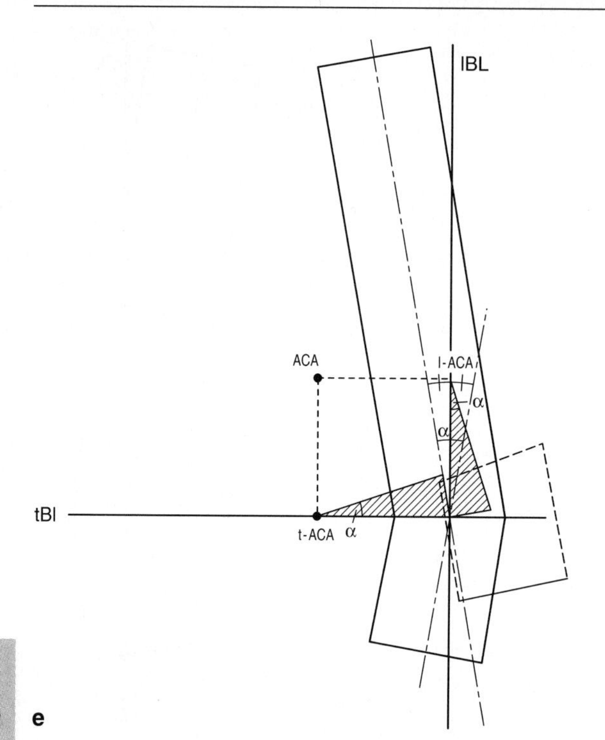

Abb. 1e. ACA abseits der t–BL und l–BL. Die Projektion auf das Koordinatensystem ergibt analog zu 1c und d die Möglichkeit, den jeweiligen Korrekturfehler ad longitudinem sowie ad latum zu messen.

- *ACA-Verlagerung auf l-BL*
  Eine ACA-Verlagerung auf der l-BL führt zu Fehlern ad latum (Translation). Sofern die Knochenschraubenebene mit der Fehlstellungsebene übereinstimmt, bietet sich die Möglichkeit, die Schrauben eines Knochenfragmentes relativ zur Backe zu verschieben. Dieses kann intraoperativ manuell erfolgen, aber auch, insbesondere bei Nachkorrekturen, wohldosiert und progressiv, indem eine 2. Backe aufgesetzt und mit der 1. über einen Gewindestab verbunden wird. Wird jetzt die 2. Backe fixiert und die 1. gelöst, kann die Translationskorrektur in gewünschter Richtung erfolgen.
  Kann die Schraubenebene aus anatomischen Gründen nicht der Fehlstellungsebene angepaßt werden, muß die Translation durch gegenläufige Angulation im System erfolgen. 2 Angulatoren müssen eingebaut und so rotiert werden, daß ihre ACA senkrecht zur Fehlstellungsebene steht. Gleichzeitig muß der durch die gegenläufige Angulation eintretende Längenverlust durch Ausfahren des Teleskops ausgeglichen werden. Durch das Volumen der Module kann die Korrektur mit unilateralem System hier an eine Grenze stoßen.

ACA-Wanderung

Bedingt durch die Tatsache, daß eine progressive Angulationskorrektur mit unilateralem System auch immer – Ausnahmen bestätigen die Regel – einer Längenverstellung am Fixateur bedarf, verhält sich die ACA nicht konstant zur CORA.

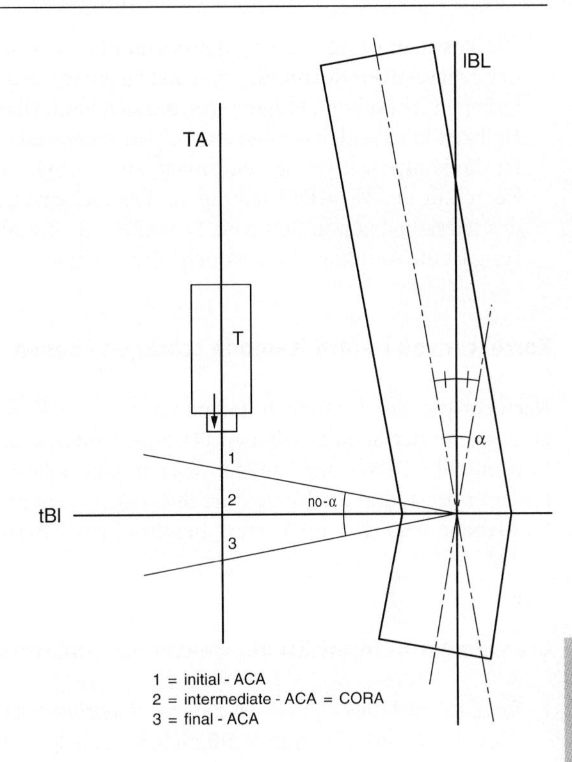

Abb. 2. Management der ACA-Wanderung, siehe Text

A5

- *Bedeutung der ACA-Wanderung*
  Unberücksichtigt würde dieses Phänomen zu Translationsfehlern führen.

- *Management der ACA-Wanderung (Abb. 2)*
  Prinzipiell kann der Translationsfehler mit o.g. Techniken korrigiert werden. Da jedoch speziell am Unterschenkel die am häufigsten zu korrigierende Frontalebene nicht der favorisierten Knochenschraubenebene entspricht, sollte das Phänomen der ACA möglichst bei der Anlage des Fixateurs durch Festlegung der ACA-Ausgangsposition (Initial-ACA) berücksichtigt werden. Die ideale Position der ACA (Scharnier, Angulator) ergibt sich durch Rotation des Fehlstellungswinkels in CORA um 90° in der dem Fixateur zugewandten Richtung. Dadurch wird t-BL zur Winkelhalbierenden des rotierten Winkels (ro-α). Aus dem Schnittpunkt der projizierten Zentralkörperachse (Teleskopachse = TA) mit den Schenkeln des ro–α ergibt sich ein Dreieck, dessen Basislänge das Ausmaß der notwendigen Längenverstellung angibt (siehe Abb. 2, analog Dreiecke in Abb. 1c bis e). Die Schnittpunkte der Schenkel geben die beiden möglichen Ausgangsniveaus für die ACA an. Aus fixateurabhängigen biomechanischen Gründen, sollte soweit die Anatomie es zuläßt, der Fixateur in seiner Projektion immer auf der konkaven Seite der Deformität angebracht werden. Die Korrektur erfolgt dann durch Distraktion und Angulation. Die Ausgangsposition des ACA (Scharnier, Angulator) ist der Schnittpunkt des teleskopzugewandten ro-α Schenkels mit TA.
  An dieser Stelle sei erwähnt, daß die Höhe des Angulationsmoduls durch Neigung der Knochenschrauben in der angulatorangrenzenden Backe maßgeblich beeinflußt werden kann.

Die Positionierung des Angulationsmoduls in Höhe von Initial-ACA führt während der progressiven Korrektur zunächst zu einer fixateurzugewandten Translation des teleskopangehörenden Fragmentes, die sich beim Überschreiten der t-BL durch ACA zur Halbzeit in eine gleichermaßen fixateurabgewandte Translation umwandelt.
Ist die konkavseitige Fixateuranlage anatomisch nicht möglich, zum Beispiel bei der Korrektur der Varusfehlstellung am Oberschenkel, muß theoretisch der Schnittpunkt des teleskopabgewandten ro-α Schenkels als Initial-ACA gewählt werden. Dieser Lösung ist die Akutkorrektur jedoch vorzuziehen.

Korrektur von Deformitäten in schrägen Ebenen

Nach entsprechender Deformitätenanalyse ist die Korrektur von Deformitäten in Ebenen abweichend der Standardebenen [4] ohne weiteres möglich durch Rotation des Angulationsmoduls. Dieses wird in der Vormontage relativ zur Schraubenebene derartig im System rotiert, daß die Korrekturachse (ACA) senkrecht zur errechneten Hauptfehlstellungsebene liegt. Die im Vortext beschriebenen Besonderheiten sind auch hier zu beachten.

Grenzen der Deformitätenkorrektur mit unilateralem Fixateur

1. *Translationsfehlstellungen in einer Ebene, abweichend von der Schraubenebene:*
   Diese ist theoretisch immer möglich, kann jedoch durch das Volumen der 2 einzubauenden Angulationsmodule an Grenzen stoßen.

2. *Korrektur von Torsionsfehlstellungen:*
   Zur akuten Korrektur von Torsionsfehlern stehen je nach Schwierigkeitsgrad mehrere Techniken mit dem unilateralem Fixateur zur Verfügung.
   Die progressive und postoperative Torsionskorrektur ist jedoch ohne unvertretbare Translationsfehler mit den derzeitig zur Verfügung stehenden Modulen nicht möglich.

Schlußfolgerung

Der Akutkorrektur von Deformitäten, auch komplexer Art mit dem unilateralen Fixateur, sind im Vergleich zu anderen Osteosyntheseverfahren keine Grenzen gesetzt. Vorteile der internen Stabilisierungsverfahren liegen hier im besseren Komfort. Nachteile resultieren aus der erhöhten Exposition (Platten) und der Unmöglichkeit der non-invasiven Nachkorrektur (Platte, Nagel). Im Spiegeleffekt resultieren hieraus die Nach- und Vorteile der externen Fixation.

Der Schlüssel zum Erfolg liegt in der Optimierung der intraoperativen Ergebnisprüfung, in der differenzierten Indikationsstellung zum Osteosyntheseverfahren sowie der routinierten Beherrschung der vier zur Verfügung stehenden Osteosyntheseverfahren, nämlich intramedullär, intra-extramedullär, unilaterale sowie Ringfixationen.

Literatur

1. Dror Paley, MD FRCSC et al (1994) Defomity planning for frontal and surgetal plane corrective osteotomies Orthop clin North Am 25:425–465
2. Dror Paley (1997) Glossary and deformity correction principles, Gaslini 29 (1):5–9
3. Paley (1989) Principles of deformity correction by Ilizarov-Technique: Technical aspects: Tech Ortop 4:15–29
4. Pfeil J, Grill F, Graf R (1996) Technik der Verlängerungen, Pseudarthrosenbehandlung und Deformitätenkorrektur. Springer Verlag, Heidelberg

Intertrochantere Umstellungsosteotomie mit dem Gammanagel

R. Kreusch-Brinker, A. Halder und E. Weber, Birkenwerder

Zielsetzung

Belastungsstabile Korrekturosteotomie der Hüfte ohne Keilentnahme

Problembeschreibung, Material, Methode, Ergebnisse

Die intertrochantere Korrekturosteotomie bei Hüftdysplasie oder posttraumatischen Fehlstellungen der Hüfte sind anerkannte Interventionen zur Besserung der Biomechanik am proximalen Femur zwecks Erhalt des natürlichen Hüftkopfes und Vermeidung bzw. Hinauszögerung der Endoprothesenversorung. Die Problematik der Plattenstabilisierung besteht in Abhängigkeit von der Art der Umstellung in der Notwendigkeit zur längerfristigen Entlastung des Beines und der Verkürzung der Extremität bei Keilentnahme (insbesondere bei der Varisationsosteotomie) sowie in einer Verstärkung bzw. Induktion des Trendelenburghinkens. Zur Besserung der Knochenbruchheilung mit der Platte sind verschiedene Modifikationen insbesondere der Varisationsosteotomie mit Verstärkung der primären Kompression auf die Osteotomieflächen beschrieben worden. Im Bereich der Frakturversorgung der Trochanterregion ist die Platte mittlerweile von dynamischen Verfahren wie z.B. die dynamische Hüftschraube abgelöst worden. Die Weiterentwicklung des dynamischen Prinzips in Form des Gammangels hat die Möglichkeit der Frühmobilisation von dem sehr betagten Krankengut erheblich verbessert. Die Kraftverhältnisse am proximalen Femur sind nach den Untersuchungen von Bergmann (1989) durch die Senderprothese dahingehend geklärt worden, daß eine sogenannte Teilbelastung biologisch nicht möglich ist, da die Muskelkräfte direkt p.o. ebenso wie das Laufen mit Gehstützen unter Belastung des Beines in etwa das 2 bis 3-fache des Körpergewichtes an Kraftfluß auf die Hüfte bringen. Auf Grund der hervorragenden klinischen Ergebnisse mit dem Gammanagel in der Versorgung von trochanteren Frakturen ist seit 1995 in unserer Klinik der Gammanagel als Methode der Wahl zur Durchführung der intertrochanteren Korrrekturosteotomie angewandt worden. In der Zeit zwischen 1.1.95 und 31.12.97 wurden insgesamt 37 Osteotomien bei 32 Patienten vorgenommen. Es handelt sich um 31 Varisationen,

4 Derotationen und 2 Valgisationsderotationsosteotomien. Der Eingriff erfolgte ohne Keilentnahme. Die Einstellung des Hüftkopf-Trochanterfragmentes erfolgte entsprechend der Bildwandlerkontrolle in der gewünschten Stellung. Anschließend wurde über einem Loch im Trochanter major mit dem Nagel das distale

Femur in der gewünschten Unterstellung aufgefädelt und bei klaffendem Osteotomiespalt die Schenkelhalsverschraubung durch den Nagel vorgenommen. Mit der distalen Verriegelung wurde die gewünschte Rotationsstellung gesichert. P. o. wurde die Patientin sofort mobilisiert unter Belastung des Beines. Bei 32 Eingriffen kam es in zwei Fällen zu einer Infektion, die zu frühzeitiger Nagelentfernung bei Durchbau der Osteotomie zwangen. Alle anderen Patienten boten keinerlei klinische Komplikation. Da keine Beinverkürzung primär eingestellt wurde, resultierte schlußendlich auch kein Beinlängenverlust über der meßbaren Größe von 1 cm. Die Osteotomieheilung erfolgte zwischen dem 4. und 8. Monat nach Operation. Davon abhängig war jedoch die Mobilisation bis zur Gehfähigkeit ohne Stützen in der Regel zwischen dem 2. und 3. Monat abgeschlossen. Die Rehabilitation im Beruf erfolgte im gleichen Zeitraum zwischen kürzestens 6 Wochen und längstens 18 Wochen nach dem Eingriff.

Schlußfolgerung

Für in der Traumatologie geübte Anwender des Gammanagels stellt das Implantat eine optimale Erweiterung der Technik im Bereich der Korrekturosteotomie am proximalen Femur dar.

Axial Corrections of Lower Limbs with the Albizzia Nail

J. M. Guichet, J. Prevot and P. Lascombes, Nancy

Introduction

In surgical lengthening of the lower limbs, there are two reasons to correct the angular deformities in addition to performing the lengthening:

- To allow a lengthening along the functional and not the anatomical axis of the bone to get a good alignement of the limb.
- To correct complexe axial deformities in multiple planes.

The lengthening nail (Albizzia) can address both aims. However, the axis modifies during the postoperative period of gradual lengthening with the nail (e.g. in femoral lengthening). If the lengthening can be obtained gradually, the axial correction is obtained peroperatively. That is why the final correction at the end of lengthening must be anticipated, and the surgical procedure carefully planned.

We will see how axial corrections can be obtained with nails and what are the specific features of the femoral and tibial operations with the Albizzia.

Planning of the Operation

The standard rules for angular deformities corrections are valid [2, 4, 5]. However special care should be taken about the axis which must be checked separately in each space plane:

- The longitudinal axis, corresponding to the lengthening procedure to perform. This axis is checked in the frontal and sagittal planes.
- The frontal plane corresponds to the varus/valgus deformity and to the mechanical axis deviation i.e. to the translation at the osteotomy site to prevent any "bayonnet" effect along the bone or limb.
- The sagittal plane, corresponds to the pro/recurvatum of the bone. This plane is often misconsidered as the reference x-ray for surgeons is often anterior-posterior. A "bayonnet" effect might also be observed in this plane.
- The transverse plane corresponds to the rotatory axis of the bone.

For accute correction of angular deformities with no associated lengthening procedure, the final axis is the one obtained at the end of the operation, and later on if the bone fixation is stable.

For axial correction with a postoperative lengthening procedure, the axis modifies during the lengthening procedure up to its end. That is why the operation planning should take into account the corrections induced by the postoperative lengthening. For instance, in case of varus correction of the femur associated with a 8 cm lengthening, the additional valgus provided by the postoperative lengthening procedure will need a lower peroperative valgization.

The planning for corrections of the angular deformities is taking into account the initial angular deformities, the final axis to obtain and the modifications due to lengthening. The easier way is to use drawings from x-rays on a tracing paper. On the long leg x-ray for instance, the length gain is added on the tracing paper and the angular deformity is corrected. The axis of the limb and of the bones are separately checked to make adjustments. The peroperative correction can be easily planned.

On the tracing paper, the best way for setting the operative plan is to check on each bone the two joint lines and alignement with respect to the mechanical axis and to each other joint (Fig. 1). The operation is planned according to segmental alignements.

The Osteotomies

The bone axis are checked to determine the "CORA". For external fixators, few deformities with close or even opposite CORA are sometimes treated with a single osteotomy. In nailing, the bone-nail interface needs a centered fitting of the nail, and few deformities cannot generally be performed with a single osteotomy.

The angular correction osteotomies might be separated from the osteotomy for the lengthening. This is specially true if the CORA osteotomy is located in a site with poor bone healing properties (following a severe open fracture). If the surgeon does not want to take the risk of a poor healing for a large length gain, he might choose to perform the angular correction at the apex of the deformity and the lengthening osteotomy in the metaphysis (Fig. 2).

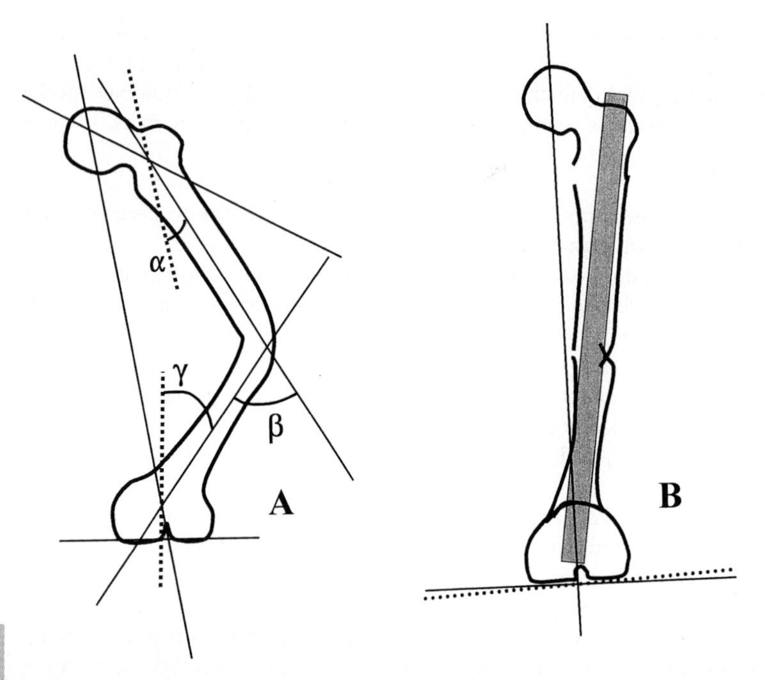

Fig. 1a, b. Measurement of the deformities based on segmental axis of the bone (A) and result of the surgical correction on the bone axis

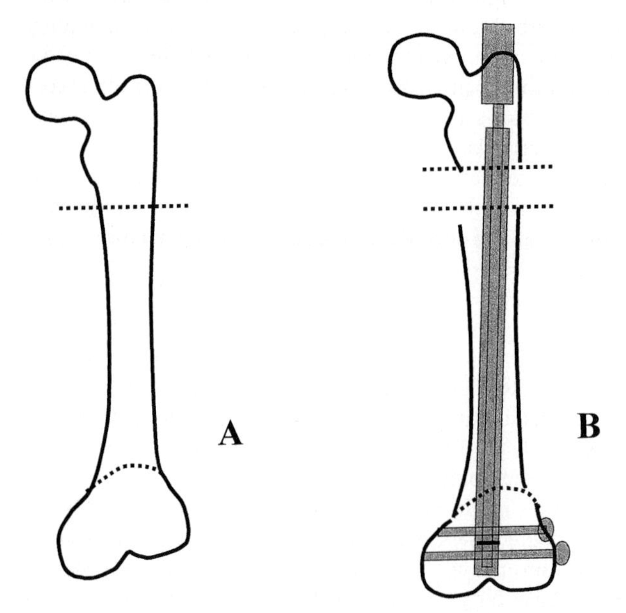

Fig. 2a, b. Choice of the osteotomy sites for the lengthening and for the angular deformity correction on the bone prior to the operation (A), and after correction and setting of the Albizzia nail (B)

The osteotomy type depends on the surgeon aim. The best is to get a perfect contact between bone surfaces and to correct completely the deformity with the smallest soft tissue injury for the patient, and with small skin incision.

The osteotomy can be a simple one, a multiaxial but uniplane osteotomy, with or without substraction, or a dome shaped osteotomy. The osteotomy itself can be performed in different ways [1, 3, 4]. The Gigli saw can be used if great care is taken not to destroy the periosteum. The bone chisel might be used after percutaneous drilling. For femoral lengthening osteotomies, the IM saw is recommended. For osteotomy of the tibia, the IM saw cannot be used, because of the non-rounded cross-section of the tibia.

The Operation

Basic Principles

The nail is inserted from one end of the bone, generally the upper one. The first osteotomy level is planned. The bone drilling is performed in the axis of the final correction down to the first osteotomy level. This can be performed by using a pin to check under fluoroscopy the exact direction of the reaming in the bone. A cannulated drill is then used through a small skin incision. A gradual enlargement of the drilling then reaming is performed up to the diameter of the nail, not above, to insure a good bony purchase of the nail, and a good bone stabilization. A reaming along the initial axis of the deformed bone is not good to recommend, because the angular correction over the nail will be difficult to obtain with precision and with a good bone stability.

After the initial reaming along the planned axis at the proximal bone, the osteotomy is performed. A percutaneous dome osteotomy is often preferred by the author. The reaming is then performed down to the next osteotomy level, if any, and so on.

The nail is inserted as a "kebab" inside the bone fragments through the small skin incision.

The reference points for checking the axis during the operation are difficult to set, because an axial x-ray cannot be performed few times during the operation, and generally the fluoroscopy unit is allowing only a small focused view. The way to get around this problem during the operation is to "fix" all corrections around the nail taken as the axis. The nail will become the anatomical axis of the bone, and the rotation, the translation or offset, the varus/valgus and the pro/recurvatum of the joint surface can be set with respect to this nail at both bone extremities (Fig. 3).

Contraindications are a past medical history of infection (relative contraindication), and expected difficulty at reaming with an expected operative time of a few hours.

Femoral Operation

The operation is handled as described above. The reaming, curved then straight is performed down to the osteotomy site. For a distal dome shaped osteotomy, a Steinman pin is carefully positionned under fluoroscopy at the expected site of the "CORA", with respect to the joint line, at the right transverse rotation of the femur on the x-ray view. Then, a 6 mm skin incision is performed at the distance set for the drilling from the CORA (Fig.

A5

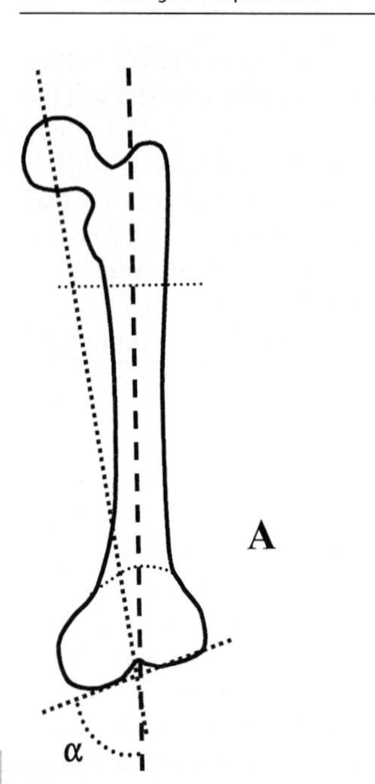

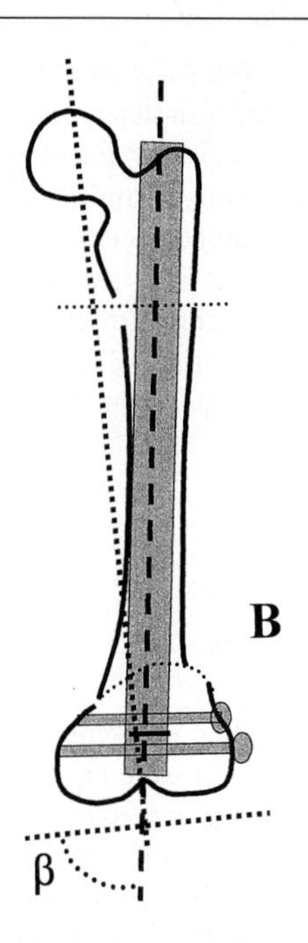

Fig. 3. Functional and anatomical axis of the femur before valgus correction (A) and after the valgus correction (B). The nail may be considered as the "reference axis" for the anatomical axis of the femur

4). A circonferential drilling is made along an arc. The osteotomy is completed with a thin 6 mm chisel. The distal bone is fixed with respect to the proximal one after angular correction with an external fixator. The distal femoral valgus is measured on the fluoroscopy. The distal femoral angle is measured between the line joining the distal tip of the condyles and the axis of the straight reamer introduced down to the osteotomy. This angle taken as the reference during the surgery is not the mechanical axis angle, but the anatomical axis of the femur. Its value has been preoperatively set on the tracing paper to get a good mechanical axis of the femur. It is easy to obtain on the fluoroscopuic image and is accurately reflecting the angles on a plain x-ray of the entire femur.

The distal femur positionning is checked on a AP and a lateral views. The rotation of the femur is controlled. The cortices should be aligned on the lateral view not to induce patellar tracking problems.

After a good positionning and a good stabilization of the distal versus the proximal femur with the external fixator, the straight reamer is introduced down to the intercondylar notch. It should point to its medial aspect because the anatomical axis of the femur goes through the medial side of the intercondylar notch. If the reamer point to another place (lateral condyle or top of the notch for instance), it might induce a malalignement of the femur and a deviation of the mechanical axis of the limb. In addition some patellar maltracking may result.

The nail is secured through one of its distal screw hole with a Steinman pin. Long femur x-rays are taken for accurately checking the axis on the AP and on lateral views.

If the axis are good, the locking can be performed. If the axis are off a few degrees, a modification of the distal femur orientation is possible, but experience is showing that it is limited to a very few degree in young adults with a good trabecular bone. Often the lateral malalignement and the lateral-medial translation of the distal femur cannot be

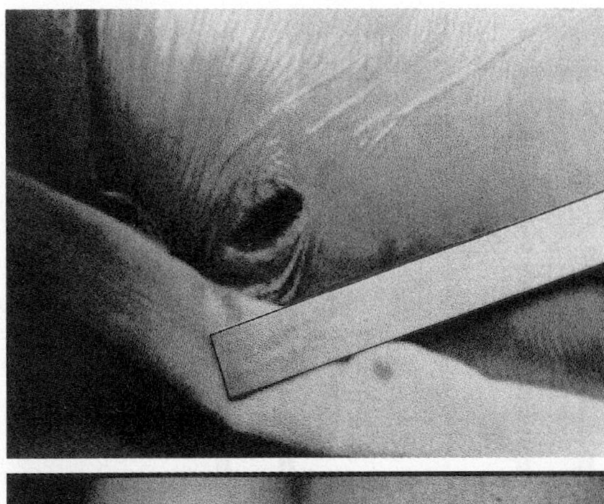

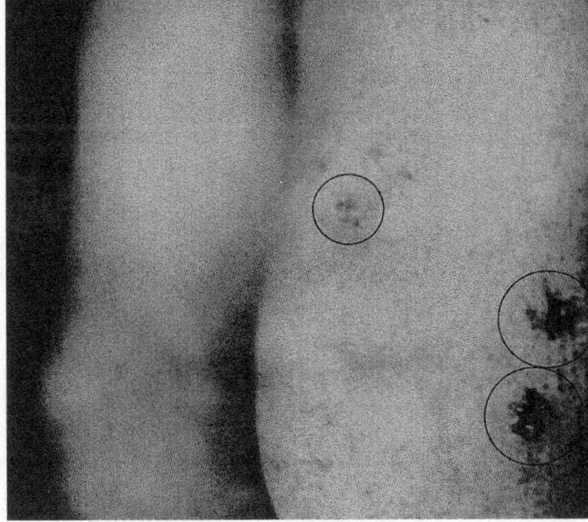

Fig. 4. Patient 1 showing the the 2-cm proximal skin incision for a femoral nail insertion (top) and the skin incisions for the dome osteotomy and the locking at the distal femur (bottom).

corrected. That is why the initial good positionning of the femoral fragments is so important.

The Albizzia nail used for distal femoral correction is a special one, the 3D-Albizzia. It includes 3 tubes. The two first constitute the "normal" Albizzia nail, and the third one is around its distal and diaphyseal part fixed with a small polyethylen plug to the inside Albizzia nail (Fig. 5). The strenght of the nail is high. The setting of the nail is exactly the same as the Albizzia nail. However, the removal is a two-step procedure: 1) first removal of the conventional Albizzia with no resistance, because of the small PE plug, then 2) reaming up to the distal nail diameter and removal of the nail with an expandable extractor (Fig. 6).

Tibial Operation

The recommendations set for the femur are valid. Often the deformity is rather proximal than distal and no Albizzia-3D is needed. The metaphyseal reaming is difficult to do along

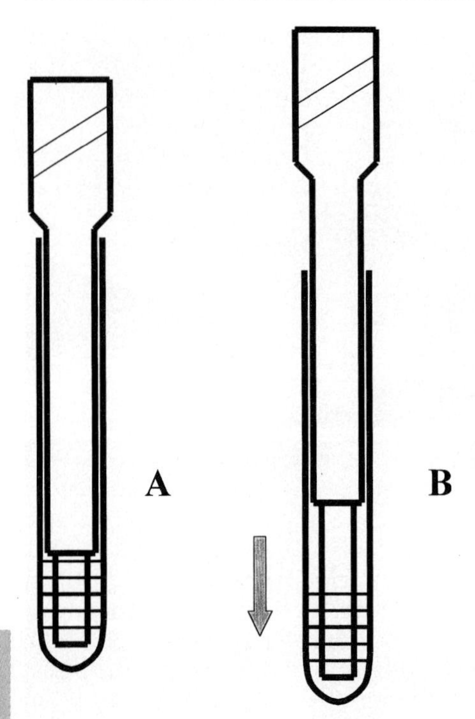

Fig. 5. The 3D-Albizzia femoral nail at the insertion (A) and after lengthening (B)

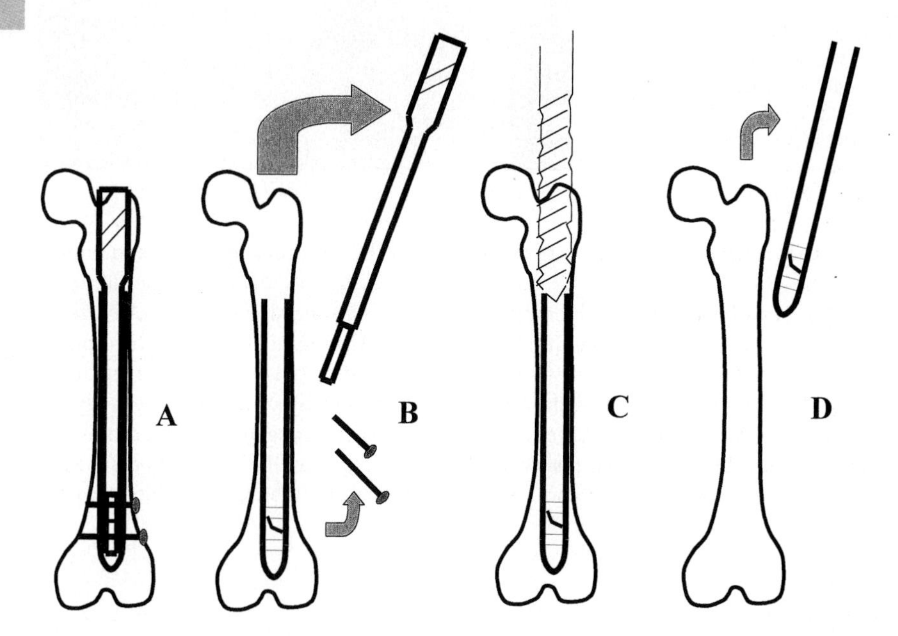

Fig. 6. The removal process of the 3D-Albizzia. The nail is in the bone (A), then its inner part is removed, rupturing the polyethylen plug (B). A reaming is perfomed down to the remaining tube (C) which is then extracted with an expandable extractor (D)

the correct axis. A pin followed by a cannulated drill are highly recommended. However, for the tibia, the reference marks are difficult to set because the slope of the lateral and medial tibial metaphysis are gradual and vary strongly according to tibial rotation. If any malposition, the only possibility to correct the axis is by doing a new reaming (difficult) or rotating the proximal part of the nail, which is modifying the alignement of the tibial metaphysis on the profile x-ray. A great care must be taken to set initially the pin for the reaming.

The operation can be performed percutaneously. The nail introduction is performed through a 2 cm long incision close to the patella.

Postoperative Care, Results and Complications

No drain is used by the author. For tibial lengthening and axial corrections, no Tourniquet is used to prevent compartment syndrome. Great care is taken not to induce a large bleeding. In bilateral cases, a blood transfusion program is performed. The overall blood loss is far lower than in fracture cases. Postoperatively, limbs are fearly elevated, up to the maximum admitted by the orthopaedic bed. The hematoma is seen mainly in tibial surgery, and is going up the popliteal space with limb elevation. It solves in 2 to 3 weeks.

The stability is generally very good, and motion can resume right away. After one week, the patient moves over 110° to 120°. In unilateral operations walking resumes on POD 1 with toe-touch. The weight-bearing is allowed in bilateral cases in swimming-pools after 2 to 3 weeks. Full weight bearing is recommended after 6 weeks in surgery for axial correction alone, and after the lengthening period is achieved if the lengthening stands for more than 6 weeks. In all cases, the weight-bearing is allowed according to the age of the patient (earlier in young patients) and to the initial bone stability. A large defect of the femur with a 3D-Albizzia is not a contraindication to a early weight-bearing at the end of the distraction. Resuming of sports can be allowed on the third month for axial corrections associated with lengthening limited to gains of 4 to 5 cm.

During the entire lengthening procedure for femur, the knee joint motion can stay around 120° in large gains (over 8 cm) with an intense rehab program in special rehab centers. The knee flexum does not generally get over 5 to 10°, and disappear in a few weeks after the lengthening is completed. For tibias, some knee flexum is observed along with slight equinus for gains up to 5 cm. It decreases in a few weeks, and does not make necessary to add tendon release at the surgical time or later.

Generally speaking, the freedom brought by lengthening with internal fixators (femur and tibia) is helping the rehab program which can be intensive and effective. The joint motion recovers far speedlier than with external fixators.

The immediate postoperative axis is the one year follow-up axis of patients with axial correction alone. The axis at the end of the distraction is the one-year follow-up axis of patients with axial and lengthening corrections. The author found IM nailings for axial corrections more precise than plate fixation or ex-fix fixation (Fig. 7, 8, 9 and 10). Often, with external fixators (anteriorly placed Orthofix on tibias or even circular frames), the correct axis is difficult to evaluate before the removal of the device and due to a soft callus, the correction is sometimes partially lost over time. With internal fixation remaining for over one year, the correction is not lost over time. However, for internal fixators, the correction must be accurate at the operative time, because no postoperative correction is possible.

Other complications are mainly operator and indication dependent.

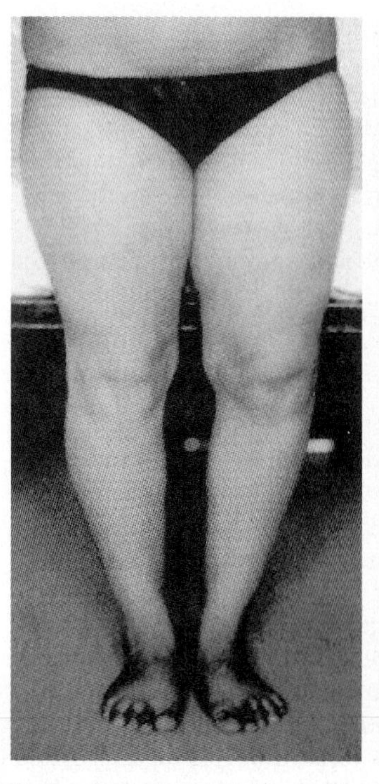

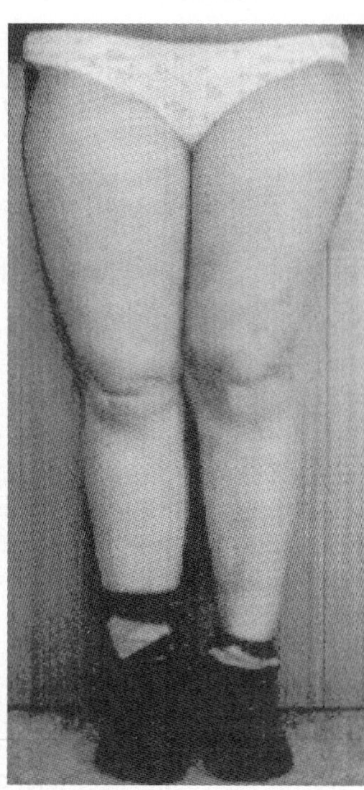

Fig. 7. Patient 1 before (left) and after (right) bilateral correction of femur varus

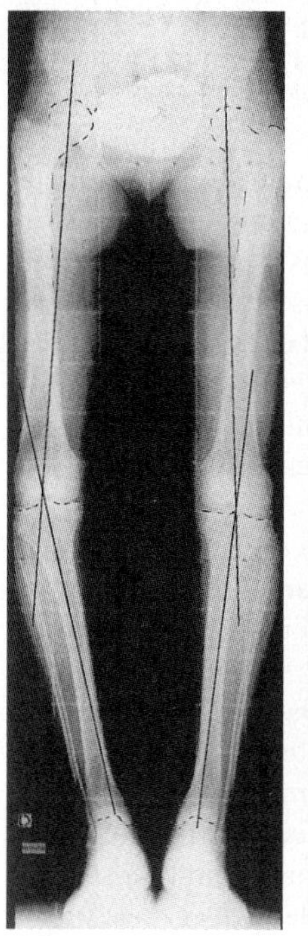

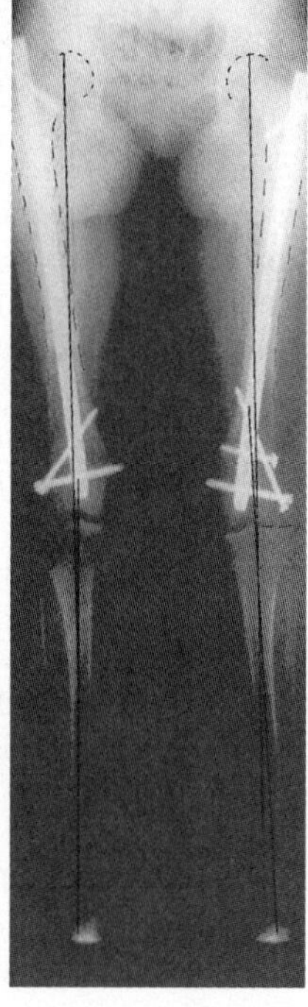

Fig. 8. X-rays of Patient 1 before (left) and after (right) bilateral correction of femur varus showing the limb axis

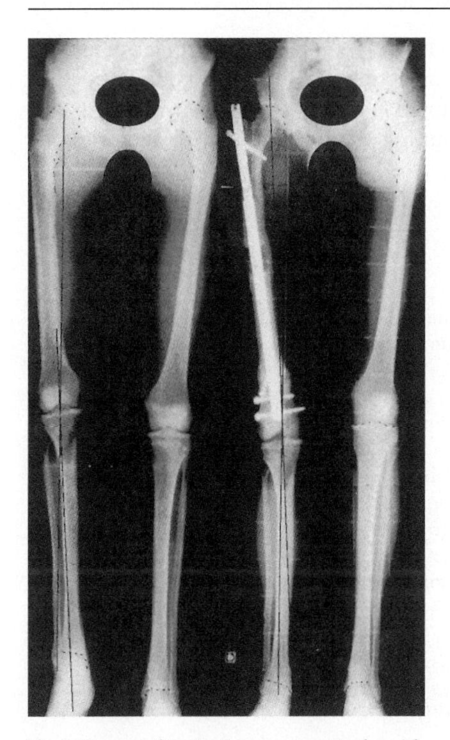

Fig. 9. X-rays of Patient 2 preoperatively with a 6 cm combined shortening of the femur and tibia (left), and after axis correction and a 4 cm lengthening of the femur (right) with the 3D-Albizzia nail

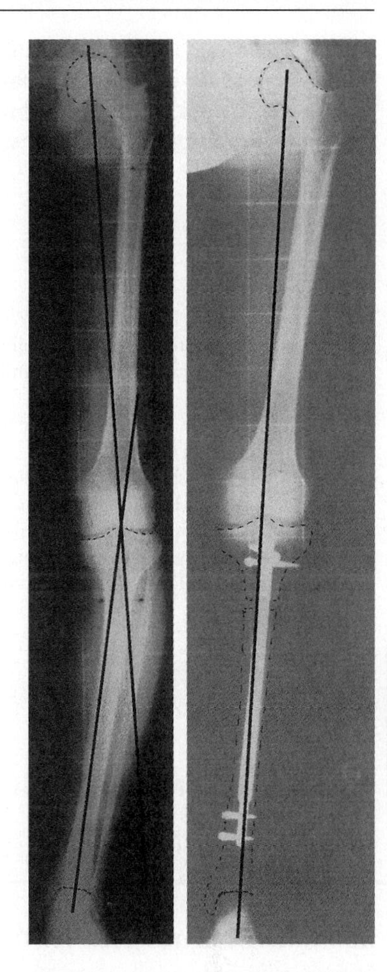

Fig. 10. X-rays of Patient 3 preoperatively with a varus and a 3 cm shortening of the tibia (left) and postoperatively after setting of the tibial Albizzia and axis correction (right)

Summary

The axial corrections of lower limbs can be addressed with IM nails with percutaneous techniques at the femur and tibia levels. The lengthening is not adding surgical difficulty but an operative planning of the postoperative and of the final (at the end of lengthening) axial corrections. This planning must be accurate and checked with tracing papers. The surgical procedure must be precise "cutting down" the bone in linear segments to be aligned around the nail. The proximal and distal joint surfaces must be perfectly aligned as in normal bones, with respect to the nail (i.e. the anatomical axis of the bone). Of course, the overall anatomical axis is calculated according to the expected mechanical axis. The reaming direction is calculated for each bone segment. Any angular deviation from the calculated direction may induce a non correctible malalignement during the surgical procedure. With a precise technique, very good corrections may be performed. The postoperative rehabilitation is intensive, and resuming of normal and sports activities can be expected in very short times.

References

1. Guichet JM (1997) Intramedullärer Verlängerungsnagel (Albizzia). Technik, Anwendung und Ergebnisse nach kontinuierlichen Verlängerungen von Femur und Tibia. In: Strecker W, Keppler P, Kinzl L (Hrsg) Posttraumatische Beindeformitäten. Analyse und Korrektur. Springer, Berlin Heidelberg New York
2. Paley D (1989) The principles of deformity correction by the Ilizarov technique: Technical aspects. Tech Orthop 4(1):15–29
3. Paley D, Tetsworth K (1991) Percutaneous osteotomies. Orthop Clin North Am 22(4):613–624
4. Paley D, Maar DC, Herzenberg JE (1994) New concepts in high tibial osteotomy for medial compartment osteoarthritis. Orthop Clin North Am 25(3):483–498
5. Pfeil J (1997) Analyse der Fehlstellung. In†: Strecker W, Keppler P, Kinzl L (Hrsg) Post-traumatische Bein-deformitäten. Analyse und Korrektur. Springer, Berlin Heidelberg New York

A5

Komplexe Korrekturen mit interner Stabilisierung

W. Strecker, P. Keppler, G. Suger und L. Kinzl, Ulm

Wann interne Korrekturen von Deformitäten?

Korrekturen von Deformitäten der unteren Extremität lassen sich grundsätzlich extern, intern oder kombiniert durchführen. Von den externen Systemen haben sich die verschiedenen Formen des unilateralen Fixateur externe [6] und des Ringfixateurs nach Ilisarov (3) besonders bewährt. Die internen Stabilisierungsverfahren der Deformitätenkorrektur bedienen sich vorwiegend der Plattenosteosynthese, und hier insbesondere der Winkelplatte, des Marknagels und bei metaphysären Deformitäten in Kombination mit einer Anschlußarthrose ggf. auch der Endoprothik. Als kombinierte Verfahren bewähren sich bei dia-/metaphysären Verlängerungen durch Kallusdistraktion die Kombination von Marknagel und unilateralem Fixateur externe [5].

Jede der genannten Korrektur- und Stabilisierungsverfahren hat spezifische Vor- und Nachteile und demnach umschriebene Anwendungsbereiche. Interne Korrekturverfahren bieten im Methodenvergleich folgende *Vorteile:*

- Frühzeitige funktionelle Nachbehandlung
- Kürzere Behandlungsdauer
- Reduzierte Infektgefahr
- Guter Patientenkomfort

Demgegenüber stehen diverse *Nachteile* gegenüber:

- Größeres Operationstrauma
- Nötige Metallentfernung
- Keine Nachbesserungen möglich.

Während sich rein externe Korrekturverfahren bei Vorliegen von Weichteilschäden oder gar einer ossären Infektsituation anbieten, ist ihre Anwendung andererseits mit einer hohen Rate (bis zu 90%) von Pintraktinfektionen [11] behaftet. Aufgrund von Weichteilirritationen und -transfixationen ist die Nachbehandlung, gerade im gelenknahen Bereich, oft eingeschränkt und führt zu weniger befriedigenden funktionellen Ergebnissen. Bei unproblematischer lokaler Biologie sind daher interne Korrekturtechniken grundsätzlich als Standardverfahren zu bevorzugen. Sie setzen aber eine größtmögliche Präzision in der Analyse der Deformität, der Operationsplanung und der Operationstechnik voraus!

Vor jeder Entscheidung für interne Korrekturtechniken müssen potentielle Dehnungsschäden an Blutgefäßen, Nerven und Muskellogen bedacht werden. Dies gilt besonders für einzeitige Verlängerungen. Am Oberschenkel sind daher einzeitige Verlängerungen von mehr als 3–4 cm kontraindiziert. Am Unterschenkel drohen Dehnungsschäden bei jeder einzeitigen Verlängerung sowie bei proximalen Innentorsionskorrekturen und Varisationen. Im Zweifelsfall ist eine Neurolyse der Korrekturosteotomie vorzuschalten!

Planerische Analyse der Deformität

Die Analyse der Beingeometrie folgt den bekannten Vorgaben [4, 9]. Hierbei müssen alle räumlichen Dimensionen berücksichtigt werden, neben der frontalen, sagittalen und longitudinalen Achsausrichtung also auch die Torsions- und Längenverhältnisse beider Ober- und Unterschenkel!

Nach der Ermittlung des Apex der Deformität ist das genaue Ziel der Korrekturosteotomie festzulegen unter Bewertung der lokalen Weichteil- und Knochensituation, der Kapselbandstabilität und der Knorpelqualität benachbarter Gelenke. Das Ausmaß der geplanten Korrekturosteotomie wird ggf. durch eine arthroskopische Evaluierung noch modifiziert.

Nach Definition von Osteotomiehöhe und -technik folgt die Auswahl des geeigneten Osteosyntheseverfahrens.

Welche Operationstechniken bei verschiedenen Deformitäten?

Metaphysäre Deformitäten: Bei jüngeren Patienten ohne Arthrose benachbarter Gelenke empfiehlt sich nach Durchführung der gewünschten Osteotomie meistens eine Plattenosteosynthese und hier bevorzugt eine Stabilisierung mit der 95° Kondylenplatte. Am distalen Femur bietet sich ebenfalls die retrograde Marknagelung an sowie bei supramalleolären Korrekturen Verriegelungsmarknägel mit weit distal gelegenen Verriegelungslöchern und der Möglichkeit einer soliden Verriegelung.

Neben den bekannten additiven und subtraktiven Querosteotomien intra- oder subtrochanter zur Korrektur von frontalen, sagittalen und longitudinalen Deformitäten sowie von Torsionsabweichungen können einzeitige Verlängerungen am proximalen Femur durch die treppenförmige Verlängerungsosteotomie durchgeführt werden [8]. Diese Technik erlaubt eine gleichzeitige zusätzliche Torsionskorrektur bis etwa 20° sowie Achskorrekturen frontal und sagittal bis etwa 5°.

Bei kniegelenksnahen Deformitäten führen neben den angegebenen Osteotomietechniken die Scheibenwischer- und Pendel-/Domosteotomie zu guten Ergebnissen [10]. Die entsprechenden Korrekturmöglichkeiten einschließlich der zusätzlichen Optionen sind in Tab. 1 zusammengefaßt. Bei diesen mehrdimensionalen Korrekturverfahren empfehlen sich in allen Fällen eine Kontrolle von Achsausrichtung und Torsion durch Einbringen von Schanz-Schrauben proximal und distal der geplanten Osteotomie.

Bei älteren Patienten mit Coxarthrose bietet sich bei entsprechender Konstellation eine Korrektur durch Implantation einer Totalendoprothese der Hüfte an. Einzeitige Verlängerungen bis zu 3 cm, Korrekturen in der Frontal- und Sagittalebene sowie von intraindividuellen Torsionsabweichungen lassen sich damit realisieren. Bei geplanten Torsionskorrekturen sind Prothesenschäfte zu bevorzugen, die eine freie intraoperative Wahl der Antetorsionseinstellung ermöglichen, wie etwa die Konusschaftprothese oder der Wagner-Revisionsschaft [12].

Kniegelenksnahe Deformitäten lassen sich nur in äußerst engem Rahmen durch die Implantation einer Knie-Endoprothese korrigieren. Dies gelingt de facto nur in der Frontal- und Sagittalebene. Bei ausgeprägteren Deformitäten kann jedoch eine suprakondyläre oder Tibiakopfkorrektur erfolgen, die dann durch einen langen Prothesenschaft intramedullär stabilisiert wird. Diese sehr anspruchsvollen Verfahren stellen jedoch zweifelsohne Ausnahmeindikationen dar. Alternativ empfiehlt sich ein zweizeitiges Vorgehen: Zunächst die Deformitätenkorrektur und sekundär nach knöcherner Ausheilung der Gelenkersatz.

Diaphysäre Deformitäten: Mehrdimensionale diaphysäre Deformitäten können prinzipiell durch eine einzige Osteotomie korrigiert und mittels Plattenosteosynthes stabilisiert werden. Diese anspruchsvolle Technik verlangt neben einer exakten planerischen Analyse eine maximale intraoperative Präzision [1]. Ein derartiges Verfahren bietet sich bei sklerosierter Markhöhle jedoch an.

Bei freiem Markraum empfehlen sich Korrekturen über einen Verriegelungsmarknagel. Dabei kommt es, unabhängig vom durchgeführten Osteotomieverfahren, quasi

Tabelle 1. Osteotomietechniken und jeweilige Korrekturmöglichkeiten (OS: Oberschenkel, US: Unterschenkel)

Osteotomie	Korrektur	Option
Quer ± Keil	Verkürzung Torsion Translation Achswinkel	Alle Kombinationen möglich
Scheibenwischer	Achswinkel (1 Ebene)	Verlängerung ≤ 2 cm
Pendel/Dom	Achswinkel (1 Ebene)	Translation (1 Ebene)
Treppe	Verlängerung OS ≤ 3 cm US ≤ 2 cm Verkürzung ≤ 3 cm	Achswinkel (1 Ebene) Torsion ≤ 20°

automatisch zu einer anatomischen Achsausrichtung frontal, sagittal und longitudinal. Torsionskorrekturen sind problemlos möglich und intraoperativ durch das Einbringen von Schanz-Schrauben proximal und distal der geplanten Osteotomie als Winkelzeiger zu kontrollieren [7]. Wenn neben den genannten Korrekturen eine zusätzliche Verlängerung gewünscht wird, empfiehlt sich die Kombination von Marknagel und unilateralem Distraktions-Fixateur. Nach Erreichen des gewünschten Längengewinnes erfolgt dann die statische Verriegelung des Marknagels und die Demontage des Fixateur externe. Als rein intramedulläres Verfahren bietet sich bei entsprechender Konstellation der Verlängerungsmarknagel von J. M. Guichet an [2], bei dem zwei Teleskoprohre über einen Doppelratschenmechanismus miteinander verbunden sind. Wiederholte Drehbewegungen der Rohre gegeneinander erlauben dann eine schrittweise Verlängerung.

Schlußfolgerungen

Interne und externe Korrekturtechniken und Stabilisierungsverfahren sind, in Abhängigkeit von der individuellen Situation, als komplementäre Verfahren zu betrachten. Bei der Mehrzahl der Fälle bieten sich aus den genannten Gründen interne Korrekturen an. Diese setzen jedoch eine höchstmögliche Präzision in der geometrischen Analyse der Deformität, der Operationsplanung und der Operationstechnik voraus!

Um der oft sehr mannighaftigen individuellen Problematik gerecht zu werden, sollte der Operateur nicht nur die angemessenen internen Osteosyntheseverfahren beherrschen, sondern auch Arthroskopie und Endoprothetik!

Literatur

1. Gürke L, Martinoli S (1997) Korrektur mehrdimensionaler Deformitäten durch eine einzeitige Osteotomie. In: 9, S 277–284
2. Guichet JM (1997) Intramedullärer Verlängerungsnagel (Albizzia) – Technik, Anwendung und Ergebnisse nach kontinuierlichen Verlängerungen von Femur und Tibia. In: 9, S 251–264
3. Ilisarov GA (1992) Transosseus synthesis. Springer, Berlin Heidelberg New York Tokyo
4. Paley D, Herzenberg JE, Tetsworth K, Mc Kie J, Bhave A (1994) Deformity planning for frontal and sagittal plane corrective osteotomies. Orthop Clin North Am 25: 425–465
5. Paley D, Herzenberg JE, Paremain G, Bhave A (1997) Femoral lengthening over an intramedullary nail. J Bone Joint Surg Am 79: 1464–1480
6. Pfeil J, Grill F, Graf R (1996) Extremitätenverlängerung – Deformitätenkorrektur – Pseudarthrosenbehandlung. Springer, Berlin Heidelberg New York Tokyo
7. Strecker W, Hoellen J, Keppler P, Suger G, Kinzl L (1997) Torsionskorrekturen nach Marknagelosteosynthesen der unteren Extremität. Unfallchirurg 100: 29–38
8. Strecker W, Becker U, Hehl G, Hoellen J, Kinzl L (1997) Die einzeitige treppenförmige Verlängerungsosteotomie des Femurs. Unfallchirurg 100: 124–132
9. Strecker W, Keppler P, Kinzl L (1997) Posttraumatische Beindeformitäten - Analyse und Korrektur. Springer, Berlin Heidelberg New York Tokyo
10. Strecker W, Becker U, Hehl G, Keppler P, Kinzl L (1997) Einzeitige Korrekturosteotomien nach kniegelenksnahen Frakturen – Grundlagen, Indikationen und Operationstechniken. In: 9, S 199–214
11. Suger G: Persönliche Mitteilung
12. Wagner H, Wagner M (1995) Konische Schaftverankerung zementfreier Hüftprothesen - Primärimplantation und Prothesenwechsel. In: Morscher EW (Hrsg) Endoprothetik. Springer, Berlin Heidelberg, S 278–288

Rekonstruktion nach fehlverheilter Talusfraktur

J. M. Gavlik, S. Rammelt und H. Zwipp, Dresden

Zielsetzung: Anhand des eigenen Patientengutes sollen posttraumatische Fehlstellungen des Talus analysiert und Möglichkeiten der Rekonstruktion aufgezeigt werden.

Problembeschreibung

Dem Talus kommt aufgrund seiner anatomischen Position mit der Beteiligung an 3 Gelenken eine Schlüsselrolle für die Funktion des Fußes zu. Fehlverheilte Frakturen des Talus führen fast ausnahmslos zu schweren Funktionseinschränkungen und Beeinträchtigungen der Lebensqualität.

Patienten

An der Klinik für Unfallchirurgie im Universitätsklinikum Dresden wurden im Zeitraum von Oktober 1993 bis Dezember 1997 64 Talusfrakturen, darunter 50 frische und 14 veraltete Verletzungen versorgt. Die Gründe für die Vorstellung der Patienten mit veralteten Verletzungen waren chronische Schmerzzustände, Fehlstellungen des Fußes, starke Einschränkungen beim Gehen bzw. rezidivierende Infektionen. Bei der Analyse der Verletzungsfolgen fanden sich im Einzelnen folgende Befunde (Kombinationen möglich): manifeste Arthrose im USG (n = 4), im OSG (n = 3), OSG und USG (n = 2); Pseudarthrosen nach peripheren Talusfrakturen (n = 3), schweres Impingement (n = 3), Tarsaltunnel-Syndrom (n = 1), rezidivierende Infekte (n = 3) und Talusnekrose (n = 2). Bei 4 Patienten bestanden persistierende Fehlstellungen nach auswärtiger operativer (n = 2) bzw. konservativer (n = 2) Primärversorgung.

Methoden

Alle 14 Fälle wurden einer operativen Revision zugeführt. In 6 Fällen mußte als Ultima ratio eine Arthrodese durchgeführt werden: isolierte subtalare Arthrodese (n = 3), isolierte talonavikulare Arthrodese (n = 1) bzw. tibiocalcaneare Arthrodese nach Talektomie (n = 1). In den 3 Fällen mit Pseudarthrosen nach peripheren Frakturen (Proc. fibularis, Proc. posterior) wurde jeweils eine Pseudarthrosenresektion durchgeführt. Die 4 Patienten mit Fehlstellungen nach auswärtiger Primärversorgung wurden einer sekundären anatomischen Rekonstruktion (4, 8, 29 und 49 Wochen nach dem Unfall) zugeführt. Weitere operative Maßnahmen bestanden in Sinus-tarsi-Revision (n = 2), Gelenkrevision und Arthrolyse (n = 3), laterales und mediales soft-tissue-release (n = 2), Dekompression des N. tibialis (n = 1) und freier Lappendeckung nach Weichteilinfekt (n = 1).

Ergebnisse

Von 6 Patienten mit verschiedenen Formen der Arthrodese konnten bislang 4 im Durchschnitt 17 Monate postoperativ nachuntersucht werden. In 2 Fällen fand sich mit dem Maryland Foot Score ein gutes, in 1 Fall ein befriedigendes und in 1 Fall ein unbefriedigendes Ergebnis. In letztgenanntem Fall handelte es sich um einen Infektverlauf nach offener Talusfraktur, wobei mehrfache Revisionen erforderlich waren. Die 4 Patienten mit frühsekundärer Versorgung wiesen im Mittel 14 Monate postoperativ in 1 Fall ein sehr gutes, in 2 Fällen ein gutes und in 1 Fall ein befriedigendes Resultat auf (Maryland Foot Score).

Schlußfolgerungen

Fehlverheilte Talusfrakturen führen zu schweren Schmerzzuständen und Funktionseinschränkungen des Fußes, weswegen wenn immer möglich eine anatomische Rekonstruktion angestrebt werden sollte. Die Wahl des Verfahrens muß anhand der Art der Vorschädigung und des individuellen Funktionsanspruches des Patienten erfolgen. Eine frühsekundäre Osteosynthese ist auch Monate nach der Verletzung noch sinnvoll.

Die Korrekturarthrodese bei isolierten posttraumatischen Fehlstellungen im Subtalargelenk

A. Tiemann, M. Jakob, Ch. Josten, Leipzig und G. Muhr, Bochum

Zielsetzung

Auswertung der operativen Ergebnisse nach Korrekturarthrodese des Subtalargelenkes bei isolierten posttraumatischen Fehlstellungen

Problem

Vorzugsweise Kalkaneusfrakturen mit Impression der talokalkanealen Gelenkfläche führen zu Varus- oder Valgusfehlstellungen des Rückfußes und/oder zur Abflachung des Tubergelenkwinkels. Daraus folgt neben einer posttraumatischen Arthrose des Subtalargelenkes, nicht selten mit Übergriff auf das obere Sprunggelenk, eine Störung der statischen und dynamischen Funktionseinheit von Unterschenkel und Fuß. Ziel einer Korrekturarthrodese des Subtalargelenkes ist die summarische Rekonstruktion der Fehlstellungen im Rückfußbereich, sodaß dem Verletzten ein schmerzfreier, annähernd normaler Gang bei reduziertem Arthroserisiko der angrenzenden Gelenke ermöglicht wird.

Patienten

In einem Zeitraum von 5 Jahren wurden 91 Arthrodesen des Subtalargelenkes durchgeführt, 27 davon als Korrekturarthrodesen. Der Altersdurchschnitt der behandelten Patienten lag bei 41 Jahren. 16 Patienten hatten einen fehlverheilten Fersenbeinbruch, 5 eine Talusfraktur erlitten und bei 6 war es zu einem Sprunggelenksverrenkungsbruch gekommen. Der Zeitraum zwischen Unfall und Arthrodese betrug gemittelt 5 Jahre und 6 Monate. 5 Patienten litten unter einer Varus-/Valgusfehlstellung über 5 Grad im Subtalargelenk, 10 wiesen eine Abflachung des Tubergelenkwinkels auf und bei 12 Patienten lag eine Kombination aus Varus-/Valgusfehlstellung und Abflachung des Tubergelenkwinkels vor. 20 Patienten übten ihren „praetraumatischen" Beruf aus, 6 waren arbeitsunfähig, 1 Patient konnte leichte Arbeit verrichten. 25 Patienten litten unter bewegungsabhängigen Schmerzen, bei 24 Patienten waren die Beschwerden mäßig bis schwer. 15 Patienten hatten eine Gehstrecke unter 100 Metern.

Ergebnisse

Der gemittelte Zeitraum bis zur letzten Nachuntersuchung betrug 1 Jahr und 6 Monate. Alle Arthrodesen heilten fest knöchern aus. Früh- oder Spätinfekte traten nicht auf. Bei 25 Patienten wurde eine physiologische Stellung des Rückfußes erzielt. Postoperativ litten noch 10 Patienten unter leichten Bewegungsschmerzen. 19 Patienten hatten eine Gehstrecke über 1000 Meter. 25 Patienten waren postoperativ arbeitsfähig, nur 2 blieben arbeitsunfähig. Analysiert man diese Ergebnisse anhand der Bewertungskriterien von Kitaoka [1], so lag die postoperativ erreichte Punktzahl bei 75,8 von 100 möglichen. Nach den Kriterien von Angus und Skuginna wurde bei 81,48% der Patienten ein befriedigend bis gutes Ergebnis erzielt.

Schlußfolgerungen

Die Korrekturarthrodese des Subtalargelenkes führt nicht zu einer Restitutio ad Integrum, jedoch ist die Funktion des Fußes mit regelrechter Tragachse, plantigradem Auftritt, erhöhter Gangsicherheit und Schmerzminderung durch diesen Eingriff signifikant zu verbessern.

Literatur

1. Kitaoka HB, Alexander IJ, Myerson MS, Sanders M (1994) Clinical Rating System for the Ankle-Hindfoot, Midfoot, Hallux and Lesser Toes. Foot and Ankle International/Vol. 15, No 7: 349–353

Die subtalare Extensionsarthrodese zur Therapie von posttraumatischen Fehlstellungen des Rückfußes

G. Zeithammel, G. Bauer, Stuttgart, O. Holbein und L. Kinzl, Ulm

Zielsetzung

Das Ziel der operativen Therapie bei diesen Fehlstellungen ist die möglichst anatomische Rückfußrekonstruktion und Gelenkfusion.

Problembeschreibung, Material, Methode, Ergebnisse

Fehlstellungen des Rückfußes treten meist als Folge konservativ oder operativ insuffizient behandelter intraartikulärer Calcaneusfrakturen auf. Andere Ursachen sind selten, wie zum Beispiel Schußverletzungen. Neben einer meist ausgeprägten Gelenkzerstörung besteht eine deutliche Höhenminderung des Rückfußes, oft zusätzlich mit Verkürzung, Verbreiterung und Rückfußvalgusstellung mit Lateralversetzung. Die Folge ist eine schmerzhafte Impingementsymptomatik durch die zu lange Fibula und die Abflachung des Fußgewölbes im Sinne eines posttraumatischen Plattfusses.

Um diese komplexe pathologische Anatomie zu verbessern müssen mehrere Schritte beachtet werden:

- Arthrodese des Subtalargelenkes
- Wiederherstellung der Gelenkachsen des OSG und der Achsen des Rück- und Vorfusses
- Korrektur der Lateralverschiebung oder Verbreiterung des Calcaneus

Aufgrund schwerwiegender posttraumatischer Fehlstellungen im Rückfuß haben wir bei 8 Patienten (2 Frauen, 6 Männer) Korrekturen mittels subtalarer Extensionsarthrodese durchgeführt und nachuntersucht.

A5

Operationstechnik

Hautschnitt durch Ollier-Zugang. Nach Spaltung der Subcutis und Faszie wird das Fettgewebe des Sinus tarsi ausgeräumt und die Gelenkkapsel soweit eröffnet bis die posteriore Gelenkfacette gut einsehbar ist. Mit Hilfe eines Arthrodesenspreizers können die zweidimensional geschnittenen corticospongiösen Späne so plaziert werden, daß sie den Rückfuß anheben und nach medial oder lateral korrigieren. Die Stabilisierung erfolgt mit zwei 6. 5 mm Spongiosaschrauben. Diese können als Stellschrauben eingebracht werden, falls der Knochenblock fest eingepreßt wird.

Nachuntersuchung

Insgesamt konnten alle Patienten klinisch und radiologisch nachuntersucht werden. Das durchschnittliche Zeitintervall nach der Operation betrug 10 Monate. Angewandt wurde das Bewertungsschema nach dem AOFAS Ankle-Hindfoot-Scale, welche die Kriterien Schmerz, Funktion und Fußstellung beinhaltet.

Demnach kam es zu folgendem Gesamtergebnis: Sehr gut 2 Patienten, Gut 5 Patienten, Befriedigend 1 Patient.

Schlußfolgerungen

Durch die posttraumatische Rückfußabflachung kommt es zu einer komplexen Störung der gesamten Fußmechanik, einschließlich des OSG. Die Wiederherstellung der anatomischen Verhältnisse erfordert neben einer Arthrodese vorallem eine oft mehrdimensionale Aufrichtung des Rückfußes durch die beschriebene Technik.

Die tibio-kalkaneare Arthrodese durch retrograde Verriegelungsnagelung bei Deformitäten des Sprunggelenkes

D. Pennig, Köln, B. Gladbach, Wiesbaden, T. Gausepohl und K. Mader, Köln

Zielsetzung

Zur Arthrodese des oberen und unteren Sprunggelenkes stehen als Hauptverfahren die Verschraubung sowie der Fixateur externe zur Verfügung. Wir haben die Anwendbarkeit eines retrograd eingebrachten verriegelbaren Nagelsystems zur Durchführung der Arthrodese überprüft.

Problembeschreibung, Material, Methode, Ergebnisse

Über einen 2,5 cm langen Zugang im nicht belasteten Teil der Fußsohle wird der Nagel nach Aufbohren durch Calcaneus, Talus und Tibiagelenkfläche retrograd eingebracht. Die Verriegelung des Nagels erfolgt perkutan in p.a.-Richtung zunächst in den Talus, anschließend in den Kalkaneus und zuletzt auf Höhe der distalen Tibiadiaphyse. Bei erhaltenen Gelenkflächenanteilen wird vorab durch einen limitierten ventralen Zugang eine Entknorpelung vorgenommen. Zusammen mit dem in das untere und obere Sprunggelenk eingebrachten Bohrmehl ist von einer raschen Konsolidierung auszugehen.

Wir haben bei 12 Patienten (Alter 27–79 Jahre; 6 weiblich und 6 männlich) dieses Verfahren angewendet. Die Operationszeit lag zwischen 30 und 75 Minuten. An zusätzlichen Maßnahmen erfolgte in vier Fällen die Redressierung einer Spitzfußstellung mittels Fixateur externe sowie eine perkutane Achillotenotomie, die Fibulaosteotomie sowie nach 3–4 Monaten die Dynamisierung des Nagels durch Entfernung der proximalen Schraube. Postoperativ wurde für insgesamt 6 Wochen in Gips ruhiggestellt, anschließend erfolgte die Vollbelastung im zugerichteten Schuh. Die Konsolidierung war zwischen vier und sieben Monaten nachweisbar. Eine Lockerung des Nagels wurde ebensowenig beobachtet wie Implantatbrüche. Eine Beinverkürzung resultiert bei diesem Verfahren nicht.

Schlußfolgerung

Das Verfahren der retrograden Nagelung mit Verriegelung in der Sagittalebene stellt ein mögliches Verfahren zur Arthrodese des oberen und unteren Sprunggelenkes dar. Der Patientenkomfort ist gegenüber der Fixateur externe-Arthrodese deutlich erhöht.

Aktuelle pathogenetische Aspekte zur S. aureus-Osteomyelitis und ihre klinischen Konsequenzen

C. von Eiff und G. Peters, Münster

Hintergrund

Patienten mit Osteomyelitis, bei denen *S. aureus* häufig als ursächlicher Erreger identifiziert wird, werden neben der systemischen Antibiotikatherapie zunehmend mit eingelegten Gentamicin-PMMA-Ketten behandelt. Das Aminoglykosid wird zur Behandlung der *S. aureus*-Osteomyelitis eingesetzt, da es gegenüber den meisten nicht Methicillin-resistenten *S. aureus*-Stämmen eine hohe Aktivität aufweist. Gentamicin wird bei dieser Therapie langsam in den infizierten Knochen freigesetzt, vereinzelt kann noch über einen Zeitraum von Wochen bis Monaten ein lokaler Spiegel von Gentamicin gemessen werden.

Small Colony Variants (SCVs) von *Staphylococcus aureus* können chronisch-persistierende, Antibiotika-resistente Infektionen verursachen. Eine Reihe von Fallberichten belegt ihre pathogene Bedeutung, insbesondere bei rekurrierenden Infektionen. Sie repräsentieren eine Subpopulation der Spezies *S. aureus*, die bei langsamem Wachstum kleine, nicht pigmentierte, meist nicht hämolysierende Kolonien auf Blutplatten ausbilden. In früheren *in vitro*-Experimenten konnte gezeigt werden, daß SCVs durch kontinuierliche Exposition von S. aureus gegenüber dem Aminoglykosid Gentamicin entstehen können.

Fragestellung

Weil Gentamicin in *in vitro*-Experimenten reproduzierbar auf Elektronentransport-defiziente SCVs von *S. aureus* selektionieren kann, erscheint auch *in vivo* eine Selektion von SCVs durch die eingelegten Gentamicin-Ketten möglich. Um diese Fragestellung zu überprüfen, wurde eine prospektive Fallkontrollstudie durchgeführt, bei der die Prävalenz von S. aureus SCVs bei Osteomyelitis-Patienten (mit oder ohne vorrausgegangener lokaler Gentamicin-Ketteneinlage) untersucht wurde. Knochenproben sowie tiefe Gewebsaspirate von Patienten, bei denen klinisch der Verdacht auf eine Osteomyelitis bestand, wurden mit aufwendigen Verfahren sorgfältig aufgearbeitet, um SCVs isolieren und identifizieren zu können.

Ergebnisse

S. aureus-SCVs konnten bei vier Patienten isoliert werden, bei denen zuvor zur Therapie der Osteomyelitis Gentamicin-Ketten eingelegt wurden. Bei den zehn Patienten, die zuvor nicht mit Gentamicin-Ketten behandelt wurden, fanden sich ausschließlich *S. aureus*-Stämme mit normalem Phänotyp. Bei drei der vier Patienten, bei denen SCVs kultiviert werden konnten, wurden in den gleichen bzw. auch in folgenden Kulturen zusätzlich normal große Kolonieformen gefunden. Bei diesen Patienten wurden die verschiedenen Isolate durch die Pulsfeldgelelektrophorese verglichen. Trotz der sehr unterschiedlichen Kolonie-Morphologie waren jedoch alle Isolate eines Patienten jeweils klonal identisch. Die SCVs wuchsen als kleine, nicht pigmentierte, nicht-hämolysierende Kolonien auf Kaninchenblut-Agar. Einer der SCV-Stämme war Menadion-auxotroph, die drei weiteren Stämme zeigten einen Hämin-Auxotrophismus. Bei der Bestimmung der minimalen Hemmkonzentration (MHK) für Gentamicin wiesen die SCVs eine bis zu 32-fach höhere Hemmkonzentration auf (MHK, 1 µg/ml) im Vergleich zu den von den gleichen Patienten isolierten Elternstämmen (MHK, <0,031 µg/ml). Alle vier Patienten, bei denen SCVs nachgewiesen werden konnten, zeigten trotz einer systemischen Antibiotikatherapie rekurrierende Infektionen. Im Gegensatz hierzu waren bei den anderen zehn Patienten mit dem Nachweis von normal großen *S. aureus*-Stämmen keine rekurrierenden Infektionen zu beobachten, nachdem eine systemische Antibiotikatherapie eingeleitet wurde. Von dem Nachweis der SCVs und den rekurrierenden Infektionen abgesehen, zeigte die klinische Evaluierung keine größeren Unterschiede zwischen den Patienten, die mit vorausgegangener lokaler Gentamicin-Ketteneinlage therapiert wurden, und den Patienten, die diese Therapie nicht erhalten hatten.

Schlußfolgerungen

Die Isolierung von Small Colony Variants von *S. aureus* bei Patienten, die mit Gentamicin-PMMA-Ketten lokal behandelt wurden, lassen vermuten, daß die langsame Freisetzung von Gentamicin in die lokale Umgebung ein Weg sein könnte, SCVs zu selektionieren. Aufgrund der herabgesetzten Aufnahme des Aminoglykosids in die Zelle sind SCVs gegenüber Aminoglykosiden resistenter als die Wildtypform von *S. aureus.* Ursächlich hierfür ist wahrscheinlich ein herabgesetztes Membranpotential, welches wiederum durch einen erniedrigten Elektronentransport bedingt ist. Ob die bei den Patientin isolierten SCVs ausschließlich oder zusätzlich durch Induktion durch die eingelegten Gentamicin-Ketten entstanden sind, kann nicht mit Sicherheit gesagt werden. Um zu überprüfen, ob Gentamicin-Ketten weiterhin eingesetzt werden sollten, müssen sicherlich weitere Daten aus prospektiven Studien ausgewertet werden. Das Vorhandensein von Small Colony Variants von S. aureus hat sowohl für das Laborpersonal als auch für den Kliniker besondere Bedeutung. Aufgrund ihres langsamen Wachstums werden sie häufig nicht erkannt. Ihre atypische Morphologie führt häufig auch zu einer falschen Identifizierung, was in Gegenwart der Wildtypform zur fälschlichen Annahme führt, daß es sich um eine Mischkultur handelt. Darüber hinaus führt die Nicht-Isolierung von SCVs zum möglichen Therapieversagen, da sie im Vergleich zum Wildtyp resistenter gegenüber Antibiotika sind. Im Wissen, daß Small Colony Varianten von S. aureus eine wichtige Rolle bei der chronischen antibiotikaresistenten Osteomyelitis spielen können, insbesondere nach Einlage von Gentamicin-PMMA-Ketten, sollte das Laborpersonal entsprechend aufmerksam speziell auch nach diesen Organismen suchen und die Kliniker gegebenenfalls die Therapie ändern bzw. erweitern, wenn sie isoliert werden können. Das operative Debridement bei chronischer Osteomyelitis sollte auf den gesamten Infektionsbereich ausgedehnt werden. Mittels Küretten und Markraumraumfräsen muß das gesamte entzündete Gewebe saniert werden, um die Durchblutungsverhältnisse zu verbessern und die Keimzahl zu reduzieren. Minimale Eingriffe mit alleiniger Drainage und Einlage von Antibiotikaketten ohne vollständiges operatives Debridement begünstigen Rezidive mit der möglichen Induktion von Small Colony Variants.

Literatur

1. Balwit JM, van Langevelde P, Vann JM, Proctor RA (1994) Gentamicin-resistant menadione and hemin auxotrophic Staphylococcus aureus persist within cultured endothelial cells. J Infect Dis 170:1033–1037
2. Evans RP, Nelson CL (1993) Gentamicin-impregnated polymethylmethacrylate beads compared with systemic antibiotic therapy in the treatment of chronic osteomyelitis. Clin Orthop 295:37–42
3. Kahl B, Herrmann M, Schulze-Everding A, Koch HG, Becker K, Harms E et al (1998) Persistent infection with small colony variant strains of Staphylococcus aureus in patients with cystic fibrosis. J Infect Dis 177:1023–1029
4. Lewis LA, Li K, Bharosay M, Cannella M, Jorgenson V, Thomas R, et al (1990) Characterization of gentamicin-resistant respiratory-deficient (res-) variant strains of Staphylococcus aureus. Microbiol Immunol 34:587–605
5. Musher DM, Baughn RE, Templeton GB, Minuth JN (1977) Emergence of variant forms of Staphylococcus aureus after exposure to gentamicin and infectivity of the variants in experimental animals. J Infect Dis 136:360–369
6. Proctor RA, van Langevelde P, Kristjansson M, Maslow JN, Arbeit RD (1995) Persistent and relapsing infections associated with small-colony variants of Staphylococcus aureus. Clin Infect Dis 20: 95–102
7. Proctor RA, Vesga O, Otten MF, KooS-P, Yeaman MR, Sahl HG et al (1996) Staphylococcus aureus small colony variants cause persistent and resistant infections. Chemother (Suppl 2) 42:47–52
8. von Eiff C, Bettin D, Proctor RA, Rolauffs B, Lindner N, Winkelmann W, et al (1997) Recovery of small colony variants of Staphylococcus aureus following gentamicin bead placement for osteomyelitis. Clin Infect Dis 25:1250–1251
9. von Eif C, Heilmann C, Proctor RA, Wolz C, Peters G, Götz F (1997) A site-directed Staphylococcus aureus hemB mutant is a small colony variant which persists intracellularly. J Bacteriol 179: 4706–4712

Histopathologische Definition des Infektes im Implantatlager: Validierung nach bakterieller Kontamination von Osteosyntheseplatten an der Kaninchentibia

S. Arens, C. Wingenfeld, Bonn, U. Schlegel, B. Rahn, Davos und M. Hansis, Bonn

Zielsetzung

1. Untersuchung der histologischen und zytologischen Reaktionen im Implantatlager von Osteosyntheseplatten an der Kaninchentibia nach Inokulation unterschiedlicher Konzentrationen Staphylococcus aureus.
2. Erarbeitung einer histopathologischen Infektdefinition und Prüfung der Validität anhand der mikrobiologischen Befunde.

Problem

Die Evaluation experimenteller Untersuchungen zur Infektentstehung an Implantaten nur auf morphologischer Basis ist unzuverlässig. Das Fehlen einer histopathologischen Infektdefinition, die stark variable Ausprägung der Gewebereaktion auf Fremdmaterial oder Mikroorganismen und der mikroskopisch häufig falsch negative Nachweis kleiner Bakterienmengen macht zusätzliche mikrobiologische Untersuchungen für die Infektdiagnose notwendig.

Material/Methode

Nach Prämedikation und Intubationsnarkose wurden bei 40 Kaninchen (Tierversuch behördlich genehmigt) unter sterilen Bedingungen Standard AO-DC-Platten (2,0 mm/ 6-Loch) an der unfrakturierten Tibia fixiert und nach Hautverschluß Staphylococcus aureus in Konzentrationen zwischen 4 × 10E3 und 4 × 10E6 KBE (Kolonie-bildenden-Einheiten) direkt ins Implantatlager injiziert. Nach vier Wochen Überlebenszeit erfolgte die sterile Entnahme der Implantate und Tibiae. Jeweils die distale Hälfte der Tibiae wurde mikrobiologisch evaluiert; die proximale Hälfte wurde fixiert, entkalkt, quer geschnitten (6 mm) und nach Giemsa gefärbt. Die lichtmikroskopische, partiell morphometrische Auswertung erfolgte mit bis zu 500facher Vergrößerung.

Ergebnisse

Ein Präparat war artefaktbedingt nicht auswertbar; 39 Tibiae wurden evaluiert. Die histopathologische Auswertung zeigte im Implantatlager in stark quantitativ variierender Ausprägung intraossäre Abszesse, Anhäufung von Bakterien, ausgeprägte Kallusbildung, vermehrte Entzündungszellen (neutrophile Granulozyten, Rundzellcluster, Makrophagen), Weichteilödeme und -abszesse, fibröse Kapselformation, Metallpartikel, Abnahme des Kortexdurchmessers, Nekrose- und Umbauzonen. Eine direkte Korrelation einzelner Parameter zur inokulierten Keimzahl war nicht nachweisbar, umgekehrt wurden diese jedoch bei hohen Inokulumkonzentrationen insgesamt häufiger nachgewiesen. Die Klassifizierung der histopathologischen Befunde in Kriterien 1. Ordnung (Bakteriennachweis, übersteigerte Kallusbildung („sunburst type"), Abszesse) und 2. Ordnung (Rundzellcluster, neutrophile Granulozyten, Kochensequester, Weichteilödem) war Grundlage einer morphologischen Infektdefinition, die als erfüllt betrachtet wurde, wenn mindestens ein Kriterium 1. Ordnung oder alle vier Kriterien 2. Ordung vorlagen. Nach dieser Definition wurde in 53,8% der Fälle (21/39 Tibiae) histopathologisch die Diagnose eines Infektes gestellt. In 28/39 Fällen (71,8%) stimmten die alleinige histologische und mikrobiologische Diagnose überein. Unter Einbeziehung des mikrobiologischen Befundes erhöhte sich die Treffsicherheit unserer Infektdefinition auf 87,2%. In 5 Fällen wäre aufgrund morphologischer Kriterien die histologische Infektdefinition erfüllt gewesen, obwohl weder mikrobiologisch Bakterien noch histologisch Kriterien 1. Ordung nachgewiesen werden konnten.

Schlußfolgerung

Die Diagnose eines implantatassoziierten Infektes ausschließlich aufgrund histologischer Befunde erscheint uns weiterhin diskussionswürdig. Unsere experimentellen Daten belegen, daß morphologisch infektverdächtige Zeichen im Implantatlager auch ohne nachweisbare Mikroorganismen auftreten könne und daß andererseits der Nachweis von Mikroorganismen nicht notwendigerweise zu morphologischen Veränderungen am Implantat führen muß. In Kombination mit mikrobiologischen Befunden erscheint die hier vorgeschlagene histopathologische Infektdefinition zur Diagnosesicherung brauchbar.

Keimnachweisrate in der septischen Chirurgie – prospektive Studie zu vier Techniken

N. von Welser, M. A. Scherer und S. von Gumppenberg, München

Zielsetzung

Prospektiver qualitativer und semiquantitativer Vergleich von vier verschiedenen Techniken zum Nachweis von Keimen in der septischen Chirurgie.

Kurzfassung

Die Hypothese, daß sich durch Gewebekultur in Transportmedien die höchste Nachweisrate von Erregern erzielen lasse, kann nicht auf signifikantem Niveau bestätigt werden. Tendenziell können Transportmedien sowohl beim Wundabstrich oder Punktat als auch bei Gewebeproben zu höheren Nachweisraten führen, es können aber keine entscheidenden Vorteile hinsichtlich der Keimzahl, des Nachweises von Anaerobiern oder einer Mischinfektion gezeigt werden. Bei der methodisch bedingten Unmöglichkeit rascher Probenverarbeitung (Nachtdienst/Notfälle) allerdings sollten Transportmedien als unverzichtbar angesehen werden.

Problembeschreibung, Material, Methode, Ergebnisse

Je exakter sich ein Keim in Qualität und Quantität beschreiben läßt, je früher dieser Nachweis gelingt, desto eher ist eine spezifische antibiotische und chirurgische Therapieentscheidung möglich. Daraus läßt sich spekulativ eine mögliche Verkürzung von Therapie- und Hospitalisationsdauer ableiten. Die klinische Routine erzwingt allzu oft eine deutliche Verzögerung der Probenverarbeitung, die Lagerung der Proben per se kann bereits einen Qualitätsverlust bedeuten. Die septische Chirurgie ist nicht selten durch eine niedrige Keimnachweisrate trotz „klinisch eindeutiger" Infektion belastet. Dies trifft vor allem für die chronische Osteitis zu. Hypothetisch sollte die Keimnachweisrate durch Gewebeproben anstelle von Oberflächen-(Wund-)abstrichen gesteigert werden.

Im Rahmen einer prospektiven, kontrollierten, nicht randomisierten Studie wurden insgesamt 377 Abstriche und Gewebeproben bei 78 Eingriffen an 53 Patienten entnommen. Alle Patienten wiesen klinisch und/oder laborchemisch Infektionszeichen auf, die die Indikation zur Operation und zum programmierten Debridement und Jet-Lavage darstellten. Vor Lavage wurde je ein Wundabstrich (A) oder eine repräsentative Gewebeprobe (G) entnommen und entweder ohne („A-leer", „G-leer") oder mit („A-Trans", „G-Trans") Transportmedium zur Routinebearbeitung in das Institut für Mikrobiologie und Hygiene im Hause weitergeleitet. Die Routineabstriche nach Lavage wurden nur mit Abstrichen ohne Transportmedium vorgenommen. Pro Patient werden auf einem normierten Datenblatt sämtliche Basisdaten zum Krankheitsverlauf standardisiert dokumentiert.

A6

Die unterschiedlichen Methoden der Materialgewinnung vor der Lavage weisen hinsichtlich der Keimnachweisraten keine signifikanten Unterschiede auf. Wie aus der Tabelle ersichtlich, zeigt sich lediglich eine tendenziell erhöhte Keimnachweisrate bei Verwendung von Transportmedien, Gewebekulturen weisen leichte Vorteile gegenüber reinen Wundabstrichen auf. Das nachgewiesene Erregerspekturm differiert zwischen A und G nicht wesentlich, auch die semiquantitative Auswertung läßt keine signifikante Überlegenheit von Gewebeproben erkennen. In G-Trans werden geringfügig vermehrt Mischinfektionen nachgewiesen.

Technik	Zahl	steril	positiv	Nachweisrate
A-leer	n=78	n=44	n=34	43,6%
G-leer	n=78	n=43	n=35	44,9%
A-trans	n=78	n=42	n=36	46,2%
G-trans	n=78	n=41	n=37	47,4%
A-leer nach Lavage	n=65	n=	n=	%

Schlußfolgerungen

Beim Regime des programmierten Debridement und Jet-Lavage mit der typischen, im Verlauf immer niedriger werdenden Keimnachweisrate ist die zuverlässige Differenzierung von persistierenden Erregern in Einzelfällen – z.B. Revisionsoperationen/Reimplantationen nach septischer Endoprothesen-Lockerung – unter Umständen das wesentliche Therapiekriterium. Als klinische Schlußfolgerung kann auf Grund dieser Arbeit nur nach dem Prinzip der maximalen Effizienz, statistisch nicht auf signifikantem Niveau abgesichert, die Empfehlung ausgesprochen werden, stets Abstriche und simultane Gewebkulturen anzulegen und bei nicht gewährleisteter sofortiger Probenverarbeitung Transportmedien zu verwenden.

Die Aussagekraft der Nanokolloidszintigraphie (NKSZ) in der Diagnostik posttraumatischer Knochen- und Weichteilentzündungen

W. Ruf und A. Wozny, Remscheid

Zielsetzung

Die Methode basiert auf der Pemeabilitätserhöhung der Basalmembran bei Entzündungen für mit Technetium 99 markiertem Nanokolloid (NK) bis 50 nm. Die Aussagekraft dieser Untersuchung sollte im Vergleich zur bisher üblichen Routinediagnostik geklärt werden.

A6

Material

42 Patienten mit fraglichen Knochen- und/oder Weichteilentzündungen wurden in die prespektive Studie aufgenommen. Bei allen Patienten wurden neben der NKSZ außerdem folgende Parameter, z.T. täglich, von drei Untersuchungen dokumentiert. Klinische Beurteilung. Labor: BKS, Leukozyten, CRP, Temperaturverlauf, Bakteriologie, Radiologie, 3-Phasen-Szintigraphie, intraoperativer Befund.

Ergebnisse

Nachweis einer Entzündung bei 27 von 42 Patienten. NKSZ bei 25 von 27 positiv (2 falschneg.)

Ergebnisse

Bei den 15 Patienten ohne Entzündung; 14 mit neg. NKSZ, 1 falschpositiver Befund (= Hüftkopfnekrose aseptisch). Damit betrug die Spezifität und Sensitivität 93%, die prädikative Richtigkeit 93%. Bei Entzündungen mit Beteiligung des Knochens war die Sensitivität 95% und die Spezifität 91%. Bei oberflächlichen Entzündungen war die Sensitivität 88%. Die Sensitivitäten und Spezifitäten der anderen Untersuchungen fielen alle geringer aus (44 bis 92% resp. 0–86%) und werden im einzelnen dargestellt. Die falschneg. Ergebnisse ergaben sich durch pathol. Veränderungen des Gefäßsystems (z. B. Mikroangiopathie), maligne Erkrankungen. Falschpositive Befunde können aseptische Knochennekrosen bewirken sowie technische Fehler (Paravasate).

Schlußfolgerungen

NKSZ ist eine sehr spezifische und hochgradig sensitive Methode zur Diagnostik entzündlicher Prozesse, die gerade bei fraglicher oder schwer einzuordnenden klinischen Befunden weiterhelfen kann. Sie sollte nicht als routinemäßige Screeningmethode eingesetzt werden.

A6 Einschätzung des posttraumatischen Osteitisrisikos bei Osteosynthesen. Erfassung und Relevanz des initialen bakteriellen Kontaminationsgrades

C. Kraft, S. Arens, G. Marklein, K. P. Schaal und M. Hansis, Bonn

Zielsetzung

Zur Einschätzung des posttraumatischen Osteitisrisikos nach Plattenosteosynthesen (DCP) sollten Art und Ausmaß des bakteriellen Kontaminationsgrad und das Wachstumsverhalten des initialen Inokulums im Implantatlager innerhalb der ersten 48 h erfaßt und deren Korrelation zum Auftreten septischer Komplikationen überprüft werden.

Problem

Die Ätio-Pathogenese der posttraumatischen Osteitis wird im wesentlichen durch den lokalen Wirtsschaden und die mikrobielle Invasion determiniert. Die Quantifizierung des initialen bakteriellen Inokulums ist jedoch problematisch. Folglich wird dessen Relevanz für das Infektrisiko kontrovers diskutiert. So werden beispielsweise in der klinischen Routine entsprechend der Klassifizierung des CDC geschlossene Frakturen als nicht bakteriell kontaminiert und offene Frakturen als kontaminiert eingestuft. Unsere Hypothese war, daß diese Praxis nicht gerechtfertigt ist und damit zu Fehleinschätzungen des Infektrisikos führen kann.

Material/Methode

Prospektive klinische Studie bei 82 mit DC-Platten stabilisierten Frakturen. Mikrobiologisches Monitoring (qualitativ) präOP, intraOP, bei OP-Ende, Drainspitze bei Entfernung an d2 und Drainageflüssigkeit (quantitativ) an d1 und d2. Nachbeobachtung auf septische Komplikationen im Implantatlager bis mindestens sechs Monate postoperativ.

Ergebnisse

initialer Keimnachweis		35 geschloss. ∅	47 offenen ∅
qualitativ intraoperativ		14/40%	22/46,8%
qualitativ Drainspitze d2		7/20%	8/17%
quantitativ Drainflüssigkeit	d1	3/ 8,6%	2/ 5,6%
	d2	5/14,3%	9/19%
septische Komplikation		3/ 8,6%	7/14,9%

Es wurden 13 Keimspezies nachgewiesen. Koagulase-negative-Staphylokokken fanden sich am häufigsten bei geschlossenen, St. aureus bei offenen Frakturen.

Schlußfolgerung

Auch bei klinisch als ‚steril' eingestuften geschlossenen Frakturen läßt sich mit entsprechender Nachweistechnik eine hohe bakterielle Kontaminationsrate feststellen. Die höhere Rate septischer Komplikationen bei offenen Frakturen ist somit eher auf den bei offenen Frakturen schwereren traumatischen Wirtsschaden zurückzuführen. Eine perioperatives mikrobiologisches Monitoring zur frühen Feststellung pathogener Keimspezies, die zur Abschätzung des Osteitisrisikos bei Osteosynthesen relevant sind, erscheint uns jedoch sinnvoll.

Korrelation Frakturtyp, Weichteilschaden u. Op-Technik bzg. posttraumatischer Osteitis bei Pilon tibiale

J.-P. Stahl, M. Bünder, M. Köhler, R und Schnettler, Gießen

Zielsetzung:

Aufgrund der hohen Komplikationsrate bei der Behandlung von Pilon tibiale Frakturen ist es unabdingbar, ein der Frakturklassifikation sowie des Weichteilschadens angepaßtes Operationsregime zu definieren.

Kurzfassung

Insgesamt 151 Patienten mit 160 Pilon tibiale Frakturen wurden zwischen 1979 und 1995 operativ versorgt. Insgesamt konnten 137 Patienten mit 143 Pilon tibiale Frakturen nachuntersucht werden. Frakturtyp B 1: 15 (19,4%), B 2: 11 (6, 9%), B 3: 4 (2,5%), C 1: 27 (16,9%), C 2: 37 (23,1%), C 3: 66 (41,3%). Op-Verfahren: interne Osteosynthese (Platten, Schrauben) 122 Fälle, beidzeitiges Verfahren 14 Fälle, einzeitiges Verfahren mt Fixateur externe 23 Fälle, Primäramputationen 1 Fall. Weichteilschaden G 0: 6 (3,8%), G 1: 36 (22,5%), G 2: 64 (40%), G 3: 14 (8,8%), 01: 4 (2,5%), 02 16 (10%), 03: 19 (11,9%), 04: 1 (0,6%). 120 Frakturen (75%) geschlossen, 40 Frakturen (25%) offen. Bei 88 Patienten mit 94 Pilonfrakturen komplikationsloser Heilverlauf. Bei 59 Patienten mit 62 Pilonfrakturen (39,7%) Komplikationen (Hämatthrombose, oberflächliche Wundheilungsstörung, Osteitis). Bei 24 Patienten mit 26 Pilonfrakturen (16,7%) Spätkomplikationen. Insgesamt kam es bei 28 Patienten zu einer posttraumatischen Osteitis. Deutliche Korrelation zwischen Frakturtyp und Weichteilschaden konnte ermittelt werden.

Schlußfolgerung

Aufgrund der hohen posttraumatischen Osteitiskomplikation nach einzeitiger Pilonfrakturversorgung mit interner Osteosynthese sollte dem zweizeitigen Vorgehen eindeutig der Vorzug gegeben werden. 1. Fixateur externe Versorgung, 2. interne Osteosynthese.

Inzidenz der posttraumatischen Osteitis nach geschlossenen Frakturen der langen Röhrenknochen

N. Südkamp, C. von Fournier, M. Schütz und F. Mader, Berlin

Zielsetzung

Ziel dieser prospektiven klinischen Studie, ist die Ermittlung von Faktoren, die bei geschlossenen Frakturen einen signifikanten Einfluß auf die Entstehung der posttraumatischen Osteitis haben.

Problembeschreibung

Die Inzidenz der Osteitis beträgt laut Literatur bei geschlossenen Fraktur zwischen 0,6% und 4%. Dabei werden als Faktoren mangelhafte Asepsis, Operationsfehler und insuffiziente Beurteilung der Verletzungsschwere genannt. Ein suffizientes Scoresystem liegt bisher noch nicht vor.

Methodik

In einer prospektiven Studie (7/93–6/94) wurden 478 frische geschlossenen Frakturen der langen Röhrenknochen bei 436 Patienten erfaßt. 395 Patienten wiesen eine, 40 Patienten 2 und eine Patientin 3 geschlossene Frakturen auf. 430 Frakturen wurden operativ und 48 konservativ versorgt. Die Frakturen wurden mittels dem Hannover Fracture Scale (HFS) erfaßt und 131 Variablen pro Einzelverletzung ausgewertet.

A6

Ergebnisse

In dem Untersuchungszeitraum wurden 6 Knocheninfektionen beobachtet (1,3%), sie betrafen ausschließlich die untere Extremität (Unterschenkel $n = 5$; 6,2% und Oberschenkel $n = 1$; 0,7%). Die Analyse der Frakturformen ergab eine signifikante Beziehung zwischen Frakturschwere und Osteitisinzidenz (3,5% für AO-Typ C Verletzungen). Ebenso gab es einen signifikanten Zusammenhang zwischen Weichteilschaden, Kompartmentsyndrom, Operationsdauer und ossärere Infektion. Bedeutend war Zusammenhang zwischen Osteitisinzidenz und HFS: 1–3 Punkte –0,7% ; 4–6 Punkte –0,8%; 7–12 Punkte –3,6%; >12 Punkte –8,7%

Diskussion

Im Rahmen dieser Studie konnte erstmals mittels einer prospektiven Studie der Einsatz der HFS bei geschlossenen Frakturen validiert werden. Für ein Reihe von Fracture-Scale Parameter konnte ein Zusammenhang mit dem Auftreten einer Osteitis auf hohem Signifikanz nachgewiesen werden.

Schlußfolgerung

Die Beachtung von verschiedenen Einzelfaktoren wie Weichteiltrauma, Frakturform und Operationsdauer kann das Auftreten von Osteitis beeinflussen. Die Anwendung der Hannover Fracture Scale ermöglicht dabei die frühzeitige Identifizierung von Frakturen mit erhöhter Infektbereitschaft.

Infektfördernde Faktoren bei knöchernen Eingriff am Unterschenkel – erste Ergebnisse einer prospektiven Multizenterstudie –

M. Hansis, C. Nocolay und S. Arens, Bonn

Zielsetzung

Darstellung der lokal und systemisch infektprädisponierenden Faktoren

Problematik

A6

Es ist zwar allgemein akzeptiert, daß zur Auslösung postoperativer Infekte gleichermaßen systemische und lokale Wirtsfaktoren und eine Keimbesiedlung beitragen; über die relative Bedeutung dieser drei Faktorengruppen zueinander weiß man jedoch wenig. Insbesondere ist wenig darüber bekannt, welchen Einfluß systemisch prädisponierende Faktoren oder auch eine primäre akzidentelle Keimbesiedlung dann noch haben, wenn zur operativen Versorgung von Frakturen mehrzeitige bzw. minimal invasive Operationstechniken angewendet werden. – Die letzte große Studie zur Beschreibung prädisponierender Faktoren bei chirurgischen Eingriffen ist ca. 25 Jahre alt.

Methodik

In einer prospektiven Multizenterstudie wurden an 12 unfallchirurgischen Zentren Deutschlands über 18 Monate konsekutiv alle knöchernen Eingriffe am Unterschenkel (Regionen 41, 42, 43 und 44) gesammelt unter Auflistung aller potentiell systemischen und lokalen infektfördernden Faktoren. Hierbei handelt es sich um das größte je prospektiv zu dieser Frage erfaßte homogene Kollektiv.

Ergebnisse

Zur Analyse stehen 2 363 operative Eingriffe bei 1 813 Patienten an (nach Regionen: 246, 552, 272 bzw. 1 196 Eingriffe). Es kam bei 89 Patienten zu manifesten Infekten. Die mittlere Infektrate betrug damit 4,9% (95%-Konfidenzintervall 3,9–6,0%). Sie war am höchsten in der Region 41 mit 10,5% und am niedrigsten in der Region 44 mit 2,4% (Region 42: 7,1%, Region 43: 5,6%). Frische Frakturen waren mit 5,5% ähnlich infektanfällig wie Sekundärmaßnahmen (6,1%), jedoch deutlich mehr als Metallentfernungen und andere Nachsorgemaßnahmen (3,2%). Kombinations- oder Kettenverletzungen erhöhten die Infektrate auf 12,5% (3 oder mehr beteiligte Knochen) bzw. 5,5% (zwei oder mehr Regionen am Unterschenkel), beim Polytrauma lag die Infektrate bei 9,4 (vs. 5,1)%, bei Verwendung von Spongiosa o. ä. bei bis zu 13,1%. Systemische Risikofaktoren lagen bei 25% der Patienten vor; sie hatten keinen Einfluß auf das Infektgeschehen (5,0 vs. 4,9%) ebenso nicht das Alter (im Durchschnitt 43,4 vs. 44,8 Jahre).

Schlußfolgerung

Bei den aktuell geübten operativen Verfahren zur Versorgung von Frakturen spielen hinsichtlich der Auslösung eines postoperativen Infekts überwiegend nur noch lokale Risikofaktoren (vor allem Verletzungsschwere und -lokalisation) eine Rolle, systemische Risikofaktoren sind vergleichsweise unbedeutend geworden.

Senkung der Antibiotikakosten durch unfallchirurgisch-mikrobiologische Zusammenarbeit

S. Ziesing, S. Weber, H.-C. Pape, L. Mahlke, H. Tscherne und
D. Bitter-Suermann, Hannover

A6

Zielsetzung

Senkung des Antibiotikaverbrauchs und der Antibiotika-Kosten durch tägliche, interdisziplinäre Zusammenarbeit von Unfallchirurgen und Mikrobiologen.

Kurzfassung

Antibiotika tragen in allen Kliniken wesentlich zu den Medikamentenausgaben bei. In Kliniken der Maximalversorgung kann ca. 1/3 des Arzneimitteletats auf Antibiotika entfallen. Zwei jüngere Entwicklungen verstärken die Notwendigkeit zu einem rationalen und kosteneffektiven Antibiotikaeinsatz:

1. Das Auftreten multi-resistenter Bakterien ist unter anderem mit häufigem und ungezieltem Antibiotikaeinsatz assoziiert.
2. Das Gesundheitsstruktur-Reformgesetz zwingt die Krankenhäuser zur Kostenreduktion auf allen Gebieten.

Seit etwa sieben Jahren kooperieren die Klinik für Unfallchirurgie und das Institut für Medizinische Mikrobiologie an der Medizinischen Hochschule Hannover in der Betreuung der unfallchirurgischen Intensivpatienten. Ein infektiologisch erfahrener Arzt der Mikrobiologie besucht täglich die Station, interpretiert und kommentiert tagesaktuell alle mikrobiologischen Befunde und berät die Ärzte auf Station hinsichtlich Art und Notwendigkeit einer antibiotischen Therapie.

Problembeschreibung

Wir untersuchten, ob die tägliche gemeinsame Visite auf der unfallchirurgischen Intensivstation Auswirkungen auf den Antibiotikaverbrauch hat. Dazu evaluierten wir die verfügbaren Antibiotika-Verbrauchsdaten der Jahre 1991–1997 der Intensivstationen und der gesamten Klinik. Außerdem verglichen wir die demographischen Daten der unfallchirurgischen Patienten aus diesen Jahren.

Die tägliche infektiologische Betreuung ging mit einem Rückgang des durchschnittlichen Antibiotikaumsatzes pro Pflegetag der Intensivstationen von 115,— DM im Jahre 1991 auf 72,— DM im Jahre 1997 (−37%) einher. Der Umsatz der nicht betreuten Normalstationen verringerte sich im gleichen Zeitraum deutlich weniger (−14%).

Speziell für die Unfallchirurgische Intensivstation konnte der mittlere Antibiotikaumsatz pro Pflegetag von 1995 bis 1997 um 37% (aktuell 44,87 DM) gesenkt werden. Zahl, mittleres Alter und mittlerer Traumascore der Patienten änderten sich in dieser Zeit nicht signifikant. Entgegen der Entwicklung in anderen Kliniken und Abteilungen traten multiresistente Bakterien selten auf. Diese positiven Effekte gründen sich auf die im Laufe der Zeit erreichte gute Vertrauensbasis in der Zusammenarbeit zwischen Klinikern und Mikrobiologen.

Schlußfolgerung

Die Ergebnisse zeigen, daß interdisziplinäre Zusammenarbeit auf infektiologischem Gebiet zu einer substantiellen Kostenreduktion im Antibiotikasektor führen kann. Das Risiko des Auftretens multiresistenter Bakterien wird vermindert.

Segmentresektion versus Sequestrektomie?

H. G. K. Schmidt, Hamburg

Zielsetzung

Verbesserung der Infektionsberuhigungsergebnisse bei Knocheninfektionen

Problembeschreibung, Material, Methode, Ergebnisse

Bei zwei Patientenkollektiven mit langstreckigen infizierten Defektpseudarthrosen des Unter- und Oberschenkels wurden einmal während der Jahre 1980–1983 Sequestrektomien unter Stabilisation im Rohrfixateur, bei der zweiten Gruppe im Zeitraum 1991–1994 Segmentresektionen bei Fixierung durch Ringfixateur ausgeführt. Beim ersten Kollektiv handelte es sich um 34 Patienten, 30 Tibiadefekte (mittl. Defektgröße 4,4 cm) und 4 Femurdefekte (Defektgröße 6,8 cm), im 2. Kollektiv von 35 Patienten wurden 22 Defekte der Tibia und 13 Femurdefekte (mittl. Defektgröße 9,1 bzw. 13,2 cm) behandelt.

Während der stationären Behandlung zur Infektionsberuhigung und zum Knochendefektaufbau (erstes Kollektiv mit autogener Spongiosa, zweites Kollektiv durch Segmenttransport) kam es von seiten der Infektionsberuhigung in der ersten Behandlungsgruppe bei 24 Patienten (70,6%) zu keinen, bei 10 Patienten (29,4%) zu 10 Komplikationen (2 × Infektexazerbation, 6 × weiterbestehende Infektion, 1 × Reinfekt, 1 × Bohrlochsequester); im 2. Kollektiv beobachteten wir bei 26 Patienten (74,3%) keine, bei 9 Patienten (25,7%) hingegen 11 Komplikationen der Infektbeseitigung (1 × Kniegelenkempyem, 4 × weiterbestehende Infektion, 4 × Reinfektion, 1 × Bohrdrahtsequester und 1 × belassene Fragmente). Im Nachbeobachtungszeitraum (1. Kollektiv: 10,3 Jahre, 2. Kollektiv: 2,7 Jahre) hatten in der ersten Behandlungsgruppe von seiten der Infektionsberuhigung von 31 Patienten (1 Patient war amputiert, 2 konnten nicht nachuntersucht werden) 24 Patienten (77,4%) keine, hingegen 7 Patienten (22,6%) 10 Komplikationen (1 × weiterbestehende Infektion mit 2 Refrakturen, 7 × Reinfektionen ohne Fraktur bei 4 Patienten, 2 × Reinfektionen mit Refraktur) in die ersten 3 Jahre des Nachbeobachtungszeitraumes entfallen davon 5 Komplikationen. Im 2. Behandlungskollektiv konnten 29 Patienten ausgewertet werden, von diesen hatten von seiten der Infektionsberuhigung 28 Patienten (96,6%) keine Komplikationen, 1 Patient (3,4%) erlebte eine Refraktur mit Reinfektion, weshalb schließlich eine Amputation erforderlich war.

A6

Schlußfolgerung

Die Ergebnisse unterstreichen einerseits, daß die Segmentresektion durchaus nicht einfach auszuführen ist, denn von unseren 11 Komplikationen des 2. Kollektives während der stationären Behandlung waren 8 auf Fehler bei der Segmentresektion zurückzuführen; andererseits wird offensichtlich, daß langfristig die Segmentresektion gegenüber der „einfachen" Sequestrektomie Vorteile aufweist, da die Reinfektionsrate erheblich gesenkt wird.

Management der akut infizierten Osteosynthese

J. Keyl, B. Gritzbach, G. O. Hofmann und V. Bühren, Murnau

Zielsetzung

Sanierung akuter postoperativer Infektionen nach Osteosynthese bei gleichzeitigem Implantaterhalt und Vermeidung des Überganges in eine chronische Form.

Material und Methode

Das Konzept der vorgestellten, prospektiven Studie stellt eine Qualitätskontrolle befund- und antibiogrammgerechter Revisionseingriffe zur Therapie akut infizierter Osteosynthesen dar. Als „akut“ wurden Infektionen mit einer Dauer von weniger als drei Monaten nach Implantateinbringung eingestuft. Bei den 57 in der Studie geführten Patienten erfolgten in Intervallen von 72 Stunden chirurgische Debridements nach einheitlichem Konzept mit Spülungen, Einbringung lokaler Wirkstoffträger und Drainagen unter Erhalt der Implantate. Wurde nach drei Revisionseingriffen keine Keimfreiheit erreicht, erfolgte zur weiteren Infektsanierung die Entfernung des Osteosynthesematerials unter vorübergehender Aufgabe der Frakturstabilität. Das rezidivierende Debridement wurde hierbei fortgeführt bis in drei aufeinanderfolgenden Eingriffen Keimfreiheit vorlag. Erst dann erfolgte die Reosteosynthese oder der konservative Abschluß.

A6

Ergebnisse

Die Untersuchungsergebnisse wurden unter Berücksichtigung der Osteosyntheseart, der Frakturlokalisation, der Keimbesiedelung sowie der Risikofaktoren ausgewertet. In 40% der Fälle konnte die Infektion implantaterhaltend saniert werden. Die Ausheilung des Infektes gelang bei allen Patienten. Eine besonders schwierige Infektsanierung zeigte sich bei Plattenosteosynthesen sowie bei Vorliegen von Risikofaktoren wie Alkohol, Nikotin, AVK und Diabetes mellitus sowie beim männlichen Geschlecht. Die am häufigsten vorzeitig durchgeführten Metallentfernungen erfolgten im Bereich des Unterschenkels.

Schlußfolgerung

Ein „aggressives“ Revisionskonzept bietet in Abhängigkeit von bestimmten Faktoren mehr als einem Drittel der Patienten die Chance auf Erhaltung der Osteosynthese. Hierbei wird insbesondere der Übergang in eine chronische Osteitis vermieden.

Vancomycin-Gentamicin-PMMA-Ketten in der Behandlung der chronischen Osteomyelitis mit Methicillin-resistentem Staphylokokkus aureus (MRSA)

B. Gilberger, K. Klemm und M. Bühler, Frankfurt

Zielsetzung

In der Behandlung der chronischen Osteomyelitis ist die lokale Antibiose mit Gentamicin–PMMA–Ketten (Septopal-Ketten) ein seit langem bewährtes Verfahren. Bei Infektionen mit MRSA ist die Anwendung der ausschließlich Gentamicin-haltigen PMMA-Ketten kontraindiziert. Die Entwicklung von Vancomycin-/Gerntamicin-PMMA-Ketten ermöglicht eine wirksame lokale Antibiose auch bei MRSA-Infektionen.

Herstellung der Vancomycin-Gentamicin-Ketten

Eine spezielle Spritzgußform erlaubt die gleichzeitige Ausformung von 2 Ketten mit je 30 Kugeln mit einem Durchmesser von 7 mm. Unter sterilen Bedingungen werden für eine Kette 1,5 g Vancomycinhydrochlorid-Trockensubstanz mit 10,2 g Gentamicin-PMMA-Pulver vermischt und im Mörser homogenisiert, anschließend erfolgt die Zugabe der Polymerisatflüssigkeit. Das anfänglich dünnflüssige Gemisch wird in die geschlossene Form, in die zuvor ein polyfiler chirurgischer Draht eingespannt wurde, eingepreßt. Nach Aushärtung wird die fertige Kette der Form entnommen.

A6

Pharmacokinetische Untersuchungen

In vitro Untersuchungen zur Freisetzung von Vancomycin und Gentamicin ergaben reproduzierbare Spiegel deutlich über den minimalen Hemmkonzentrationen (MHK) der meisten bei Osteomyelitis relevanten Bakterien einschließlich MRSA. Die Vancomycin-Spiegel in der Elutionsflüssigkeit lagen bei 934 µg/ml am 1. Tag und 1 bis 25 µg/ml am 10. Tag. die Gentamicin-Spiegel zwischen 282 µg/ml am 1. Tag und 1 bis 13 µg/ml am 10. Tag.

Konzentrationsbestimmungen im Wundsekret bei Patienten: bei denen diese Ketten implantiert wurden, ergaben Spiegel von Vancomycin deutlich über der MHK der Methicillin-resistenten Staphylokokken.

Die festgestellten pharmocokinetischen Ergebnisse fanden ihre Bestätigung durch die guten Ergebnisse in der klinischen Anwendung der Vancomycin-Gentamicin-PMMA-Ketten bei mehr als 50 Patienten mit MRSA-Osteomyelitis.

Schlußfolgerungen

Vancomycin-Gentamicin-PMMA-Ketten ermöglichen eine lokale Antibiose bei MRSA-Osteomyelitis vergleichbar mit den Ergebnissen in der Behandlung der chronischen Osteomyelitis bei Gentamicin-sensiblen Bakterien mit Gentamicin-PMMA-Ketten (Septopal(-Ketten).

Akute posttraumatische Osteitis des Unterschenkels – Ergebnisse nach Verfahrenswechsel auf Ringfixateur

A. Schmelz, G. Suger, U. Liener und L. Kinzl, Ulm

Zielsetzung

Ziel der Studie ist es die Effizienz des Ringfixateurs in der Behandlung der akuten posttraumatischen Osteitis zu untersuchen, insbesondere auch unter der Option einer frühzeitigen radikalen segmentalen Infektresektion und Kallusdistraktion.

Trotz Änderung der Versorgungsstrategien hin zu mehr biologischen Osteosyntheseformen sind Fehlschläge mit Knochen und Weichteilinfektionen nach komplexen Unterschenkelfrakturen mit offenen oder geschlossenem Weichteilschaden nicht auszuschließen. Bedingung für eine erfolgversprechende Behandlung solcher Komplikationen ist eine konsequente Therapie unter Beachtung der Grundsätze, wie sie auch für die chronisch Osteitis Geltung haben. Neben radikalem Weichteil- und Knochendebridement ist die sichere meist externe Stabilisation eine wesentliche Bedingung. Auf Grund seiner minimal invasiven Technik und seiner vielfältigen Konfigurationsmöglichkeiten bietet sich der Ringfixateur als mögliche Alternative an, insbesondere wenn ausgedehnte Knochenrekonstruktionen eine Distraktionsbehandlung erforderlich machen.

Patienten und Methode

Zwischen März 1990 und Dezember 1996 wurden 42 Patienten (39 Männer, 3 Frauen) mit einem Durchschnittsalter von 36,6 Jahren (17 bis 69 Jahre) wegen einer akuten posttraumatischen Unterschenkelosteitis behandelt. Es handelte sich dabei um Infektionen nach 34 offenen und 8 geschlossenen Tibia-Frakturen mit II und III Weichteilschaden.

Die Primärversorgung dieser Frakturen war erfolgt mittels Plattenosteosynthese (n = 7), ungebohrte Marknägel (n = 5) und Fixateur externe (n = 30)

Der Verfahrenswechesel auf den Ringfixateur erfolgte im Mittel nach 3 Wochen (Durchschnitt 3, 2 Wochen, 7 Tage 6 Wochen) In 10 Fällen wurde der Ringfixateur zur reinen Stabilisation der Fraktur verwandt, in 32 Fällen wurde eine frühzeitige segmentale Infektresektion durchgeführt.

In 13 Fällen erfolgte zur Wiederherstellung der Knochenkontinuität eine isolierte Verkürzung um max 6 cm, wobei bei diesen Patienten in 8 Fällen eine anschließende infektferne Verlängerungsosteotomie durchgeführt wurde. Bei 15 Patienten erfolgte ein Segmenttransport zur Auffüllung des Knochendefektes. An lokalen Zusatzmaßnahmen waren 4 mikrovaskuläre Lappentransfers, 5 lokale Lappen und 19 Spalthautdeckungen erforderlich. Am Knochen erfolgten 11 Spongiosaplastiken, wobei in 5 Fällen diese an der Dockingstelle des Transportsegmentes notwendig war.

Ergebnisse

An Komplikationen traten neben 32 I gradige Pininfekten (n. Paley) auf, die durch lokale Maßnahmen behandelt wurden. In 21 Fällen mußten Drahtumsetzungen bzw. Neuanlagen durchgeführt werden. Bei 2 Patienten kam es nach Fixateurentfernung durch Bagatelltraumen zu einer Kallusfraktur, die durch eine erneute äußere Stabilisation ausbehandelt wurde. Alle Frakturen (n = 42) heilten stabil aus, eine Amputation war nicht erforderlich. Bei 5 Patienten wurde die initiale Verkürzung aufgrund des Alters und des Allgemeinzustandes als Dauerlösung akzeptiert. Rezidive der Knocheninfektion traten im bisherigen Beobachtungszeitraum von 18 Monaten nicht auf.

Schlußfolgerung

Zur Behandlung der akuten posttraumatischen Osteitis ist ein radikales Weichteildebridement und je nach Befund eine Knochenresektion erforderlich. In Verbindung mit der Montage des Ringfixateur mit vielfältigen Möglichkeiten in Bezug auf Längen- und Achsenkorrektur läßt sich der Übergang der akuten posttraumatischen Osteitis in die chronische Osteitis vermeiden.

Posttraumatische Osteitis nach ungebohrter Tibianagelung – Therapeutische Möglichkeiten und Ergebnisse

M. Runkel, L. Rudig, J. Degreif und P. M. Rommens, Mainz

Zielsetzung

Entwicklung eines Algorithmus für das therapeutische Vorgehen in Abhängigkeit vom Ausmaß und Zeitpunkt der Infektion.

Problembeschreibung

Die Ausdehnung der Indikation zur ungebohrten Tibia-Marknagelung bei Unterschenkelfrakturen mit schwerem offenem oder geschlossenem Weichteilschaden läßt nicht erwarten, daß Infekte immer vermieden werden können. Therapeutische Konzepte zur Behandlung der infizierten ungebohrten Marknagelosteosynthese müssen daher erarbeitet werden.

Material und Methoden

Bei höhergradigen Weichteilschäden (G II, III) und offenen Frakturen des Unterschenkels (O I bis O IIIb) wurden bisher 121 ungebohrte Tibianagelungen (uMN) prospektiv erfasst. In 5 Fällen (4,1%) mußte ein Infekt festgestellt werden. Frühinfekte (< 3 Wo postop.) traten dreimal auf, Spätinfekte (> 3 Mon postop.) in 2 Fällen. Dabei wurden folgende Behandlungen durchgeführt: 1. Frühinfekte (n = 3): Bei fehlender Knochenneubildung erfolgte in 2 Fällen die Metallentfernung (ME), eine Markhöhlenaufbohrung (MA) als Debridement (!) und die intramedulläre Applikation eines Antibiotikaträgers (AB). Zur temporären Ruhigstellung der Fraktur wurde ein Pinless-Fixateur montiert. Nach einem Intervall von 2–3 Wochen konnte dann bei fehlenden klinischen Infektzeichen eine aufgebohrte Marknagelung (aMN) vorgenommen werden. In das Nagellumen wurde eine Redon-Saugdrainage eingelegt, die nach ca. 1 Woche bei negativem Bakteriennachweis im Drainagesekret wieder entfernt werden konnte. In einem weiteren Fall wurde der Nagel belassen und mehrfache Debridements mit lokalen AB durchgeführt. Nach Sanierung der Weichteile konnte erfolgreich ein freier Latissimus dorsi Lappen transplantiert werden. Der Knochendefekt wurde mit kortikospongiösen Chips aufgefüllt. Drei Monate später wurde der ungebohrte Nagel gegen einen aufgebohrten Nagel ausgetauscht.

2. Spätinfekte (n = 2): Bei bereits erfolgter kallöser Bindung der Fraktur ME, MA als Debridement, intramedulläre Applikation eines AB, Markhöhlendrainage und Gipsruhigstellung. Bei fehlendem Bakteriennachweis im Drainagesekret Ausbehandlung im Unterschenkelgips bei einem Patienten. In einem weiteren Fall wurde nach 3 Wochen eine aufgebohrte MN mit Drainage durchgeführt. Bei positivem Bakteriennachweis im Drainagesekret wurde diese als Dauerdrainage bis zur geplanten frühzeitigen ME und Konsolidation der Fraktur belassen.

Ergebnisse

In keinem Fall entwickelte sich eine chron. Osteitis. Alle 5 Frakturen sind knöchern konsolidiert und seit 2 Jahren infektfrei. In 1 Fall war nach der ME noch eine Sequestrotomie mit simultaner Muskellappenplastik in das Knochenfenster erforderlich.

Schlußfolgerung

Eine Frühinfektion kann durch ME, MA und intramedullärem AB behandelt werden. Die temporäre Fixierung der Fraktur sichert ein Pin-less-Fixateur (alternativ konvent. Fixateur). Bei reizlosen Weichteilen kann die aMN mit temporärer oder dauernder Marknageldrainage angewendet werden; bei fraglicher Infektberuhigung ggfs. alternativ Ausbehandlung im Fixateur externe. Im Einzelfall ist die Ausbehandlung eines blanden Infekts auch bei belassenem Implantat sinnvoll. Bei ausreichender Kallusbildung ist eine frühzeitige ME, MA intramedullärer AB und Anlage eines Gehgips möglich.

Die Arthrodese des chronisch infizierten Sprunggelenks

D. Richter, R. A. Laun, A. Ekkernkamp, Berlin, G. Muhr und M. P. Hahn, Bochum

Zielsetzung

Die Arthrodese stellt beim chronischen Infekt des oberen und unteren Sprunggelenks oft die einzige Alternative zur Unterschenkelamputation dar, um den betroffenen Patienten eine schmerzfreie Belastung des betroffenen Beines zu ermöglichen. Durch eine Nachuntersuchung sollen Indikationen, Erfolgsaussichten und funktionelle Spätergebnisse der Arthrodese des chronisch infizierten Sprunggelenks analysiert werden.

Problembeschreibung, Material, Methoden, Ergebnisse

Von 1987–1993 wurden 50 Arthrodesen des chronisch infizierten oberen bzw. oberen und unteren Sprunggelenks durchgeführt.

Die Ursache für den Gelenkinfekt war in 24 Fälle eine iatrogene Infektion nach Osteosynthese aseptischer Gelenkfrakturen, in 15 Fällen ein Infekt nach primär offener Fraktur und in 7 Fällen eine Gelenkinjektion gewesen. In 77% der Fälle wurde ein Staphylococcus aureus nachgewiesen. Bei vier Patienten ließ sich keine eindeutige Ursache eruieren. Die Patienten hatten sich durchschnittlich 2,6 (1–5) Voroperationen unterzogen. Die Arthrodese wurde bei allen Patienten durch eine Kombination von interner Schraubenosteosynthese oder Schraubenosteosynthese und Zuggurtung durch ventrale Platte mit zusätzlicher Montage eines Fixateur externe stabilisiert. Bei 28 Patienten wurde zur Stellungskorrektur ein kortiko-spongiöser Span vom Beckenkamm eingebracht. In 29 Fällen wurde nur das obere Sprunggelenk versteift. Aufgrund von simultaner Infektion im unteren Sprunggelenk mußte in 13 Fällen eine Arthrodese von oberem und unteren Sprunggelenk durchgeführt werden. Bei 3 Patienten wurde nur das untere Sprunggelenk versteift.

45 Patienten konnten durchschnittlich 2,5 Jahre (1–8) postoperativ nachuntersucht werden. Bei 39 Patienten (86,6%) wurde primär eine knöcherne Konsolidierung mit Teilbelastung nach 15,2 und Vollbelastung nach 21,6 Wochen erreicht. In 6 Fällen (13,4%) bildete sich eine Pseudarthrose, die bei drei Patienten durch Rearthrodese zur knöchernen Ausheilung gebracht wurde. Zwei Patienten lehnten eine erneute Operation ab, ein anderer unterzog sich auf eigenen Wunsch einer Unterschenkelamputation. Die häufigsten Komplikationen waren Pininfekte sowie Lockerungen des Fixateur externe. Bei 18 Patienten fand sich postoperativ eine persistierende Fistelung, die durch Entfernung des Osteosynthesematerials nach knöcherner Konsolidierung saniert wurde.

Schlußfolgerungen

Als letzte Alternative bietet die Arthrodese bei weichteilschonendem Vorgehen auch beim chronischen Sprunggelenksinfekt eine erfolgversprechende Aussicht auf Infektausheilung und Wiederherstellung der Gebrauchsfähigkeit und Belastbarkeit der Extremität. Aufgrund der meist schwierigen Ausgangssituation mit schlechten Weichteilverhältnisse, ossärer Defekte und chronischer Begleiterkrankungen muß allerdings mit einer höheren

Komplikationsrate als bei asptischen Sprunggelenksarthrodesen gerechnet werden. So muß die Wahl des geeigneten Verfahrens individuell unter Berücksichtigung des Lokalbefundes, der begleitenden Erkrankungen und auch der Kooperationsfähigkeit und Compliance des betroffenen Patienten erfolgen.

Aufgrund des meist komplizierten Heilverlaufs mit langer Phase der Arbeitsunfähigkeit und der Gefahr sekundär auftretender sozialer Probleme sollte im Einzelfall jedoch auch die Amputation in Erwägung gezogen werden.

Das Behandlungskonzept bei der infizierten Unterarmpseudarthrose mit ausgeprägter Osteitis

W. Kasperczyk, L. Mahlke, R. Meier und H. Tscherne, Hannover

Zielsetzung

Ausführliche Darstellung der erfolgreichen Therapie einer schwerwiegenden Komplikation. Der geringen individuellen Erfahrung wird das Konzept eines Traumazentrums zur Seite gestellt. Infizierte Pseudarthrosen (PsA) am Unterarm sind zumeist Infekt-Defekt-PsA (I-D-PsA) mit ausgeprägter Osteitis. In einem Beobachtungszeitraum von 13 großen Jahren (1981–1993) beträgt der Anteil der infizierten PsA 18% aller Unterarmpseudarthrosen (n = 12/65). Infolgedessen ist die individuelle Erfahrung in der Behandlung dieser schwerwiegenden Komplikation gering.

Methode

Alle im Traumazentrum behandelten infizierten PsA (n = 12/12) wurden sorgfältig analysiert hinsichtlich: des Frakturtypes, der Primärbehandlung, des Primärintervall, der Pseudarthrosentherapie und des radiologischen und funktionellen Behandlungsergebnisses. Es wurden nur Patienten mit einem Mindest-Follow up von 3 Jahren berücksichtigt.

Ergebnisse

	Frakturtyp UA-FR. / Montenegg. / Ulnaschaft	Infektausmaß Infiz. PsA / I-D-PsA	Osteitis von Ulna/Radius/ U + R	Platten + cortico-spongiöse. Blöcke	Ausheilungs-rate
n	5/12 / 5/12 / 2/12	2/12 / 10/12	5/12 / 3/12 / 4/12	12/12	11/12

Am Anfang steht die Infektherdsanierung mit radikaler Resektion von Weichteilnekrosen und avitalen Knochen. Die Knochendefekte betrugen bis zu 3,5 cm. Die definitive Stabilisierung wurde in allen Fällen durch eine stabile Plattenosteosynthese erreicht, wobei beide Unterarmknochen absolut mechanisch stabil sein müssen. Als knochenplastische Maßnahme hat sich ausschließlich das Einbolzen eines corticospongiösen Knochenblockes bewährt. Die hohe Ausheilungsrate und die sehr zufriedenstellenden funktionellen Ergebnisse empfehlen das bewährte Konzept. Es besticht durch ein unkompliziertes Procedere.

Die Therapie der Osteitis nach stabilisierenden Eingriffen an der Wirbelsäule

L. Räder und O. Wörsdörfer, Fulda

Zielsetzung

Erarbeitung eines stadiumabhängigen Therapieschemas bei Infektionen nach Osteosynthesen an der Wirbelsäule.

Problembeschreibung, Material, Methode, Ergebnisse

Infektionen nach stabilisierenden Eingriffen an der Wirbelsäule sind schwerwiegende Komplikationen, die nicht nur das Ziel der Operation gefährden, sondern essentielle Strukturen vital beeinflussen können und benachbarte Organe gefährden. Im eigenen Patientengut von 522 Patienten, von denen 328 einer dorsalen und 194 einer ventrodorsalen, bzw. ventralen Spondylodese mit Instrumentation unterzogen wurden, traten in 14 Fällen eine Infektion auf. Unter diesen war bei 10 Fällen ein rein dorsales Vorgehen, bei 4 eine ventro-dorsale, bzw. ventrale Verfahrensweise zu verzeichnen. Bei der Therapie der Infektionen an der Wirbelsäule unterscheiden wir 3 Phasen: Im Frühinfekt, zu dem wir 5 Patienten zählten, streben wir die zeitige Revision unter Belassung des Osteosynthesematerials an, um das Rekonstruktionsergebnis nicht zu gefährden. In 2 Fällen war eine Uminstrumentierung von dorsal auf ventral, bzw. von ventral auf dorsal angezeigt. In der Sekundärphase (5 Patienten) nach Konsolidierung der instrumentierten Strecke führten wir eine Entfernung des Osteosynthesematerials durch. In der Tertiärphase nach Ausheilung des Infektes kommen bei Sinterungen und Fehlstellungen im Bereich der Wirbelsäule rekonstruktive Eingriffe zur Anwendung (4 Fälle). Mit unserem Therapieschema kamen alle Infektionen zur Ausheilung. Bei der Auswertung fiel auf, daß bei alleiniger dorsaler Instrumentation eine Infektionsrate von 3% und bei ventraler bzw. ventro-dorsaler Vorgehensweise eine Infektionsrate von 2,1% zu verzeichnen war. So scheint die Höhe der Infektionsrate nicht mit der Komplexität der Vorgehensweise zu korrelieren.

Schlußfolgerungen

Um bei Infektionen an der Wirbelsäule das Korrekturergebnis nicht zu gefährden, hat sich in unserer Klinik folgende Vorgehensweise bewährt: Primärphase: Debridement und Belassung des Osteosynthesematerials. Sekundärphase Entfernung des Osteosynthesematerials. Tertiärphase rekonstruktive Eingriffe.

Die offene Wundbehandlung in der Therapie der posttraumatischen Osteitis

J. Verbruggen, H. J. Erli und O. Paar, Aachen

Zielsetzung

Die Darstellung des Wertes des Etappendebridements in der Behandlung der posttraumatischen Osteitis durch eine retrospektiven Untersuchung.

Problembeschreibung, Material, Methode, Ergebnisse

Die Bedeutung der posttraumatischen Osteitis liegt in ihrer großen Häufigkeit begründet, die in 6–20% der Fälle auftritt. Die Möglichkeit zu chronifizieren und zur Lebenserkrankung zu werden, macht die Behandlung verantwortungsvoll. Unser Behandlungskonzept der Osteitis basiert auf dem Prinzip des Etappendebridements. Nach einem radikalen Debridement mit Sequestrotomie und Resektion allen nekrotischen und bradytrophen Gewebes fuhren wir in der Regel in 2-täglichen Abständen second-look-Eingriffe durch. Die Wunde wird nicht verschlossen. Ist die Knochen- und Weichteilsituation saniert, erfolgt die Definitivversorgung. Dazu sind Spongiosaplastiken und Kallusdistraktion zur Überbrückung knöcherner Defekte, sowie häufig freie oder gestielte Lappenplastiken für die Weichteildeckung erforderlich.

Seit Januar 1993 wurden in unserer Klinik 56 Patienten mit einer posttraumatischen Osteitis nach diesem Therapieschema behandelt. In 45 Fällen war die untere Extremität betroffen, davon 25 der distale Unterschenkel. Es wurden zwischen 2 und 10 second-look Eingriffe vorgenommen, in der überwiegenden Zahl (38 Patienten) 2–5 Ops. Zur Wiederherstellung waren überwiegend aufwendige Verfahren erforderlich. In 9 Fällen führten wir Kallusdistraktionen mit Segmenttransport durch, Spongiosaplastiken waren 23 mal erforderlich. Bei 11 gelenknahen Prozessen mit Gelenkzerstörung waren Arthrodesen erforderlich, davon 7 am oberen Sprunggelenk, 2 mal in Kombination mit einer Kallusdistraktion. Zur Weichteildeckung wurden 16 lokale Muskelschwenklappen oder Insellappen verwendet, freie Lappenplastiken kamen in 7 Fällen zur Anwendung. Amputationen waren in 4 Fällen erforderlich, drei davon bei Patienten mit chronischen Osteitiden und gebrauchsunfähiger Extremität. Eine Amputation wurde bei einem polytraumatisierten Patienten und septische Krankheitsbild erforderlich.

Unsere Ergebnisse übersehen wir bei 43 unserer Patienten. Wir hatten bei 36 Patienten andauernde Remissionen, Rezidive sahen wir bei 3 Patienten, diese traten nach Markraumphlegmonen auf.

Schlußfolgerungen

Die systematisch durchgeführten second-look Eingriffe sind Radikalitätskontrolle und erhöhen die Sicherheit einer ausreichenden Herdsanierung. Wir sehen uns durch unsere bisherigen Ergebnisse darin bestärkt, das Etappendebridement in der Osteitistherapie anzuwenden.

Therapie der Chronischen Osteitis durch programmierte, radikale chirurgische Revisionen und Okklusionsverbände

B. Gritzbach, G. O. Hofmann, G. Hofmann und V. Bühren, Murnau

Zielsetzung

Verkürzung und Validierung der Sanierung exazerbierter Infektionen bei chronischer Osteitis im Hinblick auf eine dauerhafte Defektsanierung mittels osteoblastischer und plastischer Eingriffe.

A6

Kurzfassung

Prospektive Evaluierung der Zuverlässigkeit infektsanierender Maßnahmen bei chronischer Osteitis und Osteomyelitis durch radikales chirurgisches Debridement in Kombination mit Serienlavagen.

Problembeschreibung, Material, Methode, Ergebnisse

In Intervallen von 5–7 Tagen wurden an 62 Patienten programmierte Serienlavagen durch-geführt. Begleitend wurde bei allen Patienten testgerecht lokale und systemische antibiotische Therapie angewendet. . Nach jedem Eingriff erfolgte der Wundverschluß durch Naht oder bei Weichteildefekt mittels Vacuumversiegelung. Die Behandlung wurde nach drei intraoperativ gewonnenen negativen Wundabstrichen abgeschlossen, beziehungsweise in Form defektdeckender und rekonstruktiver Maßnahmen weitergeführt.

Nach 5,6 Revisionseingriffen im Durchschnitt wurde andauernde Keimfreiheit erlangt, obwohl bei 32% der Patienten vorübergehend Infektrezidive auftraten, so daß zunächst eine Wiederholung des Lavageschemas notwendig war. In 80% aller Fälle konnten nach erfolgter Defektdeckung und z.T. weiteren rekonstruktiven Maßnahmen die stationäre Entlassung bei geschlossenen und entzündungsfreien Wundverhältnissen erfolgen.

In ca. 20% der Fälle war somit das dauerhafte Erreichen einer Infektfreiheit nicht möglich, in 10% der Fälle eine Amputation notwendig. Die Ergebnisse wurden, soweit es die jeweilige Anzahl der Probanden erlaubte, auf Ihre Beziehung zu den Faktoren Topographie, Keimspektrum, Altersgruppe, Geschlecht, Risikofaktoren und Frakturart (offen, geschlossen) untersucht. Die meisten Revisionseingriffe waren bei Osteitiden des Knies und des Tibiakopfes erforderlich. Am unproblematischsten war die Sanierung von Osteitiden des Unterschenkels. Schwer zu sanieren erwiesen sich Infektionen mit Pseudomonas und Enterobacter sowie Infektionen mit einer Mischbesiedelung. Kurze Sanierungsdauer war bei Infektionen mit Staphylococcus aureus und Staphylococcus epidermidis gegeben. Eine Abhängigkeit der Sanierungsdauer von dem Alter der Patienten ließ sich nicht beobachten. Die Infektsanierung gestaltete sich im weiblichen Patientengut langwieriger als bei Männern. Die Dauer der Infektsanierung bei Rauchern war signifikant länger als bei Nichtrauchern. Waren offene Frakturen Ursache der chronischen Osteitis, dauerte die Infektsanierung in der Regel länger als bei geschlossenen Frakturen, wobei die Dauer unabhängig davon war, mit welcher Implantatart die ursprüngliche Fraktur versorgt wurde.

Schlußfolgerungen

In Abhängigkeit bestimmter den Verlauf der Osteitis determinierender Faktoren bieten programmierte Revisionen in Kombination mit Serienlavagen eine zuverlässige, dauerhafte und zumeist rasche Möglichkeit der Sanierung chronischer Osteitiden.

A6

Vergleich von freien vaskularisierten myokutanen und fasziokutanen Lappenplastiken in der Behandlung der posttraumatischen Osteitis

T. Kantelhardt, W. Stock, H. Stützle und L. Schweiberer, München

Zielsetzung

Ziel unserer retrospektiven klinischen Untersuchung war es, herauszufinden, ob sich myokutane von fasziokutanen freien vaskularisierten Lappenplastiken in der Behandlung der posttraumatischen Osteitis unterscheiden.

Problembeschreibung, Material, Methode, Ergebnisse

Die Schaffung einer guten Weichteilsituation durch plastische Deckungsverfahren ist neben der Frakturstabilisierung und dem radikalen chirurgischen Debridement allgemein anerkanntes Prinzip in der Behandlung der posttraumatischen Osteitis.

Neben lokalen Lappenplastiken bietet die freie mikrovaskulär angeschlossene Lappenplastik die Möglichkeit zur Sanierung auch ausgedehnterer Weichteildefekte.

Während der freie myokutane Lappen bei der Behandlung der Osteitis bereits häufig angewendet wird, findet der freie fasziokutane Lappen für diese Indikation in der Literatur kaum Erwähnung.

Wir haben an unserer Abteilung im Zeitraum von 1988 bis 1997 bei 69 Patienten mit posttraumatischer Osteitis eine freie Lappenplastik mit 43 myokutanen Latissimuslappen und 26 fasziokutanen Skapulalappen durchgeführt.

Durchschnittlich 56 Monate postoperativ (76 respektive 34 Monate) haben wir die Patienten bezüglich der Ausheilung ihrer Osteitis, der Früh- und Spätkomplikationen und Lappenüberlebensrate klinisch und radiologisch nachuntersucht. Die überwiegende Anzahl (72%) unserer Patienten hatte eine Osteitis aufgrund einer offenen Unterschenkelfraktur entwickelt. Wir konnten das Kollektiv in 49 chronische (74% der Latissimus- versus 65% der Skapulalappen) und 20 akute (26% der Latissimus versus 35% der Skapulalappen) Osteitiden aufteilen.

Der Zeitraum zwischen Läsion und definitiver Lappendeckung betrug durchschnittlich 4 Wochen (1–10 Wochen) in der Gruppe der akuten und 132 Monate (3–540 Monate) in der Gruppe der chronischen Osteitis.

Bei den Frühkomplikationen (< 4 Wochen) führten in beiden Gruppen die Revisionen wegen arterieller oder venöser Verschlüsse der Anschlußgefäße; keiner der Skapulalappen und 3 der Latissimuslappen wurden in dieser frühen Phase verloren; 2 davon mit der Konsequenz der Extremitätengefährdung bzw. -amputation.

An Spätkomplikationen nach Ablauf der ersten 4 Wochen traten in der Gruppe der myokutanen Lappen bei 2 Patienten späte Lappenverluste mit Amputation, bei 8 Patienten Zeichen eines Osteitisrezidivs auf. In der Gruppe der fasziokutanen Lappen gab es ebenfalls bei insgesamt 25% (n = 6) Spätkomplikationen, davon 2 Lappenverluste und bei 4 Patienten Anzeichen für eine erneute Osteitis. Nach nochmaliger operativer Intervention heilten von den Osteirisrezidiven in der Latissimusgruppe 4, in der Skapulagruppe 2 langfristig aus.

Insgesamt waren zum Untersuchungszeitpunkt (durchschnittlich 56 Monate postoperativ) 75% (n = 33) der mit einem myokutanen Lappen und 75% (n = 20) der mit einem fasziokutanen Lappen behandelten Osteitiden ausgeheilt. Somit läßt sich kein signifikanter Unterschied zwischen beiden Therapien feststellen.

Schlußfolgerungen

Angesichts unserer Resultate gehen wir davon aus, daß sich der fasziokutane Skapulalappen als Maßnahme zur Weichteilsanierung bei der Behandlung der posttraumatischen Osteitis ebenso gut eignet wie der myokutane Latissimuslappen.

Muskellappen zur suffizienten Weichteildeckung und Vaskularisationsverbesserung in der Behandlung von Knocheninfektionen

W. Wittwer, R. Ketterl, Traunstein und B. Stübinger, München

Zielsetzung

Bei der Behandlung der chronischen posttraumatischen Osteomyelitis stellt die schlechte Vaskularisation des Knochens die häufigste Ursache für eine fehlgeschlagene Therapie und die hohe Rezidivrate dar. Die Anwendung von Muskellappen gewährleistet neben der Beherrschung der bei diesen Erkrankungen immer vorhandenen Weichteilprobleme eine Verbesserung der Durchblutung an infizierten Knochen.

Tierexperimentelle Studie: Material und Methode

In einer Untersuchung an 47 Kaninchen wurde der Frage nachgegangen, in welchem Ausmaß eine Infektausheilung durch eine Muldung der Tibia in Kombination mit einem Muskellappen erfolgt. Der Wochen vor der geplanten Operation wurde eine Infektion der Tibia durch eine Staphylokokkeninjektion in den Markraum der Tibia; ausgelöst. Zur Unterhaltung der Infektion verblieb die Injektionsnadel als Fremdkörper im Markraum. Bei den Tieren mit radiologisch und szintigraphisch dokumentierter angegangener Infektion erfolgte im Bereich der proximalen Tibia medialseitig die Muldung der Tibia mit einer Ausdehnung von 5 × 1 cm. Eine weitere Untersuchungsgruppe erhielt zusätzlich zu dieser Maßnahme einen gestielten medialen Gastrognemiuslappen, der in den Defektbereich eingeschlagen wurde.

A6

Ergebnisse

Anhand von radiologischen, skelettszintigraphischen, histologischen und mikroangiographischen Untersuchungen konnte nachgewiesen werden, daß eine Muldung der Tibia und die Transposition eines Muskellappens eine effektive Infekttherapie darstellen, während bei allen Tieren mit Muskellappen eine Infektpersistenz in 2/3 der Fälle vorlag. Eine zusätzliche Blutgefäßversorgung über den Muskellappen an den infizierten Knochen konnte dabei nachgewiesen werden. Über eine sowohl endostale als auch periostale Knochenneubildung kam es in der Gruppe mit Muskellappen zu einer frühzeitigen Auffüllung des Knochendefektes.

Patienten und Methodik

Im Zeitraum 1986–1992 erfolgte bei 67 Patienten (19 Frauen, 48 Männer, ∅39 Jahre) eine langstreckige Muldung der Tibia in Kombination mit einem Muskellappen. Bei 7 Pat. wurde zusätzlich eine Antibiotikaspiegelbestimmung im Knochen und im Serum 60 Minuten nach i.v. Gabe von 1,5 Gramm Cefuroxim durchgeführt. 6 Wochen nach der

Muskellappenplastik war bei diesem Pat. ein Reeingriff (Spongiosaanlagerung, Lappenkorrektur) geplant, so daß wir unter den gleichen Voraussetzungen erneut den Cefuroximspiegel im Knochen an einer identischen Stelle bestimmen konnten. Die Antibiotikakonzentrationen wurde mit der HPLC gemessen.

Ergebnisse

Bei 57 (85%) der Patienten konnte eine Infektberuhigung erzielt werden. In 3 (4,5%) Fällen zeigte sich eine Infektpersistenz und bei 6 (9%) Erkrankten mußten während eines Nachbeobachtungszeitraumes von mindestens 5 Jahren eine Reinfektion diagnostiziert werden. 1 Pat. konnte in der Langzeitkontrolle nicht mehr verfolgt werden. Lediglich bei einem Pat. wurde bei Ausbildung eines septisch-toxischen Krankheitsbildes eine Unterschenkelamputation erforderlich. In nahezu 90% ergaben sich subjektiv und objektiv gute und zufriedenstellende Spätresultate im Hinblick auf Schmerzen, Funktion und Gebrauchsfähigkeit der betroffenen Extremität. Bei der Antibiotikaspiegelbestimmung im Knochen fanden wir 6 Wochen nach Muskellappen bei identischen Serumspiegeln von 84 bzw. 87 mg/Liter eine signifikante Erhöhung der Cefuroxim-Konzentration von 3,7 mg/kg bei der ersten Bestimmung auf 6,9 mg/kg bei der zweiten Operation.

Schlußfolgerung

Im Falle einer manifesten Knocheninfektion bietet die Kombination aus einer langstreckigen Muldung des infizierten Knochens und die Anwendung eines Muskellappens eine effektive Infekttherapie. Mit der verbesserten Durchblutung arr infizierten Knochen erhöht sich das Angebot systemisch verabreichter Antibiotika. Humorale antiinfektive Faktoren können in höherer Konzentration an den Ort des Infektgeschehens transportiert werden. Eine hohe Rate an langanhaltender Infektberuhigung ist dadurch zu erreichen.

Der Stellenwert des freien mikrovaskulären Gewebetransfers beim alten Patienten

H. Schepler, J. Reus, Y. Oberdörfer und G. Germann, Ludwigshafen

Zielsetzung

Evaluation der Effektivität eines komplexen operativen Eingriffes zur Deckung von chronischen Weichteildefekten beim Patienten über 60 Jahre mit Risikioprofil.

Problembeschreibung

Chronische Ulzera und rezidivierende Komplikationswunden assoziiert mit systemischen Gewebealterationen als Folge steigender Lebenserwartung können zu langjährigen ambulanten und stationären Verläufen ohne befriedigenden Wunderschluß führen. Gerade für den Patienten über 60 Jahre ist die Situation belastend. Seit Einführung der Mikrochirurgie in den 70-er Jahren hat sich der freie mikrovaskuläre Gewebetransfer bei einem jüngeren Patientengut bewährt. Die Indikation wird beim alten Patienten aufgrund seines Alters, vielfach bestehender Multimorbidität und dem höheren anästhesiologischen Risiko oft nur sehr zögerlich oder gar nicht gestellt. Literaturberichten und der eigenen Erfahrung zufolge, erscheinen diese Bedenken jedoch nicht berechtigt. Um den Stellenwert dieser komplexen operativen Maßnahme in der Gruppe der über 60jährigen Patienten zu evaluieren, wurden in den Jahren 1995–1997 die Daten von 54 Patienten mit chronischen Defekten (Vorbehandlungszeitraum: (?? 7 Jahre) und freiem Gewebetransfer analysiert.

Material, Methode

Retrospektive Analyse anhand der Krankenakten von 54 Pat. mit posttraumatischen chronischen Ulzera. Parameter: Alter, Grunderkrankungen (> 2), Liegedauer (d), Intensiv (d), Genese, Anzahl der OP's, Erfolg (%).

Ergebnisse

Tabelle

Pat. (n = 44)	Alter	> 2 Grunderkr.	Liegedauer (d)	Intensiv (d)	Anzahl OP	Erfolg (%)
> 60 Jahre (n = 24)	**67,7**	10	**75,7**	12	3,5	**100**
< 60 Jahre (n = 30)	42,3	2	110	4,4	4	95

Schlußfolgerung

Der Vergleich beider Kollektive zeigt, daß die verbesserte klinische Betreuung (Intensivliegedauer 12 d versus 4,4 d) der Gruppe der älteren Risikiopatienten, bei gleichzeitig deutlich reduzierter Gesamtliegedauer (75,7 d v. 110), zugute kommt. Trotz signifikant höherer Morbidität (10 Pat. > 2 Grunderkr.) ist der operative Erfolg bei gleichzeitig niedriger Operationsfrequenz besser als beim jüngeren Kollektiv. Die bis dato traditionell ablehnende Haltung, dem älteren Patienten komplexe operative Verfahren aufgrund seines Allgemeinzustandes vorzuenthalten, ist nicht mehr zu rechtfertigen. Mit Hilfe des freien Gewebetransfers können komplizierte Hautweichteildefekte oder amputationsgefährdete Extremitäten definitiv verschlossen bzw. gerettet werden. Jahrelange belastende polypragmatische operative und konservative Therapien können gerade in Hinblick auf eine Verbesserung der Lebensqualität und den Kostendruck, durch eine definitive Lösung erfolgreich ersetzt bzw. beendet werden.

Interdisziplinäres Behandlungskonzept von Unfall- und Plastischer Chirurgie zur Behandlung chronischer Ostitiden mit Fistelbildung

K. Fischer, Hamburg, B. Kisse, Lübeck und M. Pösl, Hamburg

Zielsetzung

Fisteln bei chronischer Ostitis insbesondere an den Extremitäten stellen eine Herausforderung sowohl an den Unfallchirurgen als auch den plastischen Chirurgen dar. Die Fistel stellt oft nur die Spitze eines Eisberges dar und beinhaltet sowohl ausgedehnte ostitische Veränderungen des Knochens als auch ausgedehnte atrophische und instabile Weichteilnarben, die einen primären Wundverschluß verhindern.

Ein gemeinsames Behandlungskonzept durch den Unfallchirurgen für die Behandlung des Knochens und den plastischen Chirurgen für die Behandlung der Weichteilsituation soll das Ergebnis der Fistelbeseitigung verbessern.

Kurzfassung

Darstellung eines interdisziplinären Behandlungskonzepts für die Sanierung des Knochens und der Weichteile bei chronischer Ostitis mit Fistelbildung.

Problembeschreibung, Material, Methode, Ergebnisse

Nach gemeinsamer Festlegung des Behandlungsplans erfolgt die Therapie in 2 Schritten:

1. (unfallchirurgisch) Radikales Debridement des Knochens, bei Instabilität sofortige Stabilisierung
   Einlage lokaler Antibiotikaträger
   (plastisch-chirurg) Radikales Weichteildebridement
   Lappenplastik mit gut durchblutetem Lappen
2. Entfernung der Antibiotikaträger
   Spongiosatransplantation

Während der gesamten Behandlungszeit Gabe eines ausgetesteten Antibiotikums.
Nach diesem Konzept haben wir von 1993 bis 1996 29 Patienten mit chron. Ostitiden mit Fistel behandelt.

Durchschnittsalter 54 Jahre. Dabei mußten 48 Lappenplastiken vorgenommen werden. Nachuntersuchungszeitraum durchschnittlich 3 Jahre. An den Weichteilen wurde in 17 Fällen ein Zweiteingriff zur definitiven Sanierung erforderlich, hinsichtlich der Knocheninfektion konnte in 28 von 29 Fällen eine Infektberuhigung beobachtet werden.

Schlußfolgerungen

Ein radikales Debridement – am Knochen durchgeführt vom Unfallchirurgen, an den Weichteilen vom Plastischen Chirurgen – ermöglicht im Zusammenhang mit einer sofortigen Weichteildeckung mit gut durchbluteten Lappen in der beschriebenen Form einen zuverlässigen Verschluß einer Fistel bei chronischer Ostitis. Die alleinige Sanierung des Knochens ist ebensowenig ausreichend wie die alleinige Sanierung der Weichteile.

Behandlungsprinzipien infizierter Pseudarthrosen nach der Methode von Ilizarov. Wann ist Verfahrenswechsel notwendig?

N. Vandoros, A. Karabasi, M. Tyllianakis und E. Lambiris, Patras

Zielsetzung

Das Ilizarov-Verfahren stellt eine standardisierte Behandlungsform von infizierten Pseudarthrosen dar. Der Ringfixateur kennzeichnet sich durch ausgezeichnete Kompressions, Stabilisierungs- und sekundaerer Korrekturmöglichkeiten, während die Kortikotomie in Verbindung mit dem Segmenttransport fördert die Infektheilung durch Steigerung der Extremitätendurchblutung. Wir berichten, anhand einer retrospektiven Untersuchung, über unsere Erfahrung bei der Behandlung von infizierten Pseudarthrosen der unteren Extremitäten, nach Ilizarov Verfahren und stellen die Frage ob und wann ist ein Verfahrenswechsel vom Ringfixateur zur Marknagelung erforderlich.

Material und Methodik

In der Zeit von 1990 bis 1997, (8 Jahre) wurden 23 Patienten mit infizierten Pseudarthrosen an Femur (n = 6)und Tibia (n = 17), mit einem Durchschnittsalter von 32 Jahren (11 bis 58 Jahre) behandelt. Bei 21 Patienten (91%) war die Pseudarthrose Folge offener Frakturen (Grad II:5, Grad IIIA: 4, Grad IIIB: 5, Grad IIIc : 7). Als Vorbehandlung wurden bei 3 Plattenosteosynthesen und bei 20 Fixateure externe verwendet. In der Behandlungszeit wurde die Pseudarthrose nach der A. O. Klassifikation Typ 1 : 9, Typ 2 : 8 und Typ 3 : 6 eingeteilt. Sequester und avitaler Knochen wurden radikal entfernt bei 14 Fällen, 10 an Tibia und 4 an Femur. (insgesamt Infekt-Defekt Pseudarthrosen 61%). Der entstehende ossäre Defekt betrug im Durchschnitt 8,5 cm (4 bis 20 cm) und Kallusdistraktion zur Überbrückung erfolgte nach einer Kortikotomie im metaphysaeren Bereich des Knochens. Bei den übrigen 9 Patienten erfolgte eine Kompressions-Distraktions-Osteogenese (n = 4) und zusätzliche Kortikotomie wurde wegen Achsenfehlstellung (> 10°) und Beinverkürzung (> 2 cm) bei 5 Patienten vorgenommen. Der Ringfixateur von Ilizarov wurde bei allen Fällen verwendet. Die Objektivierung der funktionellen Ergebnisse und Lebensqualität wurde entsprechen dem Nottingham Health Profile bewertet.

Ergebnisse

Die Nachuntersuchungszeit liegt zwischen 8 und 48 Monate, ((?? 29 Monate). Die Anlagedauer des Fixateurs betrug bei den 14 Patienten mit Infekt-Defekt Pseudarthrosen 148 bis 630 Tage (Durchschnitt 340 Tage). Hieraus ergibt sich, eine Anlagedauer des Fixateurs von 40 Tagen pro cm Distraktion. Bei 9 Patienten (64%) dieser Subgruppe kam es zu einer verzögerten Heilung der docking site (Tibia: 5, Femur: 4). Ein Verfahrenswechsel erfolgte mit Einbringen eines Verriegelungsnagels. Der Verfahrenswechsel erfordert einen geschlossenen und reizlosen Weichteilmantel. Infektbeherrschung und knöcherne Konsolidierung wurden in 13 von 14 Patienten erreicht. Bei den uebrigen 9 Patienten kam es einmal zu einem Ermüdungsbruch im Bereich der docking site und einmal war eine Korrekturosteotomie einer während der Distraktion aufgetretenen Achsenfehlstellung notwendig. Infektbeherrschung wurde bei allen 9 Patienten erreicht. Entsprechend dem Score von Nottingham Health Profile zeigte eine Anzahl von 15 (65%) der Patienten das beste Resultat in Bezug auf funktionelle Endergebnisse und Lebensqualität.

Schlußfolgerungen

Bei einer korrekten Durchführung des Ilizarov Vorgehens lassen sich knöcherne Heilung, Infektsanierung und achsengerechte Situation erreichen. Nach abgeschlossener Distraktion empfiehlt sich alternativ zur weiteren Fixateurbehandlung der Verfahrenswechsel auf eine statische Verriegelungsmarknagelung, wodurch sich die langen Behandlungszeiten für den Patienten angenehmer gestalten lassen, und die Anzahl an Komplikationen im Bereich der docking site reduziert werden können. Die Indikationen zum Verfahrenswechsel müssen jedoch individuell kritisch analysiert werden.

Weichteilsanierung und Kontinuitätswiederherstellung nach posttraumatischer Osteitis

J.-P. Stahl, B. Hartmann, C. Heiss und R. Schnettler, Gießen

Zielsetzung

Verfahren zur gleichzeitigen Sanierung und Aufbau des Weichteilmantels und Knochendefektes

Problemstellung

Eine posttraumatische Osteitis an der unteren Extremität wird durch die teilweise erhebliche Schädigung des Weichteilmantels begünstigt. Folgerichtig bedingt die Wiederherstellung der knöchernen Kontinuität sowohl an Ober- als auch Unterschenkel zunächst die Wiederherstellung des intakten Weichteilmantels. Die konsekutiv primär mögliche Verkürzung der Extremität verbessert zum einen die Durchblutung des dann entspannten Weichteilmantels und ermöglicht zum anderen bereits eine deutliche Verkleinerung des Defektes. Sofern ein direkter Weichteilverschluß nicht erzielt werden kann, ist der Einsatz gestielter oder freier mikrovasculärer Lappentransplantate erforderlich. Dabei kommen im wesentlichen der M. latissimus dorsi mit oder ohne Seratusanteil, der M. gracillis sowie als fasceocutane Lappenplastik der Parascapularrlappen in Frage.

Methodik

Nach Wiederherstellung eines intakten und gut durchbluteten Weichteilmantels sind die Voraussetzungen für die knöcherne Durchbauung gegeben. Diese erfolgt entweder bereits zeitlich überlappend oder unmittelbar anschließend durch das Verfahren der Distraktions-Kompressions-Osteoneogenese. 12 Patienten wurden nach dem Schema der Distraktions-Kompressionsmethode behandelt. Dabei war die primäre Verkürzung nicht größer als 1/10 der Gesamttibialänge. Bei 10 Patienten erfolgte eine ausschließliche Distraktions-Osteogenese an der Tibia. Es kamen bei diesen Patienten mikrovaskuläre Lappenplastiken zum Einsatz. Bei weiteren 12 wurde das Verfahren am Femur eingesetzt (auch unter Verwendung des bifokalen Transportes).

Es wurden neben dem monolateralen Spindelfixateur auch Montagen unter Verwendung eines monolateralen Zentralkörpers eingesetzt. Zum Einsatz kamen dabei sowohl der mono- und bidirektionale Segmenttransfer als auch die simultane Kompressions-Distraktions-Osteosynthese.

Ergebnisse

In allen Fällen gelang es, die Fixateurmontage individuell an die jeweiligen Erfordernisse anzupassen.

Komplikationen im Unterschenkelbereich: bei (Patienten Non-Docking mit autogener Spongiosatransplantation, dabei ein Infektrezidiv. 2 Patienten mit Streßfrakturen des Knochenregenerates, 2 Patienten mit Phlebothrombosen, 1 Patient mit sonographisch nachgewiesenem Regeneratversagen. Im Oberschenkelbereich: 12 Patienten kein Regeneratversagen, keine Docking-Problematik, 2 Patienten mit Bewegungseinschränkung im Kniegelenk.

Schlußfolgerung

Zusammenfassend kann diese Vorgehensweise als durchweg effektives Verfahren in der Behandlung posttraumatischer Defekt- und Infektpseudarthrosen insbesondere mit erheblichen Weichteilschädigungen an der unteren Extremität angesehen werden.

Langzeitverlauf nach Segmentresektion und Knochenwiederherstellung durch Kallusdistraktion bei chronischer posttraumatischer Osteitis

U. C. Liener, G. Suger, A. Schmelz und L. Kinzl, Ulm

Einleitung

Die segmentale Infektresektion stellt neben der Amputation die radikalste Form des Débridements dar. Sie hat sich, mit nachfolgender Kallusdistraktion, als Therapieverfahren der chronischen Osteitis fest etabliert. Die hierbei erzielten kurzfristigen Ergebnisse, bezüglich der Knochen- und Weichteilrekonstruktion wurden als überwiegend gut angegeben, Langzeitresultate sind jedoch bislang in der Literatur nicht dokumentiert.

Material und Methoden

Eingeschlossen in die Untersuchung wurden Patienten welche in den Jahren 1989–1993 mit o. g. Verfahren behandelt wurden und deren Metallentfernung >5 Jahre zurücklag. Das durchschnittl. Alter der 25 Patienten (23 m./3 w.) zum Zeitpunkt der Operation betrug 37,3 J. (18–65 J.). Der chronische Knocheninfekt (22 Tibia/3 Femur) bestand durchschnittl. 4,5 J. (2 Mo.–28 J.), alle Patienten waren im Mittel 7,6 mal (2–17 mal) voroperiert. Die durchschnittl. Resektatgröße betrug 7,1 cm (2,5–20 cm). In 12 Fällen erfolgte ein Segmenttransport, in 4 Fällen eine Kompressions/Distraktionsbehandlung, bei 9 Patienten wurde kombiniert vorgegangen. Der Segmenttransport wurde offen in 14 Fällen und geschlossen bei 11 Patienten durchgeführt. An Zusatzmaßnahmen waren 8 Haut- und 1 freie Lappentransplantation sowie in 10 Fällen eine Spongiosaplastik notwendig. Aufgrund Pinproblemen wurde bei 13 Patienten eine Drahtumsetzung notwendig, in 10 Fällen erfolgte bei Segmentdislokation eine Veränderung der Ringkonfiguration. Bei bestehender AVK mußte ein Patient sekundär amputiert werden, zwei weiter Patienten kamen mit der Länge der Behandlung nicht zurecht und wurden ober- bzw. unterschenkelamputiert. Die Metallentfernung erfolgte im Mittel nach 318 Tagen (163–547 d.).

Ergebnisse

Nach durchschnittl. 6, 1 Jahren (5–7,8 J.) wurden 18 Patienten nachkontrolliert, 2 Patienten waren verstorben, 2 weitere in Ihre jugoslawische Heimat zurückgekehrt. Therapiebedürftige Infektsituationen waren im Bereich ehemaliger Pinkanäle, nicht jedoch im ehemaligen Infektareal, bei 2 Patienten 6 Mo. und 3 J. nach Metallentfernung aufgetreten. Zum Zeitpunkt der Nachkontrolle bestand Infektfreiheit, knöcherner Durchbau und eine geschlossene Weichteilsituation im ehemaligen Infektbereich bei allen Patienten. In 2 Fällen bestanden instabile Narbenverhältnisse. Eine Beinverkürzung (<3 cm) bestand bei 9 Patienten. Fehlstellungen der Beingeometrie (<15°) wiesen 6 Patienten auf.

A6

Schlußfolgerung

Durch die radikale Segmentresektion mit nachfolgendem Knochenaufbau durch Kallusdistraktion werden gute Langzeitergebnisse in der Osteitisbehandlung erzielt. Große Belastungen für den Patienten und das behandelnde Team ergeben sich jedoch aus den ausgesprochen langen Behandlungszeiten. Die relativ hohe Rate sekundärer operativer Intervention ist zum einem auf dem Ausgangsbefund sowie zum anderen auf die Lernkurve zum Zeitpunkt der Einführung des Verfahrens zurückzuführen.

Werkzeuge zur Messung der Lebensqualität

F. Porzsolt, Ulm

Beschleunigt durch die spürbar gewordene Limitation der Ressourcen im Gesundheitssystem vollzieht sich in allen Bereichen unserer Profession ein Wechsel von einer wirksamkeitsorientierten zu einer nutzenorientierten Medizin. War es bisher ausreichend, den Erfolg einer Therapie durch den Arzt bestätigen zu lassen, fordert man heute immer häufiger eine zusätzliche Selbst-Beurteilung des Effektes durch den Betroffenen. Er soll den Einfluß der Erkrankung oder der Therapie auf seine gesundheitsbezogene Lebensqualität (gLQ) beschreiben. Dieser Wechsel macht Sinn, weil „nicht der Koch (als Experte) sondern letztlich der Gast die Qualität des Steaks beurteilt". Um diesen Wechsel besser zu verstehen und leichter vollziehen zu können, sollten wir Mediziner einige Grundsätze zur Messung der gLQ beachten.

Die erhobenen Daten sind subjektive Daten aber vielfach härter (näher an der Wahrheit) als mancher objektive Befund. Daten der Selbsteinschätzung der gLQ sind nicht vergleichbar mit Daten aus der Fremdbeurteilung, weil die Messung der gLQ einen Vergleich des eigenen Soll-Wertes mit dem objektiv beobachtbaren Ist-Wert darstellt. Wenn Ist- und Soll-Wert übereinstimmen, ist die gLQ in dieser Dimension nicht eingeschränkt. Der Fremdbeurteiler (z. B. Arzt) kann zwar den Ist-Wert aber nicht die Erwartungshaltung des Patienten, d. h. den Soll-Wert, einschätzen.

Die Messungen der gLQ sind als Beobachtungen an Gruppen, nicht an einzelnen Individuen zu verstehen. Deshalb sind Selektionseffekte (z. B. Teilnehmerquote an Studie nur 60%) eine der häufig nicht beachteten und nicht erkannten systematischen Fehlerquellen (Bias), die zu unsinnigen Resultaten führen. Diese Grundsätze haben wir kürzlich in einem Artikel für Kollegen zusammengestellt, die sich einen raschen Überblick verschaffen möchten [1]. Weitere Details der Messung der gLQ einschlielich der Kriterien, die bei der Auswahl von Meßinstrumenten berücksichtigt werden sollten, haben wir am Vergleich dreier international verwendeter Instrumente demonstriert [2].

Entscheidend für die Auswahl des Instruments ist die Fragestellung des Untersuchers. Ein enger Zusammenhang besteht zwischen der Präzision der Fragestellung, des Instruments und der erhaltenen Antwort. Es wird allgemein verstanden, daß das Ergebnis der Blutsenkungsgeschwindigkeit (BSG) von Erythrozyten keine besonders differenzierte Aussage zur Unterscheidung von Krankheitsstadien oder zur Dokumentation von Behandlungserfolgen zuläßt. Unklar scheint aber zu sein, daß man mit unspezifischen Fragen zum Befinden keine differenzierte Aussage zur gLQ machen kann. Die Frage „Wie geht es Ihnen" ergibt zwar eine exzellente Information, die aber nicht spezifischer ist als das Ergebnis der BSG.

Die häufigste Fragestellung des Klinikers betrifft die Dokumentation von Behandlungserfolgen. Dazu werden Instrumente benötigt, die den Unterschied „vor-nach" oder „mit-ohne" spezifische Behandlung erfassen.

Eine weitere Frage betrifft die Unterscheidung verwandter Krankheitsbilder oder Krankheitsstadien. In diesen Fällen ist es nicht ausreichend, die drei bedeutenden Dimensionen der gLQ (körperliches, soziales und seelisches Befinden) abzufragen, weil dies Fragen möglicherweise in allen untersuchten Fällen sehr ähnlich beantwortet werden. Um die erwarteten Unterschiede zu finden, ist der erfahrene (!) Kliniker gefordert, zusammen mit dem „Lebensqualitäter" ein am klinischen Bild orientiertes Instrument in der Literatur zu finden oder zu entwickeln. Dazu scheint sich das Verfahren zur Entwicklung von Symptom Check-Listen (SCL) zu bewähren. Der Aufwand für die Entwicklung einer SCL beträgt etwa 0,5 Mann-Jahre und ist in 12 Monaten zu bewältigen, wenn die klinische Kooperation keinen Zeitverlust bedingt.

Häufig unterschätzt wird die prognostische Aussagekraft der gLQ. Wir haben in einer Studie an 735 Patienten den Befund anderer Arbeitsgruppen bestätigt, daß eine sehr einfache Messung der gLQ absolut zuverlässig Subgruppen (hier von Krebspatienten) mit unterschiedlicher Lebenserwartung unterscheidet [3]. Dieser prognostische Aussagewert der gLQ-Messung (vor der Intervention) dürfte besonders für chirurgische Fächer von Bedeutung sein, um die Vergleichbarkeit verschiedener Behandlungsgruppen zu belegen, weil bei chirurgischen Interventionen die randomisierte Verteilung in der Regel nicht praktikabel ist.

Als Beispiele für die Relevanz der genannten theoretischen Überlegungen werden die Ergebnisse zweier Studien beschrieben, die sich mit der gLQ bei Patienten mit Osteitis befassen. An diesen Beispielen können einige der in der Praxis auftretenden Probleme besprochen werden.

In der ersten Studie wurde der Einfluß einer chronischen Behinderung auf die gLQ an 109 Patienten mit Pseudarthrosen der langen Röhrenknochen, chronisch refraktärer Osteomyelitis oder posttraumatischer Amputation der unteren Extremität untersucht (4). Die gLQ wurde mit einem funktionellen Instrument, der Arthritis Impact Measurement Scale (AIMS) und der Psychological Adjustment to Illness Scale (PAIS) gemessen. Ebenso wurde das PAIS Instrument Angehörigen oder Nahestehenden zur Selbstbeurteilung vorgelegt. Zusätzlich wurde ein Fragebogen entwickelt, um die Gründe für die Fortführung einer Therapie oder die Akzeptanz der Amputation zu dokumentieren. Mit der PAIS konnten signifikante Unterschiede zwischen den drei Patientengruppen nachgewiesen werden. Bei den Pseudarthrose- und Osteomyelitis-Patienten ergeben sich mit beiden Instrumenten signifikante Unterschiede zwischen Patienten mit und ohne Schmerzen. Die AIMS zeigte, daß das Gesundheitsempfinden bei Patienten mit Osteomyelitis mehr als den beiden anderen Gruppen eingeschränkt ist. Es wurden keine Unterschiede bei den Angehörigen der drei Gruppen beobachtet. Der häufigste Grund für die Fortführung der Behandlung bei Pseudarthrose oder Osteomyelitis war die Hoffnung auf Heilung. Weitere Unterschiede fanden sich in beiden Skalen in Abhängigkeit von Diagnose, Schmerzen, Heilungsstadium, und dem Amputationszeitpunkt. Diese Daten lassen vermuten, daß sich die angewandten Instrumente bei den ausgewählten Patientengruppen eignen, um zuverlässige Antworten zu erhalten, wenn präzise Fragen gestellt wurden.

Im zweiten Beispiel wurde die gLQ per Briefumfrage bei 2000 zufällig aus einer Paget's Foundation mailing list ausgewählten Patienten untersucht (5). Ziel der Studie war, die Faktoren kennenzulernen, welche die gLQ dieser Patienten beeinflussen. Ausgefüllte Fragebögen wurden von 958 Patienten (53% nach Fehlerkorrektur) zurückgesandt. Die Charakteristika der antwortenden Patienten sind beschrieben. Als häufigste Komplikationen wurden der Hörverlust (37%) und Formveränderungen der Extremitäten (31%) beschrieben. Als Komorbidität wurden Arthritis (64%), Hypertonie (32%) oder kardiale Probleme (28%) dokumentiert. Depressionen waren in 47% und ein als mäßig oder schlecht eingestufter Gesundheitszustand in 42% der Fälle beobachtet. Außerdem wurde versucht, die Einflußfaktoren zu quantifizieren. Aus dieser Studie können drei Informationen abgeleitet werden. Wenn die Fragestellung nicht präzise formuliert ist, ist die Auswahl der Meßinstrumente erschwert und die erhaltene Antwort – wie auch bei der ersten Arbeit – unscharf. Wenn nur 53% der befragten Patienten antworten, kann eine erhebliche Selektion der Patienten erfolgen. Es könnte sein, daß Patienten mit schlechter Prognose und schlechtem Allgemeinbefinden den Bogen in der Regel nicht bearbeiten. Diese Selektion würde zu einem klinisch nicht relevanten Ergebnis führen. Wir haben gezeigt, daß bei entsprechender Infrastruktur die international geforderte Compliance von <90% auch in Studien erreichbar ist, die mehr als 1000 Patienten einschließen (6). Der dritte Punkt betrifft die fehlende Vergleichsgruppe. Angaben zur Häufigkeit von Symptomen/Problemen sind schwer zu interpretieren, wenn keine relevanten Vergleiche angestellt wurden. Um den Unterschied zu gesunden Personen nachzuweisen, bedarf es kaum einer aufwendigen Studie. Damit werden wir zum Ausgangspunkt unserer Diskussion zurückgeführt: Messungen der Lebensqualität sind sinnvoll, wenn eine präzise Frage gestellt wurde, Ressourcen zur Beantwortung dieser Frage zur Verfügung stehen und geeignete Werkzeuge zur Messung eingesetzt wurden.

Literatur

1. Porzsolt F (1996) Messung von Lebensqualität: Wie und wozu Sie das Wohlbefinden Ihrer Patienten quantifizieren sollten. Der Allgemeinarzt 6:610–624
2. Porzsolt F, Wölpl C, Rist CE, Kosa R, Büchele G, Gaus W (1996) Comparison of three instruments (QLQ-C30, SF-36, QWB-7) measuring health-related quality of life/quality of well being. Psycho-Oncology 5:103–117
3. Coates A, Porzsolt F, Osoba D (1997) for the Internationale Gruppe Lebensqualität in der Onkologie (IGLOO): Quality of life in oncology practice: prognostic value of EORTC QLQ-C30 scores in patients with advanced maligancy. Eur J Cancer 33(7):1025–1030
4. Lerner RK, Esterhai JL, Polomano RC, Cheatle MD, Heppenstall RB (1993) Quality of life assessment of patients with posttramatic fracture nonunion, chronic refractory osteomyelitis, and lower extremity amputation. Clin Orthop 295:28–36
5. Gold DT, Boisture J, Shipp KM, Pieper CF, Lyles KW (1996) Paget's disease of bone and quality of life. J Bone Miner Res 11(12):1897–1904
6. Sigle J, Porzsolt F (1996) Practical aspects of quality of life measurement: Design and feasibility study of the Quality-of-Life-Recorder and the standardized measurement of quality of life in an outpatient clinic. Cancer Treatment Reviews 22:75–90

Ergebnisse der Kallusdistraktion nach posttraumat. Osteitis unter dem Gesichtspunkt „Quality of life"

T. Krackhardt, B. Schewe, R. Herold und K. Weise, Tübingen

Zielsetzung

Ermittlung von Faktoren auf unfallchirurgischen und psychologischen Fachgebiet, die zu einer positiven Krankheitsverarbeitung führen

Problembeschreibung, Material, Methode, Ergebnisse

Patienten, bei denen eine Kallusdistraktion nach posttraumat. Osteitis durchgeführt wurde, haben oftmals bei der Rehabilitation und der Wiedereingliederung erhebliche Schwierigkeiten (langer Krankheitsverlauf, Rückschläge durch rez. Infekte, Veränderungen des sozialen und beruflichen Umfeldes, usw.). Sie sind mit Ihrer eigenen Situation unzufrieden, obwohl nach funktionellen Gesichtspunkten ein gutes Resultat erzielt wurde. Mit dieser Nachuntersuchung sollten die Ursachen dieser Diskrepanz ermittelt werden.

Zwischen 1992 und 1995 wurde bei 21 Patienten eine Kallusdistraktion zur Wiederherstellung einer Beinlängendifferenz bzw. eines Defektes nach posttraumat. Osteitis durchgeführt. Die durchschnittliche Gesamtbehandlungszeit betrug 11,2 Monate, die Zahl der notwendigen Operationen $n = 4,4$. Die Dauer der stationären Behandlung lag im Durchschnitt bei 4,5 Monaten, der Heilungsindex betrug 49,6 Tage/cm Kallotaxis.

Bei 18 Patienten konnte eine Nachuntersuchung mit klinischer und radiologischer Untersuchung erfolgen. Gleichfalls erfolgte ein halbstandartisiertes Interview durch einen ausgebildeten Psychoanalytiker. Dieses berücksichtigte den persönlichen Krankheitsverlauf und die soziale und berufliche Reintegration des Patienten. Die Beurteilung des Interviews erfolgte in einer Intervisiongruppe bestehend aus 5 Analytikern und einem Unfallchirurgen. Die Ergebnisse der Nachuntersuchung unter funktionellen Gesichtspunkten wurde mit den Ergebnissen der Intervisionsgruppe unter dem Gesichtspunkt „Quality of life" verglichen.

Neben der bestmöglichen chirurgischen Versorgung sind wichtige Faktoren für eine positive Krankheitsverarbeitung:

1. Dem Unfalltrauma einen bewußten Sinn im Leben geben (aktiv gestalten statt passiv ausgeliefert sein)
2. Den Unfall und die Krankheitsfolgen unbewußt mit der prämorbiden Abwehrstruktur in Einklang bringen
3. Emotionale Unterstützung durch Bezugspersonen.

Schlußfolgerungen

Neben dem funktionellen Ergebnis ist die Auseinandersetzung mit dem Unfall und den Krankheitsfolgen durch positive Krankheitsverarbeitung für die Zufriedenheit und Lebensqualität des Patienten wichtig. Hierdurch können chronische Krankheitsverläufe vermieden werden. Für den Unfallchirurgen ist die Berücksichtigung dieser Punkte vor einer Kallusdistraktion wichtig, in manchen Fällen ist eine begleitende psychotherapeutische Behandlung angeraten.

Kostenfaktor Rauchen – Auswirkungen auf die Osteitisbehandlung? – Analyse von 55 Patienten nach Kallusdistraktion am Unterschenkel –

V. Heppert, P. Hochstein, F. Holz und A. Wentzensen, Ludwigshafen

Problem:

Der schädliche Einfluß des Nikotins auf die Gefäße ist in der Medizin bekannt. In der traumatologischen Literatur jedoch wird diese Problematik nur ganz vereinzelt diskutiert. Nach Ilisarov verbessert die Kallusdistraktion die periphere Durchblutung. Ziel der Untersuchung war es zu überprüfen, ob Nikotin negativen Einfluß auf die klinisch relevanten Parameter zeigt.

Methodik

18 Nichtraucher (NR) und 37 Raucher (R) mit posttraumatischer Osteitis nach isolierter Fraktur im Unterschenkelbereich wurden analysiert. Patienten mit mehreren Verletzungen wurden in dieser Studie nicht berücksichtigt. Durchschnittlich wurden 24 Zigaretten/ die angegeben. Das Alter lag bei 38,54 (NR) bzw. 40,97 (R) Jahren, Die Resektion fand im Mittel am Tag 151,6 (NR) bzw. 159,5 (R) nach Unfall statt. Vor der Resektion waren 4,3 (NR) bzw. 3,9 (R) Operationen erfolgt. Defektstrecke Qcm (NR) bzw. 6,4 cm (R). Es wurden 13 (NR) bzw. 20 (R) Lappenplastiken zusätzlich durchgeführt

Ergebnisse

Nach Resektion wurden 4,3 (NR) bzw. 4,1 (R) weitere Operationen erforderlich. Es fanden sich 2,5 (NR) bzw. 2,2 (R) Pininfektionen. Die stationäre Behandlung dauerte 134,4 Tage (NR) bzw. 136 Tage (R). Die Regeneratreifung/cm Transportstrecke betrug 31,12 (NR) bzw. 51, 38 (R) Tage. Die Gesamtbehandlungsdauer/cm Transportstrecke errechnete sich mit 42,02 (NR) bzw. 61,96 (R) Tage. Wir fanden 3 partielle Regenerstversagen und 4 Amputationen nur bei Rauchern, die im Mittel 59,6 Jahre alt waren. In der Gruppe der Nichtraucher (NR) zeigte sich eine Lappenteil-/nekrose in 7%, in der Gruppe der Raucher (R) von 13%.

Schlußfolgerungen

Nikotinabusus ist ein enormer Kostenfaktor in der Osteitisbehandlung. Drastisch verzögerte Regeneratbildung führt zu einer Verlängerung der Behandlungszeit um 30%. Perfusionsstörungen nach Lappenplastik sind vermehrt. Bei älteren Rauchern findet sich eine hohe Amputationsrate.

Gliedmaßenerhalt durch Kallusdistraktion oder Amputation an der unteren Extremität: prospektive Evaluierung des Rehabilitationserfolges

M. Nikutta, G. O. Hofmann, E. Pöppel und V. Bühren, Murnau

Zielsetzung

Vergleich des Rehabilitationserfolges zwischen Gliedmaßenerhalt durch Kallusdistraktion (Studiengruppe) und Amputation (Kontrollgruppe) an der unteren Extremität unter prospektiven Studienbedingungen.

Untersuchungsziel

Trauma und nachfolgende Infektion können an der unteren Extremität ausgedehnte knöcherne und Haut-Weichteil-Defekte zurücklassen. Plastisch-chirurgische Maßnahmen in Verbindung mit der Kallusdistraktion können solche Defekte anatomisch und funktionell wiederherstellen. Die Verfahren sind aufwendig, zeit- und kostenintensiv sowie mit vielen Komplikationen begleitet. Rechtfertigt das Endergebnis, beleuchtet unter verschiedenen Gesichtspunkten (anatomisch, funktionell, psycho-sozial, ökonomisch) den großen Einsatz (Studiengruppe)? Oder führt eine Amputation mit früher Orthesenversorgung und konsequenter Nachbehandlung zum besseren Rehabilitationserfolg (Kontrollgruppe)?

Patientengut

Diese prospektive Untersuchung lief an unserer Klinik vom 01.12.1995 bis zum 30.11. 1996. In dieser Zeit wurden 13 Patienten in die Studiengruppe A (Kallusdistraktion) und 12 Patienten in die Kontrollgruppe B (Amputation) rekrutiert. Die Altersverteilung der Patienten betrug in der Gruppe A durchschnittlich 36 Jahre (20–63 Jahre) und in Gruppe B durchschnittlich 42 Jahre (23–58 Jahre), unterschied sich jedoch nicht signifikant.

Der Schweregrad der Verletzung und Verletzungsmuster waren in beiden Gruppen vergleichbar.

Methodik

Prospektive, nicht randomisierte offene Studie. Die Zuteilung zu den beiden Gruppen erfolgte in der Regel nach intensiver ärztlicher Aufklärung des Patienten durch eine gemeinsame Patienten-Behandler-Entscheidung. Die Verläufe wurden durch mehrere klinische Untersuchungen und Patientenfragebögen begleitet. Erfaßt wurden objektive (Heilungsverlauf, Funktion, körperliche Belastbarkeit, Behandlungsdauer, Arbeitsunfähigkeit, MdE) und subjektive Parameter (Fragebögen zur Lebenssituation, zum Alltagsleben, zur Krankheitsverarbeitung, Selbstbeurteilungs-Depressionsskala, Profile of mood states).

Ergebnisse

Bei einigen subjektiven Parametern zeigte sich ein signifikanter Vorsprung der Gruppe A zur Gruppe B (z.B. Krankheitsverarbeitung). Dagegen zeigten Parameter wie berufliche oder körperliche Rehabilitation keine signifikanten Unterschiede.

Schlußfolgerung

Die Entscheidung für oder gegen einen langwierigen Gliedmaßen-Erhaltungsversuch sollte nach intensiver Aufklärung des Patienten erfolgen. Hierbei muß das gesamte berufliche, private, psycho-soziale und ökonomische Umfeld zur Entscheidungsfindung mit einbezogen werden.

A6

Die Rekonstruktion ausgedehnter (>10 cm) Knochendefekte nach ILIZAROV mit Seilzügen

F. Neudeck, L. Olivier, S. Assenmacher und U. Obertacke, Essen

Zielsetzung

Verbesserung, Schmerzreduzierung und Andock-Optimierung des Transportmechanismus von Knochensegmenten bei langstreckigen Knochendefekten

Problembeschreibung, Material, Methode, Ergebnisse

Posttraumatische sowie osteitistherapiebedingte Knochendefekte langer Röhrenknochen >3 cm werden anerkannt nach der Methode von ILIZAROV therapiert. Der Segmenttransport zur Deckung ausgedehnter (>10 cm) Knochendefekte mit dem Ringfixateur und gekreuzten K-Drähten oder Schanzschen Schrauben bei unilateralen Montagen führten zu nicht unerheblichen Schmerzen, Weichteil- und Transportproblemen sowie zum Fehldocking. Eine alternative ist der Segmenttransport mittels Seilzügen und Ratschen nach Brutscher. Nach dem radikalen Weichteil- und Knochendebridement werden die Seilzüge an das zu transportierende Knochensegment montiert und über Stichinzisionen proximal oder distal perkutan ausgeleitet, so daß über die Ratschen in optimaler Zugrichtung der Segmenttransport in 1 mm Schritten durchgeführt werden kann.

Bei 12 Patienten wurden 1 × am Humerus, 4 × am Femur und 7 × an der Tibia Knochendefekte zwischen 10 und 16 cm entweder mit schrägen Drähten nach ILIZAROV (6 Patienten) oder mit den Seilzügen (6 Patienten) therapiert. Während die Patienten mit Seilzügen keine Infektionen an den Austrittsstellen der Seile aufwiesen und nur über geringe Schmerzen klagten, traten bei den Drähten mit dem Ringfixateur bei 3 Patienten lokale Entzündungen auf, bei weiteren 3 Patienten waren sogar operative Maßnahmen an den Zugdrähten notwendig. Bei diesen Patienten war der Segmenttransport deutlich schmerzhafter, zusätzlich zeigte sich bei 3 Patienten ein Fehldocking. Bei der Regeneratentwicklung zeigten sich keine auffälligen Unterschiede in beiden Gruppen.

Schlußfolgerung

Zur Vermeidung zusätzlicher Infektionen und Weichteilprobleme beim langstreckigen Segmenttransport sind die Seilzüge mit ihren punktuellen Austrittsstellen und dem sicheren Andocking ein schmerzarmer und guter Transportmechanismus.

Die Versorgung von Kindern aus Entwicklungsländern mit chronischen Osteitiden und komplexen unfallchirurgischen Krankheitsbildern an deutschen Krankenhäusern der Grund- und Regelversorgung

M. Krajewski, Gelsenkirchen, B. Jacoby, H. Hanke, Dorsten und F. Barnbeck, Gelsenkirchen

Zielsetzung

Angesichts von mehr als 500 behandelten Kindern pro Jahr soll die Bedeutung dieser humanitären medizinischen Einzelfallhilfe in der Bundesrepublik Deutschland verdeutlicht werden. Im eigenen Krankengut wurde eine retrospektive Analyse des Keimspektrums und der Resistenzlage durchgeführt. Anhand dieser und der weiteren gewonnenen Daten wird ein Konzept zur Optimierung der Behandlung der Kinder entwickelt.

Seit 1967 werden durch das Friedensdorf International Oberhausen e. V. seit 1991 auch durch das Hammer-Forum e. V. Kinder nach Deutschland geholt die in ihren Heimatländern medizinisch nicht adäquat versorgt werden können. In den Jahren 1995 bis 1997 wurden durchschnittlich 523 Kinder pro Jahr aus insgesamt 10 Ländern behandelt. In 80% der Fälle handelte es sich um chronische Osteitiden. Die Behandlung wird an deutschen

Krankenhäusern aller Versorgungsstufen mittels Bereitstellung sog. Krankenhausfreibetten durchgeführt, die von den Trägern unentgeltlich zur Verfügung gestellt werden.

Material und Methode

Stichen 1992 und 1997 wurden an zwei Krankenhäusern der Grund- und Regelversorgung insgesamt 12 Kinder, 6 Jungen und 6 Mädchen mit einem Durchschnittsalter von 9,2 Jahren, aus Afghanistan Eritrea und Angola stationär behandelt. In allen Fällen handelte es sich um chronische Osteitiden einer oder mehrerer Lokalisationen. In 6 Fällen lagen zusätzlich Pseudarthrosen, Chronische Gelenkempyeme, eine rekto-kutane Fistel, größere Haut-/Weichteiltdefekte oder Amputationen von Gliedmaßenabschnitten vor. 2 Kasuistiken werden vorgestellt. Alle Kinder litten zum Zeitpunkt der Aufnahme unter massivem Befall mit. Spülwürmern und wiesen eine Anämie mit Hb-Werten zwischen 6- und 10g/dl auf. Bei zwei Kindern aus Angola lag eine Malaria tropica vor. Das Krankengut wurde hinsichtlich des Keimspektrums und der Resistenzlage zum Zeitpunkt des Erstabstrichs analysiert. Es fanden sich in allen Fällen. Mischinfekte, mit Beteiligung von Staph. aureus in 10 von 12 Fällen. Sämtliche nachgewiesene Keime waren gegenüber gängigen Antibiotikakombinationen sensibel. Ein MRSA-Keim fand sich nicht. Die durchschnittliche Verweildauer betrug 4,6 Monate (1,4–8,2). Es waren im Mittel 4 chirurgische Eingriffe erforderlich (2–10). 11 Kinder konnten erfolgreich ausbehandelt werden. Ein Kind mußte nach langstreckiger Sequestrotomie des Femurs zur erforderlichen Kallusdistraktion verlegt werden, da diese Methode im erstbehandelnden Haus zu diesem Zeitpunkt (Anfang 1994) noch nicht angeboten werden konnte. Die Behandlung von Kindern aus Entwicklungsländern mit posttraumatischen chronischen Osteitiden erfordert neben den bekannten Richtlinien der septischen und rekonstruktiven Unfallchirurgie ein multimodales Therapiekonzept unter Einbeziehung einer antibakteriellen und antiparasitären Chemotherapie, einer bedarfsgerechten Nutrition der chirurgischen Ausbehandlung der Begleitverletzungen und einer intensiven psychosozialen Mitbetreuung.

Schlußfolgerungen

Die beschriebenen Krankheitsbilder, in Deutschland glücklicherweise selten geworden, stellen gerade für den jungen Chirurgen eine große Herausforderung dar. Auch im Zeitalter knapper werdender Ressourcen kann durch Optimierung der Behandlung sowie Nutzung der zur Verfügung stehenden ambulanten Möglichkeiten eine kostengünstige Behandlung der Kinder ermöglicht werden. Der Gewinn an Erfahrung wird noch bei weitem durch den Dank der Kinder übertroffen.

A7 Rehabilitation nach Trauma

Definition rehabilitationsrelevanter Begriffe

U. Moorahrend, Enzensberg, H. Beineke, H. Bilow, H. Belzl, Tübingen, E. Borlinghaus, U. Ernst, U. Graeber, Murnau, M. Settner, Duisburg, A. Wentzensen, Ludwigshafen und B. Fromm, Heidelberg

Zielsetzung

Dokumentation und Beschreibung von Verläufen in der medizinischen Rehabilitation bedienen sich gleichlautender Fachausdrücke, die jedoch häufig unterschiedlich verstanden und interpretiert werden. Die Definition verschiedener Begriffe und ihr einheitlicher Gebrauch sind ein Instrument der Erfolgskontrolle.

Kurzfassung

Die neue internationale Klassifikation von imparements, disabilities und handicaps (ICIDH-2) fordert für alle in der medizinischen Rehabilitation Tätigen unter anderem eine gemeinsame Sprache zur Beschreibung der gesundheitlichen Integrität und der Ziele, die dorthin führen. Gerade im interdisziplinären Gespräch zwischen Physiotherapeuten und Unfallchirurgen werden zwar gleichlautende Begriffe benutzt, die aber bei genauem Hinterfragen von den einzelnen Benutzern inhaltlich jeweils anders interpretiert werden.

Material, Methode

Eine Gruppe leitender Krankengymnasten und Unfallchirurgen hat sich deshalb zusammengesetzt, um therapierelevante Begriffe einheitlich zu interpretieren, zu beschreiben: lagerungs-, übungs-, belastungs- und trainingsstabil/Zwei-, Drei-, Vierpunktegang/ -takt/ entlastender, minimal belastender, teilbelastender, vollbelastender Gang / usw..

Die definierten Begriffe sollen zukünftig im Informationsaustausch von Physiotherapeuten und Unfallchirurgen angewendet werden. Der Einsatz von Synonymen oder ähnlich lautenden Umschreibungen sollte unterbleiben.

Schlußfolgerung

Einheitliche Begriffe mit einheitlichem Begriffsverständnis sind unter anderem Grundlage für Beschreibung, Beobachtung und Kontrolle eines Therapieerfolges.

Eingangskriterien für ambulante/stationäre Rehabilitationsmaßnahmen, Kriterien zur Erfolgskontrolle

W. H. Jäckel, Bad Sächingen

Das System der medizinischen Rehabilitation in Deutschland wird zur Zeit mit erheblichen Problemen konfrontiert. Durch die gesetzlich vorgegebenen massiven Kosteneinsparungen ist der größte Teil der Rehabilitationskliniken nicht mehr ausgelastet, und mehr als 50 Kliniken mußten inzwischen geschlossen werden. Wenn auch die ambulante Rehabilitation im Vergleich mit den etwa 1 Million stationären Rehabilitationsmaßnahmen nur eine zahlenmäßig untergeordnete Rolle spielt (ca. 2% aller Rehabilitationsleistungen der Rentenversicherungsträger), so wird sie doch von vielen stationären Einrichtungen als eine zusätzliche Bedrohung empfunden. Gerade in dieser Situation hat die Definition von Indikationskriterien für eine differentielle Zuweisung zu ambulanter bzw. stationärer Rehabilitation eine besondere Bedeutung.

Die ambulante Rehabilitation bietet gegenüber der stationären Durchführung von Rehabilitationsmaßnahmen einige zusätzliche Möglichkeiten. Hierzu gehören insbesondere:

- Kontinuierliche Betreuung über längere Zeiträume
- Flexible Reha-Dauer
- Vernetzung mit regionaler beruflicher Rehabilitation
- Beurteilung des Arbeitsplatzes
- Kooperation mit Hausärzten und Betriebsärzten
- Kooperation mit ambulanten Diensten und Selbsthilfegruppen
- Einbezug von Angehörigen

Außerdem wird immer wieder darauf hingewiesen, daß eine ambulante Rehabilitation kostengünstiger angeboten werden könne, da die Kosten für die Unterbringung in einer Klinik entfallen. Bisher fehlen jedoch valide Daten zum Kostenvergleich, bei denen auch die täglichen Fahrtkosten der Patienten mitberücksichtigt werden.

Eine ambulante Durchführung der Rehabilitation ist an individuelle und an institutionelle Voraussetzung gebunden: Auf der individuellen Ebene müssen die Patienten in der Lage sein, das Zentrum in einer adäquaten Fahrzeit zu erreichen. Dies setzt einen entsprechenden Allgemeinzustand und einen Wohnsitz in der Nähe eines ambulanten Reha-Zentrums voraus. Auf der institutionellen Ebene müssen Qualitätsanforderungen erfüllt werden (Struktur-, Prozeß- und Ergebnisqualität), die denjenigen einer stationären Rehabilitation entsprechen. So sollten sie z. B. unter ständiger ärztlicher Leitung stehen und ein interdisziplinäres Team beschäftigen (z. B. Physiotherapeuten, Sportlehrer, Ergotherapeuten, Psychologen). Sie sollten über eine besondere Expertise mit den speziellen Rehabilitationsproblemen bei dem einzelnen Patienten verfügen (ausreichende Fallzahlen innerhalb der Diagnosegruppen) und außerdem an einem Qualitätssicherungsprogramm teilnehmen, wie es von den Rentenversicherungsträgern für die stationären Einrichtungen in den letzten Jahren entwickelt worden ist.

Nach unseren Erfahrungen aus der wissenschaftlichen Begleitung mehrerer Modellprojekte zur ambulanten Rehabilitation ist die Zufriedenheit der Patienten mit den Leistungen in den ambulanten Rehabilitationszentren hoch und entspricht derjenigen mit den Leistungen der stationären Rehabilitationseinrichtungen. Hierbei ist jedoch zu berücksichtigen, daß die Zuweisung zu stationärer bzw. ambulanter Rehabilitation in Absprache mit den Patienten erfolgte. Das bedeutet, daß Patienten, die eine ambulante Rehabilitation präferieren, mit dieser später auch tatsächlich zufrieden sind und umgekehrt, daß Patienten, die eine stationäre Unterbringung bevorzugen, nur selten mit den dortigen Leistungen unzufrieden sind. In diesem Zusammenhang erscheint interessant, daß über 60% der Patienten eindeutig eine stationäre Rehabilitation bevorzugen, insbesondere wenn sie bereits früher in Rehabilitationskliniken behandelt wurden.

Eine stationäre Rehabilitation ist immer dann zwingend, wenn der Gesundheitszustand der Patienten keine täglichen Fahrten ermöglicht (z. B. auch bei gravierender Komorbidität), oder wenn – bei Patienten mit erheblichen psychosozialen Belastungen – eine zeitweilige „Herausnahme“ des Patienten aus seinem sozialen Umfeld notwendig erscheint.

Unter ökonomischen Gesichtspunkten muß auch noch geklärt werden, ob es wirklich sinnvoll ist, neue Strukturen für die ambulante Rehabilitation aufzubauen, wenn dadurch Arbeitsplätze in den meist strukturschwachen Regionen, in denen die Rehabilitationskliniken angesiedelt sind, abgebaut werden müssen.

Über die Effizienz und Effektivität der ambulanten Rehabilitation im Vergleich zur stationären fehlen bisher wissenschaftlich fundierte Daten weitgehend. Hierzu wären kontrollierte Studien erforderlich, die bei der outcomes-Messung – neben der Dokumentation der Ergebnisse durch Ärzte und Therapeuten – patientenseitig sowohl krankheitsübergreifende Instrumente (z. B. SF-36, IRES) als auch diagnosespezifische Verfahren verwenden. Die Berücksichtigung psychosozialer Variablen im Rahmen solcher Untersuchungen ist auch bei unfallchirurgischen Indikationen unverzichtbar, da inzwischen mehrere Studien die psychosozialen Belastungen bei solchen Patienten dokumentiert haben und insbesondere, da sich gezeigt hat, daß psychosoziale Variablen ein wichtiger Prädiktor für den Erfolg von Rehabilitationsmaßnahmen und für den Langzeitverlauf sind.

Ist Rehabilitation meßbar? Bewertung am Beispiel konservativer Behandlungen der fibularen Bandruptur

J. Maihoff, B. Hilzensauer, P. Hochstein und A. Wentzensen, Ludwigshafen

Zielsetzung

Darstellung, Analyse und Wertigkeit verschiedener Assessmentverfahren am Beispiel einer häufigen unfallchirurgischen Verletzung.

Problembeschreibung

Qualitäts- und somit auch Erfolgskontrolle medizinischer Behandlung nimmt zunehmend einen größeren Stellenwert im medizinischen Alltag ein. Der Bewertungsmaßstab soll dabei nicht allein an Endergebnisse, sondern auch an die medizinische und ökonomische Effizienz von Behandlungsmaßnahmen gelegt werden. Unklarheit besteht bislang jedoch darin, ob – und wenn ja wie – Rehabilitation überhaupt meßbar ist.

Material und Methode

In einer prospektiv randomisierten Studie werden zwei konservative Behandlungsverfahren (Luftkammerschiene, Soft-Cast) der fibularen Bandruptur bewertet. Die seit Februar 1998 laufende Studie umfaßt 60 Patienten, eingeschlossen sind Monoverletzungen des fibularen Bandapparates. Neben der klinischen und radiologischen Klassifizierung sind wöchentliche Kontrolluntersuchungen, Datenerhebung zur beruflichen und sozialen Rehabilitation sowie zu Akzeptanz und Komfort der Behandlung vorgesehen. Die Abschlußuntersuchung umfaßt klinische und subjektive Scores.

Ergebnisse

Der Wert der konservativen Behandlung bei fibularen Bandrupturen erscheint durch vielfache Studien belegt. In der vorliegenden Untersuchung soll darüber hinaus jedoch geprüft werden, in wie weit zu erwartende gute funktionelle Behandlungsergebnisse auch Anforderungen einer umfassenden Rehabilitationsbewertung standhalten können und ob ggf. unfallfremde weitere Faktoren Einfluß auf Behandlungsergebnisse haben können.

Schlußfolgerungen

Qualitätssicherung und Effektivitätsnachweise, die von Patienten und Kostenträgern angefordet werden, erfordern eine kritische Stellungnahme zu den bisher eingesetzten Bewertungskriterien medizinischer Behandlungsmaßnahmen. Solche Methoden müssen entwickelt bzw. entsprechend den Anforderungen vereinheitlicht werden.

Determinanten der Lebensqualität bei Patienten nach Polytrauma

H. Erli, J. Kugler, M. Schöb, H.-J. Kock, J. Neuser und O. Paar, Aachen

Zielsetzung

Ziel dieser retrospektiven Studie ist es, Determinanten der subjektiven Lebensqualität bei Patienten mindestens zwei Jahre nach Polytrauma zu untersuchen.

Problemstellung

Im Rahmen des chirurgischen Qualitätsmanagement haben Untersuchungen zur Ergebnisqualität ein zunehmendes Interesse erfahren. In internationalen Konsensuskonferenzen sind valide und reliable Erfassungsinstrumente zur Erfassung der subjektiven Lebensqualität vorgestellt worden. Fortschritte In der unfallchirurgischen Versorgung und der Anschlußrehabilitation haben den funktionellen Qutcome nach Polytrauma zunehmend verbessert. Fragestellung ist, inwieweit die subjektive Lebensqualität eines Patienten nach Polytrauma bereits durch den klinischen Schweregrad bei Eingangsdiagnose eines Polytraumas determiniert wird.

Methoden

Untersucht wurden 173 Patienten eines Zentrums (76% m, 21% w; Alter: 15–65 J.) zwei bis sechs Jahre nach einem Polytrauma. Die Responserate betrug 93%. Hinsichtlich des Schweregrads ergab sich folgende Verteilung: PTS I 29,5%, PTS II 44,5%, PTS III 17,4% sowie PTS IV 8,6%. Bei 34,5% der Patienten lag kein Schädel-Hirn Trauma vor. Grad I bei 18,5%, Grad II 21, 5% und Grad III 25,5%.

Die Patienten stellten sich zu einer Nachuntersuchung im Zentrum vor. Neben einer funktionellen Statuserhebung bearbeiteten die Patienten das Nottingham Health Profile und die visuelle Analogskala zur Erfassung der Lebensqualität.

Ergebnisse

Es zeigte sich, daß der Schweregrad eines Polytrauma signifikant die Langzeitlebensqualität der Patienten determiniert (F-Test: $p = 0{,}0017$). Patienten nach einem Polytrauma PTS IV gaben eine globale Lebensqualität von 40,6 (Minunum 0; Maximum 100), Patienten nach PTS I von 68,4 an. Desweiteren zeigte sich deutlich Beeinträchtigung hinsichtlich der Mobilität, des Antriebs und des Ausmaßes subjektiver Schmerzen (jeweils F-Test. $p < 0{,}001$). Bei Vorliegen eines Schädel-Hirn-Traumas ergaben sich Beeinträchtigungen insbesondere in den Lebensqualitätsbereichen emotionale Reaktion, soziale Isolation und Schlaf.

Schlußfolgerungen

Die Ergebnisse belegen, daß die Lebensqualität von Patienten nach Polytrauma wesentlich durch den Schweregrad determiniert ist. Die Beeinträchtigungen insbesondere hinsichtlich Mobilität, Schmerz und Antrieb belegen einen erhöhten Rehabilitationsbedarf bei Patienten nach Polytrauma.

Das Polytrauma unter besonderer Berücksichtigung psychosozialer Folgen

M. Millington-Herrmann und Y. Moazami-Goudarzi, Berlin

Zielsetzung

Durch die Evaluation von Menschenschicksalen nach einer Mehrfachverletzung können Strategien zur Optimierung der Patientenversorgung entwickeln werden, an der neben anderen gesellschaftlichen Trägern der Rehabilitation Unfallchirurgen maßgeblich beteiligt sind.

Problembeschreibung, Material, Methode, Ergebnisse

Im Rahmen einer Dissertation befaßte sich diese Arbeit schwerpunktmäßig mit den psychosozialen Folgen durch Polytraumatisierung, was anhand von 81 Patientenschicksalen retrospektiv analysiert wurde. Durch den Einsatz eines Fragebogens, den Befunden der Krankenhausunterlagen sowie eines eingehenden Patientengespräches konnte mittels eines Bewertungsschemas der individuelle Behandlungserfolg bestimmt werden. Dieser konzentrierte sich schwerpunktmäßig auf psychische und berufliche Konsequenzen, die wiederum auch vom Ausmaß der körperlichen Behinderung abhängig waren. Durchschnittlich knapp 4 Jahre nach dem Unfall beklagten 35 Prozent der Verunfallten leichte bis mittlere psychosoziale Schäden und 25 Prozent waren deutlich kompromittiert und folglich schlecht rehabilitiert. Es konnten deutliche Defizite sowohl im stationären als auch im poststationären Sektor bei der individuellen Patientenrehabilitation benannt werden.

Schlußfolgerungen

Die Notwendigkeit einer psychosomatischen/psychosozialen Mitbetreuung von Beginn der Behandlung an ist essentiell, da die Genesung von den Unfallfolgen nur zum Teil von einer exzellenten, rein unfallchirurgischen Therapie abhängt.

Wollen Patienten in eine teilstationäre Rehabilitation?

E. Mayr, S. Wager, M. Kudernatsch und A. Rüter, Augsburg

Zielsetzung

Unter dem allgemeinen ökonomischen Druck versuchen auch die Betreiber von Rehabilitationseinrichtungen attraktive Angebote zu machen und neue Wege zu gehen. In diesem Kontext ist die Einführung der teilstationären Rehabilitation zu sehen. Die vorliegende Arbeit untersucht den Bedarf für ein solches Vorgehen, der bei einem unfallchirurgischen Patientengut im Haus der Maximalversorgung besteht.

Problembeschreibung, Material, Methode, Ergebnisse

Zur Ermittlung des Bedarfs und der Akzeptanz der teilstationären Rehabilitation wurde zunächst in Zusammenarbeit mit einer entsprechenden Einrichtung eine Informationsbroschüre entworfen, in der Arzt und Patient gleichermaßen über das Therapieangebot und den logistischen Ablauf einer teilstationären Rehabilitation informiert wurden. Grundlegende Aussage war dabei, daß sich das Angebot nicht von dem der stationären Rehabilitation unterscheidet, weder in den Therapiemöglichkeiten, noch in dem angesprochenen Patientengut. Von 01.01.1997 bis 30.06.1997 wurde allen Patienten, bei denen die Notwendigkeit für eine ansonsten stationär ablaufende Rehabilitation bestand, das angesprochene Informationsblatt ausgehändigt. Insgesamt wurden so 170 Patienten, die einen Querschnitt durch das unfallchirurgische Krankengut eines Hauses der Maximalversorgung darstellen, angesprochen. Das Durchschnittsalter lag bei 63,4 Jahren. Die Geschlechtsverteilung war 102 : 68 (weiblich : männlich). Nach entsprechender Information der Patienten wurde die Bereitschaft zur teilstationären Rehabilitation abgefragt. Bei fehlender Akzeptanz wurde anhand eines Fragenkataloges, der jeweils 7 Begründungen aus der Sicht des Patienten und der des Arztes berücksichtigte, die Ursache für die Ablehnung eruiert. Nur 6 von 170 (35%) Patienten akzeptierten eine teilstationäre Rehabilitation. Durchschnittlich lagen 4 Begründungen (1–11) für die Ablehnung vor. An häufigsten war dabei fehlendes Interesse (55,3% der Patienten) zu verzeichnen. Während 52,9% der Patienten ihre Selbständigkeit für nicht ausreichend einschätzten eine teilstationäre Rehabilitation durchzuführen wurde diese von den Ärzten nur in 24,7% der Fälle als Einschränkung gesehen. Bei der Einschätzung des Schmerzniveau: war die Disprepanz zwischen Patienten (28,2%) und Ärzten (18,4%) ähnlich ausgeprägt. In 48,2% der Fälle war keine ausreichende häusliche Betreuung vorhanden. Bei 33,6% der Patienten waren die Wohnverhältnisse nicht für die teilstationäre Reha geeignet. Eine Kostenübernahme durch die Leistungserbringer war nur in 59% versagt worden. Fehlendes Interesse (60,3%) war bei den Männern die am häufigsten vorgebrachte Begründung, während 60,8% der Frauen ihre Selbständigkeit als zu gering einschätzten und „nur" von 51,9% der Frauen fehlendes Interesse vorgebracht wurde. Die Altersgruppe mit dem geringsten Interesse an einer teilstationären Rehabilitation waren die 50–70jährigen, wogegen sich von den 30–50jährigen nur 42,8% nicht von dem Angebot angesprochen fühlten. Die Anzahl an vorgebrachten Gründen für eine Ablehnung stieg mit zunehmendem Alter, wobei sich jedoch das Spektrum der gelieferten Begründungen änderte.

Schlußfolgerungen

Es zeigt sich, daß die teilstationäre Rehabilitation für die Patienten nicht attraktiv zu sein scheint. Die Gründe sind vielschichtig, wobei insbesondere das fehlende Interesse der Patienten hervorsticht. Hier besteht klarer Handlungsbedarf von Seiten der Betreiber entsprechender Einrichtungen. Die Kostenträger jedenfalls scheinen die teilstationäre Rehabilitation zu akzeptieren.

Rehabilitation nach Frakturen und Bandverletzungen

E. Jacobi, Bad Wurzach

Bei den in der Rehabilitation zur Zeit von der Politik und den Kassen aufgezwungenen Spardiktaten ist es die wichtigste Aufgabe aus ärztlicher Sicht, den Therapiestandard zu verteidigen. Das heißt in der Rehabilitation von am Bewegungsapparat operierten Patienten täglich im Schnitt: 1 × Trockengymnasik einzeln, 1 × Gangschule, 1 × Wassergymnasik in der Kleingruppe, 1 × maschinengesteuertes Training (z. B. Isokinetik mittels Cybex) und eine je nach Bedarf ergänzende physikalische Therapie mit Eispackungen, Lymphmassagen oder Elektrotherapie. Der Patient durchläuft etwa 5 Behandlungstermine pro Tag. Für den Personalschlüssel „Krankengymnastik" bedeutet das: bei 100 postoperativen Rehapatienten 20 Krankengymnasten, was 5 Patienten pro Krankengymnast entspricht.

Die Rehabilitation nach Frakturen sei am Beispiel hüftgelenksnaher Femurfrakturen erläutert, für die Bandverletzungen soll stellvertretend die Kniebandverletzung dargestellt werden. Die Therapiestandards sind im Prinzip, teils aber mit Abweichungen auf die übrigen Frakturen übertragbar. Aus der Forschung der Ergebnisqualität in der Rehabilitationsmedizin soll das psychosoziale und funktionelle Gesamtergebnis bei hüftgelenksnahen Femurfrakturen und Hüft-TEP's dargestellt werden. Das heißt konkret:

Hüftgelenksnahe Femurfrakturen

1. Behandlungsziel:
Verbesserung der Gelenksbeweglichkeit, Muskelaufbau, Steigerung von Kondition und Koordination, Verbesserung des Gangbildes, Schmerzreduktion

2. Krankengymnastik:
Gangschule, Krankengymnastik (unter Berücksichtigung der Wundverhältnisse und der Vorgaben des Operateurs), Lagerungen, CYBEX, Propriozeptorentraining, u. a.

3. Med. Trainingstherapie:
Individuell abgestimmt mit Hilfe von med. Funktions- und Krafttrainingsgeräten

4. Passive Verfahren:
Thermotherapie (Kryotherapie im Bereich des OP-Gebietes, evtl. heiße Rolle zur Lockerung verkürzter Muskulatur), Lymphdrainage

5. Anzahl:

– KG/trocken	2 × tgl.	(eventuell 1 × davon Gangschule)
– KG/Wasser	1 × tgl.	(nach abgeschlossener Wundheilung)
– passive Verfahren	1 × tgl.	(Thermotherapie, Massagen)
– med. Trainingstherapie	1 × tgl.	(Krafttraining)

Nachbehandlungsprogramm nach Kreuzbandoperationen

0–6. Woche:
- Kompressionskühlbandage („Cryo-Cuff") postoperativ
- passive und aktive Bewegungsübungen nach Drainagezug (0–0–90° anzustreben)
- Motorschiene (CPM) schmerzorientiert in den Grenzen 0–0–90° postoperativ
- aktive Kniestreckung nach gesicherter Wundheilung bis 0°
- passive und aktive Patellamobilisation
- Ko-Kontraktionen, Isometrieübungen, Training ischiocrurale Muskulatur
- PNF (zunächst Widerstand proximal, später auch distal)
- sukzessive Vollbelastung und freifunktionelle Bewegungsübungen
- nach Erreichen der Vollbelastung Steppertraining, Radfahren, Schwimmen

ab 7. Woche:
- Intensivierung des o. g. KG-Übungsprogramms
- zusätzlich manuelle Therapiemaßnahmen
- isokinetisches Training (Cybex)
- Wahlweise Training im geschlossenen System (z. B. „Shuttle")
- Koordinationstraining (z. B. weiche Unterlage, Schaukelbrett, Minitrampolin)
- Intensivierung des selbständigen Muskelaufbautrainings

ab 12. Woche:
- sportartspezifisches Aufbautraining möglich

Ergebnisbeurteilung aus rehabilitativer Sicht heißt, neben dem somatischen Ergebnis besonderes Augenmerk auf funktionelle Skalierungen zu legen, wie Zurechtkommen im täglichen Alltag, psychosoziale Dimensionen wie Reintegration in Familie und Gesellschaft und arbeitsmedizinische Ergebnisse wie Rückkehr an den Arbeitsplatz oder erfolgreich eingeleitete berufsfördernde Maßnahmen. Um die Individualität des Einzelfalls zu berücksichtigen, vereinbaren Arzt und Patient am Beginn ein Rehaziel, am Ende beurteilt der Arzt das Rehaergebnis, jeweils niedergeschrieben als Freitext. Dies ist der Kern der Qualitätssicherung im Bereich der LVA Württemberg. Das Forschungsinstitut für Rehabilitationsmedizin an der Universität Ulm, getragen von einer Stiftung mit dem Hauptstifter LVA Württemberg, evaluiert u. a. die Auswertung und Informationsgewinnung aus den Texten.

Aus dem umfangreichen Qualitätssicherungsprogramm zur Ergebnisqualität sei an dieser Stelle der Summenscore aus der Gesamtbeurteilung (somatisch, psychosozial und arbeitsmedizinisch) in der Skalierung −10 bis +10, beurteilt unabhängig von Arzt und Patient, aufgeführt:

Hüftgelenksnahe Femurfrakturen und TEP's aus der Rheumaklinik Bad Wurzach n = 108 aus dem Jahr 1995, Mittelwerte

	Arzt	*Patient*
Gesamtzustand am Beginn der Reha	−3,40	−3,82
Erwarteter Zustand zum Ende der Reha	2,79	4,21
Erreichter Zustand am Ende der Reha	2,62	3,23
Differenz zwischen Beginn und Ende	**6,03**	**7,05**

Rehabilitationsprogramm für Patienten mit Frakturen im thorakolumbalen Überganges – ein EMG kontrolliertes gerätegestütztes Trainingsprogramm –

E. Hartwig, M. Kramer, P. Katzmaier, N. Schmitt und L. Kinz, Ulm

Zielsetzung

1. Rehabilitation von Rückenschmerzpatienten durch ein gerätegestüztes Trainingsprogramm.
2. Kontrolle des Trainingserfolges mittels Kraftwert-, transkutanen EMG Messungen und Schmerzscore.

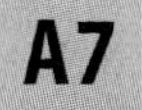

Kurzfassung

Diese Studie untersucht die Wirksamkeit eines gerätegestützten Rehabilitationsprogramms von Wirbelfrakturpatienten. Anhand objektivierbarer Meßparameter kann eine standardisierte Qualitätskontrolle dieser Maßnahme durchgeführt werden.

Problembeschreibung, Material, Methode, Ergebnisse

36 Patienten mit Frakturen im Bereich des thorakolumbalen Überganges wurden in einer prospektiven Studie dem Trainingsprogramm zugeführt. Alle Patienten waren mit chronischen Schmerzsyndromen behaftet und krankengymnastisch austherapiert. Vor Training wurde ein Schmerzscore erhoben. Nach zwei Wochen Training ohne Gewichtsbelastung erfolgte eine Messung des Bewegungsumfangs, der Kraft und verschiedener elektromyo-

graphischen Parameter. Anschließend wurde mit steigender Gewichtsbelastung trainiert über einen Zeitraum von zehn Wochen, bis zur abschließenden Ermittlung der Studienparameter und des Schmerzscores.

Kraft: Alle Patienten zeigten einen Kraftzuwachs (Median 33,5%).
Mobilität: 78% (28 Patienten) zeigten eine verbesserte Mobilität (Median 8°).
EMG: Anstieg der elektrischen Aktivität in allen untersuchten Muskeln (Median zwischen 14% und 46%, geringster Anstieg in der operativ geschädigten Muskulatur (Median 14%) Abnahme von Zeichen der Schmerzhemmung.
Schmerzscore: 75% (27 Patienten) gaben eine Besserung der Schmerzsymptomatik an, keiner verschlechterte sich.

Schlußfolgerungen

Gerätegestützte Trainingsprogramme sind konventioneller Krankengymnastik beim Muskelaufbau deutlich überlegen und führen zu einer Verbesserung der Schmerzsymptomatik bei 75% des untersuchten Patientenkollektives.

Grundsätze der Rehabilitation nach vorderem Kreuzbandersatz mit Patellarsehnentransplantat beim Sportler

E. Lang, U. Becker, F. Förster und G. Bauer, Stuttgart

Zielsetzung

Therapieziele in der Frühphase (bis nach der 2. postoperativen Woche) sind die gute präoperative Vorbereitung, sofortige volle Extension und frühestmögliche freie Beweglichkeit. Anschließend ab der 3. postop. Woche stehen die rasch zunehmende Vollbelastung, das Koordinationstraining und abschließend das sportartspezifische Aufbautraining im Mittelpunkt.

Problembeschreibung, Material, Methode, Ergebnisse

Rupturen des vorderen Kreuzbandes erfordern eine sehr differenzierte konservative und operative Therapie. Insbesondere die postoperative Rehabilitation ist für das Behandlungsergebnis von herausragender Bedeutung.

In letzter Zeit wird die Nachbehandlung immer agressiver durchgeführt. Die Erfahrungen aus über 400 Kreuzbandoperationen jährlich zeigen, daß durch eine gezielte und gut koordinierte Nachbehandlung, die Gefahr des Transplantatversagens, trotz zunehmender Beschleunigung aller Rehabilitationsphasen minimiert ist. Eine gute Compliance zwischen Arzt, Reha-Team und Patient ist Voraussetzung. Zahlreiche experimentelle Studien unterstreichen die Bedeutung von Bewegung und koordiniertem Streß für die Bandheilung. Die Vorzüge der geschlossenen Bewegungskette werden betont.

Die Nachbehandlung wird in 6 Phasen durchgeführt. Die Frühziele (Phase 1–3) sind durch eine gute präoperative Vorbereitung, sofortige volle Extension und frühestmögliche freie Beweglichkeit definiert. Die Phasen 4–6 (ab 3. postop. Woche) werden durch rasch zunehmende Belastung, Koordinationstraining und sportartspezifisches Aufbautraining bestimmt.

Schlußfolgerungen

Die Orientierung an aktuellen biologischen und biomechanischen Grundlagen lassen eine erheblich agressivere Nachbehandlung nach vorderem Kreuzbandersatz zu.

Beinflußt die Rehabilitation nach Achillessehnenverletzungen das Langzeitresultat?

W. Schulze, J. Richter, G. Möllenhoff und G. Muhr, Bochum

Problematik

Konservative und operative Therapieformen von frischen Achillessehnenrupturen (ASR) werden bislang kontrovers diskutiert. Unklar bleibt, ob das funktionelle Langzeitresultat durch die posttraumatische Rehabilitation nachhaltig beeinflußt wird.

Patienten und Methode

Im Rahmen einer prospektiven Studie wurden in einem 2,5jährigen Zeitraum 28 Patienten nach frischer ASR mit einem Durchschnittsalter von 41 Jahren operativ durch eine mod. Adaptationsnaht nach Bunnell oder Kirchmayr versorgt und für 6 Wochen im Unterschenkelgips mit Teilbelastung immobilisiert. 20 Patienten (39,6 Jahre im Mittel) wurden in diesem Zeitraum aufgrund einer geringen Sehnendiastase im Sonogramm erfolgreich funktionell konservativ nach einem standardisierten Schema behandelt. Die Krankengymnastik (KG) und Arbeitsunfähigkeit (AU) wurden von den niedergelassenen Kollegen indiziert und bescheinigt. Eine standardisierte klinische und isokinetische Nachuntersuchung erfolgten in unserer Klinik nach durchschnittlich 2, 4 Jahren.

Ergebnisse

In beiden Gruppen war die Verteilung von Männern und Frauen vergleichbar. In der OP-Gruppe erhielten die Patienten durchschnittlich 10 mal Einzel-KG und in der Kons.-Gruppe 8,5 KG-Einheiten (t-Test; n. sig.). Ein spezielles Aufbautraining (bes. indizierte Therapie = EAP) führten 29% der OP-Gruppe und 25% der Kons.-Gruppe durch. Der Arbeitsausfall betrug nach operativer Behandlung 9,8 Wochen und in der zweiten Gruppe 7,9 Wochen (n. sig.). Die Korrelation (Pearson) zwischen AU und Anzahl der KG-Einheiten betrug für die OP-Gruppe −0,07 und für die Kons.-Gruppe 0,08. In der OP-Gruppe änderte sich die Intensität der sportlichen Aktivitäten bei 38% und nach kons. Therapie bei 43,5% (n. sig.). Die mittlere Differenz des Wandenumfanges zur unverletzten Seite betrug infolge der Sehnennaht −1,72 cm und nach konservativer Therapie −2,31 cm (n. sig.). Die Korrelation zwischen Wadenumfang und Anzahl der KG-Einheiten betrug für die OP-Gruppe 0,33 und für die Kons.-Gruppe 0,01. Die Cybexkraftmessung bei 60°/s deckte einen Kraftverlust der eingelenkigen Fußflexoren nach operativer Behandlung von −13,7 Nm und nach konservativer Behandlung von −20,9 Nm auf (n. sig.).

Schlußfolgerungen

Trotz unterschiedlicher Therapieformen war der Rehabilitationsaufwand zur Behandlung frischer Achillessehnenrupturen in beiden Gruppen vergleichbar. Auch wenn statistisch kein signifikanter Unterschied nachgewiesen werden konnte, zeichnet sich jedoch ein Trend zu günstigeren Funktionsresultaten nach operativer Behandlung ab.

Zum Stellenwert der erweiterten ambulanten Rehabilitation (EAP) bei Patienten mit isoliertem, augmentiertem VKB-Ersatz – eine prospektive Studie

B. Ishaque, E. Ziring, U. Happel, J. Petermann und L. Gotzen, Marburg

Zielsetzung

Im Rahmen einer prospektiven Studie untersuchten wir das klinische outcome von Patienten, die nach VKB-Ersatz im Rahmen einer erweiteren ambulanten Physiotherapie nach einem standardisierten Konzept rehabilitiert wurden. Neben der qualitativen Ergebnisevaluierung sollte überprüft werden, nach welchem Zeitraum die vollständige berufliche und sportliche Reintegration vollzogen wurde.

Material und Methodik

Es konnten 25 Patienten mit isoliertem, TETRA-L3 augmentiertem VKB-Ersatz (Autologes BTB-Transplantat der ipsilateralen Seite) durchschnittlich 6 Monate nach der Kreuzbandersatzoperation klinisch und isokinetisch nachuntersucht werden. Alle Patienten waren nach demselben Operationsverfahren – Miniarthrotomie und Zweikanaltechnik –

versorgt worden und hatten im Rahmen der ambulanten Weiterbehandlung ein intensives physiotherapeutisches Nachbehandlungsregime unter den Bedingungen der erweiterten ambulanten Physiotherapie (EAP) erhalten. Letzteres gliederte sich in drei Phasen:

Phase 1 (Wundheilungsphase): Die Wundheilungsphase wurde physikalisch unterstützt mit der Steigerung des lymphatischen Rückfluß durch Behandlung mit der „Heißen Rolle" proximal des Wundgebietes, einer regelmäßigen Lymphdrainage und der Interferenzregulationstherapie. Parallel erfolgte eine Krankengymnastische Übungsbehandlung auf neurophysiologischer Grundlage mit PNF-Mustern und einer E-Technik nach Hanke. Dies bewirkte die Harmonisierung der Streck- und Beugemuskulatur. Weiterhin erfolgte im Rahmen der MTT (Medizinische Trainingstherapie) ein Stoffwechselregulationstraining, die Koordinationsschulung, sowie eine Gangschulung auf dem Laufband. Im Rahmen der Phase II (Aufbauphase) und Pase III (Hypertrophiephase) wurden die Behandlungsschwerpunkte zunehmend in den Bereich MTT verlagert. Die klinische Nachuntersuchung orientierte sich an den strengen Kriterien des IKDC-Scores die isokinetische Untersuchung erfolgte an einem BIODEX Isokinetik Gerät. Die Untersuchung erfolgte mit den üblichen Winkelgeschwindigkeiten von 180°/s und 60°/s. Als wichtigster Parameter zur Überprüfung des Kraftstatus wurde das maximal mögliche Drehmoment bei 60°/s bewertet.

Ergebnisse

Durchschnittlich sechs Monate nach dem Bandersatz zeigten sich bereits gute Ergebnisse nach den Kriterien des IKDC-Scores. So wiesen 16 Patienten bereits einen normalen, 8 Patienten einen fast normalen Befund auf. Lediglich ein Patient zeigte einen abnormalen Kniebefund. Im Rahmen der isokinetischen Testung fanden sich zum Teil noch leichte muskuläre Dysbalancen bei weitgehend ausgeglichenem Kraftstatus. Die Patienten konnten durchschnittlich 71 Tage (19–111 Tage) nach der Kreuzbandersatzoperation beruflich reintegriert werden. Die Rückkehr zum ehemaligen Sportniveau wurde durchschnittlich nach 22 Wochen (15–37 Wochen) vollzogen.

Schlußfolgerung

Es konnte gezeigt werden. daß durch eine intensivierte krankengymnastische Nachbehandlung im Rahmen der erweiterten ambulanten Physiotherapie (EAP) sich bereits sechs Monate nach dem isolierten, TETRA-L3 augmentierten VKB-Ersatz gute bis sehr gute klinische Ergebnisse erzielen ließen. Es gelang hierdurch die Patienten frühzeitig beruflich und sportlich zu reintegrieren. Die gewonnenen Studienergebnisse unterstreichen somit den Wert einer EAP Maßnahme auch in Hinblick auf eine Kostendämpfung im Gesundheitswesen.

Die Rolle der Osteodensitometrie (DEXA) in der langfristigen Verlaufkontrolle der SRD

M. Küntscher, B. v. Strachwitz, J. Graf und D. Brocai, Ludwigshafen

Zielsetzung

Evaluation der Wertigkeit der Osteodensitometrie für die Verlaufskontrolle und Nachuntersuchung der SRD und Vergleich zum klinischen Verlauf.

Durch die in der modernen Osteoporosediagnostik eingesetzten Meßverfahren konnte die Strahlenbelastung in den letzten Jahren deutlich herabgesetzt werden. Neben der Diagnostik von generalisierten Osteoporosen kann die Dualenergieröntgenabsorbtionsmetrie (DEXA)auch bei lokalisierter Mineralsalzminderung eingesetzt werden.

Methode

Es wurden $n = 155$ Fälle in einer retrospektiv/prospektiven Studie analysiert (142 retrospektiv, 13 prospektiv). $N = 74$ Patienten ($n = 54$ obere-, $n = 20$ untere Extremität) nahmen an einer klinischen und daraus $n = 61$ ($n = 46$ obere-, $n = 15$ untere Extremität) an einer osteodensitometrischen Nachuntersuchung teil. Alle Untersuchungen erfolgten im intraindividuellen Vergleich zur gesunden Seite. Der Nachuntersuchungszeitraum betrug im Durchschnitt 5,25 Jahre. Die $n = 13$ prospektiv untersuchten Patienten waren alle an der oberen Extremität erkrankt. Die Knochendichtemessungen erfolgten auf dem QDR 2000 Meßplatz, Fa. Siemens (Einheit:g/cm^2).

Bei $n = 38$ Patienten wurden neben der Knochendichtemessung auch konventionelle Röntgenaufnahmen angefertigt. Diese wurden analysiert und mit den ergebnissen der Dichtemessung verglichen.

A7

Ergebnisse

Die Nachuntersuchung ergab eine signifikant verminderte Knochendichte auf der betroffenen Seite ($p < 0{,}001$). Prozentual waren die Unterschiede mit 2–4% an der oberen bzw. 6–10% an der unteren Extremität gering, so daß neben dem chronischen Verlauf der SRD auch Inaktivität diskutiert werden muß. Desweiteren wurde festgestellt, daß die Knochendichte an der Hand nach einer Fraktur deutlicher vermindert war, als nach einem Weichteiltrauma ($p < 0{,}05$). Bei Patienten mit verminderter Kraft zeigte sich signifikant häufiger eine verminderte Knochendichte, als bei seitengleichen Kraftverhältnissen ($p < 0{,}05$).

Die Verlaufsuntersuchung zeigte, daß die Knochendichte auf der erkrankten Seite zu den Zeitpunkten „0“ bis „6“ (Monate nach Diagnose der SRD) signifikant niedriger war, als auf der Gegenseite ($p < 0{,}05$). Der Mineralisationsverlust lag in der Handwurzel im Durchschnitt bei 18 bis 28%, was nicht allein durch Inaktivität erklärt werden kann. Im weiteren Verlauf kam es zu einem Wiederanstieg der Knochendichte. Auffällig war, daß die Knochendichte im Bereich der Karpalia signifikant deutlicher vermindert war, als an den Mittelhandknochen ($p < 0{,}05$).

Schlußfolgerung

Der Vergleich zwischen konventionellem Röntgen und der Osteodensitometrie zeigte eindeutig die Vorteile der Knochendichtemessung. Der Zeitaufwand für eine Knochendichtemessung entspricht dem einer Röntgenaufnahme. Die Aussagekraft bezüglich des Kalksalzgehaltes ist bei deutlich geringerer Strahlenbelastung um ein vielfaches höher.

Was erwarten die Versicherungsträger von der Rehabilitation?

S. Brandenburg, Bochum

I. Rechtsgrundlagen und Ziele der Rehabilitation im Sozialversicherungsrecht

Die Erwartungen der Versicherungsträger von der Rehabilitation werden im wesentlichen durch die Ausgestaltung des gesetzlichen Auftrags hinsichtlich der Erbringung von Rehabilitationsleistungen in den verschiedenen Sozialversicherungszweigen geprägt.

Im ersten Abschnitt des Sozialgesetzbuchs I werden im Sinne von Programmsätzen für den gesamten Bereich des Sozialrechts, insbesondere das Sozialversicherungsrecht, soziale Rechte genannt. Zu den wichtigsten gehört der Anspruch auf:

> *die notwendigen Maßnahmen zum Schutz, zur Erhaltung, zur Besserung und zur Wiederherstellung der Gesundheit und der Leistungsfähigkeit im Rahmen der gesetzlichen Kranken-, Pflege-, Unfall- und Rentenversicherung.*

Ein entsprechender Anspruch ist vorgesehen für diejenigen, die einen Gesundheitsschaden erleiden, für dessen Folgen nach versorgungsrechtlichen Grundsätzen eine Einstandspflicht besteht (§§ 4, 5 SGB I). Nach § 1 des Rehabilitationsangleichungsgesetzes, welches einheitliche Regelungen über die Durchführung der Rehabilitation und die Zusammenarbeit der Rehabilitationsträger in der gesetzlichen Kranken-, Unfall- und Rentenversicherung sowie der Kriegsopferversorgung und der Arbeitsförderung enthält, wird als Ziel von Maßnahmen der medizinischen, berufsfördernden und ergänzenden Maßnahmen und Leistungen zur Rehabilitation definiert, die körperlich, geistig oder seelisch Behinderten möglichst auf Dauer in Arbeit, Beruf und Gesellschaft einzugliedern. In Ausführung dieser Grundsatzbestimmungen werden der Umfang, die Ziele und die Anforderungen der Rehabilitation in den einzelnen Büchern des SGB für die Kranken-, Unfall- und Rentenversicherung sowie im Versorgungsrecht spezifisch ausgestaltet. Eine besondere Rolle kommt dabei der Rehabilitation im Unfallversicherungsrecht zu, die sich auf den Entschädigungscharakter dieses Leistungssystems stützt. Nachfolgend soll auf die Anforderungen an die medizinische Rehabilitation aus der Sicht der Unfallversicherung näher eingegangen werden; es werden dabei auch Parallelen oder Unterschiede zur Krankenversicherung angesprochen.

II. Ausgestaltung der medizinischen Rehabilitation im SGB VII

Das zum 1.1.1997 in Kraft getretene SGB VII enthält eine detailliertere Ausgestaltung der medizinischen Rehabilitation im Vergleich zu den bis dahin geltenden Regelungen der RVO. Beibehalten wurde der für die Unfallversicherung prägende Grundsatz der *Rehabilitation mit allen geeigneten Mitteln.* Gemäß § 26 Abs. 2 SGB VII hat der Unfallver-sicherungsträger mit allen geeigneten Mitteln möglichst frühzeitig

den durch den Versicherungsfall verursachten Gesundheitsschaden zu beseitigen oder zu bessern, seine Verschlimmerung zu verhüten und seine Folgen zu mildern.

Auffällig ist ein terminologischer Unterschied zur Krankenversicherung. Das SGB V sieht in den §§ 27ff. Leistungen zur Erkennung, Heilung sowie Verhütung der Verschlimmerung von *Krankheiten* vor. Der Begriff des *Gesundheitsschadens* ist mit dem Krankheitsbegriff nicht völlig deckungsgleich. Es werden auch solche Einbußen des Gesundheitszustandes eines Versicherten erfaßt, die nach Art oder Ausprägung zwar nicht als Krankheit zu bezeichnen sind, wohl aber gemessen an dem Zustand des Versicherten vor dem Versicherungsfall eine Beeinträchtigung des körperlichen oder geistigen Leistungsvermögens darstellen. Die medizinische Rehabilitation ist also darauf auszurichten, im Einzelfall auch über die Beseitigung eines krankhaften Zustands hinaus alle sonstigen gesundheitlichen Beeinträchtigungen nach Möglichkeit zu beseitigen oder zu bessern. Dieser umfassende Rehabilitationsanspruch besteht unabhängig davon, ob die verbliebenen Gesundheitsbeeinträchtigungen eine MdE in rentenberechtigendem Grade begründen oder nicht. Diesem Ziel der vollständigen Wiederherstellung des individuellen Gesundheitszustands vor dem Versicherungsfall ist vor allem bei der Ausgestaltung von besonderen Rehabilitationsverfahren Rechnung zu tragen. Als geeignetes Mittel ist die *erweiterte ambulante Physiotherapie (EAP)* hervorzuheben.

Das SGB VII stellt auch qualitative Anforderungen an die Leistungen zur Heilbehandlung und Rehabilitation. Nach § 26 Abs. 4 SGB VII müssen diese Leistungen

dem allgemein anerkannten Stand der medizinischen Erkenntnisse entsprechen und den medizinischen Fortschritt berücksichtigen.

Eine entsprechende qualitative Vorgabe enthält das Krankenversicherungsrecht in § 2 Abs. 1 SGB V. *Eine Parallelität zum Krankenversicherungsrecht enthält das Unfallversicherungsrecht auch insoweit, als nach § 28 Abs. 2 SGB VII die ärztliche Behandlung die Tätigkeit der Ärzte umfaßt, die nach den Regeln der ärztlichen Kunst erforderlich und zweckmäßig ist (vgl. § 27 Abs. 1 SGB V).* Die Beschränkung auf die erforderliche und zweckmäßige Heilbehandlung bedeutet keine Beeinträchtigung des Grundsatzes „mit allen geeigneten Mitteln". Vielmehr verpflichtet dieser Grundsatz die Unfallversicherungsträger, im Einzelfall ohne Rücksicht auf einen gesetzlichen Leistungskatalog sowie auf die in Aussicht stehenden Kosten die Rehabilitation durchzuführen. In Anbetracht des Zieles der vollständigen Wiederherstellung des früheren Gesundheitszustandes ist mit der Beschränkung auf die erforderlichen und zweckmäßigen Handlungsmaßnahmen keine Minderung der Qualität der zu erbringenden Heilbehandlungsleistungen verbunden. Dies wird auch daran deutlich, daß Ltnr. 74 des Ärzteabkommens auch schon vor Inkrafttreten des SGB VII eine Vergütung nur für ärztliche Leistungen vorsah, die nach den Regeln der ärztlichen Kunst für eine medizinisch notwendige ärztliche Versorgung erforderlich sind. Darüber hinaus dürfen die Merkmale der Erforderlichkeit und Zweckmäßigkeit nicht losgelöst von den qualitativen Anforderungen des § 26 Abs. 4 SGB VII gesehen werden. D.h. die Frage, welche ärztlichen Leistungen erforderlich und zweckmäßig sind, wird ausschließlich bestimmt durch das die Unfallversicherung prägende umfassende Rehabilitationsziel (vollständige Wiederherstellung der Gesundheit) und durch den jeweils aktuellen anerkannten Stand der medizinischen Erkenntnisse. Tendenzen zur Reduzierung des Qualitätsmaßstabes z.B. allein unter Kostengesichtspunkten wird somit vorgebeugt.

III. Erwartungen an die Rehabilitation bei Unfallverletzungen im Einzelfall

Neben der im SGB VII verankerten generellen Verpflichtung der Unfallversicherungsträger, gegenüber den am Rehabilitationsverfahren beteiligten Leistungserbringern auf ein dem jeweils aktuellen Stand der medizinischen Erkenntnisse entsprechendes Qualitätsniveau hinzuwirken, ergeben sich aus den Besonderheiten des unfallversicherungs-rechtlichen Feststellungs- und Leistungsverfahrens weitere spezifische Anforderungen an das medizinische Rehabilitationsverfahren, wovon hier nur einige Aspekte in Stichworten erwähnt werden sollen:

- Umfassende Befunderhebung und Feststellung aller wahrscheinlichen sowie möglichen Unfallfolgen sowohl bei der ambulanten als auch bei der stationären Heilbehandlung; entsprechend differenzierte Dokumentation und Berichterstattung an den Unfallversicherungsträger, insbesondere mit Hinweisen zu fraglichen Unfallfolgen.
- Bei komplexen Unfallverletzungen:
  - frühzeitige Planungen des Reha-Verfahrens, ggf. in Stufen; Mitteilung an den Unfallversicherungsträger mit Bezeichnung der erforderlichen Maßnahmen und Zeitangaben (soweit möglich);
  - möglichst frühzeitige Hinweise an den Unfallversicherungsträger auf die Notwendigkeit besonderer Reha-Maßnahmen z.B. BGSW, EAP, Aufnahme in speziellen Reha-Einrichtungen;
  - frühzeitige und umfassende Einbindung anderer medizinischer Fachdisziplinen, soweit für das Ziel der umfassenden Rehabilitation erforderlich;
  - regelmäßige Berichterstattung.
- Adäquate Information des Versicherten über Art und Ausmaß der Unfallfolgen; laufende Information des Versicherten über den Stand der Rehabilitation und soweit erforderlich psychische Betreuung (siehe unten IV.).
- Erkennen und Mitteilen eines Beratungsbedarfs von seiten des Versicherten, z.B. bei sich abzeichnenden Problemen hinsichtlich der beruflichen Wiedereingliederung.

IV. Erwartungen an die Rehabilitation bei psychischen Unfallfolgen

Die möglichst frühzeitige Erkennung von psychischen Unfallfolgen und die Einleitung geeigneter Maßnahmen stellen besondere Anforderungen an das Rehabilitationsverfahren bei Unfallverletzten. Zu nennen sind insbesondere:

- Beobachten des Versicherten hinsichtlich etwaiger Auffälligkeiten bei der Erlebnisverarbeitung; auch bei nicht schwerwiegenden Verletzungen;
- frühzeitige Kontaktaufnahme mit dem Unfallversicherungsträger zur Absprache geeigneter Maßnahmen, um einer erkennbaren Erlebnisfehlverarbeitung entgegenzuwirken (Hinzuziehung eines Psychotherapeuten);

- frühzeitige Abklärung etwaiger durch das physische Trauma bedingter psychischer Unfallfolgen unter Hinzuziehung der darauf spezialisierten Fachdisziplinen.

Die komplexe Thematik der psychischen Unfallfolgen gerade auch im Zusammenhang mit scheinbar leichten Verletzungen läßt es angezeigt erscheinen, daß die Unfallversicherungs-träger gemeinsam mit den betroffenen medizinischen Fachdisziplinen spezielle Handlungskonzepte erarbeiten. Dabei sollten insbesondere auch die Rollen der für die Feststellung, Beurteilung und Therapie von psychischen Unfallfolgen in Betracht kommenden ärztlichen und sonstigen Fachdisziplinen definiert und Empfehlungen für die Gestaltung der Zusammenarbeit dieser Fachdisziplinen entwickelt werden.

Qualitätssicherung in der orthopädisch/traumatologischen Rehabilitation

F. Niethard, Aachen

Die medizinischen und sozialen Maßnahmen bei Erkrankung und Verletzung bis zur Wiedereingliederung in Beruf, Familie und Gesellschaft werden durch die *„Rehabilitationskette“* beschrieben. Die Qualität einer Kette wird vom schwächsten Glied bestimmt. Qualitätssicherung in der Rehabilitation ist daher nicht nur eine medizinische sondern auch eine gesellschaftliche und politische Aufgabe. Qualitätssicherung ist vor allem aber eine Frage der engen und wirksamen Verzahnung der einzelnen Kettenglieder.

Nur der Bereich der *medizinischen Rehabilitation* ist vom Arzt beeinflußbar. Qualitätssicherungsprogramme in diesem Bereich werden von Mißverständnissen und Mängeln geprägt (Porzsolt und Schmidt 1997). Zahlreiche Programme dienen mehr der Kostenbegrenzung als der eigentlichen Sicherung der Qualität. Sie sind allenfalls Qualitätsüberprüfung und -kontrolle, aber keine Qualitätssicherung. Ein Nutzen für den Patienten wird nicht erkennbar. Dies erklärt die skeptische Haltung vieler Ärzte, die sich darüber hinaus durch die immensen Dokumentationsanforderungen nicht nur belastet sondern auch belästigt fühlen.

Strukturierung von Qualitätssicherung

Der mangelnden Akzeptanz kann nur durch überschaubare, sich stetig weiter entwickelnde Qualitätssicherungsprogramme begegnet werden. Dabei hat sich die Differenzierung in die Bereiche Strukturqualität, Prozeßqualität und Ergebnisqualität bewährt (Donabedian 1978, Eichhorn 1987).

Die *Strukturqualität* resultiert aus Vorgaben zur personellen, räumlichen und sachlichen Ausstattung eines in die Rehabilitationskette eingebundenen Bereiches.

Die *Prozeßqualität* beschreibt den Ablauf des Verfahrens, insbesondere die diagnostischen Maßnahmen, das therapeutische Angebot und die Kommunikation/Kooperation aller Beteiligter (Vernetzung). Vorgaben Zur Struktur- und Prozeßqualität sind für das berufsgenossenschaftliche Heilverfahren und die ambulante Rehabilitation umgesetzt. In anderen Bereichen stehen Regelungen aus.

Die *Ergebnisqualität* ergibt sich aus der Evaluation der Rehabiltationsprogramme unter verschiedenen Gesichtspunkten. Nach herkömmlicher Betrachtung steht der Rehabilitationserfolg beim einzelnen Individuum im Vordergrund. Die ökonomische Betrachtungsweise der „evidence-based medicine" bewertet jedoch vor allem den Vorteil für das Gesundheitssystem („evidence-based-healthcare explains how the evidence can be applied to health policy and management decisions for populations, rather than for individual patients").

Evidence-based-medicine

Die „Kostenexplosion" im Gesundheitswesen fordert ihren Tribut. Die „evidence-based-medicine" konzentriert sich darauf, wirksame von unwirksamen Behandlungs- und Rehabiltationsmethoden zu unterscheiden.

Wenn man allein die unterschiedlichen Erkrankungen und Verletzungen, Risikofaktoren, Alter und Geschlecht betrachtet, wird deutlich, wie komplex die Beurteilung von Behandlungsergebnissen und damit auch die Bewertung von Ergebnisqualität in der Rehabilitation ist. Derzeit stehen sich vielfach Untersuchungen mit völlig gegensätzlichen Aussagen gegenüber. So zeigen z. B. Studien nach operativer Meniskusrevision, daß ein Rehabilitationsprogramm die Behandlungsverläufe beschleunigt (Moffet et al. 1994), während dies von anderen Autoren nicht bestätigt werden konnte (Birch et al. 1993).

Darüber hinaus fehlen qualifizierte Studien, die eine verbildiche Aussage über Rehabiltationserfolge gestatten. Bigos, Browyer, Braen et al. haben z. B. bei der Evaluation von 10 000 Studien über den Kreuzschmerz nur eine einzige gefunden, die verwertbare Ergebnisse über die Effizienz der Rehabilitaion vorlegt.

Perspektiven und Aufgaben für Orthopädie und Traumatologie

Porzsolt und Schmidt haben drei Bausteine für die Verbesserung der Versorgungsqualität der Patienten gefordert:

- eine Zusammenstellung jener Arbeiten, durch die eine auf Evidenz basierende Medizin gestützt wird.
- Dies ist eine Aufgabe, die von den wissenschaftlichen Gesellschaften, den Herausgebern wissenschaftlicher Zeitschriften und interessierten Gruppen (z. B. Cochrane Collaboration) getragen werden muß
- nach standardisierten Regeln erstellte Expertenmeinungen.
- Diese Aufgabe wurde von den wissenschaftlichen Fachgesellschaften in Form der Leitlinien aufgegriffen.
- Instrumente zur Dokumentation der gesundheitsbezogenen Lebensqualität in Arztpraxen und Krankenhäusern. - Dieser Aufgabe kommt besondere Bedeutung zu. Zahlreiche verschiedene Leistungserbringer sind in die Rehabilitationskette eingebunden, sprechen derzeit noch verschiedene Sprachen und dokumentieren nach unübersichtlichen Systemen, die eine Bewertung nicht zulassen.

Literatur

Bigos S, Bowyer O, Braen G, et al, Acute low back problemx in adults. Clinical Practice Guideline No 14

AHCPR Publication No. 95-0642. Rockville MD (1994) Agency for Health Care Policy and Research, Public Health Service, U.S. Department of Helath and Human Services, December

Birch NC, Sly C, Brooks S, Powles DP (1993) Anti-inflammatory drug therapy after arthroscopy of the knee. J Bone Jt Surg 75-B:650–652

Donabedian A (1978) The quality of medical care. Methods for assessing and monotoring the quality of care for research and for quality assurance programs Science 200:856–864

Eichhorn S (1987) Krankenhausbetriebslehre. In: Theorie und Praxis der Krankenhaus-Leistungsrechnung Bd. III: Schriften des deutschen Krankenhausinstitutes, Bd. 16; Köln

Moffet H, Richards CL, Malouin F, Bravo G, Paradis G (1994) Early and intensive physiotherapy accelerates postarthroscopic meniscectomy: results of a randomized controlled study. Arch Phys Med Rehabil 75:415–426

Porzsolt F, Schmidt KJ (1997) Qualitätssicherung – zum Nutzen der Patienten. Deutsches Ärzteblatt 94:356

Die horizontal instabile Typ B-Beckenringverletzung – Ergebnisse der Rehabilitation 8 Jahre nach konservativer Therapie

F. Draijer, M. Ahrens, H.-J. Egbers und D. Havemann, Kiel

Zielsetzung

Bei Typ B-Läsionen wird häufig die interne oder externe Stabilisation des vorderen Beckenringes empfohlen. Mit der Hilfe einer Langzeit-Untersuchung ausschließlich konservativ behandelter B-Läsionen, sollen die Voraussetzungen und der Stellenwert der nicht-operativen Therapie beschrieben werden.

Kurzfassung

25 Patienten, die zwischen 1980 und 1995 eine horizontal instabile Typ B-Beckenringverletzung erlitten und ausschließlich konservativ behandelt wurden, konnten nach durchschnittlich 8,8 Jahren klinisch und radiologisch nachuntersucht werden. Es handelte sich um 10 Frauen und 15 Männer mit einem Durchschnittsalter von 34 Jahren (16 bis 81 Jahre), die minimale Nachuntersuchungszeit betrug 2 Jahre, die maximale 15 Jahre nach dem Beckentrauma. Als Unfallhergang konnte der Unfall als PKW-Insasse am häufigsten ermittelt werden, gefolgt von den Mechanismen „Sturz aus großer Höhe" und „Unfall als Fußgänger". Bei 8 Verletzten handelte es sich um ein Monotrauma des Beckens. Die partielle Beckenring-Instabilität bestand aus 3 Außenrotationsverletzungen Typ B1 mit Symphysenrupturen in Kombination mit partiellen ventralen SI-Zerreißungen sowie aus 22

Innenrotationsverletzungen mit transpubischen Frakturen in Kombination mit sakralen Stauchungsfrakturen. Die mittlere Fehlstellung der vorderen Beckenringes betrug 10 mm (Dislokation der Symphyse oder der transpubischen Fraktur), die ventrodorsale Dislokation als Maß für die rotatorische Fehlstellung lag zwischen 0 und 15 mm, im Mittel 5 mm. Die stationäre Behandlungsdauer betrug bei den Patienten mit isolierten Typ B-Ringläsionen im Mittel 22 Tage. Alle Verletzungen heilten unter konservativer Behandlung knöchern oder ligamentär regelrecht aus, eine Zunahme der primären Fehlstellung wurde nicht festgestellt. 9 Patienten klagten im Rahmen der Nachuntersuchung über Schmerzen am vorderen Ring, dabei handelte es sich 5mal um leichte, 4mal um mäßige Schmerzen, starke Schmerzen wurden in keinem Fall angegeben. Über Schmerzen am dorsalen Ring wurde 11mal berichtet, 5mal leicht und 6mal mäßig. Veränderungen des Gangbildes (Hinken) wurde in 1 Fall beobachtet, eine Einschränkung der Gehstrecke oder der Gehfähigkeit wurde von keinem Patienten angegeben. Die Beweglichkeit des Hüftgelenkes war in 2 Fällen signifikant (>20% im Vergleich zur Gegenseite) eingeschränkt. Der radiologische Outcome(X) war in 75% (18/24) gut, der klinische Outcome(X) in 76% (19/25) sehr gut oder gut. Obwohl der Unfall bei keinem Patienten eine Änderung der beruflichen Situation zur Folge hatte, war der soziale Outcome(X) bei 40% (10/25) mäßig oder schlecht. (X)Scores in Anlehnung an die Arbeitsgruppe Becken der DGU. Nach Vergleich dieser Scores mit denen der ausschließlich operativ behandelten B-Verletzungen aus dem Patientengut der Multicenter-Studie der DGU (n=45) lassen sich folgende Aussagen treffen: die operative Therape führt häufiger zu radiologisch sehr guten/guten Ergebnissen (90%), die klinischen Ergebnisse und sozialen Folgen sind nach operativer Therapie jedoch nicht besser als nach konservativer Ausbehandlung.

Schlußfolgerungen

Die gering dislozierte Typ B-Beckenringverletzung (Dislokation <10 mm) kann mit guten Ergebnissen konservativ ausbehandelt werden, eine Zunahme der primären Fehlstellung ist unter konservativer Therapie nicht zu erwarten. Die Abgrenzung zu den gering dislozierten Typ C-Verletzungen, die eine externe oder interne Stabilisation benötigen, setzt eine sorgfältige radiologische Diagnostik voraus.

Hüftgelenksnahe Femurfrakturen – ökonomische Bedeutung im Rahmen der Fallpauschalierung

J. Scherer, A. Maass, E. Sebisch und E. Höcherl, München

Zielsetzung

Darstellung der Verweildauer-Reduzierung durch Qualitätssicherungsmaßnahmen

Anhand von 763 Patienten mit Hüftgelenksnahen Frakturen (1995–1997) werden die Maßnahmen zur Reduzierung der Verweildauer im Hinblick auf Kostenneutralität beschrieben (retrospektive Auswertung).

Problematik

Durch Einsetzen von Fallpauschalen wurde eine globale kostendeckende Verweildauergrenze u. a. auch für Hüftgelenksnahe Frakturen (FP 17.01. bis 17.04.) vorgegeben. Durch vorgeschaltete Qualitätssicherungsmaßnahmen waren diejenigen Faktoren ermittelt worden, die die Gesamtverweildauer der Patienten wesentlich beeinflussen: Alter, sozialer Status sowie Vorerkrankungen der Patienten, präoperative Liegedauer, chirurg. Komplikationen, Nachsorge. Ziel der Studie war es, durch Änderung der Patientenunabhängigen Variablen die Verweildauer und konsekutiv den Kostenbedarf zu senken, da bspw. 1995 die Kosten pro Fallpauschale bei den Patienten mit Hüftgelenksnahen Frakturen im Durchschnitt 600 bis 800 DM über dem Erlös lagen. Es wurden 763 (80% Frauen) Patienten mit einem Durchschnittsalter von 80 Jahren erfaßt. Der Anteil der über 80jährigen betrug zwischen 51% (1995) und 63,1% (1997). Gemäß Vorerkrankungen und Risikofaktoren waren im Durchschnitt über 90% der Patienten der ASA-Klasse III (68,5%–72%) und IV (19%–21%) zuzuordnen. Die präoperative Liegedauer wurde durch organisatorische Straffung (sofortige Prämedikation, präoperative Konsile am Aufnahmetag) von 1,4 Tagen 1995 auf unter 1,0 Tagen 1997 gesenkt. Die durch das biologische Alter vorgegebene Therapieart erfuhr vor allem bei osteosynthetischer Versorgung von Mehrfragmentfrakturen (FP 17,04) durch zunehmenden Einsatz der Gammanagelung (seit 1992 angewandt) eine Erhöhung der primären Belastungsstabilität von 78% auf 85%. Begleitend konnte die Anzahl der chirurgischen Komplikationen (Hämatome, oberflächliche und tiefe Infektionen, Implantat-Dislokationen) von 8,9% (1995) über 7,6% (1996) auf 3,6% (1997, keine Implantat-Dislokation) gesenkt werden. Durch engmaschige postoperative Überwachung auf der chirurg. Intensivstation sowie Intensivierung der physikalischen Therapie wurde die Mortalität von 8,7% 1995 auf unter 6,0% 1997 reduziert. Aufgrund sofortiger Anmeldung der Patienten beim Sozialdienst am Aufnahme- bzw. Operationstag wurde gleichlaufend die Zeitspanne bis zur Anschluß(heil)behandlung, insb. bei notwendiger geriatrischer Rehabilitation oder Verlegung in ein Pflegeheim, verkürzt. Aufgrund dieser genannten Maßnahmen konnte die Gesamtverweildauer kontinuierlich gesenkt werden: 24,1 Tage (1995), 19,5 Tage (1996), 18,68 Tage (1997). Einzelergebnisse bzgl. der Fallpauschalen 17.01. bis 17 04. werden dargestellt werden.

Schlußfolgerungen

Durch organisatorische Straffung des Versorgungsprozesses von Patienten mit Hüftgelenksnahen Frakturen ist ohne Verzicht auf optimale medizinische Behandlung eine Reduzierung der Verweildauer zur Erlangung der Kostenneutralität im Rahmen der Fallpauschierung erzielbar.

Langzeitergebnisse nach operativer Versorgung von Durchtrennungen des N. Medianus/N. Ulnaris

C. Cedidi, J. Fox, B. Bickert und G. Germann, Ludwigshafen

Zielsetzung

Evaluation der funktionellen Sensibilität und Motorik nach Verletzungen des Nervus Medianus/Ulnaris am Unterarm im täglichen Leben und Beruf

Problembeschreibung

Die mikrochirurgische Rekonstruktion von peripheren Nerven unmittelbar nach Trauma sollte heute Standard sein. Ziel sollte es sein, neben der primären Nervenkoaptation bzw. der Rekonstruktion mit Nerveninterponaten und einer adäquaten Nachbehandlung den Dauerschaden so gering wie möglich zu halten. Gesicherte Daten über funktionelle, soziale und berufliche Spätresultate sowie ökonomische Aspekte nach Nervenrekonstruktion sind nicht bekannt.

Material und Methode

Die Analyse stützt sich auf Daten von 104 Patienten, die wegen einer Verletzung des N. Medianus und/oder N. Ulnaris in einem Zeitraum von 5 Jahren in unserer Behandlung waren; 15 Patienten wurden primär auswärts versorgt. Die Verletzung lag durchschnittlich 5 Jahre zurück (1–13 J.). Nachuntersuchung mit folgenden Parametern: Unfallmechanismus, Verletzungsausmaß, Verlauf, Wechsel der dominanten Hand nach der Verletzung, MDE (Minderung der Erwerbsfähigkeit), Kraftentfaltung, DASH-Score (Disability of Arm, Shoulder, Hand) und Evaluation der Sensibilität nach Semmes-Weinstein-Monofilamentest (SW).

Ergebnisse

104 Pat. (20 W/84 M), Alter 40 Jahre. In 50 Fällen war der N. Medianus, bei . 40 Pat der N. Ulnaris betroffen. 14 Pat. wiesen Verletzungen beider Nerven auf. Bei 94 Patienten erfolgte die Erstversorgung innerhalb der ersten 24 h; 6 Patienten wurden nach durchschnittlich 53,2 Tagen (3–120 d) versorgt. Die primäre Nervennaht wurde in 92 Fällen durchgeführt, in 2 Fällen Nerveninterponate. 10 Pat. erhielten keine Primärversorgung (auswärtig behandelte Patienten). 27 Patienten wurden aufgrund fehlender Nervenaht oder fehlender Reinnervation Revisionseingriffen unterworfen. Hier lagen durchschnittlich 112,3 Tage zwischen Verletzung und Revision (2–456 d). Bei 9 Pat. war eine motorische Ersatzoperation notwendig. Der DASH-Score lag im Durchschnitt bei 27,6 (N. Medianus), 26,8 (N. Ulnaris) und bei 33 (beide Nerven). Die MDE lag im Mittel bei 15,5% (N. Medianus), 14% (N. Ulnaris) und 26% bei Schädigung beider Nerven. Die computergestützte Messung der

Kraft ergab einen Verlust der Kraft an der verletzten Hand von 29% im Vergleich zur unverletzten Seite. Die Sensibilitätstestung (SW) ergab eine reduzierte Oberflächensensibilität für den N. Medianus (4,35), den N. Ulnaris (4,47) und bei kombinierten Nervenverletzungen 4,49 gegenüber einem Normwert von 2,83. Bei der Untersuchung der Begleitverletzungen zeigte sich eine Häufung gleichzeitiger Sehnenverletzungen. 85 Patienten waren wieder im alten Beruf tätig, 19 erhielten eine Umschulung, wovon 11 gleichzeitig den Arbeitsplatz wechselten und 8 den Arbeitsplatz beibehielten.

Schlußfolgerungen

Die Ergebnisse zeigen, das ein strukturiertes Behandlungskonzept in der Primärtherapie durch eine qualifizierte hand- und mikrochirurgische Versorgung positiven Einfluß auf den funktionellen und sozioökonomischen Outcome hat. Dem Patienten sollte auch im Hinblick auf mögliche Begleitverletzungen eine optimale Versorgung nicht vorenthalten werden.

Die Knieschule in Sekundär-Prophylaxe und Rehabilitation – Konkrete Durchführung und Studie bei stationären Patienten

J. Krimair, Rotenburg

Zielsetzung

Neben dem krankengymnastischen bzw. bewegungstherapeutischen Übungsprogramm ist zusätzlich eine Verhaltensmodifikation nötig, um den Besserungserfolg zu stabilisieren.

Problembeschreibung, Material, Methode, Ergebnisse

Bei Fortbestehen von kniegelenkbe- und -überlastenden Haltungen und Bewegungsabläufen ist auch nach einem operativen Eingriff oder einem intensiven konservativen Therapieansatz häufig mit einem Wiederauftreten oder Fortbestehen von Kniebeschwerden zu rechnen, wenn nicht kniegelenk-adäquatere Bewegungs- und Verhaltensmuster in Beruf, Alltag und Sport bewußt gemacht und konsequent umgesetzt werden. 1995 wurde bei stationären Patienten einer orthopädischen Rehabilitationsklinik eine prospektive, randomisierte Studie durchgeführt, die Kniebeschwerden aufgrund Gonarthrose, Kniebandinstabilitäten oder patellärer Beschwerden hatten. Insgesamt wurden 120 Patienten (61 Verumgruppe, 59 Kontrollgruppe) untersucht: Statistisch signifikante bis hochsignifikante Besserungen erfuhren alle Studienpatienten (Verum- und Kontrollgruppe) während des 4wöchigen stationären Verlaufs. Verglichen mit der Kontrollgruppe hatte die Knieschul-Gruppe zusätzlich ein statistisch günstigeres Ergebnis bei den Bewegungsvorgängen „Hinsetzen" ($p = 0{,}05$) und „Hinknien" ($p < 0{,}01$) sowie bei der Vermittlung kniebezogenen Wissens und Verhaltens ($p < 0{,}05$).

Schlußfolgerungen

Die Effektivität dieses Anwendungsbereichs der Knieschule konnte nachgewiesen werden.

Die Rehabilitation des Wirbelsäulenverletzten

H.-P. Bischoff, Isny

Die Rehabilitation von Patienten mit Wirbelsäulenverletzungen hat im Grunde genommen zwei Ziele.

1. Die Wiederherstellung der Stabilität
2. Die Beseitigung eines eventuellen neurologischen Defizits, bzw. wenn das nicht möglich ist, die Schulung von Ersatzfunktionen.

Das gilt sowohl für diskoligamentäre, als auch für ossäre Verletzungen und genauso für sowohl operativ als auch konservativ Behandelte.

Bei allem berechtigten Bestreben, den wirbelsäulenverletzten Patienten möglichst frühzeitig wieder herzustellen, müssen die zu schnelle und die zu aktive Mobilisierung, oder bei ossären Verletzungen die zu frühe Belastung als die Hauptfehler angesehen werden. Sie beschwören das Risiko einer bleibenden posttraumatischen Instabilität, einer bleibenden Wirbelsäulenfehlstatik durch sich verstärkende Verformung und auch der Entstehung oder Verstärkung einer neurologischen Symptomatik herauf. Deshalb gehört der Wirbelsäulenverletzte in die Hand des orthopädisch und traumatologisch erfahrenen Rehabilitationsmediziners mit guten neurologischen Kenntnissen. Auch an die Rehabilitationsstätten sind nicht nur im therapeutischen Bereich, sondern auch im Bereich der begleitenden Diagnostik hohe Ansprüche zu stellen.

Hinsichtlich der physiotherapeutischen Behandlung ist der Grundsatz: Stabilität vor Mobilität unbedingt zu beachten. Die Physiotherapie soll bereits in der Akutklinik mit vorsichtig dosierten isometrischen Übungen zur Zeit der Bettlägerigkeit beginnen. Die Patienten mit Wirbelköperkompressionsfrakturen ohne größeres neurologisches Defizit und bei intakter Wirbelkörperhinterkante im Rumpfbereich können bei Verwendung eines nach Gipsabdruck gefertigten Rahmenstützkorsetts bereits sehr zeitig auch außerhalb des Bettes beübt werden. Mit einem solchen Rahmenstützkorsett läßt sich das weitere Zusammensintern des vorderen Anteiles des Wirbelköpers wesentlich sicherer verhindern als mit einem 3-Punkte-Mieder, das den ausreichenden Halt in der Regel nicht gibt. An der Halswirbelsäule bedarf es bei entsprechend schweren Verletzungen dazu einer Orthese, die sich am vorderen und hinteren Thorax und auf der Schulterkulisse ebenso abstützt wie sie Kinn und Hinterhaupt mit einbezieht. Der posttraumatischen Instabilität wird vor allem durch den gezielten Aufbau eines Muskelkorsettes entgegengewirkt. Dieser Aufbau muß selbstverständlich den Abbau von bereits vorhandenen, oder sich posttraumatisch einstellenden muskulären Dysbalancen genauso berücksichtigen wie den Einbau von „Verstärkungszügen" besonders in gefährdeten Bereichen. Dabei ist zu beachten, daß der Haltungsaufbau grundsätzlich immer von Becken her zu beginnen hat. Das gilt auch für Patienten mit Halswirbelsäulenverletzungen. Dabei wird man sich in der Rehabilitation vor allem bei Patienten nach längerer Ruhigstellung oder Bettruhe und bereits prätraumatisch haltungsinsuffizienten Patienten auch einer häufigen optischen Haltungskontrolle bedienen. Bei ausreichender äußerer Stabilisierung durch Orthesen oder aber, wenn radiologische und klinische Kontrolluntersuchungen eine genügende ossäre, bzw. ligamentäre Festigkeit erweisen, wird eine unter ärztlicher Aufsicht durchgeführte, der jeweiligen Situation in ihrer Dosierung genau angepaßte medizinische Trainingstherapie zum Einsatz kommen. Nach Erreichen der Übungsstabilität kann an einzelnen kontrakten Wirbelsäulenabschnitten oder hypomobilen Segmenten eine sehr vorsichtig dosierte manuelle Mobilisation in Kombination mit ebenfalls dosierten isometrischen Spannungen eingesetzt werden. Gerade dabei ist aber zu bedenken, daß die größere Gefahr in einer posttraumatischen Instabilität liegt und sich in den meisten Fällen die Mobilität, nach Erreichen der ausreichenden Stabilität, in den Alltagsbewegungen in ausreichendem Maße wieder einstellt.

Nur bei persistierender, posttraumatischer Bandlaxität im Wirbelsäulenbereich, bzw. traumatisierten, aufgrund vorgegebener Bandlaxität haltungsinsuffizienten Patienten kann der Einsatz einer Prolotherapie erwogen werden.

Bei Patienten mit neurologischem Defizit kommt, je nach Ausmaß der Störung, eine Krankengymnastik auf neurologischer Basis, die sich dann neben der Schulung von Bewegungsmustern, vor allen Dingen auch dem Abbau einer Spastik widmen muß. Bei resultierenden peripheren Lähmungen ist es erstaunlich, wie eine konsequent über lange Zeit (auch 1–2 Jahre) durchgeführte Reizstromtherapie das Substrat Muskel soweit erhalten kann, daß die Reinnervation ein noch funktionierendes Organ erreicht. Bei Patienten mit nicht vollständiger Querschnittssymptomatik kommt eine funktionelle Ergotherapie genauso zum Einsatz wie eine Gehschule auf dem Laufbau unter Ausnutzung der Deckenaufhängung. Besonders diese Patienten erfordern eine ständige ärztliche Überwachung ihrer Therapie – auch durch neurologische Kontrollen und Gangbildanalysen.

Der Patient mit totaler Querschnittslähmung ist nicht Gegenstand dieser Darstellung. Er ist den entsprechenden, zur Querschnittsbehandlung qualifizierten Rehabilitationszentren vorzustellen.

Ein letztes Wort noch zur Schleuderverletzung der Halswirbelsäule, die uns in den letzten Jahren zunehmend auch in den Rehabilitationskliniken beschäftigt. Selbstverständlich ist der Patient mit einer Schleuderverletzung der Halswirbelsäule, der Frakturen, Subluxationen oder Luxationen, oder auch echte discoligamentäre Verletzungen erlitten hat, einer fachkundigen und konsequenten Rehabilitation zuzuführen. Die einfache Halswirbelsäulendistorsion wird meines Erachtens häufig erst durch Übertherapie oder den Einfluß von Juristen zum Problem. Wenn es nicht zu einer heute durchaus nachweisbaren Dissektion der Arteria vertebralis gekommen ist, sollte man sich vor Übertherapie dringend hüten. Meiner Erfahrung nach ist es am besten, dem Patienten auf den Bagatellcharakter seiner Verletzung hinzuweisen, ihm für einige Tage ein Antiphlogistikum und ein kühlendes Einreibemittel zu geben sowie ihn baldmöglichst wieder in den Arbeitsprozess einzugliedern.

Retrospektive Analyse von 848 Patienten der Brust- und Lendenwirbelsäule

K. Fischer, Bochum, J.-C. Ward, F. Magerl, St. Gallen und G. Muhr, Bochum

Zielsetzung

Epidemiologie von Wirbelsäulenverletzungen der BWS und der LWS, klassifiziert nach Magerl et al. Korrelation der einzelnen Verletzungstypen zu Patientenalter und Geschlecht, Unfallmechanismus, Frakturhöhe, Verteilungsmuster und entsprechende Rückenmarksverletzung.

Kurzfassung

Unfallanamnese, Patientenalter und Lokalisation einzelner Wirbelsäulenverletzungen zeigen oftmals eine auffällige Häufung. Aus diesem Grunde erfolgte die retrospektive Aufarbeitung von 848 Patientendossiers mit entsprechenden Unfallröntgenbildern und CT-Bildern, Klassifizierung der einzelnen Wirbelsäulenverletzung nach Magerl et al. Datenanalyse nach Eingabe der erfaßten Patientendaten mit IBM kompatiblem PC, statistische Aufarbeitung mit dem Programm SPSS. Es zeigte sich eine signifikante Korrelation entsprechend der pathomorphologischen Grundlage der Klassifikation mit einer Zunahme der Rückenmarksverletzungen von den einzelnen Frakturtypen A, B und C, sowie der untergeordneten Hauptgruppen. Abhängig vom Trauma zeigte sich ebenfalls eine entsprechende altersabhängige Verteilung der einzelnen Frakturtypen. Gleichzeitig konnte eine regionale Häufung von einzelnen Frakturtypen in entsprechenden WS-Abschnitten nachvollzogen werden. Insgesamt zeigte sich folgende Verteilung der einzelnen Frakturtypen (Angabe von Rückenmarksverletzungen in Klammern):

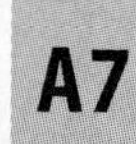

580 (48)	A: 342 (3)	A. 1:20 (2)	A. 2:218 (43)	A. 3.
105 (27)	B: 64 (27)	B. 1:41 (10)	B. 2.	
163 (63)	C: 98 (42)	C. 1:56 (15)	C. 2:9 (6)	C. 3.

50% aller Frakturen waren auf Höhe Th12/L1 lokalisiert, ein zweiter Häufungsgipfel zeigte sich auf Höhe Th6/Th7, mit einer relativen Zunahme von B und C Frakturen. Bezüglich Patientenalter und Unfallanamnese zeigt sich bei den Frauen eine gleichmäßige Frakturverteilung über die ersten 5 Lebensjahrzehnte, bei den Männern hingegen eine deutliche Zunahme der B und C Verletzungen im 2. und 4. Lebensjahrzehnt (Verkehrsunfälle, Arbeitsunfälle), ab dem 5. bzw. 6. Lebensjahrzehnt zeigt sich eine Zunahme der A Frakturen bei einfachem Trauma. Einzelne Frakturtypen, so z. B. die Typ A.3.2.1 Berstungsspaltfraktur, zeigen eine signifikante Häufung bezüglich der Lokalisation (Th12 bis L5).

Schlußfolgerungen

Entsprechend der pathomorphologischen Einteilung der Klassifikation für Wirbelsäulenverletzungen nach Magerl et al. konnte eine Zunahme der Rückenmarksverletzungen entsprechend der einzelnen Frakturtypen und Hauptgrupppen, eine lokale signifikante Häufung einzelner Frakturtypen sowie eine vom Trauma und Patientenalter abhängige Verteilung von Wirbelsäulenverletzungen nachvollzogen werden.

Rehabilitation des alten Menschen

C. Becker, Ulm

Bei einem wachsenden Anteil älterer Menschen ist die Unfallchirurgie, Geriatrie und Rehabilitationsmedizin zunehmend damit konfrontiert, Behandlungsstrategien für ältere und vor allem älteste Menschen zu entwickeln, die Verletzungen erlitten haben. Mobilitätsverluste sind häufig Folge eines Sturzes. Mobilität ist jedoch eine der wichtigsten Voraussetzungen, ein unabhängiges Leben zu führen. Mobilitätseinschränkungen führen zu Hilfsbedürftigkeit und im äußersten Fall zur Pflegeheimaufnahme.

Mittlerweile lassen sich zuverlässige Daten zur Inzidenz der wichtigsten alterstraumalogischen Probleme angeben. Die Häufigkeit proximaler Femurfrakturen liegt derzeit zwischen 110–130/100000 Einwohner. Die Gesamtzahl hat in Deutschland mittlerweile 90000 proximale Femurfrakturen im Jahr überschritten [3]. Auf jede proximale Femurfraktur kommt mindestens noch einmal eine Fraktur anderer Lokalisation, die zu einer Krankenhauseinweisung führt. Die Häufigkeit subkapitaler Humerusfrakturen liegt in Kontinentaleuropa bei 20–40/100000, die Zahl der Beckenfrakturen mit Krankenhauseinweisung bei 10–20/100000 Einwohner [7].

Die traumatologischen Behandlungsverfahren wurden in den letzten 10 Jahren immer weiter verbessert. Die sich anschließende Rehabilitation dagegen ist bislang unzureichend untersucht und die Kenntnisse über die Ergebnissqualität (Outcome) sind unvollständig. Die Behandlungsverfahren zur Rehabilitation alter Menschen sind uneinheitlich.

Oft handelt es sich um multimorbide Patienten mit Begleiterkrankungen wie Demenz, kardiopulmonalen Problemen oder Parkinson-Syndrom. Aufgrund der demographischen Entwicklung muß mit einem weiter steigenden Anteil gerade dieser Patientengruppen in den nächsten zwanzig Jahren gerechnet werden. Das hat erhebliche Konsequenzen auf die Planung und Durchführung der Rehabilitation. In der Auswahl der Standorte und Formen

Tabelle 1. Stationär behandelte Verletzungen im Alter in Deutschland (1994) [11]

Lokalisation	Inzidenz 65–74 Jahre	Inzidenz >75 Jahre
Frakturen der oberen Extremität	24648	32228
Frakturen der unteren Extremität	43230	93854
Schädelhirntrauma	9941	17762
Distorsionen/Kontusionen	3683	4237

geriatrischer Rehabilitation müssen neben den vorhandenen Kapazitäten stationärer Rehabilitation zunehmend auch Möglichkeiten teilstationärer (Tagesklinik) und ambulanter geriatrischer Rehabilitation als Alternativen geprüft und entwickelt werden. Für zukünftige Entscheidungen sind Fragen der Kosteneffektivität von eminenter Bedeutung. Dabei sind außer den direkten Kosten (operative und rehabilitative Behandlung) auch mögliche Folgekosten durch Pflegebedürftigkeit zu berücksichtigen [4].

Prinzipien Geriatrischer Rehabilitation

Bei allen älteren Patienten, die durch eine Verletzung eine Funktionseinschränkung erlitten haben, sollte eine Rehabilitation erwogen werden. Die Ziele geriatrischer Rehabilitation unterscheiden sich nicht grundsätzlich von der Rehablitation Jüngerer. Entscheidend ist die Motivation des Patienten. Alter ist kein Prädiktor eines Rehabilitationserfolgs. Die Behandlung sollte so früh wie möglich einsetzen. Zeitverzögerungen haben häufig gravierendere Nachteile zur Folge. Es lassen sich fünf Zeitabschnitte unterscheiden:

1. Stabilisation – Operation und perioperatives Management
2. Prävention von sekundären Behinderungen in der Frühphase (u.a. Luxation, Infektion, Delir, Dekubitus, Dehydratation)
3. Wiederherstellung von funktionellen Fähigkeiten
4. Vorbereitung der Rückkehr ins eigene soziale Umfeld
5. Poststationäre Rehabilitation

Grundlage der Therapiezielformulierung für die Rehabilitation Älterer ist das Konzept der WHO (International Classification of Impairments, Disabilities and Handicaps – ICIDH):

- Impairment – Funktionelle Schädigungen
- Disability – Alltagsbeeinträchtigungen (Fähigkeitsstörungen)
- Handicap – Soziale Benachteiligung

Rehabilitionsziele sind insbesondere die Verbesserung der Selbstversorgungsfähigkeit, die Steigerung der Mobilität und Kommunikationsfähigkeit. Priorität hat die Bewältigung des Alltags.

Assessment des Rehabilitationspotentials

In den letzten Jahren wurden wesentliche Fortschritte bei der Einschätzung des Rehabilitationspotentials Älterer erzielt. Wesentlich ist dabei, daß eine diagnoseorientierte Indikationsstellung nicht ausreicht. Entscheidend für die Einschätzung des Rehabilitationspotentials sind die Beurteilung der vorstationären Pflegebedürftigkeit (Aktivitäten des täglichen Lebens – ATL), der Kognition (Demenz), des emotionalen Status (Depression), der sozialen Ressourcen, der Mobilität und der Motivation. Die Durchführung eines standardisierten und validierten Assessments ermöglicht es, geeignete Patienten auszuwählen [8]. Liegen eine oder mehrere der u.g. geriatrischen Problemfelder vor, so ist eine Behandlung in einer spezialisierten geriatrischen Rehaeinrichtung durchzuführen.

Tabelle 2. Liste der Begleitprobleme als Indikator für geriatrische Rehabilitation

- Schlaganfallvorerkrankung
- Amputation
- Parkinsonsyndrom
- Depression
- Demenz
- Inkontinenz (täglich)
- Mangelernährung
- Chronischer Schmerz
- Sensorische Einschränkungen (Sehminderung)
- Polypharmazie (>4 Medikamente)

Die Beurteilung des Rehabilitationserfolges erfolgt aus sehr unterschiedlichen Blickwinkeln. Interessenkonflikte können zwischen Patient, Angehörigen, Team, Träger der Einrichtung und Kostenträger auftreten. Mit Ausnahme der Tageskliniken ist die Entwicklung von Alternativen zur stationären Rehabilitation in Deutschland noch im Stadium wissenschaftlicher Modelle oder erster Erprobung im Rahmen der Regelversorgung. Dies bedeutet, daß geriatrische Rehabilitation z. Zt. meist als stationäre Behandlung durchgeführt wird. In Zukunft werden aber auch andere Anbieter für Rehamaßnahmen in Frage kommen. Dabei wird die Entwicklung regional große Unterschiede aufweisen. Die Grundforderung für die Rehabilitation Älterer lautet, daß es sich um eine wohnortnahe Einrichtung handeln muß. Entfernungen von mehr als 30 km sind oft unüberwindbare Hindernissen für Besuche, die Entlassungsplanung und Wohnraumberatung. In Ballungsgebieten sollte das Primat ambulanter oder teilstationärer vor stationärer Rehabilitation gelten. In Flächenländern wird die stationäre Rehabilitation eine größere Bedeutung behalten. Neben den logistischen Fragen kommt den Überlegungen eine große Bedeutung zu, welche anderen Organisationsformen Vorteile für die Rehabilitation bieten können. Beispielsweise werden Patienten mit proximalen Femurfrakturen mit fortgeschrittenen kognitiven Einschränkungen in den Niederlanden und USA in qualifizierten Pflegeheimen rehabilitiert [6].

Effektivität, Dauer, Intensität und Qualität stationärer geriatrischer Rehabilitation

Zahlreiche Untersuchungen haben die Effektivität von stationärer geriatrischer Rehabilitation bewiesen [1]. In der bislang größten Untersuchung in Deutschland, die vom Sozialministerium Baden-Württemberg in Auftrag gegebenen wurde, konnte nachgewiesen werden, daß die Behandlung in einer qualifizierten Klinik Pflegebedürftigkeit verhindern bzw. vermindern kann [2]. Die Festlegung von Mindest- oder Obergrenzen für die Dauer stationärer geriatrischer Rehabilitation erscheint zwar administrativ wünschenswert, weist aber in der Durchführung zahlreiche Schwierigkeiten auf. Probleme in der Planung der Behandlungsdauer resultieren aus dem Zusammenwirken nicht vorhersehbarer medizinischer Komplikationen, unterschiedlicher sozialer Ressourcen und der Krankheitsverarbeitung durch den Patienten. Zur Transparenz muß erreicht werden, daß erreichbare Behandlungsziele für definierte Fallgruppen formuliert und überprüft werden.

Beispiel: Rehabilitation nach proximaler Femurfraktur – der „Prototyp"

Für die Weiterentwicklung sollten auch in Deutschland Zielvorgaben für Behandlungsergebnisse definiert werden. Hieran sollten sich ein Versorgungssystem in seiner Effektivität messen lassen. Ein Beispiel hierfür sind die Vorgaben des schottischen PFF-Audits, die nach gemeinsamer Diskussion Bewertungskriterien für die Bereiche Prozeß- und Ergebnisqualität entwickelt haben. Diese werden tabellarisch dargestellt.

Tabelle 3. Prozeßqualität der PFF-Akutbehandung (Auswahl) [10]

Chirurgische Behandlungsdauer – < 10 Tage
Behandlungsbedürftige Wundinfektionen – < 2%
Unfallchirurgische Wiederaufnahmerate (6 Monaten postop.) – < 10%
Neuaufgetretene Dekubitalgeschwüre – < 5%
Mortalität (bis 10. Tag postop.) – < 7%
Gehfähigkeit (14. Tag postop) – > 50%

Tabelle 4. Ergebnisqualität (Outcome) nach 6 Monaten von Bewohnern von Privathaushalten (Auswahl) [10]

Alltagsbeeinträchtigende Schmerzen – < 10%
Rückkehr in die eigene Wohnung – > 80%
Gehfähigkeit – > 70%
Mortalität – < 15% liegen.

Ausblick

A7

Entscheidend für eine optimale Behandlung ist die Kontrolle und Verhinderung postoperativer Komplikationen, eine frühe Mobilisation sowie eine konsequente Rehabilitation unter stationären Bedingungen bis zur Gehfähigkeit. In Zukunft scheint es möglich, durch eine bessere Vernetzung und poststationäre Trainingstherapie eine weitere Verbesserung der funktionellen Fähigkeiten und sozialen Integration nach Trauma im hohen Lebensalter zu erreichen [5].

Literatur

1. Felsenthal G, Garrison SJ, Steinberg FU (1994) Rehabilitations of the aging and elderly patient. Baltimore: Wiliams & Wilkins
2. Brust B, Emans C, Gerdes N, Oster P, Runge M, Schönle PW, Wahl JH (1996) Geriatrisches Reha-Assessment Baden-Württemberg 1995 Schriftenreihe des Sozialministeriums Baden-Württemberg
3. Cöster A, Haberkamp M, Allolio B (1994) Inzidenz von Schenkelhalsfrakturen in der Bundesrepublik Deutschland im internationalen Vergleich. Soz Präventivmed 39:287–292

4. Grimley Evans J (1992) Services for patients with proximal femoral fractures in Grimley Evans J, Franklin Williams T. Oxford Textbook of Geriatric Medicine. Oxford University Press, Oxford, 100–103
5. Hauer K (1998) Intensives körperliches Training bei hochbetagten, multimorbiden Geriatriepatienten nach Sturz. 62. Jahrestagung der dt. Gesellschaft für Unfallchirurgie e. V. Berlin
6. Kane RL, Chen Q, Biewett LA, Sangl J (1996) Do rehabilitive nursing homes improve the outcomes of care? J Am Geriatr Soc 44:545–554.
7. Lauritzen JB; Schwarz P; Lund B (1993) Changing incidence and residual lifetime risk of common osteoporosis-related fractures. Osteoporosis Int 3:127–132
8. Nikolaus T, Specht-Leible N (1992) Das geriatrische Assessment MMV. Medizin Verlag, München
9. Ouslander JG, Osterweil D, Morley J (1991) Rehabilitation in the nursing home, in Medical Care in the Nursing Home. McGraw-Hill, New York
10. Scottish Intercollegiate Guideline Network (1997) Management of elderly people with fractured hip. SIGN Secretariat, Edinburgh
11. Bundesamt für Statistik (1996) Statistisches Jahrbuch 1996. Metzler-Poeschel, Stuttgart

Standardisiertes Audit für Hüft-Frakturen in Europa (SAHFE)

S. Scheible, N. Wachter, F. Gebhard, R. Muche und C. Becker, Ulm

Zielsetzung

In einem von Prof. K. G. Thorngren (Lund, Schweden) und Dr. C. Currie (Edinburgh, Schottland) begründeten Projekt wurde eine standardisierte Auditierung von Behandlungsabläufen nach proximalen Femurfrakturen (PFF) entwickelt.

Kurzfassung

Eine Referenzregion in Deutschland wurde ausgewählt, um in einem europäischen Projekt zur Entwicklung einer Datenbank zur Beurteilung von Fallgruppen, chirurgischen Behandlungsverfahren, Reha-Management, funktionellen Ergebnissen und sozialen Folgen nach proximalen Femurfrakturen mitzuwirken. Der Vortrag beschreibt die Ergebnisse nach einem Jahr und die Untersuchungsmethoden, die eingesetzt wurden.

Problembeschreibung

Die Erkenntnisse über PFF älterer Menschen sind in Deutschland unvollständig. Zur Inzidenz und Fallgruppenzusammensetzung gibt es begrenzte Angaben, die Daten über stationäre chirurgische Behandlungsergebnisse sind besser dokumentiert. Für die Rehabilitation und die Lebensumstände nach PFF wurden in Deutschland bislang keine Untersuchungen veröffentlicht, die wissenschaftlichen und damit auch sozioökonomischen Anforderungen genügen. Das hier vorgestellte Projekt (SAHFE) befaßt sich mit der Entwicklung einer Datenbank zur Standardisierung des Behandlungskonzeptes nach PFF.

An der im Rahmen von Biomed 2 durch die Europäische Union geförderten Initiative nehmen 15 europäische Regionen teil. Die Vorteile gegenüber lokalen, regionalen oder nationalen Datenbanken sind beträchtlich. Die Dokumentation basiert auf der Befragung und Untersuchung von PFF-Patienten postoperativ, im Rahmen der Rehabilitation und nach sechs Monaten. Grundlage ist eine populationsbasierte Erhebung und nicht die Untersuchung einzelner Kliniken. Die Auswertung des ersten Untersuchungsjahres wird im Oktober 1998 abgeschlossen sein.

Schlußfolgerung

PFF bedeuten insbesondere für alte Menschen eine erhebliche Reduktion der Mobilität, damit der Lebensqualität und Lebenserwartung. Darüber hinaus entstehen durch früher einsetzende Pflegebedürftigkeit und erhöhte Komorbidität ein deutlich gesteigertes Kostenaufkommen für Kranken- und Pflegekassen. Bei der zu erwartenden Bevölkerungsentwicklung bedürfen besonders Behandlungskonzepte von alten Menschen einer kritischen Analyse und der Entwicklung von individuell angepaßten, sozial verträglichen und ökonomischen Therapierichtlinien. Dieses Ziel verfolgt die hier vorgestellte Initiative.

Die beidseitige hüftgelenksnahe Fraktur – eine immer häufiger auftretende Verletzung des alten Patienten

B. Schmidt, H. U. Schmid und G. Helbing, Ludwigsburg

Zielsetzung

Retrospektive Untersuchung aller im Zeitraum von 01/89 bis 03/98 operierten Patienten bzgl. einer beidseitigen hüftgelenksnahen Fraktur; Analyse von Unfallursache, begleitenden und unfallauslösenden Risikofaktoren sowie Trendentwicklung

Problembeschreibung, Material, Methode, Ergebnisse

Mit zunehmendem Patientenalter steigt das Risiko, bei einem Sturz eine hüftgelenksnahe Fraktur zu erleiden. Immer mehr Patienten ziehen sich bei rezidivierenden Stürzen beidseits eine solche Fraktur zu.

Wir untersuchten unser Patientengut von 01/89 bis 03/98 bezüglich einer beidseitigen hüftgelenksnahen Fraktur. 36 Patienten (34 Frauen und 2 Männer) mußten in diesem Zeitraum beidseits operiert werden. Das Durchschnittsalter beträgt 86,2 Jahre (69–99). An Operationsverfahren wurden die Hüfttotalprothese (21 mal), die Kopfendoprothese (Hemiprothese, 15 mal), die Dynamische Hüftschraube (25 mal), die Osteosynthese mittels „Classic Nail" (8 mal), die Böhlerverschraubung (3 mal) sowie einmal die Verriegelungsmarknagelosteosynthese angewendet. Wir erfaßten die manifesten Organvorschädigungen dieser Patienten, die oftmals als Ursache für rezidivierende Stürze angesehen werden können, um Präventionsvorschläge bezüglich Vermeidung der Verletzungen erarbeiten zu können. Auch galt es zu klären, ob die beidseitigen hüftgelenksnahen Frakturen in den letzten Jahren gehäuft auftreten.

Hüftgelenksnahe Oberschenkelfraktur beim alten Menschen: Ist eine stationäre Rehabilitation immer sinnvoll?

M. Oberst, M. Schwab, F. Röder, U. Klotz und K.-P. Thon, Stuttgart

Zielsetzung

Ziel der Studie war die Identifizierung von möglichen Ursachen für eine eingeschränkte Rehabilitationsprognose nach proximaler Femurfraktur beim alten Menschen in Abhängigkeit von der Art der poststationären Weiterbehandlung (Reha vs. non-Reha). Besonders berücksichtigt wurde hierbei das chirurgische Langzeitergebnis.

Kurzfassung

Von 92 prospektiv erfaßten Patienten mit hüftgelenksnaher Oberschenkelfraktur führten 69 (75%) eine Reha-Maßnahme durch, während 23 (25%) direkt nach Hause bzw. in ein Alters- oder Pflegeheim entlassen wurden. Nach 6 Monaten hatte sowohl die Gruppe der rehabilitierten, als auch diejenige der nach Hause entlassenen Patienten ihre ursprünglichen geriatrischen Aktivitäts- und Mobilitätsscores nahezu vollständig wieder erlangt. Da die letztgenannte Gruppe ihr Niveau praktisch „von alleine" wieder erreichte, ist zu diskutieren, ob eine stationäre Rehabilitation tatsächlich bei allen Patienten mit hüftgelenksnaher Oberschenkelfraktur notwendigerweise durchgeführt werden muß.

Problembeschreibung, Material, Methode, Ergebnisse

Der ständig steigende Anteil von alten Menschen in der Bevölkerung und die damit verbundene Steigerung des betagten Patientengutes zwingt vor dem Hintergrund zunehmenden Kostendrucks im Gesundheits- und Rehabilitationswesen zur kritischen Überprüfung der gängigen Rehabilitationspraxis. Daher wurde von uns eine prospektive Untersuchung durchgeführt, die von 1/96 bis 12/97 alle einwilligungsbereiten und -fähigen Patienten mit hüftgelenksnaher Oberschenkelfraktur eingeschloß. Neben der klinischen Erhebung (Anamnese, Medikamente, soziale Situation, u. v. m.) erfolgte eine genaue Dokumentation der Operationsparameter (AO-Klassifikation, Verfahren, OP-Zeit, Komplikationen, u. v. m.) sowie ein ausführliches geriatrisches Assessment bei Aufnahme, bei Entlassung und nach 6 Monaten. Hierbei wurden folgende Scores erfaßt:

MMS (mini mental state) nach Folstein (Maximal 30 Punkte)
ADL (activities of daily living) nach Mahoney/Barthel (Maximal 100 Punkte)
IADL (instrumental activities of daily living) nach Lawton/Brody (Maximal 10 Punkte)
Lebensqualitätsindex nach Spitzer (Maximal 10 Punkte)
Mobilitätstest nach Tinnetti (Normal >20 Punkte).

Bis Februar 1998 konnten die kompletten Daten von 95 Patienten ausgewertet werden, 3 Patienten waren zum Zeitpunkt der Nachuntersuchung verstorben (Follow-up: 96,9%). Erwartungsgemäß war die Mehrheit des untersuchten Kollektivs weiblich (83,7%) bei einem Durchschnittsalter aller Patienten von 80,3 Jahren. Die Frakturen betrafen hauptsächlich die Typen 31. A2 (36,1%) und 31. B3 (30,6%) nach AO. Alle Frakturen wurden operativ versorgt, in der Mehrzahl der Fälle mit einem Gamma-Nagel (33,7%) bzw. einer Duokopf-Hüftprothese (28,3%).

Nach einer durchschnittlichen stationären Aufenthaltsdauer von 19,3 Tagen wurden 75% der Patienten in eine poststationären Rehabilitation entlassen (n=69, Gruppe A). 11% führten keine Reha durch und gingen direkt nach Hause (n=10, Gruppe B), während 14% der Patienten nach Abschluß unserer Behandlung in eine institutionalisierte Wohnanlage (Alten- oder Pflegeheim) verlegt wurden (n=13, Gruppe C). Aus ethischen Gründen erfolgte keine Randomisierung. Nach 6 Monaten wurden die Patienten entweder ambulant nachuntersucht, oder in ihrer häuslichen Umgebung aufgesucht und mit Hilfe von Angehörigen/behandelnden Ärzten befragt bzw. untersucht:

Erwartungsgemäß waren bei allen Patienten die Mobilitäts- und Aktivitätsscores postoperativ zunächst gegenüber dem Ausgangswert abgefallen. Nach 6 Monaten hatten sich die Werte für ADL/IADL, Spitzer-Index und MMS sowohl bei den Patienten der Gruppe A (Reha), als auch bei denjenigen der Gruppe B (nach Hause) nahezu wieder auf das Ausgangsniveau erholt. Die in Alten- oder Pflegeheime entlassenen Patienten (Gruppe C) zeigten dem gegenüber keine, bzw. nur geringe Erholung der Score-Werte.

Schlußfolgerungen

Die von uns erhobenen Daten legen den Schluß nahe, daß es bei alten Menschen mit hüftgelenksnaher Oberschenkelfraktur einen nicht zu unterschätzenden Anteil von Patienten gibt, die trotz fehlender Rehabilitation, praktisch „von alleine“ ihre präoperativen Aktivitätsscores wieder erreichen. Obwohl die von uns erhobenen Daten eine statistische Beweisführung nicht zulassen und eine Randomisierung aus ethischen Gründen nicht erfolgten konnte, muß vor dem Hintergrund ständig steigender Kosten im Gesundheits- und Rehabilitationswesen in Frage gestellt werden, ob tatsächlich bei jedem alten Patienten nach operativer Versorgung einer hüftgelenksnahen Oberschenkelfraktur eine stationäre Rehabilitation notwendig ist.

Intensives körperliches Training bei hochbetagten, multimorbiden Geriatriepatienten nach Sturz

K. Hauer, B. Rost, P. Oster und G. Schlierf, Heidelberg

Ziel

Ziel der Studie war es, die Durchführbarkeit eines intensiven körperlichen Trainings auf hochbetagte Patienten nach sturzbedingter Klinikeinweisung zu untersuchen, die koordinativ-funktionelle- und die Kraftleistung zu verbessern und die Inzidenz von Folgestürzen zu verringern (Sekundärprävention von Stürzen).

Kurzfassung

Körperliches Training im Rahmen einer kontrolliert-randomisierten Interventionsstudie bei geriatrischen Sturzpatientinnen.

Methoden

Patienten: 57 hochbetagte (Alter 82 ± 4,8) geriatrische Patientinnen, in 89% der Fälle mit Sturz als Einweisungsgrund in die Klinik (72% Sturzfrakturen, 44% hüftnahe Frakturen) und/oder vorangehenden schweren Stürzen in den vorangegangenen Jahren. In einer dreimonatigen ambulanten Nachbehandlungsphase führte die Interventionsgruppe dreimal wöchentlich eine dreistündige Kraft- und Koordinations-/Funktionstraining, die Kontrollgruppe dreimal wöchentlich eine einfache Gruppengymnastik durch. Patienten beider Gruppen erhielten zweimal wöchentlich eine individuelle krankengymnastische Behandlung mit identischen Inhalten. Die Patienten wurden initial, nach der dreimonatigen Interventions (T2) und nach einem weiteren dreimonatigem Follow-up untersucht (T3).

Ergebnisse

Schwerwiegende trainingsbedingte gesundheitliche Probleme traten nicht auf. Bei fünf Patienten (zwei Kontrollgruppen, drei Interventionsgruppen) führten während der Interventionsphase medizinische Ereignisse, die nicht im Zusammenhang mit dem Training auftraten zum Ausschluß aus der Studie. Drei Patienten traten die Studie nicht an, drei Patienten schieden während der Studie aus.

Schlußfolgerung

Ein intensives Kraft- und Koordinationstraining läßt sich bei hochbetagten, sturzgefährdeten Geriatriepatienten ohne erhöhtes Risiko durchführen und führt zu signifikanten Verbesserungen der Kraft, koordinativer-funktioneller Fähigkeiten und zu einer reduzierten Sturzhäufigkeit.

Tabelle. Vergleich motorischer Tests zu verschiedenen Meßzeitpunkten (T1/T2/T3) (n = 46)

	Intervention			Kontrolle		
TESTS	T1	T2	T3	T1	T2	T3
Kraft: Beinkraft (1RPM/kg)	100 ± 40	175 ± 64#	168 ± 57#	112 ± 30	117 ± 45	117 ± 45
Stat. Max. Fußext. [Nm]	115 ± 46	152 ± 48*	148 ± 47$	106 ± 44	112 ± 44	119 ± 49
Funktion: Tinetti [Punkte]	18,8 ± 4,1	25,3 ± 2,7#	23,0 ± 4,6$	19,7 ± 4,4	19,6 ± 5,4	
Chair Rise [sec]	18,1 ± 6,6	13,4 ± 3,0#	15,9 ± 4,9	17,2 ± 4,7	19,6 ± 6,2	20,1 ± 7,2
Gehgeschwindigkeit [m/sec]	0,52 ± 0,18	0,71 ± 0,18#	0,68 ± 0,22*	0,53 ± 0,22	0,51 ± 0,15	0,51 ± 0,15
Treppengehen [sec]	25,2 ± 14,0	15,2 ± 4,6*	17,2 ± 5,7	26,1 ± 13,9	30, 0 ± 12,9	28,3 ± 11,4
Sturzhäufigkeit [%]	0%	42%		0%	64%	

Berechnet wurde die Differenz der Absolutwerte (T2 – T1; T3 – T1) zwischen den Gruppen. # $p < 0{,}001$; * $p < 0{,}01$; $ $p < 0{,}05$. (T-Test für unabhängige Stichproben bei intervallskalierten Variablen). Für nicht-parametrische Variablen Mann/Whitney U-Test. 1RPM/kg = One-Repetition-Maximum in Kilogramm. Stat. Max. Fußext [Nm] = Statische Maximalkraft der Fußextensoren in Newtonmeter. sec = Sekunden; m/sec = Meter/Sekunde.

Die hüftgelenksnahe Femurfraktur beim alten Patienten – Werden wir dem Anspruch der geriatrischen Rehabilitation gerecht?

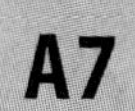

T. Schuschke, J.-P. Halm und St. Winckler, Magdeburg

Zielsetzung

Zahlreiche Veröffentlichungen belegen, daß die Rehabilitation nach einem Trauma auch bei geriatrischen Patienten sinnvoll und notwendig ist. Sie umfaßt eine individuell angepaßte interdisziplinäre Therapie des verletzten alten Menschen mit dem Ziel, den Prozeß einer drohenden oder eingetretenen Pflegebedürftigkeit aufzuhalten, umzukehren oder zumindest abzumildern. Anhand von Ergebnissen der Nachuntersuchung des eigenen Krankengutes soll aufgezeigt werden, welche Defizite diesbezüglich in Deutschland, vor allem aber in den neuen Bundesländern, gegenwärtig noch bestehen.

Kurzfassung, Problembeschreibung

Zwischen dem 01.01.1994 und dem 31.12.1996 wurden in unserer Klinik 233 Patienten mit einer hüftgelenksnahen Oberschenkelfraktur stationär behandelt, 221 davon operativ. 172 der Operierten waren 65 Jahre oder älter. Bei 80% dieser Verletzten fanden sich vor allem internistische Begleiterkrankungen, 14 hatten weitere Extremitätenfrakturen (Oberarm, Handgelenk). Der stationäre Aufenthalt währte, weitgehend unabhängig vom Operationsverfahren, im Mittel 23 Tage. 16 Patienten verstarben vor der Entlassung.

Insgesamt konnten 97 der 172 operativ versorgten älteren Menschen zwischen dem sechsten und sechsunddreißigsten postoperativen Monat hinsichtlich ihres Aktivitätsgrades und der Hüftgelenksfunktion befragt und nachuntersucht werden. 40 waren zwischenzeitlich verstorben.

Die Befragung zeigte, daß vier Fünftel der Patienten zum Zeitpunkt der Nachuntersuchung auf fremde Hilfe angewiesen waren; präoperativ lag diese Rate bei 40 Prozent. 12 Patienten mußten eine Verschlechterung der Wohnsituation in Kauf nehmen, 66 konnten nicht mehr ohne die Verwendung von Gehhilfen laufen (präoperativ 31). 47 Patienten verschlechterten sich bezüglich der Bewältigung des Treppensteigens. Vermochten vor der Fraktur noch 55 Patienten ihre Wohnung zu verlassen, gelang dies jetzt nur noch 24. Insgesamt sank das Aktivitätsniveau in unserem Patientengut deutlich. Von den nachuntersuchten Patienten hatten 11 eine Anschlußheilbehandlung wahrgenommen, 87 erhielten Physiotherapie. Weiterführende Möglichkeiten zur Rehabilitation bestanden nicht. Ein Drittel der Patienten beklagte, schon im Krankenhaus nicht ausreichend und angemessen trainiert worden zu sein.

Die Auswertung entsprechend dem MERLE d'AUBIGN-Score ergab, daß nahezu 90% der Patienten verfahrensunabhängig eine gute bis sehr gute Beweglichkeit im operierten Gelenk aufwiesen. Bezüglich der Gehfähigkeit konnten allerdings nur 30% ohne die Verwendung von Hilfsmitteln sicher laufen. Bei über 50% führten Schmerzen zu einer Einschränkung der Aktivität.

Schlußfolgerung

Im Vergleich mit ähnlichen Untersuchungen zum Erfolg der Rehabilitation nach hüftgelenksnahen Oberschenkelfrakturen weisen die von uns behandelten Patienten unzureichende Ergebnisse auf. Entsprechend den geltenden Empfehlungen zur geriatrischen Rehabilitation ist, nicht zuletzt in Anbetracht der demographischen Entwicklung, die zügige Etablierung adäquater Einrichtungen zu fordern. Dies würde auch dem gesetzlich verankerten Grundsatz „Rehabilitation vor Pflege" (31 SGB XI) gerecht werden.

Sitzungen/Spezielle Themen

B1 Intensivtherapeutische Probleme nach Trauma

Posttraumatische pulmonale Insuffizienz

P. Kiefer, Ulm

Das Polytrauma ist häufig von einer primären respiratorischen Insuffizienz, sowie der unabhängig vom Verletzungsmuster auftretenden Entwicklung eines ARDS (acute respiratory distress syndrome) im weiteren Krankheitsverlauf begleitet. Die primäre respiratorische Insuffizienz ist durch direkte Traumatisierung der Lunge z.B. stumpfes Thoraxtrauma, perforierendes Thoraxtrauma bedingt. Das ARDS ist eine multifaktoriell bedingte Komplikation des weiteren Krankheitsverlaufs, die durch Massentransfusion, Komplementaktivierung, Aspiration etc. ausgelöst werden kann.

Regel et al. [1] konnten nachweisen, das die Inzidenz des ARDS bei polytraumatisierten Patienten mit Lungenkontusion im Vergleich zu Patienten ohne Lungenkontusion erhöht war.

Das Polytrauma ist häufig mit einem Thoraxtrauma vergesellschaftet. Bei diesem Verletzungsmechanismus steht die Lungenkontusion mit teilweise begleitendem Hämato/ Pneumothorax im Vordergrund. Die daraus resultierende respiratorische Insuffizienz ist im allgemeinen durch Intubation, gegebenenfalls durch Anlage einer Thoraxdrainage zu therapieren. In Abhängigkeit des sonstigen Verletzungsmusters ist die weitere Diagnostik/Therapie (Röntgen, Ultraschall, CT, Operation) durchzuführen.

Die Massentransfusion, der protrahierte hypovoläme, hämorrhagische Schock, die intrapulmonale Blutung, die Infektion, die Hypothermie, die Fettembolie und die häufig auftretende Aspiration können als Ausgangspunkt für die Entwicklung eines ARDS angesehen werden.

Die genauen pathophysiologischen Mechanismen sind jedoch noch nicht abschließend geklärt. Es konnte in mehreren Studien nachgewiesen werden, das bei polytraumatisierten Patienten das Komplementsystem stimuliert ist und die aktivierten Komplementfaktoren vermindert sind. Der C3a : C3 Quotient konnte dabei als Marker für die Entwicklung eines ARDS angesehen werden [2].

In der frühen Phase des ARDS kommt es zu einer erhöhten Permeabilität der endothelialen- und epithelialen Barriere mit der Akkumulation eines proteinreichen, veränderte Anteile roter und weißer Blutzellen sowie hyaline Membranen enthaltenden Ödems [3]. Die Schädigung des Surfaktant, die entwicklung pulmonal-kapillärer Mikrothrombosen sowie eine Verschiebung der Zellzahlen in der broncho-alveolären Lavage sind weitere, die Entwicklung eines ARDS begleitende Phänomene.

Zur Zeit haben wir nur die Möglichkeit der symptomathischen Therapie da es keine kausalen Therapieansätze und keine Möglichkeit der ARDS-Prophylaxe gibt. Nach Beseitigung der primären respiratorischen Insuffizienz durch Intubation, Kreislaufstabilisierung und bei Bedarf der Anlage einer Thoraxdrainage ist häufig eine Beatmungstherapie erforderlich. Die Beatmung per se ist jedoch eine weiterer, gravierender Promotor für die Entwicklung eines ARDS.

Nachdem über Jahre keine wesentliche Veränderung in Inzidenz und Outcome von ARDS-Patienten nachzuweisen war, konnte in den letzten Jahren eine deutliche Verbesserung der Mortalität erzielt werden [4, 5]. Die Gründe für die verbesserte Überlebensrate sind nicht klar. Es ist jedoch nicht anzunehmen, daß es die „magische Therapiemaßnahme" zur Behandlung des ARDS gibt. Die Kombination weniger invasiver Beatmungsstrategien und vielfältiger adjuvanter Maßnahmen haben vielmehr zu dieser Entwicklung beigetragen.

Beatmung:
Die Verminderung der beatmungsinduzierten Baro- und Volutraumata ist ein wesentlicher Bestandteil der Ventilatortherapie. Unter Tolerierung einer permissiven Hyperkapnie [6] sollten die Beatmungsdrücke unter 35 cm H_2O gehalten werden und die Atemzugvolumina 8 ml/kg KG nicht überschreiten [7]. Diese Eckpunkte der Ventilatoreinstellung führen zu einer Verminderung des Barotraumas und die kleineren Atemzugvolumina zu einer Verminderung des „shear stress", die als wesentliche Parameter des ventilatorinduzierten ARDS gelten. Die Einstellung des positiven endexpiratorischen Druckes kann im Idealfall mit Hilfe eines Bodyplethismographen erfolgen [8]. Der PEEP sollte oberhalb des unteren Inflektionspunktes gewählt werden um rezidivierendes öffnen und schließen von Atelektasen zu vermeiden [7]. Ohne Einsatz dieses Gerätes sollte der PEEP so gewählt werden, das kein endexpiratorischer flow nachzuweisen ist und kein intrinsic PEEP aufgebaut wird. Ein PEEP-level über 15 cm H_2O sollte nur in Ausnahmefällen appliziert werden. Unter Berücksichtigung der oben genannten Faktoren erfolgt zunächst eine Reduktion der FiO_2 zur Verminderung der O_2 bedingten Lungentoxizität. Ab einem FiO_2 unter 0,5 ist eine Rücknahme der Beatmungsdrücke anzustreben.

Adjuvante Therapie:
Als Basistherapie kann man das regelmäßige endotracheale bzw. das bronchoskopische Absaugen von Trachealsekret ansehen.

Die Lagerungstherapie mit wechselnder Bauch-, Seit- und Rückenlage sollte ebenfalls fester Bestandteil der Therapie langzeitbeatmeter Patienten sein [9].

Der Einsatz von NO sollte nach bisherigen Studienergebnissen auf besonders schwere Formen des ARDS zur Reduktion der FiO_2 beschränkt bleiben [10]. Die Kombination von NO und Almitrin bedarf ebenfalls weiterer klinischer Untersuchung. Beim neonatalen repiratory distress syndrome sowie in Tiermodellen konnte ein positiver Effekt durch Surfaktant Applikation erzielt werden. Auch beim ARDS scheint die Applikation von Surfactant positive Effekte zu haben [11]. Es sind aber vor allem weitere Studien zur Applikationsform durchzuführen. Corticosteroide sind in der Akutphase des ARDS nicht sinnvoll. Es sind jedoch Einzelfälle beschrieben, die einen positiven Effekt in der fibroproliferativen Phase beschreiben [12]. Der Effekt von Cyclooxygenase Inhibitoren, Antiinflammatorische Substanzen, Antiproteasen, Radikalfängern sowie gentherapeutische Ansätze bedürfen noch der weiteren klinischen Untersuchung.

Die extracorporale Membranoxygenierung (ECMO) hat ihren Platz in der Behandlung des schweren ARDS. Diese Therapieform bleibt jedoch wenigen Zentren in Deutschland Vorbehalten und die Indikation muß in diesen Zentren gestellt werden.

Zusammenfassend kann man sagen das die akute respiratorische Insuffizienz und das ARDS wesentliche Begleiterscheinungen des Polytraumas sind. Ein gezielter Einsatz der vorhandenen symptomatischen Therapiemöglichkeiten kann jedoch zu einer wesentliche Verbesserung der Mortalität führen.

Literatur

1. Regel G, Sturm JA, Friedl HP, Nerlich M, Bosch U,Tscherne H (1988) Significance of lung contusion in mortality following polytrauma. Possibilities for therapeutic influence. Chirurg 59 (11): 771–776
2. Zilow G, Sturm JA, Rother U, Kirschfink M (1990) Complement activation and the prognostic value of C3a in patients at risk of adult respiratory distress syndrome. Clin Exp Immunol 79 (2): 151–157
3. Baughman RP, Gunther KL, Keeton DA, et al (1996) Changes in the inflammatory response of the lung during acute respiratory distress syndrome: prognostic indicators. Am J Respir Crit Care Med 154:76–81
4. Artigas A, Carlet J, Le Gall JR, Chastang C, Blanch L, Fernándes R (1991) Clinical presentation, prognostic factors and outcome of ARDS in the European Collaborative Study (1985–1987). A preliminary report. In: Zapol, Lemaire (eds) Adult respiratory distress syndrome. Marcel Dekker, New York, S 37–64
5. Milbergh JA, Daris DR, Steinberg KP, Hudson LD (1995) Improved survival of patients with acute respiratory distress syndrome (ARDS): 1983–1993. JAMA 273:306–309
6. Ranieri VM, Mascia L, Fiore T, Bruno F, Brienza A, Giuliani R (1995) Cardiorespiratory effects of positive endexpiratory pressure during progressive tidal volume reduction (permissive hypercapnia) in patients with acute respiratory distress syndrome. Anesthesiology 83:710–720
7. Amato MBP, Barbas CSV, Medeiros DM, Schettino GDP, Filho GL et al (1995) Beneficial effects of the „open lung approach" with low distending pressures in acute respiratory distress syndrome. Am J Respir Crit Care Med 152:1835–1846
8. Valta P, Takala J, Foster R, Weissman C, Kinney JM (1992) Evaluation of respiratory inductive plethysmographjy in the measurement of breathing pattern and PEEP-induced changes in lung volume. CHEST 102:234–238
9. Gattinoni L, Pelosi P, Vitale G, Pesenti A, Andrea L, Mascheroni D (1991) Body position changes redistribute lung computed tomographic density in patients with acute respiratory failure. Anesthesiology 74:15–23
10. Artigas A, Bernard GR, Carlet J, Dreyfuss D, Gattinoni L, Hudson L, Lamy M, Marini JJ, Matthay MA, Pinsky MR, Spragg R, Suter PM (1998) The American-European consensus conference on ARDS, part 2. Intensive Care Med 24: 378–398
11. Gregory JJ, Gade JE, Hyers TM, Crim C, Hudson LD, Steinberg KP, Maunder Ra, Sprag RG, Smith RM, Tierney DF, Gipe G, Longore WJ, Moxley ME (1994) Survanta supplementation in patients with acute respiratory distress syndrome (ARDS). Am J Respir Crit Care Med 149: A567
12. Meduri GU, Chinn AS, Leeper KV et al (1994) Corticosteroid rescue treatment of progressive fibroproliferation in late ARDS. Chest 105: 1516–1527

B1

Beatmungsstrategien und adjuvante therapeutische Möglichkeiten

J. Rathgeber, Göttingen

Zielsetzung

Die pulmonalen Veränderungen beim akuten Lungenversagen sind durch ausgeprägte Ventilations-Perfusionsstörungen gekennzeichnet: neben nicht belüfteten atelektatischen Bezirken finden sich minderbelüftete, dystelektatische Bereiche ebenso wie Areale mit weitgehend intakter Ventilation und pulmonalem Gasaustausch, wobei die gasaustauschende Lungenoberfläche insgesamt deutlich reduziert ist (sog. „baby lung"). Ziel der Beatmung ist die Vergrößerung der Gasaustauschfläche durch Wiedereröffnung atelektatischer/dystelektatischer Alveolarbezirke („alveoläres Rekruitment"), ohne hierdurch gesunde Lungenareale zusätzlich zu schädigen. Hierbei müssen die spezifischen Problemen des traumatisierten Patienten besonders berücksichtigt werden.

Beatmungskonzepte

Die früher propagierte volumenkontrollierte Beatmung mit hohen Atemzugvolumina berücksichtigt nicht ausreichend die regional unterschiedlichen Veränderungen von Compliance und Resistance in der erkrankten Lunge. Das bisherige Dogma der Aufrechterhaltung von Normokapnie durch konstante Atemvolumina wird zunehmend verlassen zugunsten einer Begrenzung des Beatmungsdrucks unter 35 mm Hg durch druckkontrollierte Beatmungsverfahren, wodurch beatmungsbedingte Schädigungen durch Druck (Barotrauma) und Volumen (Volutrauma) vermindert werden sollen. Bei schwersten Verläufen ist die Limitierung der Beatmungsdrücke oft nur unter Akzeptierung von $paCO_2$-Werten über der Norm möglich. Diese sog. „permissive Hyperkapnie" erlaubt die drastische Reduktion der Atemvolumina und der damit verknüpften Risiken regionaler Überblähung (dynamische Hyperinflation).

Unter dem Aspekt des alveolären Rekruitments wird die wichtige Funktion der Spontanatmung zur Aufrechterhaltung bzw. Wiederherstellung homogener Ventilations-Perfusionsverhältnisse immer noch unterschätzt. Intakte Atemmechanik, und hierbei kommt dem Zwerchfell als Hauptatemmuskel besondere Bedeutung zu, vermindert die Auswirkungen der durch Überdruckbeatmung veränderten Gasverteilung in der Lunge durch Abnahme der intrathorakalen Drücke und Optimierung der Ventilations-/Perfusionsverhältnisse in den zwerchfellnahen, gut perfundierten Lungenarealen. Voraussetzung ist jedoch die ungehinderte Spontanatmung zu jedem Zeitpunkt innerhalb des Beatmungszyklus, was derzeit nur bei den neuen Beatmungsformen APRV bzw. BIPAP möglich ist. Herkömmliche volumen- und druckkontrollierte Beatmungsformen jedenfalls lassen ungehinderte Spontanatmung nicht zu und führen lediglich zu isovolumetrischer Erhöhung der Atemarbeit. Die druckunterstützte Spontanatmung (ASB) scheint bei der Behandlung der akuten respiratorischen Insuffizienz unter dem Aspekt des alveolären Rekruitments eher ungeeignet zu sein, da hierbei gerade die „langsamen" Alveolen nicht ausreichend ventiliert werden.

Die neuen Konzepte der maschinellen Unterstützung der Spontanatmung wie APRV und BIPAP erfordern zwangsläufig auch veränderte Sedierungskonzepte: Ziel der Analgosedierung ist nicht mehr der tief sedierte oder sogar relaxierte Patient, sondern der spontanatmende Patient, der weckbar ist, kooperativ und angstfrei. Starre Sedierungs- und Analgesierungskonzepte, wie auch die kontinuierliche Applikation fixer Kombinationen (wie z. B. Midazolam und Fentanyl) via Perfusor müssen daher kritisch gesehen werden. Sinnvoller ist die bedarfsgerechte Applikation von kurzwirksamen Analgetika, z. B. bei schmerzhaften Interventionen (Verbandswechsel etc.). Auch zur Sedierung haben sich kurzwirksame Substanzen bewährt, die eine intermittierende neurologische Beurteilung des Patienten erlauben.

In ihrer präventiven und therapeutischen Bedeutung vielfach unterschätzt werden die Möglichkeiten der Lagerungsbehandlung. Ähnlich wie die Spontanatmung sind sie geeignet, zur Verbesserung der Oxigenierung beizutragen. Besonders effektiv ist die intermittierende Bauchlagerung: hierdurch läßt sich bei Patienten mit schweren Gasaustauschstörungen in etwa 70% der Fälle ein deutlicher Anstieg des arteriellen pO_2 erzielen. Sie beruht auf einer Verbesserung des Ventilations-/Perfusionsverhältnisses durch Rekrutierung von Alveolen in zuvor minderbelüfteten Lungenarealen bei gleichzeitiger Umverteilung des pulmonalen Blutflusses.

Schlußfolgerungen

Beatmungskonzepte unter Erhaltung der Spontanatmung ebenso wie angepaßte Schmerztherapie erlauben die frühzeitige enterale Ernährung des traumatisierten Patienten, fördern die Mobilisation und beugen damit sekundären Komplikationen vor.

Das „open-lung" Konzept: erste Erfahrungen einer optimierten Beatmungsstrategie in der Intensivmedizin

E. Kollig, B. Roetman, F. Hopf, M. Wick und G. Muhr, Bochum

Zielsetzung

Diese Studie untersucht die klinische Anwendbarkeit und Wertigkeit einer von Lachman 1982 beschriebenen Beatmungsform in der traumatologischen Intensivmedizin.

Kurzfassung

Prospektive Studie des „open-lung" Beatmungskonzeptes an Polytrauma-Patienten.

Problembeschreibung

Der suffiziente Gasaustausch mit einer möglichst optimalen Oxygenierung stellt einen der therapeutischen Eckpfeiler bei der intensivmedizinischen Versorgung von (Poly-) Traumapatienten dar. Entwickelt sich ein Multiorgandysfunktion oder ein septisches Multiorganversagen, kommt dem Lungenversagen eine vitale Bedeutung zu. Um die Rate der pulmonalen Komplikationen zu senken bzw. deren Entstehung möglichst zu verhindern wurde von Lachmann erstmals 1982 das Konzept der sogen. „open lung"- Beatmung vorgestellt. Die erfolgreiche Anwendung dieser druckkontrollierten und zeitgesteuerten Beatmungstechnik sollte hier an einer Serie von beatmungspflichtigen schwer- und schwersttraumatisierten Patienten überprüft bzw. dokumentiert werden.

Material

In die prospektive Untersuchung aufgenommen wurden im Zeitraum vom 01.12.97 bis zum 28.02.98 10 respiratorpflichtige Patienten einer traumatologischen Intensiveinheit mit einem initialen ISS-Score von 27,7 (13–41) und einem Apache II-Score von 23,4 (14–37). Die Verletzungsmuster waren repräsentativ für intensivpflichtige Schwer- und Schwerstverletzte, insbesondere mit lebensbedrohlichen Thoraxtraumata und Querschnittsläsionen.

Methode

Die Patienten wurden nach dem druckkontrollierten/zeitgesteuerten Regime des „open-lung"-Konzeptes beatmet. Die Effektivität der Beatmung wurde durch arterielle Blutgasanalysen dokumentiert, weiterhin wurden die jeweiligen Oxygenierungsindices ermittelt. Ausgewertet wurden die täglichen Thoraxröntgenkontrollen auf pathologische Parameter nach dem „lung-injury-Score" nach Murray sowie der klinische Verlauf bzw. das Outcome.

Ergebnisse

Die durchschnittliche Verweildauer auf der Intensivstation betrug 20,5 Tage (3–64), die Beatmungsdauer variierte von min. 2 bis max. 54 Tage (Durchschnitt 16,4 Tage). Der mittlere Oxygenierungsindex der Patienten lag bei 326, der Bestwert wurde mit 902 gemessen, der schlechteste Index mit 43. Eine Patientin verstarb 8 Tage nach Trauma an einer disseminierten Blutung in das Cerebrum und in die Lunge, ein weiterer an einem septischen Organversagen. Acht Patienten konnten auf periphere Stationen resp. in die Rehabilitation verlegt werden. Bei keinem der überlebenden Patienten wurde ein ARDS beobachtet, die Oxygenierung war bei allen Patienten zu jedem Zeitpunkt suffizient. In keinem Fall konnte ein primäres oder sekundäres Lungenversagen im Rahmen eines SIRS oder einer MODS festgestellt werden.

Schlußfolgerungen

An einer ersten Serie von 10 beatmungspflichtigen schwer- und schwerstverletzten Patienten konnte der günstige Effekt des optimierten Beatmungskonzeptes der „open-lung"-Technik eindeutig nachgewiesen werden. Im Vergleich zu bereits etablierten Verfahren wie der dorso-ventralen Wechsellage ist diese Methode eine praktikable Alternative und Ergänzung.

Erste Erfahrungen mit dem „Open lung"-Konzept (Lachmann) beim schweren Thoraxtrauma

D. Schreiter, L. Scheibner, U. Otto und C. Josten, Leipzig

Problem

Das Thoraxtrauma hat als schwere Einzelverletzung eine Letalität von 20–50%. Im Rahmen einer Mehrfachverletzung steigt die Letalität auf Grund des Thoraxtraumas um ca. 35%. Dieses spielt eine entscheidende Rolle bei der Entwicklung des ARDS.

Das pathomorphologische Substrat der schweren Lungenkontusion stellt neben der primären Parenchymeinblutung ein zunehmendes interstitielles und alveoläres proteinreiches Ödem weiterer Lungenbezirke dar. Die Folge ist eine relative Zunahme der Totraumbelüftung bei multiplen Mikroatelektasen. Die alleinige Erhöhung des externen PEEP führt zu meist unzureichender Verbesserung der pulmonalen Situation.

Material und Methode: Bei dem von Lachmann entwickelten Konzept („Open up the lung and keep the lung open") erfolgt die Öffnung der atelektatischen Lungenabschnitte mit vorübergehenden Spitzendrücken von bis zu 55 mbar und das Offenhalten dieser Bezirke mit einem hohen dynamischen Intrinsic-PEEP von 16–23 mbar, der durch eine hochfrequente Inversed Ratio Ventilation realisiert wird. Nach dem Öffnungsmanöver resultiert eine druckkontrollierte IRV-Beatmung mit möglichst geringer Amplitude auf hohem dynamischen PEEP-Niveau.

Seit 12/97 erfolgte diese Beatmungsstrategie bei bisher 10 polytraumatisierten Patienten mit einem schweren Thoraxtrauma, mit einem AIS von mindestens 4 bzw. PTST von mindestens 7–10 und einer Gesamtverletzungsschwere nach ISS von 43,4 (30–57) bzw. nach PTS von 29,75 (18–49). Indikation für diese Respiratorbehandlung war bei allen Patienten eine schwere Oxyginierungsstörung mit einem Horowitz-Quotienten von 92,7 (56–138). Neben dem initialen Thoraxröntgen wurde am Aufnahmetag ebenfalls ein Thoraxspiral-CT durchgeführt. Das konventionelle Röntgen erfolgte im Verlauf täglich, das Thoraxkontroll-CT am 2. und 5. posttraumatischen Tag.

Ergebnisse

Bei allen Patienten konnte innerhalb von 4 Stunden der FiO_2 auf mindestens 0,6 bei einem Oxyginierungs-Quotienten von 242,8 (180–396) gesenkt werden. Schon nach 24 Stunden dieser differenzierten Beatmungstherapie zeigte sich röntgenologisch und computertomographisch eine überraschende bildmorphologische Regredienz der pulmonalen Verdichtungsherde. Bei allen Patienten konnte die Entwicklung eines manifesten ARDS verhindert werden. Kein Patient verstarb trotz der hohen Verletzungsschwere.

Eine retrospektiv analysierte Kontrollgruppe mit vergleichbarer Verletzungsschwere und konventionellem druckkontrolliertem Beatmungsregime zeigte dagegen eine deutlich verzögerte pulmonale Stabilisierungszeit und eine höhere pulmonale Komplikationsrate.

Eine retrospektiv evaluierte Kontrollgruppe mit vergleichbarem ISS erreichte keine vergleichbar guten Resultate.

Schlußfolgerung

Die ersten Erfahrungen mit dem „Open lung“-Konzept nach Lachmann zeigten überraschend rapide Verbesserung der Oxigenierung und bildmorphologischen Befunde. Dieses Therapieregime senkt die durchschnittliche Beatmungsdauer und die pulmonale Komplikationsrate wesentlich.

Algorithmus zur Behandlung des ARDS nach Polytrauma – erste Ergebnisse

A. Tempka, C. von Fournier, H. Lohbrunner, K. Lewandoski, D. Pappert
und N. Südkamp, Berlin

Zielsetzung

Ziel dieser retrospektiven klinischen Studie, ist die Darstellung der Bedeutung eines interdisziplinären Therapiekonzeptes von Unfallchirurgie und Anästhesiologie zur Behandlung des akuten Lungenversagens bei polytraumatisierten Patienten.

Problembeschreibung

Die Entwicklung eines akuten Lungenversagens ist ein intensivmedizinisches Problem schwerstverletzter Patienten. In der Literatur wird eine Inzidenz bis über 20% angegeben. Ziel dieser Studie ist die Untersuchung der Letalität und der Inzidenz von Komplikationen des ARDS bei polytraumatisierten im Vergleich zu nicht traumatisierten Patienten.

Methodik

In einer retrospektiven Studie (1989–1997) wurden 200 behandelte ARDS Patienten unterschiedlicher Genese erfaßt. Davon waren 62 Patienten (31%) polytraumatisiert. 60 dieser polytraumatisierten Patienten wurden zuverlegt, zwei Patienten entwickelten nach primärer Versorgung ein ARDS. 138 Patienten hatten ein ARDS aufgrund nicht traumatischer Genese (SIRS, Sepsis, Pneumonie) entwickelt. Die Behandlung erfolgte gemäß eines definierten Algorithmus, welcher extrakorporale Membranoxigenierung (ECMO) und NO-Behandlung einschließt.

Ergebnisse

Die Dauer der Beatmung und der intensiv-medizinischen Betreuung ist beim ARDS Patienten traumatisierter Genese kürzer als bei Patienten mit atraumatischer Genese. Die Letalität betrug für das gesamte Patientenkollektiv 25,0%. Für die polytraumatisierten Patienten 14,5%. Von den 62 polytraumatisierten Patienten wurden 15 mit ECMO behandelt, die Letalität stieg hierbei auf 33,3%.

	ARDS Polytrauma n = 62	ARDS Ohne Trauma n = 138
Dauer (Tage) Intensivstation	38,7 (3–182)	40,3 (1–237)
Dauer (Tage) Beatmung	25,5 (3–93)	30,5 (3–196)
ECMO	15	43
Letalität	14,5%	29,7%

Diskussion

Die Ursache für das Auftreten eines ARDS nach Polytrauma war häufig die insuffiziente Frakturversorgung, welche analog des Algorithmus zur Behandlung polytraumatisierter ARDS Patienten möglichst früh erfolgte. In zwei Fällen erfolgte die intramedulläre Oberschenkelmarknagelung unter laufender ECMO. Die frühe Stabilisierung aller signifikanten Frakturen ermöglicht eine effiziente Lagerungsbehandlung des Patienten.

Schlußfolgerung

Polytraumatisierte ARDS Patienten, die nach einem interdisziplinären Algorithmus behandelt werden haben eine gute Prognose. Neben dem differenzierten intensivmedizinischen Konzept sind begleitende chirurgische Maßnahmen zu dem frühestmöglichen Zeitpunkt notwendig.

B1

Online Blutgasanalyse bei respiratorischer Insuffizienz

T. Mückley, T. van Bömmel, H.-E. Mentzel und V. Bühren, Murnau

Zielsetzung

Durch eine prospektive Erfassung soll geklärt werden, ob ein kontinuierliches arterielles Blutgasmonitoring einen nachweisbaren Einfluß auf die Therapie bei respiratorischer Insuffizienz hat.

Problembeschreibung, Material, Methode, Ergebnisse

Die respiratorische Insuffizienz hat einen wesentlichen Einfluß auf die Letalität intensivpflichtiger Patienten. Im Mittelpunkt steht die ausgeprägte, anhaltende Störung des pulmonalen Gasaustausches. Moderne Beatmungsmuster und deren Anpassung machen eine engmaschige arterielle Blutgasanalyse erforderlich. Es stellt sich die Frage, ob eine kontinuierliche arterielle Blutgasanalyse Einfluß auf die Behandlung und die Ergebnisse der respiratorischen Insuffizienz hat.

Eine prospektive Untersuchung wurde am Patientengut der Jahre 1996 bis 1998 durchgeführt. Die Auswahlkriterien waren die pulmonale Insuffizienz (Horowitz-Index <200 mm Hg), die kontrollierte BIPAP-Beatmung und der Ausschluß einer kardiogenen Ursache. Bei einem Teil der Patienten wurde ein intraarterieller Sensor (Paratrend 7, Diametrics) zur kontinuierlichen Blutgasanalyse eingelegt, bei der Kontrollgruppe wurde eine klassische dyskontinuierliche Blutgasanalyse (Ciba Corning 288 blood gas system) durchgeführt. Verschiedene Parameter (u.a. pulmonale Funktion, Häufigkeit der BGA-Analysen, Katheterliegezeit, Katheterwechselhäufigkeit, Änderungen der Ventilatoreinstellung) wurden erfaßt und ausgewertet.

Es konnten $n=54$ Patienten erfaßt werden. Bei $n=27$ Patienten wurde ein Paratrend 7-Katheter zur kontinuierlichen Blutgasanalyse eingelegt. Bei der Kontrollgruppe ($n=27$ Patienten) wurden regelmäßige und bedarfsadaptierte Blutgasanalysen durchgeführt. Das Patientenalter lag bei der Paratrend 7-Gruppe bei 33,5 Jahren und bei der Kontrollgruppe bei 35,7 Jahren. Der Horowitz-Index ergab im Mittel 147,6 mm Hg für die Paratrend 7-Gruppe und 140,4 mm Hg für die Kontrollgruppe. Die Ventilatoreinstellung wurde bei der Paratrend 7-Gruppe signifikant häufiger ($p<0{,}01$) geändert als bei der Kontrollgruppe. Der Blutverbrauch und die Anzahl der Blutgasanalysen war statistisch signifikant niedriger ($p<0{,}01$) für die Paratrend 7-Gruppe. Die Behandlungstage auf der Intensivstation waren für die Patienten mit Paratrend 7-Katheter tendentiell kürzer, statistisch ließ sich jedoch kein Unterschied nachweisen.

Schlußfolgerungen

Der Blutverlust, Blutkontakt und die Häufigkeit der Blutgasanalysen ist unter Verwendung des Paratrend 7-Katheters signifikant niedriger ($p<0{,}01$) als in der Vergleichsgruppe. Die Änderung der Ventilatoreinstellung ist bei der Gruppe mit Paratrend 7-Katheter signifikant häufiger ($p<0{,}01$) und die Verweildauer auf der ICU tendentiell kürzer. Es läßt sich folgern, daß durch ein kontinuierliches Blutgasmonitoring die therapeutische Entscheidungszeit bei der Behandlung der respiratorischen Insuffizienz verkürzt ist.

Therapie und Prophylaxe der pulmonalen Insuffizienz durch die wechselnde Bauch- und Rückenlagerung

M. Walz, G. Möllenhoff und G. Muhr, Bochum

Zielsetzung

Polytraumatisierte Patienten mit und ohne begleitendes Thoraxtrauma sind sowohl in der Primarphase nach Trauma als auch im Verlauf einer längerdauernden Beatmung durch Störungen der Lungenfunktion zusätzlich gefährdet. Neben einer effektiven Therapie muß insbesondere die Vermeidung des Lungenversagens durch ein entsprechendes Management Behandlungsziel sein. Dabei ist die Frage nach einer wirksamen Prophylaxe bislang ungeklärt.

Einleitung

Neben einer restriktiven, qualitativ bedarfsorientierten Volumentherapie und dem frühen Einsatz nephroprotektiver Katecholamine gehört die wechselnde Bauch- und Rückenlagerung in Kombination mit einer drucklimitierten Beatmung zu unserem Behandlungskonzept des Lungenversagens. Seit über sechs Jahren wenden wir dieses Management aufgrund der erzielten Ergebnisse auch in primären Behandlung von Patienten mit Thoraxtrauma oder Polytrauma an.

Material

Zur Analyse dieses Therapieregimes wurde prospektiv eine Gruppe von 70 Patienten erfaßt, bei denen die Wechsellagerung erst bei manifestem Lungenversagen (n = 35) oder prophylaktisch bereits zum Behandlungsbeginn (n = 35) begonnen worden war. Vergleichend wurde retrospektiv eine Gruppe von 61 Patienten ausgewertet, die vor Einführung der Wechsellagerung mit sonst gleichem Therapiekonzept auf der Intensivstation behandelt worden waren.

Methode

Es wurden für die verschiedenen Gruppen Beatmungsdauer und -Verlauf, Anwendungszeitraum der Wechsellagerung, Auftreten eines Lungenversagens ($FiO_2 \geq 0{,}5$), des ARDS und Mortalität erfaßt.

B1

Ergebnisse

ISS, Verletzungsmuster und Alter waren in den Gruppen vergleichbar. In der Gruppe ohne Wechsellagerung benötigten 70,5% (43/61) der Verletzten im Verlauf über mehr als 48 Stunden einen $FiO_2 \geq 0{,}5$, während bereits 48 Stunden nach Beginn der Wechsellagerung bei allen Patienten der FiO_2 deutlich unter 0,5 lag und nur bei zwei Patienten später wieder Werte von (0,5 erreichte. Die Beatmungsdauer war mit Wechsellagerung kürzer (10,7 Tage) als ohne (13,2 Tage), die kürzeste Beatmungsdauer ergab sich bei den Patienten mit sofortigem Beginn der Wechsellagerung (8,6 Tage). Die Anwendungsdauer der Wechsellagerung war bei primärer Anwendung kurzer als bei sekundärer (6/10 Tage). Die Mortalität in der Gruppe ohne Wechsellagerung betrug 24,6% (15/61) gegenüber 18,6% (13/70) mit Lagerungsbehandlung. Bezüglich der Todesursache dominierte in der Gruppe ohne Wechsellagerung das Lungenversagen mit 53,3% (8/15), während in der Vergleichsgruppe nur bei 15,4% (2/13) der Verstorbenen ein Lungenversagen vorlag und die übrigen Patienten im Rahmen einer Sepsis oder nach überlebter Sepsis im kardialen Versagen verstarben. In der Gruppe der Verletzten mit primärer Anwendung der Wechsellagerung konnte in keinem Fall ein Lungenversagen oder ARDS beobachtet werden. Durch die Anwendung der Wechsellagerung sank die Häufigkeit des ARDS von 18% auf 1,8%. Wesentlicher Effekt ist die Beseitigung und Vermeidung dorsaler Atelektasen als morphologisches Substrat des Lungenversagens. Unerwünschte hämodynamische oder pulmonale Begleiteffekte wurden während der Bauchlagephasen nicht beobachtet, Kontraindikationen für die Bauchlagerung bestehen nicht.

Schlußfolgerungen

Durch die möglichst frühzeitige Anwendung der Wechsellagerung lassen sich Beatmungsdauer, Inzidenz der pulmonalen Insuffizienz und des ARDS sowie die Mortalität von Intensivpatienten reduzieren. Darüber hinaus kann die Aggressivität der Beatmung durch die Vermeidung von FiO_2-Werten $\geq 0{,}5$ gesenkt werden. Diese technisch einfache aber sehr effektive Technik sollte deshalb unbedingt weitere Verbreitung finden.

Traumatische Herzschädigung bei stumpfem Thoraxtrauma

M. Lindstaedt, T. Lawo, E. Kollig, A. Germing, G. Muhr und J. Barmeyer, Bochum

Zielsetzung

1. Erfassung von Häufigkeit und Schweregrad der Herzmuskelschädigung bei Patienten mit stumpfem Thoraxtrauma.
2. Zusammenhang zwischen Art und Ausmaß des Traumas und der Auswirkung auf das Herz.

3. Konsequenz der erhobenen Befunde auf die unmittelbare Prognose und den Langzeitverlauf einer traumatischen Herzschädigung.

Problembeschreibung, Material, Methode, Ergebnisse

Die Inzidenz, Diagnose, und Prognose der traumatischen Herzschädigung (Contusio Cordis) bei stumpfem Thoraxtrauma sind bislang nur unzureichend definiert. In dieser prospektiven Studie wurden über einen Zeitraum von 2,5 Jahren insgesamt 116 Patienten mit einem stumpfen Thoraxtrauma erfasst. Initial wurden die Patienten anhand von EKG, LZ-EKG, Echokardiographie, Röntgen, und Labordiagnostik kardiologisch untersucht. Nach 3 und 12 Monaten erfolgten Verlaufskontrollen mittels EKG, Fahrradergometrie, und Echokardiographie.

In 9,5% der Fälle mußte aufgrund der erhobenen Befunde sicher von einer Contusio Cordis ausgegangen werden. In weiteren 2,6% der Fälle konnte eine traumatische Herzschädigung operativ, invasiv, oder postmortal gesichert werden. Verletzungen der Aorta thorakalis lagen in 1,7% der Patienten vor. Alle Patienten hatten einen positiven echokardiographischen Befund. 92,8% der traumatischen Herzschädigungen fanden sich bei polytraumatisierten bzw. intensivpflichtigen Patienten. In dieser Gruppe betrug die Inzidenz der Contusio Cordis 19,7%. Im gesamten Kollektiv verstarben 8 Patienten, hierunter 2 Fälle mit einer Contusio Cordis. Keinem der Todesfälle lag eine kardiale Ursache zugrunde. 65,5% der Patienten konnten bislang in Verlaufskontrollen nachuntersucht werden. Hierunter fanden sich in 72,7% der Fälle mit einer Contusio Cordis auch noch nach 3 Monaten, in 2 Fällen noch nach 12 Monaten, pathologische Befunde in der Echokardiographie, ohne daß diese Patienten kardiale Beschwerden hatten.

Schlußfolgerungen

Der Anteil von traumatischen Herzschäden korreliert mit dem Schweregrad des Traumas und ist mit einer Inzidenz von fast 20% in der Gruppe der polytraumatisierten Patienten erheblich. Die myokardiale Contusion hat eine gute Prognose.

Der Stellenwert des Procalcitonins (PCT) im immunologischen Monitoring des Polytraumatisierten: Ergebnisse einer prospektiven Studie

R. Stiletto, M. Baake, G. Kirchner und E. Ziring, Marburg

Zielsetzung

Prognostische laborchemische Marker des SIRS bei Polytraumapatienten

Kurzfassung

Prospektive Studie zur Evaluierung des Procalcitonins als SIRS Marker bei Polytraumapatienten

Problemstellung

Nach Ansicht vieler Autoren ist Procalcitonin (PCT) ein immunologischer Marker für Beginn und Schwere des Verlaufs der bakteriellen Sepsis und des SIRS (systemic inflammatory response syndrome) Bei Gesunden liegt der Procalcitoninspiegel unterhalb der Nachweisgrenze gängiger Analysesysteme. Über die Bedeutung des PCT bei Polytraumatisierten liegen bisher keine gesicherten Daten vor. Material und Methode: In einer offenen prospektiven Studie wurde in der klinischen Routine PCT zur Überwachung von polytraumatisierten Patienten eingesetzt. Die PCT Bestimmung erfolgte mittels eines immunoltinometrischen Tests (LUMItest Pro CT8 Brahms). Der Test wurde an das Liamat Analysesysteme (Byk Sangtec) adaptiert. Alle 26 Patienten wiesen einen mittleren ISS >50 auf und erfüllten die Kriterien eines SIRS (systemic inflammatory response syndrome). 4 Patienten wiesen ein manifestes ARDS auf (PaO_2 < 200 mm HG). Als weitere Parameter wurden die IL6 und CRP Spiegel gemessen. Die Blutentnahmen erfolgten jeweils am Morgen gegen 6 Uhr.

Ergebnisse

Sofern nicht anders angegeben sind die Werte als Median angegeben. Es wurden 145 Messungen bei 26 Patienten durchgeführt, die über einen Zeitraum von 14 Tagen nach Aufnahme auf die Intensivstation beobachtet wurden.

Gruppen	I. SIRS	II. schweres SIRS	III. Sepsis
PCT	0,2 (0,1–0,55) µ/l	5,8 (1,4–34,2) µ/l	0,5 (0,3–3,5) µ/l

Bei der Analyse der Untergruppen fanden sich die höchsten Werte in der der Gruppe II bei Patienten mit Thoraxverletzungen, welche zusätzlich entweder ein Beckentrauma oder ein schweres SHT aufwiesen. Charakteristisch für die Gruppe der nicht Überlebenden Patienten war ein auf hohem Niveau persistierender PCT- Spiegel. In der Kruskal Wallis Analyse zeigten sich signifikante Unterschiede der PCT Konzentration zwischen den Gruppen.

Schlußfolgerungen

PCT zeigt nach unseren Ergebnissen eine deutliche Korrelation zur Schwere der inflammatorischen Reaktion beim Polytrauma. Hierbei werden bei schweren SIRS-Formen PCT-Spiegel erreicht, wie sie bisher nur in Fallen schwerer bakterieller Sepsis beobachtet wurden. Der Verlauf der PCT Kurve scheint eine Aussage über den Klinischen Verlauf des Patientenschicksals zu erlauben.

Zusammenhang zwischen Procalcitonin-Serumkonzentrationen und Schweregrad der Verletzung, septischen Komplikationen und Organversagen bei 417 schwerverletzten Patienten

E. Schmid, G. Wanner, M. Keel und W. Ertel, Zürich

Zielsetzung

Es war das Ziel dieser Studie, den diagnostischen und prognostischen Stellenwert der routinemäßigen Bestimmung von Procalcitonin (PCT) im Serum für das Management schwerverletzter Patienten zu untersuchen.

Problembeschreibung, Material, Methode, Ergebnisse

Das schwere Trauma prädisponiert zur Entwicklung septischer Komplikationen und des Multiorgan Dysfunktionssyndroms (MODS). Klinische Standardparameter der systemischen Entzündungsreaktion wie Fieber, Leukozytose und erhöhtes CRP sowie proinflammatorische Zytokine, sind unspezifisch und lassen bei fehlendem Erregernachweis keine Differenzierung zwischen infektiösem und nicht-infektiösem SIRS (systemic inflammatory response sysndrome) zu. Erste Studien geben Hinweise darauf, daß Procalcitonin (PCT), dessen zelluläre Quelle und Funktion während der akuten Entzündungsreaktion bisher nicht geklärt ist, bei systemischen Infektionen in hohen Konzentrationen in der Zirkulation nachweisbar ist. Der klinische Stellenwert einer routinemäßigen Bestimmung von Procalcitonin im Serum schwerverletzter Patienten ist bisher nicht untersucht. Die Studie wurde an 417 Patienten mit schwerem Trauma (injury severity score [ISS] >9 Punkte) durchgeführt. Die PCT-Serumkonzentrationen wurden mit einem spezifischen immuno-luminometrischen Test am Tag des Eintritts und an den Tagen 1, 3, 5, 7, 10, 14 und 21 nach Trauma bestimmt und mit dem Schweregrad der Verletzung (ISS) sowie dem Auftreten eines MODS und eine Sepsis verglichen. Die Daten sind als Mittelwerte (SEM angegeben. One-way ANOVA und Student-Newman-Keuls Test. Das schwere Trauma bewirkte einen Anstieg der PCT-Serumkonzentrationen am 1. posttraumatischen Tag, abhängig vom Schweregrad der Verletzung (ISS <25 Punkte: 1104 ± 214 pg/ml ($n=242$); ISS (25 Punkte: 2636 ± 393 pg/ml ($n=175$); $p<0{,}05$) mit einem kontinuierlichen Abfall auf nahezu Normalwerte (<100 pg) innerhalb von 21 Tagen nach Trauma. Die Entwicklung eines MODS ($n=38$) oder einer Sepsis ($n=44$) im posttraumatischen Verlauf polytraumatisierter Patienten (ISS ∅ 25 Punkte) war mit einem weiteren und anhaltenden Anstieg ($p<0{,}05$) der PCT-Werte an den Tagen 1 (MODS: $4361 \pm 1257^*$ pg/ml; Sepsis: $3472 \pm 639^*$ pg/ml) 3, 5 und 7 nach Trauma verbunden verglichen mit Patienten ohne MODS (2024 ± 275 pg/ml, $n=137$) oder infektiöse Komplikationen (1401 ± 211 pg/ml, $n=131$). Die Analyse individueller septischer Patienten zeigte einen raschen Abfall der PCT-Werte nach Einsetzen einer erreger- und resistenzgerechten antibiotischen Therapie bzw. nach chirurgischer Fokussanierung.

Schlußfolgerungen

Die Ergebnisse unterstreichen den Stellenwert von Procalcitonin als prognostischen Parameter eines MODS oder einer Sepsis bei schwerverletzten Patienten. Die routinemässige Bestimmung von Procalcitonin in Serum eignet sich zur Differentialdiagnose systemisch-infektiöser Komplikationen nach schwerem Traum und zum Verlaufsmonitoring des Therapieerfolgs bei septischen Patienten.

Entwicklung multiresistenter Keime – ein Problem der modernen Intensivtherapie

M. Fuchs, J. Kersten, A. Schmid und K. M. Stürmer, Göttingen

Zielsetzung

Unser Ziel war die retrospektive Analyse der Wirksamkeit chirurgischer, medikamentöser und hygienischer Maßnahmen beim Auftreten multiresistenter Staphylokokken (MRSA) und multiresistenter Pseudomonas-aeruginosa-Stämme auf der Intensivstation.

Problem

In Krankenhäusern kommt es zunehmend häufiger zum Auftreten multiresistenter Keime. Dabei nimmt die Intensivstation eine zentrale Rolle ein und hat „Drehscheibenfunktion". Sie bietet besondere Probleme bei Selektionierung, Kontrolle und Elimination der „Problemkeime". Bei der Resistentzentwicklung handelt es sich um ein im Kern natürliches, durch intensiven Antibiotikaeinsatz jedoch iatrogen verschärftes Problem.

Material und Methode

Bei einem Ausbruch mit MRSA waren 45 Patienten auf einer Intensivstation betroffen. Bei ihnen erfolgte der Keimnachweis zu 2/3 im Wundsekret. 29/45 Patienten erhielten eine antibiotische Behandlung ausschließlich bei septischem Krankheitsbild oder tiefem Infekt. Es erfolgte die Therapie mit Vancomycin in Kombination.

Seit 1/1998 fand sich bei 19 Patienten ein multiresistenter Pseudomonas-Stamm. Alle Patienten waren kolonisiert. Nur bei klinischem Verdacht auf Pathogenität wurde in Ausnahmen (n = 3) antibiotisch mit Amikacin (Biklin®) in Kombination mit Ceftacidim (Fortum®), bzw. Azlocillin (Securopen®) behandelt.

Das invasive Monitoring wurde auf ein Minimum reduziert, Frakturen schnellstmöglich stabil osteosynthetisch versorgt und infizierte Wunden programmiert revidiert. Im Mittelpunkt der ergriffenen Hygienemaßnahmen (Isolation, Handschuhe, Kittel etc.) stand die konsequente Händedesinfektion.

Ergebnisse

Es gelang, die weitere Verbreitung der Keime innerhalb der Intensivstation und der Klinik zu verhindern. Bei septischen Krankheitsverläufen und tiefem Infekt war die antibiotische Behandlung unverzichtbar, bei Kolonisation haben sich lokale Maßnahmen bewährt. 5 Patienten verstarben an Komplikationen die mit einer Infektion assoziiert waren.

Schlußfolgerungen

Frühzeitige Erkennung einer Resistenzentwicklung durch enge Zusammenarbeit mit dem Mikrobiologen, die klinische interdisziplinäre Bewertung der Pathogenität und die Ergreifung suffizienter Hygienemaßnahmen in Absprache mit dem Krankenhaushygieniker sind unabdingbare Voraussetzung zur Vermeidung von Endemien.

Entwicklung von Resistenzen bei S. aureus und S. epidermidis bei polytraumatisierten Patienten

M. Aufmkolk, M. Majetschak, G. Voggenreiter und U. Obertacke, Essen

Zielsetzung

Prospektive Erfassung von Lokalisation, zeitlichem Auftreten und der Entwicklung von Resistenzen von Staphylococcus aureus (S.a.) und Staphylococcus epidermidis (S.e.)

Problembeschreibung, Material, Methode, Ergebnisse

Mit Hilfe eines Computer-Programmes wurden prospektiv alle positiven mikrobiologischen Befunde polytraumatisierter Patienten erfaßt. Zum Screening von resistenten Erregern wurde zunächst die Gesamtzahl der üblicherweise in vitro getesteten empfindlichen Antibiotika (maximal 24) ermittelt. Als resistent galt eine Bakterium, das weniger als 4 Empfindlichkeiten aufwies. Bei 115 Patienten (Alter 35 ± 2 Jahre, Verletzungsschwere 26 ± 1 Pkt. im Injury severity score, Beatmungsdauer 28 ± 4 d, Intensivliegezeit 34 ± 4 d, Mortalität 16%) wurden insgesamt 4038 mikrobiologische Befunde ausgewertet. Die am häufigsten vorkommenden Bakterienarten waren S.e. (n = 785, 19%) und S.a. (n = 759, 19%). Der Nachweis von S.a. gelang in 27% (n = 201) in der Blutkultur, im Trachealsekret mit 24% (n = 179) und im Nasen/Rachenabstrich mit 20% (n = 148). S.e. ließ sich in 57% (n = 448) in der Blutkultur, in 4% (n = 32) im Trachealsekret und in 9% (n = 70) im Na-sen-/Rachenabstrich nachweisen. S.e. trat im Mittel nach 21 ± 2 d im Nasen-/Rachenabstrich, nach 29 ± 4 d im Trachealsekret und nach 30 ± 2 d in der Blutkultur auf. S.a. ließ sich im Mittel nach 38 ± 3 d zunächst in der Blutkultur, nach 40 ± 3 d im Nasen-/

Rachenraum und nach 52 ± 4 d im Trachealsekret anzüchten. Resistenzen entwickelten sich bei S. a. in 36% (n = 276) und bei S. e. in 38% (n = 300). Resistente S. a. (rS. a.) traten signifikant später als empfindliche S. a. (eS. a.) auf. Dies zeigte sich in der Blutkultur (rS. a.: 54 ± 7, eS. a.: 32 ± 3 d, p = 0,001), im Nasen-/Rachenabstrich (rS. a.: 59 ± 6, eS. a.: 28 ± 4 d, p < 0,0001) und dem Trachealsekret (rS. a.: 61 ± 5, eS. a.: 46 ± 5 d, p = 0,03). Analog ließ sich dies für S. e. nur in der Blutkultur (rS. e.: 35 ± 5, eS. e.: 27 ± 2 d, p = 0,01), aber nicht im Nasen-/Rachenabstrich (rS.e.: 24 ± 3, eS. e.: 19 ± 2 d, p = 0,1) oder im Trachealsekret (rS.e.: 27 ± 3, eS. e.: 30 ± 6 d, p = 0,6) zeigen.

Schlußfolgerungen

Im Vergleich zu S.aureus tritt S.epidermidis häufiger und früher in den einzelnen Lokalisationen auf. Ebenso lassen sich für S.epidermidis signifikant früher resistente Stämme nachweisen.

Die sekundäre Amputationen einer IIIB und IIIC Unterschenkelfraktur beim Polytrauma erhöht das Risiko einer Multiorgandysfunktion

A. Seekamp, G. Regel und H. Tscherne, Hannover

Zielsetzung

Bei einer IIIb oder IIIc Unterschenkelfraktur wird häufig trotz eines hohen Amputationsscores ein primärer Extremitätenerhalt durchgeführt. Das Ziel dieser retrospektiven Analyse war es darzustellen, in wieweit ein primärer Extremitätenerhalt mit notwendiger sekundärer Amputation einen polytraumatisierten Patienten vital gefährden kann oder aber allein den klinischen Verlauf negativ beeinflußt.

Methode

Prinzipielles Einschlußkriterium war eine Unterschenkelamputation bei einer IIIb oder IIIc Unterschenkelfraktur beim polytraumatisierten Patienten. Dieses Kollektiv wurde unterteilt in primäre Amputation (Gruppe A), sekundäre Amputation (Gruppe B) und der primären traumatischen Amputation (Gruppe C). Neben den demographischen Daten wurden der MESS und der NISSSA (soweit initial erhoben) dokumentiert und der klinische Verlauf in Bezug auf ein Multiorganversagen anhand des Denver Scores (Moore) über 14 Tage oder mind. 7 Tage nach sekundärer Amputation ausgewertet. Zur statistischen Auswertung wurden der Man-Withney U-Test und der c2-Test angewandt.

Ergebnisse

Aus dem Zeitraum von 1987–1997 wurden 15 Patienten der Gruppe A (ISS 28,2), 10 Patienten der Gruppe B (ISS 21,0) und 9 Patienten der Gruppe C (ISS 26,4) zugeteilt. Die Indikation für die sekundäre Amputation wurde laut den OP Protokollen jeweils durch die Verschlechterung der lokalen Situation erforderlich. Jeweils wurde die Gesamtsituation des Patienten vom Operateur als stabil beurteilt und nicht als Ursache für die sekundäre Amputation angeführt. Obwohl die Verletzungsschwere der primär Amputierten signifikant höher lag im Vergleich zu Gruppe B war die Beatmungszeit der Gruppe B (16 Tage) am längsten von allen drei Gruppen (vs. 15 Tage Gr. A und 11,1 Tage Gr. C) und auch der Intensivstationäre Aufenthalt in Gruppe B war am längsten mit 21,6 Tagen (vs. 18.5 Tagen Gr. A und 14,7 Tagen Gr. C). Die Letalität war jedoch in Gruppe A (3 von 15) höher als in Gruppe B (1 von 10) und Gruppe C (kein Verstorbener). Beim Vergleich von Paaren überlebender Patienten der Gruppe Aund B mit gleicher Verletzungsschwere und der Empfehlung einer primären Amputation nach dem NISSSA und dem MESS Score bei allen dieser verglichenen Patienten, zeigte sich nach dem MOD Score in der Gruppe A eine wechselnde Organdysfunktion zwischen Grad 1 und 2 für die ersten sechs Tage. Die Organdysfunktion betraf überwiegend die pulmonale Funktion welches auch durch den erniedrigten Horovitz Ouotienten (maximal niedrigster Wert 280) widergespiegelt wurde. Am 7. bis 8. Tag erfolgte die Extubation. Bei den sekundär Amputierten war eine wechselnde Organdysfunktion 2. bis 3. Grades ab dem 6. Tag zu beobachten. Diese bestand bis zum Ende der Beobachtungszeitraumes, bei einem mittleren Amputationszeitpunkt am 9.Tag. Wiederum war die pulmonale Funktion die führende Organdysfunktion (maximal niedrigster Horovitz Quotient 165). Eine signifikante Änderung des MOD Scores war weder vor noch nach der sekundären Amputation zu beobachten. Ein primärer Extremitätenerhalt trotz eines hohen Amputationsscores mit sekundärer Amputation führt demnach nicht notwendigerweise zu einer erhöhten Letalität, jedoch ist insbesondere die pulmonale Funktion im Vergleich zu primär Amputierten signifikant negativ beeinträchtigt.

Schlußfolgerungen

Der Verlauf einer Organdysfunktion nach primären Extremitätenerhalt wird durch die sekundäre Amputation nicht mehr positiv beeinflußt. Insofern gibt es keinen abschätzbaren „richtigen“ Zeitpunkt für eine sekundäre Amputation sondern die Entscheidung für oder gegen eine Amputation sollte primär und definitiv gefaßt werden.

B1

Indikation und Behandlungsergebnisse der sekundären Lungenresektion nach Polytrauma – Eine Analyse von 6 Fällen

G. Voggenreiter, M. Aufmkolk, M. Majetschak, L.C. Olivier, F. Neudeck
und U. Obertacke, Essen

Die Therapie des stumpfen Thoraxtrauma besteht bei vorliegender respiratorischer Insuffizienz in der kontrollierten Beatmung mit PEEP und bei Vorliegen von intrathorakalen Verletzungen der Einlage von Thoraxdrainagen. Die überwiegende Mehrzahl aller Verletzungen ist damit suffizient zu behandeln. Der Stellenwert der sekundären Lungenresektion bei konservativ nicht zu beherrschenden septischen Krankheitsbildern aufgrund einer pulmonalen Lappendestruktion ist aktuell hinsichtlich Indikation und Outcome nicht definiert.

Patientengut und Methode

Im Zeitraum vom 1.4.1989 bis 31.3.1998 wurden auf der unfallchirurgischen Intensivstation 552 polytraumatisierte Patienten behandelt. Bei 6 Patienten (Alter 19 bis 57 Jahre) mit einem ISS von im Mittel 33 (25–41) Punkten und einem AIS-Thorax von im Mittel 4 (0–5) Punkten erfolgte aufgrund einer konservativ nicht beherrschbaren Sepsis bei computertomographisch nachgewiesener Einschmelzung eines Lungenlappens im Mittel 8,5 (4–17) Tage nach dem Trauma die Lobektomie des betreffenden Lungenlappens. Bei 5/6 Patienten war im CT bereits am Aufnahmetag ein durchgehend kontusionierter Lungenlappen zu sehen.

Ergebnisse

Von 6 Patienten überlebten 5. Ein Patient ist am Multiorganversagen verstorben. Die Gesamtbeatmungsdauer betrug im Mittel 30,6 (16–46) Tage. Der FiO2 konnte 24h postoperativ von im Mittel 0,47 (0,25–0,9) auf 0,39 (0,25–0,6) gesenkt werden. Ebenso war eine deutliche Reduktion des Plateaudrucks von 35,3 (28–43) auf 31,2 (28–34) cm H_2O möglich. Der Oxigenierungsindex verbesserte sich von 261 (78–356) mm Hg auf 304 (120–538) mm Hg. Die histologische Untersuchung der Resektate ergab in 3 Fällen eine gangränöse Entzündung, bei zwei Patienten ein ausgedehntes intrapulmonales Hämatom und in einem Fall eine pneumonische Entzündung. Komplikationen entwickelten 3/6 Patienten. Bei einem Patienten war aufgrund eines sich postoperativ entwickelnden Koagulothorax eine Hämatomausräumung nötig. Bei zwei Patienten mußte trotz Entfernung des eingeschmolzenen Lungenlappens sekundär eine Spül-Saugdrainage bei Pleuraempyem angelegt werden.

Zusammenfassung

Die sekundäre Lungenresektion ist im Gesamtbehandlungskonzept des polytraumatisierten Patienten sicher nur in Ausnahmefällen indiziert und mit Komplikationen behaftet. Sie kann jedoch bei Patienten mit einer bereits initialen kompletten traumatischen Lappenkontusion und sekundärer Sepsis, mit dann im Thorax-CT nachgewiesener Einschmelzung, als kurativ-herdsanierende Maßnahme genutzt werden.

Sepsis nach Polytrauma – eine aktuelle Analyse

M. Bardenheuer und U. Obertacke, Essen

Ziel der Untersuchung

Ziel der Analyse war es, anhand aktueller Daten eine detaillierte Beschreibung des Kollektives der Patienten mit Sepsis nach schwerer Mehrfachverletzung vorzunehmen.

Methode

Im Traumaregister der DGU wurden prospektiv standardisiert Daten (Befunde, Diagnosen, operativen Therapien, Komplikationen, Vorerkrankungen) von schwer Mehrfachverletzten zu definierten Zeitpunkten in 22 Kliniken Deutschlands und der Schweiz erhoben. Die Daten wurden in einer zentralen, PC-gestützten Datenbank anonymisiert erfaßt. Als Sepsis wurde definiert: Klinische Infektion, Tachypnoe >20/min oder Beatmung >10 l/min, Tachykardie >90/min, Temperatur >38,0 °C oder <35,5 °C (Bone, Crit Care Med 19:973 [1991]), Organversagen: MOV-Score nach Goris 2 Punkte für mindest. 48 Stunden (Arch Surg 120:1109 [1985]). Signifikanzen wurden mit dem t-Test für unabhängige Stichproben bzw. mit dem Chi-Quadrat-Test für $p<0{,}05$ geprüft (SPSS-Software, Hochschullizenz).

Ergebnisse (Mittelwert ± Standardabweichung, Sepsis = S, keine Sepsis = KS):

Vom 1.2.93 bis 1.3.98 wurden 2069 Patienten erfaßt. Das Alter betrug 38,4 ± 18,7 Jahre, der ISS 22,1 ± 13,1 Punkte, 72,2% waren männlich, 27,8% weiblich. Die Mortalität betrug 17,4%. Frühverstorbene (Tod <24 Stunden, 33,6%) wurden aus der Untersuchung ausgeschlossen.

234 Patienten (13,9%) entwickelten eine Sepsis, diese waren signifikant schwerer verletzt (S: ISS 28,0 pt ± 11,8, KS: 19,9 ± 11,8 pt), es bestanden signifikanten Unterschiede in der Letalität (S: 13,2%, KS: 8,4%), Bei der Analyse von Risikofaktoren erwiesen sich die Verletzungsschwere der Regionen (AIS der Region), primärer Transfusionsbedarf sowie die Laborparameter bei Aufnahme als überwiegend von der Verletzungsschwere be-

stimmt. Stellte man gleich schwer verletzte Patienten in ISS-Kategorien gegenüber, so fanden sich nur für einzelne Verletzungsschweregrad-Gruppen signifikante Unterschiede zwischen Sepsis und Nicht-Sepsis. Alter, Geschlecht und Schädel-Hirn-Trauma hatten keinen Einfluß auf die Sepsis-Rate.

Bei allen Verletzungsschweregraden wiesen die Sepsis-Patienten einen erhöhten Gesamt-Transfusionsbedarf (S: 21,9 Ek's ±29,5, KS : 7,9 Ek's ±20,9) auf und benötigten signifikant längere Therapiezeiten: Beatmung (S: 19,7 d±16,2, KS: 8,2 d±11,3), Intensivtherapie (S: 26,1 d±22,5, KS: 10,7 d±13,2), stat. Aufenthalt (S: 50,1 d±41,0, KS: 27,7 d ±35,3). Bis zum ISS von 29 Punkten führte die Sepsis zu höherer Letalität, bei größerer Verletzungsschwere starben die Patienten früh ohne eine Sepsis auszubilden. Die Sepsis dauerte durchschnittlich 10,0±18,3 Tage. Die Sepsis war naturgemäß mit einer hohen Rate an Organversagen (Lunge 61%, Kreislauf 57%, Leber 44%) kombiniert.

Zusammenfassung

Mit Hilfe des DGU-Traumaregisters lassen sich repräsentative, multizentrische Daten zur Beschreibung des Krankheitsbildes Sepsis nach Polytrauma finden. Die Sepsisrate ist überwiegend abhängig vom Verletzungsschweregrad und führt zu höherer Sterblichkeit und kostenintensiverer Therapie.

Frühe aggressive enterale Ernährung

H. Wiedeck, Ulm

Es herrscht heute Einigkeit darüber, daß eine frühe enterale Substratapplikation beim kritisch kranken Patienten deutliche Vorteile gegenüber der parenteralen Substratzufuhr hat. Neben dem von z.B. Rowlands und Hindmarsh bereits 1977 nachgewiesenen deutlich größeren stickstoffsparenden Effekt enteral zugeführter Substrate, konnte Alverdy 1985 die Bedeutung der enteralen Stimulation für die immunologische Funktion des Gastrointestinaltraktes aufzeigen.

In der Diskussion pathogenetischer Mechanismen des Multiorganversagens beim Intensivpatienten wird der intestinalen bakteriellen Translokation in den letzten Jahren immer mehr Bedeutung zugemessen. Tierexperimentelle Ergebnisse konnten klar zeigen, daß bei traumatisierten Tieren Bakterien aus dem intestinalen Lumen in die mesentialen Lymphknoten und in Organe wie z.B. die Leber transloziert werden, und Untersuchungen von Alverdy lassen vermuten, daß eine frühe enterale Ernährung diese Translokation zumindest reduziert.

Um die beschriebenen Vorteile einer frühen enteralen Sustratzufuhr zu nutzen müssen einige Voraussetzungen erfüllt sein:

Indikation:
Prinzipiell ist bei jedem Patienten eine enterale Sustratzufuhr der parenteralen vorzuziehen. Ausgenommen sind Patienten mit Verletzungen im oberen Gastrointestinaltrakt, mit

mechanischem oder paralytischem Ileus, mit gastrointestinaler Blutung und Patienten, bei denen eine duodeno-jejunale Sonde nicht zu plazieren ist (z.B. bei nicht versorgten Gesichtschädelfrakturen).

Zeitpunkt:
Für die praktische Durchführung einer frühen enteralen Ernährung ist die Kenntnis der pathobiochemischen Veränderungen nach Trauma unabdingbar. Die hormonell-metabolische Reaktion des Organismus auf ein Trauma unterteilt sich in eine *Akutphase*, in der eine Ernährungstherapie über die Substitution von Wasser, Elektrolyten und Volumen nicht indiziert ist (Dauer abhängig von der Schwere der Aggression, etwa 24–48 h). Es schließt sich die *Postaggressionsphase* an, in der, orientiert an der hormonellen Konstellation, ein stufenweiser Aufbau der Ernährungstherapie indiziert ist (Dauer ca. 1–2 Tage). In der darauffolgenden *Reparationsphase* ist bei jetzt überwiegender Insulinwirkung eine komplette Ernährungstherapie möglich.

Applikationsart:
Die Zufuhr enteraler Substrate kann sowohl gastral wie auch duodeno-jejunal erfolgen. Die gastrale Applikation setzt eine uneingeschränkte Motilität des Magens voraus, die beim polytraumatisierten Patienten in der Postaggressionsphase häufig nicht gegeben ist, so daß eine frühe enterale Substratzufuhr eine duodeno-jejunal plazierte Sonde erfordert, die in der Regel gastroskopisch gelegt werden muß.

Aus Untersuchungen ist bekannt, daß die Motilität des Dünndarms nach einem Aggressionsereignis für maximal 3–6 h eingeschränkt ist.

Diäten:
Bei den heute industriell vorgefertigten Diäten lassen sich zwei Substanzklassen unterscheiden:

Hochmolekulare Diäten: nährstoffdefiniert aus Eiweiß, Kohlenhydraten und Fett
Vitamine, Spurenelemente
Osmolarität ca. 250 mosmol/l
1 ml = 1 Kkal

Voraussetzung für die Applikation des Dünndarms: voll erhaltene Digestions- und Absorptionsleistung.

Diese Diäten werden auch mit Ballaststoffen angeboten

Niedermolekulare Diäten: Eiweiß in Form von Di- bis Tetrapeptiden und Monomolekulare Aminosäuren
Kohlenhydrate in Form von Oligosacchariden
Fett in Form von mittelkettigen Triglyceriden
Vitamine und Spurenelemente
Osmolarität ca. 400 mosmol/l
1 ml = 1 Kkal

Applikation auch bei eingeschränkter Digestions- und Absorptionsleistung des Dünndarms möglich.

Sogenannte Immundiäten:
Immer noch kontrovers diskutiert wird der Einfluß von Supplementen wie Arginin, Glutamin, Nukleotiden und mehrfach ungesättigten omega 3 Fettsäuren in enteralen Diäten

auf die Morbidität und Mortalität von Intensivpatienten. In einer kritischen Übersicht über den Stand der tierexperimentellen und klinischen Forschung kommt Heyland zu der Schlußfolgerung, daß die bis heute existierenden Daten nicht ausreichen, um eine Reduktion infektionsbedingter Morbidität und Mortalität durch Applikation dieser Immundiäten nachzuweisen.

Applikationsart:
Die Diskussion, ob bei gastraler Diätzufuhr im Bolus oder kontinuierlich appliziert werden soll ist noch nicht abgeschlossen. Wir bevorzugen bei gastral liegender Sonde die Bolusapplikation, bei duodeno-jejunaler Sondenplazierung die kontinuierliche Gabe.

Die Tatsache, daß sich die frühe enterale Ernährungstherapie bis heute trotz der beschriebenen Vorteile nicht in dem zu erwartenden Ausmaß durchgesetzt hat, findet eine mögliche Erklärung in den Komplikationen einer enteralen Substratzufuhr. Ganz im Vordergrund steht dabei die Rate der Diarrhöen, die in der Literatur mit bis zu 40% angegeben wird. Die Ursachen sind nicht endgültig geklärt. Eine Rolle spielt sicherlich die Ballaststoffarmut der meisten angebotenen Diäten, wobei inzwischen Diäten mit Ballaststoffen angeboten werden, ein definitiver Beweis für die Reduktion der Diarrhörate aber noch aussteht. Ursächlich für diese Komplikation muß aber auch eine hohe enterale Volumenbelastung und eine gesteigerte Transitzeit diskutiert werden.

Um eine effiziente frühe enterale Ernährunstherapie durchzuführen und die Komplikationsrate möglichst gering zu halten, ist nach unseren Erfahrungen ein stufenweiser Aufbau der enteralen Sustratzufuhr unabdingbar. Wir beginnen bei gastralem Zugangsweg in Abhängigkeit von der metabolischen Situation am 2. oder 3. Tag nach Trauma mit insgesamt 500 ml Tee (bolusweise 50 ml), um dann bei stabiler Stoffwechselsituation die Diätzufuhr in den nächsten 2–3 Tagen bis zu einer Gesamtzufuhr von maximal 30–35 kal/kgKG und Tag zu steigern. Bei duodeno-jejunaler Applikation infundieren wir kontinuierlich, beginnend mit 20 ml/h und steigern die Zufuhr in den nächsten 2–3 Tagen bis zur angestrebten Kalorienzufuhr (maximal 120 ml/h).

Bei Auftreten von Unverträglichkeiten – zunehmender Reflux über die Magensonde, Diarrhöen – reduzieren wir die gastrale oder duodeno-jejunale Zufuhr und supplementieren den Substrat – und Flüssigkeitsbedarf parenteral.

Wir verwenden bei gastraler Applikation in der Regel hochmolekulare Diäten mit Ballaststoffen bei duodeno-jejunalem Zugangsweg niedermolekulare Diäten.

Die Vorteile einer frühen enteralen Substratapplikation bei kritisch kranken Patienten sind heute nicht mehr zu bezweifeln, und sollten wann immer möglich genutzt werden.

Literatur

1. Moore FA, Feliciano DV, Andrassy RJ et al (1992) Early enteral feeding compared with parenteral reduces septic postoperative complications. The result of a meta-analysis. Ann Surg 216: 172–183
2. Kudsk KA, Croce MA, Fabian TC et al (1992) Enteral versus parenteral feeding: Effects on septic morbidity after blunt and penetrating abdominal trauma. Ann Surg 215:503–511
3. Bower RH, Cerra FB, Bershadsky B et al (1995) Early enteral administration of a formula (Impact) supplemented with arginine, nucleotides and fish oil in intensive care unit patients: Results of a multicenter, prospective, randomized clinical trial. Crit Care Med 23:436–449
4. Atkinson S, Sieffert E, Bihari D (1998) A prospective, randomized, double-blind, controlled clinical trial of enteral immunonutrition in the critically ill. Crit Care Med 26:1164–1172

5. Heyland DK, Cook DJ, Guyatt GH (1994) Does the formulation of enteral feeding products influence infectious morbidity and mortality rates in the critically ill patient ? A critical review of the evidence. Crit Care Med 22:1192–1202
6. Alverdy JC, Aoys E, Moss GS (1988) Total parenteral nutrition promotes bacterial translocation from the gut. Surgery 104:185–190
7. Alexander JW (1990) Nutrition and translocation. JPEN 14:170S–174S
8. Jackson WD, Grand R (1991) The human intestinal response to enteral nutrients: a review. Journal of the American College of Nutrition 5:500–509
9. Lübke HJ, Erckenbrecht JF, Wienbeck M (1989) Veränderungen der Motilität des Gastrointestinaltraktes während enteraler Ernährung. Z Gastroenterologie (Suppl 2) 27:23–26
10. Alverdy J, Chi HS, Sheldon GF (1985) The effect of parenteral nutrition on gastrintestinal immunity. The importance of enteral stimulation. Ann Surg 1202:681–685
11. Rowlands BJ, Giddings AEB, Johnston AOB et al (1977) Nitrogen-sparing effect of different feeding regimes in patients after operation Brit Anaesth 49:781–785

Besondere Probleme und Aspekte bei der enteralen Ernährung des polytraumatisierten Patienten

L. Bastian, M. Grotz, C. Knop, L. Mahlke und A. Weimann, Hannover

Zielsetzung

Das Konzept einer frühzeitigen enteralen Ernährung mit dem Ziel der Vermeidung von Sepsis und Multiorganversagen im klinischen Verlauf von Hochrisikopatienten ist allgemein akzeptiert. Zu einer Risikogruppe gehören auch Patienten nach schwerem Trauma. Spezielle Verletzungen erschweren aber häufig den frühzeitigen Beginn einer enteralen Ernährung oder machen ihn gar unmöglich. Es sollte herausgefunden werden, ob in diesen Situationen eine enterale Ernährung praktikabel ist und ob die polytraumatisierten Patienten von einer supplementierten Nährlösung (Immunonutrition) hinsichtlich Akutphasereaktion, Infektionen und septischer Komplikationen profitieren.

Kurzfassung

Mittelgesichtsverletzungen, Epistaxis, Rhinoliquorrhoe, Milz- oder Leberrupturen, Abdomen apertum, kinetische Lagerungstherapie oder Bauchlage sind bei polytraumatisierten Patienten häufig und können eine frühzeitige enterale Ernährung erschweren. Die Wahl des Zugangsweges (gastrale oder duodenale Sonde, Feinnadelkatheterjejunostomie) stellt ein weiteres Problem dar. An 15 Patienten mit einem PTS-Score (Hannover Polytrauma Score) von durchschnittlich 42 (17–76) Punkten konnte gezeigt werden, daß eine frühzeitige enterale Substratzufuhr über nasoduodenale Sonden (unter radiologischer Kontrolle oder endoskopisch plaziert) auch unter diesen Bedingungen durchführbar ist. Kurzzeitige Diarrhoe oder Obstipation konnte durch Reduzierung der Substratzufuhr therapiert werden, metabolische Entgleisungen wurden nicht beobachtet. An 29 Patienten mit einem durchschnittlichen PTS-Score von 40 Punkten wurden prospektiv randomisiert zwei isokalorische, isonitrogene Nährlösungen verglichen. Bei der Testlösung handelte es sich um Impact, eine mit Arginin, Omega-3-Fettsäuren und Nukleinsäuren supplementierte Sondenkost. Unter den untersuchten Parametern der Immunfunktion war die HLA-DR-Antigenpräsentation als Zeichen einer Monozytenstimulation, gemessen an der Fluoreszenzintensität, in der Testgruppe an Tag 7 signifikant höher als in der Kontrollgruppe ($p < 0{,}05$). Die Inzidenz des SIRS war in der Testgruppe in der zweiten Woche nach dem Trauma hochsignifikant geringer als in der Kontrollgruppe ($p < 0{,}001$). Der GORIS- und auch der SAUAIA-Score lagen in der Testgruppe an einzelnen Tagen signifikant niedriger als in der Kontrollgruppe ($p < 0{,}05$). Keine signifikanten Unterschiede konnten für Infektionsrate, Letalität, Dauer der Beatmung, des Intensiv- und des Krankenhausaufenthaltes nachgewiesen werden.

Schlußfolgerungen

Eine frühzeitige enterale Substratzufuhr ist in der Regel auch bei polytraumatisierten Patienten über nasoduodenale Sonden komplikationslos durchführbar. Die Verwendung einer mit Arginin, Omega-3-Fettsäuren und Ribonukleinsäuren angereicherten Sondenkost scheint eine günstige Beeinflussung der Akut-Phase-Reaktion sowie eine Monozytenstimulation zu bewirken. Außerdem führt sie zu einer Verringerung des Auftreten von SIRS und MOV und stellt damit einen wichtigen Beitrag in der Intensivtherapie des Schwerverletzten dar. Eine mögliche Erweiterung dieses Konzeptes ist in dem Einsatz weiterer neuer Substrate (z. B. Glutamin, Glycin) zu sehen.

Komplikationen der frühen enteralen Ernährung nach Verbrennungstrauma

S. Blome-Eberwein, M. Pelzer, T. Raff und G. Germann, Ludwigshafen

Einleitung

Die enterale Ernährung ist weitgehend als bevorzugte Applikationsform von Energie nach Trauma akzeptiert. Kontrovers diskutiert wird weiterhin, zu welchem Zeitpunkt das Ernährungsregime begonnen werden soll und in welcher Konzentration. In dieser Studie wurde ein frühzeitiges Vollernährungsregime mit der Fragestellung untersucht, ob eine Deckung des Energiebedarfs auf diese Weise innerhalb von 72 Std. erreicht werden konnte.

Material und Methodik

55 Verbrennungsintensivpatienten mit einem Tobiasen Score (ABSI) von ≧7 wurden über einen Zeitraum von einem Jahr untersucht. Einschlußkriterien waren u. a.: Mechanische Beatmung mehr als 5 Tage und Aufnahme in unser Verbrennungszentrum innerhalb 24 Stunden nach Trauma. Die enterale Ernährung wurde so früh wie möglich begonnen, d. h. direkt nach der Erstversorgung, mittels einer 12–14 French Magensonde, und langsam gesteigert. 2-stündliche Aspirationskontrollen, die zu unserem Standardregime gehören, dienten als Resorptionskontrolle. Der tägliche Energiebedarf wurde anhand der Harris-Benedict Formel × 1,4 und der Toronto Formel errechnet.

Ergebnisse

Der mittlere Zeitintervall zwischen Trauma und Beginn der enteralen Ernährung betrug 15,3 Std. Bei 81,8% der Patienten führte diese Form der Ernährung zur Deckung des Energiebedarfs innerhalb 72 Std. Bei 10 Patienten (18,2%) konnte dieses Ziel nicht erreicht werden, 5 dieser Patienten tolerierten die enterale Ernährung überhaupt nicht. An Problemen wurden 7 dislozierte und 5 verstopfte Sonden beobachtet. Diese wurden ersetzt. Eine Aspirationspneumonie wurde nicht beobachtet. 34,5% der Patienten entwickelten eine Diarrhö, die jedoch in zeitlichem Zusammenhang mit Antibiotikagabe stand. Ein Anstieg der Kolonisation der Sondenkostflaschen trat 5 Std. nach Öffnen auf. Durch Austausch der Flaschen und Applikationsgeräte wurde diese Problematik beseitigt.

Schlußfolgerungen

Die Ergebnisse dieser prospektiven Studie unterstreichen die Tatsache, daß auch beim Traumapatienten die erfolgreiche Energiebedarfsdeckung innerhalb 72 Std. durch enterale Ernährung möglich ist. Den wichtigsten Faktor für ein erfolgreiches enterales Ernährungsregime post-Trauma stellt der Zeitraum zwischen Trauma und Beginn der enteralen Ernährung dar, der 18 Std. nicht überschreiten darf, 12 Std. nicht überschreiten sollte. Danach verhindert die einsetzende gastrale Motilitätsstörung den Erfolg der enteralen Ernährung.

B1

Thromboembolischen Komplikationen bei mehrfachverletzten Patienten

K. Giannadakis, R. Stiletto und L. Gotzen, Marburg

Zielsetzung

Erfassung von thromboembolischen Komplikationen bei mehrfachverletzten Patienten

Kurzfassung

Von Januar 1996 bis Dezember 1997 wurden 50 polytraumatisierte Patienten in eine prospektiv klinischen Studie aufgenommen. Einschlußkriterien waren ein initialer ISS-Score >15 Punkten, Aufenthaltsdauer auf der Intensivstation von mindestens 72 Stunden und eine Beatmungsdauer von mindestens 72 Stunden. Alle Patienten wurden mittels farbkodierter Duplexsonographie anhand eines standartisierten Protokolls auf das Vorliegen einer tiefen Beinvenenthrombose hin untersucht. Bei klinischen und/oder sonographischen Verdacht auf eine Venenthrombose erfolgte eine Phlebographie. Bei Verdacht auf eine Lungenembolie eine Pulmonalisangiographie. Die farbkodierte Duplexsonographie wurde vor Mobilisation bzw. vor Verlegung auf eine periphere Station durchgeführt (durchschnittlich nach 15 Tagen).

Ergebnisse

Das Durchschnittsalter der 38 männlichen und 12 weiblichen Patienten betrug 38,6 Jahre. Die schwere des Traumas war charakterisiert durch einen durchschnittlichen ISS-Score von 39,5 Punkten. Acht Patienten verstarben während ihres Aufenthaltes auf der Intensivstation infolge Multiorganversagens. Anhand der Autopsiebefunde verstarb keiner dieser Patienten an den Folgen einer Venenthrombose bzw. einer Lungenembolie. Von den verbliebenen 42 Patienten wiesen 8 Patienten (19%) tiefe Beinvenenthrombosen auf. Bei drei dieser Patienten trat zusätzlich eine Lungenembolie ein (7%).

Problembeschreibung

Die Inzidenz von thromboembolischen Komplikationen bei polytraumatisierten Patienten ist nur unzureichend bekannt, da kein ausreichendes Datenmaterial diesbezüglich vorliegt. Die meisten der bisher veröffentlichten Studien zur Ermittlung der Thromboseinzidenz bei mehrfachverletzten Patienten orientierten sich nur den klinischen Zeichen einer Venenthrombose. Eine systematische Screening-Untersuchung zur Erfassung der Inzidenz von thromboembolischen Komplikationen bei oben genanntem Patientenkollektiv hat sich bisher als Routinemethode nicht durchgesetzt.

Schlußfolgerung

Die Inzidenz von thromboembolischen Komplikationen bei polytraumatisierten Patienten erscheint anhand unserer vorläufigen Ergebnissen verglichen mit den Ergebnissen anderer Autoren deutlich höher zu liegen als vermutet. Die niedrige Thromboseinzidenz anderer Autoren liegt unseres Erachtens an der Erfassung von tiefen Venenthrombosen nur anhand von klinischen Untersuchungen, die ein unsicheres Verfahren zum Feststellen von thromboembolischen Komplikationen darstellen.

Prognoseabschätzung des Polytraumas – eine Analyse von 2069 Patienten des Traumaregisters der DGU

D. Rixen, B. Bouillon und E. Neugebauer, Köln

Zielsetzung

Ziel ist es, bei Krankenhausaufnahme eine initiale Abschätzung des Outcomes polytraumatisierter Patienten vornehmen zu können. Dazu wurde ein multivariates Prognosemodell auf der Grundlage des Traumaregisters der DGU entwickelt.

Problembeschreibung

Zum Zeitpunkt der Krankenhausaufnahme werden zahlreiche Variablen beim polytraumatisierten Patienten erhoben. Die Wertigkeit dieser Variablen in Bezug auf ihre Fähigkeit der Prognoseabschätzung wird unterschiedlich beurteilt. Mit Hilfe von richtungsweisenden Variablen könnte eine gezieltere Therapiesteuerung erfolgen.

Material und Methode

Zum Zeitpunkt der Krankenhausaufnahme werden durch das DGU-Traumaregister mehr als 30 Variable prospektiv erfaßt. Im 1. Schritt der zentral anonymisierten Auswertung wurden zur Vermeidung multipler statistischer Vergleiche diejenigen Variablen selektioniert, die aufgrund der Literatur als klinische Prädiktoren für das Outcome angesehen werden. Im 2. Schritt erfolgte eine univariate Analyse dieser Variablen. Für alle primären Variablen mit univariater Signifikanz der Outcomevorhersage wurde, im 3. Schritt, eine multivariate logistische Regression durchgeführt und ein multivariates Prognosemodell entwickelt.

Ergebnisse

Von 01.07.1993–18.03.1998 wurden 2069 Patienten aus 20 Kliniken im Traumaregister prospektiv erfaßt (Alter 38 + 19 Jahre; 72,2% männl.; ISS 22 + 13; 18,8% verstorben). Aus mehr als 30 initial erhobenen Variablen zeigten sich der Aufnahme Base Excess (BE), der Quick, das Alter, der GCS und der ISS als wichtigste Prognosefaktoren zur Abschätzung der Wahrscheinlichkeit zu Versterben (P(Tod)). Folgendes Prognosemodell wurde entwickelt:

$$P(\text{Tod}) = e\wedge[k + \beta_1(\text{BE}) + \beta_2(\text{Quick}) + \beta_3(\text{Alter}) + \beta_4(15\text{-GCS}) + \beta_5(\text{ISS})]/1 + e\wedge[k + \beta_1(\text{BE}) + \beta_2(\text{Quick}) + \beta_3(\text{Alter}) + \beta_4(15\text{-GCS}) + ß_5(\text{ISS})]$$

wobei: $k = -0{,}6737$, $\beta_1 = -0{,}0529$ mit $p = 0{,}0061$, $\beta_2 = -0{,}0292$ mit $p < 0{,}0001$, $\beta_3 = 0{,}0460$ mit $p < 0{,}0001$, $\beta_4 = -0{,}2138$ mit $p < 0{,}0001$ und $\beta_5 = 0{,}0332$ mit $p = 0{,}0005$. Jedes der fünf Variablen trägt signifikant zu dieser multifaktoriellen Gleichung bei.

Schlußfolgerung

Diese Daten zeigen, daß initialer Base Excess, Quickwert, Alter, GCS und ISS frühzeitig verfügbare und potentiell wichtige Prädiktoren sind, um Traumapatienten mit einer hohen Sterbenswahrscheinlichkeit zu identifizieren. Mit Hilfe von Base Excess und Quickwert, als einzige beeinflußbare Variablen dieser multifaktoriellen Gleichung, kann möglicherweise die frühzeitige, aggressive Therapie besser gesteuert werden.

B2 Wundheilung

Grundlagen der normalen und gestörten Wundheilung nach Trauma

W. Mutschler, Homburg

Unter Wunde verstehen wir eine Unterbrechung des Gewebezusammenhangs an der Körperoberfläche mit oder ohne Substanzverlust. Mit Wundheilung beschreiben wir die Wiederherstellung der Gewebekontinuität und der Gewebefunktion. Im Fall der akuten Defektwunde, um die es hier gehen soll, hat der Mensch die Fähigkeit verloren, den Wunddefekt durch Regeneration zu verschließen. Stattdessen wird ein Reparaturprozeß in Gang gesetzt, der in einer epithelialisierten Narbe endet. Dieser Prozeß ist Ausdruck hochkomplexer Abläufe, die bis heute nur unvollkommen aufgeklärt sind und die wir relativ willkürlich in 3 sich zeitlich und räumlich überlappende und sich wechselseitig beeinflussende Phasen einteilen (Abb. 1). In allen 3 Phasen Entzündung, Proliferation und Remodeling finden wir zentrale Mechanismen der Heilung vor, die als Zellmigration, Zellproliferation, Synthese und Abbau von extrazellulärer Matrix und intra- und interzelluläre Organisation beschrieben werden können.

Die Entzündungsphase, die die ersten 4 Tage nach dem Trauma dominiert, generiert Bedingungen, die die Ausbildung von Granulationsgewebe erlauben. In der frühen Phase der Entzündung wird als Folge der Blutgerinnung eine provisorische Matrix von Fibrin, Fibronektin und anderen Faktoren gebildet, in die, vermittelt u. a. durch Wachstumsfaktoren, Makrophagen und neutrophile Granulozyten einwandern und Gewebetrümmer und Bakterien phagozytieren. In der späten Phase der Entzündung übernehmen diese Aufgabe überwiegend die Makrophagen, die gleichzeitig über Wachstums- und Regulationsfaktoren die Proliferationsphase einleiten.

In der Proliferationsphase entsteht eine dichte Population von Makrophagen, Fibroblasten und endothelialen Zellen, die in eine lockere Matrix von Kollagen, Fibronektin und Proteoglykanen eingebettet sind. Diese als „Wund-Module“ beschriebenen Einheiten bilden die extrazelluläre Matrix aus, sorgen durch die Neovaskularisation für Sauerstoff und Nährstoffe und erlauben das Einwandern von Keratinozyten zur Reepithelialisierung der Wundoberfläche. Das Granulationsgewebe kontrahiert sich danach als Folge eines Remodelings der Wundmatrix und der Aktion von Myofibroblasten. Es beginnt die Phase der definitiven Matrixformation und der definitiven Narbenbildung. Das zelldichte und stark vakularisierte Granulationsgewebe wird abgelöst von einem weniger zelldichten und weniger vaskularisierten Gewebe, Hyaluronsäure und Fibronektin werden zugunsten

B2

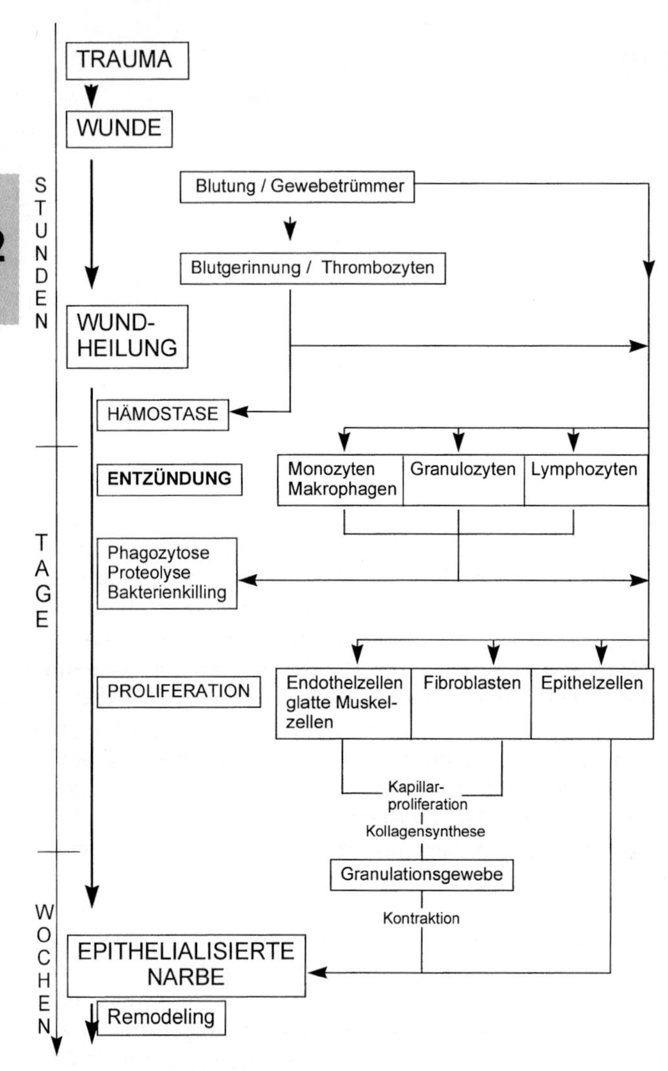

Abb. 1. Schema der normalen Wundheilung

von Kollagenen, die die Zugfestigkeit der Narbe erhöhen, ersetzt. Dieser Prozeß kann sich über Monate erstrecken.

Eine rationale konservative und chirurgische Therapie der akuten Defektwunde umfaßt das jeweils stadiengerechte Debridement, die Ausschaltung heilungsbehindernder Faktoren, die Stimulation von Granulationsgewebe und den operativen Defektverschluß. Dies ist besonders wichtig bei der gestörten Wundheilung. Als lokale (intrinsische, regionale) Störfaktoren kennen wir vor allem die Wundinfektion, den Fremdkörper, die Ischämie, die venöse Insuffizienz, die vorausgegangene Bestrahlung und das repetitierte mechanische Trauma. Extrinsische (systemische) wundheilungsstörende Faktoren sind hereditäre Ursachen, nutritive Defizite, arterielle Verschlußkrankheit, Diabetes mellitus, konsumierende Erkrankungen, das Alter und eine Reihe von systemisch verabreichten Medikamenten. Alle diese intrinsischen und extrinsischen Faktoren greifen in das geschilderte vielfältige räumlich-zeitliche Regelwerk ein und blockieren auf einer oder mehreren Ebenen den ordnungsgemäßen Ablauf der 3-phasigen Defektwundenheilung. Auch wenn viele grundlegende Mechanismen hierfür noch nicht aufgeklärt sind, konzentriert sich das derzeitige wissenschaftliche Interesse auf die Hypothese, daß persistierende Stimuli der Entzündungsreaktion den Übergang in die Proliferation und das Remodeling verzögern oder verhindern.

Literatur

1. Calvin M (1998) Cutaneous wound repair. Wounds 10:12
2. Cohen, IH, Diegelmann RF, Lindblad WJ (1992) Wound healing. Saunders, Philadelphia
3. Falanga V, Grinnel F, Gilchrest B, Maddox Y, Moshell A (1995) Experimental approaches to chronic wounds. Wound Rep Reg 3:123
4. Hanselmann RG, Oberringer M, Mutschler W (1998) Molekulare Veränderungen bei der Narbenbildung. Tagungsband der Deutschen Gesellschaft für Plastische und Wiederherstellungschirurgie, Einhorn-Presse Verlag, 74
5. Mast BA, Schultz GS (1996) Interactions of cytokines, growth factors, and proteases in acute and chronic wounds. Wound Rep Reg 4:411
6. Themenheft Wound infection and occlusion – Separating fact from fiction. Am J Surg 167 Nr 1 A, 1994

Die Rolle von Keratinocyte growth factor und Activin bei Entzündungs- und Reparaturprozessen

S. Werner, Martinsried

Die Verletzung der Haut setzt eine Kaskade von Ereignissen in Gange, die letztendlich zur Heilung der Wunde führen. Bei diesem Prozeß kommt es zunächst zu einer Entzündungsphase, wobei verschiedene Entzündungszellen in das verletzte Gewebe einwandern. Diese dienen einerseits zum Abtöten von eindringenden Bakterien, andererseits produzieren sie aber auch verschiedenen Faktoren, welche die Phase der Gewebsneubildung einleiten. Während dieser kommt es zur Migration und Proliferation verschiedener Zelltypen am Wundrand und zur Synthese von extrazellulärer Matrix durch diese Zellen, was letztendlich zum Wundschluß führt. Hierbei spielen sowohl Wachstumsfaktoren und Zytokine, als auch Zell-Zell- und Zell-Matrix-Kontakte eine Rolle. In den letzten Jahren wurde mit der Untersuchung der molekularen Mechanismen begonnen, die dem Wundheilungsprozeß zugrunde liegen, wobei eine Reihe der für die Wundheilung wichtigen Faktoren identifiziert werden konnten (Übersicht bei Martin, 1997).

Eine besonders wichtige Rolle bei der Reparatur des Epithels spielen dabei offenbar der *Keratinocyte growth factor* (KGF/FGF-7) und sein Rezeptor. KGF wird von Fibroblasten nach Stimulation durch Serumwachstumsfaktoren und proinflammatorische Zytokine produziert (Brauchle et al., 1994) und wirkt auf parakrine Weise auf epitheliale Zellen, wie zum Beispiel Keratinozyten. Wir konnten zeigen, daß es nach Hautverletzung bei Mäusen und auch bei Menschen zu einer starken Erhöhung der Expression von KGF in Fibroblasten am Wundrand kommt (Werner et al., 1992; S. Werner, unpublizierte Daten). Dies ist vermutlich für die Wundheilung von besondere Bedeutung, da die Hemmung der Signaltransduktion durch den KGF-Rezeptor in Keratinozyten der Haut die Reepithelialisierung nach Hautverletzung deutlich hemmte (Werner et al., 1994). Überraschenderweise hatten jedoch KGF Knockoutmäuse keinen signifikanten Phänotyp und zumindest die Heilung von Incisionswunden war nicht gestört. Dies deutete auf die Existenz anderer KGF-Rezeptorliganden hin, die das fehlende KGF ersetzen können. Hierfür kommt möglicherweise der vor kurzem entdeckte *Fibroblast growth factor* 10 (FGF-10) in Frage. Aus diesem Grunde klonierten wir die Maus FGF-10 cDNA und verglichen die Expression, Regulation und die biologischen Funktionen von KGF/FGF-7 und FGF-10. Unsere Ergebnisse zeigten, daß beide Faktoren eine ähnliche gewebsspezifische Expression aufweisen, aber unterschiedlich durch Wachstumsfaktoren und Zytokine reguliert werden (Beer et al., 1997). Dagegen sind die biologischen Wirkungen der beiden Faktoren weitgehend identisch. Um die molekularen Mechanismen der Wirkungsweise von KGF/FGF-7 und FGF-10 aufzuklären, versuchten wir Gene zu identifizieren, die durch diese Faktoren reguliert werden. Mit Hilfe der *Differential Display* RT-PCR Technologie identifizierten wir eine Reihe von Genen, die für andere Wachstumsfaktoren und Zytokine kodieren. Dazu gehört beispielsweise der *Vascular Endothelial Growth Factor* (VEGF), der eine wichtige Rolle bei der Neubildung von Blutgefäßen spielt. Wir konnten zeigen, daß die Expression dieses Faktores während der Wundheilung mit der von KGF zeitlich und räumlich korreliert, sodaß die KGF-regulierte VEGF-Produktion für die Regeneration des Gefäßsystems während des Heilungsprozesses von Bedeutung sein könnte (Frank et al., 1995). Neben VEGF konnten wir auch KGF-regulierte Gene identifizieren, die für extrazelluläre Matrixmoleküle wie Fibronektin, sowie für Matrix-Metalloproteinasen, Zellzyklusregulatoren und für eine neue Glutathionperoxidase kodieren. Letztere könnte für die Wundheilung von besonderer Bedeutung sein, da dieses Enzym nach Hautverletzung verstärkt exprimiert wird. Interessanterweise konnten wir die für dieses Enzym kodierenden mRNA insbesondere in Keratinozyten am Wundrand nachweisen, welche ja die Zielzellen von KGF darstellen. Dies spricht dafür, daß die Expression der Peroxidase auch *in vivo* durch KGF reguliert wird und somit KGF durch Induktion dieses Enzyms die Keratinozyten vor den von Entzündungszellen produzierten reaktiven Sauerstoffspezies schützen könnte (Frank et al., 1997; Munz et al., 1997).

Neben den FGFs spielen auch Mitglieder der *Transforming growth factor-β* Superfamilie eine wichtige Rolle bei Gewebsregenerationsprozessen. Vor kurzem konnten wir zeigen, daß die Expression von Activin nach Hautverletzung stark induziert wird (Hübner et al., 1996). Dabei konnten wir Activin sowohl in mesenchymalen Zellen des Granulationsgewebes als auch in differenzierenden Keratinozyten am Wundrand nachweisen. Um eine mögliche Rolle von Activin bei der Wundheilung zu identifizieren, generierten wir transgene Mäuse, die diesen Wachstums- und Differenzierungsfaktor in der Epidermis überexprimieren. Der Phänotyp der transgenen Tiere zeigte, daß Activin die Proliferation und Differenzierung von Keratinozyten sowie die Bildung von extrazellulärer Matrix durch dermale Fibroblasten beeinflußt. Erste Ergebnisse sprechen auch für eine Beschleunigung des Wundheilungsvorganges in diesen Tieren (Munz und Werner, unpublizierte Daten). Hierbei war insbesondere die Bildung des Granulationsgewebes stark beschleunigt. Diese Ergebnisse sprechen dafür, daß Activin den Wundheilungsprozeß stimulieren kann. Da wir auch in anderen verletzten Geweben eine verstärkte Expression von Activin nachweisen konnten, scheint dieser Wachstums- und Differenzierungsfaktor generell bei Entzündungs- und Reparaturprozessen von Bedeutung zu sein.

Literatur

Beer HD, Florence C, Dammeier J, McGuire L, Werner S, Duan RR (1997) Mouse keratinocyte growth factor 2: cDNA cloning, protein characterization, and regulation of mRNA expression. Oncogene 15:2211–2218

Brauchle M, Angermeyer K, Hübner G, Werner S (1994) Large induction of keratinocyte growth factor expression by serum growth factors and pro-inflammatory cytokines in cultured fibroblasts. Oncogene 9:3199–3204.

Frank S, Hübner G, Breier G, Longaker M, Greenhalgh D, Werner S (1995) Regulation of vascular endothelial cell growth factor expression in cultured keratinocytes: Implications for normal and impaired wound healing. J Biol Chem 270:12607–12613

Frank S, Munz B, Werner S (1997) The human homologue of a bovine non-selenium glutathione peroxidase is a novel keratinocyte growth factor – regulated gene. Oncogene 14:915–921

Hübner G, Hu Q, Smola H, Werner S (1996) Strong induction of activin expression after injury suggests an important role of activin in wound repair. Dev Biol 173:490–498

Martin P (1997) Wound healing – Aiming for Perfect Skin Regeneration. Science 276:75–81

Munz B, Frank S, Hübner G, Olsen E, Werner S (1997) A novel type of glutathione peroxidase: Expression and regulation during wound repair. Biochem J 326:579–585

Werner S, Peters KG, Longaker MT, Fuller-Pace F, Banda M, Williams LT (1992) Large induction of keratinocyte growth factor in the dermis during wound healing. Proc Natl Acad Sci USA 89: 6896–6900

Werner S, Smola H, Liao X, Longaker MT, Krieg T, Hofschneider PH, Williams LT (1994) The role of KGF in morphogenesis of epithelium and re-epithelialization of wounds. Science 266:819–822

Die Bedeutung von p53 in der menschlichen Wundheilung

R. Hanselmann, M. Oberringer, M. Koschnik und W. Mutschler, Homburg

Zielsetzung

Durch molekularzytogenetische Experimente an Wundgewebszellen von p53 Knockoutmäusen, einem zentralen Protein des Zellzyklus, wurde ein bisher unbekannter Regulationsmechanismus der Wundheilung aufgedeckt.

Einleitung

Die Wundheilung ist ein komplexer biologischer Prozeß, dessen intrazelluläre Mechanismen nur unvollständig bekannt sind. Einer der wichtigsten Zellbestandteile ist der Zellkern. Er enthält den allergrößten Teil der Erbinformation, die DNA. Während der Mitose liegt diese in kondensierter Form, als Chromosomen vor. Der Forschungszweig, der sich mit krankheitsrelevanten Chromosomenstörungen beschäftigt, ist die Zytogenetik. Experimente an Zellen aus Wundgewebe wurden mit diesen Methoden bisher nicht durchgeführt. Wir konnten zeigen, daß in gut heilenden Wunden, im Vergleich zu Normal- und chronischem Wundgewebe, ein signifikanter Anstieg an Zellen mit einem doppelten Chromosomensatz, sogenannte tetraploide Zellen, nachzuweisen sind. Da die Anzahl dieser Zellen in einzelnen Proben bis zu 60% betrug, ist davon auszugehen, daß tetraploide Zellen für die Wundheilung essentiell sind. Welche Ursachen zu ihrer Ausbildung führen ist nicht bekannt. Ein möglicher Entstehungsmechanismus läßt sich vom Protein p53 ableiten, das für einen geordneten Ablauf des Zellzyklus verantwortlich ist. Dieses Protein ist nämlich nach Wundsetzung vermindert. Aus in vitro-Untersuchungen ist bekannt, daß Zellen, denen dieses Proteins fehlt, vermehrt tetraploide und aneuploide Zellen ausbilden. Es hegt daher nahe, den Ploidiegrad von Wundzellen aus p53 Knockoutmäusen zu bestimmen.

Methodik

Es wurde ein Defektwundmodell an Mäusen etabliert, denen beide (n = 8), eine (n = 8) oder keine Kopie des p53 Gens fehlten (n = 8). Oberhalb beider Vorderläufe wurde ein 8 mm im Durchmesser großer Hautdefekt gesetzt und mit Opsitefolie verschlossen. Gewebe wurde am Tag 0 (Ausganswert), 6, 9 (Granulationsgewebe) und am Tag 15 (Narbe) entnommen. Die gewonnenen Zellen wurden kultiviert und Metaphasenchromosomen nach der klassischen Methode präpariert. Aus jeder Gewebebiopsie wurden insgesamt 200 Mitosen bei 1000-facher Vergrößerung beurteilt.

Ergebnisse

Im Granulationsgewebe aller drei Gruppen war eine deutliche Zunahme tetraploider Zellen nachzuweisen. In p53 Knockouttieren war der Anteil tetraploider Zellen Jedoch signifikant höher als in den entsprechenden Geweben der beiden anderen Versuchsgruppen. Es zeigten sich sogar Zellen, die bis 500 Chromosomen, anstatt normalerweise 40 Chromosomen, in ihrem Zellkern enthielten. Daraus läßt sich ableiten, daß eine verminderte intrazellulare Konzentration an p53 die Entstehung tetraploider (aneuploider) Zellen zur Folge hat.

Schlußfolgerungen

Tetraploide Zellen sind offensichtlich von zentraler Bedeutung für eine ungestörte Wundheilung. Ihre Entstehung wird durch die Downregulation des Zellzyklusprotein p53 vermittelt.

Interleukin-6 – ein neuer Entzündungsparameter zum laborchemischen Monitoring der Wundheilung nach Totalendoprothesenimplantation

D. C. Wirtz, O. Miltner, K.-D. Heller und J. Wolff, Aachen

Zielsetzung

Ziel der vorliegenden prospektiven Studie war es, die Wertigkeit des Akut-Phase-Proteins Interleukin-6 (IL-6) als laborchemischen Verlaufsparameter eines postoperativen Entzündungsgeschehen nach Implantation von Hüft- und Knietotalendoprothesen im direkten Vergleich zum C-reaktiven Protein (CRP) zu erfassen.

Problembeschreibung

Da die nach Totalendoprothesenimplantation häufig längerfristig erhöhten CRP-Werte keine diagnostische Differenzierung zwischen postoperativ entstandenem Infekt (ibs. im Wundbereich) und operativ allgemein bedingter Entzündungsreaktion erlauben, wäre ein sensitiverer biochemischer Monitoringparameter wünschenswert, der über den Zeitraum der Operation das operationstraumatische Entzündungsgeschehen anzeigt, nachfolgend jedoch bei weiterem komplikationslosem Wundheilungsverlauf schnell zum Normbereich zurückkehrt.

Material und Methode

Bei 30 Patienten (12 männlich, 18 weiblich, Durchschnittsalter 64,2 Jahre) wurde der laborchemische Verlauf von CRP und IL-6 vor und nach Implantation von 15 Hüft- bzw. 15 Knietotalendoprothesen bestimmt. Die venösen Serumproben wurden jeweils präoperativ, direkt postoperativ, sowie 6 h und 12 h postoperativ als auch am 1., 2., 3., 4., 5., 6. und 7. Tag postoperativ abgenommen. Die CRP-Bestimmung erfolgte klinisch-chemisch (Normbereich <5 mg/l), die IL-6-Bestimmung mittels Enzymimmunassay (Immulite, DPC Biermann, Bad Nauheim) (Normbereich <4 pg/ml).

Ergebnisse

Bei allen prospektiv erfaßten Patienten war der peri- und postoperative Verlauf bei primär reizloser Wundheilung komplikationslos. Die IL-6 Serumkonzentrationen stiegen bei einem präoperativen Mittelwert (MW) von 3,87 pg/ml sehr schnell nach den Operationen an und erreichten schon 6 h postoperativ ihre Maximalwerte (MW 399,02 pg/ml). Bis zum 2. postoperativen Tag zeigte sich ein durchschnittlicher Abfall der IL-6-Konzentration von 90,4% bis nahezu in den Normbereich (MW 38,3 pg/ml). Demgegenüber stiegen die CRP-Konzentrationen von einem präoperativen MW von 6,48 mg/l nach den Operationen viel langsamer an und erreichten erst am 2. postoperativen Tag ihre Maximalwerte (MW

138,25 mg/l). Im weiteren Verlauf zeigte sich im Vergleich zum IL-6 ein deutlich langsamerer Abfall der CRP-Werte von 63,8% auf durchschnittlich 50,0 mg/l am 7. postoperativen Tag. Ein signifikanter Unterschied zwischen den hüft- und knietotalendoprothetisch versorgten Patienten bestand nicht.

Schlußfolgerungen

Die IL-6 Serumkonzentration ändert sich nach künstlichem Hüft- und Kniegelenksersatz deutlich schneller als die CRP-Serumkonzentration, so daß die IL-6-Bestimmung in hohem Maße zur Verlaufs- und Therapiekontrolle geeignet ist. Mit der routinemäßigen Bestimmung des IL-6 steht ein dem CRP überlegener laborchemischer Parameter für die Erkennung postoperativer Komplikationen zur Verfügung.

Systemische Auswirkung der Vakuumversiegelung (VVS)

K. Buttenschoen, Ulm, W. Fleischmann, Bietigheim, U. Haupt, D. Berger, L. Kinzl und H. G. Beger, Ulm

Zielsetzung

Erfassung systemischer Effekte bei Weichteildeckung durch VVS

Problembeschreibung

Die Behandlung komplexer Weichteilverletzungen ist schwierig, vor allem bei mehrfach verletzten Patienten und solchen, die zusätzliche systemische Belastungen aufweisen. Der Wert der VVS für die Lokalbehandlung mit histologisch verifizierbarer verminderter Granulozytenemigration in der Akutphase der Inflammation ist nachgewiesen. Systemische Auswirkungen der VVS sind bisher nicht untersucht.

Patienten und Methodik

35 Patienten mit oberer Sprunggelenksfraktur, die innerhalb von 6h nach dem Trauma operativ versorgt werden konnten, wurden prospektiv in zwei Gruppen randomisiert. Bei der einen Gruppe wurde die VVS für vier Tage angewandt, bei der anderen erfolgte der Wundverschluß primär. Blut wurde präoperativ und regelmäßig bis 96 Stunden postoperativ abgenommen und folgende Parameter gemessen: Endotoxin, Interleukin 6, 6-Keto-Prostaglandin, TNF-alpha, C-reaktives Protein (CRP), Orosomucoid, Komplementfaktor C3 und C4, Transferrin, Haptoglobin, Neopterin, alpha-1-Antitrypsin und Thromboxan.

Ergebnisse

Der Endotoxinplasmaspiegel war präoperativ gegenüber Gesunden erhöht (0,1 ± 0,05 vs 0,05 ± 0,025 EU/ml). Dieser Spiegel fiel unmittelbar postoperativ bei Patienten mit VVS auf 0,028 ± 0,005 EU/ml ab, während er bei Patienten mit primärer Hautnaht zunächst anstieg (Differenz: $p < 0,05$). 6-Keto-Prostaglandin war bereits 12 h postoperativ durch die VVS abgefallen (von 415 auf 266 pg/ml; $p < 0,05$), während es bei der primären Naht zu keiner signifikanten Änderung kam. TNF-alpha war ebenfalls unmittelbar und 24 h post-OP bei versiegelten Patienten niedriger (Differenz: $p < 0,05$). Die übrigen Parameter waren in der Kinetik und im Konzentrationsbereich vergleichbar.

Schlußfolgerungen

Die VVS beeinflußt die systemisch meßbare Akute-Phase-Reaktion initial. Sie stört den weiteren Verlauf der physiologischerweise ablaufenden systemischen Entzündungsreaktion nicht. Das Endotoxin als Trigger der Mediatorkaskade wird anfangs reduziert. Durch die Vakuumanwendung und die dadurch bedingte Entfernung des Wundsekretes ist eine Reduktion von Mediatoren wie TNF-alpha und 6-Keto-Prostaglandin meßbar. Die klinisch beobachtbare Modulation der lokalen Wundheilung könnte dadurch bedingt sein. Die VVS ist ein geeignetes Mittel zur Behandlung problematischer Wundverhältnisse ohne zusätzliche Noxe. Bei Patienten mit systemischen Folgen ihrer Grunderkrankung ist dies von besonderer Wichtigkeit.

Biphasischer Verlauf der knochenspezifischen alkalischen Phosphatase (B-AP) nach Trauma

H. Laurer, I. Marzi, O. Hagenbourger, S. Quast, W. Herrmann und W. Mutschler, Homburg

Zielsetzung

Analyse des Verlaufs der knochenspezifischen alkalischen Phophatase nach Weichteilverletzungen, Frakturen und Polytrauma als Grundlage für die Entwicklung eines laborchemischen Monitorings der Frakturheilung

Problemstellung

Die knochenspezifische alkalische Phophatase (B-AP) wurde überwiegend zur Bestimmung der Osteoblastenfunktion bei metabolischen und malignen Skeletterkrankungen eingesetzt. Der Verlauf der jetzt methodisch schneller verfügbaren B-AP Werte nach Trauma ist hingegen wenig bekannt.

Methode und Ergebnisse

Patienten der folgenden 5 Gruppen wurden in die prospektive Studie eingeschlossen: (ST) - Weichteiltrauma oder Arthroskopien (n = 11), (PF) - Osteosynthetisch versorgte proximale Femurfrakturen (n = 11), (EP) - Schenkelhalsfrakturen mit Endoprothese (n = 4), (DF) - Diaphysäre Tibia- und Femurfrakturen (n = 18), und (PT) - Polytrauma (n = 20). Serumproben wurden initial täglich, später monatlich gewonnen und bei −70 °C tiefgefroren. Die B-AP Aktivität wurde berechnet nach Messung mit einem automatisierten Testsystem (Hitachi 717 Autoanalyzer, Boehringer Mannheim) aus der Differenz zwischen der totalen AP und dem Überstand der AP Aktivität nach Lektinpräzipitation mit der Methode von Rosalki und Foo. Die statistische Auswertung erfolgte mit ANOVA und posthoc Testung.

Die ersten Werte der B-AP waren bei Trauma und elektiv operierten Patienten nicht signifikant verschieden und lagen im Normbereich um 40 U/l. Innerhalb der ersten Woche nach Trauma zeigte sich ein signifikanter Abfall der B-AP auf Gruppenmittelwerte zwischen 11 und 30 U/l in allen Patientengruppen unabhängig vom Grad der Knochenbeteiligung. Im weiteren Verlauf wurde in allen Gruppen ein signifikanter Wiederanstieg der BAP beobachtet. Während in der ST Gruppe der Anstieg nur bis zum Normbereich führte (35,5 + 7,0 U/l), wurden in den anderen Gruppen supranormale Werte gemessen: PF: 85,1 + 15,8 U/l, $p < 0,02$; EP 51,5 + 7,3 U/l, $p < 0,05$; DF 80,6 + 10,7 U/l, $p < 0,02$; PT 177 + 30,0 U/l, $p < 0,001$. Der Zeitpunkt der Spitzenwerte lag nach PT in der 3. Woche (21,8 Tage), während er bei den Schaftfrakturen erst nach 5 Wochen auftrat (34 Tage).

Schlußfolgergungen

Der posttraumatische und postoperative Abfall der B-AP ist am ehesten Ausdruck einer katabolen Reaktion nach Trauma, selbst bei fehlender Knochenbeteiligung. In Abhängigkeit vom Grad der Knochenneubildung zeigt sich ein substantieller und über die Norm reichender Anstieg der B-AP. Ein verlängerter knöcherner Umbau scheint mit prolongiert erhöhten B-AP Werten einherzugehen.

Die zelluläre Zusammensetzung von humanem Granulationsgewebe bestimmt mittels Fluoreszenz Aktiviertem Cell Sorting(FACS)-Wundheilung

F. Busser, Homburg, F. Rösken, Aachen, R. Hanselmann, B. Koch, W. Mutschler und M. Koschnick, Homburg

Einführung

Bei einer verzögerten Wundheilung tritt durch eine verminderte Teilungsrate und Syntheseleistung der am Reparationsprozeß beteiligten Zellen, eine Veränderung des Wundmilieus auf. Ungeklärt ist jedoch ob eine verändertes Verteilungsmuster der im Granulationsgewebe vorliegenden Zellpopulationen zueinander hierfür verantwortlich ist. Daher war es Ziel dieser Studie die Verteilung der am Regenerationsprozeß beteiligten Zellpopulationen bei normaler und verzögerter Wundheilung quantitativ zu analysieren.

Methodik

Defektwunden wurden an Hand des Heilungsverlaufes und der Ausbildung von Granulationsgewebe in zwei Gruppen unterteilt: Gruppe 1 (n = 12) beinhaltete Wunden mit regelrechtem Heilungsverlauf, Gruppe 2 (n = 9) enthielt Wunden mit seit wenigstens sechs Wochen stagnierender Heilung, ohne manifeste Infektion. Nach PBS- Collagenaseverdau des in der Proliferationsphase einmalig biopsierten Granulationsgewebes wurden 106 Zellen der gewonnen Einzelzellsuspension in FITC- oder PE-konjugierter Antikörperlösung inkubiert und mittels FACS-Analyse bestimmt. Folgende Zellpopulationen wurden quantifiziert: Fibroblasten, Endothelzellen und Leukozyten sowie die Subpopulationen Granulozyten/Monozyten und T-Zellen. Zusätzlich wurden HE- und Kollagenfärbungen der Gewebebiopsien angefertigt.

Ergebnisse

Im Granulationsgewebe beider Gruppen zeigte sich kein quantitativer Unterschied in der Zusammensetzung der einzelnen Zellpopulationen. Die histologische Untersuchung hingegen wies in der Gruppe der schlecht heilenden Wunden eine signifikant erniedrigte Fibroblastendichte (G1, 13,2 ± 1,3; G2, 5,5 ± 0,7 [n/Gesichtsfeld]) sowie eine reduzierte Gefäßdichte (G1, 1,5 ± 0,2; G2, 1,0 ± 0,2. [n/Gesichtsfeld]) und eine deutlich aufgelockerte Struktur der extrazellulären Matrix auf.

Schlußfolgerung

Unsere Ergebnisse lassen darauf schließen, daß nicht eine veränderte zelluläre Zusammensetzung des Granulationsgewebes für die Entstehung einer verzögerten Wundheilung verantwortlich ist, sondern vielmehr Störungen der zellulären Funktion, wie z. B. die Bildung von Oberflächenantigenen und Interzellularmatrix, mit der Konsequenz einer deutlich verminderten Zelldichte.

Lokal applizierte Hyaluronsäure zur Behandlung chronischer Wunden

M. Koschnick, H. Räkers, I. Siebenschuh, W. Mutschler, M. D. Menger, Homburg und F. Rösken, Aachen

Einführung

Ein physiologisches Wundmilieu ist Voraussetzung für eine zeitgerechte komplikationslose Wundheilung. Glykosaminoglykane, und hierbei insbesondere die matrixgebundene Hyaluronsäure (HA) mit ihren Spaltprodukten sind wichtige Bestandteile des Wundmilieus zur Regulation der einzelnen Phasen des Wundverschlusses. Ziel unserer Studie war es, bei beeinträchtigter Wundheilung, an diabetischen und nicht diabetischen Wunden zu untersuchen, inwieweit die lokale Applikation von Hyaluronsäure zu einer verbesserten Granulation und Epithelialisierung von Defektwunden führt.

Methodik

Als Modell verwendeten wir das Defektwundmodell der Ratte. Bei männlichen Sprague Dawley Ratten (250–300 g KG, n = 32) wurde unter Pentobarbitalnarkose (50 mg/kg) am Rücken in Höhe des M. latissimus dorsi durch kreisförmige Exzision der Dermis und des subkutanen Gewebes bis zur Muskelfaszie ein definierter Defekt von 1,5 cm im Durchmesser gesetzt. Ein an der Basis mit 9 kreisförmigen Perforationen (Fläche 1,8 cm^2) versehener Polyethylen-Ring wurde implantiert und auf dem M. latissimus dorsi fixiert. Durch die Perforierung des Ringes war es möglich, die Wundkontraktion zu minimieren und gleichzeitig das Einwachsen von Granulationsgewebe und Epithel vom Wundrand zu gewährleisten. Die Induktion einer diabetischen Stoffwechsellage erfolgte durch einmalige intravenöse Injektion von Streptozotocin (65 mg/kg) 5 Tage vor Versuchsbeginn. Die Hyaluronsäure (1%, 0,1 ml) wurde täglich bis zum 6. Tag lokal appliziert. Mittels Intravitalmikroskopie erfaßten wir in 3-tägigem Abstand die fortschreitende Wundgranulation und Epithelialisierung folgender 4 Gruppen (je n = 8): gesunde Tiere mit und ohne Hyaluronsäure, diabetische Tiere mit und ohne Hyaluronsäure. Zur immun- und histologischen Beurteilung wurde an gleich behandelten Tieren zu jedem Untersuchungszeitpunkt Gewebe entnommen.

Ergebnisse

Sowohl bei der Granulation als auch bei der Reepithelialisierung zeigte sich eine signifikante Verbesserung unter Hyaluronsäurebehandlung bei gesunden Tieren (Tag 12: Granulation 99% ± 1,0 der Wundfläche (WF), Epithel 82% ± 1,5 WF) im Vergleich zu unbehandelten Kontrollen (Tag 12: Granulation 63% ± 7,6 WF; Epithel 33% ± 3,6 WF, $p < 0,05$). Ähnliche Ergebnisse fanden sich bei diabetischen Tieren (Tag 12: Granulation 95% ± 6,0 WF; Epithel 69% ± 2,0 WF), unbehandelten Kontrollgruppe (Tag 12: Granulation 75% ± 6,8 WF; Epithel 37% ± 3,5 WF). Die immun- und histologischen Auswertungen ergaben in den mit Hyaluronsäure behandelten Tieren im Vergleich zur Kontrolle, neben einer vermehrten Angiogenese und Epithelzellproliferation, eine kompakter ausgebildete Wundmatrix mit deutlich erhöhtem Kollagenanteil.

Schlußfolgerung

Die Hyaluronsäurebehandlung von Defektwunden führte zu einer gesteigerten Proliferation von Granulationsgewebe und Epithel, im Rahmen der gestörten Wundheilung mit und ohne Diabetes womit ein beschleunigter Wundverschluß erzielt werden kann. Somit lassen unsere Untersuchungen den Schluß zu, daß die topische Hyaluronsäureapplikation einen vielversprechenden Ansatz für die Entwicklung neuer Therapiekonzepte zur Behandlung von Problemwunden darstellt.

Segen und Fluch der Vakuumversiegelung (VVS)

W. Fleischmann, Bietigheim-Bissingen

Die VVS ist eine von vielen Methoden zur Wundbehandlung. Sie ist ein Werkzeug zum Erreichen eines therapeutischen Ziels und somit völlig wertfrei. Anders sieht es mit den Therapeuten aus, d.h. den Anwendern von Behandlungsmethoden. Sachkundig ausgewählt und gezielt eingesetzt wird jeder Therapieansatz in den Händen eines erfahrenen Therapeuten zum Segen für den Patienten, da sein Leiden, sofern heilbar, beseitigt wird. Andererseits beinhaltet der ausbleibende oder inkorrekte Einsatz eines Werkzeugs eine große Gefahr für den Patienten. Und so ist es auch der Therapeut, auf dem der „Fluch" der fachlichen Inkompetenz lastet, wenn er sein Handwerk nicht versteht und nicht das Werkzeug.

Die VVS ist eine technisch vergleichsweise einfache Methode zur Wundbehandlung, die richtig eingesetzt Wundheilungsvorgänge fördert, Wundinfektionen durch Dekontamination und Detoxikation beseitigt und als bakterienundurchlässige Wundauflage Wundinfektionen verhindert. Sie ermöglicht die Krafteinleitung in Wundoberflächen, insbesondere durch Naht der Haut unter Spannung gegen den PVA-Schwamm oder durch Nutzung der vakuuminduzierten Adhäsionskräfte. Wundränder werden so an der Retraktion gehindert, Defektwunden sukzessive verschlossen und regenerative Heilungsprozesse im Sinne von Ilizarov durch Dehnungsreize in Gang gesetzt. Die Erweiterung zur Instillations-VVS nutzt den zwischen Wundoberfläche und hermetisch verschließender Verbandsfolie bestehenden geschlossenen Raum mit dem dazwischenliegenden PVA-Schwamm zur pharmakologischen Manipulation von Wundoberflächen, etwa im Rahmen der Infektbehandlung. Phasenweise wird der PVA-Schwamm zu einem Medikamententräger, der unmittelbar in Kontakt zur gesamten Wundoberfläche steht. Nach einer Einwirkdauer der Wirklösung von 30 min (z.B. Antiseptikum, z.B. Antibiotikum) wird das von Wundsekret verdünnte Medikament einschließlich toxischer Bakterien und Zellzerfallsprodukte durch Freigabe der Vakuumphase abgesaugt und es tritt der heilungsfördernde

Effekt der VVS wieder ein. Die VVS ist ein segensreiches Hilfsmittel zur Wundbehandlung, wenn Indikation und Technik stimmen. Insbesondere die folgenden Grundregeln sollten berücksichtigt werden:

1. Eine VVS ohne Vakuum an der Wundoberfläche gefährdet den Patienten durch Wundinfektion.
2. Die VVS wirkt nur dort, wo ein unmittelbarer Kontakt zur Wundoberfläche besteht. Taschenbildungen ohne Schwammkontakt provozieren Komplikationen wie Infektpersistenz oder Infektrezidive.
3. Die VVS wirkt an der Wundoberfläche und nicht in der Tiefe des Gewebes. Septische Herde müssen nach den Regeln der septischen Chirurgie chirurgisch beseitigt werden.
4. Die VVS ist nicht in der Lage nekrotisches oder gangränöses Gewebe zu entfernen. Die chirurgische Wundsäuberung ist die Vorbedingung für einen schnellen Therapieerfolg.
5. Unter der oberflächlichen gesunden Granulationsschicht wird extensiv Narbengewebe produziert. Dieses führt bei Langzeitversiegelung zu einer funktionell und kosmetisch ungünstigen Narbenplatte. Große Defektwunden müssen frühzeitig plastisch-chirurgisch verschlossen werden.

Die „Unhappy triad" von insuffizienten Therapeuten mit falscher Behandlungsmethode und falsch ausgewählten Patienten wird zur Katastrophe führen. Das korrekte Erlernen der Vakuumversiegelung und die Beherzigung der Grundregeln verhindern, daß aus dem Segen der Vakuumversiegelung ein Fluch wird.

Physikalische Grundlagen der Vakuumversiegelung

M. Bischoff, D. Maier, F. Gebhard und U. Becker, Ulm

Problembeschreibung

Die Vakuumversiegelung hat sich nunmehr in der Wundbehandlung etabliert. Über die physikalischen Grundlagen wie Flowraten, resultierende Kraft auf das Gewebe bei verschiedenen Unterdrucken und das Verhalten des PVA-Schwammes unter Vakuumbedingungen ist bisher nichts bekannt.

Material und Methode

Wir haben an einem Vakuumversiegelungs-Modell die Flowraten verschiedener Flüssigkeiten bei jeweils unterschiedlichen Unterdrucken gemessen. Desweiteren haben wir die Kraft, die im Interface Schwamm/Gewebe herrscht, mit einer Druckmeß-Sonde jeweils am Modell und in vivo bestimmt. Zusätzlich wurde der Schwamm unter Vakuumbedingungen mit und ohne Wundsekret fixiert und rasterelektronenmikroskopisch untersucht.

Ergebnisse

Der PVA-Schwamm erreicht ab einem angelegten Unterdruck von 25 kPa seine kleinste Größe. Die Modellversuche zeigten, daß ab 40 kPa und höher dieselben Flowraten erzielt werden. Bei niedrigeren Unterdrucken kam es zu einer deutlichen Verlangsamung des Flow und damit des Abtransportes des Wundsekret. Im Interface Schwamm/Gewebe herrscht nur ein minimaler Druck (bis 20 mm Hg). Lediglich auf harter Unterlage (Knochen) werden proportionale Druckkurven bis zu 100 mm Hg und mehr erreicht. Die REM-Aufnahmen zeigten, daß der Schwamm unter Vakuumbedingungen weiterhin ein System von kommunizierenden Röhren darstellt und in seiner Mikrostruktur genauso wie in seiner Makrostruktur aufgebaut ist (schwammartiger Charakter), der seine Elastizität gewährleistet.

Schlußfolgerungen

Bei Anwendung des Polyvinyl-Alkohol-Schwammes mit eingezogenen Redondrainage der Größe 16er Charriere sollte ein Unterdruck von mindestens 40 kPa angelegt werden, um einer vorzeitigen Verstopfung des Systems vorzubeugen. Dies gilt insbesondere für ausgedehnte Versiegelungen, bei denen Sogpumpen zum Einsatz kommen. Für die Stimulation des Granulationsgewebes konnte keine hohe Flächenpressung des Schwammes nachgewiesen werden. Hier scheint ein anderer Mechanismus (Wasserentzug) vorzuliegen. Die REM-Aufnahmen zeigen, daß unter dem angelegten Vakuum ausreichend große Poren für den Abtransport des Wundsekretes vorhanden sind.

Erfahrungen mit der Vakuumversiegelungstechnik bei der Behandlung von Problemwunden

L. Lindemann-Sperfeld, I. Marintschev, M. Horn und W. Otto, Halle

Zielsetzung

Indikation, Technik, Anwendung und Ergebnisse der Vakuumversiegelung mit Polyvinylschaumstoff bei der Behandlung von Wunden mit Weichteilschäden oder Infekt werden dargestellt.

Kurzfassung

Sei Januar 1995 ist die Methode der Vakuumversiegelung mit Polyvinyl-Alkohol-Schaumstoff Teil unseres Behandlungskonzeptes des infektbedingten und traumatischen Weichteilschadens. Berichtet werden soll über die Behandlungsergebnisse von mehr als 200 Patienten. Die häufigsten Indikationen zur Anwendung der Versiegelungstechnik in unserem Krankengut waren septische Wundheilungsstörungen, wozu auch Problemwunden der Allgemeinchirurgie zählen. Sehr häufig wurde die Versiegelung auch bei chronischen und akuten Infekten nach Osteosynthese angewendet. Bei offenen Frakturen eignet sich die Methode sehr gut zur Primärversorgung des Gewebedefektes mit der Möglichkeit einer unkomplizierten Wundinspektion sowie dem Schutz vor bakterieller Kontamination. Geplante Revisionseingriffe mit weiterem Debridement bei schwerem Weichteilschaden und nachfolgender, erneuter Versiegelung sind problemlos möglich. Die Häufigkeit der Verbandswechsel kann drastisch reduziert werden. Die teilweise längerwierige Behandlung chronischer Infektionen kann intermittierend ambulant durchgeführt werden. Bei anhaltendem Vakuum sowie fehlenden Entzündungszeichen kann die Verbandanordnung etwa 1 Woche belassen werden. Die Zahl der Versiegelungswechsel variierte zwischen einer einmaligen Anwendung und dem 14fachen Wechsel des Versiegelungssystems und betrug im Durchschnitt 5,5. Der Behandlungszeitraum umfaßte durchschnittlich 4,4 Wochen. Der definitive Wundverschluß erfolgte durch Sekundärnaht, Hauttransplantation oder Lappenplastik.

Schwerwiegende Komplikationen wurden von uns nicht beobachtet. Spezifische Kontraindikationen gegen die Anwendung der Versiegelungstechnik sehen wir nicht.

Schlußfolgerung

Die Vakuumversiegelung stellt ein einfaches und sicheres Verfahren für die Lokalbehandlung des infektbedingten sowie traumatischen Weichteilschadens dar und bietet Vorteile hinsichtlich Patientenkomfort, Krankenhaushygiene und Behandlungskosten gegenüber anderen Verfahren der Wundbehandlung.

Die Dermatotraktion zum spannungsfreien Wundverschluß bei Hautdefekten

K. Mader, S. Fabian und D. Pennig, Köln

Zielsetzung

Die Leistungsfähigkeit der Dermatotraktion bei primär nicht verschließbaren Wunden sollte untersucht werden.

Problembeschreibung, Material, Methode, Ergebnisse

Hirshowitz et al. berichteten 1993 über ein Gerät zur Dermatotraktion. Nach Armierung der Wundränder wird mit einem mechanischen Verfahren allmählich die Appoximierung der Wundränder vorgenommen. Die dabei entstehende Spannung wird über einen Druckaufnehmer kontrolliert.

Wir haben 14 Patienten (7 weibl., 7 männlich; Alter 7–71, im Mittel 27,6 Jahre) mittels Dermatotraktion behandelt. Ursachen der Defektwunden waren zweit- bis drittgradig offene Frakturen an Hand, Unterarm und Unterschenkel (9 Patienten), eine Narbenkorrektur nach Verbrennung, ein Fall von Tumorextirpation am Oberschenkel, eine Hautnekrose nach Decollement am Oberschenkel und zwei Fälle nach Fasciotomie bei Kompartmentsyndrom des Unterschenkels. Die Hautdefekte maßen zwischen 6 × 2,5 cm und 20 × 9 cm. Acht der Wunden ließen sich intraoperativ mit einer Traktionszeit zwischen 10 und 45 Minuten primär verschließen. Bei den großflächigeren Wunden wurde die Dermatotraktion mit der „Schnürschuh"-Technik kombiniert.

Nach Dermatotraktion trat in keinem Fall eine Nahtdehiszenz oder Wundrandnekrose auf. Von besonderer Bedeutung ist das Monitoring der Spannung während des allmählichen Wundverschlusses.

Schlußfolgerung

Bei mittelgroßen Defekten ist der Wundverschluß mittels Dermatotraktion ein sicher anwendbares Verfahren, welches Transplantate überflüssig machen kann.

Segen und Fluch der Lappenplastiken

G. Germann, Ludwigshafen

Die schnellstmögliche Wiederherstellung eines stabilen, gut durchbluteten und weitgehend ähnlich strukturierten und texturierten Hautweichteilmantels ist ein therapeutisches Paradigma das durch eine Vielzahl von Studien in den letzen Jahrzehnten zunehmend an Gewicht gewonnen hat. Die Einbindung dieses Prinzips z. B. in das Behandlungskonzept offener Unterschenkelfrakturen hat in großen klinischen Serien zu einer hochsignifikanten Sekung posttraumatischer Osteotiden und Unterschenkelamputationen geführt. Dabei steht außer Frage, daß die Wiederherstellung des Hautweichteilmantels in eine breite Palette komplementärer Maßnahmen eingebunden sein muß; und auch andere therapeutische Neueinführungen, wie z. B. die Illisarow-Methode und die verbesserte Erstversorgung komplexer Frakturmuster zu einer Verbesserung der Ergebnisse geführt haben.Im Folgenden sollen von daher die Vor- und Nachteile der Lappenplastiken, ihre Indikationen, die Wahl des Verfahrens und der Zeitpunkt diskutiert werden.

Wählt man einen algorithmischen Ansatz für die Stufenstrategie der Weichteildeckung, so wird klar, daß viele Defekte sich mit einfachen Mitteln, wie z. B. Spalthauttransplantationen, Sekundärnähten nach vorgelegten Intracutannähten, oder ähnlichen Verfahren, verschließen lassen.

Diese Patienten sind aber primär nicht Zielgruppe von Lappenplastiken oder Vakuumversiegelungen, obwohl in ausgesuchten Fällen die Rekonstruktion eines prinzipiell transplantatfähigen Defektes mit einer Lappenplastik zu deutlich besseren ästhetischen Ergebnisen führen kann. Die Indikationen für Lappenplastiken sind vielmehr komplexe-

B2

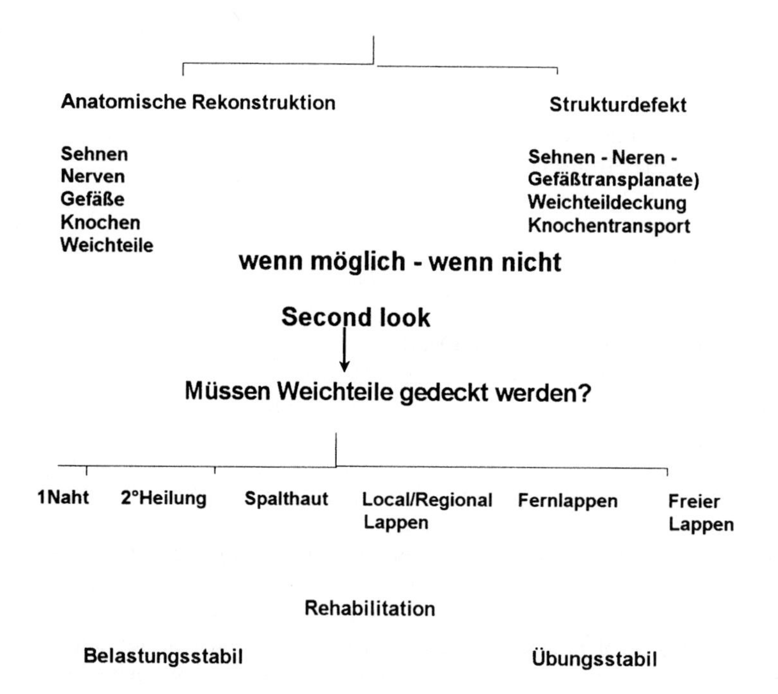

re Defekte mit Verlust mehrerer Gewebestrukturen und dadurch bedingtem Funktionsausfall.

Die Entscheidungsfindung, welche therapeutische Strategie beim Vorliegen eines komplexen Defektes einzuschlagen ist, wird von vielen Faktoren beeinflußt.

Hierzu gehören unter anderem:

1. Beschaffenheit des Defektes (scharfe Verletzung, Quetschverletzung, Friction-burn, Elektroverletzung, etc.)
2. Medizinisches und soziales Profil des Patienten
3. Vorhandene Logistik
4. Individuelle Fähigkeiten des behandelnden Chirurgen

Diese Grundvoraussetzungen müssen dann auf die Zielparameter ausgerichtet werden. Die wichtigsten Zielkriterien sind:

1. Möglichst schnelle, komplette Rekonstruktion (wann immer möglich – einzeitig)
2. Senkung der Behandlungsdauer
3. Damit Senkung der Behandlungskosten und Förderung der sozialen und beruflichen Reintegration der Patienten
4. Baldmöglichste Rehabilitation bei Wiederherstellung funktioneller Strukturen
5. Schaffung langzeitstabiler Lösungen, die evt. Korrektureingriffe am Skelett komplikationsarm ermöglichen
6. Geringstmögliche iatrogene Hebedefektmorbidität durch Vorhalten eines breiten Spektrums an therapeutischen Möglichkeiten

Die Beachtung dieser Zielkriterien erscheint als „conditio sine qua non". Die Vermeidung unnötiger Operationen, bzw. Narkosen, und die Erfüllung der o. g. Parameter, fließen dann zusammen mit denn vorher genannten Voraussetzungen in die Entscheidung ein:

1. Welche Strategie (einzeitig – mehrzeitig)?
2. Welche rekonstruktive Maßnahme?
3. Zu welchem Zeitpunkt?

Zielkriterien

Die o. g. genannten Zielkriterien lassen sich nur mit einer therapeutischen Konzeption erfüllen, die eine frühe, definitive, stabile Rekonstruktion von Form und Funktion mit Lappenplastiken als zentrale Komponente enthält. Die Wundverhältnisse, bzw. auch die Gefäßverhältnisse im Defektgebiet sind zu keinem Zeitpunkt günstiger, sowohl von der Präparation, als auch vom Gefäßanschluß, als in der unmittelbar posttraumatischen Phase. Dies wurde schon sehr früh durch Studien von Godina, aber auch von Cierny bestätigt. Die sog. „posttraumatic vessel-disease" oder „vessel-affection" beginnt erst nach einigen Tagen mit einer zunehmenden Fibrose im Bereich der Gefäßnervenscheiden, die dann das Risiko des mikrovaskulären Anschlusses erhöht. Die Züchtung von Granulationsgewebe, mit welcher Methode auch immer, führt, auch wenn eine physiotherapeutische Übungsbehandlung, z. B. im Bereich der oberen Extremität, durchgeführt wird, zu einer Stimulation der Fibrosierung, die dann in der Phase der zweiten bis sechsten posttraumatischen Woche zu schweren Funktionsstörungen führen kann.

Eine patientenadaptierte Defektrekonstruktion läßt sich aber gerade unter Berücksichtigung der traumabedingten Morbidität, der Fähigkeit größere Eingriffe zu tolerieren, und dem sozialen und medizinischen Profil des Patienten nur dann umsetzen, wenn ein breites Spektrum an rekonstruktiven Maßnahmen beherrscht wird, auf das zurückgegriffen werden kann. Ein Beispiel hierfür wäre z. B. der Patient, der nicht seitlich gelagert werden kann, um einen Lappen aus dem Versorgungsgebiet der Arterie subscapularis zu entnehmen, dennoch eine Defektdeckung mit einem ausreichend großdimensionierten Lappen benötigt. Hier müssen dann andere Lappenplastiken, z. b. von der Vorderseite des Oberschenkels, oder auch der Bauchwand gewählt werden. Werden nur wenige ausgewählte Lappenplastiken beherrscht, so führt dies dazu, daß der Patient eher auf die vorhandenen Möglichkeiten zugeschnitten wird, als das das rekonstruktive Verfahren individuell für den Patienten abgestimmt wird.

„Fluch der Lappenplastik"

Es ist unstreitig, daß komplexe Wiederherstellungsverfahren, wie große Rekonstruktionen des Skeletts, Endoprothetik, oder auch die plastische Chirurgie der Weichteildeckung mit Komplikationen einhergehen. Die Komplikationsraten sind engstens korreliert mit der Erfahrung der Institution und des behandelnden Chirurgen und von daher nur schwer zu verallgemeinern. Vergleiche lassen sich nur zwischen Zentren ähnlicher Größe und Qualität ziehen. Bei der „Lappenchirurgie" sind im wesentlichen zwei potentielle Komplikationsmöglickeiten präsent:

1. Das Mißlingen des rekonstruktiven Eingriffs mit
   A) Fehlschlagen des Operationsziels oder im günstigsten Falle
   B) Erreichen des Operationsziels trotz des Fehlschlagens der primären Rekonstruktion oder
2. Komplikationen von Seiten des Hebedefektes mit Hämatom, Wundheilungsstörung oder Funktionsausfall

Die Erfolgsrate für mikrochirurgische Lappenplastiken nach Trauma liegen heute in guten Zentren zwischen 92 und 98%. Die Erfolgsrate ist damit deutlich höher als viele vergleichbare komplexe Verfahren, wie z. B. osteosynthetische Versorgung von Beckenfrakturen, oder auch Bereiche der Endoprothetik, sofern man hier zu den Komplikationen auch Prothesenlockerung, Fraktur der prothesentragenden Knochen, etc., rechnet. Im Vergleich zu allgemeinchirurgischen Eingriffen, wie Magenresektionen, Pankreasresektionen oder ähnliches, ist die Erfolgsrate signifikant erhöht. Innerhalb dieses rekonstruktiven Segmentes ist eine eindeutige Korrelation zwischen der Erfahrung mit bestimmten Lappentechniken und der klinischen Erfolgsrate gegeben, wobei die Gesamtzahl der durchgeführten Eingriffe die wichtigste prognostische Komponente darstellt.

Der Verlust, bzw. das Fehlschlagen einer Lappenplastik ist die schwerwiegenste Komplikation und wird in der überwiegenden Mehrzahl der Fälle durch eine Thrombose der Anschlußgefäße verursacht. In seltenen Fällen kann eine unter dem Lappen aufflammende Infektion zum Verlust führen. Ein intensives Lappenmonitoring in der unmittelbaren postoperativen Phase ist unerläßlich. Eine rechtzeitige Revision ermöglicht hier die erfolgreichere „Rettung" des Lappens in über 2/3 der Fälle. Die Revisionsrate bei Traumarekonstruktionen ist mit 8 bis 12% zu beziffern.

Bei ca. 10% der Patienten ist, auch nach Fehlschlagen einer Lappenplastik, nicht zwangsläufig der Verlust der entsprechenden Extremität indiziert. Vielfach hat der biologische Verband in wenigen Tagen für ein Granulationsbett gesorgt, die dann zwar eine langfristig instabile Narbe produziert, aber primär eine Extremitätenerhaltung ermöglicht. Hier muß dann zu einem späteren Zeitpunkt bei Wund- oder Narbeninstabilitäten ein sekundär-rekonstruktiver Eingriff durchgeführt werden. Vielfach besteht auch die Möglichkeit eines Revisionseingriffes mit einem erneuten mikrochirurgischen Lappentransfer, um das gesteckte Operationsziel doch zu erreichen.

Die Operationszeit, der begleitende Blutverlust, und die Gesamtbelastung des Patienten sind heute eigentlich bei sorgfältiger präoperativer Evaluation nicht mehr als limitierende Faktoren für den Einsatz dieser Techniken anzusehen.

„Segen" der Lappenplastiken

Zusammenfassend ist zu sagen, daß die modernen Techniken der Lappenplastiken uns Möglichkeiten der verantwortungsvollen, patientenfreundlichen Behandlungsstrategien an die Hand gegeben haben. Mit signifikant kürzeren Liegezeiten als früher, können auch komplexe Weichteildefekte heute stabil verschlossen werden. Das Argument, daß man Patienten „eine große Operation" ersparen will, ist bei der mittlerweile erreichten hohen Zuverlässigkeit irrelevant. Vielmehr ist es im Zeitalter zunehmenden Kostendrucks unverantwortlich, Patienten über viele Wochen stationär zu behandeln, um dann nach wiederholten Narkosen, Verbandwechseln, und vielfach auch Schmerzen, Defektdeckungen zu erzielen, die in ihrer Stabilität transplantierten Brandwunden entsprechen, deren Langzeitproblematik hinreichend bekannt ist.

Lappenplastiken ermöglichen darüber hinaus die komplikationslose Durchführung evtl. sekundärer Korrekturen am Skelett und bieten ideale Leitlager für die funktionsverbessernde Eingriffe, wie Sehnenrekonstruktionen, etc.

Natürlich dürfen auch diese Optionen nicht als starres Dogma angewendet werden. Die Möglichkeit der Lappenplastik ist vielmehr eingebettet in ein strategisches Gesamtkonzept, das vor allem das Profil des Patienten zu berücksichtigen hat; dort aber an vorderster Stelle.

Stellenwert des Radialislappen bei der Defektdeckung der oberen und unteren Extremität

R. Friedel, C. Dorow und E. Markgraf, Jena

Zielsetzung

Welche Bedeutung hat die Spenderpathologie für den Patienten?

Problembeschreibung, Material, Methode, Ergebnisse

Der Radialislappen eignet sich für ausgedehnte Defekt des Fußes, der Hohlhand, des Handrückens und der 1. Kommissur als primärere oder sekundärer gestielter faszio-cutaner Lappen. Beim freien Transfer kann eine Resensibilisierung durch die Nn. cutanei antebrachii medialis und lateralis erfolgen. In den letzten Jahren ist diese Methode auf Grund der beschriebenen Spenderpathologie zunehmend durch andere Lappenplastiken, wie Parascapularlappen oder lateraler Oberarmlappen ersetzt worden.

In einem Zeitraum von 1990–1997 wurden insgesamt 23 Radialislappen zur primären oder sekundären Deckung von Extremitätendefekten bei 18 Männern und 5. Frauen verwendet. An der Hand wurden insgesamt 12 Lappen, am Fuß 8 Lappen und am Unterschenkel 3 Lappen angelegt. Bei 2 komplexen Handverletzungen erfolgte die primäre

Deckung mit gestielten Insellappen. Von den 23 durchgeführten Plastiken wurde zur Rekonstruktion der Gefäßstrecke 4 mal ein Radialisdurchflußlappen verwendet. In 2 Fällen erfolgte die Deckung von Tumordefekten (Hand, Ferse). An postoperativen Komplikationen wurden in 2 Fällen arterielle Thrombosen beobachtet. Das in der Literatur beschriebene postoperative Lymphödem konnten wir in keinem Falle finden.

60% der Patienten wurden in einem Zeitraum von 1–5 Jahren nachuntersucht. Von allen Patienten konnte der sogenannte DASH (Disability arm and shoulder)-Fragebogen zur Auswertung herangezogen werden. In keinem Falle ergab sich eine für den Patienten bedeutende Funktionseinschränkung infolge des Entnahmedefektes. Ein Patient wünschte die Narbenkorrektur aus ästhetischen Gründen. Eine Kälteintolleranz auf Grund des Fehlens der A.radialis wurde in keinem Falle beobachtet.

Konstante Anatomie, einfache Operationstechnik, Mehrkomponententransplantation mit Wiederherstellung von Gefäßdefekten sowie die Möglichkeit des sensiblen Anschlusses machen den Radialislappen zu einem hervorragenden Instrument in der primären und sekundären Weichteildeckung nach Traumen und Tumorresektionen. Die Spenderpathologie ist bei suffizienter primärer Defektdeckung der Entnahmestelle mit nicht gemashter Spalthaut zu vernachlässigen.

Weichteilverschluß mit neurovaskulären Lappenplastiken im Bereich der unteren Extremität

B. Hartmann, J.-P. Stahl und R. Schnettler, Gießen

Problemstellung

Während große Hautweichteildefekte im Bereich der unteren Extremität durch freie mikrovaskulär angeschlossene Transplantate bzw. durch lokale Muskellappen verschlossen werden, stellen gerade kleinere Hautweichteildefekte im Bereich der Tuberositas tibiae bzw. im Bereich des distalen Unterschenkels eine schwierige Indikation zur plastischen Deckung dar.

Methode

Anatomische Studien zeigen ein den sensiblen Nerven des Unterschenkels (Nervus saphenus, Nervus suralis, Nervus fibularis) folgendes Gefäßnetz mit zahlreichen Anastomosen zum suprafaszikulären Gefäßbett sowie nutritiven Gefäßen zur darüberliegenden Haut. Es lassen sich sowohl proximal, als auch distal gestielte fasziokutane Lappen, Insellappenplastiken sowie adipofasziale Turn-over-Lappen entlang dieser Gefäßachsen heben. Dabei reicht der Schwenkradius proximal bis auf die Tuberositas tibiae und die Ventralseite des Kniegelenkes und distal bis auf die Knöchel- und sogar die Fersenregion.

Patienten/Ergebnisse

Von Mai 97 bis November 97 wurden 6 männliche Patienten (Durchschnittsalter 64,8 Jahre) mittels unterschiedlicher neurovaskulärer Lappenplastiken versorgt. Die Defektgröße lag zwischen 3 cm × 4 cm und 6 cm × 8 cm. Dabei wurden zwei proximal gestielte Saphenuslappen, ein proximal gestielter Saphenusinsellappen, ein distal gestielter Suralisinsellappen sowie ein distal gestielter adipofaszialer Suralis-turn-over-Lappen verwendet. Es kam lediglich zu einem Teilverlust des Suralisinsellappen. Die übrigen Lappenplastiken heilten regelrecht ein. Die mit Spalthaut versorgten Hebedefekte heilten komplikationslos.

Schlußfolgerung

Die Deckung kleiner Hautweichteildefekte im Bereich des Unterschenkels mittels lokalen Muskellappen führt aufgrund der Dicke der gehobenen Lappen zu funktionellen sowie kosmetischen Problemen. Frei übertragene mikrovaskulär angeschlossene Transplantate stellen einen nicht unerheblichen operativen Aufwand dar. Die suprafaszialen Gefäßachsen in Begleitung der oberflächlichen Unterschenkelnerven lassen sowohl proximal wie auch distal gestielte Lappenplastiken mit einer großen Variationsbreite zu.

Die vorgestellten neurovaskulären Lappenplastiken stellen hier eine wertvolle therapeutische Alternative mit brauchbarer Zuverlässigkeit und vertretbaren operativen Aufwand dar.

Der distal gestielte A. suralis Insellappen zum Weichteilverschluß an Unterschenkel und Fuß

O. Kauder, M. Peter und W. G. Steinmetz, Würzburg

Zielsetzung

Weichgewebsverschluß an Unterschenkel und Fuß unter Erhalt der großen Gefäßstämme.

Kurzfassung

Der distal gestielte A. suralis Insellappen wurde zuerst von Masquelet et al. als distal gestielter neuro-kutaner Lappen beschrieben. Dies ist ein faszio-cutaner „axial-pattern-flap" Typ I nach Mathes und Nahai. Der Lappen wird durch die vaskuläre Achse des suralen Gefäß-Nerven-Bündels versorgt. Über eine anatomisch konstante Anastomose zur A. fibularis, 5–6 cm proximal des Malleolus lateralis, erhält der Lappen einer retrograde arterielle Perfusion. Die Drainage erfolgt über ein feines Venengeflecht, welches den N. suralis umgibt.

Der Nerv selbst wird bei der Hebung des Lappens geopfert.

Wird der Lappen kleiner als 3 × 4 cm dimensioniert, läßt sich der Hebedefekt direkt verschließen. Lappengrößen bis zu 10 × 13 cm sind von anderen Autoren beschrieben.

Die Indikation, operative Technik und Ergebnisse von 7 A. suralis Insellappen bei 7 Patienten im Alter von 30 bis 70 Jahren, mit Weichteildefekten zwischen der Mitte des Unterschenkels und distaler Fußwurzelreihe werden beschrieben.

Problembeschreibung

Der Weichteildefekt an Unterschenkel und Fuß ist ein Problemdefekt, da oft eigenständig versorgtes Gewebe zum Defektverschluß benötigt wird. Unter Schonung der großen Gefäßstämme kann mit dem distal gestielten A. suralis Insellappen ein suffizienter Defektverschluß in dieser Problemregion erreicht werden.

Schlußfolgerung

Nach unserer, noch begrenzten Erfahrung, stellt dieser Lappen eine einfache, schnell durchführbare Möglichkeit zur Verfügung, Weichteildefekte in dieser Problemregion mit durchblutetem Gewebe zu verschließen. Dabei werden die großen Gefäße geschont, und der Hebedefekt ist oftmals direkt zu verschließen.

Unsere Ergebnisse deuten auf eine zwar recht hohe Inzidenz von Epithelnekrosen hin, diese ist jedoch auf einfache Weise durch ein sekundäres Spalthauttransplantat auf sicherem Transplatatbett zu korrigieren.

Schulterschmerz nach Trauma

Ultraschalluntersuchung des Schultergelenks

A. Hedtmann und H. Fett, Hamburg

Die Domäne der Ultraschalldiagnostik sind die Weichteilveränderungen der Schulter an der Rotatorenmanschette, langen Bizepssehne und der Bursa subacromialis. Zudem sind Stellungs-relationen von Knochen einfach zu erfassen, wie zum Beispiel bei (Sub-) Luxationen des AC- oder SC-Gelenkes. Dementsprechend sind die Hauptindikationen der Sonografie bei Verletzungen a) die Darstellung posttraumatischer und/oder eventuell vorbestehender degenerativer Veränderungen an Rotatorenmanschette, langer Bizepssehne und Bursen. b) Darstellungen von Humeruskopfkortikalisdefekten, hauptsächlich der Hill-Sachs-Defekte nach Schulterluxationen, sowie bei Humeruskopfnekrosen. c) die Darstellung von Kapselverdickungen und Stellungsveränderungen am AC-Gelenk sowie die posttraumatischen Schäden der Deltotrapezoidfaszie bei höhergradigen ACG-Sprengungen (Rockwood IV und V). Analoge Veränderungen am SC-Gelenk sind ebenfalls nachweisbar. In der Instabilitätsdiagnostik ist die Sonografie dem Arthro-CT und MRT unterlegen. Nur sonografisch besteht die Möglichkeit, im Echtzeitverfahren am bewegten Gelenk zu untersuchen.

Apparative Voraussetzungen: Technischer Standard ist heute ein hochauflösender 7,5-MHz-Linearschallkopf, besser noch ein 10-MHz-Kopf.

Schallkopfpositionen: Etabliert sind 2 annähernd rechtwinklig zueinander stehende, an der korakoakromialen Linie orientierte Positionen für die subakromiale Pathologie mit bedarfsabhängig zusätzlichen Positionen dorsal und ventral quer.

Das AC-Gelenk wird mit einer superioren Schallkopfposition annähernd orthograd zum Gelenkspalt abgebildet. Eine wie sonst übliche Darstellung im rechten Winkel zu dieser Position erbringt keine zusätzlichen Informationen über das Gelenk, jedoch zuverlässige Aussagen über die Fascia deltotrapezoidea.

Pathologische Befunde: Pathologische Befunde an der Bursa subacro-mialis und der RM werden unterschieden in *formale Veränderungen* und *Strukturveränderungen* (Echogenitätsveränderungen).

Formale Veränderungen: Kaliberschwankungen von Bursa und RM, Stufenbildungen der Bursa oder RM, Konturumkehr der Bursagrenze, fehlende Darstellung der RM.

Strukturelle Veränderungen (sog. Echokriterien) bezeichnen Abweichungen in der Echogenität der Rotatorenmanschette mit fokal echoarmen (hypoechogene) oder echoreichen (hyper-echogene) Zonen, die auch in Kombination vorkommen können.

Die wichtigsten Abnormitäten sind

1. Verbreiterung der normalerweise 1- max. 2 mm dicken Bursa subacromialis als Ausdruck von Erguß oder chronischer Bursitis.
2. Stufenbildung/Unterbrechung: Im normalerweise harmonisch kra-nial-konvex gekrümmten Verlauf der Bursagrenzkontur tritt eine Stufe oder aber Unterbrechung auf als Zeichen eines Rotatorendefektes.
3. Konturumkehr bezeichnet die konvex-konkave Formveränderung der Bursagrenzschicht über einem Total- oder Partialdefekt der RM, die für einen RM-Defekt beweisend ist.

Rotatorenmanschettenveränderungen

Formale Veränderungen: 1. Verschmälerung der RM findet man sowohl bei Partialrupturen wie auch in den Randzonen von Totalrupturen. 2. Kalibersprung der RM: Abrupte Verminderung der Manschettendicke, die beweisend für einen Defekt ist. Der Befund kann bei Partial- wie auch bei Totalrupturen erhoben werden. 3. Fehlende Darstellung der RM: In solchen Fällen liegt der M. deltoideus direkt auf dem Humeruskopf. Dies ist die typische Darstellung ausgedehnter Mehr-Sehnen-RM-Defekte. 4. Verbreiterung der Rotatorenmanschette wird posttraumatisch sowie bei tendinitischen Schwellungen gefunden.

Strukturelle Veränderungen (Echoveränderungen) der RM

1. Inhomogenität des Echomusters tritt mit zunehmendem Alter häufiger auf.
2. Echoarme (hypoechogene) Zonen entsprechen fokalen Defekten der Rotatorenmanschette meist Totalrupturen, seltener um Partialrupturen.
3. Die echoreiche (hyperechogene) Zone: Man findet sie bei Partialrupturen oder aber den Randzonen von Totalrupturen sowie bei Verkalkungen.

Lange Bizepssehne: Hier finden sich als pathologische Befunde:

1. Verbreiterung, makroskopisch einer tendinitischen Schwellung entsprechend, oft mit Auffaserungen. Als signifikanter Befund wird eine Querschnittsvergrößerung im orthograden Schnitt um mehr als 1/3 gewertet wird.
2. Echoarmer Hof („Halo“) durch begleitende Tenosynovitis und Synovitis der Übergangszone der Rotatorenmanschette bzw. der den Sulkus bedeckenden Strukturen.
3. Verschmälerungen und fehlende Darstellung entsprechen Partial- bzw. Totaldefekten der langen Bizepsehne.

Kriterien zur Differenzierung traumatischer und degenerativer Rotatorenmanschettenrupturen/-Defekte

Es gibt kein absolut sicheres, sonografisches Kriterium, aus dem eine eindeutige traumatische Verursachung abgeleitet werden kann. Es gibt jedoch einige relativ zuverlässige Anhaltspunkte zur Differenzierung, die hier genannt werden können:

1. Wandverdickungen der Bursa ohne Erguß im Bursaspalt entsprechen reaktiven Reizzuständen bei degenerativen Veränderungen, ggf. auch älteren traumatische Läsionen. Kurz nach einem Trauma sind sie selten.
2. Die Konturumkehr setzt morphologisch eine Stumpfretraktion voraus. Eine Konturumkehr als Erstbefund sofort oder kurz nach einem Trauma spricht gegen die traumatische Verursachung.
3. Wenn in der Pos. II ein relativ langer peripherer Stumpf am Tub. majus von mind. 1 cm vorliegt, befindet sich die Ruptur in der kritischen Zone, somit am Hauptort degenerativer Veränderungen.
4. Stufenbildungen finden sich vorwiegend bei degenerativen Defekten der Rotatorenmanschette, weniger bei frischen traumatischen Läsionen, da der Befund in der Regel eine Kaliberdifferenz zwischen den beiden Stümpfen der Rotatorenmanschette voraussetzt, die Folge einer Degeneration und Stumpfretraktion ist. Alte traumatisch verursachte Defekte können aussehen wie degenerativ entstandene.
5. Deutliche Verschmälerungen der Stumpfenden bei nur kurz zurückliegenden Unfallereignissen legen nahe, daß hier bereits vor dem Unfall zumindest eine Partialruptur oder aber auch eine Totalruptur vorgelegen hat. Diese ist dann bei dem Unfall entweder zur Totalruptur komplettiert oder vergrößert worden.
6. Mit Ausnahme von Schulterluxationen ist ein zerreißungsadäquates Unfallereignis aufgrund der einwirkenden Kraftvektoren sowie der selbst rißbegrenzenden Textur der Sehnen der RM (Cook-Gordon-Effekt) in der Regel nur geeignet, eine Sehne zu zerreißen. Große 2-, 3- oder sogar 4- Sehnen-Rupturen sprechen für einen wesentlichen Teilfaktor vorbestehender degenerativer Veränderungen.
7. Isolierte Subskapularisrupturen sind mehrheitlich traumatisch entstanden. Degenerativ bedingt sind extrem selten.
8. Wenn sich nach einem Trauma inital sehr kleine Rupturen rasch vergrößern durch Retraktion der Stümpfe, so spricht dies für eine fortgeschrittene Sehnendegeneration.

Ergebnisse der Schultersonografie: Ausgewertet wurden 1227 Operationen an der Rotatorenmanschette und im subakromialen Raum mit 425 RM-Defekten/Rupturen: Beteiligung einzelner Sehnen an Defekten: Supraspinatus: 95,8%; Infraspinatus 39,3%; Subskapularis 10,1%; Läsionen der langen Bizepssehne bestanden bei 33,6% aller RM-Defekt mit klarer Korrelation zur Größe: 25,9% bei isolierten Supraspinatusrupturen,

68,8% bei 3-Sehnen-Rupturen von Supra- und Infraspinatus sowie des Subskapularis. Die Häufigkeit einzelner Kriterien bei 425 operierten Rotatorenmanschettendefekten/rupturen unter 1227 subakromialen Eingriffen ist in der Tab. 1 dargestellt.

Die Sensitivität für die Feststellung eines Rotatorenman-schettendefektes betrug 95,3%, bei Totalrupturen 97,3% und bei Partialrupturen von mindestens 1/3 der Manschettendicke 91,0%. Falsch negative Befunde wurden in 1,6% erhoben, falsch positive in 3,5%. Die Gesamtgenauigkeit betrug für alle Formen der Defekte 94,9%.

Tabelle 1. Häufigkeit sonografischer Kriterien bei Partial- und Totaldefekten und -rupturen der Rotatorenmanschette

Kriterium	Totalruptur (n=292)	Partialruptur (n=133)
Bursa: Stufe/Unterbrechung	10,6%	9,0%
Bursa: Konturumkehr	16,1%	10,5%
Verschmälerung der RM	34,6%	46,6%
Echoarme Zone	24,6%	44,4%
Echoreiche Zone	8,2%	22,6%
Fehlende RM-Darstellung	34,9%	5,2%
Dynamisch: Wulstung/Einziehung	70,2%	41,4%

Kann die Sonographie des AC-Gelenkes die Röntgendiagnostik reduzieren? – Eine experimentelle Studie

K. F. Hopf, J. Richter, A. Pommerund G. Muhr, Bochum

Problematik

Das schmerzhafte Acromioclaviculargelenk (ACG) ist nach Trauma durch bildgebende Untersuchungen abzuklären. Die Betroffenen sind oft jung, so daß eine Reduktion der Röntgenbelastung, insbesondere der Panoramaaufnahmen, sinnvoll ist. Da die Aussagen der Sonographie zur Diagnostik von AC-Gelenksverletzungen nicht gesichert sind, haben wird diese Fragestellung experimentell untersucht.

Material und Methode

Drei Leichenpräparate des Schultergürtels (proximaler Oberarm, Glenohumeral- und AC-Gelenk, Clavicula und Scapula) mit intakten Ligamenten und Bändern bildeten das Untersuchungsmaterial. Nach Ablösung der Muskulatur wurden die Knochen-Band-präparate so in ein Wasserbad gestellt, daß die Ultraschalluntersuchung mit einem 5 MHz Linearscan von kranial möglich war. An der lateralen Clavicula wurde mit ca. 10 N gezogen (Simulation des Muskelzuges). Die Sonographie erfolgte anschließend am intakten und pathologisch Veränderten AC-Gelenk im Längsschnitt. Hierzu wurde zunächst die Kapsel (Rockwood I), dann ein Teil der korakoclaviculären Bänder (RW II) und schließlich alle Ligamente durchtrennt (RW III). Die dorsale Dislokation simulierte den Typ IV und die ventro-kaudale Verschiebung der lateralen Clavicula den Typ VI.

Ergebnisse

Im kranialen Längsschnitt konnten die laterale Clavicula, die Kapsel des AC-Gelenkes und das angrenzende Acromion sicher voneinander differenziert werden. Der Gelenkspalt war am intakten Präparat aufgrund der physiologischen Neigung nicht vollständig darstellbar. Eine sicher reproduzierbare Standardebene konnte nicht gefunden werden, so daß die Distanzmessung der Gelenkspaltöffnung von ventral nach dorsal um wenige Millimeter differierte. Die Traktion führte in dieser Situation zu keiner Befundänderung. Die Inzision der Gelenkkapsel führte unter Traktion nur zu einer sehr geringen Kranialisierung der Clavicula von 2–3 mm. Die Gelenkspaltöffnung wurde im Durchschnitt 2–3 mm weiter. Die RW II-Verletzung begrenzte die Kranialisierung auf 5 mm und erst eine komplette Banddurchtrennung ließ das laterale Claviculaende gegenüber dem Acromion um ca. 10 mm dislozieren. Die Darstellung der hinteren und vorderen Claviculaverrenkung war sonographisch gut möglich.

Schlußfolgerungen

Der kraniale Längsschnitt über dem AC-Gelenk ist mit geringen Einschränkungen sicher durchführbar. Bei vergleichbarer Einstellung geben die Diastase des Gelenköffnung und die vertikale Dislokation der lateralen Clavicula zum Acromion Anhalte über das Verletzungsmuster. Die experimentellen AC-Gelenksverletzungen vom Typ RW I, II, III, IV und VI können im Ultraschallbild differenziert werden. Die Sonographie kann deshalb in der klinischen Diagnostik besonders bei Frauen und Kindern röntgenstrahlenbelastende Panoramaaufnahmen ersetzen.

Schulterschmerz nach Trauma – Beitrag der MRT

K. Bohndorf, Augsburg

Die Indikationen zum Einsatz der bildgebenden Diagnostik zur Abklärung des chronischen Schmerzes nach bekanntem Schultertrauma umfaßt vier größere Fragenkomplexe:

1. Fehlstellungen der knöchernen Gelenkpartien
2. Okkulte Frakturen
3. Glenohumerale Instabilität
4. Muskelavulsionen und Rupturen einschließlich der Rotatorenmanschettenruptur

1. Posttraumatische und postoperative Fehlstellungen der knöchernen Gelenkpartien sind nicht selten Folge stattgehabter und auch operativ versorgter Frakturen des Schultergelenkes, speziell von Scapulafrakturen, Oberarmkopf-Frakturen und Clavikulafrakturen. Die Beurteilung entsprechender Fehlstellungen ist mittels der MRT möglich, wird jedoch in der Regel nur Nebenprodukt einer komplexen Abklärung des Schulter-

gelenkes mittels der MRT sein. Die Computertomographie ist, sofern nicht die Nativdiagnostik hier ausreichende Informationen liefert, weiterhin die Methode der Wahl. Die Computertomographie wird zudem heute ergänzt durch 2D-Reformatierungen und Darstellungen der knöchernen Anteile des Schultergelenkes mittels 3D-Techniken.

2. Bei der Entdeckung okkulter Frakturen hat sich die MR-Tomographie als beste Methode in allen Skelettabschnitten bewährt, da sie wie die Knochenszintigraphie über eine sehr hohe Nachweisrate verfügt und als zusätzlichen Vorteil die eindeutige Zuordnung der Läsion als Fraktur einschließlich ihrer anatomischen Zuordnung erlaubt. Dies gilt auch für das Schultergelenk, hier speziell für Abrisse des Tuberculum major, die röntgenologisch im Einzelfall im Rahmen der Primärdiagnostik übersehen werden.
   Die MRT wird nicht eingesetzt zur exakten Lage- und Ausdehnungsbestimmung der Hill-Sachs-Läsion. Diese Läsion wird jedoch regelmäßig im Rahmen der kompletten Abklärung bei chronischen Schmerzen gesehen und ist MR-tomographisch eindeutig als solche zu identifizieren.

3. Glenohumerale Instabilität. Die MR-Tomographie hat sich zur umfassenden Abklärung des Schmerzes als Folge der posttraumatischen glenohumeralen Instabilität erst in den letzten Jahren durchgesetzt. Zwei Entwicklungen sind dafür verantwortlich, daß die primär enttäuschenden Ergebnisse zur Beurteilung der labralen Anatomie, der Bandstrukturen, der Kapselverletzungen überwunden werden konnten. Einerseits hat sich durch verbesserte Spulentechnologie und neue Sequenzen die Bildqualität in den letzten Jahren unter Verwendung der Hochfeldtechnologie (1,5 Tesla) deutlich gebessert. Die wesentliche Entwicklung war jedoch der Rückgriff auf die Arthrographie, die jetzt praktisch als MR-Arthrographie die normale MR-Untersuchung der Schulter ohne Distension durch Flüssigkeit zur Abklärung der glenohumeralen Instabilität abgelöst hat. Geringe Mengen gadoliniumhaltigen Kontrastmittels werden mit Kochsalz gemischt und in üblicher Weise, vergleichbar mit der CT-Arthrographie, allerdings ohne Luft, intraartikulär injiziert. Die sog. indirekte MR-Arthrographie (intravenöse Kon-trastmittelgabe und Untersuchung des Gelenkes, nachdem das Kontrastmittel in das Gelenkkavum diffundiert ist), hat sich bisher nicht durchgesetzt, da der Distensionseffekt sich als entscheidend zur Beurteilung der Kapsel und der Bän-der herausgestellt hat. Auch die Beurteilung der labralen Strukturen wird durch die ausreichende Applikation von Flüssigkeit (minimal 15 ml) verbessert. Der Vorteil der MR-Arthrographie im Vergleich zur CT-Arthrographie liegt darin, daß die labralen Strukturen anteroinferior sowie am Oberrand des Glenoides aufgrund der koronaren Schnittebene günstiger dargestellt werden können, obwohl heute moderne Reformatierungstechniken in der Computertomographie dies prinzipiell auch ermöglichen. Zusätzlich ist mittels MRT die Rotatorenmanschette suffizient zu beurteilen. Auch die weitere Abklärung muskulöser Veränderungen (siehe unten) innerhalb einer Untersuchung ist sicher ein Vorteil gegenüber der CT-Arthrographie.
   Die Zusammenfassung der verschiedenen Studien seit 1994 zeigt, daß mittels der MR-Tomographie der Nachweis von Läsionen der glenohumeralen Ligamente eine neue Dimension erreicht hat. Sensitivitäten zwischen 88 und 100% sowie Spezifitäten zwischen 88 und 100%, so beim Nachweis von Rissen in den verschiedenen glenohumeralen Ligamenten, werden in der Literatur beschrieben. Ähnliche optimistische Werte liegen vor beim Nachweis von labralen Einrissen (superior, inferior, anterior und posterior). Hier werden ebenfalls Sensitivitäten und Spezifitäten zwischen 86 und 100% angegeben. Auch wenn diese Angaben unter Berücksichtigung der eigenen Erfahrungen mit einer gewissen Vorsicht zu betrachten sind, ist ohne Zweifel die MR-Arthrographie in

der Hand des Erfahrenen ein sehr wertvolles Instrument, um die Ursachen der glenohumeralen Instabilität zu erfassen. Es gibt jedoch keinen Zweifel, daß die Arthroskopie bei diesen Fragestellungen, auch aufgrund der längeren Erfahrungen bei der Anwendung dieser Technik, weiterhin als Goldstandard angesehen werden muß. Insbesondere liegen kaum vergleichende Studien vor, die zeigen, ob die MR-Arthrographie in der Lage ist, ähnlich der Arthroskopie, nicht nur verschiedene Pathologien zu entdecken, sondern insbesondere eine exakte Klassifikation der Instabilitätsbefunde am ligamentären und Kapsellabrumkomplex zu erlauben.

4. Muskelavulsionen und auch die Rotatorenmanschettenruptur sind keine seltene Ursache des chronischen Schulterschmerzes nach Trauma.
   Der Nachweis von Avulsionsfrakturen der Supraspinatussehne am Tuberculum major ist MR-tomographisch genauso wie ein Abriß des M. subscapularis eindeutig zu erkennen. Die Diagnose einer kompletten Rotatorenmanschettenruptur gelingt MR-tomographisch häufig auch ohne begleitende Arthrographie, wird jedoch durch letztere einfacher und genauer gestellt. Wird eine komplette Rotatorenmanschette gesehen, muß diese hinsichtlich ihrer Größe und ihrer Lokalisation genauer definiert werden, da dies in der Regel therapeutisch relevant ist. Es gelingt, die Defekte entsprechend der arthroskopischen Klassifikationen (bis 1 cm, bis 3 cm und größer als 3 cm) nach eigener Erfahrung relativ sicher zu klassifizieren, wenn die MRT mit der Arthrographie kombiniert wird.
   Teilrupturen der Rotatorenmanschette sind MR-tomographisch nur schwer von intratendinösen, als degenerativ anzusehenden Signalveränderungen zu trennen. Die MR-Arthrographie erlaubt hier allerdings ebenfalls eine Verbesserung der Darstellung, zumindest der gelenkseitigen Anteile der Rotatorenmanschetten. Die bursaseitigen Einrisse der Rotatorenmanschette entgehen naturgemäß auch bei Anwendung der MR-Arthrographie

B3

Arthro-CT versus MRT in der Diagnostik von Begleitverletzungen nach Schulterluxation

B. Behnke, D. Großner, H. v. Kroge, G. Krupski und J. M. Rueger, Hamburg

Kurzfassung

Nach einer traumatischen Schulterluxation treten in Abhängigkeit zu Alter und Aktivität des Patienten in 50–94% Rezidive auf. Beim jungen Patienten ist daher für eine frühzeitige, befundorientierte Therapie die exakte Darstellung von spezifischen Begleitverletzungen am Schultergelenk von großer Bedeutung.

In einer retrospektiven Analyse haben wir aus dem Gesamtkollektiv der Schulterluxationen unserer Klinik diejenigen ausgewählt, die sich einer erweiterten Diagnostik und Therapie unterzogen, und an ihnen die diagnostische Wertigkeit von Arthro-CT (N = 43) und MRT (N = 8) gemessen an der Arthroskopie untersucht. Zur Auswertung kamen knöcherne (Hill-Sachs-Delle, knöcherne Bankartläsion) und nicht-knöcherne (Labrumläsionen, Kapselrupturen) Läsionen. Knöcherne Läsionen wurden in klarer Überlegenheit zum konventionellen Röntgen (Sensitivität 70–85%, Spezifität 61–89%) mit einer zufriedenstellenden Wertigkeit vom Arthro-CT (Sensitivität 93–100%, Spezifität 79–97%), besser noch vom MRT (Sensitivität 100%, Spezifität 83–100%) erkannt. In der Diagnostik nicht-knöcherner Läsionen war die Spezifität von Arthro-CT (87-100%) und MRT (83–100%) vergleichbar, während hier in der Sensitivität das MRT (100%) dem Arthro-CT (67–80%) deutlich überlegen war.

Vor Auswahl der diagnostischen Methode bleibt jedoch in Bezug auf die therapeutische Konsequenz das Alter bzw. die Aktivität des Patienten und die damit verbundene Reluxationswahrscheinlichkeit streng zu berücksichtigen.

Die arthroskopisch gestützte Osteosynthese von Glenoidfrakturen – ein weichteilschonendes Verfahren

A. Schmidt, M. Sangmeister, K. Lange und S. Jehmlich, Minden

Zielsetzung

Vorstellung eines neuen operativen Verfahrens zur Osteosynthese von Glenoidfrakturen

Kurzfassung

Die arthroskopisch gestütze Osteosynthese von Humeruskopf- und Tibiakopffrakturen ist bereits ein klinisches Routineverfahren, über Glenoidfrakturen liegen nach aktueller Recherche mit Ausnahme der Bankart- Verschraubung keine Literaturberichte vor. Wir führten die arthroskopisch gestützte Osteosynthese von Glenoidfrakturen bisher an zwei Patienten erfolgreich durch. Intraoperatives Vorgehen, Nachbehandlung und Halbjahres – Nachuntersuchungsergebnisse werden vorgestellt.

Problembeschreibung, Material, Methode, Ergebnisse

Glenoidfrakturen sind seltene Verletzungen. Ihre Versorgung erfolgt über ventrale und dorsale Zugänge mit zum Teil umfangreicher Weichteilmobilisation und entsprechend hohem Komplikationsrisiko. Die arthroskopisch gestützte Osteosynthese von Tibiakopf- und Humeruskopffrakturen sowie der Bankart-Läsion ist bereits ein klinisches Routineverfahren. Die Vorteile dieser Verfahren liegen in der Schonung von Kapsel-Band-Strukturen, der Erhaltung der Propriozeption, rascher Rehabilitation sowie geringen Infektraten. Es erscheint daher naheligend dieses Vorgehen in geeigneten Fällen auf Glenoidfrakturen anzuwenden. Hierüber liegen nach aktueller Medline-Recherche keine Literaturberichte vor.

Wir berichten über eine 74j. Frau mit einer isolierten Glenoidfraktur Typ Ideberg II und einen 24j. Mann mit einer dislozierten Skapulamehrfragmentfraktur Typ Ideberg V bei dem nach primärer offener dorsaler Stabilisierung der Skapulafraktur die Glenoidkomponente unter Schonung der ventralen Weichteile arthroskopisch kontrolliert osteosynthetisiert wurden.

Die Operationslagerung erfolgt in Beach-Chair-Position, die Portale werden dorsal, ventral und je nach Bedarf von lateral eingebracht. Unter arthroskopischer Sicht werden die Fragmente mit K-Drähten reponiert und fixiert, die Osteosynthese erfolgt mit dem 3,5er kanülierten Schraubensystem unter Durchleuchtungskontrolle. Die Primärstabilität erlaubt eine frühfunktionelle Nachbehandlung. Ein halbes Jahr postoperativ war das Glenoid in beiden Fällen radiologisch konventionell und CT kontrolliert fest durchbaut. Die initiale Plexusläsion des 24j. Motorradfahrers bildete sich vollständig zurück. Nach dem Constant-Score liegt ein gutes und ein befriedigendes Ergebnis vor.

Schlußfolgerungen

Die arthroskopisch gestützte Osteosynthese von Glenoidfrakturen ist bei geeignetem Frakturtyp ein vorteilhaftes Verfahren. Gewisse Nachteile des hohen technischen Aufwandes sowie die relativ langen Röntgenexpositionszeiten am Anfang der Lernkurve stehen erhebliche Vorteile gegenüber. Die Propriozeption bleibt bei intakten Kapsel-Band-Strukturen erhalten und ermöglicht eine deutlich raschere Rehabilitation. Gegenüber der offenen Technik postulieren wir eine niedrigere Infektrate.

Zuganker zur Rekonstruktion der Acromioclavicular-Luxation vom Typ Tossy III

Ch. Mößmer und K. Neumann, Garmisch-Partenkirchen

Zielsetzung

Verbesserung der mechanischen und anatomischen Ausrichtung auf die laterale Clavicula durch Plazierung von intraossären Zugankern an der Basis des Proc. coracoideus. Vermeidung der antero-inferioren Zugrichtung mit sekundärem Impingement durch das PDS-Bandingim vorderen-unteren Anteil des Proc. coracoideus.

Kurzfassung

Darstellung der Vorteile der operativen Versorgung der AC-Gelenks-Luxation vom Typ Tossy III durch intraossäre Zuganker im Vergleich zur PDS-Zuggurtung

Problembeschreibung, Material, Methode, Ergebnisse

In der operativen Versorgung der AC-Luxation werden bis zu 20 verschiedene operative Verfahren beschrieben. Allen gemeinsam ist eine postoperative Komplikationsrate bis zu 18% mit Verkalkung der Ligg. acromioclaviculare und coracoclaviculare, Wundinfekte, postoperative Arthrose und vor allem sekundären Deviationen von 4–16 mm! Bei den in den letzten Jahren favorisierten Banding-Verfahren kommt es zu einer Kippung und antero-inferioren Verschiebung der lateralen Clavicula mit relativer Gelenkinkongruenz. Bosworth hat in seiner Originalarbeit gerade auf den „neutralen“ Fixierungspunkt am Proc. coracoideus zur exakten Wiederherstellung des AC-Gelenkes hingewiesen. Allerdings kam es bei Anwendung dieser überdimensionierten Schrauben in 23% zu technischen Problemen.

Durch Verwendung zweier Super-Anker (Mitek) an der Basis des Proc. coracoideus mit Armierung durch Vicrylfäden der Stärke 1 oder 0,7er PDS und transossärer Fixation der lateralen Clavicula kann die sichere Positionierung mit vertikaler Verspannung entsprechend dem ursprünglichen Verlauf des coracoclavicularen und acromioclavicularen Bandes ohne Malrotation oder antero-inferiorer Verschiebung erzielt werden. Zusätzlicher Vorteil ist die weitgehend stumpfe Präparation mit begrenzter Freilegung. Die Nachbehandlung erfolgte in allen Fällen funktionell.

Nach dieser Methode wurden bisher 17 Patienten mit einer AC-Luxation vom Typ Tossy III/Rockwood IV/V versorgt. Die bisherige Verlaufskontrolle 1 Jahr nach Operation zeigte in allen Fälle eine freie uneingeschränkte Funktion. Im seitenvergleichenden Röntgenbild bestand ein gleich weiter Abstand des Acromioclaviculargelenkes ohne sekundäre Deviation über 2 mm.

Schlußfolgerungen

Die gezielte Plazierung zweier Titan-Anker mit Armierung an der Basis des Proc. coracoideus nach den anatomisch-biomechanischen Kriterien von Bosworth erlaubt über einen begrenzten Zugangsweg die exakte Wiederherstellung des Schultereckgelenkes ohne Malrotation, Verkippung oder sekundärem Impingement.

Funktionelle Ergebnisse nach Doppelplatten-Osteosynthese am proximalen Humerus

G. Wanner, O. Hersche, O. Trentz und W. Ertel, Zürich

Zielsetzung

Evaluierung eines Osteosyntheseverfahrens, das eine funktionelle postoperative Nachbehandlung nach dislozierten proximalen Humerusfrakturen ermöglicht.

Problembeschreibung, Material, Methode, Ergebnisse

Die funktionellen Ergebnisse nach offener Reposition und Stabilisierung von dislozierten proximalen Humerusfrakturen sind unbefriedigend. Insbesondere ist wegen ungenügender Stabilität vieler Osteosyntheseverfahren keine frühfunktionelle Nachbehandlung des Schultergelenks möglich. In dieser Studie wurde ein Verfahren angewendet, das frühzeitig aktive Bewegungsübungen erlaubt.

Von 10/95 bis 12/97 wurden 57 Patienten (Alter 65±12,7 Jahre) mit isolierten 2- (n=16), 3- (n=25) und 4-Fragmentfrakturen (n=16) des proximalen Humerus prospektiv erfaßt. Die Frakturen wurden über den deltoideopektoralen Standardzugang anatomisch reponiert und mit zwei Drittelrohrplatten (ventral und lateral) stabilisiert. Postoperativ wurde für 3 Tage ein Ortho-Gilet angelegt. Danach Beginn mit passiven, ab dem 6. postoperativen Tag mit aktiv assistierten Bewegungsübungen. Klinische und radiologische Kontrollen erfolgten 6 Wochen und 3 Monate postoperativ, die Erhebung der Studiendaten frühestens nach 6 Monaten. Die subjektive Zufriedenheit wurde anhand eines Fragebogens evaluiert. Zur Bewertung der Schulterfunktion wurde der Constant-Score erhoben (0–100 Punkte, alters-/geschlechtkorrigiert (%); sehr gut 85–100%, gut 70–84%, befriedigend 60–69%, schlecht <60%). Die mittlere Operationsdauer betrug 115,5 (?? 23,7 Minuten (65–175 Minuten), die mittlere Hospitalisationsdauer 10,0 (4,5 Tage. Drei Patienten mit Redislokation der Fraktur im postoperativen Verlauf wurden sekundär mit einer Hemiarthroplastik versorgt. Bei 3 Patienten wurde wegen eines subacromialen Impingements eine Materialentfernung durchgeführt. Bisher wurden 38 Patienten durchschnittlich 15,8 (4,2 Monate postoperativ nachuntersucht. Subjektiv beurteilten 18% der Patienten das Ergebnis als sehr gut, 52,6% als gut, 15,8% als befriedigend und 13% als schlecht. Anhand des Constant-Scores erzielter 31,6% ein sehr gutes, 36,8% ein gutes, 21,1% ein befriedigendes und 10,5% ein schlechtes Ergebnis.

Schlußfolgerungen

Die Doppelplatten-Osteosynthese am proximalen Humerus stellt ein komplikationsarmes Verfahren dar. Der hohe Stabilitätsgrad dieses Verfahrens erlaubt eine frühzeitige funktionelle Nachbehandlung und Wiederaufnahme von Aktivitäten des täglichen Lebens.

Bandnaht und Balser-Platten-Stabilisierung als zuverlässige Behandlungsmethode der Tossy-III-Verletzung – eine prospektive Studie im Vergleich zu Alternativverfahren

E. K. Folwaczny, K. Dresing, D. Yacisan und K. M. Stümer, Göttingen

Zielsetzung

In einer prospektiven Studie sollen die Ergebnisse nach Bandnaht und Balser-Platten-Stabilisierung der AC-Gelenkverletzungen Typ Tossy III mit alternativen operativen Verfahren sonographisch, klinisch und subjektiv verglichen werden.

Problemstellung

Die am häufigsten angewandten Methoden der AC-Gelenk-Stabilisierung (PDS-Kordel, Zugurtung, Bosworth-Schraube) führen oft zu unbefriedigenden Ergebnissen. Die Balserplatte wirkt zwar überdimensioniert, garantiert aber eine sichere Retention, in deren Schutz die genähten Bänder heilen können. Es bleibt zu prüfen, ob sich der mit der Balserplatte verbundene Aufwand für den Patienten auszahlt.

Material und Methode

Insgesamt wurden 116 Patienten, 86,8% Männer, 13,2% Frauen, Durchschnittsalter 44,5 Jahre nach einer AC-Gelenksprengung Typ Tossy III operativ behandelt. 48 Patienten (Juni '90 bis August '94) erhielten eine Gelenkstabilisierung mittels PDS-Kordel, Draht-Cerclage oder Kirschnerdrähten; postoperative Ruhigstellung durchschnittlich 2,1 Wochen. 68 Patienten (September '94 bis Dezember '97) wurden nach Naht der coraco- und acromio-clavicularen Bänder mit Balser-Platten stabilisiert; postoperativ erfolgte keine Ruhigstellung, die Belastung war bis 5 kg und die Beweglichkeit bis 90 Grad Abduktion freigegeben; Metallentfernung nach 12 Wochen. Die Nachuntersuchungsrate betrug bei der Kontrollgruppe 30 von 48 nach 50,1 Monaten, bei der Balserplattengruppe 57 von 68 nach 24,6 Monaten. Bewertet wurden der funktionelle Befund, ein 18 Punkte umfassender Fragebogen sowie die Hochfrequenz-Sonographie mit und ohne 10 kg Belastung.

Ergebnisse

Die Tabellen zeigen eine Überlegenheit der Plattenstabilisierung im sonographischen und subjektiven Ergebnis:

Sonographie	Ruhe			10 kg Belastung		
AC-Gelenksweite	bis 3 mm	4–7 mm	>7 mm	bis 3 mm	4–7 mm	>7 mm
Balser-Platte	52,2%	39,1%	8,7%	39,1%	47,8%	13,0%
Andere Verfahren	35,7%	42,9%	21,4%	21,4%	42,9%	35,7%

Patientenbewertung	sehr gut (9–10)	gut (7–8)	befriedigend (5–6)	mangelhaft (<5)
Balser-Platte	64%	24%	12%	0%
Andere Verfahren	45%	35%	0%	20%

B3

An Komplikationen traten nach Platte 4 oberflächliche Wundheilungsstörungen gegenüber 2 Wundheilungsstörungen und 3 Reluxationen des Gelenkes bei den Alternativverfahren auf. Endgradige Bewegungseinschränkungen fanden sich in 12% der mit Balser-Platte und bei 23% alternativ stabilisierten Schultern. 20% empfanden das kosmetische Ergebnis nach Balser-Platte als störend (Asymetrie, Narbe), 41% das der Alternativverfahren.

Schlußfolgerungen

Balser-Platten-Stabilisierung in Kombination mit konsequent durchgeführter Bandnaht führt Patienten-subjektiv und sonographisch zuverlässig zu guten Ergebnissen. Die Methode ist sicher, komplikationsarm und problemlos in der Weiterbehandlung.

Behandlungskonzept, Technik und Ergebnisse nach dislozierten Humerusfrakturen, Frühkomplikationen nach 189 Osteosynthesen am Humeruskopf und Nachuntersuchungsergebnisse von 130 Patienten

B. Muller, F. Bonnaire, E. H. Kuner und H. P. Friedl, Freiburg

Zielsetzung

Vorstellung eines Therapiekonzeptes bei Typ B und Typ C-Frakturen des proximalen Humerus unter Berücksichtigung von Prädiktoren für schlechte Ergebnisse.

Problembeschreibung, Material, Methode, Ergebnisse

Im Zeitraum vom 01.01.98 bis zum 30.06.84 wurden 196 Patienten mit proximalen Humerusfrakturen operativ behandelt. Es wurden 189 Osteosynthesen vorgenommen und 7 Schulterprothesen implantiert. Es konnten 130 Patienten (36 Patienten über 70 Jahre, 94 Patienten unter 70 Jahre) nachuntersucht werden nach einem durchschnittlichen Nachuntersuchungsintervall von 3 Jahren, im Minimum von 1 Jahr. In der postoperativen Frühphase waren in 9,2% der Fälle Reoperationen notwendig. Im Verlauf wurden bis zu knöchernen Ausheilung weitere 12,5% Reeingriffe durchgeführt. Wegen Bewegungseinschränkungen erfolgten nach knöcherner Ausheilung in 32,8% Metallentfernungen und Mobilisationen. In 15,4% traten aseptische Humeruskopfnekrosen auf. Bei der Nachuntersuchung zeigten sich nach dem Constant functionel Score bei den Typ A-Frakturen in 52,6% der Fälle keine, in 31,5% milde und in 15,9%, in 13,1% moderat Einschränkungen, Nach Typ B-Frakturen sahen wir in 24,4% keine, in 36,596 milde, in 15,6% moderate, in 13,1% schwere und in 10,4% totale Einschränkungen. In der Gruppe der C-Frakturen lagen in 9,2% keine, in 32,3% milde, in 20,7% moderate, in 20,9% schwere und in 16,9% totale Einschränkungen vor. Als Präditorium für ein schlechtes Ergebnis wurden ungenügende Reposition, verbleibende Instabilität mit sekundärer Dislokation, notwendige Sekundareingriffe, verbleibende neurologische Ausfälle, Kopfnekrosen und Implantation von Kopfprothesen auffällig. Die Ergebnisse sind damit abhängig vom Frakturtyp, von dem Erreichen anatomischer Reposition und Stabilität und von den begleitenden Weichteilverletzungen.

B3

Schlußfolgerungen

Prognosekriterien für schlechte Ergebnisse sind fehlende sofortige Übungs- und Gebrauchsstabilität, anatomische Fehlstellungen mit primärer und sekundärer Achsabweichung und notwendigen Reeingriffen.

Der traumatische Abriß der Rotatorenmanschette

D. T. Böhm, A. Ilg, C. Kramer, J. Eulert und F. Gohlke, Würzburg

Zielsetzung

Ermitteln der Ergebnisse von operativ versorgten, traumatischen Rotatorenmanschettenrupturen.

Kurzfassung

Wenn die Diagnose einer traumatischen Rotatorenmanschettenruptur gestellt wird sollte dann auch bald möglichst eine operative Rekonstruktion erfolgen, da das funktionelle Ergebnis bei verspäteter Operation schlechter ausfällt.

Einleitung

Die Ruptur der Rotatorenmanschette wird in der Regel als Folge einer degenerativen Vorschädigung angesehen (Weber 1987). Neviaser et al. beschreiben diese dagegen als häufige Folge einer Schulterluxation in höherem Lebensalter. Berichte über kombinierte traumatische Abrisse der Infraspinatus-, Supraspinatus- und Subscapularissehne sind selten. Walch (1993) allerdings berichtet, daß 70% aller Verletzungen der Sehne des Musculus Subscapularis traumatisch bedingt sind.

Material und Methoden

In der vorliegenden Studie wurden 31 Patienten (5 weibl., 26 männl.) mit einem Durchschnittsalter von 51 Jahren (20–73 Jahren) nach operativer Rekonstruktion einer traumatischen Rotatorenmanschettenläsion nachuntersucht. Einschlußkriterien: Riß des Rotatorenintervalls mit Instabilität der langen Bizepssehne und Ruptur der benachbarten Supraspinatus- und Subscapularissehne. Die klinische (Constant-Score), radiologische und sonographische Beurteilung erfolgte nach einem durchschnittlichen Follow-up von 14,5 Monaten (6–60 Monaten). In 16 Fällen lag ein massiver Defekt (mindestens 3 Sehnen) vor, die von der Einstrahlung des M. teres minor bis in die Sehne des M. subscapularis reichte. In 6 Fällen fand sich ein veralteter Abriß der gesamten ventralen Gelenkkapsel mit der Subscapularissehne. In allen Fällen war ein Einriß des Rotatorenintervalls sowie eine Instabilität der langen Bizepssehen festzustellen.

Ergebnisse

Auffallend lang war der Zeitraum zwischen Trauma und operativen Versorgung mit durchschnittlich 6,5 Monaten (0,5–24). In der Regel wurde die Schwere der Verletzung vor der ersten sonografischen Untersuchung fehlinterpretiert. Das Ergebnis der operativen Versorgung war in erster Linie abhängig vom zeitlichen Abstand zum Trauma. Bei operativer Rekonstruktion innerhalb der ersten 4 Monate war das funktionelle Ergebnis mit einem Constant-Score von 79% akzeptabel, nach 4 Monaten konnten durchschnittlich nur noch 65% erreicht werden.

Schlußfolgerungen

Traumatische Läsionen der Rotatorenmanschette, insbesondere Läsionen der Subscapularissehne, werden häufig zu spät erkannt. Dabei sind die Ergebnisse in erster Linie vom Zeitpunkt der operativen Versorgung abhängig. Auch bei ausgedehnten Läsionen der Rotatorenmanschette können durch frühzeitige Rekonstruktion gute funktionelle Resultate erzielt werden. Bei klinischem Verdacht auf eine traumatische Rotatorenmanschettenläsion ist daher eine sonographische Untersuchung der betroffenen Schulter zu empfehlen, um eine Beteiligung der Subscapularissehne und der fibrösen Schlinge der langen Bizepssehne zu erkennen.

B3

Führt ein subakromialer Engpaß zu Läsionen der Rotatorenmanschette ?

A. Schüler, S. Fuchs und S. Blasius, Münster

Zielsetzung

Ursache von Läsionen der Rotatorenmanschette und Relevanz des Impingements.

Fragestellung

Aufgrund der Häufung von Engpaßsyndromen und auch Rotatorenmanschettenrupturen im Alter von etwa 50 Jahren stellt sich die Frage des Zusammenhangs zwischen diesen beiden Geschehnissen. Bis heute ist der Entstehungsmechanismus gerade von degenerativen Läsionen der Rotatorenmanschette ungeklärt.

Material und Methode

Die Studie wurde wegen der anatomischen Vergleichbarkeit an 75 männlichen, 30 Wochen alten Wistarratten durchgeführt. Es wurden 3 Gruppen mit einem künstlich erzeugten Engpaßsyndrom gebildet. Zum einen 15 Ratten, bei denen ein Prolenefaden unter das Akromion befestigt wurde, 30 Tiere mit einem Knochenplättchen, welches aus der Spina scapulae entnommen wurde und unter das Akromion fixiert wurde und weitere 30 Tiere mit 2 Knochenplättchen unter dem Akromion. Es wurden nach 8 und 24 Wochen Proben entnommen um eventuell entstandene Schädigungen histologisch nachzuweisen. Die histologische Aufarbeitung erfolgte nach Formalinfixierung mit 21 Schnitten aus dem zentralen Sehnenanteil mit der Anfärbung nach HE, Elastica v. Gieson, Goldner-Mason.

Ergebnisse

Die Gruppe mit dem alleinigen Prolenefaden wies in keinem Fall eine nachweisbare Schädigung auf. Bei allen Ratten mit einem oder zwei Knochenplättchen wurde nach 8 und 24 Wochen eine deutlich erkennbare subakromial gelegene Läsion festgestellt. Dabei konnte ein Zusammenhang zwischen dem Ausmaß der Schädigung und der Implantation von einem oder zwei Plättchen hergestellt werden. Nach 24 Wochen wurden unabhängig vom Fortbestehen der Stenose Regenerationstendenzen beobachtet.

Schlußfolgerung

Eine Stenose führt offenbar zu degenerativen Veränderungen der Rotatorenmanschette, wobei bei längerem Fortbestehen erstaunlicherweise ein regenerativer Anpassungsmechanismus vermutet werden kann.

Die Arthroskopisch Subacromiale Dekompression beim Schulter-Impingement-Syndrom: Eine Nachuntersuchungsstudie über 132 Patienten mit standardisierter Operation und Nachbehandlung

T. Wißmeyer, Ulm, U. Becker, Stuttgart, O. Engels und G. Hehl, Ulm

Zielsetzung

Die Arthroskopisch Subacromiale Dekompression beim Schulter-Impingement-Syndrom: Eine Nachuntersuchungsstudie über 132 Patienten mit standardisierter Operation und Nachbehandlung.

Problembeschreibung, Material, Methode, Ergebnisse

Im Rahmen einer ausführlichen Nachuntersuchung wurden mit Hilfe des Constant-Scores die Operationsergebnisse im Verlauf unter Berücksichtigung funktioneller Befunde und subjektivem Befinden der Patienten ermittelt. Anhand dieser Ergebnisse werden Probleme der Operationstechnik und der Indikationsstellung diskutiert und mögliche Ursachen für Therapieversager aufgezeigt.

In der Zeit von 1/1991 bis 4/1996 wurden an unserer Klinik 154 Patienten mit konservativ therapierefraktärem Impingementsyndrom mittels Arthroskopisch Subacromialer Dekompression (ASD) behandelt, wovon 132 nachuntersucht werden konnten, 83 Männer und 49 Frauen, das Durchschnittsalter betrug 51,4 Jahre (19 bis 76 Jahre). Der Nachuntersuchungszeitraum betrug im Schnitt 20 Monate (6 bis 60 Monate). Operationsindikation bestand nach erfolgloser 6-monatiger konservativer Behandlung, klinischer Impingementsymptomatik und positivem Infiltrationstest. Operation und Nachbehandlung erfolgten standardisiert. Arthroskopisch bestanden in 28,2% der Fälle Glenohumoralarthrosen Grad II und III, in 34,1% zeigten sich Bicepssehnenläsionen. Eine Partialruptur der Rotatorenmanschette (RM) lag bei 28%, eine Totalruptur bei 15,2% der Patienten vor. Die

Nachuntersuchung bestand in einer klinischen Untersuchung und im Erstellen des Constant-Scores (CS).

118 Patienten waren mit dem erzielten Operationsergebnis zufrieden. 94 (71%) der nachunter-suchten Patienten erzielten im alterskorrigierten CS mindestens 75 Punkte und zeigten damit ein gutes und sehr gutes Ergebnis. Nur bei 5 Patienten mußte wegen des CS-Wertes ein schlechtes Ergebnis festgehalten werden.

Bei intakter oder teilrupturierter RM lag der CS-Wert-Median bei 88 bzw. 89 Punkten, bei totalrupturierter RM hingegen bei nur 70,5 Punkten. Patienten ohne oder mit erstgradiger Glenohumoralarthrose erreichten einen CS-Median von 89 bzw. 86,5 Punkten, mit II° Arthrose von 79 und mit III° mit 48 Punkten. Einen Score-Median von 90,5 bzw. 83 Punkten zeigten Patienten mit intakter oder degenerativ veränderter langer Bicepssehne, 78 Punkte erreichten Patienten mit Bicepssehnenruptur.

Schlußfolgerungen

Bei Patienten ohne komplette Ruptur der Rotatorenmanschette bzw. der langen Bicepssehne läßt die ASD ein gutes Ergebnis erwarten, solange keine fortgeschrittene Glenohumoralarthrose vorliegt.

Können Läsionen der Rotatorenmanschetten regenerieren?

S. Fuchs, A. Schüler und S. Blasius, Münster

Zielsetzung

Klärung, ob Traumen der Rotatornemanschette ohne wesentliche Folgen zumindest bei jüngeren Patienten ausheilen können.

Fragestellung

Degenerative oder traumatische Schädigungen führen nicht unbedingt zu chronischen klinischen Beschwerden. Deshalb können Reparationsmechanismen, die zumindest kleinere und frische Läsionen reparieren, vermutet werden.

Material und Methode

Die Studie an 60 männlichen, 30 Wochen alten Wistarratten, einem etablierten Schultertiermodell durchgeführt. Zur Schaffung einer Läsion wurden den Tieren ein Knochenplättchen aus der Spina scapulae entnommen und unter dem Akromion angebracht. Bei den Kontrollratten wurde die histologische Untersuchung nach 8 und 24 Wochen nach

Belassen der Plättchen durchgeführt, um eine Schädigung festzustellen. Die Versuchsgruppe bestand aus Ratten, bei denen das Plättchen nach 8 Wochen entfernt wurde und nach 1, 2, 4, 8 und 16 Wochen nach der Stenosenentfernung die histologische Untersuchung erfolgte, um Regenerationstendenzen festzustellen. Die histologische Aufarbeitung erfolgte nach Formalinfixierung mit 21 Schnitten aus dem zentralen Sehnenanteil mit der Anfärbung nach HE, Elastica v. Gieson, Goldner-Mason.

Ergebnisse

Bei allen Ratten wurde offensichtlich aufgrund der Stenose durch das Knochenplättchen nach 8 bzw. 24 Wochen eine subakromial gelegene Läsion festgestellt. Bei der Versuchsgruppe wurden nach Entnahme des Plättchens nach 1–2 Wochen deutliche Reparationsvorgänge festgestellt, mehr jedoch nach weiterhin 4–8 Wochen und vergleichweise kaum mehr nach 16 Wochen.

Schlußfolgerung

Eine Stenose kann zu Läsionen der Rotatorenmanschette führen. Das Ausschalten der Stenose führt zu deutlichen Reparationsveränderungen in Abhängigkeit von der Regenerationszeit. Es kann somit vermutet werden, daß Mikrotraumen auch beim Menschen in einem adäquaten Zeitraum, in der die Schädigungsfaktoren ausgeschaltet sind, durch Reparationsvorgänge geheilt werden.

Standardisierte Kernspintomographie bei operativ behandelten Rotatorenmanschetten zur Beurteilung des Heilungsverlaufes

H. J. Refior, H. Bonell, S. Branner und C. Bartl, München

Einleitung

Die rasche Beurteilung des Erfolges der operativen Versorgung einer Rotatorenmanschettenruptur ist nach wie vor eine bedeutsame Fragestellung in der orthopädischen Routine.

Die vorliegende Studie beschäftigt sich mit der Fragestellung, welche MRT-Kriterien als Zeichen einer Einheilung gewertet werden dürfen. Hierbei wurde besonderes Augenmerk auf die Korrelation zwischen klinischen Befunden und den Kriterien in der Bildgebung gelenkt.

Material und Methoden

Beginnend im November 1997 wurden sämtliche Patienten mit dem klinischen Verdacht auf eine vollständige Rotatorenmanschettenruptur einer standardisierten MRT-Untersuchung an einem halboffenen MRI-Gerät (Siemens Magnetom Open, 0.2 Tesla) unterzogen. Dabei wurden parakoronare STIR, T1- und T2-gewichtete Sequenzen, sowie axiale und parasagittale T2-gewichtete Sequenzen nach intraartikulärer Injektion von Gd-DTPA akquiriert. Wenn der Patient einer Arthro-MRT der Schulter nicht zustimmte, wurde eine indirekte Arthrographie nach intravenöser Kontrastmittelverabreichung durchgeführt.

Anhand des Constant Score, weiterer klassischer klinischer Funktionsprüfungen wie dem Jobe-Test, sowie einer sonographischen Untersuchung wurde die klinische Situation der Patienten bezüglich Schmerz, Bewegungseinschränkung, entzündliche Veränderungen sowie der Benutzung der Schulter im Alltag erfaßt und dokumentiert.

Sofern die MRT-Untersuchung den klinischen Verdacht auf eine komplette Rotatorenmanschettenruptur bestätigte, wurden die Patienten 12 und 26 Wochen nach operativer Versorgung der Rotatorenmanschette einer erneuten, standardisierten MRT-Untersuchung unterzogen. Die MRT-Untersuchungen wurden geblindet, d.h. in Unkenntnis der aktuellen klinischen Situation, von einem Radiologen und einem Orthopäden ausgewertet und konkordant evaluiert. Schließlich wurden die klinische Dokumentation, die Operationsberichte sowie die MRT-Befunde korreliert.

Ergebnisse

Fünfzehn Patienten stimmten der Teilnahme an der Studie bisher zu, bei 11 Patienten ist die Auswertung bereits vollständig.

Entzündliche Veränderungen, im Sinne einer posttraumatischen oder postoperativen Synovitis, sind zumeist mit einer höheren Schmerzbelastung der Patienten verbunden. Die Synovitis ist im MRT eindeutig nach intravenösem Kontrastmittel zu diagnostizieren.

Die Größe des Defekts in der Rotatorenmanschette kommt am besten in T2-gewichteten, parasagittalen Ebenen zur Darstellung. Die Retraktion des M. supraspinatus wird auf paracoronaren Ebenen anschaulich verdeutlicht, sollte aber ebenfalls mit parasagittalen Ebenen korreliert werden, weil somit Partialvolumeneffekte vermieden werden können und Rückschlüsse auf adaptionsfähige Muskelreste möglich werden. Postoperativ ist die Beurteilung eines persistierenden oder frischen Defekts in der Rotatorenmanschette auf parasagittalen Ebenen dadurch erschwert, daß Muskellücken entlang des M. supraspinatus persistieren können, ohne daß eine Funktionseinschränkung erkennbar ist. Postoperativ empfiehlt sich dann die Bestimmung des akromio-humeralen Abstands (AHA) aus den parasagittalen und parakoronaren Ebenen. Auf den parasagittalen und parakoronaren Ebenen wird der AHA häufig unterschiedlich bestimmt; dies ist durch die unregelmäßige Form des knöchernen Schulterdachs verursacht. In den präoperativen Untersuchungen konnte gerade im Grenzbereich von 7 bis 8 mm bei 7 von 15 Patienten eine Rotatorenmanschettenruptur diagnostiziert werden, so daß der AHA in seiner diagnostischen Wertigkeit hier in Frage gestellt werden muß. Betrachtet man jedoch die Größenzunahme des AHA postoperativ im Vergleich zu den Voruntersuchungen, muß man feststellen, daß hier eine Zunahme von 3 mm auf den parasagittalen und parakoronaren Ebenen bereits regelmäßig mit einem erheblichen Funktionsgewinn einhergeht.

Die Rückbildung der fettigen Atrophie des wieder aktiven, adaptierten Muskels läßt sich anhand seiner Größe in den parasagittalen Ebenen sowie der Signalintensität in T1-gewichteten Sequenzen vor intravenösem Kontrastmittel erkennen. Ein kräftigerer Durchmesser sowie eine verringerte Signalintensität lassen auf eine vermehrte Benutzung des Muskels rückschließen

Postoperative Zystenbildung sowie eine verlangsamte Rückbildung des Knochenmarködems im Bereich der humeralen Refixation sind häufig Ausdruck einer verlangsamten bzw. unzureichenden Einheilung des Muskels. Eine erhöhte Signalintensität des Muskels in der T2-gewichteten Sequenz ist Ausdruck einer erneuten Partialruptur oder vollständigen Ruptur. Wenn die Akromionunterfläche operativ remodeliert wurde, verhindern selten ausgeprägte Metallartefakte die vollständige Beurteilung der benachbarten Strukturen.

Zusammenfassung

Mit Hilfe der Arthro-MRT können OP-Indikationen zweifelsfrei dokumentiert werden. Postoperative Beschwerden oder Funktionseinbußen können frühzeitig in einer standardisierten MRT-Untersuchung mit intravenösem Kontrastmittel erfaßt und erklärt werden.

Sekundäres Impingement bei superiorer Instabilität nach Trauma und bei Überkopfsportarten – eine prospektive Studie

G. Öttl, A. Imhoff, E. Roscher, T. Merl und A. Burkart, München

Zielsetzung

Bei Patienten (Z.n. Schultertrauma, Überkopftätigkeit/Sport) mit klinischem Verdacht auf eine SLAP Läsion mit superiorer Instabilität als Ursache für ein sekundäres Impingement wurde prospektiv die Wenigkeit der klinischen Untersuchung, der MRT und der MRT-Arthrographie mit i.a. Gadolinium (Gd) ermittelt sowie der kurzfristige postoperative Verlauf kontrolliert.

Material und Methode

33 Patienten (22 Männer, 11 Frauen, durchschnittlich 29 Jahre alt) zeigten posttraumatisch bzw. nach rezidivierenden Mikrotraumen ein sekundäres Impingsment. Bei klinischem Verdacht auf eine SLAP-Läsion als Ursache der superioren Instabilität wurde prospektiv eine MRT-Untersuchung (1.0 T Magnetom Expert, Siemens Erlangen) nativ und anschließend mit i.a. Gadolinium (10–25 ml 0,1 mmol Gadolinium-DTPA) zur Beurteilung

von Präsenz und Typ der SLAP Läsionen durchgeführt. Die MRT-Bilder wurden blind von zwei in der Skelett-MRT erfahrenen Radiologen gelesen. Alle Patienten wurden arthroskopiert (Golden Standard) und die SLAP-Läsionen nach Snyder klassifiziert. Eine arthroskopische Stabilisierung erfolgte 19 mal. Prä- und postoperativ erfolgte eine Evaluierung mittels Constant-Score.

Ergebnisse

Die häufigsten klinischen Befunde waren superiore Schmerzen bei forcierter IR aus, ABD/AR-Stellung (77%), positiver Crank-Test (80%) sowie positiver O Brien-Test (70%). 29/33 Athleten hatten eine SLAP-Läsion, 4/33 eine Labrum-Läsion ohne Beteiligung des gesamten superior to posterior Labrums. 4/29 hatten eine SLAP 1, 12/29 SLAP II, 7/29 eine SLAP III und 6/29 eine Typ IV Läsion. Das Nativ MRT hatte eine Sensitivität von 75%, eine Spezifität von 68%, die MRT-Arthrographie eine Sens. von 91% und eine Spez. von 90% und die klinische Diagnostik eine Sens. von 82% und eine Spez. Von 72% mit einer höheren Genauigkeit in allen Untersuchungsmodalitäten für SLAP III und IV. Die Patienten zeigten kurze Hospitalisation (3–5 Tage). Der Constant-Score lag im Mittel 9 Monate p.op. bei 86 Punkten (Prä-op 67 Punkte).

Schlußfolgerungen

Die MRT-Arthrographie zeigte eine hohe Sensitivität und Spezifität bei vermuteten SLAP-Läsionen. Zusammen mit Anamnese, Bewegungs- und Schmerzanalyse konnte in der klinischen Diagnostik eine erstaunlich hohe Treffsicherheit erreicht werden. Die Stabilisierung, vorzugsweise arthroskopisch, ist eine kausale Therapie des sekundären Impingements bei superiorer Instabilität.

Die SLAP-Läsion – eine Ursache des posttraumatischen Schulterschmerzes

A. Machner, G. Pap und W. Nebelung, Magdeburg

Zielsetzung

Vorstellung der Ergebnisse nach arthroskopisch versorgten SLAP-Läsionen

Problembeschreibung

Persistierende Schmerzen nach adäquater Traumatisierung der Schulter stellen häufig ein diagnostisches und therapeutisches Problem dar. Neben anderen Ursachen ist eine mögliche Schädigung des oberen Bizepsankers möglich. Diese SLAP- Läsionen werden in unserer Klinik arthroskopisch refixiert.

Material und Methode

Zwischen 1994 und 1995 wurden an unserer Klinik bei 102 Patienten nach Schultertraumatisierungen Arthroskopien durchgeführt. Bei 28 von diesen Patienten (Durchschnittsalter: 36 Jahre) bestand eine SLAP-Läsion. Alle Patienten berichteten nach einem adäquaten Trauma der Schulter über persistierende Schmerzen. Das Impingementzeichen war in allen Fällen positiv. Neben isolierten SLAP-Läsionen traten auch kombinierte Verletzungen auf (Tab. 1). Bei den Patienten mit Bankartläsionen bestand zusätzlich eine vordere Instabilität mit positiven Apprehension-Zeichen.

In allen Fällen wurden die Patienten arthroskopisch versorgt. Die Refixierung wurde mit Fastak- Ankern durchgeführt. Die Nachbehandlung erfolgte standardisiert. Der durchschnittliche Nachuntersuchungszeitraum betrug 22 Monate (min. 9 Monate, max. 32 Monate) postoperativ. Sie beinhaltete neben der klinischen Untersuchung, die radiologische Kontrolle der Ankerposition.

Ergebnisse

Zum Nachuntersuchungszeitpunkt berichteten 26 Patienten über eine deutliche Schmerzreduktion. Bei einem Patient, mit zusätzlicher Bankartläsion, trat innerhalb der ersten 12 Monate postoperativ eine Reluxation auf. Bei einem weiteren Patienten kam es nach einem Trauma zur Rückkehr der Schmerzen Aus diesem Grund mußte bei beiden Patienten bei einer erneuten Arthroskopie das Labrum glenoidale bzw. der obere Bizepsanker erneut refixiert werden.

Schlußfolgerungen

Therapieresistente Schulterschmerzen nach einem Trauma können ihre Ursache in einer Läsion des oberen Bizepsankers am Labrum glenoidale haben. Nicht selten ist diese Läsion mit anderen Läsionen der Schulter vergesellschaftet. Die arthroskopische Refixierung mit Hilfe von Fastak- Ankern stellt ein effizientes Mittel der Therapie dar.

Tabelle 1

Verletzungstyp	Anzahl der Patienten
Isolierte SLAP-Läsion	12
SLAP- und Bankartläsion	12
SLAP- und Rotatorenmanschettendegeneration	4
Gesamt	2

Ist eine konservative Behandlung der traumatischen Erstluxation des Schultergelenkes insbesondere jungen Patienten zumutbar?

J. Korner, H. Lill, P. Hepp und C. Josten, Leipzig

Problem

Die Reluxationsrate nach traumatischer Schultergelenksluxation, insbesondere des jüngeren Menschen, ist hoch. Die Behandlungsstrategie ist weiterhin in der Diskussion.

Methode

Von 1/89 bis 3/97 wurden 175 Patienten mit traumatischer Erstluxation konservativ behandelt (w. 39, m. 136, Alter median 41, Min. 15, Max. 74). Es handelte sich in allen Fällen um anteriore/anterior-inferiore Luxationen. Nach Reposition erfolgte die Ruhigstellung in einem Gilchrist-Verband für durchschnittlich 2 Wochen und anschließender krankengymnastischer Übungsbehandlung. 78 Patienten (m. 61, w. 17 Alter median 33, Min. 15, Max. 71) konnten nach einem follow-up von median 50 Monaten (Min. 6, Max. 106) klinisch, radiologisch und sonographisch nachuntersucht werden. Bei 17 Patienten wurde zusätzlich eine MRT durchgeführt. Es erfolgte eine Einteilung der Patienten in 2 Altersgruppen (G<30; G>30). Die Auswertung der Ergebnisse erfolgte im Rowe Score.

Ergebnisse

Die Reluxationsrate des Gesamtkollektivs lag bei 50%. In der Gruppe der bis 30jährigen (G<30) betrug die Reluxationsrate 85,7%, bei den über 30jährigen (G>30) 20,9%. Mit dem Rowe-Score erreichten 57% der G>30 ein gutes bis sehr gutes Ergebnis, in der G<30 hatten 57% befriedigende bis schlechte Ergebnisse. Persistierende Nervenschäden ließen sich in 8% nachweisen. In der G>30 fanden sich in 67% radiologisch pathologische Befunde im Sinne einer glenohumerale Arthrose. Sonographisch bestand bei G>30 in 8,9% eine RM-Läsion. Alle im MRT nachuntersuchten Patienten wiesen ein Kapsel-Labrumschaden auf.

Schlußfolgerung

Die funktionellen Ergebnisse sind bei Patienten unter 30 Jahren aufgrund der hohen Rezidivrate überwiegend befriedigend bis schlecht. Patienten über 30 Jahre erreichen aufgrund der geringen Rezidivrate überwiegend gute und sehr gute Ergebnisse. Radiologisch findet sich jedoch in über 2/3 der Fälle eine Arthrose. Dem jüngeren Patienten sollte nach traumatischer Erstluxation die frühzeitige operative Versorgung durch Kapsel-Labrum-Refixation empfohlen werden um eine dem vorausgegangenen Belastbarkeitslevel entsprechende Funktion wieder zu erreichen.

B4 Fingergelenksverletzungen

Aktuelles zur funktionellen Anatomie und Biomechanik des PIP-Gelenkes

R. Breul, J. W. Landgraf und R. Scheck, München

Einleitung

Klinische Erfahrungen mit künstlichen Fingergelenken zeigen, daß spezielle funktionell anatomische sowie biomechanische Analysen der Fingergelenkbelastung für das Design von langfristig funktionierenden Implantaten von besonderer Bedeutung sind [1]. Mittlerweile sind verschiedene Typen von Fingergelenksimplantaten erhältlich, wobei Implantate wie Silastic Spacer sich als zu weich erweisen und relativ schnell infolge von Gewebereaktionen oder Materialermüdung versagen [6, 11]. Andererseits verursachen Implantate in der Bauart von Scharnierprothesen mit Metall-zu-Metall oder Metall-zu-Plastik-Paarungen Abrieb und hohe Zwangskräfte, die mit Resorptionen von Knochenmaterial verbunden sind [6].

Unsere Fragestellung konzentriert sich auf die Höhe der Fingergelenksbelastung, insbesondere auf die Richtung des entsprechenden Kraftvektors im PIP-Gelenk, da hierin Gründe für die bestehenden Probleme bei künstlichem Gelenkersatz zu suchen sind [1, 2, 3, 4, 7, 9].

Jedoch hat es sich in der Vergangenheit als äußerst schwierig erwiesen, in-vivo die Fingerkraft und damit die Gelenkbelastung unter gleichzeitiger Registrierung von Größe und räumlicher Lage der Kraft sowie simultaner radiologischer Bildgebung zu messen.

Das Ziel der Untersuchung ist es, unter reproduzierbaren Bedingungen die Fingerbelastung in den Interphalangealgelenken unter besondere Berücksichtigung des PIP-Gelenkes biomechanisch und funktionell-anatomisch zu analysieren.

Material und Methode

Die biomechanischen Analysen beruhen auf Röntgenaufnahmern sowie auf sagittalen MR-Bildern der knöchernen und ligamentären Strukturen der Fingergelenke des rechten Zeigefingers während aktiver Beugung, die von 4 gesunden männlichen Probanden im Alter zwischen 26 und 35 Jahren stammen. Für die MR-Aufnahmen werden modifizierte MR Kiefergelenkspulen mit Helmholz-Empfangsspulen benützt (Siemens 1,5 Tesla Magnetom, FISP 3D Sequenzen, FOV = 120, Auflösung 256 × 256 Pixel, 3,11 Min. Akquisitionszeit, 1 mm Schichtdicke). Während der MR-Aufnahmen ist die Hand in einem metallfreien 3-dimensionalen Positionierungsgerät mittels einer individuell geformten Halterung verwacklungsfrei gelagert. Der Zeigefinger wird durch einen Ringes in seiner monentanen Position gehalten, dabei wird die Fingerkraft während der aktiven Beugung kontinuierlich über einen 2-dimensionalen hydrostatische Krafttransducer aufgezeichnet

Ergebnisse

Die Abbildung 1 zeigt das Schema eines Zeigefingers, welches für die Bestimmung der biomechanischen Parameter und Analysen benutzt wird. In der Abbildung 2 ist als Ergebnis die Lage Gelenkskräfte im PIP- sowie im DIP-Gelenk bei Beugung vektoriell dargestellt. Bei einer externen Kraft von 12,4 N beträgt im PIP-Gelenk die resultierende Belastung 57 N und im DIP-Gelenk 30 N. In der Tabelle 1 sind die Artikulationskräfte und die Flächenpressungen im PIP-Gelenk für äußere Extensionskräfte zwischen 1 und 100 N zusammengefaßt. Bei diesen Berechnungen ist die jeweilige Höhe der variablen Extensor-Vorspannung (antagonistische Stabilisation) sowie die Kräfte der Kollateralbänder berücksichtigt.

Diskussion

Die Belastungsanalysen zeigen, daß im PIP-Gelenk (siehe Tabelle 1) Artikulationskräfte im Bereich von 10 bis 1500 N und Knorpeldrücke von 0,1 bis etwa 100 MPa auftreten kön-

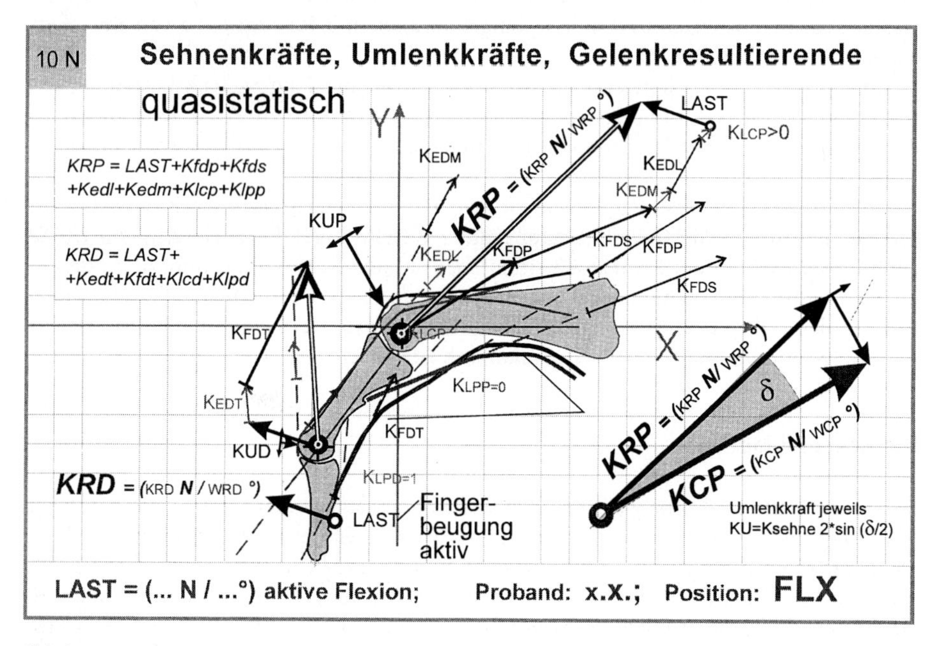

Abb. 1.

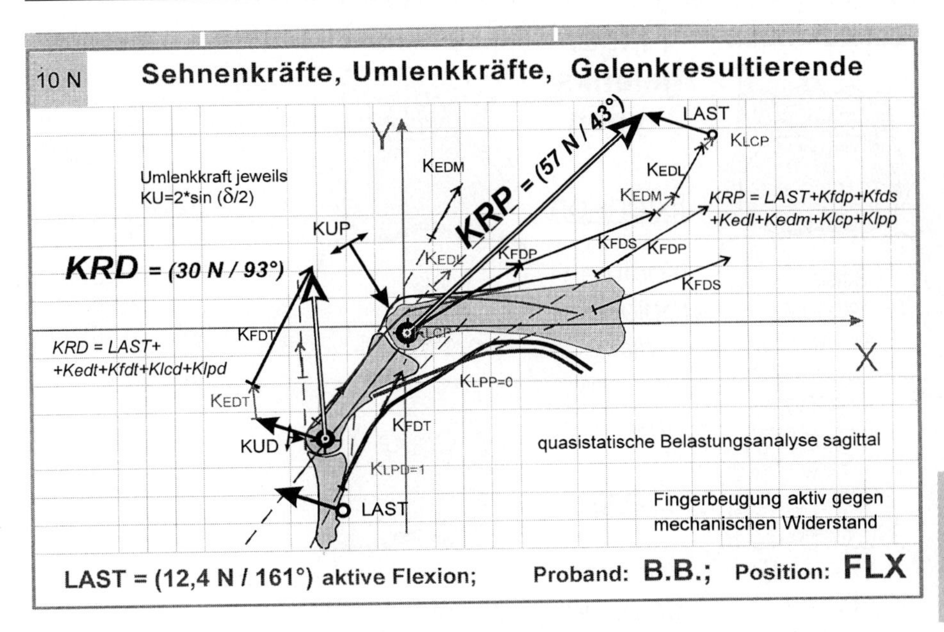

Abb. 2.

Tabelle 1. Artikulationskräfte und Flächenpressungen im PIP-Gelenk unter Berücksichtigung meniskoidaler Falten und viskoelastischer Effekte

applizierte Fingerlast	PIP-Artikulationskraft	PIP-Flächenpressung
gering: ca. 1 N	10– 100 N	0,1– 2 MPa (1–20 kp/cm²)
mittel: ca. 10 N	50– 250 N	1– 10 MPa (1–20 kp/cm²)
hoch: ca. 100 N	250– 500 N	5– 20 MPa (50–200 kp/cm²)
extrem hoch: ca. 500 N	500–1500 N	20–100 Mpa (200–1000 kp/cm²)

nen. Die Obergrenzen gelten für sehr kurze Spitzenbelastungen, die Untergrenzen für den völlig entspannten Zustand. Zu bedenken bleibt, daß die Kräfte im PIP-Gelenk die Belastungsgrenzen der bestehenden Werkstoffe und vor allem die Belastbarkeit des Implantatlagers erreichen. Funktionell anatomisch wird deutlich, daß die Inkongruenz der Gelenkflächen unserer Finger neben Beugung und Streckung Translations- und Rotationsbewegungen erlauben, insbesonders deswegen, weil das PIP-Gelenk als ein bikondyläres Gelenk zu betrachten ist. Dabei kann zwischen zwei Typen unterschieden werden, die eine laterale Stabilität bzw. eine lateral Mobilität aufweisen (Abb. 3). Bei dessen Bewegungen wird das Instant center der Bewegung z. B. nach dorsal verschoben, um in dynamischen Belastungssituationen hohe Zwangskräfte zu vermeiden und das Gelenk auf tolerable Drücke einzustellen. Hinzu kommt, daß besonders das PIP-Gelenk über einen einfachen Mechanismus verfügt, der ein Umschalten von aktiver Beugung auf aktive Streckung erlaubt (Abb. 4). Hingegen verfügen Scharniergelenke nicht über Mechanismen zur Kompensation hoher Zwangskräfte. Der hieraus resultierende Versuch, den Vorteil einer Inkongruenz der Fingergelenke im künstlichen Gelenk nachzuahmen, führt jedoch we-

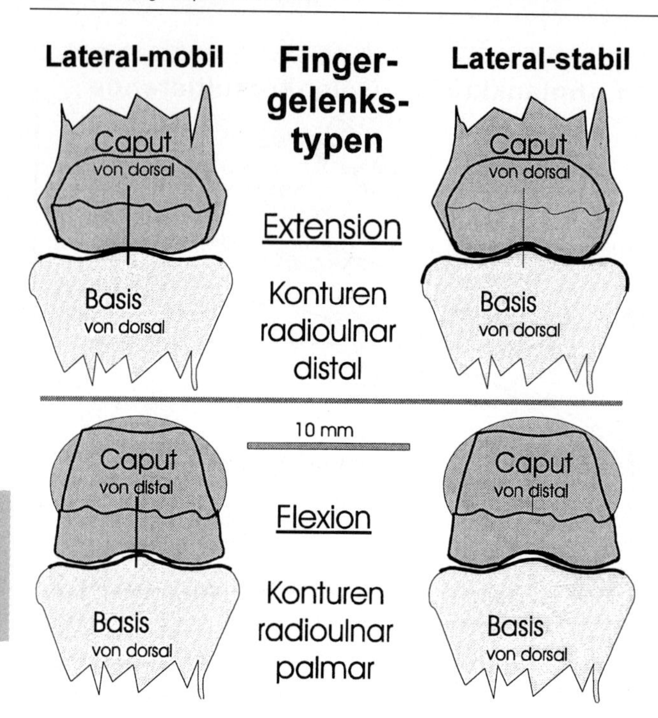

Abb. 3.

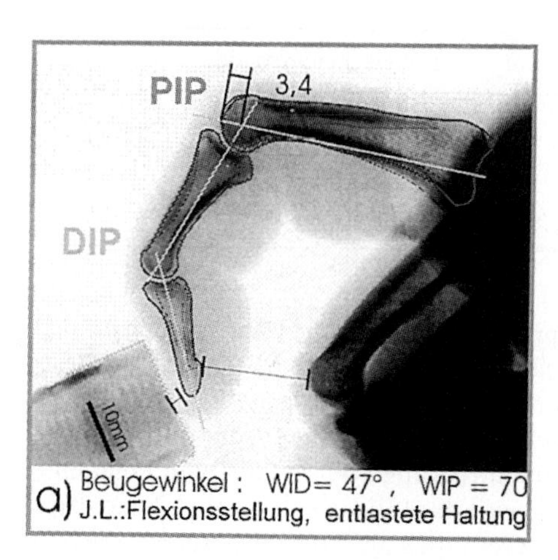

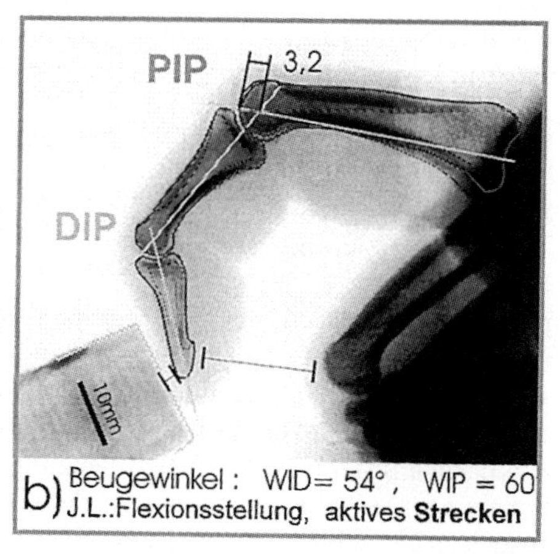

Abb. 4.

gen tribologischer Probleme und Gewebereaktionen zum Versagen der Endoprothesen [6, 11].

Diese anatomischen und biomechanischen Aspekte sollten beim Design von zukünftigen Fingergelenksprothesen berücksichtigt werden.

Literatur

1. An KN, Cooney WP (1991) The hand and wrist – 12. Biomechanics. In: Morray BF (ed) Churchill Livingstone. Arthroplasty, 137 ff
2. Breul R, Rockermeier F, Landgraf JW, Scheck R, PfluggerT (1994) An investigation into the biomechanics of the finger joint by means of NMR kinematography. Proceedings of 8th international conference on biomechanical Engineering, Singapore, 1994
3. Buchholz B, Armstrong TJ (1992) A kinematic model of the human hand to evaluate its prehensile capabilities. J Biomech, vol 25, No 2, pp 149–162
4. Chao EYS, An KN, Cooney WP, Linscheid RL (1989) Biomechanics of the hand. Word Scientific Publishing, Singapore
5. Fry ME, Jacoby RK, Hutton CW, Ellis RE, Pittars S,Vennard W (1991) High-resolution magnetic resonance imaging of the interphalangeal joints of the hand. Skeletal Radiol, vol 20, pp 273–277
6. Gschwend N, Raemy H,Nittner H, Ivosevic-Radovanovic D (1986) Long-term results of endoprosthetic joint replacement and synevectomy. Hand, Mikro, Plast Chir 18:135–149
7. Horii YE, Amadio PC, Cooney WP, Linscheid RL, An KN (1993) Stability and constraint of the proximal interphalangeal joint. J Hand Surg, vol 18A, 2:198–204
8. Kirschbaum D, Schneider LH, Adams DC, Cody RP (1993) Arthroplasty of the metacarpophalangeal joints with use of silicone-rubber implants in patients who have rheumatoid arthritis. J Bone and Joint Surg, vol 75-A, 1:3–12
9. Schuind F, Garcia-Elias M, Cooney WP, An KN (1992) Flexor tendon forces: in vivo measurements. J Hand Surg, vol 17A, 2:291–298
10. Swanson AB (1979) Flexible implant arthroplasty of the proximal interphalangeal joint of the fingers. Ann Plast Surg 3:346
11. Wanivenhaus A, Lintner F, Wurnig C and Missaghi-Schinzl M (1991) Long-term reaction of the osseous bed around silicone implants. Arch Orthop Trauma Surg, vol 110, pp 146–150
12. Wong EC, Jesmanowicz A, Hyde JS (1991) High-resolution short echo time MR Imaging of the fingers and wrist with a local gradient coil. Radiology, vol 181, pp 393–397

Ossäre und ligamentäre Verletzungen der Fingermittelgelenke

G. Germann und K. Das Gupta, Ludwigshafen

Aus der Gruppe der Fingergelenksverletzungen stellen die Verletzungen der Langfingermittelgelenke zahlenmäßig den größten Anteil dar. Das ist einerseits auf die relativ ungeschützte Exposition, andererseits auf die anatomische Feinheit der Bewegungsmöglichkeiten zurückzuführen, die oftmals bei der Behandlung dieser Verletzungen wenig beachtet wird.

Die Langfingermittelgelenke werden fälschlicherweise immer wieder als klassische Scharniergelenke beschrieben. Anatomische Studien von Moberg, Hintringer und anderen Autoren beschreiben jedoch ein komplexes Gelenk, dessen Gelenkkörper nicht symmetrisch sind, sich aber in einzelnen Berührungspunkten kongruent gegenüberstehen. Die daraus resultierenden Bewegungen sind vergleichbar mit einer dreidimensionalen Schraubenlinie.

Als weitere anatomische Besonderheit wird das Mittelgelenk durch ein System von Bandstrukturen gesichert, die in ihrem Zusammenspiel die Verletzungsmuster komplizieren und vor allen Dingen für die sekundär auftretenden Bewegungsdefizite verantwortlich sind.

Eine herausragende Stellung nimmt hierbei die palmare Faserknorpelplatte, die Fibrocartilago palmaris, ein. Im Gegensatz zu Grund- und Endgelenken ist sie sowohl proximal als auch distal fest mit Grund- und Mittelglied verbunden. Sie inseriert zusammen mit den Seitenbändern an der Mittelgliebasis; diese Insertionsstellen werden nach Bowers als „critical corners" bezeichnet und stellen die Prädilektionsstellen der Gelenksverletzungen dar.

Es ist offensichtlich, daß es unter Berücksichtigung der anatomischen Besonderheiten keine „einfachen" und leicht zu diagnostizierenden Verletzungen gibt. Allein für Verletzungen der Fibrocartilago palmaris hat sich im deutschen Sprachraum die Klassifikation nach Hintringer (1991) durchgesetzt, die sechs verschiedene Typen unterscheidet. Im englischsprachigen Raum wird nach der Klassifikation nach Schenk (1994) gearbeitet, die sowohl knöcherne als auch ligamentäre Verletzungen umfaßt und insgesamt 16 Verletzungsarten beschreibt. Beide Klassifikationen erlauben exzellente, exakte Diagnosen, sind jedoch für den klinischen Alltag sicherlich nur einigen hochspezialisierten Zentren vorbehalten.

Selbst für den versierten Handchirurgen erlaubt eine Zuordnung nach Verletzungstypen noch keinesfalls die Zuweisung einer spezifischen Therapie. Die Frage nach einem allgemeingültigen Therapiekonzept ist obsolet, da hierbei die individuellen Faktoren des behandelnden Chirurgen eine wichtige Rolle spielen:

- wie exakt ist die Diagnose?
- welche operativen Möglichkeiten und Fähigkeiten bestehen?
- welche konservativen Behandlungsmöglichkeiten sind in der Institution oder im Rahmen der ambulanten Betreuung vorhanden?

Diagnostik bei Verletzungen der Langfingermittelgelenke

Die Diagnostik umfaßt zunächst die allgemeingültigen Grundsätze:

1. Anamnese: Wie war der Unfallhergang? Welche Maßnahmen wurden bereits durchgeführt (z. B. Repositionen?)
2. klinischer Befund: Schwellung, Schmerzen, Bewegungseinschränkungen, Fehlstellungen, Aufklappbarkeit, Weichteillücken?
3. Röntgen in zwei Ebenen: gelenknahe Frakturen, Gelenksfrakturen, Kantenfragmente?

Hierdurch kann zunächst eine grobe Unterteilung in Frakturen und in Kapselbandverletzungen durchgeführt werden.

Ossäre Verletzungen

Gelenksfrakturen und gelenknahe Frakturen entsprechen den B- und C-Frakturen nach der AO-Klassifikation. Ganz allgemein gilt für sämtliche Frakturen der Fingerglieder, daß sie wie Gelenkfrakturen zu behandeln sind. Hierbei gilt als wichtigstes Prinzip, daß Ruhigstellungen so kurz als möglich gehalten werden sollen und benachbarte Gelenke nach Möglichkeit freizugeben sind. Schon Ruhigstellungen von zehn Tagen bedürfen oft einer mehrwöchigen Nachbehandlung, da es bei allen Fingergelenken durch Beteiligung der komplexen Bandstrukturen sehr rasch zu Verklebungen und Verkürzungen kommt.

Dislozierte gelenknahe Frakturen werden nach Möglichkeit übungsstabil versorgt. Zum Einsatz kommen Platten und Schrauben mit Durchmesser von 1,5 mm oder sogar 1,1 mm. Bei stabiler Osteosynthese kann die Beübung des benachbarten Gelenkes schon zwei Tage nach Operation beginnen. Bei Mehrfragment- oder Trümmerfrakturen oder auch bei Weichteilschädigungen ist oft eine offene Osteosynthese nicht möglich, stattdessen kann eine Fixation mit Kirschnerdrähten erfolgen. Eine direkte Beübung ist bei diesem Verfahren häufig nicht sinnvoll, jedoch sollte die Ruhigstellungsphase so kurz als möglich gehalten werden. Meist kann bereits nach drei Wochen eine vorsichtige Mobilisierung begonnen werden. Bei unverschobenen Frakturen wird ebefalls das Prinzip der kürzestmöglichen Ruhigstellung angewandt, wobei durch thermoplastische Kunststoffschienen, die individuell angepaßt werden, eine Ruhigstellung einzelner Fingerglieder und Gelenke erreicht werden kann.

Gelenkfrakturen stellen eine chirurgische Herausforderung dar. Durch eine Eröffnung des Gelenkes entstehen aufgrund des komplexen Bandapparates oft sekundäre Schäden. Diese können trotz exakter Reposition zu hochgradigen Bewegungseinschränkungen führen, die teilweise nicht reversibel sind. Neben der direkten Reposition sind indirekte Verfahren beschrieben, wie zum Beispiel das Aufstößeln der Gelenkfläche (Hintringer) bei Impressionsfrakturen und die dynamische Traktion (Schenk). Die Ergebnisse werden in der Literatur günstig diskutiert.

Als ultima ratio gilt der Fixateur externe. Gelenküberbrückend angebracht kann zwar eine Frakturheilung erreicht werden, jedoch immer auf Kosten der Beweglichkeit. Fixateure mit Scharniergelenken sind derzeit in der Erprobungsphase.

Nicht dislozierte und wenig dislozierte Gelenkfrakturen sowie Kantenfragmente werden konservativ behandelt. Als kritische Grenze für die Entscheidung zwischen konservativen und operativen Verfahren gilt eine Beteiligung der Gelenkfläche von 40% und mehr. Durch eine vorsichtige Mobilisation kann eine ausreichend gute Beweglichkeit erreicht werden, ohne daß es zu sekundären Dislokationen kommt.

Ligamentäre Verletzungen

Die Diagnostik von Kapselbandverletzungen setzt eine exakte klinische Untersuchung voraus. Durch vorsichtige Palpation kann oft eine Weichteillücke getastet werden, zudem sind schmerzhafte Bewegungseinschränkungen oft richtungsweisend auf die verletzte Struktur. Überprüft werden Flexion, Extension, Rotation, Seitdeviation und Distraktion. Bei frischen Verletzungen ist die klinische Untersuchung aufgrund von Schwellung und Schmerzen nicht verwertbar, es empfiehlt sich eine Kontrolluntersuchung nach Abklingen der Beschwerdesymptomatik, spätestens nach einer Woche. Bis dahin ist eine Ruhigstellung mit einer Zweifinger-Unterarmgipsschiene empfehlenswert.

Zwei Verletzungsarten stehen im Vordergrund: Verletzungen der Fibrocartilogo palmaris mit oder ohne Beteiligung der Seitenbänder, sowie Verletzungen der dorsalen Kapsel einschließlich des Mittelzügels der Strecksehne.

Verletzungen der dorsalen Kapsel werden diagnostiziert durch eine dorsalseitige Schwellung und Schmerzen. Bei eingeschränkter Streckfähigkeit als Hinweise auf eine Ruptur des Mittelzügels ist die schnellstmögliche operative Revision mit Naht oder Refixation des Mittelzügels anzustreben. Die Nachbehandlung erfolgt durch frühfunktionelle Beübung, wie beispielsweise durch das Washington-Regime der Sehnenverletzungen beschrieben.

Verletzungen der Fibrocartilago palmaris werden diagnostiziert durch Schmerzzunahme bei endgradiger Extension und Flexion. Bei Luxationen oder Subluxationen des Mittelgelenkes muß die Fibrocartilago an beiden Insertionsstellen ausgerissen sein, da sie der einzige anatomische Schutz gegen Hyperextension darstellt. Hyperextensionstraumen nehmen zahlenmäßig den größten Anteil an Mittelgelenksverletzungen ein; über 50% der Verletzungen ereignen sich im Rahmen von Ballsportarten. Liegt zusätzlich eine Verletzung der Seitenbänder vor, ist das Gelenk aufklappbar. Alleinige Verletzungen der Seitenbänder ohne Beteiligung der Fibrocartilago sind aufgrund der gemeinsamen Insertion unwahrscheinlich. Der Ausriß der Fibrocartilago geschieht häufig knöchern; radiologisch sind Kantenfragmente nachweisbar.

Die Behandlung von derartigen Verletzungen wurde früher oft operativ angegangen; die Auswertung mehrerer Zentren zeigte jedoch großteils nur zufriedenstellende Ergebnisse mit Streckdefiziten und verbleibenden Schmerzen. Die in anderen Zentren favorisierte Ruhigstellung von drei Wochen und mehr erbrachte neben einer langdauernden Nachbehandlung ebenfalls keine günstigeren Ergebnisse.

Wir favorisieren die frühfunktionelle Behandlung mit limitierenden thermoplastischen Schienen. Nach einwöchiger Ruhigstellung wird in Abhängigkeit der verletzten Strukturen eine vorsichtige Mobilisation begonnen, wobei Extension und Beugung begrenzt werden.

Zusammenfassend handelt es sich bei den ossären und ligamentären Verletzungen der Fingermittelgelenke meist um komplexe Verletzungsmuster, die keinesfalls bagatellisiert werden dürfen. Grundprinzip jeder Behandlung soll eine möglichst rasche Mobilisierung des verletzten Gelenkes sein, um Verklebungen und Verkürzungen der Kapselbandstrukturen zu minimieren. Eine exakte Diagnostik erlaubt die Wahl eines adäquaten Therapieverfahrens, wodurch lange Behandlungsverläufe mit funktionellen Defiziten vermieden werden können.

Ossäre und ligamentäre Verletzungen des Daumengrundgelenkes

G. Bindl, Waiblingen

Das MP-Gelenk des Daumens ist ein reines Scharniergelenk und weist von allen Fingergelenken den geringsten Bewegungsumfang auf, was schon darauf hindeutet, daß nicht die Beweglichkeit sondern die Stabilität den funktionellen Wert dieses Gelenkes bestimmt. Bei allen Greifformen ist die Ulnarseite unter Streß, so daß das ulnare Seitenband als der zentrale Stabilisator anzusehen ist. Dies bestätigt auch die Häufigkeit der ligamentären Verletzungen, die ulnar 10 mal höher liegt als radial.

Allgemein anerkannt ist die Indikation zur operativen Refixation des Ligaments bei einer Dislokation des Bandes nach proximal, da die interponierte Sehne des M. adductor pollicis die Heilung verhindert. Die Schwierigkeit besteht im Nachweis dieser Verlagerung. Moderne diagnostische Hilfsmittel wie Sonografie und NMR sind zur Zeit mit derselben Fehlerquote behaftet wie die Prüfung durch einen erfahrenen Untersucher, sodaß auf sie verzichtet werden kann. Eine Aufklappbarkeit vom mehr als 30 Grad ist ein sicherer Hinweis auf diese Verlagerung und gilt als OP-Indikation.

Die verschiedenen Operationsverfahren unterscheiden sich im Endergebnis nicht. Alle erzielen eine hohe Stabilität, sind aber mit eimem Bewegungsdefizit in rund 10% der Fälle belastet.

Chronische Instabilitäten werden allgemein mit einem freiem Sehnentransplantat stabilisiert. Dieses Verfahren ist im Ergebnis der primären Naht gleichwertig. Liegen bereits arthrotische Veränderungen vor, ist die Arthrodese in 15 Flexion und einer ulnaren Rotation von 10 Grad die Methode der Wahl.

Undisloziierte Abrißfrakturen des ulnaren Collateralbandes werden konservativ behandelt, disloziierte bedürfen der operativen Refixation. Aus der Literatur ist nicht ersichtlich, welches Ausmaß der Dislokation toleriert werden kann. Der Autor refixiert Dislokationen von mehr als 1 mm, da die dadurch bedingte relative Verlängerung des Ligaments Ursache für Instabilitätsbeschwerden sein kann.

Für die Behandlung der Ruptur des radialen Collateralbandes lassen sich aus der Literatur keine Leitlinen entnehmen. Kadaverversuche ergaben eine Zunahme der Instabilität um 4 Grad, sodaß bei der weitgehend fehlenden Streßbelastung die operative Behandlung in der Regel nicht indiziert erscheint.

Hyperextensionstraumen führen zur Verletzung des palmaren Komplexes, die unter konservativer Behandlung ausheilt. Zur Behandlung der chronischen palmarenInstabilität werden Kapsulodese und die Fusion der Sesambeine mit der Grundgliedbasis angegeben. Eine Gewichtung der Verfahren ist wegen der geringen Fallzahl in der Literatur nur schwer möglich.

Gelenkfrakturen des MP-Gelenks werden in der Literatur nicht abgehandelt, weil sie offenbar keine besondere Problematik aufweisen und nach den allgemeingültigen Regeln behandelt werden, undisloziierte konservativ, disloziierte operativ.

Finger Joint Reconstruction

G. Foucher, Strasbourg

The mobility of the finger plays a fundamental role in hand function. In case of fractures or fracture-dislocations, accurate anatomic reduction, followed by early motion remains the best way to avoid post-traumatic arthritis. A more challenging condition is major cartilage and bone loss, associated with skin and extensor tendon lesions, a situation often due to the fragile dorsal protection of the proximal interphalangeal (PIPJ) and metacarpophalangeal (MPJ) joints. These two joints are critical for hand function, justifying all attempts for reconstruction, certainly when several fingers or multiple levels are involved. However, despite numerous available techniques of reconstruction, very few, if none, fulfil the ideal requirements of a painless, stable, strong, durable joint with full range of motion and, in children, potential for growth. Hume has recently stressed that the useful range, for daily activities is 60° for PIPJ and MPJ.

The modalities for treatment of several damaged joints are amputation, fusion, prosthesis, spacers, joint transfer either non-vascularized or vascularized (free or island). Joint fusion relieves pain and provides stability, durability, and strength, but at the cost of mobility. In adults, arthrodesis is acceptable, for some joints (such as MPJ or carpometacarpal joint of the thumb or the DIPJ, for isolated finger PIPJ or MPJ destruction). However, it has to be avoided when multiple fingers or joints are involved.

In limited bone loss, tissue interposition could be used in limited loss (artificial tissues, chondrocostal graft, volar plate, cartilage from the foot ...). Prosthesis remains an option but durability and preservation of the motion obtained are unpredictable and they are not free of complication. We have reviewed our experience with the Swanson "spacer". The results have been specially deceptive in post-traumatic cases at the PIP level where mean AROM was 35°, with an extension lag of 25° (at a mean follow up of 28 months). At MPJ level, results were more encouraging and in our trauma series of 18 cases, the mean AROM was 49°, with a lack of extension of 20° (at a mean follow up of 42 months).

In major bone and joint loss, a useful "salvage" operation is the so-called „scaffold" operation. In major metacarpal loss, including MPJ, the base of the remaining proximal phalanx can be fused to an adjacent intact one by interposing transversally, in the web, a bone peg (harvested from the injured metacarpal) supplemented by a transverse K-wire. This operation avoids the collapse of the ray and allows motion, transmitted by the neighboring intact MPJ.

Free vascularized toe joint transfer provides a compound flap of bone, joint extensor mechanism and skin but gives insufficient results in adults and are currently restricted to children (due a better range and a growth potential). In adults with a mean follow-up of 66 months MPJ reconstruction gave mean AROM of 35° (20° to 50°) with a mean extension lag of 45° and PIPJ, an AROM of 33° (ranging from 0° to 75° with an average of 39° lack of extension).

The best results were observed with island and free vascularized finger joint transfer. The free joints are harvested from a non-replantable finger, the island either from a „bank finger"(which could be sacrificed) or by transfer of a DIP to PIP. In a series of 15 cases of island transfers (mean follow up of 39 months) the mean AROM was 56° at PIPJ and 45° at MPJ level. In 7 DIP to PIPJ transfers reviewed with a mean follow up of 18 months, the mean AROM was 52°.

Currently, joint reconstruction remains a major challenge for the hand surgeon.

Lassen sich intraartikuläre Frakturen mit dem Finger-Fixateur behandeln?

A. Wulke, D. Pennig, H. Liedtke und K. Mader, Köln

Zielsetzung

Bei intraartikulären Frakturen von MP-und PIP-Gelenken wurde neben der limitierten Komplementärosteosynthese ein Minifixateur mit Bewegungsmöglichkeit zur adjuvanten Stabilisierung und Frühmobilisation eingesetzt.

Problembeschreibung, Material, Methode, Ergebnisse

Das Krankengut umfaßt 13 Patienten (2 weibl., 11 männl.), im Mittel 35,4 Jahre alt (22–73 Jahre). Die Art der Verletzungen umfaßten drei Bennett-Frakturen, drei intracapitale MHK-V-Frakturen, drei intraartikuläre Mittelgliedfrakturen und vier intraartikuläre Grundgliedfrakturen. In acht Fällen waren offene Repositionen und limitierte Komplementärosteosynthesen nötig. In einem Fall führten wir zusätzlich eine Spongiosaplastik durch. In vier Fällen konnte der Fixateur externe extraartikulär appliziert werden, in den übrigen Fällen war eine transartikuläre Montage zur Gelenkmobilisation erforderlich.

Bei den extraartikulären Applikationen begannen wir am 1. post-OP Tag mit der Freigabe des Gelenkes zur krankengymnastischen Übungsbehandlung. Bei der transartikulären externen Fixation gaben wir das Gelenk 6 Tage bis 3 Wochen postoperativ frei.

In allen Fällen kam es zur knöchernen Konsolidierung der Fraktur. Alle Patienten erzielten einen Fingerkuppenhohlhandabstand von 0 cm. Pin-Track-Infektionen traten nicht auf, in keinem Fall waren Sekundäreingriffe erforderlich.

Die adjuvante Fixateurstabilisierung erlaubt ein minimal-invasives Vorgehen zur Gelenkrekonstruktion, auf größerer Zugänge zur internen Stabilisierung kann verzichtet werden.

Schlußfolgerung

Wir halten die Anwendung eines Fixateur externe in der Behandlung intraartikulärer Fingerfrakturen für eine geeignete Methode, um durch Gelenkstabilisierung und Frühmobilisation eine Einsteifung zu verhindern.

Übungsstabile Schraubenosteosynthesen bei Kantenabsprengungen der Fingergelenke

H.-H. Homann, M. Lehnhardt,Bochum, F. E. Dietrich,Gelsenkirchen und
H.-U. Steinau, Bochum

Zielsetzung

Möglichkeiten der übungsstabilen Osteosynthese bei Kantenabsprengungen und knöchernen Bandausrissen an den Fingergelenken

Problembeschreibung

Frakturen mit Gelenkstufenbildung und knöcherne Bandausrisse an den Finger- und Daumengelenken bedürfen der exakten Reposition und Retention zur Vermeidung späterer Bewegungseinschränkungen. Intraossäre Drahtnähte und Bohrdrahtosteosynthesen bedürfen einer Ruhigstellung unter Trnasfixation des betreffenden Gelenkes.

In den Jahren 1994–1997 wurden 28 Kantenabsprengungen und knöcherne Bandausrisse durch übungsstabile Schraubenosteosynthesen stabilisiert. 13 mal wurde die offene Reposition mit anschließender Fixierung des Fragments durch 1,3 mm Titanschrauben am Daumengrundgelenk bei ligamentärem Ausriß angewandt. Die verbleibenden 15 Osteosynthesen kamen an den Grund- und Mittelgelenken der Langfinger zur Anwedung, wobei in drei Fällen die Retention durch zwei Schrauben durchgeführt wurde. In keinem Fall war eine Ruhigstellung erforderlich.Postoperative Bewegungseinschränkungen über die vierte Woche nach Operation wurden bei sofort begonnener Übungsbehandlung nicht gesehen.

Schlußfolgerung

Auch bei kleinen, gelenkstufenbildenden Fragmenten an den Fingern und am Daumen ist eine übungsstabile Schraubenosteosynthese möglich. Sie bietet den Vorteil einer sofortigen Bewegungsübung und einer kürzeren Ausfallzeit des Patienten. Eingeschränkte Indikationen zur Schraubenosteosynthese sehen wir jedoch bei knöchernen Strecksehnenausrissen an der Endphalanx der Langfinger.

Der Skidaumen – Technik der Refixation mit Knochenankern

J. Fink, N. M. Meenen, A. Katzer und J. M. Rueger, Hamburg

Kurzfassung

Die häufigste ligamentär Handverletzung ist der Skidaumen. Die klinische Untersuchung weist eine Druckschmerz im Bandverlauf und einen dolenten Knoten bei Stener Läsionen auf. Der klinische Nachweis der Instabilität ist der entscheidende Schlußstein für die Diagnose. Zuvor muß aber ein Röntgenbild angefertigt werden, um knöcherne Verletzungen auszuschließen oder zu lokalisieren. Fragmente können ligamenttragend sein oder akzessorische Basisfrakturen der Grundphalanx.

Wir führen ein Funktionsröntgen in leichter Beugung des MC Gelenkes durch, das Ergebnis kann mit dem Bildwandler oder mit einer pa Aufnahme dokumentiert werden. Ein Winkel von $>35°$ oder $>20°$ Differenz zur Gegenseite ist pathologisch zu werten und gilt als Indikation zur Operation. Je nach Verletzungsausmaß wird eine konservative oder operative Therapie empfohlen.

Nur bei nicht dislozierten Frakturen und stabilen Gelenken ohne Fraktur kann in einer Orthese ruhiggestellt werden.

Ziel der Operation ist die zuverlässige Stabilität des Gelenkes. Verschiedene Techniken werden verwendet, lange Jahre die Drahtnaht. Besonders schonend und zeitsparend ist in die Versorgung mit Knochenanker-Systemen, speziell dem Mitek Mini, der eine extrem feste und punktgenaue Nahtverankerung im Knochen bei ansatznahen Rupturen erlaubt. Die Handhabbarkeit ist durch den integrierten Applikator ideal für die enge topographische Situation der volaren Basis des Grundgliedes des Daumens.

Die Nachbehandlungszeit reduziert sich aufgrund der hohen Primärstabilität der Versorgung. Eine Ruhigstellung erfolgt nur während der Wundheilung. Alle von uns versorgten Patienten erreichen ohne Komplikationen ein stabiles Gelenk bei voller Beweglichkeit und Kraftentfaltung.

Schlußfolgerung

Die Versorgung von Rupturen des ulnaren Seitenbandes am Daumengrundgelenk wird durch die Verwendung von Mitek-Ankern reproduzierbar einfacher.

Spätergebnisse der Behandlung von Rupturen des ulnaren Kollateralbandes am Metacarpophalangealgelenk des Daumens („Skidaumen")

J. Sproedt, U. Joosten, D. Wetterkamp und H. Rieger, Münster

Zielsetzung

Die Verletzung des Bandapparates am Daumengrundgelenk nimmt in der Unfall- und Handchirurgie eine besondere Stellung ein. Zum einen ist es die häufigste Verletzung an der Hand, zum anderen ist die adäquate Behandlung von besonderer Bedeutung für die Funktion. Zur Therapie sind eine Vielzahl von Verfahren angegeben, die zum Teil kontrovers diskutiert werden.

Problembeschreibung, Material, Methode, Ergebnisse

In einer prospektiven Untersuchung haben wir in einem Zeitraum von 5 Jahren 97 Patienten mit ligamentärer und ossärer Kontiniutätssunterbrechung des ulnaren Kollateralbandes am Daumengrundgelenk untersucht, die in unserer Klinik nach einem differenzierten Behandlungsschema versorgt wurden. Das Patientenkollektiv setzte sich aus 56 weiblichen und 41 männlichen Patienten mit einem Durchschnittsalter von 37,4 Jahren zusammen. In 57,7% der Fälle handelte es sich um frische, in 45,5% um veraltete Verletzungen.

Bei rein ligamentären Rupturen erfolgte die direkte Naht, bei weit distalen oder ossären Ausrissen die transossäre Drahtnaht nach Lengemann. Veraltete Rupturen (>8 d) wurden plastisch-rekonstruktiv (Palmaris-longus-Plastik) versorgt. Nach einem Zeitraum von 2,5 Jahren erfolgte eine Nachuntersuchung. Bei 85,3% der nachuntersuchten Patienten fanden wir „sehr gute" bzw. „gute" funktionelle Resultate nach einem eigenen Bewertungsschema. Die Greiffunktionen, grobe Kraft, Funktionalität und Gebrauchswert waren in diesen Fällen weitgehend wiederhergestellt. Die im Rahmen der Nachuntersuchung durchgeführten gehaltenen Röntgenaufnahmen zeigten keine signifikant vermehrte Aufklappbarkeit gegenüber der gesunden Seite ($p>0{,}05$, T-Test für verbundene Stichproben). Zwischen der Versorgung frischer und veralteter Rupturen ergab sich im funktionellen Ergebnis und bei der Stabilitätsprüfung ebenfalls kein signifikanter Unterschied ($p>0{,}05$).

Schlußfolgerungen

Die Ergebnisse und insbesondere die guten funktionellen Spätergebnisse im Langzeit-follow-up bestätigen das Konzept der differenzierten operativen Behandlung frischer und veralteter Rupturen des ulnaren Kollateralbandes am Daumengrundgelenk.

Spätergebnisse der operativen Behandlung der Kapsel-Band-Verletzung des Daumengrundgelenkes

L. C. Olivier, J. Bong, G. Schmidt und K. P. Schmit-Neuerburg, Essen

Zielsetzung

Analyse der Spätergebnisse verschiedener Techniken zur operativen Behandlung der Kapsel-Band-Verletzung des Metacarpo-Phalangealgelenkes des Daumens und Wertung anhand eines eigenen Scores mit dem Ziel, eine klinische Langzeitprognose zu ermöglichen und einzelne OP-Verfahren kritisch zu analysieren.

Kurzfassung

94 Patienten mit 95 Kapselband-Läsionen des Daumengrundgelenkes wurden durchschnittlich 31,2 Monate nach operativer Versorgung nachuntersucht. Mit Hilfe eines eigenen Bewertungssystemes wurden die Operationsergebnisse nach subjektiven und objektiven Kriterien evaluiert. Die statistische Analyse der Parameter Beweglichkeit, Kraft des Spitz- und Grobgriffes sowie Stabilität erbrachte gegenüber der unverletzten Gegenseite keine signifikanten postoperativen Unterschiede im Nachuntersuchungskollektiv. Lediglich die postoperativ Umfangsvermehrung des ehemals verletzten Metacarpo-Phalangealgelenkes zeigte im Vergleich der verletzten zur unverletzten Seite eine signifikante Umfangsvermehrung $p < 0{,}01$. Insgesamt fanden wir bei 89 (93,7%) der 95 operierten Metacarpo-Phalangealgelenke des Daumens ein sehr gutes oder gutes Ergebnis. Nur 2 (2,1%) bzw. 4 (4,2%) zeigten ein mäßiges bzw. schlechtes Resultat. Bei 51 (53,7%) mit Lengemann-Nähten versorgten Daumengrundgelenken bestanden 2 konservativ beherrschbare Infektionen und in 1 Fall ein Abriß des Ankers, der in situ verblieb. Beim Vergleich der Refixation distaler ulnarer Kollateralbandrupturen von 19 Patienten durch Lengemann-Naht und 16 durch Schraubenosteosynthese – vorzugsweise aus dem Hand- und Kleinfragmentsystem nach P. Helaly konnten zwischen beiden ausgewählten Subkollektiven ebenfalls kein signifikanter Unterschied innerhalb des eigenen Bewertungssystemes gefunden werden.

Schlußfolgerung

Die klinische Langzeitprognose der operativen Behandlung der Kapsel-Band-Verletzung des Daumengrundgelenkes ist in über 90% der Fälle gut und sehr gut. Bei der Refixation distaler ulnarer Kollateralbandrupturen sollte jedoch wo möglich zugunsten einer Schraubenosteosynthese die Lengemann-Naht unterbleiben.

Spätergebnisse nach operativer Versorgung ulnarer Bandrupturen am Daumengrundgelenk mit Nahtanker versus Lengemannndrahtnaht

C. Burck, P. Laier und U. Pfister, Karlsruhe

Zielsetzung

Die Einsatzmöglichkeit von Nahtankern (NA) bei der Refixierung von ligamentären Rupturen sollte anhand von langfristigen Ergebnissen im Vergleich zur Lengemanndrahtnaht (LN) von ligamentären und knöchernen Bandverletzungen überprüft werden.

Kurzfassung

B4

Die Mehrzahl der ulnaren Bandrupturen am Daumengrundgelenk sind periostale Abrisse an der Grundgliedbasis. Zur zeitsparenden Refixierung bietet sich die Verwendung eines NA an. Objektiv gesehen bietet die Methode jedoch keine Vorteile gegenüber der herkömmlichen Methode (LN).

Problembeschreibung, Material, Methode, Ergebnisse

Zum Vergleich der Spätergebnisse nach NA und der etablierten LN führten wir eine retrospektive Studie an 87 Patienten, die im Zeitraum von 1991 -1997 operiert wurden, durch. Davon wurden 27 ligamentäre Rupturen mit LN versorgt, 35 ligamentäre Rupturen mit NA und 25 knöcherne Ausrisse mit LN. Diese drei Kollektive waren untereinander vergleichbar. Nach durchschnittlich 48 Monaten konnten über 80% der Patienten mit dem DASH-Fragebogen interviewt werden, bei ca. 70% erfolgte eine Nachuntersuchung, die eine Messung von Kraft, Beweglichkeit, Stabilität und Sensibilität umfaßte. Die Ergebnisse wurden statistisch mit dem Chi-Quadrat-Test sowie dem Rangsummentest ausgewertet. Hierbei zeigten sich bei den ligamentären

Verletzungen leichte Vorteile zugunsten der LN beim Parameter „Kraft" (14% Kraftminderung bei Verwendung von NA im Vgl. zu LN); in der subjektiven Einschätzung nach dem DASH-Score, der Dauer der Arbeits- unfähigkeit, der Beweglichkeit, der Stabilität und Sensibilität bestanden keine Unterschiede. Die Ergebnisse der knöchernen Verletzungen waren tendenziell besser.

Schlußfolgerungen

Die Verwendung von NA bei ligamentären ulnaren Seitenbandverletzungen des Daumens bietet für den Patienten aufgrund des Wegfalls der Drahtentfernung einen erhöhten Komfort. Bezüglich der Spätergebnisse hat die Methode keine objektiven Vorteile.

Hat die operative Versorgung einer isolierten, geschlossenen Mittelhandfraktur eine Berechtigung?

D. Jezussek, M. Holch und H. Zwipp, Dresden

Zielsetzung

Durch die Nachuntersuchung des eigenen Patientengutes und Literaturvergleich soll geklärt werden, welche Metacarpalefraktur von der operativen Versorgung profitiert.

Problembeschreibung

Die konservativ-ruhigstellende oder frühfunktionelle Behandlung von Mittelhandfrakturen führt häufig trotz in Fehlstellung verheilter Fraktur zu einem guten funktionellen Ergebnis. Operative Verfahren erbringen stets ein deutlich besseres Stellungsergebnis.

Methodik

1/95 bis 12/97 wurden 165 Patienten mit 189 Mittelhandfrakturen klinisch und radiologisch nachuntersucht. Die Patienten wurden 1995/96 retrospektiv, ab 1/1997 im Rahmen und nach den Kriterien der Multicenterstudie Mittelhandfrakturen der Deutschen Sektion der AOI fortlaufend prospektiv erfaßt. Es werden die AO-Frakturklassifikation und Frakturdislokation initial und Ausheilungsbefund in „mm“ und Winkelgraden angegeben. Die Nachuntersuchung erhebt den klinisch-anatomischen u. radiologischen Befund, die Handfunktion (incl. T.A.M.-Score) und die Eigeneinschätzung des Patienten (Analogskala, D.A.S.H.-Score, Selbstnote 1 bis 5).

Ergebnisse

Von 189 MC-Frakturen wurden 139 (73,5%) konservativ und 50 (26,5%) operativ behandelt, davon situationsabhängig 21 × Bohrdraht (42%), 6 × Markdraht (12%), 7 × Zugschrauben (14%), 7 × Miniplättchen (14%), 7 × T-/Kondylenplättchen (14%) und 2 × Fixateur externe (4%). NU-Zeitraum betrug 6 bis 36 Monat. Folgende Kriterien zeigten sich aussagekräftig: Durchschnittlich überwiegend gute, einige mäßige und keine schlechten Ergebnisse gleichermaßen für konservativ (87%/13%/0%) und operativ (88%/12%/0%) Behandelte. Der anatomische Ausheilungsbefund war bei den operativ Behandelten stets deutlich besser. Die mit Bohrdraht Versorgten wiesen gleich lange Immobilisationszeiten (4 Wo) und längere AU-Zeiten auf (7 zu 4,3 Wo) wie konservativ Behandelte auf. Dagegen waren die mit Zugschrauben und Miniplättchen Versorgten postop. nur kurzfristig immobilisiert (1,6 Wo) und im Vorteil bezüglich der Arbeitsausfallzeit (3,6 Wo).

Schlußfolgerung

Die übungsstabile Osteosynthese einer isolierten geschlossenen Mittelhandfraktur mit initialem ungünstigen anatomischen Ausgangsbefund führt nicht nur zu einem guten Stellungsergebnis, sondern insbesondere einer frühzeitigen guten Funktion der Hand.

Die Behandlung artikulärer Frakturen der Fingergrundphalanx unter Berücksichtigung der funktionellen Anatomie

T. Ebinger, M. Mentzel und L. Kinzl, Ulm

Zielsetzung

Ziel ist die Behandlung von Gelenkfrakturen der Fingergrundphalanxbasis unter Einbeziehung und Erhalt des Zancolli- Halteapperates.

Kurzfassung

Wir führten bei 31 artikulären Mehrfragmentfrakturen der Fingergrundphalanxbasis eine dynamische Nachbehandlung mit gutem funktionellem Ergebnis durch. Der das Grundgelenk umgebende Zancolli-Haltekomplex führt zu einer Stabilisierung des Bewegungsablaufes, zusätzlich kommt es durch die zirculäre Anordnung dieser Bindegewebsfasern zu einem Brace-ähnlichen Effekt.

Problembeschreibung, Material, Methode, Ergebnisse

Die häufigsten Frakturen des Skelettsystems betreffen die Mittelhand und Finger. Gelenkfrakturen werden nach heutigem Standart operativ versorgt, haben aber weiterhin eine schlechte funktionelle Prognose. Besonders die artikuläre Mehrfragmentfraktur stellt unabhängig der Versorgung ein noch ungelöstes Problem dar.

Untersuchungen von Woods 1988 und Shibata 1993 zeigten, daß das Behandlungsergebniss einer Fingergelenksfraktur weniger von der exakten Gelenksrekonstruktion als von der funktionellen Stabilität und intakten Gleitschichten abhängt. Nach Hastings 1988 werden kleine Gelenkstufen im MCP-Gelenk deutlich besser toleriert als im PIP- oder DIP-Gelenk.

Im Gegensatz zum Fingerend- und Mittelgelenk ist das Grundgelenk nach Zancolli von einem zirkulären metakarpophalangealen Halteapperat umgeben. Dieser besteht dorsal aus der Strecksehnenhaube, lateral aus den Kollateralbändern und dem Ansatz der Interosseussehne und setzt sich beugeseitig in die palmare Platte und dem A1 Ringband fort. Dieses ringförmig angeordnete System aus Bindegewebsstrukturen stabilisiert die artikulierenden Komponenten und den Bewegungsablauf der Grundgelenke. Es erfüllt zusätzlich die ähnliche Funktion einer Bracebehandlung nach Sarmiento.

Nach diesen Vorgaben der funktionellen Anatomie führen wir bei Gelenkfrakturen der Fingergrundphalanxbasis nach geschlossener Reposition eine dynamische Schienenbehandlung durch. Unsere Schienenanordnung führt durch die Intrinsic-Plus-Stellung zu einer Straffung und Distalisierung der Streckaponeurose. Dabei kommt es zu einer Kompression und Schienung der Fraktur durch Stabilisierung von Achse, Länge und Rotation. Diesbezüglich konnten in der Vergangenheit bei den Grundgliedschaftfrakturen gute Ergebnisse erzielt werden.

Die klinischen und radiologischen Ergebnisse von 31 Patienten wurden ausgewertet. Die funktionelle Schienenbehandlung wurde für insgesamt 4 Wochen durchgeführt. Bei allen Fingern wurde die Frakturkonsolidierung erreicht. Nach Abnahme der Schiene zeigten 25 Patienten eine freie Funktion. Bei 6 Patienten lag nach 4 Wochen ein Beugedefizit vor, so daß hier eine krankengymnastische Nachbehandlung ergänzt wurde. Das funktionelle Ergebniss korrelierte nicht mit der resultierenden radiologischen Gelenkkontur.

Schlußfolgerungen

Bei artikulären Trümmerfrakturen der Fingergrundphalanxbasis kann bei intaktem Zancolli- Halteapperat durch die vorgestellte dynamische Nachbehandlung ein gutes funktionelles Ergebnis erreicht werden.

Artikuläre Frakturen der proximalen und mittleren Phalange

J. Bong, L. Olivier, F. Siemers und G. Schmidt, Essen

Problembeschreibung

Artikuläre Phalangenfrakturen stellen eine schwerwiegende Verletzungen nach verhältnismäßig geringen Traumen dar. Sie müssen von den benignen Schaftfrakturen abgegrenzt werden, da sie zu einem komplizierten Verlauf tendieren.

Die Einteilung der Frakturen richtet sich nach der Klassifikation der AO (Petracic) für Fingerfrakturen. Die Nachuntersuchung wurde durchschnittlich 12 Monate nach der Versorgung an Hand eines modifizierten Fragebogens der AO durchgeführt.

Methode

In einer prospektiven Untersuchung wurden bei 35 Patienten (26 Männer, 9 Frauen, Durchschnittsalter 37 Jahre) 36 artikuläre Phalangenfrakturen (nach AO Klassifikation 7/1–5/1–2. 1 oder 3/C1–C3) erfaßt. Nach handchirurgischen Prinzipien stand die Gelenkrekonstruktion und Stabilisierung mit Miniplatten und Schrauben ganz im Vordergund, um damit eine ausreichende Grundlage für eine weitere Physiotherapie zu schaffen.

Im Rahmen der Nachuntersuchung wurde neben der Frakturheilung auch die Beweglichkeit der Finger nach dem total active movement (TAM)-Score (Clinical Assessment Committee 1976) examiniert. Als weitere Untersuchungskriterien dienten die Komplikationsraten, die Behandlungsverläufe, die Kraftminderung und die subjektive Beurteilung. Die Resultate wurden deskriptiv statistisch ausgewertet.

Ergebnisse: Bei den intraartikulären Phalangenfrakturen dominieren die unikondylären (C1) Frakturen (53%). Die zweit häufigste Form stellen die Mehrfragment bzw. Impressionsfrakturen (C3) (34%) gefolgt von den bikondylären Fraktur (C2) (13%) dar. Während C1- und C2-Frakturen nach dem TAM-Score nur gute Ergebnisse aufwiesen, kamen dagegen in der Gruppe der C3-Frakturen in 63% mäßige und schlechte Bewegungsausmaße zu tragen. Bei den C1-Frakturen betrug die Behandlungszeit durchschnittlich 77 bei den C2-Frakturen 20 und den C3-Frakturen 233 Tage.

Die besten Resultate konnten bei isolierten Frakturen ohne zusätzliche Verletzungen anderer Finger erzielt werden. Bei den auf Frakturen beschränkten Verletzungen konnte mit der Therapie in 66% der Fälle ein guter Bewegungsumfang erreicht werden. Lagen an dem verletzten Strahl weitere Weichteilschäden oder an anderen Fingern weitere Verletzungen vor, so reduzierten sich die guten Ergebnisse auf 33%.

Obwohl die Bewegungseinschränkungen bei den C1-C3-Frakturen beträchtlich divergierten, bestand in allen 3 Gruppen eine gleich hohe mäßige Zufriedenheit.

Schlußfolgerung

Die Ergebnisse der Behandlung von Brüchen der proximalen und Mittelphalangen der Finger sind eng mit dem Schweregrad der Fraktur und dem Grad der Verletzung des Weichteilmantels verknüpft. Besonders die Mehrfragmentfrakturen führen zu erheblichen Beeinträchtigungen der Fingerfunktion. Dem zu Folge verursachen die Verletzungen gravierende Einschnitte in der beruflichen und sozialen Situation des Patienten.

Behandlungsstrategie bei Verletzungen des PIP-Gelenkes – eine kritische Betrachtung der Indikationsstellung

M. Rothe, T. Rudy, P. Stankovic und K. M. Stürmer, Göttingen

Zielsetzung

Überprüfung der Indikationsstellung zur operativen Therapie nach Extensions- und Luxationsverletzungen des PIP-Gelenkes.

Kurzfassung

Bei isolierten Verletzungen der palmaren Platte sollte eine konservative Therapieform, bei kombinierten Verletzungen die operative Therapie gewählt werden.

Problembeschreibung, Material, Methode, Ergebnisse

Hyperextensionstraumen und Luxationen der Langfingermittelgelenke sind häufig in der chirurgischen Ambulanz zu behandelnde Verletzungen, die oft lang anhaltende Beschwerden verursachen können. Abhängig vom Verletzungsmechanismus resultieren dabei unterschiedliche Verletzungsmuster der Gelenke, die eine entsprechend differenzierte konservative oder operative Therapie erfordern. Die therapeutischen Empfehlungen in der gängigen Literatur sind uneinheitlich.

Die Behandlungsergebnisse von 58 Patienten in den Jahren 1995–1997 mit Verletzungen der Langfingermittelgelenke wurden retrospektiv analysiert. Die Verletzungen wurden nach Hintringer und Leixnering eingeteilt.

41 Patienten konnten nachuntersucht werden, die durchschnittliche Nachbeochbachtungszeit betrug 14 Monate. 28 Pat. wurden konservativ, 13 operativ behandelt. Bei 30 Pat. bestanden isolierte Verletzungen der palmaren Platte (Typ I–III). Nur bei 5 dieser Pat. erfolgte wegen persistierender Instabilität oder Dislokation des knöchernen Ausrisses eine operative Therapie mit Refixation durch eine Lengemann-Naht. 4 Pat. wiesen eine zusätzliche Verletzung eines Kollateralbandes (Typ IV) auf, bei 6 Pat. fand sich eine Luxation des Mittelgliedes nach volar (Typ V) und bei 1 Pat. ein proximaler Kollateralbandabriß (Typ VI). 8 dieser Patienten wurden operativ, 3 (Typ IV + V) bei bestehender Op-Indikation auf eigenen Wunsch konservativ behandelt. Bei den Pat. Typ I-III wiesen die 25 konservativ behandelten Pat. bei der Nachuntersuchung in 5 Fällen eine Bewegungseinschränkung, in 2 persistierende Beschwerden und in 13 eine Schwellung auf. Eines der Gelenke war instabil. Von den 5 operativ behandelten Pat. zeigten alle eine Bewegungseinschränkung, 3 Schmerzen und 3 eine chronische Schwellung. Bei den konservativ behandelten Patienten vom Typ IV + V fanden sich bei allen eine Bewegungseinschränkung, in 2 Fällen persistierende Schmerzen.

Schlußfolgerungen

Die funktionellen Ergebnisse werden im wesentlichen von der Verletzungsform bestimmt. Aufgrund der oben genannten Ergebnisse sollte die Indikation zur operativen Therapie bei isolierten Verletzungen der palmaren Platte (Typ I–III) zurückhaltend gestellt werden. Bei höhergradigen Verletzungen vom Typ IV, V und VI sollte die Indikation zur Operation jedoch frühzeitig gestellt werden.

Therapiekonzept und Ergebnisse dorsaler Endphalanxfrakturen der Finger

K. Beyermann, K.-J. Prommersberger, U. Lanz, Bad Neustadt

Zielsetzung

Retrospektive Untersuchung zur Überprüfung unseres Therapiekonzeptes bei dorsalen Fingerendgelenksfrakturen

Problembeschreibung, Material, Methode, Ergebnisse

Frakturen der dorsalen Endphalanxbasis sind Luxationsfrakturen, bei denen Anteile der Gelenkfläche wechselnder Größe betroffen sind. Daneben kann, je nach Ausmaß der Desinsertion, die Strecksehnenfunktion eingeschränkt sein. Die operative Rekonstruktion muß somit der anatomiegerechten Wiederherstellung der Gelenkfläche sowie Sehnenlänge Rechnung tragen, um einem Streckdefizit bzw. der posttraumatischen Arthrose entgegenzuwirken.

Therapiekonzept

Einteilung in drei Schweregrade; Typ I entspricht einem subkutanem Strecksehnenabriß mit kleinem knöchernem Fragment; Typ II umfaßt Frakturen mit Fragmenten bis zu 50% der Gelenkfläche; Typ III entspricht einer Fraktur mit mehr als der Hälfte der Gelenkfläche.

Von 1992–1997 wurden 77 Frakturen der dorsalen Endphalanxfrakturen operativ versorgt. Bei kleinem knöchernem Fragment und Streckdefizit von mehr als 30° (Typ I) wurde eine temporäre K-Draht-Transfixation des Endgelenkes durchgeführt. Bei gelenkrelevanter Fragmentgröße kam die Hakendrahtosteosynthese (Typ II) bzw. Zuggurtungsosteosynthese (Typ III) zur Anwendung.

Anhand einer restrospektiven Studie wurden die Therapieergebnisse überprüft. 50 der 77 (=65%) Patienten konnten nachuntersucht werden (10 × Typ I, 16 × Typ II, 24 × Typ III). Der mittlere Nachuntersuchungszeitraum betrug 19 Monate, das Durchschnittsalter 31 Jahre. 60% aller Patienten wiesen eine uneingeschränkte Streckung auf, bei den übrigen war ein Streckdefizit von 10° auszumachen. Die Beugefähigkeit war bei Typ I und II nicht eingeschränkt. Bei Typ III-Verletzungen fand sich in 6 Fällen kein Beugedefizit, bei 13 Patienten bestand ein Beugedefizit von 10°, viermal von 20° und bei 1 Patienten von 30°. 90% aller Patienten bewerteten das postoperative Ergebnis subjektiv als sehr gut bzw. gut, 93% waren zum Zeitpunkt der Nachuntersuchung beschwerdefrei. An Komplikationen fand sich 2 × Wundinfekt nach Hakendrahtosteosynthese, sowie 1 × Nagelwachstumsstörung nach Zuggurtungsosteosynthese. Bei einer Patientin mußte wegen schlechter Funktion und Schmerzen sekundär eine Arthrodese des Endgelenkes durchgeführt werden .

Schlußfolgerungen

Ergebnisse nach dorsalen Endphalanxfrakturen der Finger sind abhängig von der Größe des Fragmentes und dem Ausmaß des primären Streckdefizits. Eine adäquate Therape bedarf eines entsprechenden Konzeptes. Die von uns vorgeschlagene stadiengerechte Therapie trägt dem Rechnung.

Frühfunktionelle Behandlung nach Verletzungen der Langfingermittelgelenke

K. Das Gupta, D. Wieczorek, M. Pelzer und G. Germann, Ludwigshafen

Problembeschreibung

Die früher favorisierte operative Intervention zur Wiederherstellung zerrissener Strukturen erbrachte, ebenso wie die Ruhigstellung des betroffenen Gelenkes für drei Wochen, nur befriedigende Ergebnisse mit Einschränkung der Streckfähigkeit sowie subjektiven Beeinträchtigungen.

Material und Methodik (prospektiv 3 Gruppen)

Gruppe 1: Verletzungen nach Hintringer 1, 2 und 3: Behandlung nach Protokoll 1
Gruppe 2: Verletzungen nach Hintringer 4, 5 und 6: Behandlung nach Protokoll 2
Gruppe 3: von auswärts zugewiesene Patienten mit verschiedenen Behandlungsmodi (keine Behandlung, Salbenverbände, Ruhigstellung über verschiedene Zeiträume)
Protokoll 1: Ruhigstellung für 1 Woche in 25° Flexion, danach Bewegungsschiene mit Limitierung der Extension auf 20° für 2–4 Wochen
Protokoll 2: Ruhigstellung für 1 Woche in 25° Flexion, danach Bewegungsschiene mit Limitierung von Flexion und Extension 0°–20°–50° für zwei Wochen, danach 0°–20°–70° für weitere 2 Wochen
Nachuntersuchungsparameter nach 6 Wochen: objektive Daten: Beweglichkeit, Faustschlußkraft, Drei-Punkte-Kraft (Jamar), Geschicklichkeit (Cambridge-Test), Sensibilität (Semmes-Weinstein), subjektive Einschränkung: D.A.S.H. und Pain Disability Index, prognostische Variable: Test zur internen/externen Problemlösung

Ergebnisse

	Gruppe 1	Gruppe 2	Gruppe 3
Patientenzahl	19	21	16
Alter	29,6	30,4	37,2
Beweglichkeit (Strickland)	1,38	2,0	2,3
Faustschlußkraft (Jamar)	−23,4%	−17,2%	−15,4%
Dreipunktegriff (Jamar)	−16,6%	−8,5%	−15,7%
Geschicklichkeit (Cambridge-Test)	104,1%	114,2%	96,7%
Einschränkung im Alltag (D.A.S.H.)	12,8	12,8	37,4
Schmerz (Pain Disability Index)	6,1	8,3	27,3

Schlußfolgerungen

Signifikant bessere Ergebnisse bezüglich Beweglichkeit sowie subjektiven Einschränkungen und Schmerzen zeigen, daß die frühfunktionelle Behandlung nach Verletzungen der Langfingermittelgelenke zu einer schnellen Rehabilitation mit objektiv und subjektiv sehr guten Ergebnissen führt.

Die Rolle des Sehnenhäubchens bei operativer Versorgung von MP-Gelenkverletzungen

S. Lukosch, T. Gauspohl, J. Koebke und D. Pennig, Köln

Zielsetzung

Die Sicherheit der perkutanen Applikation von Kirschner-Drähten oder Fixateur-Pins im Mittelhandknochenkopf zur Stabilisierung MP-gelenknaher Frakturen sollte überprüft werden.

Problembeschreibung, Material, Methode, Ergebnisse

Nach perkutaner Applikation von Kirschner-Drähten oder Fixateur-Pins im Mittelhandknochenkopf kommt es nicht selten trotz Übungsstabilibität der Osteosynthese zu einer postoperativen Bewegungseinschränkung mit konsekutiver Einsteifung des Grundgelenkes. Als mögliche Ursache können die unbeabsichtigte Transfixation gelenknaher Weichteilstrukturen wie des sogenannten Sehnenhäubchens oder des Kollateralbandes angesehen werden.

In einer anatomischen Studie an zwölf tiefgefrorenen Fingern wurde zunächst das Ausmaß der unbehinderten Bewegung des MP-Gelenkes röntgenologisch dokumentiert. 2 mm-Kirschner-Drähte wurden in verschiedenen Positionen von radial bzw. ulnar in den Mittelhandknochenkopf eingebracht und die resultierende Bewegungseinschränkung gemessen. In insgesamt 39 Applikationen (22 in 90°-Beugestellung und 17 in 0°-Stellung) wurde die resultierende Bewegungseinschränkung gemessen. Als Ergebnis fand sich eine deutliche Zunahme der Bewegungseinschränkung bei den distal-palmaren Positionen, während die proximal-dorsale Position keinen wesentlichen Einfluß zu haben schien. Die 0°-Streckstellung erzeugte eine geringere Bewegungseinschränkung als die 90°-Stellung.

Die Ergebnisse lassen sich aus dem anatomischen Verlauf der Kollateralbandstruktur erklären, die Transfixation des proximalen Anteils des Sehnenhäubchens scheint keinen wesentlichen Anteil an der Bewegungseinschränkung zu haben.

Schlußfolgerung

Eine möglichst dorsale und proximale Position der Stifte im Mittelhandknochenkopf sollte angestrebt werden und die Implantate in Streckstellung des Grundgelenkes eingebracht werden.

Die Korrektur posttraumatischer Fehlstellungen und Einsteifungen der Fingergelenke

J. Ley, K. Mader, T. Gausepohl und D. Pennig, Köln

Zielsetzung

Die offene Behandlung posttraumatisch eingesteifter Fingergelenke ist oft unbefriedigend. Die geschlossene Gelenkdistraktion durch bewegungsgeführten Mini-Fixateur sollte als Alternative zum offenen Vorgehen untersucht werden.

Problembeschreibung, Material, Methode, Ergebnisse

Die posttraumatische Einsteifung der Fingergelenke entzieht sich nicht selten der erfolgreichen offenen Behandlung, bei Subluxationsstellungen läßt sich die Gelenkkongruenz in der Regel nicht wiederherstellen und eine Arthrodese resultiert.

Wir haben bei 12 Patienten (5 weibl., 7 männl., zwischen 18–71 Jahren) die posttraumatisch eingesteiften Fingergelenke bei vorhandener Subluxationsstellung zunächst nach Distraktion durch Mini-Fixateur reponiert und in der reponierten Stellung über sechs Wochen mobilisiert. Betroffen waren 9 × die PIP-Gelenke und 3 × die Grundgelenke von drei Zeigefingern, fünf Ringfingern und vier Kleinfingern. Bei 11 der 12 Patienten konnte ein Fingerkuppenhohlhandabstand von 0 cm erreicht werden. Der mittlere Bewegungsumfang des PIP-Gelenkes betrug 70°, der des Grundgelenkes 90°.

Die Grenzen dieser Behandlungsmethode sind bei Inkongruenz der Gelenkflächen und fortgeschrittener Arthrose zu sehen.

Schlußfolgerung

Die Gelenkdistraktion zur Dehnung der kontrakten Kapselbandstrukturen stellt eine erfolgversprechende Alternative zur offenen Arthrolyse dar.

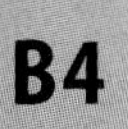

B4 Prothetischer Fingergelenksersatz bei posttraumatischen und idiopathischen Arthrosen

M. Mentzel, T. Ebinger und L. Kinzl, Ulm

Zielsetzung

Lassen sich durch den prothetischen Ersatz von Fingergelenken funktionell günstige Ergebnisse erzielen?

Über 1. Jahres Ergebnisse wird berichtet.

Problembeschreibung, Material, Methode, Ergebnisse

Der prothetische Fingergelenksersatz bei schmerzhaften Arthrosen zielt neben einer Funktionsverbesserung bei gleichzeitiger Schmerzreduktion auch auf die Behandlung von zusätzlich vorliegenden Instabilitäten und Deformitäten ab.

Schmerzhafte Fingergelenksarthrosen als Folge von Gelenkfrakturen oder aber idiopathischer Genese sind ein erhebliches Problem. Standard der operativen Therapie ist die Arthrodese, an den Fingergrundgelenken alternativ die Resektionsarthroplastik. Silikonimplantate werden wegen spezifischer Probleme nicht mehr favorisiert. Neue Implantate sind jetzt auf dem Markt. Die Firma Stryker-Osteo bietet scharniergeführte Mittelgelenksprothesen mit zementierten Polyethyleninlays und die Firma TOP-Implant bietet nicht zementierte Titanimplantate für Mittel- und Grundgelenke an.

Seit 6/96 wurden bei 16 Patienten 22 mal ein prothetischer Fingergelenkersatz vorgenommen. Es handelte sich um 8 Frauen und 8 Männer mit einem Durchschnittsalter von 47 Jahren. Die OP-Indikation bestand in schmerzhaften posttraumatischen (n = 9) und idiopathischen (n = 13) Arthrosen der Fingergelenke. 12 mal wurde eine zementierte Scharnierprothese, 10 mal wurden nicht zementierte Titanimplantate verwendet. Postoperative Komplikationen bestanden 1 mal in einer Mittelzügelläsion mit Ausbildung eines Knopflochphänomens bei einer Mittelgelenksprothese, 1 mal in einem Schwanenhals bei einer Grundgelenksprothese und 1 mal in einer Wundheilungsstörung, die konservativ zur Ausheilung gebracht wurde.

Der durchschnittliche Beobachtungszeitraum lag bei 13 Monaten. Eine Implantatlockerung trat nicht auf.

1. Jahres Ergebnisse: Durchschnittlicher Bewegungsumfang in Grad.

		präop.	Nachunters.
Fingermittelgelenk	posttraumatisch	30°	61°
	idiopathisch	43°	64°
Fingergrundgelenk	posttraumatisch	2°	25°
	idiopathisch	14°	30°
Daumengrundgelenk	posttraumatisch	60°	5°
	idiopathisch	0°	28°
Daumenendgelenk	posttraumatisch	25°	45°

Schlußfolgerungen

Durch den prothetischen Ersatz von Fingergelenken bei Arthrosen sind bei einer Laufzeit von 13 Monaten in 18 von 22 Fällen deutliche Funktionsverbesserungen erzielt worden. Auch in den übrigen 4 Fällen profitierten die Patienten zumindest von dem subjektiven Beschwerderückgang. Darüber hinaus lassen sich so zusätzlich vorliegende Instabilitäten und Deformitäten suffizient behandeln.

B5 Tropenchirurgie/Minenverletzungen/ Angepaßte Frakturbehandlung

Das Geschäft mit dem Tod: Produktion und Export von Landminen

U. Gottstein, Frankfurt

Jeden Monat sterben 800–1200 Menschen durch Landminen, etwa die doppelte Zahl wird verstümmelt oder schwer verletzt. 25–30% der Opfer sind Kinder, ansonsten vorwiegend Frauen und Männer, die zu ihren Dörfern und Feldern wollen oder im Wald nach Holz und Früchten suchen, nur die Minderheit sind Soldaten. *Über 120 Millionen Landminen* wurden in mindestens 60 Ländern in den Jahren seit Ende des letzten Weltkriegs verlegt, und jedes Jahr werden weiterhin etwa 2 Millionen Minen neu verlegt, alle 20 Minuten explodiert eine Mine. Sie wurden und werden von den Armeen bei Kriegen zwischen verfeindeten Ländern oder verfeindeten Volksgruppen verlegt, verschossen oder von Flugzeugen abgeworfen. Das Ziel war und ist die Behinderung des feindlichen Vormarsches, die Absicherung von Grenzzonen oder die Verminung von Dörfern oder ganzen Regionen, um eine getlohene Bevölkerung von der Rückkehr abzuhalten.

Seit Ende des letzten Weltkriegs tobten jedes Jahr 25–40 Kriege, die unermeßliches Leid über die Menschheit brachten, so ging es auch 1998 weiter. Das ist eine Tragödie, aber es ist fast eine noch größere Tragödie, daß all diese Kriege und Morde nur deswegen geschehen können, weil die Militärindustrie die Waffen, die man Mordwerkzeuge nennen sollte, in die Krisen- und Kriegsgebiete verkauft. Im Fernsehen erleben wir Maschinengewehr- und Artilleriegefechte, wir sehen aber nicht die Minenexplosionen, die Wochen, Monate oder Jahre später Zivilisten töten oder ihnen die Beine wegreißen.

Rücksichtslos und inhuman und nur wegen des Profits produzieren die Waffenhersteller in etwa 40 Ländern knapp 700 verschiedene Minentypen, wie das US-Verteidigungsministerium feststellte. 43% stammen aus Rüstungsfirmen der EU-Staaten. Das europäische Minengeschäft geht „gut", Großbanken halten gewinnorientierte Anteile, wie z. B. im Fall von Dynamit Nobel, der Daimler Aerospace. Gleichermaßen sind auch multinationale Industriegiganten mit Milliardenumsätzen, wie Daimler-Benz, Giat aus Frankreich oder der italienische Fiat-Konzern selbst an den betreffenden Firmen beteiligt und dominieren und kontrollieren z. T. die Minentechnologiekapazitäten eines ganzen Landes. Kürzlich wurde von Thomas Küchenmeister in der FR vom 23. Juni 1997 eine umfassende Recherche publiziert, mit dem Titel: „Die weltweit führenden Minen-Hersteller kommen aus den EU-Staaten". Dort können Sie die Namen der führenden Minenhersteller lesen.

Diese Minenhersteller profitieren von den Kriegen weltweit. In Deutschland hat das Mitglied des Europäischen Parlaments, Wilfried Telkämper, in seiner Schrift „Sterben in Zeitlupe. Minen aus der EU“ (Brüssel/Freiburg 1997) eine Tabelle der wichtigsten deutschen Produzenten von Landminentechnologie und Landminenkomponenten, mit der Anzahl der veröffentlichten Minenpatente 1963–1995 und ausgewählten Minentypen, veröffentlicht. Zwar hat der dt. Bundesdverteidigungsminister Volker Rühe 1998 mitgeteilt, daß die Bundeswehr alle bisherigen Landminen, insgesamt 1,7 Millionen, vernichtet habe, was 4,2 Millionen DM gekostet habe, doch wird der Bevölkerung Sand in die Augen gestreut, denn: parallel findet eine qualitative Um- und Aufrüstung mit hochmodernen Multifunktionsminen statt. Experten schätzen, daß deutsche Rüstungsfirmen und Militärs in den vergangenen Jahren insgesamt über 4,5 Milliarden DM Steuergelder für die Forschung von Minentypen verbraucht haben.

Im April 1996 erklärten Bundesregierung und Bundeswehr unter dem massiven Druck der internationalen Anti-Landminenkampagne und der Übergabe von 500 000 Unterschriften für ein Landminenverbot, daß Deutschland künftig auf Anti-Personenminen verzichten werde. Nicht gestoppt werden aber die Produktion und Weiterentwicklung (und damit auch der Verkauf von neuen Minentypen), wie den sogen. „intelligenten Minen“, (die sich u. a. nach drei Monaten selbst zerstören sollen) und von Anti-Panzer-Minen. Von diesen wissen Experten zu sagen, daß die Anti-Panzer-Minen z. B. Krankenwagen oder Busse mit Flüchtlingen nicht von Kriegsfahrzeugen unterscheiden können, und daß sie gegen die Wegräumung durch gegnerische Minenräumer gesichert sind, dann explodieren und töten würden. Für die Entwicklung dieser „intelligenten“ Waffen – man ist fast gerührt bei diesem Ausdruck – hat die Bundesregierung auch im laufenden Haushalt wieder 100 Millionen DM bereitgestellt, aber nur 18 Millionen zur Minenräumung in minenverseuchten Ländern. 1997 gab die Bundesregierung für die Minen-Forschung, Entwicklung, Erprobung und Beschaffung sowie militärische Minenräumung 141,2 Millionen DM aus, für ziviles humanitäres Minenräumen dagegen nicht einmal ein Zehntel der Summe, 13 Millionen. Angesichts der weltweit jährlich benötigten Räumkosten von mindestens 8 Milliarden DM ist das eine beschämend geringe Summe für eines der reichsten Länder der Welt, das bereit ist, für die Entwicklung des überflüssigen neuen Jagdflugzeugs Eurofighter jährlich 2–3 Milliarden DM auszugeben. „Natürlich“: zur Schaffung von Arbeitsplätzen! Die meisten humanitären Minenräumungen erfolgen durch Nichtregierungsorganisationen auf Spendenbasis, eine Schande für die reichen westlichen Regierungen!.

Wozu braucht Deutschland „intelligente Minen“? Etwa zum Schutz unserer Grenzen gegen Flüchtlinge aus anderen Ländern, oder doch eher zum Kriegseinsatz in fremden Ländern? Oder einfach nur zum profitablen Verkauf? Wir sind es ja gewöhnt, dann von der „Schaffung oder dem Erhalt von Arbeitsplätzen“ zu hören. Ja, man will arbeiten und verdienen, auch wenn man damit das größte Unglück für Tausende von unschuldigen Menschen bringt! So muß man leider zynisch formulieren.

Lassen Sie mich einige Länderbeispiele aus vielen anderen bringen:

In **Afghanistan** wurden etwa 10 Millionen Landminen verlegt, 20 verschiedene Typen mindestens. Sie wurden von den USA, Italien, der Sowjet Union und Großbritannien vorwiegend geliefert. Dies geschah mit voller Billigung der Regierungen. Präsident George Bush hatte die Kämpfer ermutigt, der „Sieg wird Euer sein, denn Gott ist auf Eurer Seite“. Als die Sowjet Armee abgezogen war, explodierten die Millionen Minen weiter, und die verfeindeten Milizen legen weiter die ihnen gelieferten Minen. Eine Million Menschen starben im Bürgerkrieg, etwa 200 000 durch Minen. 400 000 erlitten schwerste Minenverwundungen, 70% mußten amputiert werden, bei Kindern oft Hände und Füße. 1989 begann die UNOCA ein Minenräumprogramm. Es seien noch 300 Jahre nötig, um die Minen zu entfernen, doch dies ist schon wieder eine veraltete Auskunft, denn es werden ja weiterhin Minen verlegt!

In **Angola** liegen etwa 20 Millionen Minen von 37 verschiedenen Typen. Sie stammen aus den USA, Belgien, China, Deutschland, Italien, der Sowjet Union. 15 Jahre lang hatte die Söldnerarmee UNITA mit amerikanischer Unterstützung die Regierungstruppen bekämpft. 20 000 Minenopfern mußten Gliedmaßen amputiert werden. 5 000 Prothesen werden jährlich benötigt. Hungerkatastrophen lassen tausende Menschen leiden und sterben, weil weite Landstriche durch Minen unbetretbar sind.

In **El Salvador** wurden im Bürgerkrieg 40 000 Menschen durch Minen schwerst verletzt. UNICEF berichtet, daß 75% der Verletzten und der Getöteten Kinder waren. Jetzt stehen im Land 10 000 Schilder eines Minenwarnprogramms zur Markierung der 192 Minenfelder!

In **Kambodscha** liegen etwa 5 Millionen Landminen, die in dem nun über 25jährigen Krieg verlegt wurden und weiter verlegt werden. Die Minen wurden in den USA, Frankreich, Italien, der Sowjet Union, Singapur und Thailand produziert. Allein 1990 mußten 6 000 Amputationen vorgenommen werden, 35 000 Kambodschaner verloren Gliedmaßen durch Minen.

Im achtjährigen Krieg **Irak–Iran** und im **2. Golfkrieg** wurden etwa 20 Millionen Landminen in den Kriegs- und Randgebieten verlegt, so auch besonders in Irakisch Kurdistan. Allein Italien lieferte 9 Millionen Landminen an Irak, die übrigen Minen kamen aus Deutschland, Frankreich, China, Sowjet Union und USA. Allein im Krankenhaus Suleymania im kurdischen Gebiet Iraks wurden von März bis September 1991, also nach Ende des 2. Golfkriegs, 1 650 Minenverwundungen versorgt, zumeist durch Amputationen.

Die **Türkei** verlegte im Grenzgebiet zu Irak über 60 000 Landminen, die sowohl aus Beständen der NATO, der früheren Nationalen Volksarmee der DDR sowie aus moderner amerikanischer und deutscher Produktion stammen, so z. B. des Typs RTG und der deutschen Firma Diehl. Inzwischen hat die Türkei mit der englischen Waffenfirma Mac Marconi Verträge über gemeinsame Minenproduktion abgeschlossen. Viele *Kurden* auf der Flucht fanden in den Minenfeldern den Tod, oder später auf den verminten Feldern, Weiden und auf den Dorfwegen, und das Sterben geht jetzt im kurdischen Teil Iraks weiter.

In **Bosnien-Herzegovina** und **Kroatien** ging man von 200 000 Minen aus, aber inzwischen wurden immer mehr Minenfelder und verminte Häuser und Dörfer entdeckt, sodaß man jetzt mit etwa 2 Millionen Minen rechnet. Jede Woche, oft täglich, sind Minenopfer zu beklagen, z. B. auch in der Region um Mostar oder Sarajevo.

Jetzt werden wieder Minen an der Grenze von **Kosovo** zu **Albanien** verlegt, und wieder werden viele Menschen dadurch umkommen, nicht nur Soldaten oder Freiheitskämpfer, sondern erneut Flüchtlinge, Kinder, Frauen, Alte.

Wir Ärzte dürfen nicht immer nur diejenigen sein, die Amputieren, Operieren und Wunden verbinden und sich in der optimalen Versorgung von Minenverwundungen fortbilden. *Sondern wir müssen* als verantwortungsbewußte und kenntnisreiche Ärzte *auf die Politik einwirken*, daß Kriege und Gewaltkonflikte verhindert werden, also rechtzeitig eine Friedenspolitik betrieben wird. Getreu unserem ärztlichen Wissen, daß *Prophylaxe oft wichtiger ist, als Heilen zu wollen.*

Dem Geschäft mit dem Tod muß ein Riegel vorgeschoben werden!

Dafür brauchen wir in allen Ländern nicht nur sogen. Verteidigungsministerien, die bis vor wenigen Jahren noch überall Kriegsministerien hießen. *Dringend werden Friedens-*

ministerien gebraucht, mit Historikern, auslandserfahrenen Diplomaten, Ärzten, Friedensforschern, Mediatoren, Multilinguisten und Psychologen, und diese Ministerien müssen ein ausreichend großes Budget haben.

Es reicht nicht aus, daß das Militär, mit einem Minister an der Spitze, die sogen. Friedenspolitik einer Regierung „absichert"? und dann die Regierungsmitglieder und das Parlament von der Notwendigkeit der Anschaffung neuer Waffengenerationen überzeugt, und die Konflikte in der Welt als Begründung für Aufrüstungen anführt, aber fast gar nichts für die Verhinderung neuer Kontlikte und Kriege getan wird. Ich erinnere hier an die Tragödie von **Kosovo.** Im Gegenteil, unbehindert und profitreich liefern die Staaten die Waffen in die Regionen, und ermöglichen dadurch Mord und Totschlag, nicht nur kurzfristig, sondern sogar über Monate und viele Jahre. Ich habe Beispiele genannt.

Ich bin dankbar, daß ich das Referat etwas positiv ausklingen lassen kann: Wie Sie alle wissen, hat die *Internationale Anti-Landminenn-Kampagnne*", der über 100 Nichtregierungsorganisationen angehören, und zu deren Initiatoren und Erstmitgliedern in Deutschland „medico" und IPPNW zählten, 1997 den *Friedensnobelpreis* erhalten.

Der große internationale Druck gegen die Minenhersteller in aller Welt führte im September 1997 in **Oslo** zur Verabschiedung eines *Vertragsentwurfs*, der *„verbietet den Einsatz, die Herstellung, die Weitergabe und die Lagerung von Anti-Personenminen". Vorhandene Bestände von Anti-Personenminen müßten vernichtet wreden.* Allerdings schlossen sich die USA, Rußland, China, Kuba, Nordkorea, Iran und Irak als Gegner des Ottawa-Abkommens nicht an. UNICEF bedauerte offiziell, „die USA befinden sich in denkbar schlechter Gesellschaft".

B5

Im Dezember 1997 wurde in Oslo das Abkommen von 125 Ländern unterzeichnet. International tritt das Abkommen als verbindlich erst in Kraft, wenn 40 Länder parlamentarisch ratifiziert haben, und das wird wieder noch eine lange Zeit brauchen. Die USA traten leider und empörenderweise nicht bei, aber Präsident *Clinton* erklärte, wegen der Empörung in der Welt, daß Amerika bis zum Jahr 2003 den Gebrauch von Antipersonenminen aufzugeben „beabsichtige", allerdings in Korea erst bis zum Jahr 2006. Dieses Versprechen gelte allerdings nicht für „Mischsysteme", bei denen aus der Luft eine Streulage von Antipanzerminen und von Minen vorgenommen wird, die das Wegräumen und Entschärfen von Panzerminen verhindern sollen, also doch Antipersonenminen sind. Auch Rußland erklärte, daß es den Vertrag nicht unterschreiben werde, obgleich Rußland gegen Antipersonenminen sei, denn jedes Land müsse das Recht haben, über die Art und Weise der Selbstverteidigung zu entscheiden. *Wir können nur hoffen, daß die Verweigerer wenigstens in soweit den Völkerwillen respektieren, daß sie mit dem Verkauf von Landminen in alle Welt aufhören!*

Aber, meine sehr verehrten Kolleginnen und Kollegen: *Ohne massiven Druck auf die Regierungen* aus der internationalen Ärzteschaft, aus den Kirchen, von allen Humanisten, wird es keinen wirklichen humanen Fortschritt geben. Ohne den internationalen Druck der IPPNW-Ärzteschaft wäre es auch nicht gelungen, die Forderung und Meinung von *Albert Einstein* in der Bevölkerung fast aller Länder zur eigenen Meinung werden zu lassen: „We shall require a substantially new manner of thinking if mankind is to survive", womit die Ablehnung der Atomwaffenrüstung und -anwendungsdrohung gemeint war.

Ich schließe mit dem Wunsch und der Bitte, gerade auch an Sie als Unfallärzte, als Chirurgen, als Ärzte, die Minenopfer versorgen müssen: Schließen Sie sich der „Internationalen Anti-Landminen-Kampagne" an, fordern Sie von den politischen Parteien und der Regierung, direkt oder via Bundesärztekammer und Weltärztebund, das Verbot auch der nächsten Generationen von Landminen, wie auch immer sie zu Täuschungszwecken von der Industrie und dem Militär bezeichnet werden mögen und z. Zt. bezeichnet werden. Fordern Sie mit uns die Einrichtung von *Friedensministerien*, die rechtzeitig Konflikte schlichten sollen, um damit Kriege zu verhindern. Der Krieg im früheren Jugoslawien und jetzt im Kosovo sollte uns erneut eine Lehre gewesen sein.

Literatur

Aus Publikationen von UNICEF, UNHCR, ICRC, Human Rights Watch, FAZ und FR, sowie „Internationale Anti-Landminenkampagne“

Physikalische Grundlagen und Auswirkungen von Minen

H. Gerngroß, Ulm

Das Thema ist Teil und Gegenstand der sog. Wundballistik – diese wiederum versteht sich als eine interdisziplinäre Wissenschaft aus Physik und Medizin. Sie befaßt sich mit den Auswirkungen der Mechanismen bei Geschoß- und Splitterverletzungen auf Gewebestrukturen.

Für den behandelnden Arzt geht es dabei primär um die Erkennung, Beurteilung und Behandlung derartiger Verletzungen. Die physikalischen Grundlagen leiten sich aus der Mechanik, der Fluiddynamik und der Stoßwelle ab. Bei den Auswirkungen spielen die Innen- und Abgangsballistik, die Außenballistik und vor allem die für den Mediziner entscheidende Endballistik (= Wundballistik) die Hauptrolle.

Physikalische Grundlagen

Kinematik (Bewegungslehre): Ihre wichtigste Größe ist die Geschwindigkeit (m/sec). Änderungen werden als Beschleunigung oder Verzögerung gemessen. Typische Beschleunigungen in der Ballistik liegen beim 100- bis 50 000-fachen der Beschleunigung eines Autos. So erreicht ein Gewehrprojektil bis zu 400 m/Sekunde, Splitter bis 60 000 m/Sekunde. Ein weitere wichtige Größe ist die Winkelgeschwindigkeit, die ein Projektil stabilisieren oder destabilisieren kann

Masse, Impuls, Kraft: Bei der Masse sind vor allem die Trägheit und Gravitation charakteristisch. Für die Ballistik (insbesondere der Wundballistik) ist die Querschnittsbelastung („sectional density“) die entscheidende Größe. Sie ist definiert als Masse pro Bezugsfläche. Die Änderung der Geschwindigkeit ist zur Kraft proportional. Der Druck bzw. die Grundspannung ist die einwirkende Kraft pro belastete Fläche.

Arbeit und Energie: Die Ballistik untersucht die Beziehungen zwischen Masse, Kraft, Arbeit, Energie und Impuls. Die kinetische Energie charakterisiert die Stärke der Wirkung einer bewegten Masse und ist (1/2 mv^2) dem Quadrat der Geschwindigkeit proportional. Die Geschoßwirkung ist ausschließlich eine Frage des Energieaustausches zwischen Projektil und dem Gewebe. Die für die Deformation und Zerstörung von Gewebe aufgewendete Arbeit stammt ausschließlich aus der kinetischen Energie des Geschosses.

Fluiddynamik: Sie beschreibt die Thermodynamik der Druckenergie: Eine unter Druck stehende Flüssigkeit verrichtet mechanische Arbeit.

Schallgeschwindigkeit: In einem Medium breiten sich dichte Schwankungen als longitudinale Wellen aus. Bei kompressiblen Medien führen dichte Schwankungen zu Schwingungen des Mediums.

Strömungsgesetzte (Bernoulli): Instationäres Fließen und Fluidbewegungen lassen zusammen mit Reibungserscheinungen Geschoßbewegungen in dichten Medien (=wundballistische Vorgänge) teilweise beschreiben.

Physik der Stoßwelle: Druckstörungen setzen sich mit einer bestimmten material- und temperaturabhängigen Geschwindigkeit in Form von longitudinalen Wellen (Schallwellen oder Stoßwellen) fort. Materieteilchen schwingen um ihren Ruhepunkt, wobei die Amplitude von dem Kompressionsmodul (bzw. vom Elastizitätsmodul des Mediums) abhängt. Materie wird durch die Welle nicht transportiert. Eine Stoßwelle kommt zustande, wenn bei Zunehmen der Amplitude der Schallgeschwindigkeit unregelmäßige Wellen auftreten mit zunehmender Steilheit der Wellenfront. Die biologische Gefährlichkeit der Stoßwelle liegt in ihrem großen Druckgradienten, der bedingt ist durch den räumlich sehr engen Wechsel von positivem zu negativem Druck bezüglich des Ruhedrucks. Im zeitlichen Verlauf stellt die Stoßwelle ein einmaliges sehr kurzes Ereignis dar mit einer extrem steilen Wellenfront mit einer Halbwärtszeit im Millisekundenbereich. Bei Stoßwellen liegt immer ein Frequenzgemisch vor, wobei aus der Steilheit des Anstiegs der Welle auf das Vorhandensein hoher Frequenzen schließen läßt. Dieser Anstieg der Stoßwellenfront liegt im Gebiet biologischer Strukturen, weshalb zelluläre Reaktionen erwartet werden können.

Grundlagen der Endballistik (Wundballistik)

Für das Ausmaß der Gewebezerstörung sind die physikalischen Größen der Endballistik entscheidend. Sie liegen um ein Vielfaches über den tolerierbaren Belastungen eines Gewebes. Ballistische Vorgänge lassen sich heute nicht vollständig erklären; klar ist jedoch, daß unterschiedliche Größenordnungen auftreten, die in Tabelle 1 aufgeführt sind. Das Auftreten eines Geschosses auf einen festen Gegenstand ist physikalisch ein sehr komplizierter Prozess, der in äußerst kurzer Zeit und unter Beteiligung großer Kräfte und Drücke abläuft. Praktisch immer kommt es zu einer Deformation des Geschosses im Ziel, wobei dynamische Materialeigenschaften für den Energieaustausch mit dem Gewebe verantwortlich sind.

Für Splitter von Minen gelten kleine oder mittlere Geschoßgeschwindigkeit beim Auftreffen ins Gewebe, die jedoch aufgrund ihrer Masse praktisch immer zu einem hohen, meistens vollen Energieaustausch entlang ihrer Eindringtiefe, mit dem betroffenen Gewebe führen. Im Gegensatz zu Projektilen verformen sich Splitter im durchdrungenen Gewebe meistens nicht. Die Eindringtiefe in das Gewebe ist stark von der Feuchtigkeit und

Tabelle 1. Vergleich physikalischer Größenordnungen in der Ballistik

	Innenballistik	Außenballistik	Endballistik
Druck (bar)	2000 bis 40000,	5 bis 1,0	10000
Kraft (kN)	10 bis 15	0,001	100
Dauer (ms)	0,5 bis 1,5	100 bis 500	0,1 bis 1,0
Beschleunigung (m/s²)	500000 bis 2000000	−200 bis −400	−10000000
Temperatur (°C)	2000 bis 3000	−20 bis 40	Einige 1000

Zusammensetzung abhängig. Als Folge des Energieaustausches tritt der sog. Cavitationseffekt auf. Dieser beschreibt die durch die Materie des Geschosses und die Energie auftretende Höhlenbildung im Gewebe, wobei eine temporäre von einer bleibenden Cavitationshöhe zu unterscheiden sind. Die temporäre Cavitationshöhle beschreibt das Pulsieren des Gewebes auf die geschoßinduzierte Stoßwelle, die bleibende Cavitationshöhle den um den Splitter herum bestehen bleibenden Hohlraum, in dem das Gewebe nicht mehr zurückgestellt wird.

Wirkungen von Landminen auf Material und Gewebe

B5

Grundsätzlich wird bei den Landminen zwischen Panzerminen und Schützenminen (Antipersonalminen) unterschieden. Es gibt weitere in diesen Kontext nicht zu diskutiernede Minenformen, wie z.B. Seeminen, die noch andere spezielle Effekte aufweisen. Panzerminen sollen darüber fahrende Fahrzeuge zerstören und sind daher von ihrer Ladung her wesentlich größer als Minen, die direkt gegen Menschen gerichtet sind (Abb. 1). Antipersonalminen wurden auch früher als sog. Schützenminen bezeichnet. Heute gibt es eine Vielzahl von Auslösemechanismen sowie Hohlladungsprinzipien, um die „Effizienz ihrer Zerstörung“ zu steigern. Moderne Minen sind heute fast gänzlich aus Kunststoffen gebaut. Dabei sind Metallspürgeräte unwirksam und komplizierte Suchgeräte für metallfreie Minen erforderlich. Dazu kommt die Einführung aufwendiger elektronischer Zünder, die häufig nicht eines direkten Kontaktes des Objekts mit der eigentlichen Mine bedürfen.

Weitere Minenarten sind vor allen Dingen Seeminen, aber auch Minen gegen Luftfahrzeuge, Sprengfallen, Richtsplitterminen und behelfsmäßig hergestellte Minen. Bei den konventionellen Panzerminen finden sich 5–10 kg TNT-Kunststoffminenkörper, die beim Überfahren durch einen Druckzünder ausgelöst wird. Die Mine wirkt durch den Druck der Explosionsstoßwelle und führt durch indirekte Krafteinirkung auch zu schweren Verletzungen der Besatzung.

Andere modernere Formen der Minen benutzen ausgekügelte Zünder bzw. fernverlegbare Minen, wie dies z.B. bei den Streuminen über Abschuß von Raketen oder Abwurf von Flugzeugen oder Hubschraubern aus besonderen Streubehältern erfolgt. Bei den Schützenminen (Antipersonalminen) unterscheidet man Schützensprengminen, Schützensplitterminen und Schützspringminen. Sie alle zeigen unterschiedliches Zündverhalten, ihre Ladung beträgt in der Regel zwischen 10 und 20 g Sprengstoff bei den Tretminen, bei den Sprengminen sind bis zu 400 bis 500 g Sprengstoff vorhanden, die von bis zu 5000 vorgefertigten Splittern umgeben sind.

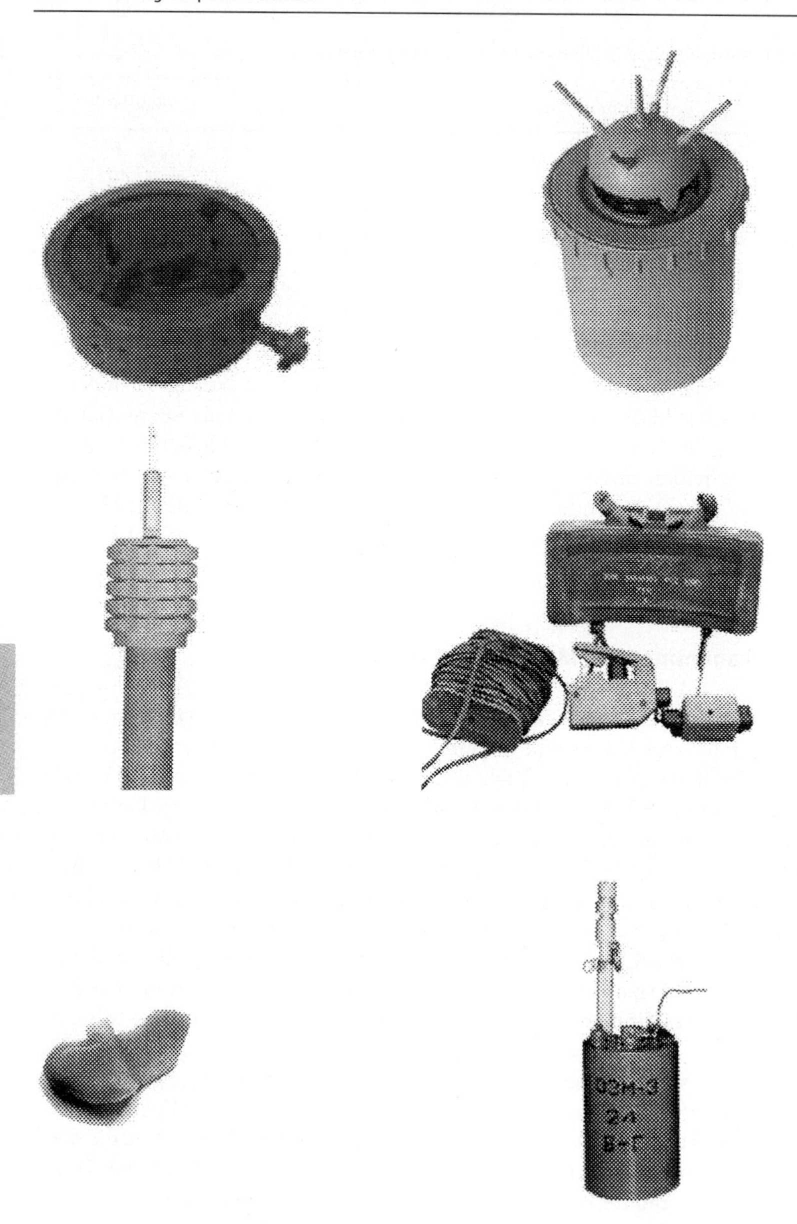

Abb. 1. Gebräuchliche Minenformen

Verwundungen durch Minen

Die schädigenden Faktoren von Landminen lassen sich unterteilen in die Stoßwelle, in die Auswirkungen der Explosion und Gasentwicklung, der Minensplitter sowie die aus der Umgebung stammenden Sekundärgeschosse.

Minen erzeugen ein sog. Minentrauma, das neben der lokalen Verletzung von Gewebestrukturen auch Allgemeinsymptome, das sog. Kontusions-/Kommotionssyndrom auslösen (Abb. 2). Die Folgen ergeben ein Krankheitsbild, das sowohl aus der lokalen Zerstörung des Gewebes resultiert, als auch aus der allgemeinen Auswirkung der Explosion auf den Organismus.

Für Splitter gelten folgende wichtige Gesetzmäigkeiten: Mit zunehmender Auftreffenergie wächst die Wirksamkeit eines Splitters längs des Eindringweges. Bei gleicher Auftreffenergie ist die gewebeschädigende Wirkung eines kleinen, leichten Splitters oberflächlich wesentlich größer als bei einem schweren Splitter. Nach einer Passage im Gewebe ist jedoch das schwerer Projektil von größerer Wirkung. Die Einschußöffnung vergrößert sich mit zunehmender Auftreffenergie.

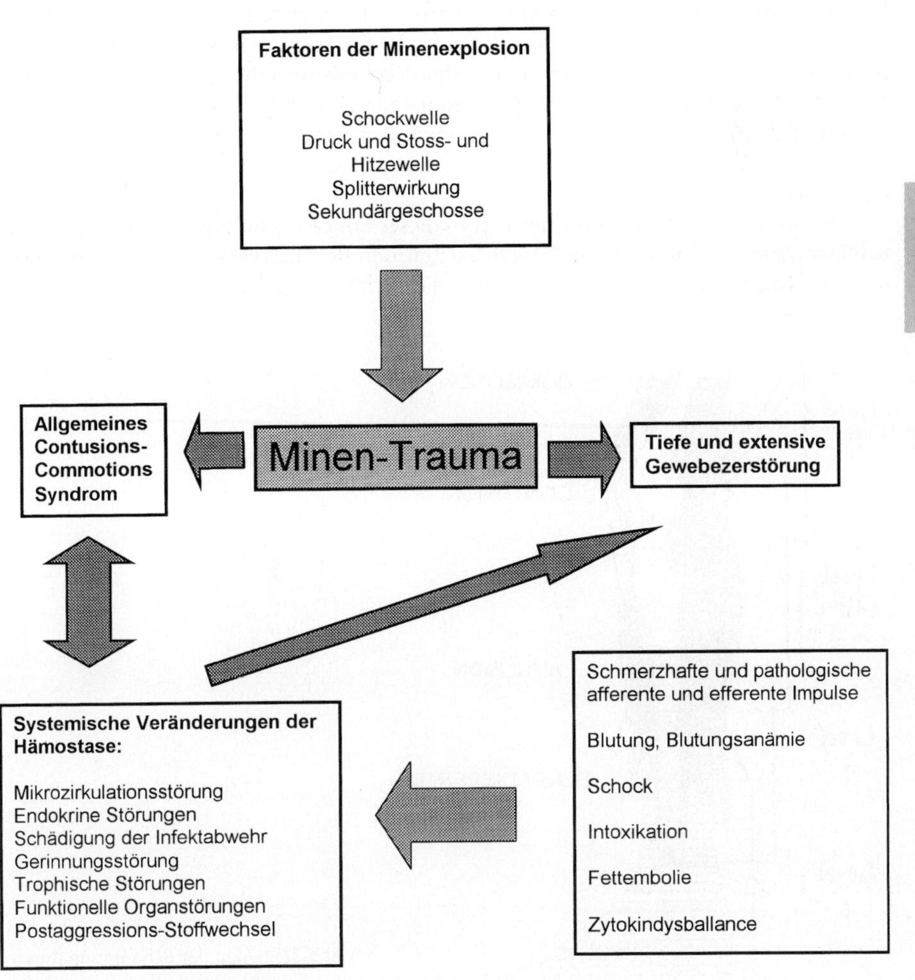

Abb. 2. Schema der Pathogenese des Minentraumas

B5

1. Panzerminen

Bei der Zündung einer Mine kommt es im Fahrzeug zu einer ruckartigen Beschleunigung, die durch die Trägheit der Insassen zu multiplen Verletzungen im Sinne von sekundären Gewebeschäden führt.

2. Schützenminen

Die Wirksamkeit der Schützenminen läßt sich beschreiben durch die direkte Einwirkung auf das geschädigte Gewebe (meistens die untere Extremität), die in einer typischen vier Etagen umfassenden Verletzung der Extremität endet (Abb. 3). Im sog. Level 1 findet sich ein größerer Gewebedefekt (traumatische Amputation), der bis zur primären Amputation der Gliedmaße durch die Stoßwelle führen kann. Im Level 2, der sog. Avulsion, findet man eine Sprengung von Gewebestrukturen mit inkompletten Gewebedefekten, Verbrennungen und Gewebequetschungen. Auf der mikroskopischen Ebene läßt sich eine Sprengung von Gefäßen durch die Schockwelle nachweisen sowie Zerreißungen von Knochen und Nerven. Insbesondere entlang der vorgegebenen Faszien entwickelt sich das Vordringen der Schock- und Splitterwelle. Der sog. Level 3 zeigt das Stadium der Kontusion, wobei das Gewebe durch auftretende Splitter- und Erdpartikel kontusioniert wird und das Gewebe ödematös durch das Trauma quillt. Hier treten beim Heilungsverlauf die typischen reparativen Effekte über Ersatzgewebe auf. Im sog. Level 4 findet sich noch die Kommotion; diese zeigt eine Erschütterung wobei jedoch noch Chancen einer vitalen Revaskularisation besteht.

B5

Jede medizinische Maßnahme hat sich an dieser Einteilung zu orientieren. Dies hat erhebliche Auswirkungen auf die Möglichkeiten der Rekonstruktion betroffener Gliedmaßen als auch auf die zu erwartende sekundäre Schädigung des Gewebes. In den letzten

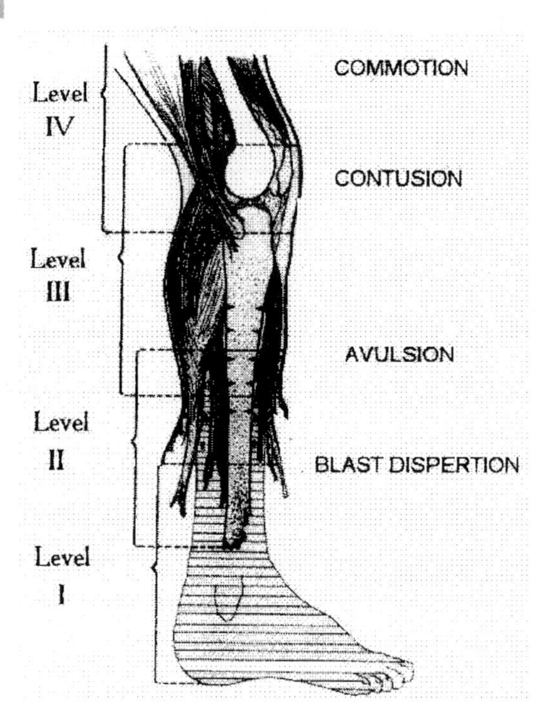

Abb. 3. Ebenen der Schädigung durch Schützenminen an der unteren Extremität (mod. nach Nechaev)

Jahren hat sich die Einteilung der Verletzungsschwere und die Dokumentation nach Coupland durchgesetzt.

Neben der lokalen Verletzung kommt es bei Verwundeten durch Minen zu einer allgemeinen Beeinträchtigung der Handlungsfähigkeit die eine starke individuelle Schwere aufweist. Die Handlungsfähigkeit beruht immer auf einer Funktionsstörung des zentralen Nervensystems. Entweder durc direkte Gewebeschädigung oder indirekt durch Malperfusion bei starkem Blutverlust.

Therapeutische Maßnahmen müssen nicht nur dem chirurgischen Aspekt der Minenverletzung, sondern insbesondere auch den Allgemein- und psychologischen Status des Verwundeten berücksichtigen. Kenntnisse der Endballistik und der Wirkungen von Minen sind deshalb erforderlich, um adäquate Maßnahmen zur adäquaten Therapie einleiten zu können.

Literatur

Coupland RM (1993) War wounds of limbs. Surgical Management. Butterworth-Heinemann, Genf

Kneubuehl B (1994) Geschosse: Ballistik, Treffsicherheit, Wirkungsweise. Stocker-Schmid-Verlag, Dietikon-Stuttgart

Nechaev EA, Gritsanov AI, Fomin NF, Minnullin IP (1995) Mine Blast Trauma. Fälths Tryckeri, Värnamo, Sweden

Sellier K, Kneubuehl B (1992) Wundballistik und ihre ballistische Grundlagen. Springer-Verlag, Berlin

Primary Management of Land Mine Injuries

H. Husum, Tromsoe/Norway

Mortality and morbidity in land mine injuries depend mainly on three factors: (1) The pattern and severity of injuries; (2) the duration of the evacuation to referral hospitals; (3) the quality of prehospital trauma care.

The Main Problem is the Fragment Injuries

Most mine victims sustain multiple injuries. In accidents with fragmentation mines there are often more than one injured. In our studies in North Iraq on victims of bounding fragmentation mines we found mortality rates around 60% when the evacuation from injury to surgical service took more than 4 hours. Also victims of blast mines more often than not sustain multiple injuries. In our studies in Cambodia 60% of victims with traumatic amputations had associated fragment injuries. Whereas the hemorrhage from mine amputations seldom is fatal, the penetrating fragment injuries contribute to high death tolls also in blast mine victims (mortality rate of 30–40% where the evacuation takes more than 4 hours).

There are Vast Dark Numbers

The mortality rate in land mine victims may be underestimated. Most mine infested areas are far from cities and medical centers, in areas where the health infrastructure is broken by war, where evacuations of 12 hours and more from impact to surgical center are common. Several studies are done at referral hospitals on mine victims surviving the prehospital evacuation. However, few prehospital studies are done on the non-survivors. A careful survey in Mozambique (Ascherio et al.) documents on overall case fatality rate of 48% in land mine victims. Preliminary results from our studies in Cambodia and North Iraq indicates a case fatality rate of approximately 45%.

Immediate In-Field Resuscitation Reduces the Mortality Rate

Studies from recent local wars demonstrates reduced morality and morbidity with immediate in-field resuscitation and delayed evacuation. Correspondingly, we have since 1996 trained and equipped rural health workers in mine infested areas in Cambodia and North Iraq to provide in-field advanced life support to mine victims. Preliminary results indicates a mortality rate of 20% and reduced rate of wound infections if adanced life support starts within 1.5 hours after the time of injury. Our protocol for advanced mine victim life support includes endotracheal intubation, crico-thyrotomy, chest tube placement, ketamine analgesia, and venous cut-down.

The Chain of Survival for Mine Victims Should Include "Trauma First Responders"

To further reduce the delay from impact to the first medical response, we train lay people of the mine affected areas basic trauma life support. The training is done at two-days village training courses. The curriculum includes control of bleeding limb wounds by subfascial gauze packing of wounds, proximal artery compression, and compressive dressing.

Saving Limb Length in Mine Amputations

Layman application opf improvised tourniquests has a devastating effect of the injured limb, and will in many cases contribute to increased blood loss. Still tourniquets are recommended by doctors and humanitarian relief agencies in mine affected countries. A main reason for excessive loss of limb length after blast mine injuries is compartment syndromes proximal to the level of traumatic amputation. We therefore recommend a three-point program for prehospital "limb support" in blast mins victims: (I) A general ban on tourniquets; (II) Control of bleeding limb wounds by subfascial gauze packing, proximal artery compression, and compressive dressing; (III) Fasciotomy proximal to the level of amputation where the time from injury to the referral hospital is more than four hours.

References

Ascherio A, Biellik R, Epstein A, et al (1995) Deaths and injuries caused by land mines in Mozambique. Lancet 346:721–724
Anderson N, da Sousa CP, Paredes S (1995) Social cost of land mines in four countries: Afghanistan, Bosnia, Cambodia, and Mozambique. BMJ 311:718–721
Kakar F, Bassani F, Romer C, et al (1996) The consequence of land mines on public health. Prehosp and Disaster Med 11 (1):2–10
Vojvodic V (1996) Management of war casualties in the military medical adcademy (Belgrade) during combat operations in 1991/1992. J Trauma 40:3
Jevtic M, Petrovic M, Ignjatovic D, et al (1996) Treatment of wounded in the combat zone. J Trauma 40:3
VanRooyen M, Sloan E, Radvany A, et al (1995) The incidence and outcome of penetrating and blunt trauma in Central Bosnia: The Nova Bila Hospital for war wounded. J Trauma 38:6
Suleman ND, Hikmat AR (1985) War injuries of the chest. Injury 16:382
Bellamy RF (1984) The causes of death in conventional land warfare. Mil Med 149:55
Coupland M (1994) Epidemiological approach to surgical management of the casualties of war. BMJ 308:1693–1697
Jones E, Peters A, Gasior RM (1968) Early management of battle casualties in Vietnam. Arch Surg 97:1–15
Burkle FM, Newland C, Meister S, et al (1994) Emergency medicine in the Persian Gulf war – Part 3: Battlefield casualties. Ann Emerg Med 23:755–760
Fosse E, Husum H (1992) Surgery in Afghanistan: a light model for field surgery during war. Injury 23:6
Mellor SG (1992) The relationship of blast loading to death and injury from explosion. World J Surg 16:893–898
Jacobs LGH (1991) The landmine foot: its description and management. Injury 22:6

Traumatologische Versorgung im südlichen Tanzania – Anspruch und Realität

E.-P. Mues, Homburg

Epidemiologie von Verletzungen im ländlichen Afrika:
In der Lindi Region – einer der am wenigsten entwickelten Regionen im Südosten Tansanias – tragen Infektionskrankheiten wie Malaria, Pneumonien und Gastroenteritiden im Wesentlichen zur Morbidität und Mortalität der Bevölkerung bei [2].

So wurden im Jahre 1996 lediglich ca. 10% aller Patienten im Krankenhaus von Mnero – einem 110-Betten Krankenhaus der afrikanischen Kirche, Diözese Lindi – als Folge von Unfällen stationär behandelt [1]. Wie in vielen Entwicklungsländern liegen auch für die Region Lindi neben den krankenhausbezogenen keine zuverlässigen bevölkerungsbezogenen Daten über die tatsächliche Inzidenz von Traumata vor.

Gegenwärtig ist in städtischen Gebieten Afrikas bzw. Schwellenländern Südamerikas und Asiens jedoch ein dramatischer Anstieg der stationären Aufnahmen bei Verletzungen aufgrund von Verkehrsunfällen bzw. Gewaltdelikten zu verzeichnen [7].

Die verhältnismäßig geringe Inzidenz schwerer Traumata in der Region Lindi hängt einerseits mit den außerordentlich schlechten Straßenverhältnissen zusammen. So gibt es im gesamten Einzugsgebiet von Mnero keine Teerstraße. Die – noch – funktionierenden traditionellen Familienstrukturen haben darüber hinaus bisher im ländlichen Tansania einem Klima der Gewalt wie im südlichen Afrika weitgehend den Boden entzogen.

Die häufigsten Unfallursachen sind demzufolge Fahrradunfälle, Stürze aus großer Höhe von Kokospalmen, Tierbißverletzungen (einschließlich Schlangen- und Skorpionbissen) sowie Verbrennungen im Kindesalter.

Die Bedeutung der traditionellen Medizin:
Die Behandlung vieler Verletzungen wird im ländlichen Afrika auch heute noch von traditionellen Heilern durchgeführt. Die Gründe dafür sind vielschichtig. Oft genießt die traditionelle Medizin ein größeres Ansehen in der Bevölkerung als die sogenannte „Westliche Medizin". So wird kaum je ein Patient nach Schlangenbiß ein Krankenhaus aufsuchen, statt dessen vertraut man auf die Wirkung der „schwarzen Steine" des traditionellen Heilers.

In praktisch jedem Dorf findet sich ein solcher Heiler, während moderne Gesundheitseinrichtungen oft nur unter großen Mühen erreichbar sind.

Ob die traditionelle Behandlung von Verletzungen wie Frakturen und Verbrennungen dem Anspruch einer funktionellen Wiederherstellung gerecht werden, kann nicht generell bewertet werden, da die Patienten nur im Falle eines Mißerfolges die Krankenhäuser aufsuchen.

Der Fall eines vierjährigen Jungen, bei dem die Applikation eines traditionellen Schienenverbandes bei geschlossener Unterschenkelfraktur zur Ischämie mit anschließender Nekrose des Unterschenkels führte, demonstriert jedoch beispielhaft die teilweise katastrophalen Resultate einer Medizin, die keinen Kontrollen unterliegt.

Der Anspruch der „westlichen Medizin":
In unseren Breiten wird an das Können der Traumatologen der Anspruch auf komplette funktionelle Wiederherstellung mit möglichst ansprechendem kosmetischem Ergebnis gestellt. Unter den Bedingen eines Entwicklungslandes mit einer Arzt/Patientendichte von 1:24000 [3] sollte bei korrekter Anwendung der zur Verfügung stehenden diagnostischen und therapeutischen Möglichkeiten die Rettung der Extremität mit möglichst weitgehender funktioneller Wiederherstellung angestrebt werden.

Wie die Erfahrungen von zahlreichen in Entwicklungsländern tätigen Ärzten [4, 8] in Übereinstimmung mit unseren eigenen Ergebnissen zeigen, führt die adäquate konservative Behandlung bei der Mehrzahl der geschlossenen Frakturen zu guten Ergebnissen.

Im gesamten Südosten Tansanias – in insgesamt 10 Krankenhäusern der Regionen Lindi und Mtwara – wurden im Jahre 1997 beispielsweise lediglich ca. 100 Frakturen offen reponiert und osteosynthetisch versorgt.

Die Überweisung von Patienten an ein traumatologisches Zentrum in Dar es Salaam – das Muhimbili Orthopaedic Institute – wäre in speziell gelagerten Fällen sinnvoll, wird von den Familien der Angehörigen aber in der Regel aus finanziellen Gründen abgelehnt.

Die Realität:
Zahlreiche Faktoren tragen dazu bei, daß die Behandlung traumatologischer Patienten insbesondere in den staatlichen Krankenhäusern im südlichen Tansania vollkommen unzureichend erscheint.

Eine fehlende präklinische Versorgung, lange Anreisewege und ein insgesamt erhöhtes Infektionsrisiko erschweren sicherlich die Behandlung unfallverletzter Patienten in weiten Teilen Tansanias.

Daneben treten aber die folgenden krankenhausinternen Probleme zu Tage:

- Fehlende diagnostische Möglichkeiten, wie funktionierende Röntgengeräte, ziehen häufig einen therapeutischen Nihilismus nach sich. Eine Fraktur, die – zwar klinisch eindeutig – nicht röntgenologisch nachgewiesen werden kann, erfährt zunächst auch keine Behandlung!
- Der ständige Mangel an Verbandsmaterialen und Medikamenten bedingt eine fehlende Ruhigstellung von Frakturen und insuffiziente Wundversorgung.
- Die Mißachtung grundlegender Regeln bei der Behandlung von Verletzungen – wie ausgiebiges Wunddébridement, anatomiegerechte geschlossene Reposition dislozierter Frakturen, sofortige Versorgung offener Frakturen, Kontrakturprophylaxe bei Verbrennungen – führen zu irreversiblen Schäden wie fixierte Dislokationen, Pseudarthrosen und chronische Osteomyelitiden [6]. Diese können mit den vor Ort zur Verfügung stehenden Möglichkeiten oft nur teilweise behoben werden. Im schlimmsten Fall führen Sepsis und spezifische Infektionen wie Tetanus zum Tode des Patienten.

Eine Verbesserung der Versorgung traumatologischer Patienten erfordert eine Intervention in mehreren Bereichen.

Entscheidend ist eine praxisorientierte Ausbildung des medizinischen Personals. Dabei sollten die grundlegenden Prinzipien der traumatologischen (Erst-)Versorgung mit einfachen Methoden auch ohne Röntgendiagnostik gelehrt und auch angewandt werden.

In jedem Distriktkrankenhaus sollte das Notwendigste an Verbandsmaterialien und Ausrüstung zur Verfügung stehen, um eine adäquate Wundversorgung, konservative Frakturbehandlung und Behandlung von Verbrennungen durchführen zu können.

Schließlich könnte eine Verbesserung der vorklinischen Versorgung von Unfallopfern durch Dorfgesundheitshelfer und in dezentralen Gesundheitsstationen – ggf. auch in Zusammen-arbeit mit traditionellen Heilern – zu einer Senkung der traumabedingten Mortalität und Morbidität beitragen [5].

Literatur

1. Annual Report (1996) Mnero Diocesan Hospital
2. Annual Report (1996) RMO Office Lindi
3. Länderbericht Tansania (1994) Statistisches Bundesamt
4. King M, Bewes P et al. (1987) Primary Surgery, Volume Two, Tauma. Oxford University Press
5. Mock CN et al (1993) Trauma outcomes in the rural developing world: comparison with an urban level I trauma centre. The Journal of Trauma 35:518–523
6. Richter-Turtur M (1984) Probleme der Traumatologie in einem Land der Dritten Welt. Unfallheilkunde 87:344–350
7. Smith GS, Barss (1991) Unintentional injuries in developing countries: The epidemiology of a neglected problem. Epidemiol Rev 13:228
8. Weston PM (1987) Care of the injured in the Third World – What can we learn? Injury 18 :297–303

Problemanalyse des traumatologischen Arbeitsalltages in Burkina Faso

K. P. Rheinwalt, Worms, A. Wentzensen, Ludwigshafen, F. U. Zittel, Worm

Zielsetzung

Die Probleme des traumatologischen Arbeitsalltages in Entwicklungsländern sollen am Beispiel der Situation in Burkina Faso (ehemaliges Obervolta), Westafrika, aufgezeigt und analysiert werden, um für realisierbare Verbesserungsvorschläge den vor Ort gegebenen Rahmen abzustecken.

Problembeschreibung

Vorschläge von Experten zur Verbesserung der medizinischen Versorgung in sog. Entwicklungsländern erfolgen oft in mangelnder Kenntnis der am „Zielort" tatsächlich gegebenen Bedingungen.

Material und Methode

Der Autor hat im Rahmen eines zweijährigen medizinischen Entwicklungsdienstes 1992 und 1993 als Leiter des OP-Blockes am Regionalkrankenhaus Dori (in der Sahelzone Burkina Fasos) die Probleme der Frakturbehandlung täglich erlebt und anhand von Aufzeichnungen (OP-Register, Fallbeispiele) und Diapositiven dokumentiert. Die Auswertung erfolgt einerseits rein subjektiv aufgrund der gewonnenen Eindrücke und Erfahrungen, andererseits auf Basis der retrospektiv erhobenen deskriptiven Statistik. In die Bewertung fließen Erkenntnisse aus Besuchen anderer sog. OP-Blöcke in Burkina Faso mit ein, so daß die Schlußfolgerungen weitgehend für das gesamte Land gültig sind.

In Burkina Faso (ca. 9,6 Mill. Einwohner [3]) verfügen nur die Universitätsklinik in der Hauptstadt und die 11 Regionalkrankenhäuser über einen sog. OP-Block, welcher sämtliche operativen Fachdisziplinen versorgt [1]. Allein der „Block" in Dori ist für die operative Patientenversorgung von etwa 400 000 Einwohnern zuständig. Ca. 800 Operationen pro Jahr verteilen sich auf die drei operativen Hauptdisziplinen Chirurgie (mit Traumatologie), Gynäkologie (mit Geburtshilfe) und Urologie.

Ergebnisse

Der *Mangel an gut ausgebildetem und gleichzeitig motiviertem Fachpersonal* muß an erster Stelle genannt werden. Nach einschlägigen Informationen verfügte Burkina Faso 1993 nur über insgesamt 16 einheimische Chirurgen. Von diesen waren 15 in den beiden städtischen Hauptzentren des Landes, wo zusammen nur 10% der Bevölkerung leben, tätig [1]. Die ärztliche Leitung der peripheren OP-Blöcke obliegt einerseits jungen burkinischen Ärzten, welche nach ihrem Studium zumeist unfreiwillig für mehrere Jahre in ländlichen abgelegenen Krankenhäusern zum Staatsdienst verpflichtet werden und nur über geringe chirurgische Kenntnisse verfügen. Getrennt von ihren Familien, einer hohen Arbeitsbelastung ausgesetzt und niedrig entlohnt nutzen sie bereits während dieser Pflichtjahre jede Gelegenheit zur „Flucht", um dann schließlich eine Spezialisierung in einem nicht-operativen Fach in der Hauptstadt oder im Ausland anzustreben. Weitere OP-Abteilungen werden von entwicklungsdienstleistenden ausländischen Ärzten oder – relativ häufig – ausschließlich von einheimischem OP-Pflegepersonal geleitet, welches dann neben der Durchführung auch größerer Operationen (z. B. Hemikolektomien, Hysterektomien, Sectiones, Prostataenukleationen) gleichzeitig die Indikationsstellung und die Nachbehandlung in eigener Regie übernehmen muß, um der Landbevölkerung überhaupt ein Minimum an operativer (Notfall)-Medizin anzubieten. Die einheimischen Ärzte versuchen, sich möglichst von der arbeitsintensiven operativen Tätigkeit fernzuhalten. Ansprechpartner für traumatologische Innovationen sind also in erster Linie schlecht motivierte einheimische Berufsanfänger, ausländische Entwicklungshelfer und das eigenständig operierende OP-Pflegepersonal. Während insgesamt 15 Jahren personeller Entwicklungszusammenarbeit mit deutscher Unterstützung am OP-Block Dori wurden etwa acht einheimische junge Ärzte von deutschen Entwicklungshelfern in Chirurgie ausgebildet. Von diesen acht sind nur zwei der Chirurgie treu geblieben. Da beide ihren ständigen Wohnsitz nach Frankreich verlegt haben, ist in der personellen Bilanz kein meßbarer Profit für die chirurgische Versorgung des Gastgeberlandes zu verzeichnen.

Während die Durchführung kleiner chirurgischer Eingriffe, die Wundversorgung und die Anästhesie vom Fachpflegepersonal zumeist in angepaßter und zufriedenstellender Qualität vorgenommen wird, obliegt die eigentliche *Patientenpflege und Patientenbeobachtung* (einschließlich Wechsel von Infusionsflaschen, Körperhygiene, Ernährung u. a.) auf der chirurgischen Bettenstation praktisch ausschließlich den Patientenangehörigen und dem Hilfspersonal. Die Patientenversorgung wird durch die kolonialgeschichtlich bedingten allgegenwärtigen *Sprachprobleme* erheblich behindert, wobei *ethnische Rivalitäten* erschwerend hinzukommen.

Der ständige *Mangel an sauberem Wasser und einfachen Verbrauchsgütern* (Verbandsstoffe, Gipsbinden, Infusionen, Nahtmaterial, Desinfektionslösung usw.) prägt den Arbeitsalltag. Die staatliche Versorgung mit medizinischem Material erfolgt nur sporadisch und völlig unzureichend [1]. 1992 und 1993 waren im ganzen Land beispielsweise keine Tuberkulostatika verfügbar. Der Großteil des für eine Wahloperation notwendigen Materials muß von den Angehörigen der Patienten zu hohen Preisen (Importware!) in privaten Apotheken gekauft werden. Die Versorgung von Notfallpatienten kann nur über Spendenmittel auf niedrigstem Niveau aufrechterhalten werden. Aufgrund des fehlenden *Krankentransportsystems* erreichen diese ohnehin das nächste Krankenhaus entweder überhaupt nicht oder erst mit mehreren Tagen Verspätung (z. B. mit einem Eselkarren). Im traumatologischen Patientengut macht sich dieses insbesondere in einem *hohen Anteil infizierter offener Frakturen und Infektpseudarthrosen* bemerkbar, welche das Hauptproblem der Frakturbehandlung darstellen (OP-Block Dori: im Mittel ca. 50 Frakturbehandlungen pro Jahr, davon ca. 50% offene Brüche). Geschlossene Frakturen werden in aller Regel konservativ und effektiv von den dörflichen traditionellen Heilern therapiert. Diesbezüglich wird nur in Ausnahmefällen das Hospital aufgesucht, wobei die Diagnosestellung aufgrund der *fehlenden Röntgendiagnostik* erschwert ist. Eine Röntgeneinheit ist allerdings unter den geschilderten Bedingungen nicht unbedingt wünschenswert, da ihre

Funktionsfähigkeit kaum längere Zeit aufrecht zu erhalten wäre und die Patienten mit weiteren Kosten nicht mehr belastet werden sollten. Die Therapie geschlossener Frakturen ist auch im OP-Block fast immer konservativ (Reposition, Retention mit Gips oder Holzschiene, ggf. Extension) [2]. Die *mangelhafte Asepsis und Antisepsis* sind ohnehin eine Kontraindikation für interne Osteosyntheseverfahren. Für die Therapie der zahlreichen offenen Brüche ist dem Fixateur externe in seinen verschiedenen Varianten eine weitere Verbreitung zu wünschen, da die meist praktizierte Behandlung mit alleinigem Wunddébridement, Gipsruhigstellung und Antibiose nicht zufriedenstellend ist [2]. Amputationen werden selbst in desolaten Fällen aus weltanschaulich-religiösen Gründen häufig abgelehnt, was in Anbetracht der *fehlenden prothetischen Versorgung* auch aus unserer Sicht nachvollziehbar ist. Achselgehstützen oder ausnahmsweise ein Rollstuhl sind dann die Standardversorgung. *Weder Physio- noch Ergotherapie* sind existent.

Polytraumatisierte erreichen nur selten lebend das Hospital und sind auch dann bei *fehlender Intensivstation, rudimentärer Labordiagnostik, ineffektivem System der „lebenden Blutbank"* mit Direktspende von männlichen Angehörigen (HIV-Serologie bei ca. 15% Prävalenz nicht immer verfügbar!) und *einfachsten Anästhesieverfahren* (nur Spinalanästhesie oder Ketaminmononarkose mit Spontanatmung ohne EKG-Monitoring praktikabel) nicht wirksam therapierbar.

In die Problemanalyse müssen auch die praktisch immer vorhandenen *systemischen Begleiterkrankungen* (z.B. Mangelernährung, Anämie, chronische Malaria, HIV, Tuberkulose) einbezogen werden [1].

Schlußfolgerungen

Die Problemanalyse des traumatologischen Arbeitsalltages in Burkina Faso muß unbedingt sozioökonomische und kulturelle Faktoren berücksichtigen, da sonst die gegebene medizinische Infrastruktur völlig unverständlich bleibt und gut gemeinte Verbesserungsvorschläge an der Realität vorbeigehen.

Literatur

1. Borchert M (1994/95) Prinzip der letzten Wiese – Gesundheit und Politik in Burkina Faso. Mabuse 9:37–42
2. King M (1987) Primary Surgery, Vol 2, Trauma, Oxford Medical Press
3. Statistische Merkblätter, Bundesverwaltungsamt Köln, 1992

Problematik der Frakturversorgung in einem afrikanischen Bürgerkriegsland (Mosambik)

D. Paul, Dresden

Mein Bericht basiert auf einer fast zweijährigen Tätigkeit in einem Provinzkrankenhaus in Mosambik, und es werden Daten aus der Zeit Januar 1984 bis September 1985 ausgewertet.

Zum besseren Verständnis soll vorausgeschickt werden, daß es zwischen der ehemaligen DDR und einer Reihe von Entwicklungsländern, die versuchten oder zumindest vorgaben, einen sozialistischen Weg zu beschreiten, Regierungsabkommen über die Entsendung von Ärzten gab. Dabei waren die Behörden der DDR – schon aus Imagegründen – bemüht, erfahrene Fachärzte für derartige Einsätze, die in der Regel für jeweils zwei Jahre geplant waren, zu gewinnen.

In *Mosambik* wurden auf der Grundlage eines solchen Abkommens über viele Jahre hinweg die Privinzkrankenhäuser in Tete und Chimoio fachärztlich versorgt.

Mosambik wurde damals von einem bereit zehn Jahre andauernden, außerordentlich grausamen Bürgerkrieg geschüttelt. Die großen Städte wurden vom Militär gehalten, das gesamte flache Land von den sogenannten Rebellen weitgehend beherrscht. Die gesamte Versorgung lag darnieder, da die Infrastruktur vollständig zusammengebrochen war. Die Hungersnot, die unzählige Todesopfer forderte, wurde dramatisch verstärkt durch das Ausbleiben der Regenzeit im Jahre 1984.

Die einzige Verbindung der *Provinzhauptstadt Tete*, in der ich im November 1984 meine Tätigkeit aufnahm, 800 km landeinwärts am Sambesi gelegen, mit der Hauptstadt Maputo bestand in einer einzigen Flugverbindung pro Woche, die manchmal aus technischen Gründen noch ausfiel.

Das *Provinzhospital Tete* war die einzige, mit Fachärzten besetzte stationäre Einrichtung der gleichnamigen Provinz, in welcher etwa 1 Million Einwohner auf einer Fläche von der Ausdehnung etwa eines Viertels Deutschlands lebten. Durch die geschilderten Verhältnisse war es allerdings dem Großteil der Bevölkerung nicht möglich, das Hospital überhaupt zu erreichen. Das Krankenhaus besaß eine medizinische, eine chirurgische, eine gynäkologisch-geburtshilfliche und eine Kinderabteilung, die sämtlich von Ärzten aus der DDR unter der Leitung des einzigen mosambikanischen Arztes, eines Allgemeinmediziners, versorgt wurden.

Die *chirurgische Abteilung*, mit 85 Betten, war mit zwei Fachärzten besetzt, wobei der andere Kollege überwiegend allgemein-chirurgisch tätig war, während ich mich weitgehend der Traumatologie widmen konnte. Als Anästhesisten standen uns zwei hervorragende sogenannte „Techniker", d.h. Krankenpfleger mit Spezialausbildung zur Verfügung.

Insgesamt hatten wir mit folgenden *Unzulänglichkeiten* zu kämpfen:

- Bakteriologische Untersuchungen waren nicht möglich, deshalb konnten Antibiotika nur ungezielt eingesetzt werden.
- Trotz eines modernen Röntgengerätes resultierten durchweg schlechte Röntgenaufnahmen, da das Filmmaterial nicht für die Lagerung und Entwicklung bei extrem hohen Temperaturen geeignet war.

B5

- Histologische Untersuchungen mußten per Flugzeug in die Hauptstadt geschickt werden; frühestens nach drei Wochen war ein Ergebnis zu erwarten.
- Der Operationssaal litt unter häufigen Havarien der Wasser- und Stromversorgung.
- Viele der aus zahlreichen Ländern stammenden Geräte und Instrumente wurden unbenutzbar, da es keinerlei Service gab.
- Fast immer bestand ein Mangel an Blut, Medikamenten und technischen Gasen.
- Die Hygiene auf den Stationen mußte trotz aller Anstrengungen des Personals als unzureichend angesehen werden. Insektizide und Desinfektionsmittel fehlten, die Vermehrung des Ungeziefers bei den oft extremen Temperaturen wurde zu einem ernsthaften Problem.
- Fast alle Patienten waren durch Hunger, Malaria, Tuberkulose, Bilharziose und Darmerkrankungen vorgeschädigt.
- Durch den chronischen Hungerzustand war auch das Personal vermindert belastbar.

Krankengut

Unter diesen Bedingungen haben wir zwei Chirurgen in 21 Monaten neben einer statistisch nicht ausgewerteten riesigen Ambulanz 2 427 Patienten stationär behandelt. Darunter befanden sich 1 090 Unfallverletzte (44,9%).

Stationär und ambulant registrierten wir **1 274 Frakturversorgungen.**

Die 1 274 Frakturen setzten sich wie folgt zusammen:

Frakturen der oberen Extremität – konservativ	555 Fälle
Frakturen der oberen Extremität – operativ	57 Fälle
Frakturen der unteren Extremität – konservativ	299 Fälle
Frakturen der unteren Extremität – operativ	56 Fälle
sonstige Frakturen (Becken, Wirbelsäule)	175 Fälle
rekonstruktive Eingriffe	132 Fälle.

Die *Zusammensetzung des Krankengutes* und die Versorgung desselben unterschieden sich wesentlich von dem, was wir in Mitteleuropa gewohnt waren. So stellte die Notwendigkeit, 278 *Schußbrüche* versorgen zu müssen, für uns absolutes Neuland dar. Betroffen waren Militärangehörige und Zivilpersonen. Ursachen waren nicht ausschließlich kriegerische Handlungen, sondern auch unsachgemäßer Umgang mit Waffen und deren Benutzung zur Regelung persönlicher Zwistigkeiten.

Eine weitere Besonderheit bestand darin, daß die Schußverletzungen kaum einmal als frische, sondern fast ausschließlich als veraltete und damit *infizierte* offene Frakturen zu uns gelangten. Die *Versorgung der Schußbrüche* erfolgte in einem möglichst radikalen Debridement mit anschließender offener Wundbehandlung. Die Hauptproblematik bestand in der nachfolgenden Ruhigstellung. Da keinerlei externen Fixationssysteme zur Verfügung standen, blieb nur die Immobilisierung in fantasievoll gefensterten Gipsverbänden einschließlich großer Beckenbeingipse.

Infizierte *Unterschenkelschußbrüche* wie auch andere offene Unterschenkelbrüche behandelten wir häufig mit sehr zufriedenstellenden Ergebnissen in sogenannten „Transfixationsgipsverbänden", d.h., wir verbanden Steinmannägel mit beidseits angelegten schmalen Gipslonguetten und komplettierten danach das Ganze zu einem Oberschenkelgipsverband.

Kopfschüsse gelangten erwartungsgemäß selten zu uns. Drei Fälle überlebten nach Absaugen zerstörter Hirnbezirke, Entsplitterung und Deckung der Dura mit Galealappen. In einem Fall einer schweren Zertrümmerung des Gesichtsschädels durch eine Panzerfaust wirkte das Anlegen einer Tracheotomie und einer Gastrostomie zur Ernährung lebensrettend; der Verletzte wurde später in die Hauptstadt zur plastischen Versorgung verlegt.

Schwerste Zertrümmerung der Beine, meist verbunden mit Zerreißungen des Genitale, sahen wir nach *Minenexplosionen.* Gelegentlich mußte doppelseitig amputiert werden, in einigen Fällen konnten wir durch langdauernde Behandlung einschließlich rekonstruktiver Maßnahmen wenigstens ein Bein erhalten.

Typisch waren auch *Hieb- und Stichverletzungen* durch Buschmesser, Beile und Bajonette, auch wenn diese nicht zu Frakturen führten.

Eine weitere geografische Spezialität stellte die Behandlung von Tierbissen dar. Die nicht seltenen Verletzungen durch Krokodile führten fast ausnahmslos zu Amputationen. Als Rarität behandelten wir eine schwerverletzte Frau, die von einem *Flußpferd* angefallen worden war und sich dabei eine distale Oberarmtrümmerfraktur zugezogen hatte. Eine Woche nach dem Unfall kam sie zur stationären Aufnahme. Eine Plattenosteosynthese des Oberarmes und eine keineswegs stabile intramedulläre Osteosynthese des Unterarmes nach längerer konservativer Vorbehandlung führten zwar zu einer Ausheilung mit erheblichen funktionellen Einbußen, die anfangs unumgänglich erscheinende Amputation konnte aber vermieden werden.

Die übrigen Frakturen ereigneten sich wie in Europa im Verkehr oder im häuslichen Milieu. Als Verkehrsunfall dominierten Stürze von der Ladefläche von Lkw, da diese die einzigen gelegentlichen Überlandverbindungen darstellten. Die *Frakturversorgung* mußte aber den Verhältnissen angepaßt werden. Das fast ausschließlich sehr späte Eintreffen der Verletzten, deren Allgemeinzustand, das unvollständige und bunt zusammengewürfelte Instrumentarium und die mangelhaften hygienischen Verhältnisse zwangen zu einer möglichst konservativen Frakturbehandlung. Eine großzügige Indikation zur Osteosynthesen hätte mit Sicherheit eine hohe Infektionsrate nach sich gezogen.

Aber auch die Mentalität und nicht selten der Intelligenzgrad der Patienten sprachen gegen eine Ausweitung operativer Maßnahmen, da keine Möglichkeit von Nachkontrollen bestand und absolute Ungewißheit über das Verhalten der Patienten nach der Krankenhausentlassung bestand. Deshalb wurden ca. 85% aller Knochenbrüche konservativ versorgt, auch dort, wo wir sonst eine sogenannte absolute Indikation gesehen hätten. Das Fehlen geeigneter Gehhilfen und die Unmöglichkeit, die Patienten zu einer Teilbelastung zu veranlassen, machten die *Plattenosteosynthese* an der unteren Extremität zu einer nahezu ungeeigneten Behandlungsmethode. In geeigneten Fällen war dann schon der *Marknagelung* der Vorzug zu geben, wobei unvollständiges Instrumentarium auch hier zu Improvisationen zwang.

Instabile Gelenkbrüche wurden mit möglichst geringem Aufwand (Kirschnerdrähte, Zuggurtungen) versorgt. Dagegen haben wir fast regelmäßig kindliche instabile suprakondyläre Humerusfrkaturen offen reponiert und mit ein bis zwei Kirschnerdrähten stabilisiert. Der Bewegungsdrang der Kinder verbot den Versuch einer Baumann-Extension, das Bestreben der Angehörigen, die Kinder so frühzeitig wie möglich aus dem Krankenhaus zu nehmen, verhinderte bei rein konservativer Behandlung eventuell notwendige Nachrepositionen.

Dankbare Indikationen ergaben sich im Bereich der *rekonstruktiven Unfallchirurgie.* So konnten wir lange bestehende Pseudarthrosen durch Osteosynthesen und autologe Spongiosatransplantationen zur Heilung bringen.

Durch Osteotomien wurden *Fehlstellungen und Gelenkkontrakturen* beseitigt. Arthrodesen wurden bei Spätzuständen besonders nach *veralteten Luxationen*, die manchmal bereits jahrelang bestanden, durchgeführt. Weitere Eingriffe, nicht immer frakturbedingt, waren ausgedehnte Sequestrotomien, Gelenkteilresektionen bei chronischer Knochen- und Gelenktuberkulose, Synovektomien, Nervennähte und Hautplastiken.

Wenn ich abschließend die Besonderheiten der Frakturbehandlung unter den extremen Verhältnissen in Mosambik zusammenfassen darf, möchte ich folgendes formulieren:

- Unfallchirurgie in Entwicklungslängern ist keine Aufgabe für Anfänger. Es bedarf gerade wegen der Notwendigkeit zu ungewöhnlichem Vorgehen und zur Improvisation einer umfassenden theoretischen und praktischen Erfahrung, die auf solidem biomechanischem Grundwissen basieren muß.
- Die lokalen Verhältnisse hinsichtlich Ausstattung, Hygiene, Krankengut, Personalbesetzung u. a. erfordern die Ausschöpfung aller denkbaren konservativen Behandlungsmaßnahmen, die entsprechend beherrscht werden müssen.
- Operative Eingriffe bleiben weitgehend Gelenkverletzungen und rekonstruktiven Maßnahmen vorbehalten.
- Eine sprunghafte Erweiterung operativer Versorgungen von frischen und veralteten Frakturen ist nur denkbar, wenn es gelänge, afrikanische Krankenhäuser der Basisversorgung in großer Menge mit billigen äußeren Fixationssystemen auszurüsten. Das würde meines Erachtens eine außerordentlich sinnvolle Investition darstellen, die dazu führen könnte, die Unfallchirurgie in den Entwicklungsländern auf ein höheres Niveau zu bringen.

Operative Frakturbehandlung in den Tropen

W. Strecker, Ulm, M. Elanga, Brüssel und L. Kinzl, Ulm

Einleitung

Indikationen und Techniken der operativen Frakturbehandlung sind in vielen Industrieländern weitgehend standardisiert. Die Vorteile der operativen Frakturbehandlung bestehen in der anatomiegerechten Reposition und Stabilisierung, wesentliche Voraussetzungen für eine frühfunktionelle Nachbehandlung und einen beschleunigten Belastungsaufbau der frakturierten Extremität. Darüber hinaus vermindern übungsstabile Osteosynthesen durch die mögliche Frühmobilisierung das Risiko von Thrombose, Lungenembolie und Pneumonie. Weitere Argumente, die die Indikation zur operativen Frakturbehandlung in Industrieländern unterstützen, sind ökonomischer Natur. Eine Verkürzung der stationären und ambulanten Behandlungsdauer ist aus Kostengründen ebenso zu begrüßen, wie eine frühzeitige Wiedereingliederung der Patienten in das Erwerbsleben.

Die Ausgangslage in Entwicklungsländern unterscheidet sich davon ganz wesentlich. Die Morbidität an Thrombosen und Lungenembolien im Rahmen der Frakturbehandlung sind zu vernachlässigen [1]. Zeit als Wirtschaftsfaktor ist von nachrangiger Bedeutung. Zusätzlich stellen die hohen Kosten für technische Ausstattung, Implantate und Instrumente für die operative Frakturbehandlung eine erhebliche wirtschaftliche Belastung dar. Die erforderliche Infrastruktur als Voraussetzung für die operative Frakturbehandlung ist nur in wenigen Kliniken der 3. Welt gegeben. Eine entsprechende unfallchirurgische Ausbildung für Chirurgen, Allgemeinärzte, Krankenpfleger und -schwestern ist meist nicht vorhanden. Die hygienischen Zustände sind oft ungenügend.

Neben einer erhöhten Morbidität an spontan auftretender, hämatogener Osteomyelitis in tropischen Klimabereichen scheint darüber hinaus die Morbidität an postoperativer Osteitis ebenfalls erhöht zu sein. Die Folgen der chronischen Osteitis sind bekannt und zurecht gefürchtet. Für den betroffenen Patienten verbleibt meistens eine lebenslängliche Behinderung. Die Amputation ist nicht selten die einzig mögliche und effektive Behandlung.

Daher ist in Entwicklungsländern die Frakturbehandlung grundsätzlich konservativ. Allgemein anerkannte Strategien der operativen Frakturbehandlung, die sich in gemäßigten Klimazonen bewähren, können mitunter zu katastrophalen Ergebnissen in den Tropen führen.

Es liegen jedoch keine schlüssigen Untersuchungen vor, die eine Analyse und Validisierung einer operativen Frakturbehandlung unter tropischen Bedingungen erlauben.

Materialien und Methoden

Im Zeitraum vom 1.1.1987 bis 30.6.1989 wurden am Referenzkrankenhaus Gbadolite, Republik Kongo, 3003 große chirurgische und gynäkologische Eingriffe bei stationären Patienten durchgeführt. Davon entfielen 123 Eingriffe auf operative Knochenbruchbehandlungen (4,1%).

Die angewandten internen und externen Osteosyntheseverfahren sind in Tabelle 1 zusammengefaßt. In 86 Fällen erfolgte eine innere operative Stabilisierung, in 37 Fällen bevorzugten wir die externe Fixation und zwar bei 25 Patienten durch einen Rohrstangen-Fixateur externe der AO (Arbeitsgemeinschaft für Osteosynthesefragen) [5] und bei 12 Patienten durch eine Transfixationsgipsbehandlung [8]. Das Durchschnittsalter aller Patienten lag bei 42 (6 bis 81) Jahren. Bei fehlenden offiziellen oder bei unzuverlässigen Angaben wurde das Patientenalter geschätzt. Von den 123 Patienten waren 32 (26%) weiblich und 91 (74%) männlich. Aufgrund der hohen Patiententreue konnte bei über 80% aller Patienten ein Nachuntersuchungszeitraum von mindestens 6 Monaten eingehalten werden.

Tabelle 1. Osteosynthesen am HGR de Gbadolite, Republik Kongo

Intern	Marknagel	8
	Platte	28
	Schraube	22
	Cerclage	7
	Kirschner-Draht	21
Extern	Fixateur	25
	Transfixationsgips	12
	Gesamt	123

Alle Eingriffe wurden von zwei Operateuren durchgeführt (W. S., M. E.). Die Operationstechnik folgte den bekannten Regeln der Arbeitsgemeinschaft für Osteosynthesefragen [5]. Bezüglich der Technik des Transfixationsverbandes verweisen wir auf (8). Eine Möglichkeit zur intraoperativen Röntgenkontrolle bestand nicht. Bohrlöcher wurden entweder mit einer Handbohrmaschine oder mit druckluftgetriebenen Bohrmaschinen gesetzt. Lediglich bei offenen Frakturen und/oder höhergradigen Weichteilschädigungen wurde eine perioperative Antibiotikaprophylaxe mit Ampicillin 3 × 2 g i.v. über 24 h appliziert, in vereinzelten Fällen kombiniert mit Gentamycin 2 × 80 mg i.m. Eine Thromboseprophylaxe erfolgte weder medikamentös noch physikalisch.

Ergebnisse

Pseudarthrosen und Osteitis sind die entscheidenden Gradmesser für die Qualität jeder Knochenbruchbehandlung.

Pseudarthrosen traten nach 4,1% aller Osteosynthesen auf (Tab. 2). Eine Marknagelosteosynthese nach diaphysärer Femurfraktur endete in einer Pseudarthrose, möglicherweise als Folge einer insuffizienten Markraumbohrung. Nach lokalem Anfrischen der Fraktur und Anlagerung von autologer Spongiosa sowie Verfahrenswechsel auf Fixateur externe kam es zur problemlosen knöchernen Ausheilung.

Eine weitere Pseudarthrose wurde nach Schraubenosteosynthese einer Schenkelhalsfraktur bei einem 5jährigen Mädchen beobachtet. Als Folge einer aseptischen Femurkopfnekrose kam es zu einer sekundären Dislokation der Fragmente.

In drei von 21 Kirschnerdrahtosteosynthesen blieb eine knöcherne Konsolidierung aus. In allen 3 Fällen handelte es sich um Fingerfrakturen.

Nach externen Fixationsverfahren wurden keine zusätzlichen Fälle einer Osteitis beobachtet, allerdings nach 8,1% aller internen Osteosyntheseverfahren. Die Osteitisrate nach Plattenosteosynthesen allein betrug 21,4% (Tab. 2). Bei 5 Patienten trat die postoperative Osteitis nach Plattenosteosynthesen von Femurfrakturen auf. 3 Patienten davon waren seropositiv gegenüber HIV 1 Antikörpern, eine Frau hatte zusätzlich einen präoperativ nicht erkannten Bartholinischen Abszeß auf der frakturierten Seite und eine weitere ältere Patientin mit einer distalen Femurtrümmerfraktur bot vorgeschädigte Weichteilverhältnisse auf dem Boden einer chronischen Filariasis. Einzelheiten in [7]. Unter den 123 Patienten mit operativer Frakturbehandlung wurde kein Fall einer Thrombose oder Embolie beobachtet.

Tabelle 2. Pseudarthrosen und tiefe Infektionen nach inneren Osteosynthesen

	n	Pseudarthrosen (%)	Osteitis (%)
Marknagel	8	1 (12,5%)	
Schraube	22	1 (4,5%)	
Kirschner-Draht	21	3 (14,3%)	1 (4,8%)
Platte	28		6 (21,4%)
Cerclage	7		
Gesamt	86	5 (5,8%)	7 (8,1%)

Diskussion

Aufgrund unserer Ergebnisse und Erfahrungen postulieren wir hiermit folgende **Kontraindikationen für innere Osteosynthesen:**

Absolute Kontraindikationen:

- Floride eitrige Infekte
- HIV-AK Seropositivät
- Sichelzellenanämie

Relative Kontraindikationen:

- Ungünstige Haut- und Weichteilverhältnisse
- Metabolische Mangelzustände
- Mangelnde Patientencompliance

In Übereinstimmung mit anderen Tropenchirurgen [2] sind auch wir der Ansicht, daß die innere Frakturstabilisierung nur Frakturen vorbehalten sein sollte, die mit konservativen Methoden keine funktionelle Wiederherstellung und anatomisch befriedigende Rekonstruktion erwarten lassen. Dies schließt alle dehiszenten Abrißfrakturen ein, wie beispielsweise dislozierte Frakturen von Olecranon und Patella. Frakturen mit Begleitverletzungen von Nerven und Blutgefäßen verlangen eine dringliche Wiederherstellung dieser anatomischen Strukturen nach vorausgegangener innerer oder äußerer Osteosynthese. Frakturen mit Interposition von Bindegewebe, Sehnen, Periost, etc. sind geschlossen meist irreponibel. Lediglich eine offene Reposition mit nachfolgender Osteosynthese erbringt dann befriedigende Ergebnisse.

In tropischen Ländern sind offene Frakturen häufig. Die Wunden sind meist höhergradig kontaminiert, bedingt durch das Fehlen von sterilem Verbandsmaterial und dem langen Zeitintervall zwischen Unfall und Versorgung. Unter antibiotischer Therapie und nach gründlichem Debridement erfolgt eine Frakturstabilisierung bevorzugt durch einen Fixateur externe [4]. Die große Variabilität verschiedener externer Fixationssysteme, insbesondere in ihrer modularen Anordnung [3], erlaubt die Stabilisierung der meisten Frakturen in befriedigende Weise. Weitere Vorteile sind einfache Anwendung und günstige ökonomische Gesichtspunkte. Der Fixateur externe ist daher als Basisausstattung in der Tropentraumatologie zu betrachten. Hier sind insbesondere solide, möglichst einfache und variable, wiederverwendbare Systeme zu bevorzugen. Die Anforderungen nach einem idealen Tropenfixateur werden u. E. derzeit am besten vom Rohrstangen-Fixateur externe der AO in seiner modularen Form erfüllt. Darüber hinaus hat sich zur Stabilisierung gelenknaher Frakturen der Transfixationsgipsverband bewährt [6].

Grundsätzlich sollte jedoch, mit Ausnahme der angesprochenen Indikationen für eine operative Frakturbehandlung, die konservative Frakturbehandlung in ihren verschiedenen Techniken erste Präferenz haben [2].

Schlußfolgerungen

- Die Frakturbehandlung in den Tropen ist grundsätzlich konservativ.
- Der Fixateur externe ist die Basisausstattung der Tropentraumatologie.

- Innere Osteosyntheseverfahren sind indiziert bei Abrißfrakturen (Patella, Olecranon), bei irreponiblen Frakturen und bei Begleitverletzungen von Blutgefäßen und Nerven.
- Die Indikation zur Osteosynthese muß die jeweilige medizinische Infrastruktur berücksichtigen, insbesondere den Hygienestandard, Verfügbarkeit von entsprechenden Materialien, Ausbildungsstand von Operateuren und Personal sowie insbesondere den allgemeinen Gesundheitszustand des Patienten.
- Angepaßte chirurgische Methoden sind nötig, um entsprechende Ergebnisse in der Frakturbehandlung zu erreichen.

Literatur

1. Adoh A, Kouame AN, Kouassi YF, NíDory R, Odi Assambdi M (1992) Facteurs étiologiques des thromboses veineuses profundes des membreschez le sujet noir africain. Méd Trop 52:131–137
2. Bewes P (1987) Management of fractures in adverse circumstances. Trop Doct 17:67–73
3. Fernandez Dell'Oca AA, Masliah RG (1989) Modular external fixation in emergency with the A.O. tubular system. Intergraf, Montevideo, Uruguay
4. Fleischmann W, Strecker W, Kinzl L (1994) Der Fixateur externe – Grundlage der operativen Knochenbruchbehandlung in den Tropen. Hefte zu der Unfallchirurg 242:111–118
5. Müller ME, Allgöwer M, Schneider R, Willenegger H (1991) Manual of internal fixation. Springer, Berlin Heidelberg New York Tokyo
6. Strecker W, Fleischmann W, Thorpe RG (1991) The transfixational plaster cast. Ann Soc Belge Méd Trop 71:129–137
7. Strecker W, Elanga M, Fleischmann W (1993) Indications for operative fracture treatment in tropical countries. Trop Doct 23:112–116

Pathologische Frakturen bei der hämatogenen Osteomyelitis im Kindesalter

C. Hegelmaier, Stadthagen, J. Kozianka, Hagen, S. Trabulsi, Kabul

Die akute hämatogene Osteomyelitis ist eine unvermittelt auftretende bakterielle Allgemeinerkrankung mit Organmanifestation im Knochen. Betroffen sind alle Teile des kindlichen Skelettsystems, wobei nach übereinstimmenden Angaben in der Literatur [8] besonders die gewichttragenden großen Knochen, wie Femur und Tibia befallen sind. Epidemiologisch sind alle Altersgruppen mit einem Häufigkeitsgipfel zwischen 6 und 9 Jahren betroffen. Jungen erkranken etwa zweimal häufiger als Mädchen. Als Sonderform müssen die Säuglingsosteomyelitis zwischen dem ersten und zehnten Lebensmonat und die multifokale hämatogene Osteomyelitis [12] genannt werden.

Ursächlich für die Erkrankung ist in über 80% der Fälle eine primäre Infektion mit Staphylococcus aureus, ausgehend von den oberen Luftwegen, Ohren oder der Haut, bei Neugeborenen auch vom offenen Nabel. Die Absiedelung der Bakterien erfolgt in den metaphysären Sinusoiden des Knochens. Im Säuglingsalter sind Gelenkinfektionen häufig. Nach dem 18. Lebensmonat ist die Gefäßbarriere des Wachstumsknorpels soweit ausgebildet, daß eine Epiphysenbeteiligung seltener ist und septische Arthritiden fast nur noch an den Gelenken mit intrakapsullär liegender Metaphyse wie Hüftgelenk und Schultergelenk drohen.

Der pathogenetische Prozeß führt zunächst zur Thrombosierung der Markgefäße mit Exsudatbildung, im weiteren Verlauf durchbricht das Exsudat die dünne metaphysäre Corticalis und führt zu subperiostaler Flüssigkeitsansammlung und Eiterbildung. Unter Destruktion des Periosts bildet sich in Abstand vom Knochen eine neue Knochenschicht (Abb. 1), das Involucrum (lat. Umhüllung). Die Ausdehnung des Prozesses in der Diaphyse führt zu ausgedehnten Osteolysen, die bis zur Zerrüttung der mechanischen Funktion des Knochens und zur Ausbildung von pathologischen Frakturen gehen kann.

Das klinische Bild der akuten hämatogenen Osteomyelitis ist vielgestaltig und abhängig vom Ort und der Dauer der Erkrankung. Trueta [14] hat im Jahre 1959 eine Stadieneinteilung vorgelegt, die im ersten Stadium einen konstanten metaphysären Druckschmerz im Knochen beschreibt. Im Stadium II der Markphlegmone mit subperiostalem Eiter kommen allgemeine systemische Infektzeichen hinzu, und im Stadium III ist der Abszeß in die Weichteile durchgebrochen und kann hier ein septisches Kompartementsyndrom auslösen.

Im Hinblick auf die Prognose und die Vermeidung von Defektheilungen ist eine aggressive Diagnostik in allen Fällen angezeigt, in denen septische Allgemeinerscheinungen mit lokalisierbaren Schmerzen im Skelettsystem vergesellschaftet sind. Neben der klinischen Untersuchung sind Labordiagnostik (weißes Blutbild, CRP, BSG) und nativröntgenologische Untersuchung [4, 15] von besonderer Bedeutung. Hierbei ist allerdings zu beachten, daß im ersten Stadium der Erkrankung radiologische Veränderungen fehlen, die sich erst im weiteren Verlaufe explosionsartig entwickeln. Skelettszintigraphie [1, 7], Sonographie [6], Computertomographie [5] und Kernspintomographie [10] können besonders bei der differentialdiagnostischen Abklärung hilfreich sein.

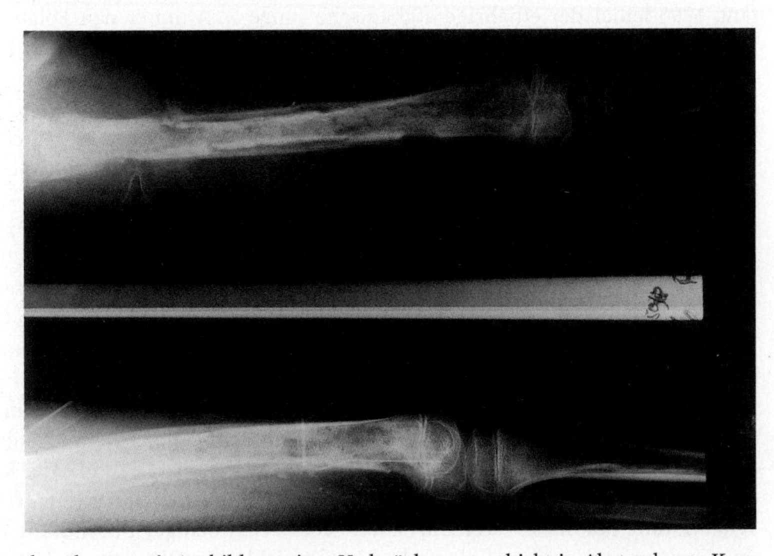

Abb. 1. Subperiostaler Abszess mit Ausbildung einer Verknöcherungsschicht in Abstand vom Knochen (Involucrum) bei hämatogener Osteomyelitis

Die Therapie soll so früh wie möglich einsetzen. Im ersten Stadium der Erkrankung kann eine konservative Behandlung in Form von Ruhigstellung und intravenöser Antibiotikagabe nach Austestung erfolgreich sein. Bei Auftreten von Knochenherden und Abszessen ist die aggressive operative Frühtherapie [3] entscheidend, die nach den Regeln der septischen Knochenchirurgie in Decortication, Sequesterotomie, PMMA-Ketteneinlage und ausgiebiger Spülung der Knochenherde sowie nachfolgender offener Wundbehandlung und plastischer Weichteildeckung besteht.

In den entwickelten Ländern des europäischen Kontinents und des anglo-amerikanischen Sprachraums ist die hämatogene Osteomyelitis des Kindesalters zu einem eher seltenen Krankheitsbild geworden. Wir beobachten heute überwiegend Brodieabszesse in Form von kleinen, gut abgekapselten metaphysennahen Herden, die unter operativer Therapie rasch zur Ausheilung zu bringen sind. Dies hat dazu geführt, daß Publikationen über schwere Verlaufsformen der hämatogenen Osteomyelitis in den letzten Jahren zu einer Rarität geworden sind [9, 13], und das Lehrbuchwissen der 50er und 60er Jahre über die sogenannte Knochenschwindsucht [2, 11] teilweise verlorengegangen ist.

Im Unterschied hierzu stellt die hämatogene Osteomyelitis in Entwicklungsländern bei der schlechten Abwehrlage der Kinder ein häufiges Krankheitsbild dar und führt dort auch zu schweren und schwersten Verlaufsformen mit häufig letalem Ausgang. So haben wir während unserer Tätigkeit auf der kinderorthopädischen Station des Indira Gandhi-Krankenhauses Kabul, bis zu zehn Kinder wöchentlich beobachtet, die wegen einer hämatogenen Osteomyelitis und ihrer Komplikationen zur stationären Aufnahme kamen. Die typische Verlaufsform unter der Bedingung des unterentwickelten Landes ist die Aufnahme ins Krankenhaus mit allen Zeichen der allgemeinen Sepsis und Eiteransammlung in den Weichteilen bis hin zum septischen Kompartmentsyndrom. Die radiologische Untersuchung zeigt zu diesem Zeitpunkt noch keine pathologischen Veränderungen. Drei Wochen später entwickeln sich ausgedehnte Osteolysen bis hin zur pathologischen Fraktur.

Anhand eines Fallbeispiels soll dieser Krankheitsverlauf verdeutlicht werden. Seit Anfang 1996 leidet der elfjährige afghanische Junge Z. A. unter den Folgen einer akuten hämatogenen Osteomyelitis. Im Februar des Jahres kommt es bei einem Bagatelltrauma zur pathologischen Oberschenkelfraktur rechts. Da eine Behandlung vor Ort nicht möglich war, wird der Junge von einer deutschen Hilfsorganisation aus Kabul nach Deutschland gebracht und hier in verschiedenen Krankenhäusern behandelt. Nach systemischer Antibiotikabehandlung, mehrfacher ausgedehnter Decortication und Sequesterotomie sowie Behandlung mit einem unilateralen Fixateur externe entscheiden sich die vorbehandelnden Kollegen als ultima ratio zur Plattenosteosynthese. Es kommt zur eitrigen Infektexazerbation bei Nachweis von Staphylokokkus aureus.

Bei der Übernahme des Jungen in die Klinik Stadthagen im April 1997 zeigen die Röntgenaufnahmen ausgedehnte Osteolysen im Bereich des gesamten rechten Oberschenkels bei zunehmender Auslockerung der DC-Platte (Abb. 2). Unter systemischer Antibiotikagabe von zunächst Clindamycin und nachfolgend Vancomycin führten wir die Metallentfernung und eine ausgedehnte Decortikation, Sequesterotomie und Ausräumung der infizierten Knochenherde bei offener Wundbehandlung und gleichzeitiger Stabilisierung mit einem Ilisarow-Fixateur durch (Abb. 3). Mehrfache operative Wund- und Knochendebridements schlossen sich an. Während dieser Behandlung konnte der Junge frühzeitig unter Teilbelastung mobilisiert werden. Schon nach sechswöchiger Behandlung mit dem Ilisarow-Fixateur waren die radiologischen Infektzeichen am Oberschenkel weitgehend abgeklungen und die Fraktur teilweise überbrückt. Wegen Weichteilproblemen im Bereich des

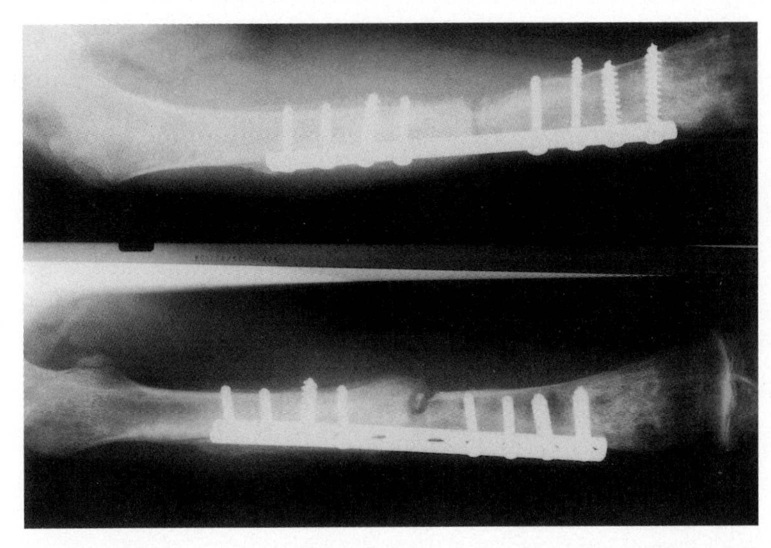

Abb. 2. Z. A. 11 Jahre alt. Pathologische Fraktur bei hämatogener Osteomyelitis. Unter Plattenosteosynthese ausgedehnte Osteolysen mit Infektpseudarthrose im April 1997

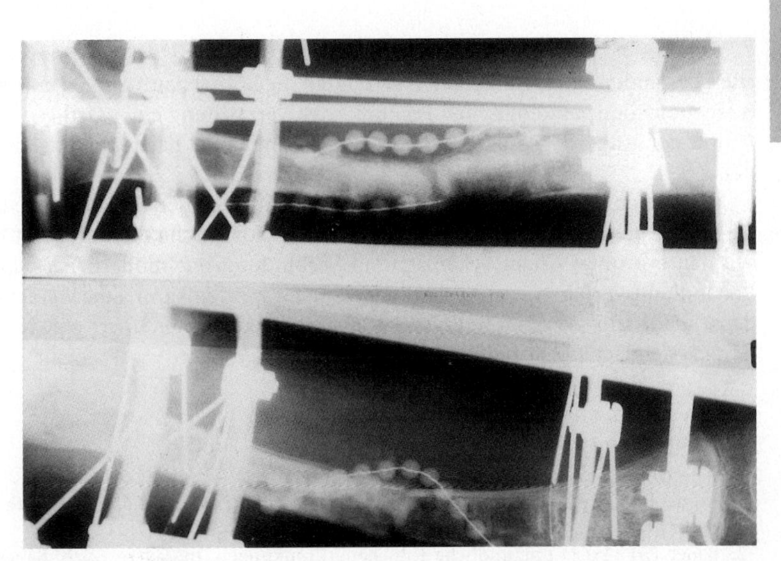

Abb. 3. Z. A. 11 Jahre alt. Nach Sequesterotomie und PMMA-Kettenimplantation Infektberuhigung unter Ilisarow-Fixateur im Juni 1997

Gesäßes mußte vorübergehend noch ein unilateraler Fixateur externe zur Sicherung der knöchernen Überbrückung angelegt werden. Gleichzeitig wurde eine Spongiosatransplantation vorgenommen. Vier Monate nach Aufnahme in unserer Klinik war die Osteomyelitis des rechten Oberschenkels vollständig abgeheilt, systemische Infektionszei-

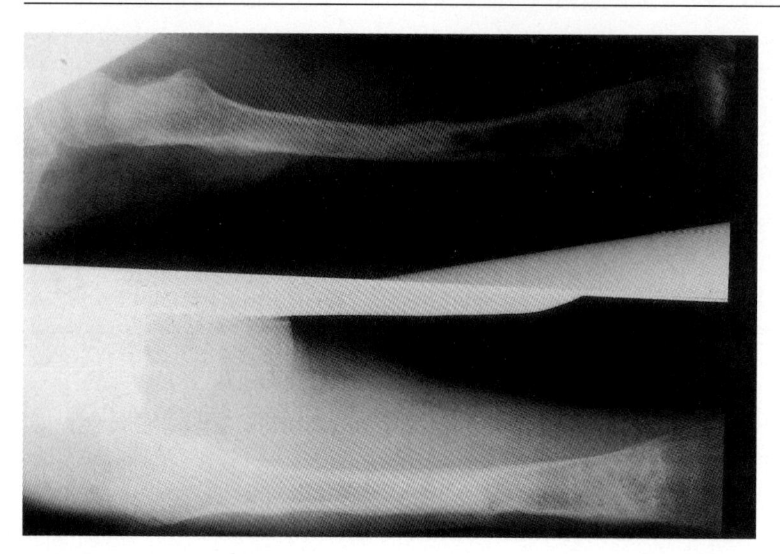

Abb. 4. Z. A. 11 Jahre alt. Ausheilung der hämatogenen Osteomyelitis und knöcherne Überbrückung der Fraktur im März 1998

chen bestanden nicht. Im Januar 1998 zeigten die Röntgenaufnahmen eine knöchern feste Ausheilung der pathologischen Fraktur. Nach Verordnung einer Orthese für drei Monate konnte der Junge im März 1998 (Abb. 4) zu seiner Familie nach Afghanistan entlassen werden.

Zusammenfassend zeigen unsere Erfahrungen, daß auch die schwerste lokale Komplikation der hämatogenen Osteomyelitis – die pathologische Fraktur – mit Hilfe seit Jahrzehnten erprobter Therapiekonzepte in Verbindung mit modernen osteosynthetischen Behandlungsverfahren zur Ausheilung gebracht werden kann. Entscheidend ist der möglichst frühe Einsatz einer aggressiven operativen Therapie unter gleichzeitiger Anwendung systemischer Antibiotika nach Austestung.

Literatur

1. Aigner RM, Fueger GF, Vejda M (1996) Follow-up of osteomyelitis of infants with systemic serum parameters and bone scintigraphy. Nuklearmedizin 35:116–121
2. Bauer KH (1968) Entzündliche Knochenerkrankungen. In: Garrè, Stich, Bauer. Lehrbuch der Chirurgie. 18./19. Auflage. Springer Verlag, Berlin Heidelberg New York, S 146–158
3. Cole WC, Dalziel RE, Leitl S (1982) Treatment of acute osteomyelitis in childhood. J Bone Joint Surg (Br) 84:218–223
4. Giedion A (1970) Radiologische Aspekte der akuten hämatogenen Osteomyelitis im Kindesalter. Z Kinderchir (Suppl) 8:36–48
5. Hernandez RJ, Conway JJ, Poznanski AK, Tachdjian MO, Dias LS, Kelikian AS (1985) The role of computed tomography and radionuclide sintigraphy in the localization of osteomyelitis in flat bones. J Pediatr Orthop 5::151–154
6. Howard CB, Einhorn MS (1991) Ultrasound in the detection of subperiosteal abscesses. J Bone Joint Surg (Br) 73:175–176

7. Howie DW, Savage JP, Wilson TG, Paterson D (1983) The Technetium Phosphate bone scan in the diagnosis of osteomyelitis in childhood. Bone Joint Surg (Am) 65:431–437
8. Lamprecht E (1997) Akute Osteomyelitis im Kindesalter. Orthopäde 26:868–878
9. Longjohn DB, Zionts LE, Stott NS (1995) Acute hematogenous osteomyelitis of the epiphysis. Clin Orthop Rel Res 316:227–234
10. Mazur JM, Ross G, Cummings RJ, Hahn GA, McCluskey WP (1995) Usefulness of magnetic resonance imaging for the diagnosis of acute musculoskletal infections in children. J Pediatr Orthop 15:144–147
11. Saegesser M (1959) Spezielle chirurgische Therapie. Med Verlag Hans Huber, Bern Stuttgart, 6. Auflage, S 1225–1227
12. Savvidis E, Parsch K (1997) Hämatogene multifokale Osteomyelitis. Orthopäde 26:879–888
13. Stott NS, Zionts LE, Holtom PD, Patzakis MJ (1995) Acute hematogenous osteomyelitis. An unusual cause of compartment syndrome in a child. Clin Orthop Rel Res 317:219–222
14. Trueta J (1959)The three types of acute hematogenous osteomyelitis. J Bone Joint Surg (Br) 41: 671–680
15. Wandl-Vergesslich KA, Breitenseher M, Fotter R (1996) Bildgebung bei Osteomyelitis. Radiologe 36:805–812

Konzept der Distriktchirurgie

P. Langenscheidt, Homburg und W. Seidel, Berlin

In vielen Ländern Afrikas fehlt es vor Allem in den ländlichen Gebieten an operativen Einrichtungen [2, 3]. Die Folge ist eine im Vergleich zur städtischen Bevölkerung erhöhte Morbidität und Mortalität an chirurgisch therapierbaren Erkrankungen sowie eine mangelnde Akzeptanz der Einrichtungen der Primären Gesundheitsversorgung, da die Option auf eventuelle operative Maßnahmen zur Beherrschung von Notfallsituationen vor Ort vielfach nicht gegeben ist. So werden in Ostafrika nur 10–20% der notwendigen Kaiserschnitte und Hernienoperationen tatsächlich durchgeführt [2].

Probleme

- Operative Versorgung bedarf einer aufwendigen personellen, materiellen und technologischen Infrastruktur.
- Es fehlt an geeignetem Fachpersonal
- In vielen Staaten orientieren sich die Anforderungen an die chirurgische Ausbildung an dem Vorbild westlicher Industrienationen.
- Die Ausbildung von Fachärzten in operativen Disziplinen ist langwierig und kostenintensiv.
- Voll qualifizierte Fachärzte sind für die Arbeit in peripheren Gebieten schwer zu motivieren. Angebote aus Großstädten oder industrialisierten Ländern werden bevorzugt.
- Konventionell ausgebildete Fachärzte können aufgrund ihrer Spezialisierung nur einen Teil des erforderlichen operativen Spektrums abdecken.

Ziel

Die Primäre Gesundheitsversorgung ist, trotz unbestrittener Erfolge, hinsichtlich Effektivität und Akzeptanz an eine kritische Grenze gestoßen. Neuere Konzepte verlangen nach einer integrierten Gesundheitsversorgung, die umfassende präventive und kurative Angebote kombiniert. Angestrebt wird die Einrichtung von Operationseinheiten in den unterversorgten Regionen, die mit geringem finanziellen und technologischen Aufwand einen hohen Anteil der anfallenden chirurgischen Behandlungen durchführen können.

Voraussetzungen

- Finanzierung der Rehabilitation bzw. des Neubaues und der Ausstattung von dezentralen Gesundheitseinrichtungen
- Ausbildung von qualifiziertem Personal
- Konzepte zur dauerhaften Finanzierung der Funktionskosten
- Motivationsanreize für einheimisches Personal für die Arbeit in ländlichen Regionen
- Effiziente Qualitätssicherung

Konzepte

Das Distriktkonzept der WHO zielt auf die Verbesserung der kurativen Versorgung der ländlichen Bevölkerung durch die Einrichtung teilautonomer Gesundheitsdistrikte als administrative Einheiten. Ein umfassende und bevölkerungsnahe Versorgung soll durch das Distriktkrankenhaus gewährleistet werden. Eine Finanzierung der Funktionskosten durch Solidarbeiträge der regionalen Bevölkerung wird angestrebt [4].

Umsetzung

Der Aufbau und die Ausstattung von Gesundheitsdistrikten mit ca. 150 000 bis 250 000 Einwohnern wird derzeit modellhaft in verschiedenen Ländern im Rahmen der internationalen Zusammenarbeit durchgeführt. Daran sind auch deutsche Organisationen (GTZ, DED) beteiligt. Die administrativen, kurativen und präventiven Aufgaben sollen – je nach regionalen Verhältnissen – von drei bis sechs Ärzten wahrgenommen werden. Mit der Einrichtung von Distriktkrankenhäusern in größerem Umfang stellt sich das Problem der Qualifikation des dort tätigen ärztlichen Personals.

Konzepte zum Training des Distriktarztes

Die Frage nach einem adäquaten Training für Ärzte, die in peripheren Gebieten ein breites medizinisches Spektrum abdecken müssen, wird seit vielen Jahren innerhalb und außerhalb der Entwicklungsländern diskutiert [1, 5]. Soweit uns bekannt ist, wird derzeit nur in Nigeria ein Ausbildungsgang angeboten, dessen Abschluß für eine Tätigkeit im Distriktkrankenhaus qualifiziert. Während in vielen afrikanischen Ländern von Seiten der Gesundheitsplaner großes Interesse an angepaßten Curricula besteht, wird der Idee einer Qualifikation unterhalb der traditionellen Facharztebene besonders von den chirurgischen Berufsverbänden Widerstand entgegen gebracht.

Eine gemeinsame Initiative der Deutschen Stiftung für Internationale Entwicklung in Berlin mit den an der an der operativen Medizin in Entwicklungsländern interessierten Fachgruppen (DTC, FIDE usw.) führte im Dezember 1996 zu einem einwöchigen Workshop zum Thema „Ausbildungskonzepte für Distriktärzte“, an dem sich Vertreter von Gesundheitsministerien und verschiedener medizinischer Fachrichtungen aus acht anglophonen afrikanischen Ländern beteiligten. Das Anliegen der in Berlin abgehaltenen Veranstaltung war eine Bestandsaufnahme der Versorgungssituation in den beteiligten Ländern sowie eine Konkretisierung möglicher Ausbildungskonzepte.

Anforderungen an einen Ausbildungsgang für Chirurgen im Distriktkrankenhaus

Das Ziel eines Ausbildungsgang für Chirurgen im Distriktkrankenhaus ist einerseits die Etablierung eines Mindeststandards, der zur Durchführung operativer Eingriffe berechtigt, andererseits die Befähigung zur Wahrnehmung der breitgefächerten Aufgaben. Aus Gründen der Ökonomie und Effizienz unter den schwierigen wirtschaftlichen Rahmenbedingungen sollte die Dauer eines solchen Ausbildungsganges die der konventionellen Facharztausbildung deutlich unterschreiten. Das Training muß im Wesentlichen unter Bedingungen erfolgen, die denen des zukünftigen Arbeitsplatzes ähnlich sind. Um junge Ärzte für die Arbeit im Distrikt zu motivieren, sollte sowohl die Ausbildung als auch der Einsatz in peripheren Krankenhäusern auf eine eventuelle spätere Spezialisierung teilweise anrechenbar sein.

Inhalte des Ausbildungsganges

Prinzipiell stehen zwei Modelle zur Diskussion: Der „General Practicioner“ ist ein multifunktionaler Arzt, der sowohl im Gesundheitsmanagement, der Inneren- und Präventivmedizin, als auch im operativen Bereich einsetzbar ist. Ein solches Konzept wird in Nigeria seit mehreren Jahren praktiziert. Die Ausbildung dort dauert vier Jahre. Vorteil dieses Konzeptes ist die vielseitige Verwendbarkeit des Personals, wodurch die Einrichtung von 24 Stunden Bereitschaftsdiensten und die Überbrückung von Urlaubszeiten erleichtert wird.

Der Distriktchirurg beschränkt sich auf die operativen Aufgaben, d. h. vor Allem auf die Geburtshilfe, allgemeine und traumatologische Chirurgie, Kinderchirurgie, Urologie usw. Der Vorteil liegt in der Konzentration auf die operativen Aufgaben, ohne Ablenkung durch Impfkampagnen, Gesundheitsaufklärung oder Supervision von peripheren Gesundheitsposten.

Zur Wahrnehmung der operativen Aufgaben im Distriktkrankenhaus sind neben der Beherrschung essentieller diagnostischer und chirurgischer Techniken Erfahrungen in den unterschiedlichen operativen Disziplinen, der Anästhesie, Hygiene und Sterilisation und des Op-Managements erforderlich. Neben theoretischem Unterricht und praktischer ärztlicher Tätigkeit sollte ein den regionalen Verhältnissen angepaßter Operationskatalog absolviert werden. Nach Abschluß des Trainings sollte der Distrikarzt in Form von Supervision, Fortbildung und gemeinsamen Maßnahmen zur Qualitätssicherung mit seiner Ausbildungsinstitution verbunden bleiben.

Perspektive

Die Realisierung eines anerkannten Ausbildungsganges für Distriktärzte hängt im Wesentlichen von der Initiative der verantwortlichen Gesundheitsplaner in den interessierten Ländern ab. Die Anerkennung einer Qualifikation zum Distriktarzt muß politisch durchgesetzt werden. Ferner bedarf es der Identifikation und Einrichtung geeigneter Ausbidlungsinstitutionen Hilfestellung aus den Industrienationen kann in Form von Finanzmitteln, Logistik sowie der Bereitstellung von Lehrmitteln und Lehrpersonal erfolgen. Ein Ergebnis des Berliner Workshops ist das „District Surgeon & General Practioner Training Programme“, ein konzeptioneller Entwurf für die Etablierung und Flankierung des Ausbildungsganges. Eine Förderung durch das Bundesministerium für Wirtschaftliche Zusammenarbeit wurde beantragt. Sie soll vor Allem auch die Wahrnehmung von mehrwöchigen Kurzzeitcurricula in geeigneten Ausbildungsinstitutionen in der Bundesrepublik ermöglichen. Für die Durchführung solcher auf die Vermittlung spezieller, für die chirurgische Arbeit im Distriktkrankenhaus relevanter Techniken abzielender Ausbildungskomponenten wird die Kooperation mit deutschen Kollegen gesucht, die in geeigneten Institutionen tätig sind und über eigene Erfahrungen in der Entwicklungszusammenarbeit verfügen.

B5

Literatur

1. Adeloye A (1993) Surgical services and training in the context of national health care policy: the Malawi experience. J Trop Med Hyg 96:215–221
2. Bergen, van JEAM (1995) District health care between quality assurance and crisis management. Trop Geogr Med 47:23–29
3. Nordberg EM (1984) Incidence and estimated need of caesarean section, inguinal hernia repair and operation for strangulated hernia in rural Africa. BMJ 289:92–93
4. Smith DL, Bryant JH (1988) Buildung the infrastructure for perimary health care: An overview of vertical and integrated approaches. Soc Sci med 26:909–917
5. Watters DAK, Bayley AC (1987) Training doctors and surgeons to meet the surgical needs of Africa. BMJ 295:761–763

B6 Knochentumor

Bildgebende Stufendiagnostik bei primären Knochentumoren und tumorähnlichen Läsionen

K. Bohndorf, Augsburg

Alle bildgebenden Methoden haben auch heute noch ihren Platz in Diagnose und Staging von primären Knochentumoren und tumorähnlichen Läsionen.

Nach *Detektion* einer tumorverdächtigen Skelettläsion mittels Röntgenaufnahme oder Szintigraphie gilt es auf der Basis der Röntgenaufnahme die Läsion einer prinzipiellen Analyse zu unterziehen. Durch die Beschreibung von

- der Form der Destruktion,
- der Berandung der Läsion
- von Kortikalisveränderungen
- eventueller periostalen Reaktionen und
- eventueller Weichteilinfiltrationen

gelingt es in aller Regel, die *biologische Aktivität (latent, aktiv, aggressiv)* der Läsion zu bestimmen und, in einer Vielzahl der Fälle (vor allem bei tumorähnlichen Läsionen), unter Berücksichtigung der Matrixproduktion auch die histologische Diagnose zu stellen.

Es gilt zu erkennen und von anderen Pathologien zu unterscheiden:

- gutartige „leave me alone lesions". Diese Läsionen müssen als tumorähnliche Läsionen nicht therapiert werden. Klassische Beispiele sind der Knocheninfarkt, das nichtossifizierende Fibrom, die Kompaktainsel,
- hochwahrscheinlich benigne Knochenläsionen, die beobachtet werden können und bei denen eine histologische Abklärung nicht sofort nötig ist. Beispiele wären die fibröse Dysplasie, in den Weichteilen die posttraumatische Myositis ossificans. Hier wird in Abhängigkeit vom Verlauf nur im Einzelfall eine histologische Sicherung anzustreben sein.
- wahrscheinlich benigne Läsionen, bei denen jedoch auf eine Biopsie verzichtet werden kann, da die Läsionen in toto entfernt werden sollten, z. B. aus Gründen der Statik. Beispiele wären hier Enchondrome, Osteochondrome.
- alle Läsionen, die in ihrer biologischen Aktivität als unklar oder als maligne eingestuft werden müssen, sind einer weiteren Diagnostik und einem Staging mit bildgebenden Methoden zuzuführen, ehe sie offen biopsiert werden können und müssen.

Die Wertigkeit der derzeit zur Verfügung stehenden bildgebenden Methode läßt sich u. E. derzeit so definieren:

Röntgenaufnahme

Der Nachweis einer tumorverdächtigen Läsion wird weiterhin in erster Linie in der Regel mit der Röntgenaufnahme geführt. Insbesondere dient jedoch die Röntgenaufnahme weiterhin als primäre bildgebende Methode zur ersten Beurteilung tumorverdächtiger Läsionen. Artdiagnose, Bestimmung der biologischen Natur der tumorverdächtigen Läsion sowie deren Ausdehnung können häufig ausschließlich allein mit der Röntgenaufnahme erarbeitet werden, sofern es sich um tumorähnliche und benigne Tumoren handelt.

Szintigraphische Methoden

Die ^{99m}Technetium-Diphosphonat-Knochenszintigraphie wird in erster Linie zum Nachweis eines multilokulären Befalls, zur Darstellung von Metastasen bei malignen Knochentumoren sowie zur Verlaufskontrolle unter Therapie eingesetzt (in letzterem Fall in Mehrphasentechnik). Nur im Einzelfall sind relativ charakteristische Muster der Radionuklidaufnahme zu beobachten, z. B. beim M. Paget oder bei den Osteoidosteomen. Eine Dignitätsbeurteilung ist im allgemeinen nur eingeschränkt möglich, insbesondere bei mittlerer bis starker Anreicherung (Überlappungsbereich benigner und maligner Läsionen).

Computertomographie

Obwohl die Bedeutung der Computertomographie im Staging gerade von malignen Tumoren im Vergleich zur MR-Tomographie abgenommen hat, ist sie insbesondere an Wirbelsäule und Becken weiterhin eine gute Methode, um unklare röntgenologische und szintigraphische Befunde weiter abzuklären (Nachweis, Artdiagnose). Der subtile Nachweis von Verkalkungen und Ossifikationen erlaubt zudem, besser als in der Röntgenübersichtsaufnahme, durch die Bestimmung der Matrix differentialdiagnostische Hilfe zu leisten.

Sonographie

Die Methode ist zur Beurteilung und dem Nachweis von unklaren Schwellungen der peripheren Weichteile eine sehr gute „bed side"-Methode zur Ergänzung der Palpation und Inspektion.

Angiographie

Die Angiographie ist heute zum Staging der Tumoren, zum Nachweis und zur Differentialdiagnose der Läsionen obsolet. Auch die Beziehung zwischen den großen Nervengefäßscheiden auf der einen Seite und dem Tumor auf der anderen ist heute Domäne der MR-Tomographie. Wesentlich ist sie noch zur Beurteilung einer eventuellen Embolisation (z. B. präoperative Embolisation von Metastasen, Embolisation von Weichteilhämangiomen).

MR-Tomographie

Die MRT wird heute als Goldstandard im Staging von malignen, aber auch benignen Tumoren bewertet. Dies betrifft das gesamte Skelett, insbesondere jedoch die distalen und proximalen Extremitäten. Die MRT ist auch in der Lage, eine Reihe von differentialdiagnostischen Überlegungen durch unterschiedliche Signalgebung und Kontrastmittelanfärbung zu unterstützen. Dieser Aspekt hat in den letzten Jahren an Bedeutung gewonnen, nachdem die MRT in der Anfangsära, ähnlich wie die Szintigraphie, als „unspezifisch" angesehen wurde.

Die MR-Tomographie ist zwar häufig nicht in der Lage, eine Artdiagnose benigner oder maligner Knochen- und Weichteiltumoren zu erstellen. Allerdings erlaubt sie mit großer Zuverlässigkeit die Abgrenzung von Tumoren gegenüber entzündlichen und ischämischen Läsionen. Insbesondere die Abgrenzung zwischen Tumor, Osteomyelitis und Knocheninfarkt ist von großer klinischer Bedeutung.

Die grundlegenden Fragen des *Stagings* (intrakompartmentale versus extrakompartmentale Tumoren) sind mittels MR-Tomographie in der Regel gut zu beantworten. Die Ausdehnung im Knochen sowie in den Weichteilen, die Beziehung zu den Faszien, die Beziehung zu den angrenzenden Gelenkstrukturen sind Domäne der MR-Tomographie aufgrund ihrer multiplanaren Darstellungsmöglichkeit der Läsion. Ein großer Vorteil ist auch der sichere Nachweis der Beziehung zwischen Tumor und den großen Nervengefäßscheiden.

Häufig ist, vor allem bei aneurysmatischer Knochenzyste, Riesenzelltumor oder Chondroblastomen, der Tumor direkt bis zur subchondralen Grenzlamelle nachzuweisen. Diese Information ist für das operative Vorgehen wichtig, da in diesen Fällen die Gelenk-

Tabelle 1. Tumorähnliche Läsionen und Knochentumoren, die regelhaft bildgebend mittels bildgebender Methoden bestimmt werden können.

- Fibröser Kortikalisdefekt (nicht ossifizierendes Fibrom)
- Osteochondrom
- Enchdondrom/klassisches Chondrosarkom
- Osteom
- Lipom
- Hämangiom
- intraossäres Ganglion
- fibröse Dysplasie
- einfache Knochenzyste
- aneurysmatische Knochenzyste
- Osteoblastom/Osteoidosteom
- Chondroblastom
- Chordom
- Adamantinom
- Osteosarkom (klassisch)

fläche im Einzelfall nicht zu erhalten ist, was eine andere Operationstaktik, eventuell eine Endoprothese erfordern kann.

Primäre Knochentumoren stellen im Gesamtspektrum osteoradiologischer Fragestellungen eine Seltenheit dar. Wichtig ist allerdings die Abgrenzung zu den häufigen Metastasen und hämatologischen Erkrankungen. Von besonderer Bedeutung ist die korrekte Diagnosestellung bei tumorähnlichen Läsionen, um unnötige Biopsien zu vermeiden. Die grundlegende Methode bleibt dabei weiterhin die Röntgenübersichtsaufnahme, die allerdings nicht selten auch zur artdiagnostischen Einordnung der Ergänzung durch moderne Schnittbildverfahren wie MRT und CT bedarf. Zum *lokalen* Staging ist heute die MRT die Methode der Wahl.

Literatur

Bohndorf K (1995) Knochenläsionen im Röntgenbild. Thieme, Stuttgart

Bohndorf K, Imhof H (1998) Radiologische Diagnostik des Skeletts und der Gelenke. Thieme, Stuttgart

Enneking WF (1985) Staging of musculoskeletal neoplasms. Skeletal Radiol 13:183

Freyschmidt J, Ostertag H, Jundt G (1998) Knochentumoren. 2. Aufl, Springer, Berlin

Mirra JM (1989) Bone tumors. clinical, radiologic and pathologic correlations. Lea U. Febiger, Philadelphia

B6

Prinzipien der Tumorbiopsie

D. Sabo, Heidelberg

Bei malignen Knochentumoren ermöglicht die Zusammenschau der klinischen Angaben und der Bildgebung in der Regel bereits eine recht zuverlässige Diagnose. Zur Gewinnung der histologischen Klassifizierung ist die Biopsie jedoch unerläßlich.

Indikation

Die Biopsie ist in allen Fällen indiziert, wenn klinisch und bildgebend der Verdacht auf einen primär malignen Knochentumor vorliegt. Bei primär malignen Knochentumoren ist die Biopsie integraler Bestandteil der Behandlungsprotokolle (Exner 1992).

Bei sekundär malignen Knochentumoren ist die Indikation zur Biopsie nicht in allen Fällen zwingend zu fordern. Bei Erstbefunden, bei unbekanntem Primärtumor und in allen Zweifelsfällen ist die Indikation zur Biopsie großzügig zu stellen und kann dem Patienten die langwierige und häufig frustrane Primärtumorsuche ersparen. Bei fortgeschrittener Metastasenkrankheit und bei Kenntnis der Histologie des Primärtumors, ist es zu vertreten, die lokale Therapie (chirurgisch, durch Radiatio oder kombiniert) ohne vorherige histologische Befundsicherung durchzuführen.

Zeitpunkt

In der Regel ist die Biopsie nach Abschluß der bildgebenden Verfahren durchzuführen. Damit wird erreicht, daß 1. iatrogene Artefakte nicht den Wert der Bildgebung schmälern und 2. die Bildgebung komplett vorliegt, um den reperesentativsten Biopsie-Ort festlegen zu können. Dabei ist zu fordern, daß die Biopsie durch Erstellung der Bildgebung nicht wesentlich verzögert wird.

Ort

Die Biopsie ist von peripheren Anteilen des Tumors zu gewinnen. Zentrale Anteile sind oft nekrotisch und hämorraghisch und nicht aussagefähig (Campanacci 1990).

Technik

Incisionsbiopsie: Die Incisionsbiopsie ist bei malignen Knochentumoren die Methode der Wahl (Mirra 1989). Sie gewährleistet die Möglichkeit einer ausreichend großen Gewebemenge und der sicheren Blutungskontrolle, um ein kontaminierendes Hämatom zu vermeiden. Der Zugangsweg auf den Tumor zur Biopsiegewinnung muß bei der chirurgische Tumorresektion en bloc mitreseziert werden, d.h. die Biopsie-Schnittführung muß mit der Schnittführung der definitiven Versorgung kompatibel sein. Der Schnitt soll klein sein, aber ausreichend, um direkten Zugang zu representativen Anteilen des Tumors zu ermöglichen. Unnötige Kontaminierung nicht betroffener Kompartimente ist unbedingt zu vermeiden. Manipulationen am Tumor sind auf das Nötigste zu minimieren. Das Knochenpräparat kann mit einer K-Draht geführten Hohlfräse oder mit scharfem Meißel gewonnen werden. Periost und Weichteilkomponenten des Tumors sind zu asservieren. Blutungen müssen mit Elektrokaustik, Hämostypticum oder einer Zementplombe gestillt werden. Kontaminierende Spülungen sind zu vermeiden. Eine Drainage ist knapp neben den Hautschnitt zu legen oder in den Wundrand zu integrieren. Eine adäquate postoperative Ruhigstellung hilft Komplikationen zu vermeiden.

Excisionsbiopsie: Diese Biopsietechnik ist streng auf eindeutig benigne Tumoren limitiert. Bei malignen Knochentumoren und auch in allen zweifelhaften Fällen ist die Excisionsbiopsie aufgrund der Gefahr des Rezidives und der Tumoraussaat kontraindiziert.

True-cut-Biopsie: Geschlossene Biopsien mit Gewinnung von Gewebezylindern durch manuelle Hohlnadelsysteme oder durch halbautomatisierte Apparaturen mit Guillotine-Mechanismus unter Sonografie-Kontrolle sind anwendbar bei malignen Knochentumoren mit Weichteilbeteiligung oder bei wie wenig sklerosierten Tumoren. Wir setzten diese Systeme nicht regelmäßig ein, in der Literatur werden aber gute Erfahrungen (Skrzynski 1996) berichtet. Bei schwierigen Lokalisationen wie z.B. Wirbelsäule kann eine perkutane Stanzbiopsie unter CT-Kontrolle (mit speziellen amagnetischen Instrumentarien auch unter MRT-Kontrolle) durchgeführt werden. Vorteile sind einfache Durchführbarkeit, ggf. unter ambulanten Bedingungen, sowie geringe Traumatisierung und Morbidisierung.

Schnellschnitt: Die Schnellschnittuntersuchung am unentkalkten Frischpräparat ist in der Regel bei Knochentumoren zur endgültigen Diagnose nicht einsetzbar. Limitierte Aussagen über die Gewinnung representativen Materials oder zur Bestätigung einer bereits bekannten Diagnose sind jedoch möglich.

Präparateverarbeitung

Idealerweise übernimmt der Pathologe die Präparate im OP-Saal. Da dieses Verfahren nur selten realisierbar ist, wird in der Regel ein formalinfixiertes Präparat erstellt. Falls genügend Material asserviert werden konnte, kann ein Frischpräparat und eine Abtupfpräparat zur Imprint-Cytologie erstellt werden. Die patohistologische Aufarbeitung und Befundung der Präparate durch einen in der speziellen Thematik erfahrenen Pathologen ist unabdingbar.

Fehlermöglichkeiten

Unnötige Biopsie (z. B. NOF, fibröse Dysplasie)
Verzögerung der Biopsie
Infekt
Iatrogene Fraktur
Kontaminierung unbeteiligter Kompartimente
Schnittführung nicht kompatibel mit definitiver OP
Ungenügende Präparateasservation

Die nicht akzeptable Rate von 18% schwerwiegender Fehler mit Auswirkung auf die optimale Therapie (Mankin 1982) hat zu der Forderung geführt, Biopsien bei Verdacht auf einen maligen Knochentumor ausschließlich in spezialisierten Behandlungszentren durchführen zu lassen.

Literatur

Campanacci M (1990) Bone Tumors. Springer, Wien, pp 32–36
Exner GU et al (1992) Technik und Taktik der biopsie . Z Orthop 139:272–275
Mankin HJ et al (1982) The hazards of biopsy. JBJS 64-A:1121–1127
Mirra JM (1989) Bone tumors. Lea an Febiger, London, pp 31–34
Skrzynski M et al (1996) Diagnostic accuracy ... of outpatient core needle biopsy. JBJS 78-A:644–649

Defektauffüllung benigner, insbesondere juveniler Knochenzysten mit dem biocompatiblen injizierbaren Knochenersatzstoff Norian SRS – Erste klinische Ergebnisse

W. Ditzen und M. Börner, Frankfurt

Zielsetzung

Vorstellung der biochemischen und -mechanischen Eigenschaften. Darstellung der klinischen Ergebnisse nach Defektauffüllung benigner Knochenzysten im Vergleich zur Spongiosaplastik unter dem Aspekt Rezidiv. Mobilität, Beschwerden sowie ökonomischer Gesichtspunkte.

Problembeschreibung, Material, Methode, Ergebnisse

Für die Behandlung juveniler Knochenzysten sind aufgrund verschiedener pathogenetischer Hypothesen zahlreiche therapeutische Vorschläge erarbeitet und zumindest partiell erfolgreich umgesetzt worden. Die Empfehlungen reichen von der großzügigen Resektion und Auffüllung des Defektes mit knöchernen Transplantaten über einfache Kürettage mit Spongiosaplastik und Druckentlastung durch Bohrlöcher sowie Kortison-Injektionen bis zum bloßen Zuwarten auf eine heilende Fraktur. Norian Skeletal Repair System (SRS) ist eine injizierbare Kalzium-Phosphat-Keramik. welche innerhalb weniger Minuten zu Karbonapatit aushärtet und bereits nach 12 Stunden eine axiale Kompressionssteifigkeit von 55 MPa erreicht. Nach bereits international erfolgreicher Verwendung im traumatologischen Sektor (distale Radiusfraktur. Tibiakopffraktur. intertrochantere Oberschenkelfraktur, Kalkaneusfraktur) ergibt sich der Einsatz im Bereich benigner Knochenzysten aus der Überlegung. die funktionelle Imitationsfähigkeit dieses biocompartiblen, synthetischen. resorbierbaren Knochenersatzstoffes. welcher der Mineralisationsphase der Knochenneubildung vitalen Knochens sehr nahe kommt, dahingehend auszuschöpfen, daß zum einen die initiale Penetration in die umgebende Spongiosagrenzschicht auch im mikrostrukturellen Bereich wie auch die rasch eintretende. stabilisierende Plastizität des Defektfüllers zum Tragen kommt.

Neun Patienten mit benignen Knochenzysten. davon 7 juvenile Knochenzysten mit 2 pathologischen Frakturen bzw. Zystenrezidive eine paraartikuläre Zyste (intraossäres Ganglion) des proximalen Femurs und eine Fersenbeinzyste wurden 7 Knochenzysten in klassischer Weise mit Spongiosaplastik sowie 2 mit Hydroxylapatit-Keramik versorgten Fersenbeinzysten gegenübergestellt. Bei der konventionellen Behandlung ergaben sich zwei Zystenrezidive, in der mit Karbonapalit augmentierten Gruppe zeigten sich weder Zysten- noch Frakturrezidive. Wundinfektionen wurden weder bei der retrospektiv untersuchten, mit Spongiosaplastik aufgefüllten Kontrollgruppe noch bei der Karbonapatit-Gruppe beobachtet. Die Augmentierung gestattete sämtlichen juvenilen Knochenzysten einschl. der pathologischen Frakturen eine direkte funktionell endgradig durchführbare Mobilität, verbunden mit einer rasch einsetzenden Schmerzfreiheit auch bei der Fersenbeinzyste, die aufgefüllte Femurzyste konnte ohne unterstützendes Implantat nach der

Hälfte der sonst empfohlenen Zeit vollbelastet werden. Zeichen einer beginnenden spongiösen Migration waren auch in den ersten MRT-Jahreskontrollen nicht erkennbar. Eine Wirtschaftlichkeitsstudie brachte einen gleichen Gesamt der stationären und post-stationären Kosten zum Vorschein.

Schlußfolgerung

Die injizierbare Biokeramik kann somit für alle benignen, insbesondere juvenilen Knochenzysten gleich welcher Lokalisation, Größe wie auch Begleitfraktur als elegantes, risikoarmes und für den Patienten wenig belastendes Verfahren erfolgreich eingesetzt werden.

Die Therapie der aneurysmatischen Knochenzyste

M. Schulte, E. Hartwig, M. R. Sarkar, A. v. Baer und M. Schultheiß, Ulm

Zielsetzung

Die aneurysmatische Knochenzyste stellt ein Problem für die operative Therapie dar, weil sie überwiegend das wachsende Skelett betrifft, grundsätzlich alle Skelettabschnitte involvieren kann und eine ausgesprochen heterogene biologische Aktivität mit erheblicher Rezidivneigung und unterschiedlichen Anforderungen an die chirurgische Radikalität beinhaltet.

Aus einer Analyse der eigenen Behandlungsergebnisse sollen Vorschläge für eine stadiengerechte Therapie entwickelt werden.

Material und Methoden

Von 1980 bis 1997 wurden bei 38 Patienten (m:w = 26:12) 39 histologisch gesicherte aneurysmatische Knochenzysten operiert. Das Manifestationsalter lag bei 79% im 1. und 2. Lebensjahrzehnt; Prädilektionsstellen waren die Metaphysen der langen Röhrenknochen. Das Kollektiv umfaßte 5 latente (Stadium 1), 29 aktive (Stadium 2) und 5 aggressive Läsionen (Stadium 3); bei 8 Patienten lag eine pathologische Fraktur vor. Die Resektionsgrenzen waren überwiegend intraläsional (n = 33), bei 5 Tumoren marginal und in einem Fall weit. Zur Defektrekonstruktion wurde autogenes (n = 17), allogenes (n = 11) oder kombiniertes (n = 3) Knochenmaterial verwandt. Jeweils ein Patient erhielt ein osteochondrales Allograft, eine Kallusdistraktion bzw. eine Defektauffüllung durch PMMA. Bei 5 Resektionen war keine rekonstruktive Maßnahme erforderlich, in 3 Fällen war zusätzlich zur Defektauffüllung eine Plattenosteosynthese notwendig.

Ergebnisse

Als einzige Komplikation war eine passagere Fibularisparese nach proximaler Fibulasegmentresektion zu verzeichnen. Resorptionen des implantierten Knochenmaterials ohne Tumorrezidiv mit konsekutiver Instabilität bzw. pathologischer (Re-)Fraktur waren im Rahmen der Tumornachsorge nicht nachweisbar. Bei 8 Patienten (20,5%) entwickelte sich ein Tumorrezidiv nach 4–29 Monaten (Median 15,5 Monate); dabei handelte es sich um 6 aktive und 2 aggressive Läsionen. 7 Tumoren waren initial intraläsional, ein Tumor marginal reseziert worden. Der Reeingriff erfolgte in 3 Fällen mit marginalen Resektionsgrenzen. 3 Rezidive wurden kürettiert, das Tumorbett mit Adjuvantien behandelt und vor erneutem biologischem Defektaufbau eine temporäre PMMA-Plombe implantiert. Wegen Destruktion der Wachstumsfuge durch das Rezidiv einer Stadium-3-Läsion am distalen Radius erfolgte nach weiter Tumorresektion eine Epiphysentransplantation durch vaskularisiertes Fibulaköpfchen-Autograft.

Schlußfolgerung

Die Therapie der aneurysmatischen Knochenzyste muß neben Patientenalter und Lokalisation die biologische Aktivität des Tumors berücksichtigen. Im Falle eines Rezidivs sollten entweder die Resektionsgrenzen erweitert werden oder unter Anwendung von Adjuvantien temporäre Defektauffüllungen mit PMMA erfolgen. Die Art der Rekonstruktion hängt ab von der Tumorlokalisation, d.h. von der Beziehung zu einer Wachstumsfuge, vom Alter des Patienten und von den zur Verfügung stehenden Knochenressourcen.

Osteoidosteome-Symptome, Diagnostik, Therapie

S. Assenmacher, G. Voggenreiter, L. C. Olivier und K. P. Schmit-Neuerburg, Essen

Im folgenden sollen die in der Diagnostik und Behandlung des Osteoidosteoms gemachten Erfahrungen weitergegeben und auch auf diagnostische Irrwege eingegangen werden. Dies soll helfen an die Diagnose eines Osteoidosteoms zu denken und die richtige, immer zum Erfolg führende Therapie einzuleiten.

Material und Methode

Zwischen 1979 und 1996 wurden 14 Osteoidosteome operativ behandelt, wobei 4 dieser Patienten bereits in auswärtigen Kliniken vorbehandelt wurden. Alle bis auf einen Tumor waren im Bereich der unteren Extremität lokalisiert. Neben der genauen Erhebung der Anamnese, Durchführung des ASS-Tests erfolgte die Basisdiagnostik durch Nativ-Röntgenaufnahmen. Ferner wurde eine Dreiphasen-Skelett-Szintigraphie sowie konventionelle Schichtaufnahmen durchgeführt. In einem Teil der Fälle wurden zur genauen

Bestimmung der Lokalisation im Rahmen der Operationsplanung CT-Untersuchungen bzw. NMR durchgeführt. Die definitive Therapie bestand in allen Fällen in der en bloc Resektion des Nidus im Sinne einer Totalbiopsie mit intraoperativem Röntgen des Resektats.

Ergebnisse

In allen Fällen war der Schmerz das führende Symptom der bei 50% betont als Nachtschmerz auftrat. Bei 7 Patienten war der ASS-Test eindeutig positiv. In Standardröntgenaufnahmen ließ sich bei 8 diaphysär gelegenen Tumoren stets eine perifokale Sklerosierung mit zentralgelegener Aufhellungszone im Sinne eines Nidus nachweise. Bei im Talus und im Sacrum gelegenen Tumoren konnte durch die konventionelle Röntgendiagnostik kein Tumornachweis gelingen. Es wurden dazu NMR bzw. CT herangezogen. Bei 3 der 3 auswärts vorbehandelten Patienten stimmte die primäre Diagnose nicht mit der Diagnose Osteoidosteom überein. Fehldiagnosen waren u.a. unklare Kniegelenksbeschwerden mit zweimaliger Arthroskopie bei einem Patienten, ferner hyperostotische Knochenreaktion und bei einem weiteren Patienten der Verdacht auf einen malignen Knochentumor. Die Dauer von Symptom zur Diagnose betrug teilweise bis zu 2 Jahre. Durch en bloc Resektion des Nidus im Sinne einer Totalbiopsie konnte bei allen Patienten schließlich eine Beschwerdefreiehit erreicht werden. In 10 Fällen wurde zur Defektauffüllung Spongiosa bzw. Knochenersatzstoffe implantiert.

Zusammenfassung

Bei unklaren Schmerzen, bei denen eine wiederholte radiologische Diagnostik keine weiterführenden Hinweise erlaubt, sollte in Verbindung mit insbesondere nachts auftretenden Schmerzen und einem guten Ansprechen auf nichtsteroidale Antiphlogistika an die Möglichkeit eines Osteoidosteoms gedacht werden. Es sollten dann frühzeitig eine Knochenszintigraphie sowie konventionelle Tomogramme zur genauen Lokalisationsdiagnostik, fakultativ eine computertomographische Untersuchung veranlaßt werden. Bei so zu sichernder Diagnose besteht die operative Therapie in der Totalbiopsie des Nidus mit intraoperativer Dokumentation des Resektionsergebnisses.

Das Osteoidosteom an der Hand – Ungewöhnliche Lokalisation, schwierige Diagnostik und komplizierte Therapie eines Knochentumors –

S. Möhlen und K. Steffens, Essen

Zielsetzung

Unklare Schmerzen an der Hand müssen an ein Osteoidosteom denken lassen. Die kritische Analyse von 5 Kasuistiken soll helfen, den langen Leidensweg der Patienten von Beginn der ersten Symptome bis zur adäquaten Behandlung zu verkürzen.

Problembeschreibung, Material, Methode, Ergebnisse

Das Osteoidosteom ist nach der Exostose und dem histiozytären Fibrom der dritthäufigste gutartige Tumor am Skelett. Bekannte Lokalisationen sind Femur, Tibia und Humerus. Aber auch an der Hand kommen Osteoidosteome vor. Ihre Inzidenz beträgt 6 bis 13%. Nicht selten fuhrt die ungewöhnliche Lokalisation des Tumors zu besonderen Problemen bei Diagnostik und Therapie, was eine retrospektive Betrachtung von 5 Fällen verdeutlicht. Vom 1.3.1994 bis 1.3.1998 wurden in unserer handchirurgischen Klinik 5 Patienten mit histologisch nachgewiesenem Osteoidosteom an der Hand operiert. Bis auf eine Ausnahme waren alle Patienten im jungen Erwachsenenalter (23 bis 31 Jahre). Der Knochentumor war zweimal im Grundglied der Langfinger, zweimal im Mittelhandknochen und einmal im Ostrapezium lokalisiert. Der Zeitraum zwischen ersten Symptomen und Diagnosestellung betrug zwischen 2 $^1/_2$ und 6 Jahren. Ein Patient wurde viermal, zwei weitere jeweils einmal, meistens unter anderer Verdachtsdiagnose, voroperiert. Unspezifische Beschwerden und uncharakteristische Befunde bei den bildgebenden Verfahren erschwerten die Diagnosestellung. Als Leitsymptom nannten alle Patienten den Schmerz. Schmerzcharakter, -intensität und Abhängigkeit des Schmerzes von Belastung wurden jedoch unterschiedlich bewertet. Die reaktiven Veränderungen des Weichteilgewebes täuschten nicht selten das klinische Bild einer Sehnenscheidenentzündung oder eines septischen Prozesses vor. Im Gegensatz zu Literaturveröffentlichungen wurden präoperativ lediglich in einem Fall durch CT und Szintigraphie der dringende Verdacht auf ein Osteoidosteom beschrieben. Nativradiologisch fehlte häufig die typische Osteolysezone, in einem Fall wurde lediglich eine Hyperostose beschrieben. Während bei dem Osteoidosteom der langen Röhrenknochen die operative Entfernung des Nidus die Therapie der Wahl ist, bedeutet die Lokalisation an der Hand besondere chirurgische Schwierigkeiten. Die dünnere Kortikalis der Knochen am Handskelett führt meistens zu einem subchondralen, subperiostalen oder intramedullären Wachstum des Knochentumors. So war bei allen fünf Patienten das Aufsuchen und Abgrenzen des Knochentumors schwierig. Die komplette Entfernung des Osteoidosteoms erforderte in einem Fall eine Interpositionsarthroplastik am Os trapezium, in einem Fall die Rekonstruktion der palmaren Platte am Mittelgelenk bei Tumorlokalisation im distalen Grundglied. Alle Patienten empfanden unmittelbar postoperativ Schmerzlinderung bis Schmerzfreiheit.

Schlußfolgerungen

Das Osteoidosteom an der Hand ist ein kleiner, gutartiger Tumor mit schwerwiegenden Folgen für den Patienten, falls er nicht rechtzeitig erkannt wird. Bei starken Schmerzen und ansonsten uncharakteristischer Klinik muß der Chirurg auch bei negativer bildgebender Diagnostik an die Möglichkeit dieses Knochentumors denken.

Enchondrome der Hand

H. Rieger, M. Neuber, J. Sproedt, Münster und J. Grünert, Erlangen

Zielsetzung

Darstellung der Diagnostik, Therapie und Prognose von Enchondromen der Hand

Problembeschreibung, Material, Methode, Ergebnisse

Von 1973 bis Juni 1997 wurden 122 Patienten mit einem histologisch gesicherten Enchondrom operiert. Es handelte sich um 64 Frauen und 58 Männer mit einem Durchschnittsalter von 32,5 Jahren. 112 Enchondrome waren im Bereich der Hand lokalisiert, meistens im Bereich der Röhrenknochen (n = 110), 2mal im Bereich der Handwurzel (Os trapezium, Os lunatum). In der Regel handelte es sich um ein solitäres Enchondrom, 3mal um Enchondromatosen mit multiplem Auftreten im Sinne eines Morbus Ollier bzw. Maffuci-Syndroms. Anamnestisch führten meistens Schmerzen und Schwellweg zur Diagnose. 25 Patienten hatten eine pathologische Fraktur (22,3%). Im Rahmen der Operation wurde der Tumor exstirpiert und der entstandene Defekt in der Regel mit Beckenkammspongiosa aufgefüllt. Bei 2 Patienten mit multiplem Auftreten wurde postoperativ im histologischen Befund ein Chondrosarkom beschrieben, dies führte 1mal zur Amputation des betroffenen Strahls. Die Nachuntersuchung der Patienten erfolgte unter Berücksichtigung der Kriterien von Wilhelm [1974] (Follow-up 7 Monate bis 14 Jahre). Dabei wurden 4 Rezidive beobachtet entsprechend einer Rezidivrate von 3,6%. Die Rezidive waren am ehesten auf eine unvollständige Kürettage zurückzuführen.

Schlußfolgerungen

Die operative Ausräumung jedes klinisch und radiologisch vermuteten Enchondroms der Hand ist die Therapie der Wahl. Die maligne Entartung ist bei solitärem Auftreten selten, bei Enchondromatosen muß mit einer sarkomatösen Transformation gerechnet werden.

Operative Versorgung des Riesenzelltumors am Knochen

D. Pelinkovic und L. Hovy, Frankfurt

Zielsetzung

Ziel der Studie ist es, die nach operativer Behandlung des Riesenzelltumors rezidivbegünstigenden Faktoren insbesondere in Abhängigkeit von den verschiedenen Therapieverfahren aber auch vom Alter, Geschlecht, Staging, Lokalisation und Operateur zu analysieren.

Kurzfassung, Problembeschreibung, Material, Methode, Ergebnisse

Riesenzelltumore des Knochens gehören zu lokal aggressiven osteolytischen Tumorformen, die vorwiegend im epimetaphysären Bereich langer Röhrenknochen auftreten. Charakteristisch ist die erhöhte Neigung zu Rezidiven sowie die Gefahr der pulmonalen Metastasierung und der malignen Entartung (potentiell maligner Tumor). Die Behandlung des Riesenzelltumors ist bis heute durch eine relativ hohe Lokalrezidivrate kompliziert. Die retrospektiven Daten von 45 Patienten im Zeitraum von 1972–1996 (24 Jahre) wurden ausgewertet. Bei 24 männlichen und 21 weiblichen Patienten lag 39 mal ein benigner und 6 mal ein maligner Riesenzelltumor vor. In 6 Fällen wurde der Tumorbezirk lediglich kürettiert und in 10 Fällen zusätzlich eine Spongiosaplastik angeschlossen. 17 mal wurde der Knochendefekt durch eine Knochenzementplombe mit und ohne Osteosynthese stabilisert und jeweils 3 mal eine Resektion vorgenommen oder auf sonstigem Weg therapiert. Rezidive fanden sich in 11 Fällen (28,2%: 0% nach Kürettage; 35,3% nach Zementplombenversorgung; 50% nach Spongiosaersatz). Hierbei zeigten Männer mit einem Anteil von 18,2% gegenüber den Frauen mit 41,2% eine geringere Rezidivquote. Bei erfahrenen Operateuren kamen Rezidive signifikant seltener vor. Hinsichtlich der funktionellen Ergebnisse nach Enneking mit einem Nachuntersuchungszeitraum von 5 Monaten bis 13 Jahren konnte ein gutes bis sehr gutes Ergebnis erzielt werden.

B6

Schlußfolgerungen

Die Therapie mit vollständiger Kürrettage und anschließender Defektversorgung mit Palacos-Knochenzement ist bezüglich der Rezidivproblematik sowie des funktionellen Therapieerfolges einer primären Spongiosaplastik überlegen. Bei sicher radikaler Kürettage des Riesenzelltumors aus der Knochenwandung kann auf adjuvante Anwendungen, wie z. B. mit Phenol, flüssigem Stickstoff oder Laser, verzichtet werden.

Extremitätenerhaltende Resektion bei Osteosarkomen im 1. Lebensjahrzehnt

L. Hovy und D. Pelinkovic, Frankfurt a. M.

Zielsetzung

Extremitätenerhaltende Operationstechniken

Problembeschreibung, Material, Methode, Ergebnisse

Osteosarkome kommen bei kleinen Kindern unter 10 Jahren vergleichsweise selten vor. Im Rahmen des interdisziplinären Behandlungsregimes ergeben sich in dieser Altersgruppe vor allem bei der operativen Therapie technische Besonderheiten, die u. a. das noch zu erwartende Größenwachstum berücksichtigen müssen. Ein endoprothetischer Ersatz ist in der Regel nicht indiziert.

In den Jahren 1977 bis 1997 wurden in Zusammenarbeit mit der Universitätskinderklinik insgesamt 78 Patienten mit einem Osteosarkom operativ behandelt. Davon waren 11 Patienten unter 10 Jahren alt; der jüngste Patient war 3 Jahre alt. Der Primärtumor trat 5mal am distalen Femur, 3mal am proximalen Humerus und je 1mal an der proximalen Tibia, der distalen Tibia und der proximalen Fibula auf.

In 5 Fällen konnte eine lokale Tumorresektion mit Erhalt der Extremität durchgeführt werden: Eine Teilresektion der proximalen Fibula ohne Ersatz, eine distale Tibiateilresektion mit gefäßgestielter Fibula pro Tibia-Transposition und 3 Tikhof-Linberg-Resektionen an der Schulter mit temporärem Knochenzement-Spacer. Bei 3 Patienten wurde eine Borggreveplastik vorgenommen. Nur in 3 Fällen war eine primäre Amputation notwendig.

B6

3 der 11 Patienten verstarben nach 11, 13 respektive 18 Monaten an Lungenmetastasen. Alle anderen Patienten leben ohne Tumornachweis (NED) zwischen 4 und 192 Monaten postop. Die funktionellen Ergebnisse im Score nach Enneking mußten operationsbedingt für die Fälle mit Amputation 2mal als schlecht gewertet werden. Bei den anderen Patienten wurde das Gesamtergebnis einmal als sehr gut und sonst als gut bis mäßig bewertet.

Schlußfolgerungen

In der Therapie des Osteosarkoms sind extremitätenerhaltende Resektionsverfahren auch bei kleinen Kindern im 1. Lebensjahrzehnt möglich. Die Operationstechnik muß das zu erwartende Längenwachstum der Extremität berücksichtigen.

Mikrochirurgische Rekonstruktion von Knochendefekten im Bereich der Extremitäten nach Tumorresektion

A. Eisenschenk und M. Lautenbach, Berlin

Durch die Einführung mikrochirurgischer Operationstechniken wurde es möglich, freie, vaskularisierte, autologe Knochentransplantate zu gewinnen und in jede menschliche Körperregion zu transplantieren. Durch den Erhalt der endostalen und/oder periostalen Durchblutung bleibt der Knochen nach Durchführung der Transplantation vital und kann auf biologische Belastungen physiologisch reagieren.

Zielsetzung

Das Ziel der Untersuchung ist, Verlaufskontrollen nach Überbrückung großer Knochendefekte nach Resektion eines primären Knochentumors zu präsentieren, sowie das Hypertrophieverhalten und die Knochenheilung (Durchblutungskontrolle mittels Angiographie 3 Monate postoperativ) in Abhängigkeit von folgenden Einflußgrößen aufzuzeigen: Anatomische Lokalisation, Transplantatlänge, Stabilisierungsform, zusätzliche autologe Knochenanlagerung, Alter des Patienten, Zeit bis zur Vollbelastung.
Material und Methodik

Im Zeitraum von 1988 bis 1997 wurden 81 freie, vaskularisierte Knochentransplantate zur Überbrückung von Knochendefekten im Bereich der Extremitäten verwendet. Davon Z.n. Tumorresektion: obere Extremität 19 mal, untere Extremität 49 mal. Zur röntgenologischen Beurteilung der freien gefäßgestielten Knochentransplantate wurde das von Weiland und Mitarb. (1984) erstellte Bewertungsschema und zur Beurteilung der Knochenhypertrophie das Schema von DeBoer und Wood (1989) angewendet.

Ergebnisse

Bei den 3 Monate postoperativ durchgeführten angiographischen Kontrollen (64 Pat.) zeigte sich bei einem Pat. ein Gefäßverschluß. Ein deutlich geringeres Hypertrophieverhalten der Fibulae wurden bei folgenden Einflußgrößen beobachtet: längere Transplantate, ältere Patientengruppe (35–60 Jahre), Plattenosteosynthese (geringer als bei Schraubenosteosynthese). Bezüglich der Knochenheilung lagen zwischen Patienten mit Tumor- und Patienten mit Trauma als Grunderkrankung keine signifikanten Unterschiede vor.

Zusammenfassung

Es werden klinische Verlaufskontrollen demonstriert und die Ergebnisse graphisch dargestellt. 64 Pat. wurden angiographisch nachkontrolliert. Um Ergebnisse in der Literatur vergleichbar zu machen ist ein postoperativer Durchblutungsnachweis bei einheitlicher Anwendung eines Bewertungsschemas zu fordern. Die mikrochirurgische Rekonstruktion von Knochendefekten mit freien, vaskularisierten Knochentransplantaten im Bereich der oberen Extremität stellt eine unverzichtbare Bereicherung dar.

Möglichkeiten der Defektüberbrückung an den Extremitäten nach Tumorresektionen mittels körpereigener Fibula

L. Bernd, A. Martini, B. Lehner und V. Ewerbeck, Heidelberg

Zielsetzung

Überprüfung der Eignung der Fibula zur Defektüberbrückung nach größeren knöchernen Resektionen

Problembeschreibung, Material, Methode, Ergebnisse

Nach der Resektion von Tumoren am knöchernen Skelett ist es bei Extremitätenerhalt notwendig, den entstandenen knöchernen Defekt zu überbrücken. Neben verschiedenen Möglichkeiten ist die Interposition der körpereigenen Fibula eine Möglichkeit.

Seit 1989 setzen wir mit steigender Tendenz die Fibula zur Defektüberbrückung nach Tumorresektionen ein. Hierbei ist es uns möglich. in einem Großteil der Fälle die Fibula gefäßgestielt einzusetzen. Dies kann sowohl im Stammskelett als auch an den Extremitäten erfolgen. Im Bereich der oberen Extremitäten ist die Fibula als alleiniger Ersatz ausreichend, während im Bereich der unteren Extremitäten die Fibula als alleiniger Ersatz des resezierten Knochenabschnittes in der Regel nicht ausreicht. Sie muß dann mittels weiterem eigenem Knochen oder Fremdknochen und/oder Osteosynthesematerial ergänzt bzw. verstärkt werden. Hierbei sind die jeweils individuell vorliegenden Gegebenheiten ebenso wie die Grundsätze der Biomechanik zu beachten. Besonders bewährt haben sich hierfür die Manteltransplantate.

In einer retrospektiven Analyse von 27 Fibulatransplantaten an nahezu allen Skelettabschnitten haben wir die Brauchbarkeit dieser Methode und deren Erfolge und Mißerfolge untersucht. Bei dem vorgestellten Verfahren handelt es sich um ein zeitlich aufwendiges Operationsverfahren, bei dem oft die mikrochirurgische Technik zum Einsatz kommt. Die Infektionsrate lag bei 7%. Die onkologische Radikalität war in allen Fällen gewährleistet. Eine knöcherne Integration konnte bisher immer erreicht werden.

Schlußfolgerung

Insbesondere als mikrovaskuläre gestielte Fibula ergibt sich eine breite Einsatzmöglichkeit für dieses körpereigene Transplantat bei der Rekonstruktion von knöchernen Defekten nach Tumorresektion. Der notwendige zeitliche und operative Aufband im meta- und diaphysären Knochenbereich ist gerechtfertigt unter Berücksichtigung der Möglichkeit. eine Restitutio ad integrum zu erreichen.

Grenzen des Extremitätenerhalts

M. Schulte, Ulm

Bei den mesenchymalen Neoplasien stellt der kurative Therapieansatz den Regelfall dar. Die ausgesprochenen Heterogenität dieser Tumoren hinsichtlich ihrer biologischen Aktivität, nicht nur im Vergleich verschiedener Tumorentitäten, sondern auch innerhalb einer Gruppe von Neoplasien, macht differenzierte Resektions- und Rekonstruktionsverfahren erforderlich. Das Spektrum der möglichen Maßnahmen reicht von fehlender Therapienotwendigkeit bei tumorähnlichen Veränderungen oder latenten benignen Läsionen über die – intraläsionale – Kürettage von benignen Knochentumoren bis hin zu marginalen, weiten oder radikalen Resektionsgrenzen bei aggressiven benignen oder malignen Neoplasien; die Festlegung der onkologisch adäquaten Margins impliziert dabei keinesfalls eine a-priori-Festlegung auf ein extremitätenerhaltendes oder ablatives Verfahren.

Sofern die operative Behandlung als alleinige oder – bei multimodalem Therapieansatz – als eine von mehreren Behandlungsschritten in Betracht kommt, ergeben sich zahlreiche Gesichtspunkte, die bei der Verfahrenswahl hinsichtlich Resektionsmethode und Defektrekonstruktion berücksichtigt werden müssen; hier spielen das Patientenalter, die Beziehung des Tumors zu einer – aktiven – Wachstumsfuge, eine mehr stammnahe oder mehr periphere Lage mit entsprechend unterschiedlich ausgeprägter Muskelbedeckung, das Ausmaß der Weichteilinfiltration, eine diaphysäre, metaphysäre oder gelenknahe Lokalisation, die Dignität, das Grading, das Tumorstadium, die Prognose, eine vorbestehende Weichteilschädigung infolge stattgehabter Radiatio, die Notwendigkeit einer postoperativen Chemo- oder Strahlentherapie sowie die notwendige Behandlungszeit eine wesentliche Rolle.

In der Sarkomchirurgie müssen – je nach Grading und adjuvanten Therapiemöglichkeiten – weite oder radikale Resektionsgrenzen als angemessen betrachtet werden. Diese Margins mit einem anatomisch exakt definierten Sicherheitsabstand tragen der Möglichkeit einer diskontinuierlichen Tumorausbreitung mit Satelliten und skip lesions sowie dem Umstand, daß bei vielen Sarkomen im Falle eines Lokalrezidivs wegen der häufig damit einhergehenden Fernmetastasierung eine kurative Therapiemöglichkeit kaum noch besteht, Rechnung.

Wesentliche Faktoren, die die Möglichkeiten bzw. den Sinn eines extremitätenerhaltenden Operationsverfahrens limitieren, stellen der bei der Tumorresektion notwendige Sicherheitsabstand, der zu erwartende Funktionsverlust, das im Wachstumsalter begrenztere Spektrum an rekonstruktiven Verfahren und ein eventuell bestehender präexistenter oder abzusehender postoperativer Weichteilschaden dar.

Ob eine extremitätenerhaltende Resektion möglich bzw. sinnvoll ist, hängt nicht nur vom Ausmaß der chirurgischen Radikalität ab: Der gleiche Sicherheitsabstand bei einem gleich großen Tumor führt am distalen Unterschenkel zu einer erheblich größeren Funktionseinbuße als in Oberschenkelmitte, wo eine ausreichende Kompensation des muskulären Defizites erwartet werden kann. Darüber hinaus verringert sich der durchschnittliche Abstand zwischen Tumor einerseits und Gefäßen und Nerven andererseits, je peripherer die Geschwulst lokalisiert ist. Nicht zuletzt stellt sich das nach peripher zunehmende Problem der Weichteilbedeckung bei Ersatz eines größeren Knochendefektes durch alloplastisches Material bzw. ein autogenes oder allogenes Knochentransplantat mit einer daraus resultierenden nach distal zunehmenden Komplikationsrate. Tatsächlich machen peripher gelegene maligne Knochen- und Weichteiltumoren gegenüber der proximaleren Lokalisation unter onkologischen und funktionellen Gesichtspunkten häufiger ein ablatives Verfahren erforderlich.

Eine enge Beziehung von Tumor und Gefäßen, z. B. inguinal oder im Adduktorenkanal, bedeutet wegen der Möglichkeit gefäßrekonstruktiver Maßnahmen per se keine Amputationsindikation. Demgegenüber stellt ein extremitätenerhaltendes Verfahren bei Infiltration des Armplexus oder des N. ischiadicus eine Ausnahme dar; hier muß das erhöhte onkologische Risiko einer limb-salvage-Maßnahme gegen den zu erwartenden – eher geringen – funktionellen Vorteil sorgfältig abgewogen werden. Auch ohne direkte tumoröse Kompromittierung der großen Nerven oder Gefäße muß bei zirkulärer Weichteilinfiltration eines hochmalignen Knochentumors oder bei Infiltration der großen Gelenke mit der daraus resultierenden Notwendigkeit einer – technisch anspruchsvollen – extraartikulären Resektion die Indikation für ein extremitätenerhaltendes Verfahren äußerst kritisch gestellt werden.

Besondere Anforderungen stellt ein extremitätenerhaltendes Operationsverfahren bei malignen Knochentumoren im Kindesalter. Modulare Standardtumorprothesen sind vor Abschluß des Skelettwachstums nur sehr begrenzt verwendbar; die funktionellen Resultate beim Einsatz von verlängerbaren Custom-made-Wachstumsprothesen sind gerade bei Kindern nicht durchweg überzeugend. Im Unterschied zur oberen Extremität liegen an den unteren Gliedmaßen bisher keine Erfahrungen mit der Methode der Amputation mit anschließender Replantation eines distal des Tumors gelegenen Extremitätenanteils vor. Demgegenüber haben sich die von Borggreve, Salzer und Winkelmann entwickelten Umkehrplastiken bei malignen Tumoren des Femur und der proximalen Tibia gerade im Wachstumsalter aufgrund einer im Vergleich zu ablativen Verfahren funktionellen Überlegenheit bewährt; Voraussetzung ist aber die Erhaltungsmöglichkeit des N. ischiadicus bzw. N. tibialis und N. peronaeus.

Bei der Abwägung der Vorteile, Risiken und Nachteile einer extremitätenerhaltenden Operation muß die Weichteilsituation Berücksichtigung finden: Eine Tumorexulzeration stellt eine Kontraindikation für den alloplastischen Ersatz eines Skelettabschnittes bzw. die Defektrekonstruktion durch ein Allograft dar. Ein präexistenter Weichteilschaden infolge einer präoperativen Strahlentherapie bzw. eine zu erwartende Verschlechterung der Weichteilsituation bedingt durch eine postoperativ erforderliche Radiatio sollte bei der Planung des für den individuellen Fall angemessenen Operationsverfahrens in die Überlegungen einbezogen werden. Auch die postoperative Fortführung einer Polychemotherapie ist durch Induktion einer passageren Immunsuppression geeignet, die lokale Komplikationsrate zu erhöhen. Berücksichtigt werden sollte bei der Festlegung des adäquaten Operationsverfahrens darüber hinaus, daß die Durchführung einer technisch anspruchsvollen Behandlungsmethode, beispielsweise einer inneren Hemipelvektomie mit Beckenersatz, im Falle von Komplikationen die zeitgerechte Fortführung der onkologischen Therapie kompromittieren kann; dadurch kann es zu einer Verschlechterung der Prognose kommen.

Die definitive Entscheidung über die Art der Resektion, die erforderlichen Margins und die Rekonstruktionsmethode sollte bei Patienten mit neoadjuvanter Chemo- oder Strahlentherapie erst aufgrund Reevaluation nach Abschluß der präoperativen Behandlung erfolgen. Falls ein ablatives Verfahren in der Therapie eines malignen Knochentumors oder Weichteilsarkoms indiziert ist, müssen intra- oder extrakompartimentale Sicherheitsabstände eingehalten werden; sie definieren die Höhe der zu wählenden Amputation oder Exartikulation.

Literatur

Campanacci M (1990) Bone and Soft Tissue Tumors. Springer, Wien New York
Gottsauner WF, Kotz R, Knahr K, Kristen H, Ritschl P, Salzer M (1991) Rotationplasty for limb salvage in the treatment of malignant tumors at the knee. J Bone Joint Surg [Am] 73:1365–1375
Schajowicz F (1994) Tumors and Tumorlike Lesions of Bone. Springer; Berlin, Heidelberg
Sugarbaker PH, Malawer MM (1992) Musculoskeletal Surgery For Cancer. Thieme, Stuttgart New York
Windhager R, Millesi H, Kotz R (1995) Resection-replantation for malignant tumours of the arm. An alternative to fore-quarter amputation. J Bone Joint Surg [Br] 77:176–184
Winkelmann W (1993) Die Umdrehplastiken. Orthopäde 22:152–159
Wolf RE, Enneking WF (1996) The staging and surgery of musculoskeletal neoplasms. Orthop Cli North Am 27:473–481

Der Segmenttransport bei malignen Knochentumoren – eine sicherere Alternative?

C. Josten, Leipzig, H. U. Steinau und G. Muhr, Bochum

Einleitung

Die Limb salvage stellt das primäre Ziel der onkologischen Behandlung maligner Knochentumoren dar. Dies bedarf neben einer entsprechenden Chemo- und Radiotherapie einer tumoradäquaten Kompartmentresektion. Je nach Ausdehnung der Resektion stößt die konventionelle Weichteil- und Knochendeckung (Spongosiaplastik, mikrogestielter Fibulatransfer) an ihre Indikationsgrenzen.

Patienten

Seit 1992 wurden 6 Patienten mit malignen Knochentumoren (3 Patienten mit Osteosarkom, 1 Patient mit MFH, 2 Patienten mit Ewing-Sarkom; Durchschnittsalter 31,1 Jahre, 3 männliche, 3 weibliche mittels Distraktionskortikotomie und Segmenttransport behandelt (Lokalisation der Tumoren: 3 × proximale Tibia, 1 × distale Tibia, 2 × Humerus). Neben der Chemotherapie wurde bei allen Patienten eine tumorgerechte Compartmentresektion durchgeführt und die plastische Deckung mittels gestielten und freien Lappen vorgenommen. Alle Patienten erhielten zur primären Defektüberbrückung einen unaufgebohrten Titannagel. Nach Beendigung der Chemotherapie wurde eine Kortikotomie und ein Segmenttransport mit anschließender Dockung vorgenommen.

Ergebnisse

Bei allen Patienten konnte trotz der vorangegangenen Chemotherapie ein normaler Knochenaufbau erzielt werden. Der Heilungsindex des neuaufgebauten Knochens betrug 38,3

Tage/cm. Die durchschnittlich aufgebaute Defektstrecke belief sich auf 8,4 cm. Bei einem mittleren Nachuntersuchungsintervall von 3,1 Jahren und einer entsprechenden Tumornachsorge waren alle Patienten rezidivfrei. Alle Patienten mit Tumorresektionen im Bereich der unteren Extremität weisen eine volle Belastungsstabiltät auf und eine komplette belastungsfähige Weichteildeckung auf.

Zusammenfassung

Die Distraktionskortikototmie in Verbindung mit dem Segmentransport über eine intrameduläre Schienung erlaubt auch nach ausgedehnten Resektionen maligner Knochentumoren den kompletten knöchernen Aufbau. Dies bedarf einer kombinierten, zeitgerechten Knochen- und Weichteilrekonstruktion. Die Knochenneubildung wird durch die vorangegangene Chemotherapie nicht beeinträchtigt. Auch stellt das intrameduläre System keine erhöhte Infektionsgefahr unter der Chemotherapie dar. Dieses Verfahren erweitert deutlich den Funktions- und Lebensqualitätsgewinn in der Therapie maligner Knochentumoren.

Endoprothetischer Ersatz nach Resektion primär maligner Knochentumore des Femur und der Tibia

R. Wirbel, Homburg, M. Schulte, Ulm und W. Mutschler, Homburg

B6

Zielsetzung

Erfassung der funktionellen Langzeitergebnisse bei endoprothetischer Überbrückung großer Knochendefekte nach Resektion primär maligner Knochentumore des Femur und der proximalen Tibia.

Problemstellung

Die adäquate Resektion von primär malignen Knochentumoren des Femurs oder der proximalen Tibia führen zum Gelenkverlust und langstreckigem ossären Defekt. Bei endoprothetischer Defektüberbrückung als Alternative zur Amputation stellt sich die Frage nach akzeptabler Langzeitfunktion und Belastbarkeit.

Material und Methoden

Von 1985 bis 1997 wurden bei 38 Patienten (19 Frauen, 19 Männer, Durchschnittsalter 39 Jahre) Knochendefekte nach Resektion eines primär malignen Knochentumors (Osteosarkom, n = 18; Chondrosarkom, n = 7; sonstige, n = 13) im Bereich des Femurs oder der proximalen Tibia mit Endoprothesen überbrückt.

Folgende Tumorstadien nach Enneking lagen vor: 1 × Stadium III, 26 × Stadium IIB, 2 × Stadium IB, 4 × Stadium IIA und 5 × Stadium IA.

Mittels Megaprothesen wurde 14 × das proximale Femur, 18 × das distale Femur, 1 × das komplette Femur und in 5 Fällen die proximale Tibia ersetzt. In 10 Fällen (proximales Femur) wurden Langschaftprothesen, in 28 Fällen modulare Prothesensysteme implantiert. Das Resektionsausmaß war in 34 Fällen onkologisch weit, in 4 Fällen marginal und lag ossär zwischen 10 cm und 44 cm (totaler Femurersatz), im Mittel bei 15 cm.

Alle Patienten wurden klinisch und radiologisch regelmäßig nachuntersucht. Der mittlere Nachbeobachtungszeitraum lag bei 45 (12–105) Monaten.

Ergebnisse

7 Patienten sind im Mittel nach 21 Monaten an ihrer Tumorerkrankung verstorben. 3 Patienten leben mit Metastasen und 28 Patienten sind tumorfrei. In 3 Fällen kam es zu einem Lokalrezidiv, das bei 2 Patienten zur Oberschenkelamputation führte. 10 Patienten entwickelten Fernmetastasen.

Von den 31 noch lebenden Patienten zeigten 28 (90%) gute bis sehr gute funktionelle Ergebnisse nach dem Ennking-Schema in den Kategorien Schmerz, Funktion, psychische Akzeptanz, Gehhilfen und Gehstrecke. Nach proximalen Femurersatz (n = 12) war das Ergebnis 1 × sehr gut, 10 × gut und 1 × befriedigend, nach distalem Femurersatz (n = 15) 9 × sehr gut, 4 × gut und 2 × befriedigend, nach proximalem Tibiaersatz (n = 4) 1 × sehr gut und 3 × gut. 24 Patienten sind voll oder in Teilzeit berufstätig bzw. Schüler, 6 Patienten sind berentet und einer befindet sich noch in der Rehabilitationsphase.

An Komplikationen fanden sich 6 lokale Infekte, von denen 2 einen zweizeitigen Prothesenwechsel und einer die Oberschenkelamputation notwendig machten, 2 Hüftgelenks-TEP-Luxationen, eine Patellaluxation und 5 notwendige Achsenbuchswechsel im Bereich des distalen Femurs.

Fazit

Die ossären Defekte nach Resektion primär maligner Knochentumore im Bereich des Femurs und der proximalen Tibia können mittels Endoprothesen mit guten funktionellen Ergebnissen und vertretbarer Komplikationsrate überbrückt werden.

Die Wahl des geeigneten Verfahrens bei der operativen Therapie von Tumordestruktionen der Wirbelsäule

M. Putzier, K. Lang und H. Zippel, Berlin

Zielsetzung

Anhand einer Retrospektivstudie, die 122 Patienten einschließt, welche wegen tumorbedingter Destruktionen der Wirbelsäule in unserer Klinik operativ versorgt wurden, soll unser Behandlungskonzept hinsichtlich der Wahl des operativen Verfahrens unter Beachtung der Tumordignität und -ausdehnung, prognostischer Kriterien und der postoperativen Morbidität kritisch diskutiert werden.

Kurzfassung

Retrospektive Bewertung unterschiedlicher Verfahren bei der operativen Behandlung tumorbedingter Destruktionen an der Wirbelsäule.

Problembeschreibung, Material, Methode, Ergebnisse

Der Fortschritt in der Diagnostik und Therapie von Tumorerkrankungen und der erhöhte Anspruch des Patienten werfen auch bei tumorösen Destruktionen in der Wirbelsäulenchirurgie zunehmend häufiger die Frage nach einem operativen Eingriff auf. Dabei ist unstrittig, daß bei Vorliegen inkompletter Querschnittssyndrome und vorhandener Operabilität des Patienten der operative Eingriff angezeigt ist. In die Überlegungen ist weiterhin einzubeziehen, inwieweit durch eine Operation die Lebensqualität des Patienten verbessert werden kann. Darüber hinaus ist unter Berücksichtigung der Prognose und des Zustandes des Patienten die Art der operativen Vorgehensweise festzulegen.

An unserer Klinik wurden in 10 Jahren (1988–1997) 122 tumorbedingte Läsionen der Wirbelsäule operativ versorgt. Mit 88% der Fälle standen die metastatischen Destruktionen weit im Vordergrund. Das mittlere Alter betrug 52 Jahre (Min. 1 Jahr, Max. 82 Jahre); das Verhältnis männlich/weiblich war 68/54 Patienten. Anhand einer retrospektiven Untersuchung wurden in Abhängigkeit von der operativen Vorgehensweise Faktoren wie die Prävention oder Verringerung neurologischer Defizite, die Komplikationsrate und die postoperative Morbidität bewertet.

Im Ergebnis hat sich gezeigt, daß bei metastatischen Destruktionen durch Einführung winkelstabiler transpedikulärer Schrauben-/Stabsysteme im Regelfall der ausschließlich dorsale Eingriff als partielle Wirbelkörperresektion und Palliativstabilisierung der ventrodorsalen Vorgehensweise hinsichtlich der obengenannten Faktoren überlegen ist. Die Lebensqualität wird in gleicher Weise verbessert; jedoch ist die Komplikationsrate und die postoperative Morbidität bei allein dorsalen Eingriffen deutlich geringer.

Schlußfolgerungen

In Auswertung unserer Studie sind wir zu der Auffassung gelangt, daß die ventrodorsalen Verfahrensweisen Patienten mit benignen, semimalignen oder malignen Solitärprozessen vorbehalten bleiben sollten. Die operative Indikationsstellung ist jedoch letztlich immer eine Individualentscheidung, welche eine sorgfältige Einschätzung des Befallsmusters und der Prognose voraussetzt und die Möglichkeiten einer onkologisch-strahlentherapeutischen Begleitbehandlung zu berücksichtigen hat.

Querschnittlähmung bei spinaler Metastasierung

D. Parsch, D. Brocai und H. J. Gerner, Heidelberg

Zielsetzung

Im Verlauf eines metastasierenden Tumorleidens entwickeln 5% der Pat. eine neurologische Ausfallssymptomatik. 50% dieser Pat. verlieren die Geh- oder Stehfähigkeit. Ziel dieser Arbeit ist es, anhand des negativ selektionierten Patientenguts eines Querschnittzentrums retrospektiv bestehende therapeutische Algorithmen im Hinblick auf Lebenserwartung und neurologische Ausfallssymptomatik und -dynamik zu überprüfen.

Problembeschreibung, Material, Methode, Ergebnisse

In den Jahren 1984–1996 wurden an unserem Querschnittzentrum 56 Pat. mit Paraplegie/Paraparese aufgrund spinaler Metastasierung stationär behandelt und primärrehabilitiert. Trotz beginnender neurologischer Ausfallssymptomatik (zumeist Paraesthesien) war bei 13 Pat. die Diagnose um durchschnittlich 16 Wochen verzögert gestellt worden. In dieser Zeit verschlechterte sich der neurologische Status durchschnittlich um 2 Frankel-Grade.

32 Pat. wurden zuvor operativ entlastet und/oder stabilisiert: 21 Laminektomien, 6 Korporektomien, 5 kombinierte Verfahren. 24 Pat. wurden nicht operiert. In den meisten Fällen wurde begleitend chemo- und/oder strahlentherapiert. Bei Aufnahme in unserem Zentrum lag in 21 Fällen eine motorisch und sensibel komplette Querschnittlähmung vor, bei 9 dieser Pat. war diese erstmals postoperativ aufgetreten (7 Laminektomien, 2 Korporektomien). Die 3-Jahresüberlebenswahrscheinlichkeit der Pat. ab Tumordiagnose lag bei 58%, ab Eintritt Querschnittlähmung bei 35%. Die Überlebenszeit der Pat. in den einzelnen Therapiegruppen war nicht signifikant different.

Schlußfolgerungen

Eine beginnende neurologische Ausfallssymptomatik auf spinaler Ebene bei bekanntem Tumorleiden muß kurzfristig diagnostiziert und ggf. therapiert werden. Die in therapeutischen Algorithmen geforderte Beurteilung der Lebenserwartung für die Indikationsstellung zur operativen Intervention ist nur bedingt möglich. Vor Festlegung des therapeutischen Procederes muß die erhebliche zusätzliche Morbidität eines etwaigen operativen Eingriffs berücksichtigt werden.

Die ventrale Korporektomie bei Wirbelsäulenmetastasen – ein gerechtfertigter Aufwand?

R. Strohm, B. Wittner und U. Holz, Stuttgart

Zielsetzung

Überprüfung der Ergebnisse nach Korporektomie und ventraler Stabilisierung bei Metastasen der Wirbelsäule.

B6

Problembeschreibung, Material, Methode, Ergebnisse

Die Korporektomie bei Wirbelmetastasen stellt eine belastende Operation dar. Die mittlere Überlebenszeit der Patienten beträgt 7,2 Monate. Bei Patienten mit einem Tokuhashi Index unter 7 sollte wegen der kurzen Überlebenszeit die Indikation streng gestellt werden.

Von 4/92 bis 10/97 wurden 59 Patienten mit Wirbelsäulenmetastasen operiert. 12 mal war die HWS, 25 mal die BWS und 22 mal die LWS betroffen. Die Indikation zur Operation bestand 33 mal wegen neurologischer Symptome, 26 mal wegen Instabilität und Schmerzen. Der Primärtumor war 18 mal ein Mammakarzinom, 11 mal ein Hypernephrom. Die Routineversorgung bestand an der HWS in einer ventralen Korporektomie und Stabilisierung mit kortikospongiösem Span und ventraler Verriegelungsplatte, an der BWS und LWS in einer ventralen Korporektomie und Interposition eines Titankorbes, der mit Knochenzement gefüllt wurde. Der entsprechende Wirbelsäulenabschnitt wurde nachbestrahlt. Die Auswertung der Verläufe erfolgtanhand der Krankenakten, sowie der Befragung des Hausarztes und der überlebenden Patienten, in einzelnen Fällen werden die Angehörigen von verstorbenen Patienten befragt.

Die mittlere Operationsdauer betrug 148 Minuten, der intraoperative Blutverlust im Mittel 2620 ml. Bei 8 Patienten wurden insgesamt 10 Revisionsoperationen durchgeführt, 5 mal wegen Hämatoms, 3 mal wegen Fehllage einer Pedikelschraube, 2 mal wegen sekundär dislozierten Körben. Eine Patientin verstarb intraoperativ. Bis März 1998 war der Verlauf von 41 Patienten bekannt. Der mittlere Index nach Tokuhashi, 1990 (grobes Maß für die Prognose bzgl der Grunderkrankung des Patienten mit Wirbelmetastase) betrug 7,2 (2 bis 11) von 12 möglichen Punkten. Die 30 Tage-Mortalität lag bei 11,9% (7 von 59). Bis März 1998 waren 32 Patienten (78%) verstorben (32 von 41). Die Überlebenszeit der verstorbenen Patienten betrug 0 bis 41 Monate, im Durchschnitt 9 Monate. (Patienten mit einem Tokuhashi-Index unter 7 Punkten überlebten im Durchschnitt 3 Monate, solche mit einem

Index über 7 Punkten 9,5 Monate. Bei den Überlebenden liegt die Operation 6 bis 37 Monate zurück. Deren medianer Tokuhashi Score beträgt 9 Punkte. Von 33 Patienten mit neurologischen Ausfällen trat bei 2/3 eine Besserung ein, 2x verschlechterte sich die Neurologie nach der Operation. Bei über 90% der Patienten mit Schmerzen fand sich postoperativ eine Besserung. Die Befragung der Hausärzte und Angehörigen ist noch nicht abgeschlossen. Nach den bisher vorliegenden Ergebnissen, haben nur wenige der Operierten noch nennenswerte Probleme von seiten der Wirbelsäule. Schwerwiegende Komplikationen wie sekundäre neurologische Ausfälle traten bisher nur bei 3 Patienten auf.

Schlußfolgerungen

Die Stabilisierung der Wirbelsäule in der vorgestellten Form ist eine belastende Operation. Der gewünschte Erfolg, Verhinderung von neurologischen Komplikationen und Schmerzreduktion bei Instabilität läßt sich meist erreichen. Wegen der kurzen Überlebenszeit muß die Indikation bei Patienten mit einem Tokuhashi-Index unter 7 Punkten streng gestellt werden.

Die dorsale Spondylodese – eine operative Methode zur Verbesserung der Lebensqualität bei Tumorpatienten

U. Schlegelmilch, W. Arnold, Suhl, A. Machner und H. Graßhoff, Magdeburg

Zielsetzung

Erreicht man mit der dorsalen Spondylodese bei metastasierenden Wirbelsäulentumoren eine Verbesserung der Gehfähigkeit und Schmerzsymptomatik, und somit der Lebensqualität?

Problemstellung

Die Behandlung von primären und sekundären Tumoren der Wirbelsäule spielt im Rahmen der Gesamttherapie von Tumorerkrankungen eine zentrale Rolle. Dies war der Grund unser Patientengut hinsichtlich der Tumorverteilung und des Verlaufes zu betrachten.

Material und Methode

Zwischen 1995 und 1997 wurden an unseren beiden Kliniken 58 Patienten (23 Frauen und 35 Männer) mit einem Durchschnittsalter von 58,5 Jahren (min. 35 Jahre max. 77 Jahre) wegen eines malignen Befalls der Wirbelsäule operiert. Bei allen Patienten waren präoperativ weitere Metastasen nachweisbar. In allen Fällen wurden die Patienten von dorsal unter Berücksichtigung des Tokuhashi-Scores operiert.

Ergebnisse

Die Nierenkarzinome stellten die häufigsten Ursache zur Operation dar. Differenziert nach Geschlechtern waren bei den Frauen die Mammakarzinome und bei den Männern neben den Nierentumoren, die Bronchialkarzinome die häufigste Ursache. Bei der Höhenlokalisation fand sich eine Häufung in der unteren BWS, bei Th 8, Th 9 und Th 12 und in der LWS bei L3.

Bei 49 Patienten konnte die Gehfähigkeit erhalten bzw. verbessert werden. Bei 93 Prozent aller Patienten wurde eine deutliche Schmerzreduktion erreicht.

Mobilisationsgrad	Präoperativer Status-Anzahl	Postoperativer Status-Anzahl
gehfähig-neurologisch O.B.	14	14
gehfähig-neurolog. Defizite	26	33
bedingt gehfähig	7	3
nicht gehfähig (inkl. Querschnitt)	11	8

An Komplikationen traten bei einem Patienten eine Ischiadikusläsion auf. Bei einem zweiten Patient mußte 2 d postoperativ ein Hämatom ausgeräumt werde. Beide Patienten konnten voll mobilisiert werden. Zwei Patienten verstarben 4 Wochen postoperationem, einer an einer Embolie der andere im Rahmen des Tumorleidens.

Bei 3 Patienten war im weiteren Verlauf eine erneute Laminektomie notwendig (1 Mal 5 Monate postoperativ, 2 Mal 12 Monate postoperativ).

Schlußfolgerungen

Die dorsale Spondylodese, eine palliative Maßnahme bei Wirbelsäulentumoren, dient der Verbesserung bzw. Erhalt der Gehfähigkeit und Verminderung der Schmerzsymptomatik, und damit der Verbesserung der Lebensqualität. Die nach der Frühmobilisation meist erforderliche Nachbehandlung stellt eine interdisziplinäre Herausforderung dar und sollte durch das Fachgebiet des Primärtumors festgelegt werden.

Blutvolumenmanagement bei Wirbelsäulenmetastasen von Hypernephromen: Beeinflußt die intraoperative Autotransfusion die Überlebenszeit?

C. Neumann, E. Hansen, M. Maghsudi und M. Nerlich, Regensburg

Problembeschreibung

Das perioperative Blutvolumenmanagement stellt bei Hypernephromen eine große interdisziplinäre Herausforderung dar. Perioperative Tumorembolisation, neuerdings aber auch der Einsatz der intraoperativen Autotransfusion (IA) ermöglichen es, die Gabe von Fremdblut zu minimieren. Wir untersuchten, ob die IA die Überlebenszeiten nach Erstoperation einer Wirbelsäulenmetastase beeinflußt.

Material und Methodik

Bei der IA wird das über Cellsaver gewonnene Blut vor der Retransfusion mit 50 Gy bestrahlt. Nach dieser Behandlung lassen sich keine teilungsfähigen Zellen mehr in der Blutkonserve nachweisen. Wir stellten 6 Patienten (Gruppe A) mit Wirbelsäulenmetastasen bei Hypernephrom nach Einführung der Methode an unserer Klinik einem vergleichbaren Kollektiv (Gruppe B, n = 6), daß keine IA erhielt, gegenüber. Perioperativer Blutbedarf und Überlebenszeit nach der ersten Tumorausräumung an der Wirbelsäule wurden verglichen. Alle Patienten erlagen ihrer Grundkrankheit.

Ergebnisse

Patienten mit IA benötigten perioperativ 38% weniger homologe Blutkonserven als das Vergleichskollektiv. Die Überlebenszeit betrug im Mittel 394 (Gruppe A) gegenüber 125 Tage (Gruppe B), für die Signifikanz dieser Differenz ergibt die Survivalanalyse nach Kaplan-Meier eine Wahrscheinlichkeit von 0,082.

Diskussion

Bei der vorliegenden Fallzahl ist die erreichte Überlebenszeit nach IA richtungsweisend. Möglicherweise begünstigt auch beim Hypernephrom die Gabe von homologen Bluttransfusionen die Tumorprogredienz. Dies ist z. B. bei visceralen Tumoren bekannt.

Schlußfolgerung

1. Der perioperative Einsatz der intraoperativen Autotransfusion führt bei Wirbelsäulenmetastasen eines Hypernephroms nicht zu einer Verkürzung der Überlebenszeit. Die Methode ist somit patientensicher.

2. Die erzielte Einsparung an homologen Blutkonserven ist aus immunologischer sowie logistischer Sicht zu begrüßen.
3. Die Tendenz, daß die Einsparung an homologen Blutkonserven die Tumorprogredienz im Sinne einer höheren Lebenserwartung günstig beeinflußt, bedarf der weiteren Untersuchung.

Strahlentherapie von Knochenmetastasen

V. Budach, Berlin

Die Strahlentherapie spielt eine wichtige Rolle in der palliativen Behandlung von Knochenmetastasen. Während bei der diffusen und kleinfleckigen Metastasierung die Indikation zur Biphosphonat-Therapie steht, sind die fokalen Läsionen mit stärkeren Beschwerden und Frakturgefährdung auch weiterhin die Domäne der Strahlentherapie. Trotz der häufig angewendeten palliativen Strahlentherapie existieren nur spärliche Daten zur optimalen zeitlichen Dosisverteilung. Auch wird in den meisten Arbeiten nicht zwischen dem analgetischen Effekt und der lokalen Tumorwirkung unterschieden. Desgleichen liegen kaum Angaben zur Remineralisierung nach Strahlentherapie vor. Während zur Erzielung guter analgetischer Effekte schon relativ kleine Gesamtdosen (<10 Gy) ausreichen, müssen zur Erzielung ausreichender Tumoreffekte und Resklerosierungen weit höhere Dosen (20–40 Gy) eingestrahlt werden. Es wird zwischen Kurzzeit- und länger dauernden Therapieschemata unterschieden.

B6

Im Anschluß an eine retrospektive Auswertung an 176 Patienten mit 258 Lokalisationen wurde eine prospektiv randomisierte Studie mit 107 Patienten in der Strahlenklinik der Charité durchgeführt. In der ersten Studie wurde der palliative Effekt der Bestrahlung erfaßt, in der zweiten Studie wurde neben der Palliation auch die Resklerosierung der Knochenmetastasen analysiert.

In der retrospektiven Studie waren ossäre Metastasen eines Mammakarzinoms die häufigste Ursache für eine palliative Strahlentherapie (51%) gefolgt von dem Bronchialkarzinom (12%) und dem hypernephroiden Nierenzellkarzinom mit 7%. Die Wirbelsäule war mit 52% (n = 133) die häufigste Metastasenmanifestation gefolgt vom Becken (20%) und den Extremitäten (16%). Von über 20 verschiedenen Fraktionierungsschemata kamen 4 × 5 Gy bei 32%, 10 × 3 Gy bei 18% und 6 × 5 Gy bei 9% aller Patienten zur Anwendung. Unabhängig von der Fraktionierung lag die mittlere Ansprechrate bei 75% (72–79%), die komplette Remissionsrate bei 33% (30–35%).

In der prospektiven Studie wurden 10 × 3 Gy mit 1 × 8 Gy hinsichtlich der Palliation und Remineralisierung verglichen. Es wurden 107 Patienten mit ossären Metastasen eines Mamma- (58%), Bronchial- (24%), Prostata- (10%) und hypernephroiden Nierenkarzinoms (8%) untersucht. Die Wirbelsäule war mit 87% aller Manifestationen am häufigsten beteiligt. Die Gesamtansprechraten lagen für 10 × 3 Gy bei 81% und für 1 × 8 Gy bei 78%. Die kompletten Schmerzremissionsraten betrugen dementsprechend 33% bzw. 31%. Nach der hohen Einzeldosis von 1 × 8 Gy wurde eine Schmerzremission bei 25% aller Patienten schon nach 2 Tagen, bei 50% nach 5 Tagen, bei 75% nach 8 Tagen und bei 100% nach 30

Tagen beobachtet. Nach 10 × 3 Gy wurde deutlich längere Latenzphasen für die Schmerzremissionen beobachtet: 25% aller Patienten: 5 Tage, 50%: 10 Tage und 75%: 14 Tage. 100% aller Schmerzremissionen wurden auch in diesem Therapiearm nach einer Latenzzeit von 30 Tagen erzielt. Die Knochendichtemessungen bei einer Referenzdichte vor Beginn der Therapie von 100% ergaben nach der Therapie mit 1 × 8 Gy zunächst eine diskrete Abnahme auf 90%, um danach kontinuierlich über 101% nach 6 Wochen, 108% nach 3 Monaten bis zum Endresultat von 120% nach 6 Monaten anzusteigen. Nach 10 × 3 Gy betrugen die relativen Knochendichten unmittelbar nach Therapie sogar nur 75%, um danach über 122% (6 Wo.), 144% (3 Mon.) bis zum definitiven Endresultat von 173% (6 Mon.) anzusteigen. Insgesamt war die Remineralisierungsrate nach 10 × 3 Gy mit 58% deutlich höher als nach 1 × 8 Gy mit 25%. Die höchsten entitätsspezifischen Remineralisierungsraten wurden für das Mammakarzinom (70%) und das Prostatakarzinom (57%) im Gegensatz zu nur je 33% für Lungen- und Nierenkarzinome beobachtet. Im Detail zeigte die Knochendensitometrie nach 10 × 3 Gy bzw. 1 × 8 Gy einen maximalen Dichteanstieg von 184% bzw. 125% für das Mammakarzinom, 174% bzw. 121% für das Prostatakarzinom, 138% bzw. 111% für das Bronchialkarzinom und von 147% bzw. 112% für das Nierenzellkarzinom.

Fazit: Die palliative Strahlentherapie ist eine hocheffiziente Behandlungsmodalität bei metastasierenden Knochenprozessen. Das Ziel der symptomatischen Palliation kann mit Kurzzeitfraktionierungsschemata wie 1 × 8 Gy schneller erreicht werden als mit 10 × 3 Gy. Hinsichtlich der Remineralisierung ist jedoch das Kurzzeitschema mit 1 × 8 Gy deutlich weniger effizient als 10 × 3 Gy. Daher muß bei der Indikationstellung zur palliativen Strahlentherapie sowohl die jeweilige Entität wie auch das Ausbreitungsstadium der Erkrankung berücksichtigt werden. Bei Patienten mit guter Prognose (solitäre Knochenmetastase, guter Allgemeinzustand, Mamma- oder Prostatakarzinom) sollte höher fraktioniert mit 10 × 3 Gy behandelt werden. Bei Patienten mit schlechter Prognose (diffuse Knochenmetastasen, schlechter Allgemeinzustand, Bronchial- bzw. hypernephroides Nierenkarzinom) sollte mit möglichst wenigen Fraktionen (z.B. 1 × 8 Gy oder 5 × 4 Gy) unter dem Aspekt einer optimierten Lebensqualität für die Patienten behandelt werden

Skelettmetastasen: Möglichkeiten und Grenzen der operativen Behandlung

W. Mutschler und R. Wirbel, Homburg

Metastasen sind die häufigste maligne Knochenerkrankung. Durch den Anstieg der Überlebenszeiten von Patienten mit Tumorerkankungen als Folge der Verbesserung adjuvanter Therapiemaßnahmen, konsequenter Nachsorge und Frühdiagnostik hat die Inzidenz klinisch-symptomatischer Knochenmetastasen und pathologischer Frakturen in den letzten Jahren zugenommen. Eine aktuelle Standortbestimmung erscheint deshalb sinnvoll; sie hat sich im Spannungsfeld zwischen inadäquatem Aktivismus und therapeutischer Resignation zu bewegen.

Mit Ausnahme der operativen Entfernung von Spätmetastasen und von isolierten Knochenmetastasen von Schilddrüsen-, Mamma- und Nierenzellcarcinomen bleibt der operative Therapieansatz palliativ, da Knochenmetastasen Ausdruck eines generalisierten Tumorgeschehens darstellen, was sich auch in einer durchschnittlichen Überlebenszeit von nur noch 10–18 Mon. wiederspiegelt. Die Therapieziele sind also vorrangig Schmerzlinderung, Erhaltung oder Wiederherstellung von Stabilität und Funktion und die Behandlung von Komplikationen des Tumorleidens (z. B. pathologische Fraktur).

Absoluter chirurgischer Handlungsbedarf ergibt sich bei pathologischen Frakturen der langen Röhrenknochen und des Beckens mit Beteiligung des Hüftgelenkes, bei Wirbelmetastasen mit Instabilität und progredienter neurologischer Symptomatik sowie bei peripheren Nervenkompressionssyndromen. Relative Indikationen zur Operation bestehen bei der zu erwartenden spinalen Kompression, bei einem fortschreitenden Tumorwachstum unter adäquater konservativer Therapie und vor allem bei der drohenden pathologischen Fraktur. Kontraindikationen sind bei schwerstkranken Patienten gegeben, denen eine Narkose nicht mehr zumutbar ist und/oder deren Überlebenszeit voraussichtlich nur wenige Wochen beträgt.

Außerdem kann ein diffuser metastatischer Befall einer Skelettregion eine ausreichende operative Stabilisierung technisch unmöglich machen.

In der Regel wird die Knochenmetastase ausgeräumt oder marginal reseziert. Nur bei den o. g. Ausnahmen ist ein aggressives chirurgisches Vorgehen im Sinne einer weiten oder gar radikalen Resektion analog der primären Knochentumorchirurgie angezeigt. Die Operationsverfahren müssen folgenden Regeln gerecht werden:

Alle Operationen sind so auszuführen, daß kein Zweiteingriff notwendig wird; eine frühfunktionelle Nachbehandlung, rasche Mobilisierung und uneingeschränkte Belastbarkeit sind anzustreben; lange Immobilisation- und Hospitalisationsphasen sind zu vermeiden.

Als Operationstechnik steht uns die intramedulläre Schienung mit oder ohne Knochenzement vor allem bei rein diaphysär gelegenen Metastasen zur Verfügung. Das gebräuchlichste Stabilisationsverfahren ist die Verbundosteosynthese in der Kombination Platte–Knochenzement; sie wird vor allem bei ossären Destruktionen im metaphysären Bereich der langen Röhrenknochen ohne Gelenkbeteiligung und alternativ zur Marknagelung bei größeren Corticalisdestruktionen im diaphysären Bereich sowie an der Wirbelsäule angewendet. Metastasen im gelenknahen metaphysären Bereich und bei Gelenkbeteiligung werden in zunehmendem Maße mit großzügigen Resektionen und Implantation von Endoprothesen behandelt. Zur Anwendung kommen Standardprothesen, modulare oder individuell angefertigte Tumorprothesen; die Knochenverankerung der Prothese mit Knochenzement erlaubt die Sofortbelastung. Amputationen oder Exartikulationen sind nur indiziert, wenn exulcerierende Metastasen, nicht beherrschbare Schmerzen, ausgedehnte Nerven- und Gefäßbeteiligungen vorliegen oder wenn eine intraoperative Massenblutung auftritt (Salvage-OP).

Die Ergebnisse nach operativer Therapie von Skelettmetastasen lassen sich summarisch wie folgt zusammenfassen:

Die Gebrauchsfähigkeit der betroffenen Skelettabschnitte wird bei durchschnittlichen 60–70% der Patienten wieder hergestellt, neurologische Ausfälle zeigen eine signifikante Rückbildung in 50–60% der Fälle. Das funktionelle Ergebnis einer prophylaktischen Stabilisierung ist deutlich besser als nach stattgehabter pathologischer Fraktur. Dies gilt auch für die perioperative Letalität. Die lokalen Komplikationen hängen deutlich von der Lokalisation und dem Operationsverfahren ab. Die Mehrzahl der Komplikationen, wie z. B.

Prothesenluxationen, läßt sich durch Revisionseingriffe beheben. Trotzdem ist mit 3–6% verbleibenden Komplikationen zu rechnen. Damit ist das Komplikationsrisiko in der operativen Therapie von Skelettmetastasen im Vergleich zur operativen Therapie von Frakturen oder nicht tumorbedingten Erkrankungen des Skelettsystems mehr als doppelt so hoch. Die Rate von Lokalrezidiven, die einen Zweiteingriff notwendig macht, ist mit 3–4% gering.

Die heutige chirurgische Behandlung von Skelettmetastasen, ihre Möglichkeiten und Grenzen, lassen sich in 6 Leitsätzen charakterisieren.

1. Der Stellenwert der operativen Therapie im onkologischen Gesamtkonzept kann durch die Unterscheidung zwischen absoluten und relativen Operationsindikationen gut beschrieben werden.
2. Die genannten Operationsprinzipien und -techniken erlauben fast immer die Erhaltung, Stabilisierung und somit Gebrauchs- und Belastungsfähigkeit des betroffenen Skelettabschnittes.
3. Das generelle Operationsrisiko sowie die lokale Komplikationsrate sind bei den oft alten und multimorbiden Patienten deutlich erhöht und zwingen zur sorgfältigen Indikationsstellung. Technische Probleme (z.B. Verankerungsmöglichkeit von Implantaten) sind präoperativ zu bedenken.
4. Die prophylaktische Stabilisierung sollte noch häufiger als bisher in Erwägung gezogen werden.
5. Die Operationsverfahren sind mit einem vertretbaren Risiko behaftet, lokale Rezidive sind selten. Ist mit einer längeren Überlebenszeit zu rechnen, müssen ausgedehntere Tumorresektionen und aufwendigere Rekonstruktionsverfahren gewählt werden, da die Wahrscheinlichkeit eines Implantatversagens nach 5 Jahren Überlebenszeit auf über 40% ansteigt.
6. Eine postoperative Strahlentherapie ist in gut 60% der Fälle sinnvoll.

Literatur

1. Ewerbeck V, Friedl W (1992) Chirurgische Therapie von Skelettmetastasen. Springer, Berlin Heidelberg New York
2. Galasko CSB (1986) Skeletal metastases. Butterworth, London
3. Lane JM, Healey JH (1993) Diagnosis and management of pathologic fractures. Raven Press, New York
4. Mirels H (1989) Metastatic disease in long bones. Clin Orthop 249:256
5. Mutschler W, Wirbel R (1997) Pathologische Frakturen. Unfallchirurg 100:410
6. Sim FH (1988) Diagnosis and management of metastatic bone disease. Raven Press, New York
7. Themenheft Knochenmetastasen Teil 1 und Teil 2. Der Orthopäde, Heft 4/98 und Heft 5/98
8. Wirbel R, Mutschler W (1995) Die chirurgische Therapie von Knochenmetastasen. Zentralbl Chirur 120:707
9. Yazawa Y, Frassica FJ, Chao EYS, Pritchard DJ, Sim FH, Shives TC (1990) Metastatic bone disease. A study of the surgical treatment of 166 pathologic humeral and femoral fractures. Clin Orthop 251:213

Operative Therapie skelettärer Metastasen: Verfahren, Ergebnisse

H. R. Dürr, München, A. Krödel, Essen, Th. Moser und H. J. Refior, München

Zielsetzung

Metastatische Läsionen sind mit weitem Abstand die häufigste maligne Tumorerkrankung des Bewegunsapparates. Unter Berücksichtigung von Klinik und Radiologie finden sich diese in ca. 15% aller Karzinome, autoptisch in mehr als 30%. Zur differenzierteren Indikationsstellung der operativen Therapie werden an Hand des eigenen Krankengutes Klinik, Diagnostik, Therapie und Prognose dargestellt.

Problembeschreibung, Material, Methode, Ergebnisse

Im Zeitraum 10/1980 bis 7/1993 wurden retrospektiv 236 operativ versorgte Patienten erfaßt, an Hand der vorliegenden Behandlungsakten sowie den aktualisierten Überlebensdaten klinische Symptomatik, Diagnostik, Therapie und Überlebenszeit ausgewertet.

Das Durchschnittsalter der Männer (n = 120) lag mit 58,9 J (32 J–85 J) nahezu identisch zu dem der Frauen (n = 116) mit 57,3 J (16 –86 J). Seitens des Primärtumors überwog bei den Männern das Hypernephrom mit 31%, das Bronchialkarzinom mit 25% und das Prostatakarzinom mit 13%. Bei den Frauen fand sich gehäuft das Mammakarzinom in 48% sowie das Cervixkarzinom mit 15%. Seitens der Lokalisation war die Wirbelsäule in 32%, die obere Extremität in 13% und die untere Extremität in 55% befallen. Häufigster Sitz war dabei der Schenkelhals in 26%. An häufigen operativen Eingriffen erfolgte die endoprothetische Versorgung in 29%, die Verbundosteosynthese in 19%, wirbelsäulenstabilisierende Eingriffe in 16%, diagnostische Probeentnahmen in 14% und Tumorresektionen oder Amputationen in 9%. Die Überlebenszeit des Gesamtkollektives ist der Grafik zu entnehmen.

Schlußfolgerungen

Die Therapie von Metastasen des Bewegunsapparates ist stets interdisziplinär, die Überlebenszeit lag in über 60% unter 2 Jahren. Seitens der Prognose ist bemerkenswert, daß in einigen Fällen (z. B. Mamma-Karzinom, Hypernephrom) die Überlebenszeit 2 Jahre deutlich überschritt. Die operative Therapie muß dies berücksichtigen, ein aggressiveres Vorgehen (z. B. Tumor-TEP versus Verbundosteosynthese oder multiple Metastasenresektionen) kann hier gerechtfertigt sein.

Behandlungstaktik pathologischer Frakturen bei Knochenmetastasen am Femur und Humerus

A. Sarvary, M. Szebeny und J. Feczko, Budapest

Zielsetzung

Wie wird die Überlebenszeit durch erweiterte Operationen (Resektion, Excochleation) mit intramedullärer Stabilisation beeinflußt?

Problembeschreibung, Material, Methode, Ergebnisse

Die Aufgabe des Traumatologen besteht in der Behandlung der immer zahlreicheren onkologischen Patienten mit pathiologischen Frakturen mit solchen Verfahren, welche der Überlebenszeit bestmöglichst entsprechen. (Überlebenszeit, Geh- und Bewegungsfähigkeit, Schmerz, Lebensqualität) Zwischen 1991 und 1996 behandelten wir 105 Patienten mit 111 metastatischen Frakturen. Die häufigsten Tumorarten waren Mamma-, Bronchus- und Prostatacarcinom.

Die Metastasen traten bei 72 Patienten am Femur, bei 22 am Humerus auf.

Die Indikation zur Operation stellten wir nach der Stadiumeinteilung der Patienten auf (Allgemeinzustand, Kenntnis des Primärtumor, Knochenmetastasen, Metastasen in parenchymalen Organen).

Operationsverfahren

Typ 1. Segmentresektion + Ersatz (Prothese),
Typ 2. Excochleation + Stabilisierung (extra- oder intramedulläres Implantat),
Typ 3. Transfokale Stabilisierung (intramedulläres Implantat)

Retrospektiv wurde die Überlebenszeit entsprechend der Stadiumeinteilung und Operationsverfahren untersucht. Unabhängig von den Operationsverfahren betrug zu 90% die durchschnittliche Überlebenszeit der vier Stadien weniger als ein Jahr. Bei Patienten im gleichen Stadium erhöhte im Vergleich zur transfokalen Stabilisierung die erweiterte Operation die Überlebenszeit nicht.

Schlußfolgerungen

Bei der Behandlung von polymetastatischen Patienten mit pathologischen Frakturen sind kleinere Eingriffe, segmentüberbrückende intramedulläre Techniken (VN, UHN) optimal, verbunden mit der – wenn möglich – Radio- und/oder Chemotherapie.

Tumorläsionen des proximalen Femurs: Therapie und Prognose

V. Jansson, H. R. Dürr, M. Maier und, H. J. Refior, München

Zielsetzung

Knochentumore des proximalen Femur sind häufig und führen als Folge der mechanischen Belastung in überproportionaler Weise zur operativen Intervention. Ziel dieser retrospektiven Studie war die Evaluation des operativen Ergebnisses in Abhängigkeit zu Diagnose und Therapie im Langzeitverlauf.

Patienten und Methodik

Im Zeitraum 10/1980–12/1993 wurden 109 (54 m, ∅ 44,3 Jahre; 55 w, ∅ 49,5 Jahre) Patienten aufgrund neoplastischer oder tumorähnlicher Läsionen des proximalen Femurs operativ versorgt. Insgesamt entsprach dies 47,0% aller Femurläsionen und 13,0% aller in diesem Zeitraum operativ versorgten Tumorpatienten.

34 (31,2%) Patienten hatte eine benigne, 20 (18,3%) eine primär maligne und 55 (50,5%) eine metastatische Läsion des Knochens. Seitens der benignen Primärläsionen überwogen die zystischen Befunde mit 14 Patienten, seitens der primär malignen das Plasmozytom in 4, sowie das Chondrosarkom in 3 Fällen. Im Vordergrund stand die metastatische Destruktion die mit 27 von 55 Fällen in etwa hälftig vom Mammakarzinom als primären Ursprungsort dominiert wurde.

B6

45 Patienten präsentierten sich mit einer pathologischen Fraktur, insgesamt 99 Patienten gaben Schmerzen als wegweisendes Symptom an. Ein palpabler Tumor fand sich in 19 Fällen. Seitens der operativen Versorgung wurde lediglich eine Biopsie oder Punktion in 11 Patienten, eine Resektion ohne Rekonstruktion in 9, die endoprothetische Versorgung durch Standard-TEP in 17 sowie durch eine Tumorprothese in 38 Fällen durchgeführt. Verbundosteosynthesen bzw. Defektüberbrückungen durch Eigen- oder Fremdtransplantate erfolgten in 34 Patienten. An postoperativen Komplikationen traten insbesondere eine Pneumonie in 13 (11,9%), eine Blutung in 7 (6,4%) eine Fraktur in 6 (5,5%), eine kardiale Komplikation in 5 (4,6%), sowie eine thrombotische Komplikation in 4 (3,7%) Patienten auf. Nach 12 Monaten lebten von 55 Patienten mit metastatischen Läsionen 69%, nach 5 Jahren noch 36%.

Schlußfolgerungen

Mehr als 13% aller Tumoreingriffe des Skelettsystems betreffen das proximale Femur. Insbesondere metastatische Läsionen führten bei 41% aller Patienten zu pathologischen Frakturen. Aufgrund des oft schlechten Allgemeinzustand sind lokale und systemische Komplikationen nicht selten. Im Langfristigen Verlauf muß insbesondere bei dem die Studiengruppe dominierenden Mammakarzinom auf eine stabile Versorgung geachtet werden, da mehr als ein Drittel der Patienten 5 Jahre überlebten.

Chirurgie pathologischer Frakturen und Frakturgefährdeter Osteolysen am koxalen Femurende

C. O. R. Grüneis, R. H. Richter und F. F. Hennig, Erlangen

Zielsetzung

Evaluation der Behandlungsergebnisse pathologischer Frakturen und Osteolysen am koxalen Femurende – Metastasenresektion versus palliative Stabilisation?

Kurzfassung

Ergebnisse von 168 pathologische Frakturen und frakturgefährdeten Osteolysen bei 121 Patienten von 1986 bis 1996

Problembeschreibung

An unserer Klinik wurden in den Jahren 1986 bis 1996 insgesamt 121 Patienten mit 168 pathologischen Frakturen und frakturgefährdeten Osteolysen stationär behandelt. Darunter waren 56 Patienten (40 Frauen, 16 Männer, Altersmedian 67 Jahre) mit pathologischen Frakturen und frakturgefährdeten Osteolysen am koxalen Femurende.

Bei 21 Patientinnen lagen Metastasen eines Mammakarzinoms vor, in 13 Fällen Metastasen eines Malignoms des Urogenitaltraktes. Bei 7 Patienten war ein Plasmozytom für die Fraktur ursächlich. Von der Lokalisation her imponierten mit 55% Schenkelhals- und mit 43% Trochanterosteolysen. In 23 Fällen erfolgte die Implantation einer TEP, bei 5 Patienten wurde eine Hemiprothese eingesetzt, bei 3 Patienten erfolgte ein Trochenterersatz. Bei 12 bzw. 5 Patienten wurde ein Gammanagel bzw. eine DHS eingebracht. Der Zeitraum zwischen Primärbehandlung des Tumors und dem Auftreten von Knochenmetastasen lag bei durchschnittlich 42 Monaten. 94% der Patienten wiesen solitäre Metastasen auf. Die 5-Jahres-Überlebensrate betrug 40%. Beim Vergleich der Gruppe der Endoprothesen mit Tumorresektion versus der Gruppe der Osteosynthesen fand sich ein nicht signifikanter Unterschied.

4 Patienten lebten beim Abschluß der Untersuchung (Mammakarzinom 2, Hypernephrom 1, malignes Lymphom 1), 3 davon bereits 7 Jahre.

Schlußfolgerung

Die mittelfristige Prognose von Patienten mit Skelettmetastasen hat sich durch den Fortschritt der Radio-Chemo-Therapie in den letzten 10 Jahren deutlich gebessert, so daß tumorbedingte Frakturen bzw. Osteolysen, auch wenn die Operation in den meisten Fällen nur im Sinne einer Palliation erfolgt, verstärkt unter dem Gesichtspunkt einer dauerhaften Stabilisierung gesehen werden müssen.

Frühkomplikationen bei Tumor- und Revisionsprothesen

Ch. Niedhart, J. A. Karhausen, K. W. Zilkens und F. U. Niethard, Aachen

Zielsetzung

Die Komplikationsrate bei Tumor- und Revisionsprothesen wird als deutlich höher als bei konventionellen Prothesen beschrieben. Ziel der Studie war es, die im eigenen Krankengut aufgetretenen Frühkomplikationen bei Tumor- und Revisionsprothesen im proximalen Femur zu erfassen, nach Indikationen aufzuschlüsseln und mit der Komplikationsrate von konventionellen Prothesen bei ähnlicher Indikation zu vergleichen.

Kurzfassung

Die bei Tumor- und Revisionsprothesen beobachtete hohe Frühkomplikationsrate ist auf die begleitende Multimorbidität der Patienten zurückzuführen.

Problembeschreibung, Material, Methode, Ergebnisse

In einer retrospektiven Studie wurden die während des stat. Aufenthaltes (Median: 38 Tage (11–180)) aufgetretenen Frühkomplikationen von 131 im 11-Jahreszeitraum (1.1.1985 und 31.12.1995) implantierten Tumor- (44) und Revisionsprothesen (49) sowie der bei malignen Veränderungen eingebauten konventionellen Hüftprothesen (38) ausgewertet und miteinander verglichen.

Die postoperative Gesamt-Komplikationsrate aller untersuchten Prothesen war mit 46% wie die Letalität mit 12,2% gegenüber konventionellen Prothesen im nichttumorösen Einsatzbereich deutlich erhöht. Es fand sich jedoch keine Korrelation zwischen Komplikationen und Prothesentyp bzw. Indikation, vielmehr bestand ein direkter Zusammenhang zwischen Begleiterkrankungen und Komplikationen/Letalität. Von den 16 verstorbenen Patienten starben zwei an direkten Operationsfolgen (Sepsis nach Wundinfekt), 12 verstarben an Folgen ihrer Begleiterkrankungen. Die Letalität nach endoprothetischer Versorgung pathologischer Frakturen war mit 37% signifikant erhöht. Wundinfekte zeigten sich vermehrt bei Tumor-Prothesen. Dies war unabhängig von OP-Dauer und Grunderkrankung und ist am ehesten auf die deutlich größere Wundfläche zurückzuführen. Ein Zusammenhang zwischen palliativer Chemotherapie und vermehrter Infektionsrate ließ sich nicht feststellen, auch die Bestrahlung des Femurs hatte keinen Einfluß auf die Komplikationsrate. Die Luxationsrate von 9,1% für Tumor- und 2% für Revisionsprothesen lag deutlich unter dem aus der Literatur bekannten Durchschnitt. 80% der Luxationen wurden bei multimorbiden Pat. mit pathologischen Frakturen beobachtet, alle diese Pat. verstarben während des stat. Aufenthaltes an Begleiterkrankungen.

Schlußfolgerungen

Die bei Tumor- und Revisionsprothesen beobachtete hohe Frühkomplikationsrate ist vor allem auf die begleitende Multimorbidität der Patienten zurückzuführen, Prothesentyp und Indikation spielen eine untergeordnete Rolle.

Wie radikal muß die Therapie ossärer Mammakarzinommetastasen sein?

A. v. Baer, M. Schulte, E. Hartwig, M. Sarkar und M. Schultheiß, Ulm

Problembeschreibung

Standardverfahren in der Therapie von Skelettmetastasen sind die Verbundosteosynthese und der alloplastische Gelenkersatz. Obwohl beide Operationsverfahren normalerweise mit einer intraläsionalen Tumorresektion verbunden sind, muß in Anbetracht der begrenzten Lebenserwartung für die große Mehrzahl der Metastasenträger von einer onkologisch adäquaten Operationstechnik ausgegangen werden. Bei Patienten mit gut kontrollierbarer Grunderkrankung wie dem rezeptorpositiven Mammakarzinom mit ausschließlich ossärer Disseminierung (low-risk-Metastasierung) kann dagegen eine R1-Resektion ohne adjuvante Lokalmaßnahmen zum Metastasenrezidiv führen.

Material und Methodik

Von 1973 bis 1994 wurden an unserer Klinik 180 Patienten (W:M 177:3, Alter 29–83 Jahre) an 237 Skelettmetastasen eines Mammakarzinoms operiert; Hauptlokalisationen waren proximales Femur (36%), Wirbelsäule (29%), proximaler Humerus (8,5%) und Becken (7,5%). Die Tumorresektionsgrenzen waren überwiegend intraläsional, als häufigste Rekonstruktionen erfolgten die Verbundosteosynthese in 125 Fällen und die Alloarthroplastik in 81 Fällen. 38 Patientinnen erhielten eine präoperative, 23 Patientinnen eine postoperative Strahlentherapie.

Ergebnisse

Die mittlere Überlebenszeit betrug 15 (1–116) Monate. Bei 8 Patientinnen machte ein lokales Metastasenrezidiv einen Reeingriff nach 8–36 Monaten erforderlich, alle Patientinnen gehörten in die Gruppe der low-risk-Metastasierung und waren nicht bestrahlt worden. Bei 3 Patientinnen ließ sich die drohende Implantatlockerung bedingt durch ein Metastasenrezidiv durch alleinige Strahlentherapie verhindern.

Schlußfolgerungen

Bei entsprechender Indikation und low-risk-Metastasierung sollte die chirurgische Therapie von ossären Mammakarzinommetastasen inform einer marginalen oder weiten Resektion erfolgen. Bei intraläsionaler Resektion sollte eine adjuvante Radiatio angeschlossen werden.

B7 „Gläserne Körper"

Virtuelle Realität und Medizin

N. Magenat-Thalmann, Genf

MIRALab ist seit vielen Jahren auf dem Gebiet medizinischer Anwendungen der Computergrafik tätig. Unsere Forschungsgruppe partizipiert in vier europäischen Projekten auf diesem Gebiet. Zu unseren Hauptaktivitäten in den Projekten gehören:

- Rekonstruktion volumischer Bilder verschiedener Organe: Knochen, Muskeln, Weichgewebe und der Haut. Hierzu wurden in MIRALab zwei Methoden entwickelt.
- Simulation der erwähnten Organe mit Hilfe eines „multi-layer" Ansatzes. Die Simulation in Echtzeit stellt eine große Herausforderung dar.

Es folgen die Beschreibungen der europäischen Forschungsprojekte:

MIAS – Minimally Invasive Articular Surgery

Das Ziel von MIAS ist neue, minimal invasive Technologien für die orthopädische Chirurgie zu entwickeln. Ebenso sollen neue arthroskopische Technologien bereitgestellt werden, die erlauben die Qualität chirurgischer Eingriffe zu verbessern.

Das System wird in der Lage sein mehrdimensionale Daten (Bilder, Kräfte, geplante Eingriffe) grafisch darzustellen und die Leistungsfähigkeit mikromechatronischer Werkzeuge auszuschöpfen, um dem Chirurgen minimalinvasive Eingriffe, die heutzutage noch nicht möglich sind, an Gelenken zu erlauben. Ebenso soll die Genauigkeit und Sicherheit traditioneller Eingriffe verbessert werden können.

Das Schwergewicht der in MIRALab für dieses Projekt getätigten Forschungsarbeit liegt in der Rekonstruktion von Organen auf Grund volumischer Bilder. Hierzu wurden zwei Werkzeuge entwickelt. Das erstere dieser Werkzeuge rekonstruiert ein Organ indem die Konturen dieses Organs im Querschnittsbild identifiziert werden. Diese Identifikation findet für jeden Querschnitt einzeln statt und erlaubt schließlich die Rekonstruktion der Organoberfläche. Das zweite Werkzeug bedient sich des sogenannten „Shape Constrained Deformable Model". Diese Methode basiert darauf, daß die „Grundform" der Organe von Mensch zu Mensch nicht stark verschieden ist. Auf Grund dieser Annahme wird ein generisches Organmodell anhand von volumischen Bildinformationen modifiziert und schließlich rekonstruiert.

TREMOR (Entwicklung und Test von neuen unterstützenden Geräten für die Behandlung von durch Zittern hervorgerufenen Behinderungen)

Das TREMOR-Projekt hat zum Ziel technische Hilfsmittel für von zerebralem Zittern betroffene Patienten zu entwickeln und zu validieren. Zittern ist im allgemeinen als ein Symptom bekannt, welches von unterschiedlichen Krankheiten – nicht notwendigerweise neurologischen Krankheiten – hervorgerufen werden kann. Zu diesen gehören: Parkinsonsche Krankheit, Hyperthyroidism, „cerebrellar lesions", „Huntington's Chorea". Die technischen Ziele im Rahmen von TREMOR sind:

- Entwicklung eines sensorischen Systems zur Aufzeichnung kinetischer Parameter von durch natürlichem Zittern betroffenen Bewegungen des Oberarms und des Nackens. Dieses System wird eine grafische Darstellung der aufgezeichneten Bewegungen beinhalten.
- Einen Joystick mit zwei Freiheitsgraden, der erlaubt das Zittern der Hand des Patienten zu dämpfen und die Charakteristika der willentlich durchgeführten Bewegungen zu extrahieren.

Die Forschungsaktivitäten in MIRALab konzentrieren sich auf Modellierung und visuelle Simulation des Nackens und der Oberarme.

CHARM – Comprehensive Human Animation Resource Model

CHARM beschäftigt sich mit der dreidimensionalen Modellierung menschlicher Körperteile, deren inneren Details sowie der physikalischen Simulation von Bewegungen und Deformation. Die Modellierung und Simulation werden mit Hilfe medizinischer Daten validiert. MIRALab trägt die Verantwortung für die Entwicklung der topologischen Modellierung von Körperteilen, sowie der Anpassung („fitting") von Körperteilen gemäß medizinischer Bilder und Daten. Es wurde ein Werkzeug zur dreidimensionalen topologischen Modellierung entwickelt, welches Anatomikern und anderen Anwendern erlaubt eine topologische Datenbank zu kreieren. Diese Datenbank enthält folgende Informationen: strukturelle Daten, topologische Daten und mechanische Daten anatomischer Elemente, wie z.B. von Knochen, Muskeln, Bändern, Gelenken etc. Knochen werden oft als Referenzelemente gebraucht, um die räumliche Verbindung verschiedener Elemente zu etablieren. Zu diesem Zweck wurden neben Visualisierungswerkzeugen auch Werkzeuge zur dreidimensionalen Flächenrekonstruktion entwickelt.

DRAME – Developments in Rehabilitation of the Arm

Die Rehabilitation des Oberarms von durch neurologische Behinderung betroffenen Patienten ist unerläßlich für deren Selbständigkeit. Es besteht eine große Nachfrage nach verbesserten Methoden zur Steigerung der Funktionsfähigkeit des Oberarms, sowie der Messung von Veränderungen der Funktionalität. Dieses Projekt beschäftigt sich mit der Entwicklung von Multimedia-Werkzeugen und dazugehörenden Meßprotokollen zur quantitativen Beurteilung der Rehabilitation des Oberarms von durch neurologische Behinderung betroffenen Patienten. Zur Beurteilung der Rehabilitation des Unterarms stehen bereits ausgeklügelte Werkzeuge zur Verfügung. Die Quantifizierung der Funktion des Oberarms hingegen ist wesentlich schwieriger. Dieser Umstand ist hauptsächlich durch zwei Faktoren bedingt:

- Die zahlreichen und unterschiedlichen Aufgaben/Bewegungen des Oberarms können auf unterschiedliche Arten ausgeführt werden.
- Es müssen mindestens sieben Freiheitsgrade vermessen werden, ohne die zu vermessenden Bewegungen zu behindern.

Die Hauptaktivitäten von MIRALab in diesem Projekt sind die Simulation der Muskeln und des weichen Gewebes. Knochen, Muskeln, weiches Gewebe und die Haut werden mit Hilfe eines „multi layer“ Ansatzes dargestellt, welcher eine realistische Darstellung des Patienten, sowie dessen Bewegung in Echtzeit erlaubt.

Volumendatenvisualisierung in Echtzeit

C. Reinhart, T. Günther, C. Poliwoda, J. Hesser und R. Männer, Mannheim

Der innere Aufbau des menschlichen Körpers hat schon seit dem Mittelalter immer wieder Menschen fasziniert. Für Ärzte hat ein solcher Einblick jedoch viel grundlegendere Konsequenzen, er ist die Grundlage für ihre Arbeit. Er dient dazu, Diagnosen über Krankheiten zu stellen, oder auch Operationen zu planen und zu kontrollieren. Bildgebende Systeme wie Computer- oder Kernspintomographen liefern Informationen für einen solchen Einblick in den Körper. Sie nehmen Stapel von Schnittbildern des menschlichen Körpers auf, die zusammengesetzt ein dreidimensionales Volumen ergeben.

Die bisherige Vorgehensweise der Untersuchung einzelner, isolierter Schichtbilder verlangt viel Erfahrung; gerade in der Chirurgie, in der der Arzt von der dreidimensionalen Sicht auf den Patientenkörper ausgeht, besteht daher der Wunsch, die Schichtbilddarstellung zugunsten einer wirklichen dreidimensionalen Visualisierung zu erweitern.

Eine dreidimensionale Darstellung von Volumendaten ist jedoch keineswegs trivial. Man muß sich das Volumen bestehend aus Volumenelementen oder Voxel auf einem dreidimensionalen kubischen Gitter vorstellen. Jedes Voxel besitzt einen Grauwert, der z. B. bei der Computertomographie der lokalen Dichte des Gewebes für Röntgenstrahlen entspricht. Bisherige Verfahren basierten darauf, in den Volumen eine Oberfläche zu definieren, die die Grenze zwischen verschiedenen Organen oder Geweben, z. B. Gehirn gegen Hirnhaut und Knochen, definiert. Die Definition einer solchen Grenzfläche stellt sich dabei als ein hochkomplexes Problem heraus, das nur in wenigen Fällen automatisch gelöst werden kann. Oftmals hat man es z. B. mit Tumoren zu tun, die diffus in das sie umgebende gesunde Gewebe einwachsen. Man kann hier keinesfalls eine gut definierte Oberfläche angeben, sie wäre – wie auch immer sie gewählt wird – falsch. Auch ist es nicht möglich, halbtransparente Objekte darzustellen, also z. B. die Oberfläche eines halbtransparenten Gehirns sowie eine sich darin befindliche Blutgefäßaussackung.

Um die Schwierigkeiten, die mit der Oberflächenrekonstruktion verbunden sind, zu umgehen, wurden in den 80er Jahren von Levoy [1] und Kaufmann [2] in den USA sowie Meinzer [3] in Deutschland sogenannte Volumenverfahren entwickelt, auch bekannt als

Volume Rendering. Volume Rendering simuliert, wie Licht in ein Datenvolumen einfällt, zum Teil an den Volumenelementen geschwächt und reflektiert wird. Die beim Beobachter ankommende Lichtintensität wird auf dem Bildschirm dargestellt. Damit können halbtransparente Objekte dadurch dargestellt werden, daß die Volumenelemente das Licht nur teilweise absorbieren, scharfe Grenzen müssen nun nicht mehr definiert werden. Diffuse Grenzen können durch einen kontinuierlichen Übergang der Durchsichtigkeit modelliert werden. Damit wird der oben erwähnte, diffus ins Gewebe einwachsende Tumor als Objekt mit unscharfem Rand dargestellt.

Trotz dieser unbestreitbaren Vorteile des Volume Rendering hat sich das Verfahren lange Zeit nicht durchgesetzt. Dafür gibt es einen einfachen Grund: Die Rechenzeit damaliger moderner Workstation, um ein Bild zu berechnen, betrug mehrere Minuten bei Datenvolumina von 2 563 Volumenelementen. Kein Arzt konnte und wollte für eine gute Bildqualität so viel Zeit investieren. Die Entwicklung von Spezialhardware, wie z. B. das VIRIM System [4], war ein erster Schritt um ein interaktives Arbeiten mit Volume Rendering Verfahren zu ermöglichen. Jedoch waren solche Computersysteme sehr teuer, wodurch sie keine große Verbreitung fanden.

Um die Akzeptanz des Volume Rendering zu erhöhen, mußten die Verfahren so beschleunigt werden, daß in interaktiver Zeit Datenvolumina auf handelsüblichen PCs visualisiert werden konnten. Diese Aufgabe ist heute gelöst. Neben der enormen Entwicklung der PC Hardware, die uns Computer mit Rechenleistung früherer Supercomputer auf den Schreibtisch zaubert, trug die Optimierung der Visualisierungsalgorithmen zur Lösung der Aufgabe bei.

Um die verwendeten Algorithmen zu beschleunigen, muß die Wechselwirkung von Licht mit Materie genauer betrachtet werden. Sie tritt nur dort auf, wo Objekte nicht transparent sind. Leere Bereiche tragen also zum endgültigen Bild weder durch Absorption, noch durch Reflexion bei. Da von diesen Bereichen also kein Beitrag zu erwarten ist, werden sie bei der beschleunigten Visualisierung übersprungen (space leaping). Eine weitere Möglichkeit, Rechenzeit zu sparen, ist der Abbruch der Berechnungen für jeden Lichtstrahl (early ray termination). Ist nämlich die Intensität eines Lichtstrahles aufgrund von Lichtschwächung unter eine bestimmte Schwelle abgesunken, so sind seine Beiträge zum endgültigen Bild vernachlässigbar. Alle weiteren Wechselwirkungen des Lichtstrahles brauchen nicht weiter betrachtet werden. Schließlich kann man ausnutzen, daß das menschliche Auge bewegte Objekte nicht mit der gleichen Auflösung wahrnimmt wie statische Objekte. Daher wird die Auflösung der Visualisierung reduziert, solange der Beobachter seine Position verändert. Erst wenn für eine gewisse Zeit die Visualisierungsparameter festgehalten werden, wird das hochaufgelöste Bild nachgerechnet. Alle drei Verfahren erlauben eine Visualisierung der Daten auf einem PC innerhalb von wenigen 1/10 Sekunden, abhängig von der Menge notwendiger Berechnungen, vor allem abhängig von der Transparenz der Objekte.

Ein Haupteinsatzbereich der Volumenvisualisierung liegt in der Medizintechnik. Neben der Diagnostik steht hier vor allem die Therapieplanung, die Online OP-Navigation und -Kontrolle im Vordergrund. Bereits heute erlaubt moderne Volume Rendering Software [5] nicht nur die Visualisierung statischer Volumendaten (3D Daten). Dynamische Prozesse (4D Daten) aus dem Körperinneren, z. B. ein schlagendes Herz, können nun am PC beobachtet und untersucht werden. Die Daten hierfür werden mit ultrafast CT- oder MR-Geräten oder auch mit Ultraschallscannern gewonnen.Neuste Entwicklungen auf dem Computergrafikmarkt lassen erkennen, daß das Volume Rendering – oder allgemeiner die Volumengrafik – auch den Consumermarkt erobert. Anwendungen in der Unterhaltungs- und Computerspieleindustrie sind im entstehen. Durch die Anreize dieses enorm großen Marktes haben Grafikkartenhersteller begonnen, kostengünstige Volume Rendering Hardware zu entwickeln, welche auch dem Anwender aus der Medizin zu gute kommen werden.

Die Vision eines „Röntgenblickes", mit dessen Hilfe der Arzt online in seinen Patienten sehen, und dort sogar dynamische Prozesse beobachten kann, rückt durch die moderne Computertechnik sowie durch die Volumengrafik in greifbare Nähe.

Literatur

1. Lacroute P, Levoy M (1994) Fast volume rendering using a shear-warp factorization of the viewing transform. Computer Graphics, Proceedings of SIGGREPH 94:451–457
2. Kaufmann A (1991) Volume Visualization. IEEE Computer Society Press Tutorial, Los Alamitos, CA
3. Meinzer HP, Meetz K, Scheppelmann D, Engelmann U, Bauer HJ (1991) The Heidelberger Ray Tracing Model. IEEE Computer Graphics and Applications, pp 34–43
4. Günther T, Poliwoda C, Reinhart C, Hesser J, Männer R, Meinzer H-P (1994) VIRIM: A massively parallel processor for real-time volume visualization in medicine. Proc Eurographics Workshop, Oslo, Norway 103–108
5. Volume Graphics GmbH, http://volumegraphics.com Graphics Library VGL™ 2.0

Entwicklungen für die Bildgestützte Chirurgie

F. Rudolph, Oberkochen

Die Firma Carl Zeiss als einer der weltweit größten Anbieter von optisch-feinmechanisch-elektronischen Lösungen für das Sichtbarmachen, Messen und Analysieren ist auch auf dem Gebiet der optischen Medizintechnik führend.

Die Einführung des Operationsmikroskopes war ein Meilenstein in der Entwicklung der Chirurgie und führte zu neuen Applikationen im Bereich der Mikrochirurgie. Nicht zuletzt waren es die Neuro und HNO-Chirurgen, die damit neue Bereiche und Operationsmethoden erschlossen und deren Erfahrungen und Forderungen an die Systemtechnik wichtige Impulse für unsere Forschung und Entwicklung lieferten.

So entstand gemeinsam mit den klinischen Anwendern eine Technologie, die dem Mikrochirurg für seine Arbeit mit dem Operationsmikroskop eine neue Qualität der Visualisierung und Sicherheit am und im Objekt erschließt.

In Synergie mit den hauseigenen Unternehmensbereichen Industrielle Meßtechnik, Elektronik und Bildvermessung sowie klinischen Anwendern entstand das erste mikroskopintegrierte Navigationssystem MKM – der Mehrkoodinaten-Manipulator, ein robotisch gesteuertes Trägersystem zur stereotaktischen Führung eines speziell für diesen Zweck entwickelten Operationsmikroskopes OPMI ES (Electronic System). Die Autofokussteuerung des OPMI ES, verbunden mit der Überlagerung des Okularbildes mit wichtigen Informationen, die aus der Rekonstruktion von radiologischen Daten des Patienten und einer chirurgischen Zugangsplanung entstehen, ermöglichen ein patientenschonenderes Operieren, insbesondere kleine tiefliegende Läsionen konnten sicherer, besser und schneller angegangen und entfernt werden.

Inzwischen bietet die Firma Carl Zeiss ein breites Spektrum an Systemen für die Bildgestützte Chirurgie, die Palette reicht vom Highend-System MKM (5/94) über das Mikroskop-Navigationssystem SMN (Surgical Microscope Navigator, basierend auf der klassischen Contraves-Technologie, 4/96) und das STN (Surgical Tool Navigator, Instrumenten-Navigation, 10/96). Die Nachfolgegeneration des bewährten OPMI ES, das System Neuro 200 mit integrierten Navigationsfeatures, das z. Zt. leistungsstärkste Operationsmikroskop für die Neurochirurgie, ist bereits in der Serienfertigung.

Von Anfang wurde die Systemintegrität und Kompatibilität in den Mittelpunkt gestellt, die Systeme können kombiniert und aufgerüstet werden. Verbunden mit einer leistungsfähigen Stereotaktischen Planungssoftware, die Module für verschiedene chirurgische Eingriffsmethoden enthält, wurde zu Beginn der Entwicklung Wert auf möglichst umfangreiche Funktionalität gelegt. Die Entwicklung der ursprünglichen „Neuro-Navigation" im Bereich der Neurochirurgie, aber auch anderen Fachdisziplinen wie z. B. HNO und Orthopädie in den beiden letzten Jahren zeigte, daß sich die einzelnen Applikationen jedoch deutlicher und spezifischer in ihren Anforderungen und Leistungsprofilen unterscheiden. Schwerpunkt in unserer aktuellen Entwicklung ist deshalb die Integration verschiedener Module in eine sogenannte Basis-Software. Die Optimierung dieser Module und eine bedienerfreundliche Oberfläche, die den Anwender schnell und sicher durch die Menüs führt, sind momentan Kernpunkte unserer Bemühungen.

Die Einbindung neuer Verfahren wie intraoperatives Imaging auf Basis CT, MR, PET oder Ultraschall, um die präoperative Planung durch diese Verfahren zu optimieren und zu höheren Genauigkeiten und Sicherheiten zu gelangen (Problem Brainshift) ermöglicht ein intelligenter neuer Elastischer Image Matching Algorithmus, der vollautomatisch eine Korrektur der präoperativen Daten auf Basis der zugespielten intraoperativen Daten durchführt.

Neue Strukturen im Rahmen einer mehr und mehr vernetzten Architektur (Plug&Play) in Krankenhäusern und Kompatibilität erfordern neue Wege und Strategien. Carl Zeiss hat deshalb mit einem Joint Venture mit ISG Technologies (Surgical Navigation Specialists – SNS) die Voraussetzung geschaffen, dem Anwender über ein Konsortium von Firmen (Surgical Navigation Network – SNN) ein Basissystem zur Verfügung zu stellen, das eine definierte Grundfunktionalität auf Basis Windows NT bietet, andererseits aber offen und kompatibel zu den Applikationen der Memberfirmen des SNN ist. Ziel ist es, dem Anwender und dem Krankenhaus ein optimales System zur Verfügung zu stellen, das sich aufgrund seiner Kompatibilität (Imaging Basis Software) nahtlos in die Architektur der HIS/RIS/PACS Systeme einfügt. Kompatibilität ist hier das Kernwort und jeder Anwender, der heute ein System der Firma Carl Zeiss einsetzt oder erwirbt, kann sicher sein, daß er ein für zukünftige Erweiterungen und Updates konfiguriertes System besitzt (z. B. bei Wechsel des Betriebssystems von UNIX auf Windows NT).

Nicht zuletzt wird dem Anwender mit der neuesten Mikroskop-Generation („offenes Navigationsinterface") ein System zur Verfügung gestellt, das ihm hinsichtlich Systemerweiterung mit Software-Plattformen seiner Wahl eine bessere Integration erschließt, als sie bisher möglich war.

Zukünftige Entwicklungen und Applikationen wie die fluoreszenzgestützte mikrochirurgische Tumorresektion werden in Verbindung mit der mikroskopintegrierten Navigation neue Möglichkeiten und Wege für eine vollständigere und sicherere Tumorentfernung auch in schwierigen Bereichen des Gehirns bieten.

Navigierte Neurochirurgie

H.-P. Richter und V. Braun, Günzburg

Allgemeines zu Neuronavigation und funktionellem Monitoring

Trotz aller Errungenschaften bei Bildgebung und mikrochirurgischer Operationstechnik sind Prozesse in der Tiefe des Gehirns und nahe eloquenter Regionen, also in der Nähe funktionell bedeutsamer Hirnareale für den Neurochirurgen problematisch geblieben (Abb. 1). Solche Prozesse, vor allem wenn sie klein sind, erreicht man schwer, kann sie gar verfehlen und gefährdet Funktionen, die im Zugangsbereich repräsentiert sind. Wegen dieser Gefahren haben die Neurochirurgen in der Vergangenheit solche riskant gelegenen Prozesse vielfach nicht operiert und sich Systeme gewünscht, die ihnen helfen können, das funktionelle Risiko nachhaltig zu verringern. Zwar konnte man bereits vor Jahren mittels Stereotaxie definierte Zielpunkte mit hoher Präzision erreichen – auch dies ist Navigation. Man war aber an einen geraden Zugangsweg gebunden. Es blieb der Wunsch nach einem System ohne stereotaktischen Rahmen, das dem Neurochirurgen Freiheiten beim Zugang zum Ziel läßt. Er wünschte sich ein System, mit dem er nicht nur „geradeaus" operieren konnte, sondern auch „um die Kurve", wenn es die funktionelle Repräsentanz erforderte. 1986 stellten David Roberts und Mitarbeiter erstmals ein mikroskopbasiertes rahmenloses Navigationssystem vor und setzten damit eine rasante Entwicklung in Gang.

Ein Ziel besser zu erreichen bedeutet aber nicht notwendigerweise, daß funktionell wichtige Strukturen unberührt bleiben. Deshalb hatte der Neurochirurg einen zweiten Wunsch, nämlich zu wissen, wo beispielsweise Sprachzentrum oder motorischer Cortex liegen, um diese Strukturen berechenbar meiden zu können. Diese Rindenareale kann

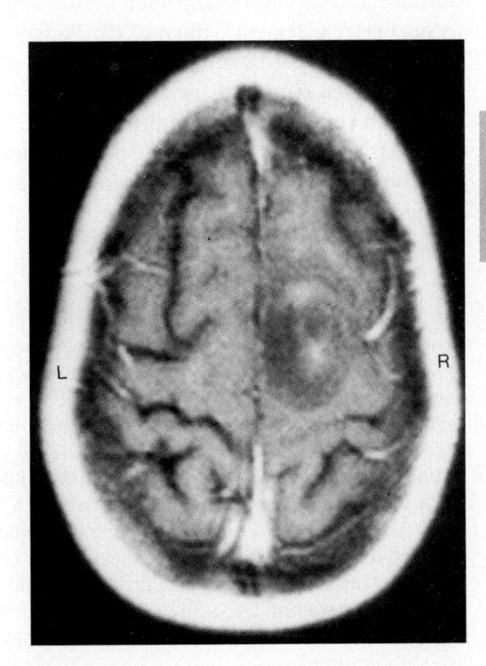

Abb. 1. Kernspintomographische Abbildung eines Astrozytoms Grad III WHO rechts praezentral nach intravenöser Gadoliniumgabe

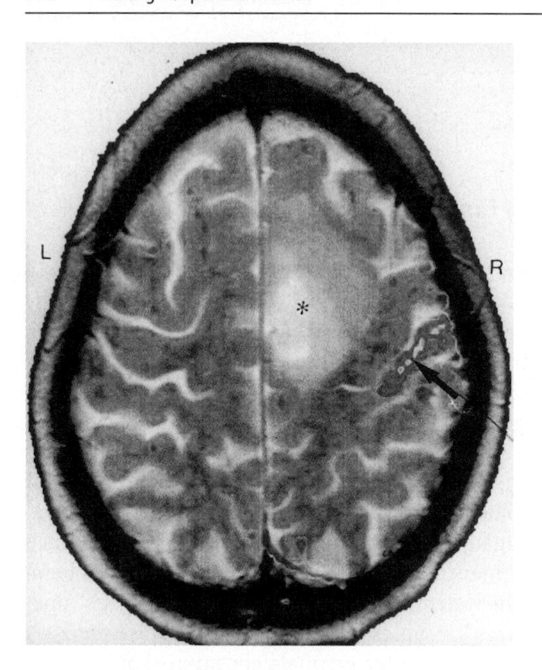

Abb. 2. Funktionelles Kernspintomogramm desselben Patienten unter repetitiver Bewegung der Finger der linken Hand (sog. finger tapping) Die kortikale Repräsentation des motorischen Fingerfelds (Pfeil) liegt hinter dem Tumor (Stern)

man mit funktioneller Kernspintomographie abbilden und präzise lokalisieren (Abb. 2). Während des Eingriffs werden die präoperativ gewonnenen Daten validiert: Die Ableitung somatosensibel evozierter Potentiale in Narkose bestimmt den sensiblen Cortex, Sulcus centralis und den davor liegenden motorischen Cortex (Abb. 3 a, b). Für das Sprachmonitoring bei freigelegtem Gehirn ist der Patient wach. Die Hirnoberfläche wird an verschiedenen Stellen repetitiv mit 50 Hz und 10 mA gereizt. Zu jedem stimulierten Areal wird mit dem Patienten ein standisierter Test zu Sprachverständnis, Wortgenerierung, Lesen und Benennen von Gegenständen durchgeführt. Ist die Region sprachrelevant, dann bewirkt die elektrische Stimulation eine Sprachstörung, z. B. Paraphasien oder eine Blockade der Sprache. Areale mit Beeinträchtigung der Sprachfunktion werden anschließend operativ gemieden.

Abb. 3. Intraoperative Ableitung somatosensibel evozierter Potentiale bei demselben Patienten zur Identifizierung des Sulcus centralis als Grenze zwischen motorischem und sensiblem Cortex.
a) Nach Kraniektomie und Eröffnung der Dura ist eine Streifenelektrode mit 4 Elektroden (1–4) auf das Gehirn aufgelegt. Die Spitze der Pinzette zeigt auf den Tumor. Der Duralappen ist zum Sinus sagittalis hin gestielt. Die anatomische Mittellinie verläuft vertikal durch das Bild. Fokuspunkt (Kreuz) und Kontur des Tumors in der Ebene des Fokuspunkts werden im Okular des Operationsmikroskops angezeigt und sind auch auf diesem Bild sichtbar.
b) Nach Reizung des linken N.medianus lassen sich mit allen vier Elektroden kortikale Potentiale ableiten. Von Elektrode 1 zu 2 läßt sich eine Phasenumkehr des Potentials erkennen. Die Grenze zwischen Gyrus postcentralis (sensibel, Elektrode 1) und Gyrus praecentralis (motorisch, Elektrode 2), der Sulcus centralis, liegt zwischen Elektrode 1 und 2. Dies entspricht dem Befund des funktionellen Kernspintomogramms (Abb. 2). Der Tumor liegt praecentral, aber vor dem Gyrus praecentralis. Der Operateur wird den Tumor deshalb von möglichst weit vorn angehen.

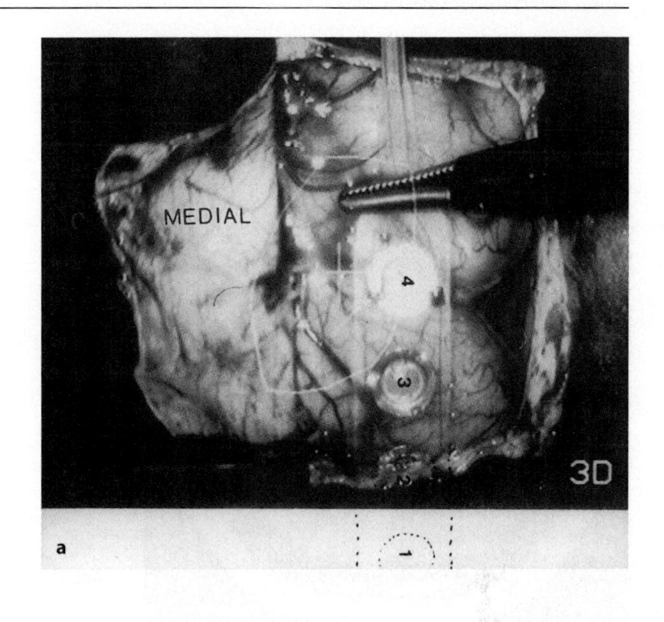

MEDIAL
4
3
3D
a

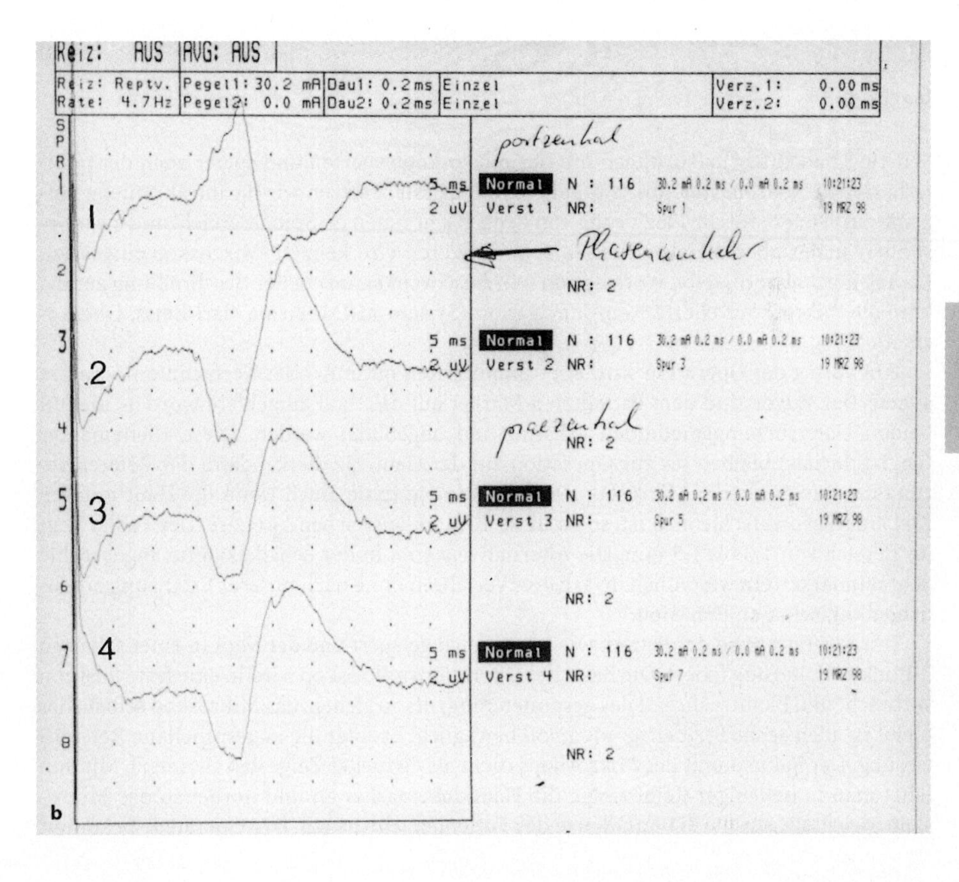

Reiz: AUS
AVG: AUS
Reiz: Reptv.
Rate: 4.7 Hz
Pegel1: 30.2 mA
Pegel2: 0.0 mA
Dau1: 0.2 ms
Dau2: 0.2 ms
Einzel
Einzel
Verz.1: 0.00 ms
Verz.2: 0.00 ms
postzentral
Phasenumkehr
praezentral
1
2
3
4
5 ms Normal N : 116
2 uV Verst 1 NR:
NR: 2
5 ms Normal N : 116
2 uV Verst 2 NR:
NR: 2
5 ms Normal N : 116
2 uV Verst 3 NR:
NR: 2
5 ms Normal N : 116
2 uV Verst 4 NR:
NR: 2
b

B7

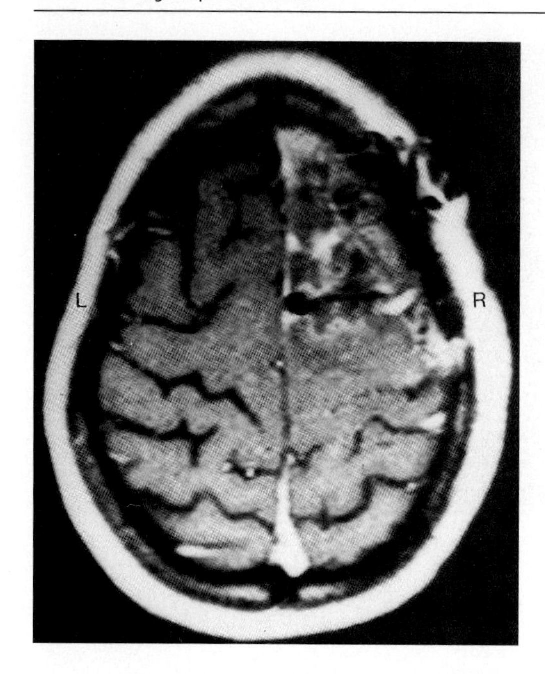

Abb. 4. Postoperatives Kernspintomogramm desselben Patienten. Soweit erkennbar, ist der Tumor entfernt.

Methode

Seit 1995 haben wir Erfahrungen mit der mikroskopbasierten und später auch der pointerbasierten Neuronavigation sammeln können. Erstere setzen wir für intrakranielle Eingriffe ein, letztere für die Plazierung von Pedikelschrauben im Spinalbereich, und zwar besonders in der oberen Halswirbelsäule. Bei letzterer wird kein OP-Mikroskop eingesetzt. Man benutzt aber dieselbe Workstation. Wir beschränken uns in der Beschreibung auf die kraniale mikroskopbasierte Neuronavigation (System MKM, Firma Carl Zeiss, Oberkochen).

Am Vortag der Operation wird ein Computertomogramm oder Kernspintomogramm angefertigt. Zuvor sind dem Patienten 5 Marker auf die Haut aufgeklebt worden, die mit beiden Untersuchungsmethoden erkannt und abgebildet werden. Diese Klebemarker (engl. fiducials) bleiben bis zur Operation auf der Haut. Sie dienen dann der Referenzierung des navigierbaren Mikroskops auf die Tomographie. Auch wenn die Haut mit den Klebemarkern verschieblich ist, so ist diese Technik ausreichend präzise. Der Fehler liegt im Bereich von 1,0 bis 1,5 mm. Die Alternative wären in der Schädelkalotte angebrachte Schraubmarker, ein wesentlich invasiveres Verfahren ohne nach unserer Erfahrung erheblichen Zugewinn an Präzision.

Intraoperativ wird der Patient wie gewöhnlich gelagert und der Kopf in einer scharfen 3-Punkte-Halterung fixiert. Die Basis des Operationsmikroskop wird in eine feste Position verbracht und bleibt während des gesamten Eingriffs so stehen, das Mikroskop selbst aber bleibt in allen sechs Freiheitsgraden voll beweglich. Es folgt die angesprochene Referenzierung. Der Fokuspunkt des Mikroskops dient als virtueller Zeigestab (Pointer). Mit ihm fährt man in beliebiger Reihenfolge die Hautklebemarker an und nordet so das Mikroskop gleichsam auf die 3D-Landkarte des Patientengehirns ein. Der Operateur bekommt verschiedene Informationen visuell angezeigt: *Auf dem Monitor* des Computers ist mit Hilfe eines Fadenkreuzes online seine aktuelle Position in den drei Raumebenen in Beziehung zur Läsion abgebildet, d.h. die aktuelle Position des Fokuspunktes. *Direkt über die Okulare* des OP-Mikroskops sieht er über zwei Fadenkreuze seine aktuelle Position (Fokuspunkt) und einen vorher gewählten Zielpunkt, z.B. das Zentrum des Tumors. Zugleich sind Abstand und Winkel der aktuellen Position zum Zielpunkt abgebildet. Präoperativ eingezeichnete Konturen, z.B. die Grenzen eines Tumors, kann er sich ebenfalls einblenden lassen (Abb. 3a). Die Veränderung der Fokusebene ermöglicht dem Operateur, virtuell vorausschauend operieren. Er kann sich z.B. die Umrisse des Tumors schon auf die Haut projizieren und danach den Hautschnitt wählen. Er kann sich die Tumorkonturen unterhalb seiner Fokusebene, also unterhalb seiner Arbeitsebene ins Blickfeld holen und kann Risikostrukturen frühzeitig erkennen. Er kann sich beispielsweise die Lage des – noch nicht sichtbaren – Sehnervenkanal bei der Operation eines Meningeoms der Frontobasis ansehen, erfährt dessen genauen Abstand vom Fokuspunkt und kann ihn auf diese Weise schneller und sicherer darstellen.

Ergebnisse

Vom 24.8.95 bis zum 27.7.1998 haben wir insgesamt 105 Gehirntumoroperationen mit Hilfe der mikroskopbasierten Neuronavigation durchführt. Nach Überwindung der anfänglichen Schwierigkeiten, die ein solches System hochkomplexer Hardware und Software mit sich bringt, arbeitet es seit nun 2 $^{1}/_{2}$ Jahren im Routinebetrieb. Der Einsatz der Neuronavigation ist dann indiziert, wenn der pathologische Prozeß entweder nicht an die Oberfläche reicht, also subkortikal liegt oder sehr klein ist. Ergänzend setzten wir aufgrund der Nähe des pathologischen Prozesses zum motorischen Kortex kortikales Monitoring somatosensibel evozierter Potentiale (SSEP) bei 18 Patienten und seit dem 17.7.1997 Sprachmonitoring bei 9 Patienten ein.

Bei keinem Patienten mußte die Operation abgebrochen werden, weil der Tumor nicht gefunden worden wäre. Lediglich in zwei Fällen bereitete das intraoperative Auffinden der Läsion trotz Neuronavigation Schwierigkeiten. In einem Fall war der Operateur zwar am vorbestimmten Zielort. Es handelte sich bei der Läsion jedoch schließlich nicht um den vermuteten Tumor, sondern um eine fokale Demyelinisierung. Bei dem zweiten Patienten war ein 2 mm großes Kavernom im linken Temporallappen zu entfernen, das fokale zerebrale Anfälle verursacht hatte. Dieses Kavernom lag unmittelbar neben der im Navigationsmikroskop angezeigten Zielposition, konnte aber gefunden und entfernt werden. Ursache der Diskrepanz war neben der durchschnittlichen Abweichung bei der Referenzierung von 1 mm der durch Liquorabfluß und Hirnspateleinsatz verursachte „brain shift", eine Verlagerung von Hirnsubstanz. Keiner der mit funktionellem Monitoring operierten Patienten hatte anschließend neue neurologische Ausfälle. Von den 18 Patienten mit Ableitung kortikaler SSEP hatten 12 präoperativ keine neurologischen Störungen, 6 jedoch ein motorisches Defizit. Von jenen 12 Patienten bliebe 10 unverändert ohne Ausfälle, zwei hatten ein aber bereits während des stationären Aufenthalts rückläufiges neurologisches Defizit. Bon den 6 Patienten mit präoperativen neurologischen Ausfällen verbesserten sich nach dem Eingriff 3; zwei blieben unverändert, einer verschlechterte sich aufgrund eines postoperativ auftretenen Epiduralhämatoms, nicht jedoch aufgrund einer Läsion am eigentlichen Ort der Operation.

Wertung und Ausblick

Die rahmenlose mikroskopbasierte Neuronavigation allein ist ein technisches Hilfsmittel, das dem Neurochirurgen das Auffinden eines kleinen und tief subkortikal im Gehirn liegenden Prozesses erleichtert. Sie ersetzt nicht etwa den Operateur und ist kein Roboter. In Verbindung mit funktionellem Mapping, der Abbildung eloquenter Funktionen präoperativ mittels funktioneller Kernspintomographie und intraoperativ mittels Messung somatosensibel evozierter Potentiale und Sprachmonitoring erlaubt die Neuronavigation Eingriffe auch in unmittelbarer Nähe dieser Zentren mit guter postoperativer Funktionalität. Beides zusammen, Neuronavigation und funktionelles Mapping gibt dem Neurochirurgen während seiner Operation objektive, validierte funktionelle Daten in die Hand und erhöht seine Sicherheit. Die Implementierung des funktionellen Mapping in die Neuronavigation wird nach unserer Meinung eines der Hauptthemen der Hirnchirurgie für die nächsten Jahre bleiben. Ein zusätzlicher Einsatz ist die Nutzung der Navigation für die intrakraniellen endoskopischen Eingriffen. Allerdings steht der wissenschaftliche Beweis eines Vorteils des Einsatzes dieser sehr kostspieligen und personalaufwendigen Technologien gegenüber konventioneller Operationstechnik anhand größerer Patientengruppen noch aus. Derzeit arbeitet man daran, den durch die Operation selbst bedingten brain shift auszugleichen. Das Rechnersystem kann ihn bislang nicht erfassen. Vielleicht wird die Einbeziehung des Ultraschalls in die Neuronavigation dieses Problem einer Lösung näherbringen. Es ist gerade dann von Wichtigkeit,wenn man die Navigation auch zur Beachtung der vorbestimmten Grenzen einer Tumorresektion einsetzen will.

Literatur

Roberts DW, Strohbehn JW, Murray W, Kettenberger H (1986) A frameless sterotaxic integration of computerized tomographic imaging and the operating micoscope. J Neurosurg 65:545–549

B7 Neuronavigation mit elektromagnetischer Datenübertragung – Möglichkeiten und Perspektiven

F. Kleinod, K. Lang und H. Zippel, Berlin

Zielsetzung

Auswertung von Computergestützten Operationen an der Wirbelsäule anhand von 100 Patienten in einer retrospektiven Studie

Kurzfassung

Computergestützte Wirbelsäulenoperationen ein Zwischenstand

Kurzfassung, Problembeschreibung, Material, Methode, Ergebnisse

Die Einsatzmöglichkeiten von Navigationssystemen, welche unter Verwendung virtueller computergestützter Rekonstruktionen der zu operierenden anatomischen Struktur eine Optimierung des Operationsverlaufs erlauben, wachsen stetig an. Eine besondere Rolle spielt der Übertragungsmodus der Daten im Operationssaal. Hierbei gibt es verschiedene technische Lösungen. Seit Dezember 1996 arbeiten wir im Bereich der Wirbelsäulenchirurgie mit einem System mit elektromagnetischer Datenübertragung (Navitak; Fa. Orthosoft/Sulzer Ortopedics) Anhand der Erfahrungen bei den ersten 100 operierten Patienten mit Eingriffen im Bereich der Lenden-, Brust- und Halswirbelsäule sollen die Operationsprinzipien und Möglichkeiten des Systems dargestellt werden. Es werden anhand der retrospektiven Analyse des Patientenkollektives typische Probleme diskutiert. Insbesondere soll auf die funktionelle Präzision des Systems, welche im Zehntelmillimeterbereich liegt, und deren Bedeutung für die durchzuführende Operation eingegangen werden. Desweiteren werden, basierend auf dem aktuellen Stand der Softwareentwicklung, neue Applikationsmöglichkeiten dargestellt. Anhand der vorliegenden Zahlen soll die speziell für den Wirbelsäulenbereich die Wertigkeit des Systems evaluiert werden. Zusammenfassend kann ausgesagt werden, daß dir computergestützte Navigation mit einem auf elektromagnetischer Datenübertragung basierenden System unter Beachtung bestimmter Prämissen den Operationsverlauf und das Operationsergebnis positiv beeinflußt.

Schlußfolgerungen

Das vorgestellte System ist mit einer hohen funktionellen Präzision in der Lage auch in Schwerpunktbereichen, wie zum Beispiel der Halswirbelsäule, hervorgehende Ergebnisse zu erzielen. Weitere Applikationsmöglichkeiten ergeben sich zum Beispiel für das Hüft- und Kniegelenk, sowie die Verwendung von Magnetresonanztomogrammen zur virtuellen Rekonstruktion.

Dreidimensionale Frakturreposition und Fehlstellungskorrektur mit einem motorgetriebenen computerkontrollierten Hexapod – Fixateur externe

K. Seide, D. Wolter und U. Schümann, Hamburg

Zielsetzung

Optimierung der Fraktur- und Fehlstellungsbehandlung mit dem Fixateur externe

Problembeschreibung

Die sukzessive Korrektur komplexer Fehlstellungen mit Standardfixateursystemen erfordert eine exakte Planung, komplizierte Gelenkkonstruktionen und eine sehr gute Kooperation des Patienten, um ein optimales Ergebnis zu ermöglichen. Eine Vereinfachung bietet der Hexapod-Fixateur, welcher dreidimensionale Bewegungen reproduzierbar in einer einfachen mechanischen Anordnung ermöglicht. Es stellte sich die Frage, ob durch Einsatz von Elektromotoren die Anwendung zusätzlich optimiert werden kann.

Material und Methode

An je einem proximal und distal der Fraktur gelegenen Ring werden 12 Kugelgelenke angebracht, welche durch 6 elektrische Linearantriebe miteinander verbunden werden (Hexapod). Die Montage wurde sowohl in typischer Ilisarowtechnik mit Kirschnerdrähten als auch mit Schanz'schen Schrauben erprobt. Die Steuerung der Motoren erfolgt mit einem Laptop – Computer. Es wurde eine spezielle Software entwickelt, welche sowohl die manuelle Eingabe von Stellwegen der einzelnen Motoren als auch das automatische Anfahren einer gewünschten Knochenposition in einer einstellbaren Schrittweite ermöglicht.

Ergebnisse

Die experimentellen und klinischen ersten Ergebnisse zeigten insbesondere bei komplexen Bewegungen, daß mit den Motoren die Einstellungen einfacher und genauer durchzuführen waren als manuell. Insbesondere ließen sich auch kleine Schritte von weniger als 1 mm gut reproduzierbar realisieren.

Schlußfolgerungen

Eine Motorsteuerung bietet Vorteile bei der Durchführung langsamer sukzessiver mehrdimensionaler Korrekturen. Eine besondere Bedeutung hat dieses Verfahren bei der sekundären Frakturreposition: Es wird bei der Erstoperation auf eine zeitaufwendige vollständige Reposition verzichtet. Diese erfolgt dann schmerzfrei mit dem computergesteuerten motorisierten Fixateur in kleinen Schritten über mehrere Tage unter Schonung des Gewebes.

Ethische, rechtliche und logistische Probleme beim Einsatz eines Roboters im OP Saal

F. F. Hennig, C. O. R. Grüneis und R. H. Richter, Erlangen

Zielsetzung

Der erlaubte Einsatz eines OP Roboters (CNC-Fräsmaschine) am Menschen.

Kurzfassung

Trotz fehlender rechtlicher Zulassung ermöglichen Aufklärung, Sicherheitsgewährleistung und Beherrschen der Technik den Einsatz eines OP Roboters.

Problembeschreibung

Nach ISO 10218, speziell der Norm DIN EN 775, zur Regelung des Einsatzes von Arbeitsmaschinen, ist die Verwendung eines Roboters im Beisein von Menschen nur unter höchstmöglichen Sicherheitsvorkehrungen möglich. Ein Roboterarbeitsplatz muß speziell gekennzeichnet und gesichert sein. Zutritt haben nur speziell geschultes Personal unter genau definierten Arbeitsbedingungen. Das Robotersystem muß so gestaltet sein, daß bei einem Ausfall irgendeines Bauteiles die Sicherheitsfunktionen nicht beeinträchtigt sind.

Die Verwendung eines Roboters für eine Tätigkeit am Menschen ist nicht vorgesehen.

Aufgrund der definierten Präzision ist für eine Weiterentwicklung der OP Qualität in der Endoprothetik hinsichtlich Genauigkeit und Dauerhaftigkeit ein Einsatz eines Roboters erforderlich. Für diese Entwicklung ist aus ethischen und rechtlichen Gründen eine besondere Absicherung nötig.

In unserem Haus wird seit November 1997 ein OP Roboter eingesetzt. Am Beispiel der Sicherheitsroutine zum Einsatz des Gerätes wollen wir die Erfordernisse für eine Arbeitsmöglichkeit eines Roboters am Menschen darlegen. Z. B. umfaßt der Sicherheits Check Up eines Jumbo Jets vor einem Start vier Din A 4 Seiten, der Routine Check Up unseres Gerätes das Doppelte. Die Prüfungs und Start Szenarien des Roboters enthalten Tests hinsichtlich der Präzision sowie der Funktionssicherheit. Eine Gefährdung des Patienten oder des Bedieners wird durch doppelt redundante Sicherungen über jeweils unabhängig voneinander operierende Rechner ausgeschlossen. Bei technischen Schwierigkeiten kann der Operationsalgorithmus jederzeit abgebrochen werden und ohne Gefährdung oder Verzögerung für den Patienten konventionell fortgesetzt werden.

Schlußfolgerung

Technische Hilfsmittel, vor allem Roboter dürfen nur unter strengsten Sicherheitsvorkehrungen bei entsprechender Indikation im OP eingesetzt werden. Nur bei umfangreicher Aufklärung des Patienten sowie strikter Einhaltung der Sicherheitsrichtlinien ist der Einsatz des Roboters vertretbar. Den gesamten logistischen Aufbau einer Roboter unterstützen Operation werden wir hierzu darlegen.

Screening der Säuglingshüftdysplasie durch automatisierte Darstellung und Auswertung von 3-D-Ultraschallbildern

D. Lazovic, U. von Jan und H. M. Overhoff, Hannover

Zielsetzung

Vereinfachte, umfassende und automatisiert ausgewertete Säuglingshüftsonographie. Verbesserung der Auswertungsqualität durch untersucherunabhängige Befundung.

Einleitung

Bei der Hüftdysplasie stellt eine Abflachung der Hüftgelenkspfanne dar, die eine Therapie erforderlich macht, die im allgemeinen langwierig ist und oft operative Maßnahmen erfordert. Eine Behinderung kann verbleiben. Mit 2–5% Prävalenz in Mitteleuropa ist sie die häufigste Skelettmißbildung. Eine Früherkennung und Frühtherapie kann diese Folgen vermeiden helfen. Dazu ist seit 01.01.96 eine Vorsorgeuntersuchung mit Ultraschall vorgesehen. Hierfür wird die Methode nach GRAF verwendet, bei der ein Schnittbild des Hüftgelenkes in einer definierten„Standardebene erstellt wird. In ihm werden ein Pfannendachwinkel α und ein Ausstellungswinkel β manuell bestimmt. Mittels dieser Parameter wird das Hüftgelenk klassifiziert und ggf. eine Therapie festgelegt. Nachteile dieser Methode sind die sehr hohen Anforderungen an die Qualität des Untersuchers und die Reduktion der räumlichen Hüftgeometrie auf eine Ebene.

Material und Methode

B7

Verwendet wurde ein – für die Säuglingshüftuntersuchung übliches Ultraschallgerät mit einem 7,5 MHz-Schallkopf, an den ein Positionssensor anschlossen wurde. Die Bilder wurden auf Video aufgezeichnet und in einem ebenfalls angeschlossenen IBM-kompatiblen PC weiterverarbeitet. So wurde ein dreidimensionaler (3D) Datensatz des Gelenkes aufgezeichnet. Aus dem Bildvolumen wurde eine 3D-Transparenzdarstellung erstellt, die eine Beurteilung der räumlichen Relation von Hüftpfanne und Hüftgelenkskopf erlaubte. Der an sich im Ultraschallbild nicht erkennbare Hüftkopf wurde dazu nach automatisierter Berechnung visualisiert. Zudem wurden im Bildvolumen die Winkelparameter nach GRAF automatisiert berechnet und gegen Messungen erfahrener Untersucher verifiziert.

Ergebnisse

Für 31 Hüftgelenke aus der Routineuntersuchung von 25 Säuglingen wurde ein auswertbarer 3D-Datensatz erfaßt. Die (α- und β-Winkel automatisch und konventionell ausgewerteter Bilder stimmten überein ($\alpha < 5\%$). Bezugspunkte wie der Hüfterkerpunkt und der als Kugel dargestellte Hüftkopf wurden auf 0,5 mm genau gefunden ($\alpha < 5\%$).

Schlußfolgerungen

Die Transparenzdarstellung des Säuglingshüftgelenkes bietet Sicht auf den Bezug des Hüftkopfes zur -Pfanne. Die automatisierte Bildauswertung erlaubt die Befundung des Hüftgelenkes gemäß der Standardmethode nach Graf. Die Auswertung erfolgt unabhängig von der Untersucherqualität.

PC-basierte 3D-Operationssimulation zur Planung von Hüftpfannenreimplantationen

H. Overhoff, S. Günlen und E. Stiller, Hildesheim

Zielsetzung

Planung von Hüftpfannenreimplantationen auf einem Personalcomputer unter Verwendung von T-Schichtbildserien des Beckens.

Einführung

Das biomechanisch funktionsgerechte Positionieren von Implantaten kann unter beschränkter Sicht in den Operationssitus schwierig sein. Dann ist es hilfreich, bereits präoperativ das passende Implantat zu wählen, dessen Lage festzulegen und exakte geometrische Maße für seine Einpassung zu gewinnen. Sinnvollerweise geschieht solch eine Planung auf der Basis von Schichtbildern, z. B. einer Serie von Computertomogrammen, und unter Verwendung eines Computers, an dem die eigentliche Operation simuliert wird. Angewendet wurde eine neuentwickelte Software, welche die Planung von Hüftpfannenimplantationen auf einem Personalcomputer erlaubt. Die Einsatzmöglichkeiten dieses Programmes werden untersucht.

Material und Methode

Dem Programm liegen als Datenmaterial CT-Schichtbildserien des Beckens und eine Implantat-Datenbank zugrunde. Aus den Schichtbildserien wird von der Software automatisch – bzw. mit wenigen Hilfestellungen des Bedieners – das knöcherne Hüftgelenk extrahiert. Aus den nun segmentierten Bilddaten wird automatisch ein virtuelles dreidimensionales (3D) Gelenkmodell erzeugt. Dieses 3D-Gelenkmodell als auch die ebenen CT-Rohbilder können zur Befundung am PC-Bildschirm betrachtet werden. Für die Planung der optimalen Implantatlage wird das virtuelle Modell einer Prothese aus der Datenbank gewählt. Dieses läßt sich vom Arzt am Bildschirm interaktiv in jede gewünschte Raumlage bringen, wobei der Stand der Planung sowohl in den CT-Rohbildern als auch in einer 3D-Szene aus Gelenk- und Implantatmodell kontrolliert werden kann. Die geometrischen Maße der eingestellten optimalen Prothesenposition wird sowohl am Bildschirm angezeigt als auch im Computer dokumentiert. Das Planungsergebnis kann sowohl als Bild sowie als Tabelle geometrischer Maße dokumentiert werden. Ergebnisse Die Operationssimulation, hier die Wahl des richtigen Hüftpfannenimplantates und das Auffinden seiner biomechanisch günstigsten Raumlage im periacetabulären Knochenlager, wurde an CT-Datensätzen von fünf Patienten untersucht. Für die Operationsplanung benötigte ein geübter Benutzer ca. 15 Minuten.

Schlußfolgerungen

Zur Qualitätssicherung eines schwierigen Eingriffes wurde eine Windows NTTM lauffähige Software entwickelt. Sie erlaubt eine CT-Schichtbild-basiert interaktive Planung einer Gelenkkorrektur. Deren Ergebnisse können intraoperativ durch Orientierung an Landmarks umgesetzt werden.

Rechnerunterstützter Robotereinsatz bei der Hüftendoprothetik – Eine kritische Analyse von 1000 Fällen

M. Börner, A. Lahmer, M. Kappus und U. Stier, Frankfurt

Zielsetzung

Anhand der Auswertung der 1000 Fälle soll überprüft werden, ob der zeitliche und finanzielle Aufwand als gerechtfertigt erscheint, und inwieweit die präoperative Planung am dreidimensionalen Graphik-Computer (Orthodoc) durch den Roboter umgesetzt wurde.

Problembeschreibung, Material, Methode, Ergebnisse

Über 1000 Operationen wurden mit dem rechnerunterstützten Robotereinsatz bei der Hüftimplantation des Prothesenschaftes durchgeführt. Die ersten 1000 Patienten wurden ausgewertet, vor allen Dingen unter dem Gesichtspunkt, ob die Planungsgenauigkeit von 0,1 mm sowie 0,1 Grad auch durch den Fräsroboter umgesetzt wurde.

In knapp 70% der Fälle handelt es sich um eine Osteoarthrose, bei 13% um eine Dysplasie-Coxarthrose, bei 14% um eine posttraumatische Coxarthrose und bei den restlichen 3% um Revisionseingriffe. Die anfängliche Operationszeit von 3 Stunden liegt nach der entsprechenden Lernphase jetzt bei durchschnittlich 90 Minuten. Es wird kritisch über die Komplikationen, wie Luxation und Thrombose berichtet, insbesondere im Vergleich zur konventionellen Operationstechnik. In keinem Fall hat sich hier eine „roboterspezifische" erhöhte Komplikationsrate ergeben. Bei einer durchgeführten aufwendigen Überprüfung der Genauigkeit sämtlicher beteiligter Systeme, wie CT, Roboter, Bone Motion, u.s.w. ergab sich eine Meßgenauigkeit unter 1 mm. Weiterhin wurde anhand der postoperativen Röntgenverlaufsserien überprüft, ob durch die sofort gestattete postoperative Vollbelastung des Beines im weiteren Verlauf eine Sinterung des Prothesenschaftes eingetreten ist. Trotz der Vollbelastung konnte in keinem Fall radiologisch eine Sinterung nachgewiesen werden. Neben diesen 1000 Patienten wird über 35 weitere Fälle berichtet, bei denen die Landmarken („Pins“) zwar gesetzt wurden, der Robotereinsatz jedoch nicht vorgenommen werden konnte. Ursächlich hierfür waren Tischverschiebung im CT, Softwarefehler, lockere Pins, Abriß des Trochanter major u. a.

Schlußfolgerungen

Anhand zahlreicher durchgeführter Kontrollen, wie Röntgenverlaufsserien, Genauigkeitsmessungen und Harris-Hipp-Score konnte nachgewiesen werden, daß die bei der präoperativen Planung (Orthodoc) eingesetzte Planungsgenauigkeit durch den Roboter entsprechend umgesetzt wurde. Die erzielte Genauigkeit mit dem Robodoc-System beträgt 0,05 mm bezüglich der Prothese.

Knöcherne Abstützung der roboter-gefrästen Hemiarthroplastik im Tierexperiment

A. Bauer, M. Börner und A. Lahmer, Frankfurt a. M.

Zielsetzung

Histologischer Vergleich zwischen roboter- und handgefräster Hemiarthroplastik bei Greyhounds unter besonderer Berücksichtigung der Qualität des Knochenbettes.

Problembeschreibung, Material, Methode, Ergebnisse

Klinische Ergebnisse des roboter-unterstützten Hüftgelenkersatzes sind ermutigend, aber es fehlen naturgemäß histologische Ergebnisse. Es besteht Bedarf, den erheblichem Mehraufwand der roboter-unterstützten Operation bzgl. Kosten und Zeit zu rechtfertigen. 20 Greyhounds wurden je zur konventionellen handgefrästen („Handgruppe“) oder roboterunterstützten („Robotergruppe) zementfreien Hemiarthroplastik randomisiert. Die handgestützte Operation erfolgte nach konventioneller Planung mit Schablonen direkt, während in der Robotergruppe eine zweite OP zur Pin-Implantation vorgeschaltet wurde und die Planung dann am Computer erfolgte. Nach der Operation wurde eine polychrome Sequenzmarkierung durchgeführt. Die histologische Untersuchung erfolgte mittels HIIFL (High Intensity Incident Fluorescent Light) Mikroskopie. Es liegen jetzt die endgültigen Ergebnisse vor.

In der Handgruppe traten zwei Frakturen auf. Bei allen Femura der Handgruppe waren keine primären Kontakte zwischen Knochen und Implantat nachweisbar, dagegen traten

Lücken am Interface und teilweise größere Defekte auf. Das Interface zeigte ferner ausgedehnte Knochenheilungsvorgänge in allen Bereichen. In acht von zehn Femura zeigte sich ein inhomogene Stärke und Mineralisierung der metaphysären Spongiosa. Lateralisierung des Schaftes führte in drei Fällen zu fehlender medialer kortikaler Abstützung. In der Robotergruppe waren Frakturen weder makroskopisch noch mikroskopisch nachweisbar. Primärer Knochenkontakt mit verstärkter konzentrischer Ausrichtung der unzerstörten Bälkchen war bei allen Präparaten der Robotergruppe sichtbar. Knochendefekte oder Reparaturvorgänge beschädigter Bälkchen waren nicht nachweisbar. Korrekte mediale Abstützung wurde in 9 Fällen der Robotergruppe erreicht. Alle Femura zeigen eine gleichmäßige Stärke und Mineralisierung.

Schlußfolgerungen

Neben der größeren Exaktheit bei der Plazierung erscheinen die Unversehrtheit des knöchernen Lagers, der primäre Knochenkontakt und die konzentrische Abstützung des Implantats durch verstärkte und unzerstörte Bälkchen ein Vorteil der roboter-unterstützten zementfreien Arthroplastik zu sein.

Virtuelle 3D-Rekonstruktion des Intervertebralraums nach transpedikulärer Spongiosaplastik

H. Winkler, T. Keßler, Ludwigshafen, M. Fischer, Tuttlingen
und V. Heppert, Ludwigshafen

Zielsetzung

Qualitative und quantitative Analyse der Intervertebralräume nach transpedikulärer Bandscheibenresektion und Spongiosaplastik im Rahmen der Stabilisierung instabiler thorakolumbaler Wirbelfrakturen. Durch virtuelle 3-D Rekonstruktion soll die Ausdehnung und morphologische Anordnung eines intervertebral plazierten Spongiosatransplantats dargestellt werden.

Problem

Nach operativer Stabilisierung und transpedikulärer Spongiosaplastik werden in einer Fülle von Untersuchungen Korrekturverluste nachgewiesen. Aufgrund der unzureichenden Vaskularisation des Intervertebralraums, wegen des ungenügenden Kontakts zwischen Spongiosatransplantat und kranialem Nachbarwirbel und wegen der morphologischen Anordnung und Ausdehnung der transplantierten Spongiosa kommt es oft nicht zu einer stabilen knöchernen Spondylodese.

Methodik

In einer experimentellen Untersuchung an humanen thorakolumbalen Wirbelsäulenpräparaten wurden transpedikuläre und transforaminale Bandscheibenresektionen vorgenommen. Der intradiskale Hohlraum wurde zur Simulation einer Spongiosaplastik mit Kontrastmittel gefüllt und computertomographisch untersucht. In einem computergesteuerten Navigations- und Planungssystem (Surgical Planning and Orientation Computer System) [SPOCS] (Fa. Aesculap) erfolgte eine dreidimensionale Rekonstruktion, eine qualitative und quantitative Auswertung der digitalisierten Datensätze. Vergleichend wurden mit der gleichen Technik digitalisierte Patientendatensätze aus Computertomographien nach transpedikulärer Spongiosaplastik und Entfernung des Fixateur interne analysiert. Die Ergebnisse wurden im t-Test ($p < 0{,}05$) statistisch untersucht.

Ergebnisse

Unabhängig von der Technik der Bandscheibenresektion konnten intradiskale Höhlräume zwischen 0,3 und 8,97 ml erzeugt werden. In transpedikulärer Technik wurden durchschnittlich 1,81 ml und nach transforaminaler Technik 3,72 ml große Hohlräume geschaffen. Bei der virtuellen Rekonstruktion von computertomographisch kontrollierten Spongiosaplastiken konnte durchschnittlich ein Volumen von 1,75 ml nachgewiesen werden. Sowohl in den experimentellen Untersuchungen an Präparaten, wie auch nach Analyse der digitalisierten Patientendatensätze war nur ein unzureichender Kontakt zwischen intradiskalem Hohlraum bzw. dem Spongiosatransplantat im Intervertebralraum nachweisbar. Die approximativ errechneten Kontaktflächen nach Distanzmessung der Kontrastmittelausdehnung zeigten 8mal Ausdehnungen unter 1 cm^2. In 5 Fällen lag die Kontaktfläche über 2 cm^2. Die transforaminale Resektionstechnik zeigt gegenüber dem transpedikulären Vorgehen hinsichtlich Volumen und Größe der Kontaktfläche signifikant größere Werte.

Schlußforderung

Wie die morphologischen Untersuchungen der virtuellen dreidimensionalen Rekonstruktionen des Intervertebralraums zeigen, schafft die transpedikuläre Bandscheibenresektion und Spongiosaplastik im Rahmen der dorsalen Stabilisierung von instabilen Wirbelfrakturen nur einen unzureichenden Kontakt zum benachbarten Wirbelkörper, wodurch sich die klinisch feststellbaren Korrekturverluste erklären lassen. Das Operationsverfahren sollte daher überdacht werden und eventuell durch dorso-ventrale Verfahren ersetzt werden.

Wie groß ist die Differenz zwischen Planung und der tatsächlichen Position des Prothesenschaftes 300 Tage nach Implantation mittels computerunterstütztem Robotereinsatzes?

A. Lahmer, M. Börner und A. Bauer, Frankfurt

Zielsetzung

Bei zementfreien Hüftendoprothesen ist eine exakte Umsetzung der Planung sowie eine hohe Primärstabilität für die knöcherne Integration des Implantates unabdingbar. Ziel der Arbeit ist es zu zeigen, daß mit Hilfe des computerunterstützten Robotereinsatzes es nicht nur möglich ist die Planung exakt intraoperativ umzusetzen, sondern daß auch nach einem längeren Zeitraum die aktuelle Prothesenposition mit der Planung übereinstimmt.

Problembeschreibung, Material, Methode, Ergebnisse

Seit November 1994 verwenden wir das ROBODOC®-system zur Implantation zementfreier Hüftprothesen. Im Februar 1998 führten wir den 1000sten Eingriff mit dem System durch. Bei 49 Patienten haben wir beiderseits eine zementfreie Endoprothese implantiert. Die mittlere Zeit zwischen den beiden Eingriffen betrug 302 Tage. In 12 dieser Fälle wurde die für den Eingriff notwendige CT-Untersuchung im sogenannten Rohdatenmodus durchgeführt. Dieser Modus erlaubt es ohne zusätzliche Strahlenbelastung des Patienten die andere Hüfte ebenfalls darzustellen. Bei der Nachberechnung der CT-Daten wurde das gleiche Protokoll wie bei der ehemaligen Planung verwendet. Die so gewonnenen Daten wurden in das Planungssystem ORTHODOC® eingeladen. Dies ermöglicht den Vergleich zwischen der Prothesenplanung und der Position der Prothese zum Zeitpunkt der zweiten Operation. Für die Messungen suchten wir zunächst nach Fixpunkten im Bereich der Prothese. Es wurden der Mittelpunkt des Prothesenkopfes, das Einschlagloch der Prothese sowie die Prothesenspitze verwendet. Als anatomische Fixpunkte im Femurbereich diente der Trochanter major, der Trochanter minor, sowie die Femurcondylen.

In den Planungsdaten sowie in den Daten der aktuellen Prothesenposition wurden die folgenden vergleichenden Messungen durchgeführt:

- Positionstiefe des Implantates im proximalen Femur
- Anteversion der Prothese
- Längsachse der Prothese in Bezug auf den Femurschaft

Um diese Messungen durchzuführen legten wir definierte Schnitte an den anatomischen Fixpunkten in beiden Datensätzen. Die auf diese Art erzeugten Bilder wurden übereinander projiziert und die Knochenkonturen zur Deckung gebracht. Die Abweichungen der Prothesenpositionen ergibt die Unterschiede zwischen Planung und aktueller Position.

Schlußfolgerungen

Unsere Messungen ergaben eine gute Übereinstimmung zwischen der Planung und der Position der Prothese zum Zeitpunkt der zweiten Operation. Die Abweichung zwischen Planung und aktueller Position betrug 0,5 mm im proximalen Schaftbereich auf Höhe des Trochanter minors. Bei der Tiefenposition des Schaftes betrug der Fehler 1,8 mm. Für die Messungen wurde die Spitze des Trochanter minors sowie die Spitze des Trochanter majors verwendet. Die Abweichungen der Prothesenachse in Bezug auf die Längsachse betrug 0,5 Grad.

Inwieweit sind posttraumatische Einschränkungen der Umwendbewegung nach Unterarmschaftfrakturen vorauszuberechnen?

A. Weinberg, C. Pape, M. Blauth und H. Tscherne, Hannover

Zielsetzung

Simulation einer möglichen Einschränkung der Umwendbewegung aufgrund von Achsendeformitäten unter Berücksichtigung eines neuen kinematischen Modells.

Problembeschreibung, Material, Methode, Ergebnisse

Grundlage bildet eine neu entwickelte dynamische kernspintomographische Untersuchung, die an 12 gesunden Probanden durchgeführt wurde. Inhaltlich weist diese Untersuchungstechnik die freie Pro-und Supination im Raum auf. Aus dieser Untersuchung konnten folgende Schlußfolgerungen gezogen werden: Die dynamische Untersuchung zeigt, daß die Membrana interossea antebrachii (M.I.A.) zu keinem Zeitpunkt maximal gespannt ist. Sie hat somit für die normale Umwendbewegung keinen limitierenden Einfluß. Das proximale humero-ulnar Gelenk ist kein Scharniergelenk. Es konnte gezeigt werden, daß der Abstand der Ansätze der M.I.A. an Ulna und Radius für jede Knochenstellung im Bereich des Schaftes in jeder Schnittebene möglichst minimal gehalten werden. Eine konstante Drehachse existiert nicht, die dargestellte Momentanschraubachse wandert mit der Lateralisierung der Ulna. Diese betrug während der Pro- und Supination bei den durchgeführten kernspintomographischen Daten im Mittel 7,36° ± 1,12°. Das neu entwickelte kinematische Modell weist einen Winkel von 7,2° auf. Ein weiteres Problem stellte die Übertragung der Daten von den Röntgenbildern in die Simulation dar, da das Standardröntgen nicht in zwei senkrecht aufeinanderstehenden Ebenen durchgeführt wird. Hierzu wurde eine neue Standardtechnik entwickelt. Anschließend wurden die Daten von insgesamt 16 Fällen aufgearbeitet. Die errechneten Einschränkungen dieser posttraumatischen Deformitäten zeigten eine gute Übereinstimmung mit den klinisch ermittelten Daten und lassen eine Vorausberechnung einer Einschränkung zu.

Schlußfolgerungen

Die dargestellte Simulation bietet die Möglichkeit bei posttraumatischen Fehlstellungen die zu erwartende Einschränkung aufgrund eines Achsenfehlers des Knochens vorauszuberechnen.

Erste Ergebnisse bei der Anwendung des rechnerunterstützten Robotereinsatzes bei der aseptischen Hüfttotalendoprothesenlockerung

U. Stier, M. Kappus, A. Lahmer und M. Börner, Frankfurt

Zielsetzung

1. Bei aseptisch gelockerter einzementierter Hüfttotalendoprothese soll die Entfernung des Knochenzementes nach entsprechender Berechnung am Graphik-Computer durch den Roboter vorgenommen werden.
2. Bei aseptischer Lockerung zementfrei implantierter Prothesen soll durch die präoperative Planung ein neues, granulations- und nekrosenfreies Knochenbett für die zementfreie Neuimplantation geschaffen werden.

Problembeschreibung, Material, Methode, Ergebnisse

Weltweit wurde zum ersten Mal der rechnerunterstützte Robotereinsatz zum Prothesenwechsel nach aseptischer Lockerung sowohl zementfreier als auch zementierter Hüfttotalendoprothesen verwendet.

Ergebnisse von insgesamt 42 Patienten wurden im Rahmen einer prospektiven Studie ausgewertet. An Komplikationen traten eine Thrombose und eine Infektion auf. Die Vorteile des Verfahrens waren die präoperative Planung, Schaffung eines frischen Knochenlagers, Korrektur der Antetorsion, Entfernung der fibrinösen Membran sowie der Sklerosezonen und eine erheblich verkürzte Operationszeit gegenüber der konventionellen Methode. In keinem Fall mußte eine Knochenfensterung bzw. Spaltung des Knochens zur Entfernung des Knochenzementes vorgenommen werden. Es wird auch über die derzeitigen Grenzen des Revisionsprogrammes, wie begrenzte Tiefe beim Ausfräsen, Arbeiten nur in der Längsachse, usw. berichtet, ebenso über zukünftige Verbesserungen des Revisionsprogrammes. In allen Fällen war postoperativ die Sofortbelastung gestattet, da wie bei der Erstimplantation durch die hohe Paßgenauigkeit, Rotationsstabilität bei der zementfreien Implantation gegeben war.

Schlußfolgerungen

In allen Fällen konnte anhand einer präoperativen Planung durch den Roboter die vollständige Entfernung des Knochenzementes aus dem Femurschaft vorgenommen werden, ohne die Notwendigkeit einer Fensterung des Knochens bzw. einer Ausweitung der Operationstechnik. Postoperativ konnte die sofortige Vollbelastung gestattet werden.

Ableitung der Form des Schaftquerschnittes von Tibiae aus anthropologischen Messungen auf Röntgennativaufnahmen

P. Messmer, N. Suhm, A. L. Jacob und P. Regazzoni, Basel

Zielsetzung

Erfassen der dreidimensionalen Knochenmorphologie aufgrund von zweidimensionalen Röntgenbilder

Kurzfassung

Die präoperative Planung in der Traumatologie (Reposition, Implantatwahl, Implantatlage) könnte durch Kenntnis der 3-dimensionalen Schaftform eines Knochens realistischer erfolgen. Bei der konventionellen 2-dimensionalen Bildgebung geht die räumliche Information in der zum Strahlengang parallelen Ebene verloren. Die Anthropologie unterscheidet qualitativ bei allen Röhrenknochen verschiedene Schafttypen auf Grund der Form des Querschnittes. Definierte Masse dienen der quantitativen Beschreibung. Ziel der Arbeit war es ein Verfahren zu beschreiben, um anhand konventioneller Röntgenbilder in zwei Ebenen die Form des Schaftquerschnittes langer Röhrenknochen zu klassifizieren.

Problembeschreibung, Material, Methode, Ergebnisse

Von zwanzig isolierten Tibiae wurden 1.) Röntgenaufnahmen in zwei Ebenen angefertigt und 2.) die Form des vorliegenden Schaftquerschnittes einem der für die Tibia möglichen sechs anthropologischen Typen zugeordnet. Den Knochenaufnahmen entsprechende Bilder eines Meßphantoms wurden benutzt, um Korrekturfaktoren für Vergrößerung und Verzerrung zu erhalten.

Mittels statistischer Methoden (Multivarianzanalyse, F-Test) wurde diejenige Parameterkombination gesucht und gefunden (P1: Tiefe der oberen medialen Gelenkfläche, P2: Tiefe der oberen lateralen Gelenkfläche, P3: transversaler Durchmesser der Mitte), welche bei der Zuordnung der Tibiae zu einem der Schaftypen die besten Resultate ergab (Reklassifikationsgenauigkeit 17/20 d. h. 85%).

Schlußfolgerungen

Definierte Meßgrößen, die aus konventionellen Röntgenbildern bestimmt werden können, erlauben die Zuordnung eines Röhrenknochens zu einem der anthropologischen Schafttypen. Diese räumliche Information könnte die präoperative Planung deutlich erleichtern.

TibFix – Standardisierte Nativaufnahmen und Computertomographien isolierter Röhrenknochen

N. Suhm, P. Messmer, A. L. Jacob und P. Regazzoni, Basel

Zielsetzung

Der Aufbau einer Datenbank für 2D- und 3D-Bildmaterial langer Röhrenknochen erfordert die Abbildung des Knochenmaterials unter standardisierten Bedingungen. Das hier vorgestellte Instrument dient der Lagerung und Fixierung langer Röhrenknochen während der Bildgebung.

Kurzfassung, Problembeschreibung, Material, Methode, Ergebnisse

Anthropometrische Daten langer Röhrenknochen bilden die Grundlage für verschiedene Anwendungen wie zum Beispiel dem Design von Knochenmodellen und Implantaten. Zur Errichtung einer entsprechenden Datenbank bedarf es standardisierter Röntgenbilder und Computertomographien. Ziel dieser Arbeit war es, eine Methode und ein Gerät (TibFix) zur Aufnahme derartigen Bildmaterials zu entwickeln.

Im TibFix wird der Röhrenknochen für die Messungen in einer röntgendurchlässigen Plexiglasröhre axial fixiert. Die Röhre ist an beiden Enden in einem Führungsblock frei drehbar gelagert. Für die konventionellen Messungen werden Röhre, Führungsblöcke und die darin integrierte Filmkassette auf einer Grundplatte fixiert. Auf diese Art wird eine feste Beziehung zwischen Fokus der Röntgenröhre, Objekt und Film sichergestellt. Für die Computertomographie wird die metallische Grundplatte entfernt und die Röhre mit den Führungsblöcken auf dem CT-Tisch gelagert. Die Gewinnung standardisierter Aufnahmen erfordert die Definition der ap-Ebene. Dazu wird die Tangente an die dorsale Begrenzung der proximalen Tibia im CT horizontal ausgerichtet. Um diese Position für die konventionellen Aufnahmen zu sichern, wird die Röhre mit einem Paßstift fixiert.

Die Reproduzierbarkeit der Einstellung wurde geprüft, indem fünf Tibiae je dreimal repositioniert wurden. Die Position der Tibiaachse bezüglich der axialen Fixierung im TibFix wies eine Streubreite von 3 mm auf. Die so gewonnenen Röntgenbilder waren deckungsgleich.

Schlußfolgerungen

Die Repositionierungsversuche und das gewonnene Bildmaterial zeigen, daß mit Hilfe des TibFix standardisierte Röntgenaufnahmen und Computertomographien von hoher Qualität erzeugt werden können. Für diese Studie haben wir uns auf die Tibia beschränkt. Prinzipiell eignet sich das Verfahren für alle langen Röhrenknochen.

Die interdisziplinäre Videokonsultation am Beispiel des diabetischen Fußsyndroms

S. Kessler, F. X. Hierl und R. Landgraf, München

Zielsetzung

Es soll die erste Erfahrung der Videokommunikation zwischen Diabetologen und Chirurgen über Patienten mit diabetischem Fußsyndrom ausgewertet werden.

Problembeschreibung, Material, Methode, Ergebnisse

Die Behandlung des diabetischen Fußsyndroms erfordert verschiedenartige interdisziplinäre Zusammenarbeit besonders bei Vorliegen von Fußulcera, Zehennekrosen und Fehlstellungen, insbesondere zwischen Diabetologen und Chirurgen. Bei räumlicher Distanz zwischen den Abteilungen kann die Konferenz einen beachtlichen Zeitaufwand beanspruchen. Eine Videoschaltung erlaubt prinzipiell die Kommunikation über beliebige Entfernungen.

Nach Einführung eines ISDN basierten Videokonsultationssystems zur Synchronkommunikation zwischen der diabetologischen Fußambulanz und der Chirurgischen Ambulanz sollen anhand der ersten 10 Patienten die Vorteile und evtl. Unzulänglichkeiten dieses Systems geprüft werden.

Die Handhabung ist einfach und kurzfristig erlernbar. Die Daten zur Anamnese und zum Befund können mündlich oder schriftlich übermittelt werden. Die Qualität der übertragenen Bilder von den Füßen und den Röntgenbildern erlaubt eine inspektorisch differenzierte Beurteilung der Wunden und Weichteile sowie der Röntgenaufnahmen. Tastbefunde zur Schmerzsymptomatik und Hauttemperatur können sprachlich und demonstrierend vermittelt werden. Zeichnerische Informationen etwa zu Korrekturoperationen können direkt ggf. farblich abgestuft in die Anlage eingegeben und übermittelt werden.

Schlußfolgerungen

Die Videokonsultation hat sich als vielseitiges und zeitsparendes System zur interdisziplinären Kommunikation bei der Behandlung des diabetischen Fußsyndromes erwiesen.

Video-Konferenzsysteme – ein neuer Pfeiler der Kommunikation in der Medizin

L. Mahlke, T. Pohlemann und T. Hüfner, Hannover

Zielsetzung

Ziel dieser Darstellung ist die Vorstellung einer leicht verfügbaren und günstigen Anwendung in der Telemedizin, die es erlaubt, auch periphere Einrichtungen des Gesundheitssystem miteinander zu vernetzen.

Problembeschreibung

Bereits seit Ende der 80er Jahre sind Telekonsultationen von Kliniken der Maximalversorgung zu Häusern der Regelversorgung erprobt und vielfach angewendet worden. Aufgrund des aufwendigen Hardwarebedarfs und der hohen Vorhaltungskosten der Video-Breitbandleitungen haben sich diese Systeme jedoch ohne Förderung nicht weiter verbreiten können.

Mit der allgemeinen Verbreitung des PC und der kostengünstig gewordenen ISDN-Technologie steht jedoch nun eine Technik (Video-Konferenz-Systeme) zur Verfügung, die eine flächendeckende Ausrüstung ermöglicht.

Material und Methode

Seit Anfang 1997 werden an unser Klinik erst 1 jetzt 2 PC-gestützte Video-Konferenz-Systeme auf PC-Basis für telemedizinische Zwecke genutzt. Zur Übermittlung von Röntgen-, CT- oder MR-Aufnahmen sowie der Weichteilverhältnisse steht eine hochwertige digitale Kamera zur Verfügung. Diese Befunde können mit Hilfe einer „application-sharing" Software von den Konferierenden gemeinsam bearbeitet und ausgewertet werden. Auch die Übertragung von Bewegtbildern (2. Video-Kamera) ist mit eingeschränkter Qualität durchführbar.

Wurde anfangs das Video-Konferenz-System vor allem zur gemeinsamen Besprechung und Planung von Forschungsinhalten zwischen Kliniken in Deutschland und der Schweiz eingesetzt, so wurde es schon bald vor allem für Tele-Konsultationen und gemeinsame Fallbesprechungen zwischen unserer Klinik und peripheren Einrichtungen genutzt.

Derzeit befinden sich 5 Teilnehmer in regionalem Umkreis, mit denen regelmäßige Telemedizinische Konsultationen durchgeführt werden. Die Konferenzen werden anhand eines standardisierten Protokolls ausgewertet, um die Schwachstellen aufzuzeigen und Verbesserungen möglich zu machen.

Ergebnisse

Ohne hohen finanziellen Aufwand (ca 2000,— DM) konnten herkömmliche PCs zu Video-Konferenz-Systemen ausgebaut werden. An Vorhaltungskosten mußte nur ein üblicher

ISDN-Basisanschluß eingerichtet werden. Die Übertragungsqualität der Bewegtbilder ist dabei nicht dem der Video-Breitband-Systeme ebenbürtig, sie ist aber für die genannten Zwecke vollkommen ausreichend. Zur Übertragung von Röntgen oder CT-Bildern ist jedoch eine Digitalisiereinrichtung erforderlich (Scanner, digitale Kamera), um eine hohe Auflösung bei allen teilnehmenden Partner zu erreichen.

Schlußfolgerung

Mit den PC-basierten ISDN-Video-Konferenz-Systemen steht eine kostengünstige und leicht zu verwirklichende Möglichkeit zur Verfügung, um Kliniken der Maximalversorgung mit peripheren Einrichtungen einschließlich Praxen zu verbinden und telemedizinische Beratung für alle Partner im Gesundheitssystem anzubieten.

KIKS – Krankenhausinformations- und Kommunikationssystem

R. Laun, D. Richter, A. Ekkernkamp und P. A. W. Ostermann, Berlin

Zielsetzung

Erfahrungsbericht aus einem neueröffneten Traumacenter mit vollständig elektronischer Vernetzung

Kurzfassung

Am neueröffneten Unfallkrankenhaus Berlin wurde von Beginn an ein Krankenhausinformations- und Kommunikationssystem „KIKS“ installiert. Insgesamt stehen 350 PC's, davon 50 PC-Viewings (PC mit optionaler Röntgenbildbetrachtung) im gesamten Krankenhaus zur Verfügung. 58 PC-Arbeitsplätze werden in der Unfallchirurgie einschließlich Schockraum und Operationssälen genutzt. Das System ermöglicht über ultraschnelle Glasfaservernetzung einen kompletten Datenverbund und Austausch in vertikaler und horizontaler Ebene mit simultanem Datenzugriff an unterschiedlichen Arbeitsplätzen. Neben elektronischer Archivierung sämtlicher Patientendaten einschließlich Labor- und Röntgenuntersuchungen, wird auch eine elektronische Leistungserfassung und Dokumentation durchgeführt. Erstmalig steht ein komplettes elektronisches Formularwesen zur Verfügung. Die Materialwirtschaft wird ebenfalls auf elektronischem Wege verwaltet. Controlling und Dialoge erfolgen per e-mail.

Die Autorengruppe berichtet über die Erfahrungen im Umgang mit dem Netzwerk. Anhand von Fallbeispielen werden Patientendokumentationen in der Notfallaufnahme, im Op sowie auf Station, Leistungserfassung im ärztlichen Bereich, Kommunikation im Rahmen der innerbetrieblichen Abläufe z. B. Op-Plan-Erstellung, Dienstplan-Erstellung sowie die dazugehörigen Module vorgestellt.

Schlußfolgerung

Nach initialen Schwierigkeiten im Umgang und nach eingehender Mitarbeiterschulung besteht eine hohe Akzeptanz des Systems durch sämtliche Mitarbeiter. Die Vorteile wie sofortige Dokumentation und Überprüfbarkeit derselben, Leistungserfassung und Leistungsstatistiken, ubiquitäre Datenverfügbarkeit im System bei gewährtem Datenschutz sowie die Reduktion des papiergebundenen Schriftverkehres sind evident.

Spezifikation eines rechnergestützten Informationssystems für unfallchirurgische Kliniken

O. J. Bott, Braunschweig, K. Dresing, Göttingen, D. P. Pretschner, Braunschweig und K. M. Stürmer, Göttingen

Problemstellung

Ziel des hier vorgestellten Projekts ist die Spezifikation eines rechnergestützten Informationssystems für eine unfallchirurgische Klinik (UCIS). Hierbei steht nicht die Entwicklung bzw. Implementierung eines entsprechenden Systems im Vordergrund, sondern die systematische Ermittlung der Anforderungen an dessen Architektur, Softwarekomponenten, Benutzerschnittstellen und Hardware zur Vorbereitung einer Marktanalyse.

Methodik

Als rechnergestütztes Werkzeug zur Beschreibung des Informationssystems (IS) und dessen Einbettung in die Zielorganisation wurde MOSAIK-M (Modellierung, Simulation und Animation von Informations- und Kommunikationssystemen in der Medizin) eingesetzt. Mit MOSAIK-M wird der zukünftige Nutzer voll in die Gestaltung des EDV-Systems integriert. Die potentielle Unterstützung durch EDV wird als virtuelle Welt auf dem Bildschirm abgebildet. Der Nutzer sieht seinen zukünftigen Arbeitsplatz vor sich und kann virtuell z. B. die elektronische Patientenakte bearbeiten oder rechnerunterstützt Termine planen. Sind sämtliche Nutzer mit „ihrem" Arbeitsplatz zufrieden, werden diese Anforderungen zusammengefaßt und eine Marktanalyse durchgeführt. Hiernach kann ein Programmsystem gekauft und angepaßt oder neu entwickelt werden.

B8

Ergebnisse

Mit Hilfe von MOSAIK-M konnten als zentrale Bestandteile eines UCIS identifiziert und differenziert beschrieben werden (in der Reihenfolge ihrer Bedeutung):

1. ein Dokumentationssystem im Funktionsumfang einer elektronischen Patientenakte, das bezüglich inhaltlicher Aspekte und Form der Präsentation an die individuellen Bedürfnisse der Abteilung angepaßt werden kann,
2. damit eng verknüpft ein parametrierbares, vorgangsunterstützendes System zur Unterstützung medizinischer und administrativer Arbeitsabläufe (z. B. D-Arzt-Verfahren) sowie

3. damit wiederum verknüpft eine Komponente zum Ressourcen- und Terminmanagement.

Diese Komponenten sollten den funktionellen Kern des Systems bilden. Sie realisieren den Hauptteil möglicher organisatorischer Optimierungspotentiale. Weitere Komponenten (Behandlungsplanung auf der Grundlage von Behandlungsrichtlinien, Qualitätssicherung etc.) können im unterschiedlichen Maße auf diesen Systemen aufbauen.

Desweiteren wurden Konzepte erarbeitet, um die im klinischen Umfeld gleichermaßen vordringlichen, wie z. T. auch konträren Forderungen nach einfacher Handhabbarkeit auf der einen und Datenschutz- und Datensicherheit auf der anderen Seite zu vereinbaren.

Schlußfolgerung

Die systematische Ermittlung der Anforderungen an ein UCIS zusammen mit den potentiellen Nutzern und die Darstellung des Systemkonzepts in Form von virtuellen Klinikabläufen gibt die Möglichkeit, im Vorfeld der Anschaffung eines UCIS alle zukünftigen Szenarien durchzuspielen und Fehlinvestitionen zu vermeiden.

Optimierung der Dokumentation polytraumatisierter Patienten im Schockraum durch Einsatz von EDV

D. Deimel, Mannheim, A. Gattiker und O. Trentz, Zürich

Zielsetzung

Verbesserung der Befundung polytraumatisierter Patienten durch „on-Line"-Dokumentation im Schockraum. Einbeziehung der Daten zur Erstellung des Deutschen Traumaregisters, Qualitätssicherung durch „In-Come"/„Out-Come"-Analysen.

Problembeschreibung

Die bisher durchgeführte „Papierdokumentation" diente lediglich der klinischen Pflichtdokumentation und ließ ohne größeren Aufwand die spätere Auswertung der erfaßten Parameter nicht zu.

Material

Entwicklung eines neuen EDV-gestützten Schockraumprotokolles an einer großen Unfallchirurgischen Abteilung (250–300 Schockraumpatienten/Jahr). Erste Austestung der Software im Routinebetrieb.

Ergebnisse

Die Dokumentation polytraumatisierter Patienten erfolgt „on-line“ durch den Schockraum-Assistenten. Das System läßt neben der Erfassung von Vitalparametern die Befundung und Diagnostik der einzelnen anatomischen Regionen mit Berücksichtigung der entsprechenden spezifischen Merkmale zu. Hierbei werden anhand von einzelnen „Checklisten“ die unterschiedlichen Verletzungen separat erfaßt. Durch textbausteinorientierte Eingabehilfen werden zusätzlich Freitexte der Befund erzeugt. Die Diagnoseverschlüsselung erfolgt parallel nach ICD-10, ICD-9, AO-Klassiskation und AIS (Abbreviated Injury Scale). Die durchgeführte Therapie im Schockraum wird strukturiert nach den einzelnen Organsystemen erfaßt. Nach abgeschlossener Dokumentation erfolgt die automatische Berechnung der ISS sowie der Überlebenswahrscheinlichkeit nach der TRISS- und ASCOT-Methode. Das System ermöglicht durch Erstellung der Bögen A und B gleichzeitig die Teilnahme am „Traumaregister der DGU“. Die Eingabe erfolgt fast ausschließlich maus-gesteuert und erfordert dadurch kaum Arbeit an der Tastatur. Hierdurch konnte die Eingabezeit deutlich gesenkt werden.

Mit Hilfe eines Datenchecks läßt sich der aktuelle Stand der Datenvollständigkeit jederzeit überprüfen. Die dokumentierten Daten können zu einem Schockraumprotokoll ausgedruckt werden. Im vorhandenen vernetzten System stehen die Informationen später auch der Intensivstation zur Verfügung. Alle relevanten Daten gehen zu dem redundanzfrei in die gleichzeitig vorhandene Intensiv-, OP- und Entlassungs-Dokumentation ein.

Erste prospektive Erfahrungen mit dem System zeigen einerseits keine deutliche Reduzierung des zuvor „papier-gestützten“ Dokumentationsaufwandes, hingegen kann allerdings eine Datenqualität und -vollständigkeit erreicht werden, die erstmals eine Auswertbarkeit der Datenbestände ermöglicht.

Diskussion

Die Vorteile einer EDV-gestützten Dokumentation (Redundanzfreiheit, mögliche Auswertbarkeit, Export der Daten in wissenschaftliche Studien) lassen allerdings nicht darüber hinwegtäuschen, daß eine „on line“-Datenerfassung im Schockraum nicht die Versorgung des Patienten beeinträchtigen darf.

Schlußfolgerung

Der Einsatz von EDV im Schockraum schafft die Voraussetzungen für eine effektive und standardisierte Dokumentation, welche als Grundlage einer späteren Qualitätssicherung polytraumatisierter Patienten anzusehen ist.

Effizienzsteigerung einer unfallchirurgischen Abteilung durch den Einsatz eines Klinik-Kommunikationssystems

R. Hente, B. Füchtmeier, M. Maghsudi und M. Nerlich, Regensburg

Problem

Die Anwendung des Gesundheitsstrukturgesetzes (GSG) mit der Einführung leistungsorientierter Kostenerstattung zwingt den behandelnden Chirurgen neben dem medizinischen jetzt auch verstärkt zu einem ökonomischen Denken. Die Limitierung des für die Abteilung zur Verfügung stehenden Budgets sowie der zusätzliche Verwaltungsaufwand mit Dokumentationspflichten (Verschlüsselung von ICD, ICPM, Fallpauschalen und Sonderentgelte) erfordert ein modernes Management. So muß der Chirurg durch eine geschickte Zuordnung und aktuelle Kontrolle von Sonderentgelten und Fallpauschalen eine optimale Ausnutzung seines Abteilungsbudgets erreichen.

Der zwangsläufig erhöhte Patientendurchlauf mit knapper werdenden personellen Ressourcen und gesteigerten Anforderungen an die Dokumentationspflicht erfordert eine zeitgerechte Information und Kommunikation aller Funktionsbereiche über den aktuellen Stand. Ein weiteres Problem sind die durch die „Formularflut" auftretenden Mehrfacharbeiten mit der Wiederholung identischer Informationen, die zu einer unnötigen zeitlichen Belastung des ärztlichen Personals führen.

Lösungsansatz

Zur Bewältigung dieser Aufgaben haben wir in unserer Abteilung seit 4 Jahren ein medizinisches Informationssystem etabliert, in dem neben den verwaltungstechnischen auch die wesentlichen medizinischen Informationen aus allen Funktionsbereichen (Notaufnahme, OP, Station, Poliklinik, BG-Wesen, Sekretariate etc.) On-Line gespeichert werden. Die gespeicherte Information steht anschließend über eine Netzwerk in allen Funktionsbereichen sofort zur Verfügung und kann über vorgegebene Abfragen wie z. B. „Wer ist gestern in der Notaufnahme behandelt worden" abgerufen werden.

Die unmittelbare Dokumentation der medizinischen Leistung und die damit verbundene gesetzgeberisch vorgeschriebene Verschlüsselung (z. B. ICD/ICPM-Erfassung direkt im OP-Protokoll) gewährleistet die ständige Verfügbarkeit und Weiterverwendung der einmal erfaßten Informationen. Die strukturierte Erfassung und direkte Abrufbarkeit aller relevanten Arztbriefe (OP-Bericht, Stationäre u. ambulante Briefe, BG-Berichte etc.) erlauben zu jeder Zeit einen umfassenden Überblick über die medizinische Behandlung. Doppelarbeiten und telefonische Rückfragen können dadurch vermieden werden. Die unmittelbare Informationsweiterleitung innerhalb der Abteilung (Controlling) und zur Verwaltung ist somit jederzeit gewährleistet.

Für alle Funktionsbereiche besteht eine Planungsmöglichkeit (OP-Plan, Stationäre Aufnahme etc.). Hierdurch lassen sich etwaige Änderungen vornehmen und zeitgleich an die beteiligten Personengruppen zur Information weiterleiten.

Schlußfolgerung

Der Einsatz einer EDV in allen Funktionsbereichen einer Abteilung schafft die Voraussetzung für eine umfassende, zeitgerechte Leistungserfassung und Informationsweiterleitung. Dies führt zu einer deutlichen Reduktion des Arbeitsaufwandes durch mögliche frühzeitige Planung und situationsangepaßte Reaktion. Der erforderliche Verwaltungsaufwand pro Patient kann somit auf ein notwendiges Minimum reduziert und die hierdurch freiwerdenden Ressourcen für die medizinische Behandlung genutzt werden.

Führt der Einsatz von EDV zur verbesserten Organisation und Dokumentation-Erfahrungsbericht über 4 Jahre

A. Lusznat, Heilbronn, D. Deimel, Mannheim und E. G. Suren, Heilbronn

Zielsetzung

Kritische Auseinandersetzung mit dem Einsatz von EDV in einer unfallchirurgischen Abteilung. Erfahrungsbericht über 4 Jahre Einsatz in Ambulanz- und OP-Dokumentation.

Problembeschreibung

Zunehmende Anforderungen an Dokumentation und Qualitätssicherung erfordern den Einsatz ausgereifter und effizienter EDV-Konzepte. Eine kritische Betrachtung.

Methodik

Analyse des bereits seit 1993 installierten Klinikdokumentationssystems „KAUZ“ im Rahmen einer Mitarbeiterbefragung. Kritische Auseinandersetzung mit Schwachstellen und Erarbeitung von Verbesserungsvorschlägen.

Ergebnisse

Seit Einführung des Systems vor 4 Jahren konnten inzwischen die gesamte Ambulanz- und OP-Dokumentation sowie das Berichtswesen auf EDV umgestellt und über eine Vernetzung in die bestehende Organisationsstruktur der Unfallchirurgischen Klinik integriert werden. Inzwischen wurden somit die Befunde von insgesamt über 45 000 Patienten erfaßt. Im Rahmen der OP-Dokumentation konnten fast 5 000 Operationen dokumentiert und nach ICD und IKPM verschlüsselt werden. Die Analyse des Systems ergab:

Aufgezeigte Vorteile

Integrierte textbausteinorientierte Befund- und Leistungsdokumentation, direkte Weitergabe aller Berichte an den Patienten, Diagnose- und Therapieverschlüsselung sowie Fallpauschalen-/Sonderentgelt-Management; Verbesserung der internen Kommunikation sowie der Information über die Patienten, Redundanzfreiheit, Auswertbarkeit.

Nachteile

Vermehrter Zeitaufwand für den Arzt, Notwendigkeit von Datensicherung und Datenschutz, Laufende Aktualisierung und Anpassung.

Gesamturteil

Deutliche Verbesserung gegenüber der vorbestehenden Papierdokumentation.

Schlußfolgerung

Eine EDV-gestützte Klinikdokumentation ermöglicht eine wesentliche Verbesserung der internen Kommunikation, Information über den Patienten und Datenauswertbarkeit. Der Aufbau und die Weiterentwicklung eines solchen Systems sollte allerdings immer unter Einbeziehung der jeweiligen Benutzer erfolgen.

Evaluation einer Spracherkennungssoftware für die Unfallchirurgie

A. Ernstberger, R. Hente, M. Maghsudi und M. Nerlich, Regensburg

Einleitung

Spracherkennungssysteme erlauben die automatisierte Umsetzung der Sprache in digitale Textform. Zur Beurteilung der Einsetzbarkeit eines Spracherkennungssystems in der Unfallchirurgie wurde ein solches System (IBM-Voicetype, Simply Speaking Gold) mit unfallchirurgischer Erweiterung des Wortschatzes einer Evaluation unterzogen. Um die besondere zeitliche Belastung des chirurgisch tätigen Arztes zu berücksichtigen wurde besonderen Wert auf die Evaluation des Systems nach einer minimalen Eingewöhnungszeit gelegt.

Methodik

Drei Gruppen von Ärzten mit unterschiedlichen Schreibmaschinenkenntnissen (L2S: langsames 2-Finger-Schreiben, S2S: schnelles 2-Finger-Schreiben, 10S: 10-Finger-Schreiben) wurden als Versuchspersonen herangezogen. 24 Briefe aus vier chirurgischen Funktionsbereichen (Notaufnahme, OP-Bericht, Stationärer Entlassungsbericht und BG-Ambulanzberichte) wurden jeweils von den Gruppen auf drei verschiedene Weisen erstellt.

Jeder Proband führte mit dem System die Grundregistrierung durch (Zeitaufwand ca. $1\,^1/_4$ h).

Im ersten Durchlauf wurden die Briefe per Tastatur erfaßt, im zweiten über das Spracherkennungssystem erzeugt. Im dritten Durchlauf wurde der Brief erneut diktiert, nachdem die falsch erkannten Worte des zweiten Durchlaufes dem System gelernt worden sind. Ausgewertet wurden die Zeiten und die Fehlerrate der verschiedenen Eingabemodi und die Fehler- bzw. Erkennungsrate.

Resultate

Bei der Brieferstellung über das Tippen erreichten die Versuchspersonen eine Geschwindigkeit von durchschnittlich 86 (±12) (L2S), 116 (±19) (S2S) und 197 (±9) (10S) Anschlägen pro Minute. Im zweiten Versuch erreichten die Probanden bei der Spracherkennung inklusive Korrektur und Lernzeit eine durchschnittliche Geschwindigkeit von 114 (±28) Anschläge pro Minute. Im dritten Durchgang konnte die Erstellungsgeschwindigkeit auf 180 (±30) Anschläge gesteigert werden.

Ohne Berücksichtigung der Korrekturzeit betrug die reine Erstellungsgeschwindigkeit der Briefe im zweiten Durchgang 288 (±45) und konnte im dritten Durchgang auf 320 (±48) Zeichen pro Minute gesteigert werden. Die Erkennungsrate betrug dabei durchschnittlich 91 (±2)% bzw. 96 (±2)%.

Schlußfolgerung

Der Einsatz eines heute verfügbaren Spracherkennungssystems kann in chirurgischen Fächern unter bestimmten Voraussetzungen sinnvoll sein. Nach einer kurzen Einarbeitungszeit erreicht das System die Leistung eines mit 2-Fingern geübten Benutzers. In Funktionsbereichen ohne verfügbare Sekretärin stellt die Spracherkennung heute eine ernstzunehmende Alternative dar.

Implementierung des „Traumaregisters der DGU" in die EDV-gestützte Routinedokumentation

A. Gattiker, Zürich, D. Deimel, Mannheim, T. Kossmann und O. Trentz, Zürich

Zielsetzung

Prospektive Überprüfung der zuvor implementierten EDV-gestützten Polytrauma-Dokumentation anhand erster Auswertungen.

Problembeschreibung

Im Vergleich der zuvor papiergestützten Dokumentation ermöglicht der Einsatz der EDV eine deutliche Eingabehilfe und direkte Verfügbarkeit der Daten polytraumatisierter Patienten.

Material

Umstellung der zuvor durchgeführten Papierdokumentation auf eine komplett EDV-gestützte Dokumentation der Bögen A–E des „Traumaregisters" der DGU im Rahmen der Routinedokumentation. Anzahl der bisher erfaßten Patienten: 122 (männlich: 78; weiblich: 44); Durchschnittsalter: 38,9 Jahre (männlich), 46,1 Jahre (weiblich). Alle Patienten wurden von der Aufnahme im Schockraum bis zur Entlassung mit dem Dokumentationssystem erfaßt. Die Daten wurden durch einen Supervisor auf Vollständigkeit und Validität überprüft.

Ergebnisse

In 12 Fallen lagen penetrierende, in 107 Fällen stumpfe Traumata vor. Bei den festgestellten Verletzungen handelte es sich um insgesamt 77 SHT (davon 18 isoliert), insgesamt 24 Patienten erlitten Gesichtsverletzungen, der Thorax war in 50 Fällen, das Abdomen in 16 Fällen betroffen. Bei 31 Patienten lagen WS-Verletzungen vor. Die oberen Extremitäten waren bei 36, die unteren Extremitäten bei 47 Patienten betroffen. Insgesamt ließen sich 544 Diagnosen nach ICD-10, ICD-9, AO-Klassifikation und AIS (Abbreviated Injury Scale) verschlüsseln. Der Durchschnittliche ISS bei Aufnahme in den Schockraum betrug 38; bei insgesamt 31 Patienten konnte ein ISS von 15 und tiefer, bei 91 Patienten ein ISS über 15 festgestellt werden. Die Dauer des stationären Aufenthaltes betrug durchschnittlich 18,5 Tage, hierbei waren die Patienten durchschnittlich 9 Tage auf der Intensivstation, eine Intubationspflicht bestand im Durchschnitt für 6 Tage.

Anhand der vorgestellten Ergebnisse werden die Vorteile einer EDV-gestützten Polytrauma-Dokumentation aufgezeigt und insbesondere auf die ersten Erfahrungen bei Daten-Erfassung und Management berichtet.

Schlußfolgerung

Gegenüber der papiergestützten Dokumentation, welche eine spätere Eingabe der Daten erforderte, können die Datenbestände mit Hilfe einer weitgehenden „on line"-Erfassung direkt einer Auswertung zugeführt werden. Dieses verbessert insbesondere die Qualitätssicherung der Patientenversorgung durch mögliche „In-Come"/„Out-Come"-Analysen.

Klassifikation von Diagnosen und Therapien in der Unfallchirurgie – Anforderungen und Chancen

R. Bartkowski, A. Ollesch, A. Alexander und F. Diekmann, Berlin

Zielsetzung

Durch eine workflow-orientierte medizinische Dokumentation soll eine effektive Prozeßunterstützung und Entlastung des Arztes von administrativen Aufgaben realisiert, zugleich die Datenqualität verbessert und multiaxiale Auswertungsstrategien ermöglicht werden.

Problembeschreibung

Während eines stationären Aufenthaltes werden von unterschiedlichsten Seiten Informationen über den Behandlungsverlauf angefordert. Je nach Verwendungszweck wird dabei vom Arzt erwartet, eine Dokumentation entsprechend den administrativen Vorgaben auszuführen und dabei die benötigten Klassifikationssysteme (ICD-9, OPS-301, Fallpauschalen- und Sonderentgeltkataloge) einzusetzen, die jedoch in vielen Bereichen, wie z.B. in der Unfallchirurgie, die Anforderungen an eine klinisch relevante Dokumentation nur unzureichend erfüllen.

Material und Methode

In der deutschsprachigen Fassung der Systematisierten Nomenklatur der Medizin (SNOMED 2) existiert ein universelles Bezugssystem, mit dem alle gängigen Klassifikationen ableitbar sind. Mit SNOMED können dabei sowohl Diagnosen als auch Prozeduren sowie sonstige medizinische Sachverhalte eindeutig und reproduzierbar dargestellt werden. Neben der ICD-9 und OPS-301 konnte bisher die AO-Klassifikation der Frakturen, der Diagnosenschlüssel des Hauptverbandes der gewerblichen Berufsgenossenschaften, der ICPM-Operationsschlüssel und die Tumorbasisdokumentation der WHO vollständig mit SNOMED abgebildet werden. SNOMED als Metasprache erlaubt somit die Abbildung von Diagnosen und Prozeduren in die unterschiedlichsten bestehenden und zukünftigen Bezugssysteme wie die z.Zt. diskutierte ICD-10-PCS.

Ergebnisse

Um die Metasprache SNOMED für den klinisch tätigen Arzt nutzbar zu machen, wurde ein Software-Werkzeug entwickelt, mit dessen Hilfe es möglich ist, den klinischen Sprachgebrauch im Sinne einer Freitextverschlüsselung automatisch oder dialoggesteuert zu kodieren. Darüberhinaus ist auch eine graphische Eingabemöglichkeit vorhanden, die es erlaubt, die Dokumentation von Topographien und Pathomorphologien interaktiv durch „Anklicken“ von anatomischen Abbildungen und Schemen vorzunehmen, wobei im Hintergrund die automatische Kodierung in die Metasprache SNOMED und die daraus abgeleiteten Klassifikationen (u. a. AO, ICD-9) erfolgt sowie eventuell abrechenbare Entgelte zugeordnet werden.

Schlußfolgerung

Die Ableitung aller administrativen medizinischen Informationen aus den Prozeßdaten der Patientenbehandlung ist durch Einsatz eines SNOMED-basierten Software-Tools und bei Nutzung eines workflow-orientierten KIS ohne zusätzliche Arbeitsbelastung des medizinischen Personals möglich.

Neue Möglichkeiten der Dokumentation und Leistungserfassung in einer unfallchirurgischen Ambulanz

F. Thielemann, Schwenningen, E. Messer, Rosenheim, D. Deimel, Mannheim
und G. Picher, Schwenningen

Zielsetzung

Entwicklung eines neuen EDV-gestützten Befundungssystems für eine unfallchirurgische Notfallambulanz. Integration von strukturierter Dokumentation,

Berichterstellung, D-Arzt-Wesen, Leistungsdokumentation und Auswertung. Verknüpfung mit Labor und Radiologie.

Problembeschreibung

Die steigende Anforderungen an Dokumentation und Leistungserfassung erfordern eine effiziente EDV-gestützte Arbeitshilfe für den Arzt.

Methodik

Im Jahr 1997 konnte eine neue Ambulanzlösung innerhalb eines bereits bestehenden Klinikdokumentationssystems aufgebaut und in den Routinebetrieb integriert werden. Hierbei wurden insbesondere durch Erstellung eines menügesteuerten Befundungssystems unter Berücksichtigung D-ärztlicher Aspekte sowie der Diagnoseklassifikation ein unfallchirurgisches Expertensystem entwickelt werden.

Ergebnisse

Der EDV-gestützte Notfallbericht ermöglicht eine Führung des Arztes durch Anamnese, klinische Befundung und Diagnostik sowie Therapie die Berücksichtigung des ambulanten Prozeßablaufes. Durch strukturierte vorgegebene Feldinhalte können die erfaßten Daten einer späteren Auswertung zugeführt werden.

Die klinische Befundung wird durch textbaustein-orientierte Eingabe zur Erstellung von Freitexten unterstützt. Alle Diagnosen lassen sich parallel nach ICD-10, ICD-9 sowie AO-Klassifikation unter Einbeziehung der AO-Fraktur-Bilder verschlüsseln. Durch Verknüpfung an die Radiologie können sowohl Aufträge vergeben als auch radiologische Befunde abgerufen werden. Eine spätere Integration von Röntgenbildern ist vorgesehen.

Die Leistungsdokumentation erfolgt durch den Arzt im Rahmen der medizinischen Befunderstellung. Hierbei werden die Leistungen im Hintergrund vergeben. Die Erfassung erfordert somit keine Kenntnisse des Arztes über die entsprechende Gebührenordnung.

Die dokumentierten Daten lassen sich zu einem Bericht aufarbeiten, welcher als Ausdruck direkt dem Patienten mitgegeben werden kann. Des weiteren ist die Übernahme der Daten in verschiedene D-Arzt-Berichte sowie in die stationäre und operative Dokumentation möglich.

Das System hat sich bereits nach einem viertel Jahr Routineeinsatz bewährt und wird von allen Mitarbeitern als entscheidende Hilfe im täglichen Organisationsablauf angesehen. Über erst Erfahrungen und Auswertungen kann berichtet werden.

Schlußfolgerung

Nur der Einsatz von EDV in einer unfallchirurgischen Ambulanz ermöglicht die Bewältigung alltäglicher Dokumentationsaufgaben. Hierbei steht die Redundanzfreiheit, Auswertbarkeit der Daten sowie Kommunikation im Krankenhaus im Vordergrund. Alle Voraussetzungen können durch das vorgestellte System erreicht werden.

Erfassung unfallchirurgischer Patienten mit DO IT 2000

M. Richter-Turtur und M. Legner, Wolfratshausen

Zielsetzung

EDV-mäßige Erfassung aller ambulanten und stationären Notfallpatienten in einem Krankenhaus der Versorgungsstufe in einer elektronischen Patientenakte. Vom ersten Moment der Einlieferung an bis zur Entlassung des Patienten sollen alle Verwaltungs- und klinischen Dokumentationsvorgänge krankenhausweit realisiert werden können.

Problembeschreibung, Material, Methode, Ergebnisse

Seit 1.1.1998 wird am hiesigen Kreiskrankenhaus (220 Betten) die elektronische Patientenakte DO IT 2000 zur klinischen Dokumentation aller ambulanten und stationären Patienten eingeführt.

Alle in die Ambulanz bzw. die Station des Krankenhauses eingelieferten Patienten werden damit einheitlich erfaßt und weiterbetreut. Es besteht eine Schnittstelle mit dem Verwaltungssystem AKDB. Durch diese Verbindung erübrigt sich die bisher übliche Doppelerfassung der Patientendaten, die in DO IT 2000 erfaßten Leistungsdaten werden rückübermittelt.

In DO IT 2000 werden folgende patientenbezogenen Arbeitsabläufe dokumentiert:

Anlegen einer Krankenakte
D-Bericht-Erstellung
Krankenhaus interne Anforderungen (z. B. Röntgen, EKG etc.)
OP-Bericht-Erstellung
OP Dokumentation
Ambulante Rezepturen
Atteste
Arztbriefe
Ambulante Abrechnung

Nach anfänglichen Problemen der Einführung des Systems – z. B. Abstimmung mit der vorhandenen Hardware – hat sich dies hier angewendete Software Do It 2000 vollständig bewährt.

B8

Schlußfolgerungen

Nach Schwierigkeiten in der Anpassung des Formularwesens hat sich das EDV System Do It 2000 hervorragend auch für die Zwecke eines kleineren Krankenhauses der Versorgungsstufe bewährt.

Elektronisches Datenmanagement: Konzeption und Umsetzung in einer unfallchirurgischen Abteilung

A Gritsch, A. Huber, J. Frank und I. Marzi, Homburg

Zielsetzung

Aufbau eines abteilungsinternen EDV-Systems, das neben Standardfunktionen wie Abrechnung und Berichtsverwaltung auch Möglichkeiten zur Bilddokumentation, wissenschaftlichen Datenerfassung und Qualitätssicherung bietet.

Kurzfassung

Ausgehend von einem für das Durchgangsarztverfahren entwickelten Softwareprogramm (Firma softnet s.a.r.l, Niederlassung Deutschland) wurde in enger Zusammenarbeit zwischen Entwickler-Team und späteren Anwendern ein modulares Datenbankkonzept erarbeitet. Basierend auf einer DBC Datenbank und Visual-Foxpro 5 als Frontend wurden die Arbeitsbereiche der Abteilung als Programmodule abgebildet. Die Komponenten dieses Fensterkonzepts kommunizieren über ein zentrales Microsoft Windows NT 4.0-Serversystem, das neben Benutzerauthentifizierung auch die Datensicherung und Archivierung gewährleistet. Ein noch in Entwicklung befindliches zentrales Administrationsmodul ermöglicht flexibles und schnelles Management und Anpassen der erfaßten Datenstrukturen. Zusätzlich können zeitlich begrenzte erweiterte Dokumentationen, wie sie beispielsweise im Rahmen klinischer Studien erforderlich sind, nahezu beliebig in den Arbeitsablauf integriert werden. Die Anbindung an ein übergeordnetes Verwaltungssystem, in unserem Falle SAP R/3 IS-H, ist durch eine Schnittstelle im HCM Format realisiert. Durch die aktive Einbindung der Anwender in die Konzeption des Programmablaufs konnte eine hohe Akzeptanz der Arbeitsmodule erreicht werden. Damit wurden die Voraussetzungen der für Qualitätssicherung benötigten Validität und Flexibilität der erfaßten Datenstrukturen geschaffen. Die Implementierung von Standardschnittstellen gewährleistet den Datentransfer auf künftige Computersysteme und bietet damit den notwendigen Investitionsschutz.

B8

Schlußfolgerung

Das entwickelte Dokumentationssystem hat bei den Anwendern schnell eine hohe Akzeptanz gefunden und erfüllt die Ansprüche einer unfallchirurgischen Abteilung bezüglich Befunddokumentation, Abrechnung, D-Arzt-Verfahren, Bildarchivierung und wissenschaftliche Auswertung.

Leistungserfassung in der unfallchirurgischen Poliklinik

J. Stausberg und U. Obertacke, Essen

Problemstellung

Zur Leistungs- und Kostentransparenz sowie zur Abrechnung wird seitens der Krankenhausverwaltungen zunehmend die detaillierte Erfassung aller ärztlichen Leistungen in der unfallchirurgischen Poliklinik mit KV-Abrechnungssystemen gefordert. In unserer Untersuchung haben wir einerseits unterschiedliche Instrumente zur standardisierten Leistungserfassung verglichen und andererseits die Machbarkeit in einem Krankenhausinformationssystem geprüft. Hiermit sollte festgestellt werden, in wie weit insbesondere der EBM das Leistungsspektrum abbildet und ein medizinisch orientiertes Abteilungssystem sowohl die verwaltungsseitig erforderlichen Daten wie auch die inhaltlich-medizinischen Behandlungsinformationen zur Verfügung stellen kann.

Methodik und Ergebnisse

Die Stichprobe umfaßte alle ambulanten Notfallpatienten eines Tages von 8.00–24.00 Uhr. An Hand der urschriftlichen ärztlichen Dokumentation wurden die erbrachten medizinischen Leistungen mit Unterstützung eines Prozeßmodells extrahiert und parallel in den EBM und den ICPM verschlüsselt. Die Verfügbarkeit und der organisatorische Aufwand zur rechnergestützten Erfassung dieser Leistungen wurden an dem bestehenden Krankenhausinformationssystem überprüft.

Bei 18 untersuchten ambulanten Patienten wurden im Mittel 5,4 (Range 2–12) ärztliche Leistungen erbracht. Von diesen Leistungen konnten mit dem EBM im Mittel 2,7 (Range 1–7), mit dem ICPM 3,5 (Range 2–7) Leistungen verschlüsselt werden. Bei voller Nutzung stehen im Krankenhausinformationssystem etwas 75% der Leistungen auch ohne zusätzlichen Dokumentationsaufwand zur Verfügung: Laborleistungen im Laborsystem, radiologische Leistungen im Radiologiesystem, operative Maßnahmen in der OP-Dokumentation und Patientenkontakte in der Verwaltung. Zu ergänzen sind rekonstruktive (Gipse, Verbände) und sonstige Maßnahmen (Verschreibungen, Impfungen, etc.).

Schlußfolgerung

Der Vergleich von EBM und ICPM ergibt einen deutlich höherer Abdeckungsgrad der ärztlichen Leistungen in der unfallchirurgischen Poliklinik mit dem ICPM. Dieser beträgt 65% gegenüber 50%. Das systematische Fehlen von Labor- und Radiologieleistungen muß allerdings durch andere Kataloge ausgeglichen werden. Für Aufgaben der Kosten- und Leistungsrechnung und Fallkalkulation scheint ein abrechnungsorientiertes Werkzeug wie der EBM somit nicht geeignet.

Bei der Nutzung aller zur Verfügung stehenden Informationsquellen ist eine vollständige Erfassung der ärztlichen Leistungen mit vertretbarem Mehraufwand zu realisieren. Hierzu ist jedoch ein Verzicht der Verwaltung auf eine primäre Erfassung mit dem EBM in einem KV-Abrechnungssystem und das Zusammenführen unterschiedlicher Datenquellen notwendig. Um das medizinische Personal in der Poliklinik von fachfremden Aufgaben zu entlasten muß eine solche Lösung mit Nachdruck gefordert werden.

Medizinisches Controlling mit dem Qualitätssicherungs- und Dokumentationsprogrammes Quasic von WMD

A. Witthohn, D. Großner und H. von Kroge, Hamburg

Gut zwei Jahren nach der Einführung des Dokumentations- und Qualitätssicherungsprogrammes Quasic, zunächst als stand alone-Implementierung, können wir über unsere Erfahrungen hinsichtlich der Akzeptanz, der Arbeitsbelastungen, der Erleichterungen, der Probleme und der Möglichkeiten des medizinischen Controlling berichten. Nach anfänglichen Motivationsschwierigkeiten bei den Mitarbeitern ist innerhalb kurzer Zeit eine Dokumentationsquote von über 98% erreicht worden

Als Vorteile sind von den Mitarbeitern erkannt worden:
- Schnell die aktuellen Zahlen über die durchgeführten Behandlungen und über die Auslastung der Abteilung zur Verfügung zu haben.
- Die gesetzlichen Vorgaben, wie die Erstellung der Leistungszahlen für die Fallpauschalen und Sonderentgelte unabhängig vom medizinischen Controlling der Verwaltung können schnell und präzise erstellt werden.
- Die Dokumentationspflicht nach § 301 SGBV ist inzwischen automatisiert worden, so daß das Ausfüllen mehrerer Formulare jetzt entfällt.

Durch diese gesetzlich vorgeschriebenen Zusatzaufgaben ist ohne Aufstockung des Personals erhebliche Mehrarbeit entstanden. In der Anfangsphase hat die Erfassung eines Patienten etwa 10 Minuten gedauert. Durch Anpassung, Schulung und Übung mit dem Programm ist diese Belastung in der Zwischenzeit fast vollständig kompensiert worden, so daß die Eingabe eines Patientendatensatzes nur noch ungefähr fünf Minuten dauert. Die ausführliche Dokumentation machen es möglich eine wissenschaftliche und wirtschaftliche Führung der Stationen und der Abteilung durchzuführen. Die aktuelle Verfügbarkeit der dokumentierten Daten hat sich in der Verhandlungen über die Budgetierung mit der Verwaltung (Controlling, Krankenkassen und MDK), mit anderen Krankenhäusern und in der wissenschaftlichen Auswertung als äußert vorteilhaft erwiesen. In Zukunft erfolgt eine Vernetzung der Abteilung und des Quasic-Programmes an das zentrale Krankenhausinformationssystem (KIS). Die weitere Automatisierung, wie die Eingabe der Stammdaten und der Aufnahmemeldung werden weitere Arbeitserleichterungen bringen.

Außerdem wird ein Modul für die verbesserte wissenschaftliche Auswertung eingerichtet, welches freie Abfragen, z. B. für Nachuntersuchungen, Implantate, Komplikationen etc. zuläßt. Den Mitarbeitern wird es so ermöglicht auf die von ihnen eingerichteten Datenbanken für ihre wissenschaftlichen Projekte zurückzugreifen. Der Forderung der erweiterten externen Qualitätssicherung bei Fallpauschalen und Sonderentgelten ist durch Implementierung eines Zusatzmodules Rechnung getragen worden. Damit ist die externe „Qualitätssicherung“ automatisiert abzuwickeln.

Istkostenanalyse bei unfallchirurgischen Fallpauschalen.

J. Eitenmüller, P. Ehlers und E. Volckmann, Castrop-Rauxel

Zielsetzung

Überprüfung, ob der vorgegebene Kostenrahmen für diese Behandlung ausreichend ist. Steuerung der Verweildauer über die Istkostenanalyse.

Problembeschreibung, Material, Methode, Ergebnisse

In der ungeteilten chirurgischen Abteilung des St. Rochus-Hospitals (Krankenhaus der Regelversorgung) wird die übliche Palette der Unfallchirurgie durchgeführt. Im Verlauf des Jahres 1997 wurden von den Fallpauschalen 17.01. bis 17.05. 50 Fälle versorgt. Die Kostenanalyse erfolgte durch Berechnung der im Einzelfall aufgewendeten Arbeitszeiten unter differenzierter Auflistung der anfallenden Kosten für den ärztlichen Dienst, Funktionsdienst, Pflegedienst, Sachkosten, Verbrauchsmaterial OP, Sachkosten und Verbrauchsmaterial Anästhesie, Implantate und Medikamente. Es wurden die Bruttopersonalkosten, die tatsächliche Leistungszeit in jedem Einzelfall, die Verweildauer in der stationären Behandlung auf dem Boden der Personalminutenkosten zugrundegelegt.

Wir stellten fest, daß sämtliche Kosten anläßlich der Durchführung der Operation relativ stabil und kalkulierbar waren. Bei Einhaltung der vorgesehenen Verweildauer oder Unterschreitung der Verweildauer war die Kostendeckung ausreichend. Wenn die Patienten jedoch nur kurzfristig länger lagen, kam es sofort zur deutlichen Kostenunterdeckung.

Bei dem in unserem Hause betriebenen durchschnittlichem Personalaufwand, kann durch die Behandlung von sog. 17er Fallpauschalen kein Gewinn für das Krankenhaus erzielt werden. Es droht das Risiko einer Kostenunterdeckung beim Auftreten von Komplikationen.

Schlußfolgerungen

Finanzieller Schaden läßt sich nur durch weitere Kosteneinsparungen im Personalbereich oder durch andere Kompensationsmöglichkeiten abwenden.

Abteilungscontrolling in der Unfallchirurgie zur Budgetüberwachung b. Fallpauschale u. Sonderentgeld

D. Hempel und J. Heinsen, Hamburg

Zielsetzung

Die Einrichtung eines Abteilungscontrollings als Instrument zur Budgetüberwachung

Kurzfassung

Aufgrund vielfältiger Probleme mit der Controllingabteilung des Krankenhauses war die Einrichtung eines Abteilungscontrollings notwendig geworden, um einerseits den erheblich ausgeweiteten Qualitätsanforderungen und andererseits den gesetzlich vorgeschriebenen Wirtschaftlichkeitsanpassungen Rechnung zu tragen.

Problembeschreibung, Material, Methode, Ergebnisse

Für die Aufgabe eines Abteilungscontrollers war ein ärztlicher Mitarbeiter betraut worden.

Die Gründe für die ärztliche Besetzung waren u. a.

- Ausreichende klinische Erfahrung mit Fallpauschalen und Sonderentgelten
  Für die Festlegung des richtigen Abrechnungsweges und ggf. den damit verbundenen Auseinandersetzungen mit den medizinischen Diensten der Krankenkassen sind medizinische Kenntnisse Voraussetzung.
- EDV-Kenntnisse
  Die Erfassung und Bewertung der anfallenden Datenmengen u. a. zur Qualitätssicherung mußte unter medizinischen Gesichtspunkten erfolgen.
- Besondere medizinische Strukturen der Fachabteilung
  Strukturelle Gegebenheiten und erforderliche wirtschaftliche Anpassungen waren in Einklang zu bringen.
- Ökonomiekenntnisse
  Kaufmännischer Sachverstand und Erfahrung im Zusammenspiel unterschiedlicher Leistungserbringer eines Krankenhauses sind Voraussetzungen für eine gute Wirtschaftlichkeit der Fachabteilung.

Mit folgenden definierten Inhalten sollte das Abteilungscontrolling aufwarten:

- Monatlicher Soll-Ist-Vergleich
- Trendüberwachung von Fallpauschalen und Sonderentgelten
- Steuerung der planbaren Eingriffe einer Fachabteilung zur Budgeteinhaltung
- Auswertung der Leistungsdaten

Qualitätssicherung, Wirtschaftlichkeit und Strukturverbesserungen können nach der Auswertung diskutiert und begründet werden.

Grundlage eines Controllings ist eine leistungsfähige EDV-Software, wie sie das Programm „QUASIC" der Firma WMD (Hamburg) darstellt. So ermöglicht „Quasic" eine arbeitsnahe On-Line-Erfassung und deren zeitnahe Auswertung, um auf Budgetabweichungen mit entsprechenden Steuermaßnahmen jeder Zeit reagieren zu können.

Schlußfolgerungen

Die Einrichtung eines Abteilungscontrollings zur Budgetüberwachung kann nach über zweijähriger Erfahrung als gelungen bezeichnet werden. Sie ist ein wesentlicher Teil zur Zukunftssicherung in qualitativer und ökonomischer Hinsicht.

Diagnostik Schwerverletzter in der frühen Hospitalphase im Rahmen eines Qualitätsmanagementsystems

B. Zintl, S. Ruchholtz, C. Waydhas und D. Nast-Kolb, München

Zielsetzung

Zur Optimierung von Diagnostik und Therapie schwerverletzter Patienten in der frühen klinischen Phase wurde im Juni 1996 ein Qualitätsmanagementsystem (QMS) implementiert. Ziel dieser Analyse ist es, Art und Bedeutung verzögert diagnostizierter Läsionen in Rahmen dieses Systems aufzuzeigen.

Problembeschreibung

In der frühen klinischen Phase müssen lebensbedrohliche Verletzungen möglichst schnell diagnostiziert und therapiert werden. Nicht immer gelingt es, alle Läsionen bei schwer mehrfachverletzten, meist analgosedierten und intubierten Patienten in dieser unter Zeitdruck ablaufenden Phase zu erkennen. Eine exzessive, meist radiologische Diagnostik ist oft wegen dringlichen therapeutischen Interventionen nicht möglich.

Methodik

Das QMS gibt folgende Kriterien für die Diagnostikphase vor:

1. Präsenz eines erfahrenen Schockraumleiters.
2. Anamnese und standardisierte körperliche Untersuchung.
3. Durchführung einer radiologischen und sonographischen Basisdiagnostik.

4. Weiterführende radiologische Diagnostik (CT) bei Indikation und Kreislaufstabilität.
5. Regelmäßige Analyse der Versorgungsdaten in Qualitätszirkeln. Bei einem prospektiv erfaßten Patientengut (6/96–2/98) wurden Anzahl, Art und Bedeutung verzögert diagnostizierter Verletzungen analysiert.

Ergebnisse

Seit Einführung des QMS wurden 167 Patienten (ISS: 20 ± 16) im Schockraum versorgt. Bei 24 Patienten (14%) wurden insgesamt 28 Verletzungen (Tabelle) erst nach Aufnahme auf die Intensivstation (verzögert) diagnostiziert. Problematisch gestaltete sich auch bei durchgeführter Basisdiagnostik das Erkennen intraabdomineller Verletzungen (potentiell lebensbedrohlich), da deren Folgen (freie intraabdominelle Flüssigkeit) initial z. T. noch nicht darzustellen waren. Dies gelang erst in sonographischen Routineverlaufskontrollen innerhalb der nächsten 24 Stunden. Kein Patient ist wegen einer primär übersehenen Läsion verstorben. Die nicht lebensbedrohlichen Verletzungen wurden in den ersten Tagen auf der Intensivstation durch erneute klinische Untersuchung und detaillierte Diagnostik erkannt.

Nicht lebensbedrohlich	n = 21 (75%)
Frakturen am knöchernen Thorax	n = 7
Frakturen an Hand und Fuß	n = 6
Isolierte Gesichtsschädelfrakturen	n = 4
Weichteilverletzung am Ohr	n = 1
Geringgradige Lungenkontusion	n = 1
LWK 4 Vorderkantenabsprengung	n = 1
Radiusköpfchenfraktur	n = 1
Tibiakopffraktur	n = 1
Potentiell lebenbedrohlich	n = 7 (25%)
Milzruptur	n = 4
Leberruptur	n = 2
Magenperforation	n = 1

Schlußfolgerungen

Mit einer standardisierten Diagnostik im Rahmen eines QMS lassen sich wesentliche Verletzungen in der frühen klinischen Phase schnell erkennen und somit therapeutische Schritte einleiten. Um Läsionen, die in diesem System nicht diagnostiziert werden (meist geringgradige oder nicht frühzeitig erkennbare) rechtzeitig im weiteren Verlauf zu finden, müssen sich engmaschige Verlaufskontrollen und detaillierte Untersuchungen anschließen.

Qualitätssicherung bei polytraumatisierten Patienten

U. Schächinger, R. Kretschmer, M. Maghsudi und M. Nerlich, Regensburg

Problembeschreibung

Es sind mehrere qualitativ und quantitativ unterschiedliche Verfahren zur Outcomebewertung bei polytraumatisierten Patienten beschrieben. Die meisten dieser Verfahren dienen der Beantwortung wissenschaftlicher Fragestellungen und sind in Folge ihrer Komplexität im klinischen Alltag nur schwer zu bewerkstelligen.

Material und Methodik

Die nach Ansicht der Autoren bei einem Polytraumapatienten im Sinne der Qualitätssicherung minimal zu erhebenden Daten wurden auf einem einseitigen (DIN A4) Polytrauma-Erhebungsbogen zusammengefaßt. Der Erhebungsbogen enthält u.a. alle Daten, die zur Ermittlung der Überlebenswahrscheinlichkeit nach der TRISS-Methode notwendig sind.

In einem Erhebungszeitraum von 6 Monaten wurde dieser Erhebungsbogen prospektiv von 27 Kliniken mit unfallchirurgischen Abteilungen in Bayern unter Berücksichtigung der Ein- und Ausschlußkriterien für insgesamt 552 Patienten abgearbeitet und zur Auswertung anonymisiert an eine zentrale Auswertungsstelle gesendet.

Ergebnisse

Der Zeitaufwand zur Bearbeitung eines Erhebungsbogens betrug durchschnittlich 10 Minuten für das Ausfüllen des Bogens, sowie 15 Minuten für die AIS- bzw. ISS-Kodierung, Datenübertragung und auswertung in der zentralen Auswertestelle.

Die Überlebenswahrscheinlichkeit der in den teilnehmenden Kliniken behandelten Patienten war höher ($p < 0{,}05$) als die der MTOS-Studienpopulation. Die Verletzten waren durchschnittlich 38,85 Jahre alt (1–93 Jahre), die mittlere Krankenhausverweildauer betrug 32 Tage (1–162 Tage), die mittlere Verweildauer auf der Intensivstation 11 Tage (1–139 Tage)

Die Mortalität in der Studiengruppe betrug 19%, es gab 26 unerwartet Überlebende sowie 17 unerwartet verstorbene Patienten.

B8

Schlußfolgerung

Das beschriebene Verfahren stellt eine praktikable Möglichkeit der Qualitätssicherung bei der Versorgung polytraumatisierter Patienten dar und ist ohne großen Aufwand in die klinische Routine integrierbar. Hinsichtlich wissenschaftlicher Fragestellungen ist das beschriebene Verfahren nur bedingt einsetzbar.

Empfehlungen zur Behandlung der supracondylären Humerusfraktur im Kindesalter aus wirtschaftlicher Sicht. – Ergebnisse und Schlußfolgerungen aus einer multizentrischen Studie –

A. M. Weinberg, M. Jablonski und U. Hofmann, Hannover

Zielsetzung

Standardisierung der Diagnostik und Behandlung der supracondylären Humerusfraktur im Kindesalter unter dem Qualitätsparameter der Effizienz

Problembeschreibung, Material, Methode, Ergebnisse

In einer retrospektiven multizentrischen Studie wird der stattgefundene Aufwand der Diagnose und Therapie ermittelt und einem fiktiven, medizinisch begründeten Minimalaufwand gegenübergestellt. Aus 3 Kliniken wurde das Krankengut von 4 Jahren kontrolliert. Es handelte sich insgesamt um 331 supracondyläre Frakturen. (Eingeteilt in Typ I = undislozierte Fraktur, Typ II = inkomplett disloziert ohne Rotationsfehler, Typ III = inkomplett disloziert mit Rotationsfehler und Typ IV = komplett disloziert (nach Klassifikation der Sektion Kindertraumatologie). Die Behandlungskosten wurden analog den Berechnungskosten eines normalen Krankenhauses berechnet. Gemessen am fiktiven Minimalaufwand wurden die Kosten bei den undislozierten Frakturen um ca. 100% überschritten, bei den dislozierten Frakturen um 30–60%. Der tatsächliche Kostenaufwand inklusive den integralen Personal-, Sach-, Investitions- und staatlichen Subventionskosten läßt sich nur schwer berechnen, liegt aber schätzungsweise nur knapp unterhalb der eruierten Maximalkosten. Angesichts des Abrechnungsschlüssels (Tagespauschale im stationären Bereich, Einzelabrechnung im ambulanten Bereich) erreichen die so theoretisch errechneten Einnahmen nicht die tatsächlich notwendigen Kosten, die zur Amortisierung des Krankenhauses notwendig wären.

Schlußfolgerungen

Um ein für den Patienten zumutbares medizinisches Minimum gewährleisteten zu können und um das Krankenhaus wirtschaftlich zu amortisieren, muß eine Änderung des Abrechnungsschlüssels vorgenommen werden.

Standard Operating Procedures (StOP) in der Behandlung der pertrochantären Oberschenkelfraktur

P. Kalmár, N. M. Meenen, A. Schmidberger, K. Weinberg, Wolfsberg/A
und O. Kodalle, Hamburg

Problembeschreibung

Die Geschwindigkeit der medizinischen Entwicklung, die ökonomischen Restriktionnen und der Wunsch der Patienten nach Sicherheit und Transparenz sind wichtige Gründe für die Schaffung von fach- und diagnosespezifischen Leitlinien und auch von abteilungsinternen Standardisierungen. Hinzu kommt, daß zeitgemäße Instrumente des Managements in der Lage sein sollten, die akzeptierte Vielfalt eines Verfahrens mit den ökonomischen Auswirkungen abzubilden. Dazu wurde ein Verfahren entwickelt und im klinischen Alltag erprobt, das softwaregestützt abteilungsspezifische Standards einzelner diagnostischer oder therapeutischer Maßnahmen in Flußdiagrammen als Standard Operating Procedures definiert, ökonomisch hinterlegt und die im Konsens definierten Behandlungsmuster reproduzierbar mach. Die Kriterien der Differenzialdiagnosen und der therapeutisch-diagnostischen Entscheidungen sind u. a. StOP-Inhalte. Die Ist-Verläufe einzelner Patienten dienen als Dokumentationshilfe.

Die festgelegten und mit den Ist-Verläufen abgeglichenen Variationen des Therapieablaufes einer pertrochantären Oberschenkelfraktur konnten mit dem StOP Verfahren in etwa 30 Pfaden abgebildet werden. Am Beispiel dieser Diagnose wurden auch die hausspezifischen Differenzen in den Ablaufdefinitionen und auch der Kosten der Behandlung zwischen einem Klinikum der Maximalversorgung in einer deutschen Großstadt und einem regionalen Krankenhaus in Österreich gegenübergestellt.

Schlußfolgerung

Mit dem Datenkonzept StOP als Steuerungsinstrument interner diagnostischer und therapeutischer Prozeduren wird eine Reproduzierbarkeit und ökonomische Transparenz möglich.

Standard Operating Procedures (SOP) in der Behandlung der [illegible] Oberschenkelfrakturen

Die suprakondyläre Humerusfraktur im Wachstumsalter – Anatomie und Biomechanik

L. von Laer, Basel

1. Anatomie des distalen Humerusendes

Der distale Humerus wird aus den beiden Condylenpfeilern gebildet, zwischen denen sich die Fossa olecrani formuliert. Diese beiden Pfeiler tragen die Trochlea, die gegenüber dem Schaft in der Sagittalebene um 30–35° nach ventral, in der Frontalebene um 5–10° nach radial gekippt ist. Der distale Humerus ist nach ulnar um etwa 10° verwrungen. Den beiden Condylen sitzen die Epicondylen als Muskelansatzpunkte auf. Der ulnare Epicondylus liegt entsprechend der Verwringung dorsaler als der radiale. Das radiale Seitenband setzt radiodorsal am Epicondylus an, das ulnare distal des Epicondylus. Auf der radialen Seite setzt das Seitenband radiodorsal an, auf der ulnaren Seite setzt das Seitenband distal des Epicondylus an. Auf der radialen Seite besteht eine komplexe ligamentäre Fesselung des distalen Humerus an den proximalen Radius, da das gesamte radiale Seitenband in das Ligamentum anulare übergeht. Eine derart komplexe Fesselung besteht auf der ulnaren Seite nicht. Auf der radialen Seite setzen sämtliche Extensoren des Vorderarmes und der Hand am Epicondylus radialis an, während am Epicondylus ulnaris nur die Handflexoren und die oberflächlichen Fingerflexoren ansetzen und die tiefen Fingerflexoren an der proximalen Ulna. Der ventrale Anteil des distalen Humerus ist frei von Muskelansätzen während am dorsalen Teil radial lediglich der M. anconaeus inseriert. An Gefäßen verläuft die A. brachialis durch die Ellenbeuge, verzweigt sich knapp unterhalb der Ellenbeuge in die radiale und die ulnare Arterie und gibt aus jedem dieser beiden Aeste die A. radialis recurrens bzw. auf der ulnaren Seite 2 ulnare rekurrente Arterien, die posteriore und die anteriore ab. Für die Prognose der suprakondylären Humerusfraktur spielen sämtliche 3 Nerven eine Rolle, wobei der Nervus radialis und der Nervus medianus eher durch die Fraktur gefährdet werden können, während der Nervus ulnaris, der geschützt durch den Sulcus verläuft, eher durch iatrogene Manipulationen verletzt werden kann.

2. Wachstum

Der Ellbogen weist insgesamt 6 apo- und epiphysäre Kernsysteme auf, wovon 4 auf den distalen Humerus entfallen. Die zu 20% am Längenwachstum des distalen Humerus beteiligte eigentliche Wachstumsfuge besteht aus 2 epiphysären Kernsystemen, den des Capitulum humeri und den der Trochlea. Radiologisch ist der Kern des capitulum humeri meist schon um den 3.–4. Lebensmonat sichtbar, die meist multifokalen Kerne der Trochlea werden erst um das 8.–10. Lebensjahr sichtbar. Die Verschmelzung erfolgt zwischen Capitulum humeri und dem Humerus um das 10.–12. Lebensjahr, zwischen Trochlea und Humerus um das 11.–13. Lebensjahr. Beide apophysären Kernsysteme sind nach der Geburt nicht mehr am eigentlichen Längenwachstum des Humerus beteiligt. Radiologisch wird zuerst der Kern des Epicondylus ulnaris, um das 5. Lebensjahr, sichtbar, während der radiale Condylenkern sich erst um das 10.–12. Lebensjahr radiologisch darstellt. Die Verschmelzung erfolgt radial zwischen dem 12.–14. und ulnar zwischen dem 14.–15. Lebensjahr.

Wachstumsstörungen mit relevanten Folgen sind im Bereich des distalen Humerus ohnehin nur ausnahmsweise zu erwarten und kommen nach suprakondylären Frakturen praktisch nicht vor. Es sei denn, daß durch operative Manipulationen oder posttraumatische und postoperative Infekte die Fuge oder Teile der Fuge völlig zerstört wurden und es daraufhin zum konsekutiven Fehlwachstum käme.

Spontankorrekturen von verbliebenen Achsabweichungen können, wenn sie in der Sagittalebene liegen, bis zum Alter von 5–6 Jahren wieder spontan korrigiert werden, wenn sie jenseits dieses Alters liegen, erfolgt keine Korrektur. Achsabweichungen in der Frontalebene, der Varus oder der Valgus, werden im Verlauf des weiteren Wachstums nicht mehr spontan korrigiert.

3. Dynamik der Fraktur

Die Dynamik der Fraktur ist bedingt durch den *Verlauf der Fraktur* selbst, durch unfallanatomiebedingte typische Dislokationstendenzen, die zur Instabilität der Fraktur führen.

Verlauf der Fraktur

In etwa 90 der Fälle handelt es sich, entsprechend dem Unfallmechanismus des Sturzes auf die ausgestreckte Hand, um sogenannte Extensionsfrakturen mit einem Frakturverlauf von ventrodistal nach proximodorsal ansteigend und nur in etwa 10% um sogenannte Flexionsfrakturen mit entgegengesetztem Frakturverlauf. Die Unterscheidungen in Schräg- und Querfrakturen gelingt aufgrund der vorliegenden Röntgenbilder bei Unfall und auch bei Konsolidation nicht immer leicht. Nach unseren Erfahrungen handelt es sich in etwa 60–70% um Schräg- und in 30–40% um Querfrakturen. Der Hauptanteil sämtlicher suprakondylärer Frakturen verläuft klassisch knapp oberhalb der Fuge (80%) während nur etwa 5% in Form von Epiphysenlösungen der Trochlea vorliegen und etwa 10–15% atypisch schon im Übergangsbereich von der Metaphyse zur Diaphyse liegen (Abb. 1).

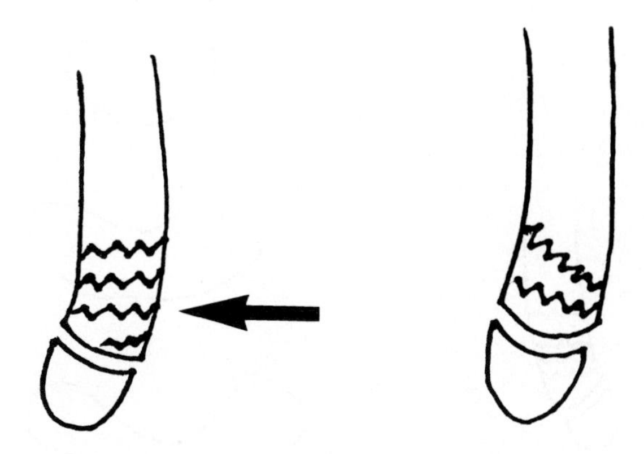

Abb. 1. Frakturverlauf der suprakondylären Humerusfraktur im seitlichen Bild:
Zu 90% finden sich sogenannte „Extensionsfrakturen" mit einem von ventral nach dorsal ansteigendem Frakturspalt (*Figur links*), zu 10% „Flexionsfrakturen" mit einem von ventral nach dorsal abfallenden Frakturspalt (*Figur rechts*). Am häufigsten kommen die suprakondylären Frakturen knapp oberhalb der Fuge vor (*Pfeil Figur links*), nur ausserordentlich selten in Form von Epiphysenlösungen und etwas häufiger als proximale suprakondyläre Frakturen fast schon im diaphysären Bereich.

Dislokationstendenzen

Durch den Unfall selbst bedingt kommt es am häufigsten zur Antekurvationsfehlstellung, weitaus seltener zu Rekurvationen (s. Abb. 1). Je nach Ausmaß des primären Traumas führt das Ausmaß der Dislokation zum Durchbruch meist des ulnaren Condylenpfeilers mit sekundärem Rotationsfehler oder sogar vollständiger Lösung der Fragmente voneinander.

Nach einer Reposition wird unabhängig von der lokalen Fixationsart der Arm meist in einer Schlinge vor dem Bauch getragen. Dies bedeutet, daß das distale Fragment durch diese passive Stellung in Innenrotation gebracht wird. Diese Innenrotationstendenz wirkt dem Tonus der Rotatorenmanschette der Schulter entgegen, sodaß das proximale Fragment eher nach außen, das innere Fragment durch diese Schlingenruhigstellung eher nach innen gedreht wird. Diese Situation begünstigt eine Rotationsfehlertendenz, die wiederum zur zunehmenden Instabilität führt.

Instabilität

Die Instabilität der Fraktur ist selten durch eine abstruse Seit-zu-Seitverschiebung bedingt, meist jedoch durch einen vorliegenden Rotationsfehler. Das Ausmaß der Instabilität ist abhängig einmal von der Frakturhöhe und damit der Form der Frakturfläche, vom Ausmaß eines vorliegenden Rotationsfehlers und vom Ausmaß der Frakturkontaktfläche, die wiederum von der Lokalisation des Drehpunktes der Rotation abhängig ist.

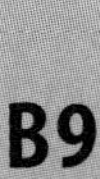

Je proximaler die Fraktur liegt, desto konzentrischer und runder stellt sich die Frakturfläche dar. Je distaler desto exzentrischer und entrundeter zeigt sich die Form der Frakturfläche annähernd der eines Schmetterlings. Dabei weist die radiale Seite des Schmetterlings eine größere Fläche auf als die ulnare. (Abb. 2)

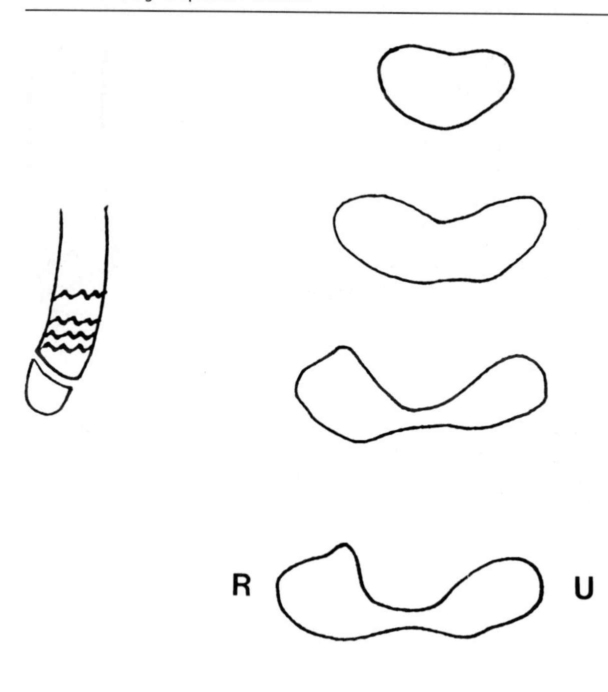

Abb. 2. Die Frakturfläche bei den suprakondylären Humerusfrakturen:
Legende: Je nach Höhe der Fraktur weit die Frakturfläche eine runde bis schmetterlingsartige Form auf. Je distaler desto exzentrischer stellt sich die Frakturfläche dar.

Das Ausmaß des Rotationsfehlers ist weder klinisch noch radiologisch im Rahmen einer frischen Fraktur zu eruieren. Wir haben am Modell festgestellt, daß einem typischen ventralen Rotationssporn eine Fehlrotation von etwa 40–60° zugrunde liegt. In weiteren Untersuchungen am Modell haben wir feststellen können, daß Rotationsfehler, erkennbar im seitlichen Bild als ventraler Sporn, im Ausmaß von 20° im ulnoradialen Seitengang nicht sondern nur im radioulnaren Seitenbild sichtbar sind.

Das Ausmaß der abstützenden Frakturfläche selbst ist, wie wir ebenfalls am Modell ermitteln konnten, vom Drehpunkt der Rotation abhängig. Bei den häufigsten Rotationssituationen mit zentralem Drehpunkt nimmt die abstützende Frakturfläche zwischen beiden Fragmenten linear mit zunehmender Fehlrotation ab, sodaß bei einer Fehlrotation von 40–50° nur noch etwa 10–20% der gesamten Frakturfläche zur Abstützung der Fraktur zur Verfügung stehen. Verlagert man den Drehpunkt jedoch in die Peripherie, z. B. in den größeren radialen Condylus, so bleibt die abstützende Fläche im Condylus radialis auch nach einer Fehlrotation über 20° hinaus immer stabil und beträgt 80% der radialen Condylenfläche bzw. nie weniger als 50% der gesamten Frakturfläche. Daraus ergibt sich, daß man versuchen muß, die Fraktur über den radialen Condylus zu reponieren und zu stabilisieren. (Abb. 3 a und b)

4. Therapeutische Schlußfolgerungen

Die Fraktur tendiert ab einem gewissen Ausmaß der Dislokation stets zur Rotationsfehlstellung. Sowohl durch die Ruhigstellungsart als auch durch den Tonus der Schultermuskulatur wird eine Innenrotation des distalen Fragmentes provoziert. Durch die Fesselung des radialen Seitenbandes an den proximalen Vorderarm und durch das Überwiegen der Muskelansätze am radialen Epicondylus wird gleichzeitig eine Abkippung des distalen

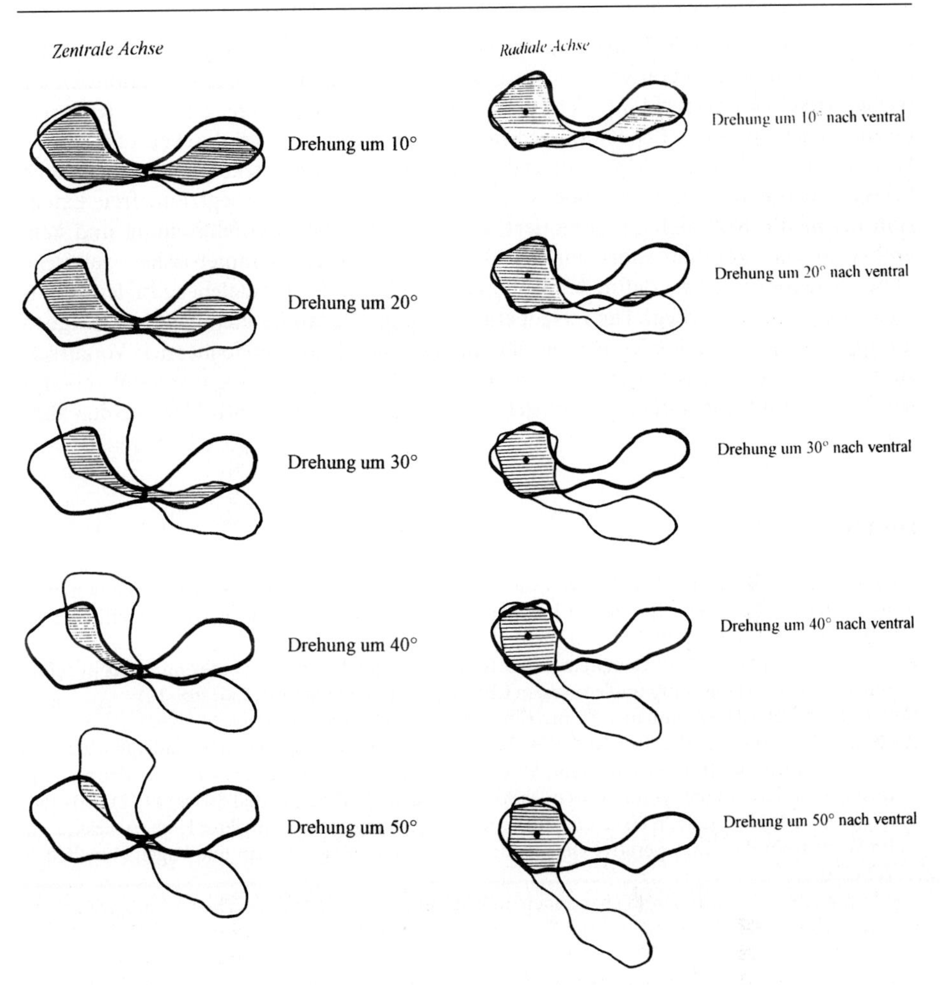

Abb. 3 a und b. Einfluß der Lokalisation des Drehpunktes auf die verbleibende Frakturfläche: Mit zunehmendem Rotationsfehler nimmt die Abstützung der Fraktur bzw. die Fläche, die zur Abstützung dient, bei zentralem Drehpunkt linear ab (**a**). Bei Drehpunkt im radialen Condylus bleibt sie ab einem gewissen Verlust von insgesamt maximal 50%, auch bei extremen Rotationen, stabil (**b**).

Fragmentes nach ulnar begünstigt. Rotationsfehler und seitliches ulnares Abkippen des distalen Fragmentes führen daher zur häufigsten Komplikation dieser Fraktur, zum Cubitus varus.

Da sich am Modell hat eruieren lassen, daß bei einem zentralen Drehpunkt im Zentrum der Fossa olecrani die Instabilität auch schon bei kleinsten Rotationsfehlern erheblich ist und die gegenseitige Frakturfläche nicht mehr ausreicht um die Fragmente gegenseitig genügend gut abzustützen, sollte die Fraktur über den radialen Condylus reponiert und auch dort fixiert werden. Hier verbleibt eine genügend große Auflagefläche – auch bei größeren Rotationsfehlern – um die Fraktur noch genügend zu stabilisieren. Voraussetzung ist jedoch, wie gesagt, daß die Stabilisierung ebenfalls von radial erfolgt. Wir empfehlen dazu den radialen Fixateur externe oder eine radiale Zuggurtung. Dies um so mehr, da eine exakte intraoperative Achsenbestimmung vor allem auch des Rotationsfehlers (siehe Artikel Wessel) nicht möglich ist. Wir sind deshalb dazu übergegangen, intraoperativ die Beurteilung des Repositionsergebnisses vor allem klinisch durchzuführen. Eine Flexion von mindestens 120° garantiert dafür, daß keine grobe Antekurvationsfehlstellung belassen wurde und daß kein grober ventraler Rotationssporn vorliegt. Eine freie Extension bis in die Null-Stellung garantiert, daß keine Rekurvationsfehlstellung und kein grober dorsaler Rotationssporn vorliegt. Die – zur Gegenseite symmetrische – valgische Ellbogenachse garantiert dafür, daß kein Achsenfehler in der Frontalebene in den Valgus oder in den Varus vorliegt. Die intraoperative Röntgenkontrolle dokumentiert lediglich die approximativ korrekte Reposition, vor allem im radialen Condylenbereich. Voraussetzung für ein derartiges Vorgehen ist jedoch, daß die Fraktur bewegungsstabil versorgt wurde, sodaß intraoperativ auch klinisch Achse und Bewegung kontrolliert werden können.

Literatur

Havranek P, Viele F, Haijkova H, Zwingerova H (1989) Peripheral paresis of upper extremity nerves following supracondylar fracture of the humerus in children in Acta Univ Carol [Med] (Praha) (Czechoslovakia), 35 (7–8): 243–253

Kurer MH, Regan MW (1990) Completely displaced supracondylar fracture of the humerus in children. A review of 1708 comparable cases, in Clin Orthop (United States), 256: 205–214

Netter FH (1989) Atlas of human anatomy, Ciba Geigy Ltd. Basel Switzerland,

Rockwood ChA, Wilkins KE, King RE (1994) Fractures in Children. Lippincott, Philadelphia 2. Ed

Royce RO, Dutkowsky JP, Kasser JR, Rand FR (1991) Neurologic complications after K-wire fixation of supracondylar humerus fractures in children. J Pediatr Orthop (United States) 11 (2): 191–194

Von Laer L (1997) Der radiale Fixateur externe zur Behandlung suprakondylärer Humerusfrakturen im Wachstumsalter. In: Operative Orthopädie und Traumatologie. Urban und Vogel, München, S 265–276

Von Laer L (1996) Frakturen und Luxationen im Wachstumsalter. 3. Auflage, Thieme Verlag Stuttgart New York

Diagnostik der suprakondylären Oberarmfraktur

L. Wessel, Mannheim

B9

Einleitung

Die suprakondylären Humerusfrakturen sind die häufigsten knöchernen Ellenbogenverletzungen im Kindesalter. Von allen kindlichen Frakturen müssen diese am meisten operativ versorgt werden [1, 5, 8, 9, 11, 13, 14, 16–19, 23, 25]. Diagnostisch ist es nicht nur wichtig, die Fraktur als solche, sondern auch deren Dislokationsausmaß erkennen und bestimmen zu können. Denn nur vom Ausmaß einer Dislokation ist es abhängig, ob die Therapie operativ oder konservativ erfolgt [11, 12, 14, 19, 25, 28]. Die Beurteilung der Stellung spielt aber nicht nur primär, sondern auch sekundär zur Beurteilung des Repositionsergebnisses eine Rolle [19, 28]. Somit umfaßt die Diagnostik der suprakondylären Fraktur zum einen die Fraktur als solche in Abgrenzung zu den transkondylären Humerusfrakturen bzw. zur Luxation des Radiusköpfchens, zum anderen die Beurteilung der Stellung der Fraktur bzw. des Dislokationsausmaßes, sowohl zum Zeitpunkt des Unfalles, als auch nach erfolgter Therapie [20]. Die folgenden Ausführungen stellen ein Resümee aus der Literatur dar und beinhalten zugleich den diagnostischen Konsens aus dem Konsensgespräch in Graz 1998.

Anatomie

Bezüglich der Anatomie des kindlichen Ellenbogens wird auf das Referat von von Laer verwiesen, der diese Thematik umfassend dargestellt hat.

Definition und Verletzungsklassifikation

Bei den suprakondylären Frakturen handelt es sich um metaphysäre Frakturen des distalen Oberarmes. Es gibt eine Vielzahl von Einteilungen, von denen die von Baumann und Felsenreich im deutschen Sprachraum am häufigsten verwendet werden [2, 3, 7]. Auf der Konsenstagung für suprakondyläre Frakturen in Juni 1998 in Graz hat sich jedoch die Einteilung von von Laer als die praktikabelste erwiesen. Sie unterscheidet abhängig vom Ausmaß, und damit therapiebezogen, 4 Typen: 1. Undislozierte Frakturen (Therapie: Oberarmgips), 2. Frakturen mit Achsabweichung in der Sagittalebene ohne Rotationsfehler (Therapie: Redression in den Spitzwinkel bei Frakturen in Antekurvation), 3. Frakturen mit Achsabweichungen in der Sagittal- und Horizontalebene und 4. Frakturen mit Achsabweichungen in allen drei Ebenen (Therapie von 3 und 4: Reposition und Drahtfixation) (s. Abb. 1) [20].

Diagnostische Methoden

1. Anamnese

Zur primären Diagnostik gehört das meist vorhandene adäquate Unfallereignis. Zur sekundären Diagnostik kann man den Zustand der applizierten Gipsschiene bewerten. Ist diese durch den täglichen Gebrauch durch den Patienten nach 8 Tagen schon völlig zerstört, so spricht dies gegen eine Fraktur. Ist sie hingegen noch erhalten, so spricht dies für eine Fraktur.

2. Klinisch

Die Inspektion steht im Vordergrund. Geachtet werden sollte auf eine ev. vorhandene Schwellung, auf eine Einschränkung der aktiven Beweglichkeit bei geringer Schwellung, auf eine Deformität, die immer mit einer Bewegungseinschränkung einhergeht, und auf

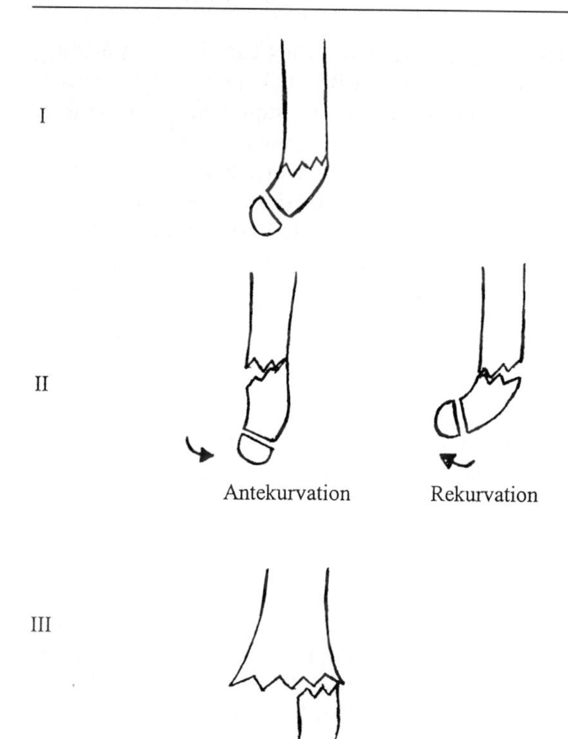

Abb. 1. Einteilung der kindlichen suprakondylären Humerusfrakturen, therapiebezogen nach dem Dislokationsausmaß. (von Laer L (1997) Der radiale Fixateur externe zur Behandlung supracondylärer Humerusfrakturen im Wachstumsalter. Operat Orthop Traumatol 9:265–276)

die Durchblutung, insbesondere ob bei einer grotesken Fehlstellung eine „weiße Hand" vorliegt [10].

Eine Palpation des Gelenkes sollte auf jeden Fall unterbleiben; sie fügt dem Kind unnötige Schmerzen zu, verängstigt es und verzögert den Behandlungsbeginn unnötig. Allenfalls dient sie der sadistischen Befriedigung des untersuchenden Arztes, sie ist nicht im Sinne des Kindes [19].

Eine Überprüfung der peripheren Nerven sollte der jeweiligen Situation angepaßt werden. Von einem 2jährigen Kind mit 4-gradig dislozierter Fraktur ist nur bedingt Mitarbeit zu erwarten. Die neurologische Untersuchung sollte dem Kind auf keinen Fall weitere Schmerzen zufügen [14, 19].

Die klinische Beurteilung des intraoperativen Repositionsergebnisses: Mit einer Flexion bis 120° und einer freien Extension ist sowohl ein grober Rotationsfehler, als auch eine klinisch relevante Ante- oder Rekurvation ausgeschlossen. Eine leicht valgische

Ellenbogenachse (präoperative Beurteilung der Gegenseite) schließt eine grobe Seit-zu-Seitverschiebung mit seitlichem Abkippen aus [19]. Die Symmetrie des dorsalen „Dreiecks" in 90° Flexion, gebildet aus den beiden Epicondylen und der Olecranonspitze bestätigen zusätzlich das korrekte Repositionsergebnis [2, 24].

3. Radiologie

Sie dient nicht ausschließlich dem Nachweis der Fraktur, sondern auch dem Ausschluß einer undislozierten Fraktur des condylus radialis humeri sowie einer Radiusköpfchenluxation, da diese Verletzungen nicht übersehen werden dürfen [19].

Zum Vorgehen nach dem Unfall gibt Tabelle 1 Auskunft (s. Tab. 1).

Frakturverlauf

Die Fraktur ist meist einfach zu erkennen: Die Frakturlinie verläuft stereotyp von dorsoproximal nach ventrodistal und liegt stets proximal der Fuge (Abb. 1). Man muß wissen, daß es auch radiologisch „nicht sichtbare Frakturen" gibt, die trotz ihrer Nichtsichtbarkeit behandelt werden sollten (s. unten).

Definition der Achsabweichungen (gilt für die primäre Beurteilung bei Unfall und die sekundäre Beurteilung nach Reposition und bei Konsolidation)

- Achsabweichungen in der Sagittalebene (Ante- und Rekurvation) (s. Abb. 2): Von Antekurvation wird gesprochen, wenn der Capitulum-Neigungswinkel, der üblicherweise 25–40° beträgt, im Seitenbild vermindert oder aufgehoben ist. Bei der Rekurvation beträgt der Capitulum-Neigungswinkel mehr als 30–40° [19, 24]. Das Messen des Neigungswinkels ist umständlich und kann nicht im täglichen klinischen Gebrauch angewandt werden. Ein im Seitenbild dorsal klaffender Frakturspalt ist Zeichen einer Rekurvationsfehlstellung, ein ventral klaffender Frakturspalt Zeichen einer Antekurvationsfehlstellung. Hilfreich kann auch die Rogers'sche Hilfslinie sein (s. unten).

Tabelle 1. Primäre Diagnostik

Klinik	Diagnostik	Ziel
Klinisch Schmerzen ohne nennenswerte Schwellung	Rx ap und seitlich	Ausschluß Fx Condylus radialis und Luxation Radiusköpfchen
Klinisch Schmerzen mit sichtbarer Schwellung	Rx ap und seitlich	Diagnostik der Fx und des Fehlstellungsausmaßes
Klinisch Schmerzen mit sichtbarer Schwellung	Im Rx suprakondyläre Fx nicht eindeutig sichtbar	Roger'sche Hilfslinie fat-pad-sign Behandlung wichtiger als Diagnostik
Klinisch nicht übersehbare Deformierung (optische, nie taktile Beurteilung)	Rx eine Ebene	Nachweis der Fx

Anläßlich der primären Diagnostik sollte die Anzahl der Röntgenbildern von der Klinik abhängig gemacht werden. Ziel ist außer dem Nachweis der Fraktur der Ausschluß wichtiger Verletzungen.

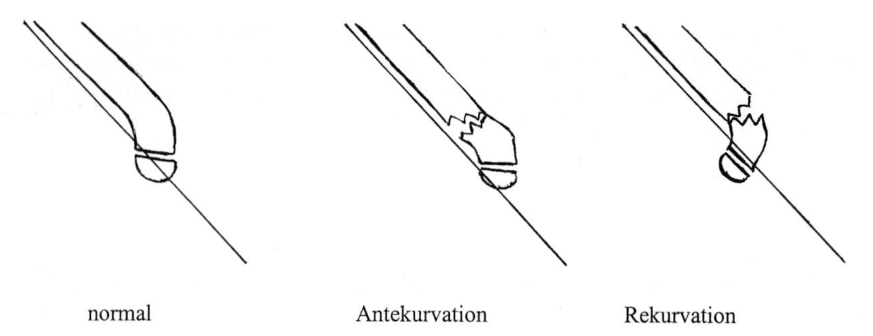

Abb. 2. Nachweis einer suprakondylären Humerusfraktur mit Hilfe der Rogers'schen Hilfslinie sowie Bestimmung der Ante- und Rekurvation (Achsabweichungen in der sagittalen Ebene)

- Achsabweichungen in der Frontalebene (Varus und Valgus) (s. Abb. 3): Im a.-p. Bild ist der Varus oder Valgus nicht einfach zu messen. Meist besteht zusätzlich eine Seit-zu-Seitverschiebung nach radial oder ulnar. Hinweis für einen Varus ist die ulnar eingedrückte Kontur der fossa olecrani – als Zeichen der Verkürzung des ulnaren Kondylenpfeilers, für einen Valgus die radial eingedrückte Kontur [4].
- Achsabweichungen in der Horizontalebene (Rotationsfehler) (s. Abb. 4): Der Rotationsfehler ist am „Rotationssporn" im Seitenbild erkennbar. Dieser befindet sich meist ventral, oft auch dorsal und ventral [11, 14, 19, 25]. Der Rotationssporn kommt dadurch zustande, daß das proximale Fragment sich verdreht und sich im Seitenbild nahezu a.-p., d.h. deutlich breiter als das distale Fragment, darstellt. Bei dezenten Rotationen ist eine Unterscheidung gegenüber einer Seit-zu-Seitverschiebung nach dorsal oder ventral nur schwer möglich. Besteht kein Kalibersprung zwischen dem proximalen und dem distalen Fragment, so spricht dies gegen einen Rotationsfehler und für eine Seit-zu-Seitverschiebung [19]. Am Modell konnte nachgewiesen werden, daß sich Rotationsfehler in einem Ausmaß bis zu 20° in einer ulnoradialen Seitaufnahme hinter dem condylus radialis verstecken können und somit nicht sichtbar werden. Hingegen er-

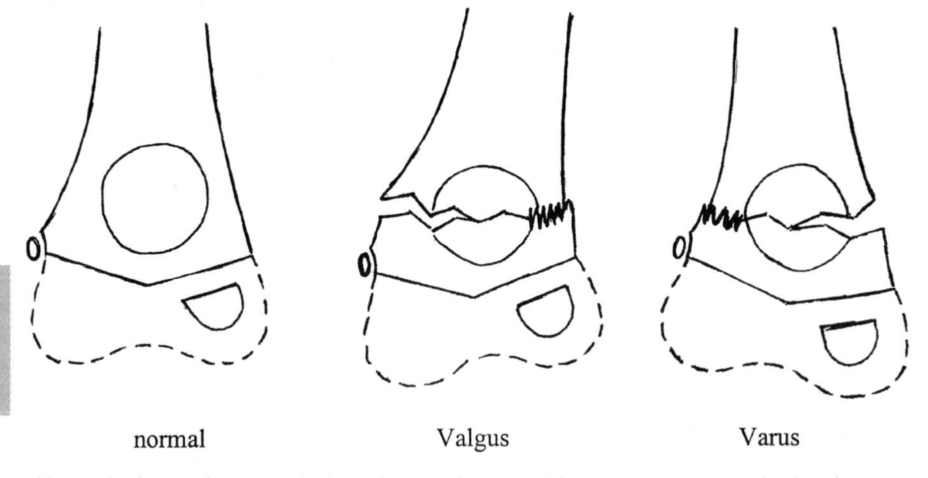

Abb. 3. Indirekte Zeichen zur Achsabweichung in der Frontalebene mit Asymmetrie der fossa olecrani

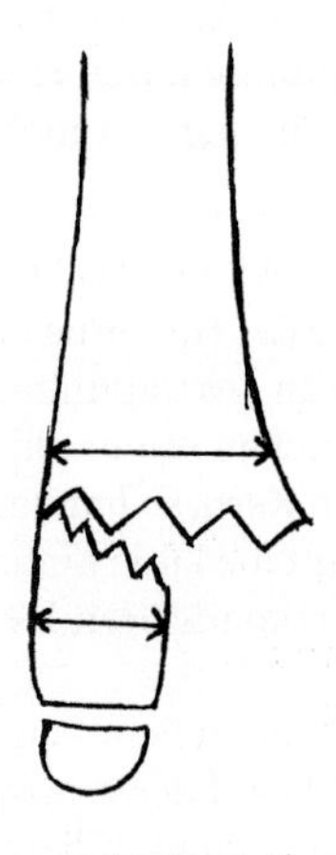
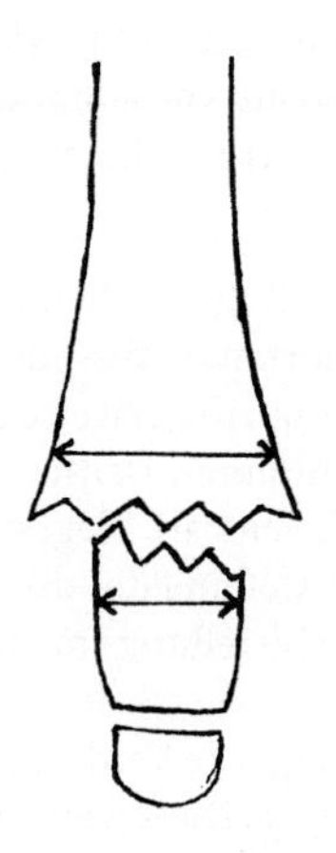
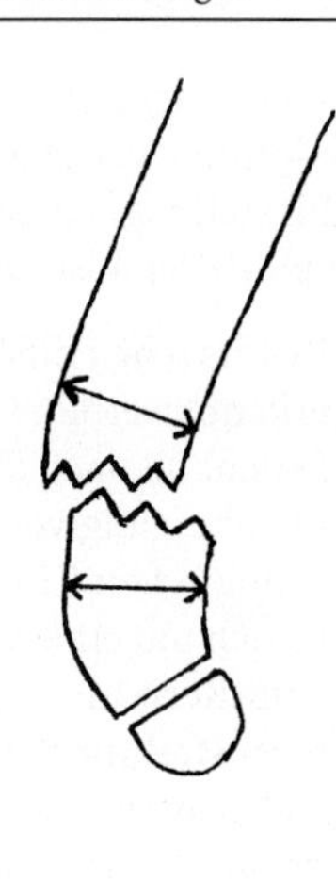

ventraler Rotationssporn dorsaler und ventraler Sporn Seit-zu-Seitverschiebung

Abb. 4. Achsabweichungen in der Horizontalebene: der Rotationsfehler, die Seit-zu-Seitverschiebung. Legende: Links ein ventraler Sporn im Seitenbild als Zeichen eines Rotationsfehlers. Es ist ein deutlicher Kalibersprung zwischen proximalem und distalem Fragment zu sehen. In der Mitte ein Rotationsfehler mit dorsalem und ventralem Sporn, ebenfalls mit deutlichem Kalibersprung. Rechts eine Seit-zu-Seitverschiebung des distalen Fragmentes nach ventral. Hier besteht zwischem proximalem und distalem Fragment kein Kalibersprung

scheinen sie deutlich im radioulnaren Strahlengang [19]. Wenn man einen geringgradigen Rotationsfehler darstellen möchte, müßte daher eine Seitaufnahme von radioulnar vorgenommen werden.

- Achsabweichungen der Seit-zu-Seitverschiebung (s. Abb. 5) (s. oben).

„Nicht sichtbare Frakturen"

Wie schon erwähnt, gibt es radiologisch primär nicht sichtbare Frakturen, die nur indirekt erkannt und diagnostiziert werden können [22, 24]. Man bedenke aber, daß nicht das Er-

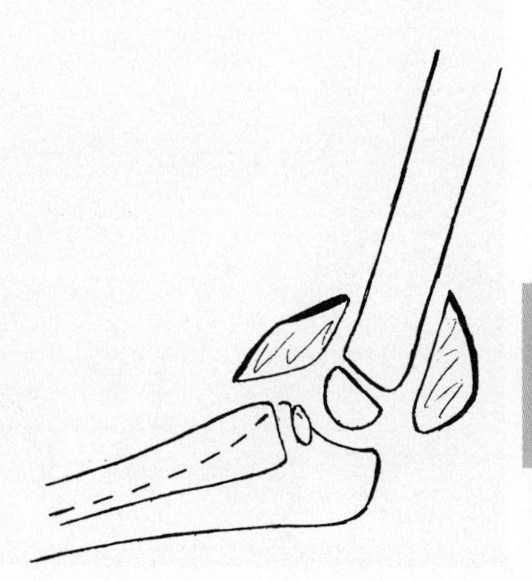

Abb. 5. Schematisierung des „fat-pad sign" als indirekter Nachweis einer suprakondylären Humerusfraktur

kennen einer derartigen suprakondylären Fraktur wichtig ist, sondern das Ausschließen bestimmter Verletzungen (s. oben), sowie vor allem die Schmerzbehandlung durch eine Ruhigstellung. Folgende Zeichen können für diejenigen hilfreich sein, die partout nicht auf eine Diagnose verzichten können.

- Rogers'sche Hilfslinie: Mit Hilfe der Rogers'schen Hilfslinie kann indirekt eine Fraktur erkannt werden (s. Abb. 2): Verlängert man die ventrale Kortikalislinie des Humerus im Seitenbild nach distal, so schneidet normalerweise diese Linie den Kern des Capitulum im Übergang vom mittleren zum hinteren Drittel des Kernes (als Zeichen seiner physiologischen Kippung um 30° nach ventral). Liegt diese Linie vor dem Kern, so handelt es sich um eine Antekurvationsfehlstellung des distalen Humerus, liegt die Linie hinter dem Kern um eine Rekurvationsfehlstellung im Rahmen einer suprakondylären Humerusfraktur [24].
- „fat-pad-sign" (s. Abb. 6): Dieses zeigt die Verdrängung des periartikulären Fettes aufgrund eines intraartikulären Ergusses. Diese Verdrängung muß sowohl auf der ventralen als auch auf der dorsalen Seite vorhanden sein [19]. Am deutlichsten kommt dieses Zeichen in Flexionsstellung zur Darstellung [22].
- Sekundäre Diagnostik: Schon alleine der Zustand des Gipses nach anfänglicher Gipsruhigstellung mit einer dorsalen Oberarmgipsschiene im weiteren Verlauf ist diagnostischer Hinweis für oder gegen eine Fraktur. Ist die Gipsschiene schon nach 8 Tagen

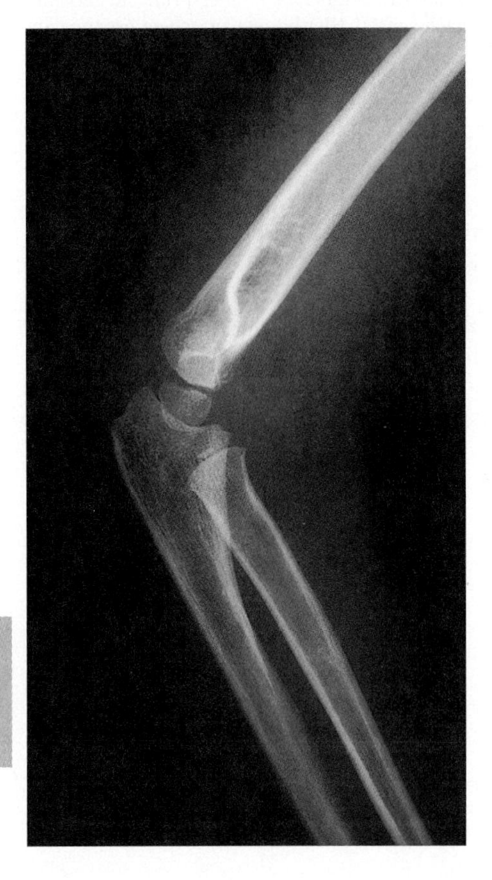

Abb. 6. Beispiel eines Röntgenbildes mit dem „fat-pad sign"

völlig zerstört, so spricht dies gegen eine Fraktur. Ist die Schiene nach 14 Tagen noch nahezu intakt, so spricht dies für eine Fraktur. Nach Abnahme der Schiene kann dann eine erneute Röntgenaufnahme in 2 Ebene erfolgen, in der dann - meist ulnar - eine feine Kalluslamelle als Zeichen der abgelaufenen Fraktur zu sehen ist [19].

- Seitenvergleichendes Röntgen? Eine Röntgenaufnahme der nicht verletzten Seite sollte grundsätzlich nicht angefertigt werden. Liegt eine auch klinisch nicht übersehbare Verletzung vor, so läßt sich aus dem Röntgen der Gegenseite keine klinische Konsequenz ableiten. Vergleichsaufnahmen ersetzen nicht die mangelnden Kenntnisse des wachsenden Skelettes [19].

4. Ultraschall

Der Ultraschall wäre als primäres Diagnostikum für undislozierte Frakturen durchaus geeignet, wenn mit Sicherheit eine undislozierte Fraktur des condylus radialis humeri ausgeschlossen werden könnte [6]. Zum anderen dürfte die Untersuchung keinerlei Schmerzen verursachen. Beides ist heutzutage noch nicht voll gewährleistet, so daß diese Untersuchung für die primäre Diagnostik momentan noch nicht routinemäßig in Frage kommt. Für die Beurteilung des intraoperativen Repositionsergebnisses könnte der Ultraschall ein ideales Verfahren sein.

5. Andere Diagnostika, wie CT, MRT oder Szintigraphie zum primären Nachweis meist undislozierter suprakondylären Humerusfrakturen stellen unnötige Spielereien dar, aus denen nur bedingt eine klinische Konsequenz gezogen wird [21, 26, 27]. Lediglich das axiale CT sowie die MRT mit der Möglichkeit der dreidimensionalen Rekonstruktion erleichtern den späteren Nachweis von posttraumatischen Deformitäten. Diese Untersuchungen zum späten Nachweis eines Rotationsfehlers können für die Planung einer Korrekturosteotomie, z. B. bei der Beseitigung eines cubitus varus, hilfreich sein [15].

Sekundäre Röntgenkontrollen

- Zum Ausschluß eines sekundären Rotationsfehlers nach im Spitzwinkel redressierten Frakturen des Typus 2, z. B. nach Redression einer Antekurvationsfehlstellung bei einer Typ-2-Fraktur im Blount-Verband oder im Spitzwinkelgips. Hier kann es mitunter (in der Sammelstudie in ca. 25%) zur sekundären Dislokation in einen Rotationsfehler kommen [12, 25]. Dies sollte mit einer sekundären Röntgenkontrolle seitlich im Gips (oder Blount-Verband) ca. 4–5 Tage nach Unfall verifiziert werden. Ist es zu einem sekundären Rotationsfehler gekommen, muß die Reposition und Drahtfixation vorgenommen werden.
- Ca. 3–4 Wochen nach Unfall bzw. Therapie sollte ein gipsfreies Röntgenbild in 2 Ebenen vorgenommen werden zur Beurteilung der Stellung und des Kallus.

Weitere radiologische Stellungskontrollen - vor allem aber nach Osteosynthesen - sind unnötig und erwecken den Verdacht, daß sie aus Amortisationsgründen vorgenommen werden und/oder daß man der Stabilität seiner Osteosynthese nicht über den Weg traut [20].

Schlußfolgerungen

1. Primär dient das Röntgen dazu, bestimmte Verletzungen auszuschließen, die Diagnose der Fraktur zu stellen und das Ausmaß der Dislokation zu bestimmen.
2. Die Beurteilung des Ausmaßes der Dislokation gelingt nur approximativ und genügt nur für den Entscheid zur jeweiligen Therapie. Das Repositionsergebnis ist intraoperativ besser klinisch als radiologisch zu beurteilen. Dies setzt jedoch eine bewegungsstabile Osteosynthese voraus.
3. Radiologische Stellungskontrollen im Gips sind höchstenfalls am 4.–5. Tag nach Unfall seitlich im Gips nach Redressionsbehandlung in den Spitzwinkel notwendig. Nach Osteosynthesen sollten – außer intraoperativ – keine weiteren Stellungskontrollen notwendig sein. Sollte hierauf bestanden werden, so müßten derartige postoperativen Kontrollen evaluiert oder aber die Art der Versorgung neu überdacht werden.
4. 3–4 Wochen nach Therapiebeginn sollte ein gipsfreies Konsolidationsbild in 2 Ebenen vorliegen.
5. Weitere diagnostischen Techniken kommen höchstenfalls sekundär zur Analyse posttraumatischer Deformitäten zur Anwendung (CT, MRT).

Literatur

1. Archibald DAA, Roberts JA, Smith MGH (1991) Transarticular fixation for severely displaced supracondylar fractures in children. J Bone Jt Surg 73-B:147–149
2. Baumann E (1965) Ellbogen. In: Nigst H Spezielle Frakturen- und Luxationslehre, Bd II/1. Thieme, Stuttgart
3. Blount WP (1957) Knochenbrüche bei Kindern. Thieme, Stuttgart
4. de Boeck H, de Smet P, Penders W, de Rydt D (1995) Supracondylar elbow fractures with impaction of the medial condyle in children. J Pediatr Orthop 15:444–448
5. Cramer KE, Devito DP, Green NE (1992) Comparison of closed reduction and percutaneous pinning versus open reduction and percutaneous pinning in displaced supracondylar of the humerus in children. J Orthop Trauma 6:407–412
6. Davidson RS, Markowitz RI, Dormans J, Drummond DS (1994) Ultrasonographic evaluation of the elbow in infants und young children after suspected trauma. J Bone Jt Surg 76-A:1804–1813
7. Felsenreich F (1931) Kindliche Supracondyläre Frakturen und posttraumatische Deformitäten des Ellenbogengelenkes. Arch Orthop Unfall Chir 29:555
8. Flynn JC, Matthews JG, Benoit RL (1974) Blind pinning of displaced supracondylar fractures of the humerus in children: sixteen years experience with long term follow-up. J Bone Jt Surg 56-A:263–272
9. France J, Strong M (1992) Deformity and function in supracondylar fractures of the humerus in children variously treated by closed reduction and splinting, traction and percutaneous pinning. J pediat Orthop 12:494–498
10. Garbuz DS, Leitch K, Wright JG (1996) The treatment of supracondylar fractures in children with an absent radial pulse. J Pediatr Orthop 16:594–596
11. Gehling H, Gotzen L, Giannadakis K, Hessmann M (1995) Behandlung und Ergebnisse bei suprakondylären Humerusfrakturen im Kindesalter. Unfallchirurg 98:93–97
12. Grant HW, Wilson LE, Bisset WH (1993) A long term follow-up study of children with supracondylar fractures of the humerus. Eur J pediat Surg 3:284–286
13. Harris IE (1992) Supracondylar fractures of the humerus in children. Orthopedics 15:811–817
14. Hohl H-P, Wessel L, Waag K-L (1996) Korreliert der Grad der Dislokation mit dem Therapieverfahren bei suprakondylären Humerusfrakturen im Kindesalter? Unfallchirurgie 22:1–7
15. Hindmann BW, Schreiber RR, Wiss DA, Ghilarducci MJ, Avolio RE (1988) Supracondylar fracture of the humerus: prediction of the cubitus varus deformity with CT. Radiology 168:513

16. Kurer MHJ, Regan MW (1990) Completely displaced supracondylar fractures of the humerus in children. Clin Orthop 256:205–214
17. von Laer LR (1979) Die supracondyläre Humerusfraktur im Kindesalter. Arch Orthop Trauma Surg 95:123–140
18. von Laer LR (1981) Spätfolgen nach Ellenbogenläsionen im Wachstumsalter – Ursache, primäre Therapie. Orthopäde 10:264
19. von Laer L (1996) Verletzungen im Bereich des Ellbogens. In: von Laer L: Frakturen und Luxationen im Wachstumsalter, 3. Aufl, Thieme, Stuttgart New York
20. von Laer L (1997) Der radiale Fixateur externe zur Behandlung supracondylärer Humerusfrakturen im Wachstumsalter. Operat Orthop Traumatol 9:265–276
21. Mäurer J, Vogl Th, Steinkamp H-J, Schedel H, Felix R (1993/4) Stellenwert der Magnetresonanztomographie in der Diagnostik des Ellenbogengelenkes. Chir Praxis 47:693–702
22. de Maeseneer M, Jacobson JA, Jaovisidha S, Lenchnik L, Ryu KN, Trudell DR, Resnick D (1998) Elbow effusions: distribution of joint fluid with flexion and extension and imaging implications. Invest Radiol 33:117–125
23. Paradis G, Lavallee P, Gagnon N, Lemire L (1993) Supracondylar fractures of the humerus in children. Technique and results of crossed percutaneous K-wire fixation. Clin Orthop Res 297:231–237
24. Rogers LF, Malave S, White H, Tachidjian MO (1978) Plastic bowing, torus and greenstick supracondylar fractures of the humerus: radiographic clues to obscure fractures of the elbow in children. Radiology 128 :145
25. Weise K, Schwab E, Scheufele TM (1997) Ellenbogenverletzungen im Kindesalter. Unfallchirurg 100:255–269
26. Wessel L, Hosie S, Freund MC, Waag K-L (1993) Die Wertigkeit der Kernspintomographie in der Diagnostik von Wachstumsfugenfrakturen. Akt Chir 28:138
27. Wessel L, Freund MC, Holland-Cunz SG, Hosie S, Waag K-L (1997) Kernspintomographie bei kindlichen Gelenkverletzungen – ein diagnostischer Gewinn? Zentralbl Kinderchir 6:49–57
28. Williamson DM, Cole WG (1993) Treatment of selected extension supracondylar fractures of the humerus by manipulation and strapping in flexion. Injury 24:249–252

Entscheidungskriterien zur operativen oder konservativen Behandlung von supracondylären Oberarmfrakturen im Kindesalter

A. Bettermann, Berlin

Die supracondyläre Humerusfraktur im Kindesalter zieht immer wieder Komplikationen nach sich, die nicht selten zu lebenslangen Funktionsbeeinträchtigungen der Ellengelenksbeweglichkeit führen. In zahlreichen Veröffentlichungen werden diese Spätschäden dokumentiert, die individuelle Ursachenforschung verläuft häufig aber unbefriedigend.

Zwar gibt es noch keine vergleichenden Untersuchungen zwischen den Abschlußergebnissen nach konservativer oder operativer Versorgung derartiger Frakturen, doch erscheint es dennoch sinnvoll, nach Entscheidungskriterien zu suchen, die die Festlegung zum operativen oder konservativen Vorgehen erleichtern. Hierbei müssen die biomechanischen Gegebenheiten ebenso Berücksichtigung finden wie die Beurteilung des Gesamtverletzungsmusters und nicht nur die bloße radiologische Frakturklassifizierung. Die Frakturunterscheidung nach Baumann z.B. berücksichtigt zwar den Dislokationsgrad, nicht aber die Höhe der Fraktur in Bezug auf die Condylenregion und so wesentliche Weichteilstrukturen wie die Gelenkkapsel und den Kapselbandapparat. Insofern sollten weitere bildgebende Verfahren zur Erstdiagnostik herangezogen werden.

Vor der bildgebenden Diagnostik jedoch muß eine vorsichtige, kindgerechte klinische Untersuchung erfolgen, die sich vor allem auf die peripheren Durchblutungsverhältnisse und die neurogenen Strukturen bezieht.

Zwar sind neurogene Ausfälle, besonders beim Kind, aufgrund der zweifelhaften Compliance schwer verifizierbar, doch sollte vor allem bei älteren Kindern auch der Verdacht einer Nervenläsion bei der Indikationsstellung zu einem operativen, offenen Vorgehen großzügigere Berücksichtigung finden.

Bei nicht sicher zu erhebendem Gefäßstatus sollte eine Doppler- oder Farbdopplersonographie erfolgen, die in der Regel auch ohne Narkose möglich ist.

Eine suffiziente Schmerztherapie im Verlauf der Rettungskette ist als Vorbereitung auf die klinische und bildgebende Diagnostik und damit die Entscheidung zu einem operativen oder konservativen Vorgehen von großer Bedeutung.

Sollte die sonographische Untersuchung der biomechanisch relevanten Gelenkstrukturen im Frakturbereich trotz Analgetikagabe nicht befriedigend möglich sein, muß diese kinematographische bildgebende Verfahrensweise im Zuge der Narkosereposition vor Beginn des Repositionsmanövers eine suffiziente Aussage über das wahre Verletzungsmuster ergeben.

Die Darstellung der Weichteilstrukturen, die Ausdehnung des Frakturhämatoms und die Durchblutungsverhältnisse der Versorgungsgefäße gelingt ebenso wie die der Fraktur selbst, wobei stets vergleichend auch die gesunde Gegenseite zum Vergleich herangezogen werden kann. Hierbei können in den Frakturspalt eingeschlagene Weichteilstrukturen ebenso erkannt werden wie Kapselbandinstabilitäten, die für eine geschlossene Reposition erhebliche Probleme voraussagen. Eine in der regio intercondylica meist von beugeseitig her eingeschlagene Weichteilstruktur verhindert oft ein befriedigendes Repositionsergebnis bei geschlossenem Vorgehen und sollte daher häufiger Anlaß zu einem operativen, offenen Vorgehen geben.

Die das Ellengelenk umgebenden Kapselbandstrukturen erfüllen sämtliche stabilisierende Aufgaben, die unter verschiedenen Druck-, Zug- oder Rotationsbelastungen unterschiedlicheStabilisationsfunktionen haben. Aufgrund der funktionell sehr verschiedenartigen Artikulationen von Radius und Ulna müssen die Zerreißungen der Kapselbandstrukturen unter biomechanischen Aspekten sehr differenziert betrachtet werden, will man die Möglichkeiten einer geschlossenen Reposition der dia- oder supracondylären Humerusfrakturen im Vorwege eruieren.

Nicht allein die nach Ausheilung der Fraktur verbliebene Fehlstellung, sondern auch die daraus resultierende Fehlbelastung kann zu dauerhaften Wachstumsstörungen führen. Hierbei müssen auch Fehlheilungen im Bereich des Kapselbandapparates als mögliche mitbeteiligte Ursachen in Betracht gezogen werden. Je ausgedehnter die Kapselbandverletzung ist, um so schwieriger wird erfahrungsgemäß der geschlossene Repositionsversuch sein, da das distale Fragment kaum noch zu dirigieren ist, wenn die stabilisierenden Gewebeanteile zu den Unterarmknochen zerrissen oder überdehnt sind. Diese Kapselbandinstabilität darf daher bei dem Entschluß zur offenen oder geschlossenen Reposition keinesfalls unberücksichtigt bleiben, da sie jedes geschlossenes Repositionsmanöver in hohem Maße erschwert.

Ein weiteres Problem bei der geschlossenen Reposition stellen die Kontaktflächen der Frakturenden in den unterschiedlichen Höhen der Condylen und der supracondylären Region dar. Hinzu kommen die spezifischen Knochenstrukturen im Kindesalter, die ein Verzahnen der Frakturenden häufig herbeiführen, bevor eine achsen- und drehgerechte Reposition erreicht ist, was dann jedes weitere Repositionsmanöver erheblich erschwert. In solchen Fällen sollte frühzeitig an ein offenes Vorgehen gedacht werden, um die Kapselbandstrukturen und die umgebenden Funktionsstrukturen, wie Nerven und Gefäße, nicht weiter zu irritieren. Bei rauher Knochenoberfläche im Frakturspalt ist der einmal erreichte Flächenkontakt im Zuge der geschlossenen Reposition häufig trotz erheblicher Distension nicht wieder aufzuheben, was die häufigste Ursache für verbleibende Rotationsfehler darstellt. Hinzu kommen erschwerend die biomechanischen Probleme des extrem langen proximalen Oberarmfragmentes, dessen Rotation im Schultergelenk kaum zu stabilisieren ist, zumal der Weichteilmantel über dem Oberarmschaft und dem Schultergelenk im Kindesalter besonders gut verschieblich ist. Wenn aber ein größerer Drehfehler aufgrund der dargestellten Instabilitäten des proximalen oder distalen Fragmentes nicht ausreichend behoben werden kann, ist stets an ein offenes Repositionsmanöver zu denken. Die bei geschlossener Reposition verbleibenden Rotationsfehler lassen sich in Narkose problemlos sonographisch darstellen, so daß die Durchleuchtung in vielen Fällen reduziert werden kann. Eine Reduktion der Strahlenbelastung sollte stets angestrebt werden.

Insgesamt stellt die kinematographische bildgebende Verfahrensweise der Sonographie im Zuge der Narkosereposition eine zunehmende Hilfe für die Entscheidung zum geschlossenen oder offenen Vorgehen dar.

Lassen sich Gefäß- und/oder Nervenläsionen nicht sicher ausschließen (Farbdopplersonographie und/oder evozierte Potentiale), sollte auch dies eher zum Anlaß einer offenen Reposition mit Darstellung der wesentlichen Gefäß- und Nervenstrukturen genommen werden.

Ein weiteres Entscheidungskriterium zum offenen oder geschlossenen Vorgehen sollte das Frakturhämatom darstellen, dessen Ausdehnung sehr wohl sonographisch verifiziert werden kann. Ein durch das ausgedehnte Frakturhämatom drohendes Kompartement-Syndrom sollte stets in die Überlegungen einbezogen werden, zumal nicht selten bei geschlossenen Repositionsmanövern zahlreiche weitere Mikroverletzungen möglich sind, die die Gefahr der Vitalität der peripheren Funktionsabschnitte weiter erhöhen.

Wenn sich nach wenigen geschlossenen Repositionsversuchen und ohne weitere Gefährdung der Gefäß- und Nervenstrukturen keine adäquate Verbesserung des Repositionsergebnisses erzielen läßt, sollte viel großzügiger zur offenen Reposition übergegangen werden, um Spätschäden sowohl im Frakturbereich als auch in den Gefäß-, Nerven- und Weichteilstrukturen unbedingt zu vermeiden. Die Nutzen-Risiko-Abwägung muß stets zum Nutzen der kleinen Patienten getroffen werden, für die ein achsengerechtes Längenwachstum und eine optimale Funktion in größtmöglichem Ausmaß zugesichert werden müssen. Der Versuch der radiologisch und sonographisch kontrollierten geschlossenen Reposition ist stets gerechtfertigt, wenn er auf die umgebenden Weichteil-, Gefäß- und Nervenstrukturen ausreichend Rücksicht nimmt. Die Grenzen des geschlossenen Vorgehens müssen aber unbedingt und umgehend erkannt werden, um dann einem offenen Vorgehen mit entsprechender Stabilisation den Vorrang einzuräumen.

Eine zweites Repositionsmanöver in neuerlicher operativer Sitzung ist unbedingt zu vermeiden, da sich die biomechanischen Voraussetzungen in den ersten Tagen nach dem

Trauma kaum verändern, während die Weichteilstrukturen rasche Heilungstendenz zeigen, die dann bei einem neuerlichen Repositionsmanöver erneut zerstört werden müssen. Insofern sollte bei einem zeitlich versetzten zweiten Repositionsereignis ein offenes Vorgehen stets großzügig erwogen werden.

Co-Inzidenz von supracondylären Humerusfrakturen im Kindesalter und Gefäß-Nerven-Verletzungen

S. Vögeli, Aschaffenburg

Vorgestellt wird eine retrospektive Studie des eigenen Krankengutes mit einem Gesamtuntersuchungszeitraum von drei Jahren.

Einschlußkriterium war das Vorliegen einer supracondylären Humerusfraktur sowie ein Patientenalter von null bis fünfzehn Jahren.

Material

Im oben bezeichneten Zeitraum wurden in unserer Klinik 82 Patienten mit supracondylärer Humerusfraktur behandelt, wobei das weibliche Geschlecht und der linke Arm führend betroffen waren.

Das Durchschnittsalter der behandelten Patienten betrug 8,7 Jahre – der jüngste Patient war 1,6 und der älteste Patient 14,8 Jahre alt.

Begleitverletzungen fanden sich unabhängig von den Gefäß-Nerven-Verletzungen in 8% der Fälle. Bei 11% der behandelten Patienten wurde eine konservative Behandlung eingeleitet.

Kriterium für die konservative Behandlung war das Vorliegen einer geschlossenen Fraktur mit keiner, bzw. nur minimaler Dislokation.

In den übrigen 89% der Fälle wurde eine operative Behandlung eingeleitet, wobei hier das Kriterium das Vorliegen einer Dislokation, das Vorliegen einer offenen Fraktur, bzw. das Vorliegen einer Gefäß-Nerven-Verletzung war.

Als Diagnostik diente lediglich eine präoperative Nativ-Röntgenaufnahme, wobei besonderer Wert auf die seitliche Aufnahme gelegt wurde.

Methode

Die betroffenen Patienten wurden einer notfallmäßigen Versorgung in Allgemeinanästhesie zugeführt. Hierbei wählen wir einen dorso-radialen Zugang und streben eine offene anatomiegerechte Reposition an, die Retention erfolgt über Kirschnerspickdrähte, die von radial-distal nach proximal-ulnar, aber auch gekreuzt von proximal-radial nach distalulnar eingebracht werden.

Sollte sich hierdurch keine ausreichende Stabilität erreichen lassen, werden über einen gesonderten ulnaren Zugang mit obligater Darstellung des Nervus ulnaris zusätzliche Drähte von distal-ulnar nach proximal-radial eingebracht.

Die Vorteile dieser Vorgehensweise bestehen darin, daß somit keine Residualfehlstellung verbleibt, was insbesondere durch das eingeschränkte Korrekturpotential der distalen Humerusepiphyse an zusätzlicher Bedeutung gewinnt.

Gleichzeitig wird beim operativen Vorgehen ein bestehendes Hämatom, bzw. Hämarthros entlastet, eine Weichteilinterposition und eine Sekundärdislokation ausgeschlossen.

Ferner finden sich hier kürzere Narkose- und Durchleuchtungszeiten, iatrogene Gefäß-Nerven-Verletzungen werden vermieden und bestehende Gefäß-Nerven-Verletzungen lassen sich nur operativ ausreichend gut beurteilen.

Ergebnisse

Im nachuntersuchten Patientengut fanden sich in 8,5% der Fälle ein primärer Gefäß-Nerven-Schaden.

In einem Fall fanden sich präoperativ Kribbelparästhesien im Versorgungsgebiet des Nervus medianus, wobei die Ursache hierfür in der Extensionsfehlstellung des distalen Fragmentes zu suchen war.

Intraoperativ fand sich die ventrale Kapsel intakt, weswegen auf eine weitere Revision des Nervus medianus verzichtet wurde.

Nach Reposition und Retention über Kirschnerspickdrähte fand sich postoperativ eine vollständige Restitution.

In vier Fällen fand sich ein Taubheitsgefühl, bzw Kribbelparästhesien im sensiblen Versorgungsgebiet des Nervus ulnaris, wobei die Ursache entweder das direkte Trauma, bzw. die frakturbedingte Fehlstellung waren.

Intraoperativ fand sich bei Darstellung des Nervus ulnaris in zwei Fällen eine Einblutung des Epineuriums. Postoperativ kam es in maximal drei Wochen zu einer vollständigen Restitution.

In einem Fall fand sich präoperativ eine pulslose ischämische Extremität distal der Verletzung, wobei hier die Ursache in der hämatombedingten Schwellung sowie einem Gefäßspasmus zu suchen war.

Nach Korrektur der Fehlstellung und Hämatomentlastung kam es noch intraoperativ zu einer spontanen Reperfusion, so daß auf eine weitere Revision des Gefäßes verzichtet wurde.

Bei der postoperativ durchgeführten Angiographie konnte ein Dissekat, bzw. eine traumabedingte Intimaläsion sicher ausgeschlossen werden.

In einem Fall fand sich eine komplette Zerreißung des Nervus radialis bei definitionsgemäß III.-gradig offener supracondylärer Humerusfraktur.

Intraoperativ wurde eine mikrochirurgische Naht durchgeführt, die zwei Jahre nach Trauma ein exzellentes funktionelles Ergebnis zeigte.

Zusammenfassende Wertung

Gefäß-Nerven-Verletzungen sind mit 8,5% der Fälle gelegentliche Begleitverletzungen der kindlichen supracondylären Humerusfraktur und haben bei adäquater operativer Therapie eine ausgezeichnete Prognose.

Aufwand und Nutzen bei der Behandlung der suprakondylären Humerusfraktur im Wachstumsalter – Resultat und Konsens aus einer retrospektiven multizentrischen Studie

L. von Laer und S. Knopf, Basel

Effizienzparameter

An einer retrospektiven Studie zum Thema der suprakondylären Humerusfraktur im Wachstumsalter haben sich 12 Kliniken beteiligt (Tab. 1). Das Ziel der Studie bestand zum einen einmal darin, der Epidemiologie, d.h. der Häufigkeit der verschiedenen Frakturtypen und der Notwendigkeit zur jeweiligen Therapie nachzugehen. Zum andern sollte sowohl die Effektivität der jeweils durchgeführten Maßnahmen per se und im Vergleich mit anderen Kliniken und Methoden kontrolliert werden und der gesamte durchgeführte Aufwand auf seine Effizienz überprüft werden. Als Resümee sollte abschließend durch ein Konsensgespräch die Grundlagen für eine prospektive Studie formuliert werden um im Endeffekt einen gewissen Standard für die Diagnostik und Therapie dieser Frakturen zu ermitteln.

Als Klassifikation wurde die von uns vorgeschlagene Einteilung in 4 Dislokationsgrade (siehe Artikel Diagnostik von L. Wessel) übernommen. Dabei zeigte sich, daß von diesbezüglich 719 auswertbaren Angaben etwa 40% als undislozierte, 20% als nur leicht dislozierte Frakturen vorlagen, wohingegen es sich in knapp der Hälfte um mehr oder weniger vollständig dislozierte Frakturen gehandelt hat (Tab. 2).

Tabelle 1. Beteiligte Kliniken (n = 737)

Klinik	n
Basel, Traumatologische Abteilung des Kinderspitals Basel	n = 128
Braunschweig, Unfallchirurgie, Städt. Klinikum, Braunschweig	n = 61
Hannover, Kinderkrankenhaus a. d. Bult, Hannover	n = 154
Herne, Kath. Krankenhaus Herne,Ruhr-Universität Bochum, Herne	n = 13
Homburg,Chir. Klinik, Universitätsklinik des Saarlandes, Homburg	n = 31
Mannheim, Kinderchir. Klinik, Klinikum Mannheim	n = 92
München, Kinderchir.Klinik der Univers.,Dr.von Haunersches Kinderspital, München	n = 72
Schwerin, Klinik für Kinderchirurgie, Klinikum Schwerin	n = 57
Suhl, Kinderchir. Klinik, Klinikum Suhl	n = 31
Trier, Mutterhaus der Borromäerinnen, Lehrkrankenhaus Universität Mainz, Trier	n = 44
Ulm, Chir. Universitätsklinik, Unfallchirurgie, Ulm	n = 8
Wien, Unfallkrankenhaus Meidling, Wien	n = 46

Tabelle 2. Aufteilung in die unterschiedlichen Dislokationsgrade (719 Angaben)

Grad	Anzahl
I:	270 (38%)
II:	147 (20%)
III:	133 (18%)
IV:	169 (24%)

Für die Überprüfung der Effizienz wurden folgende Aufwandparameter verwendet: die ambulante oder stationäre Behandlung, die Anzahl der Redressionen sowie Repositionen, Nachrepositionen und Therapiewechsel, die Dauer der Ruhigstellung, die Art der Drahtversorgung und die Art der Metallentfernung, durchgeführte Physiotherapien, die Anzahl der Röntgenkontrollen und die Anzahl der klinischen Kontrollen.

Als ideales Ergebnis bei der Nachuntersuchung wurden alle Flexions- und Extensionsdefizite unter 10° sowie Achsabweichungen bis zu 5° Differenz zur Gegenseite beurteilt.

Stationäre/ambulante Behandlung

Bezüglich der Art der Behandlung waren 730 Angaben auswertbar. Davon wurden 46% (336 Patienten) ambulant und 54% (394 Patienten) stationär behandelt. Die Dauer des stationären Aufenthalts betrug durchschnittlich 5 Tage (1–26). Aus Tabelle 3 ist die Relation zwischen Dislokationsgrad, Häufigkeit des stationären Aufenthaltes und der ambulanten Behandlung und der Dauer des stationären Aufenthaltes über 5 Tage zu ersehen. Es ist einleuchtend, daß mit zunehmender Dislokation die Häufigkeit der stationären Behandlung deutlich zunimmt. Es ist jedoch erstaunlich, daß es bei den nicht dislozierten Frakturen des Typs I in immerhin 5% zu einem stationären Aufenthalt über 5 Tage kommt und auch bei den Typ II-Patienten erstaunt eine Häufigkeit von knapp 40% von Aufenthalten über 5 Tage.

Daraus kann man nur schlußfolgern, daß die Dauer des stationären Aufenthaltes weniger von den medizinischen Problemen abhängig zu sein scheint, sondern eher purer Willkür entspricht. Der Gedanke, daß es sich hier um das Füllen und Amortisieren von Betten handelt, drängt sich auf.

Repositionen

Von 496 Repositionen waren 73% (363 Patienten) geschlossen durchgeführt worden, 27% (133 Patienten) offen. Vergleicht man die im Dislokationsgrad II nicht reponierten mit den reponierten Frakturen, so zeigt sich bezüglich der idealen Ergebnisse, daß die reponierten Frakturen in 90% ideale Ergebnisse aufweisen, die nicht reponierten Frakturen nur in 59%. Schlüsselt man die schlechteren Ergebnisse der nicht unter Anaesthesie reponierten Frakturen auf, so zeigt sich, daß die mit einer Blount'schen Schlinge in der Spitzwinkelstellung behandelten Patienten alle, d.h. in 100% ideale Ergebnisse bei der Nachuntersuchung aufweisen, wohingegen die Patienten mit Rechtswinkelgipsen, bei denen keine Redression durchgeführt worden ist, nur zu 52% ideale Ergebnisse bei der Nachuntersuchung aufweisen.

Tabelle 3. Aufenthaltsart- und Dauer in Abhängigkeit von den Dislokationsgraden (n = 730)

	amb. (n = 336)	stat (n = 394).	Dauer > 5 Tage (n = 149)
I	94%	6%	5%
II	43%	57%	39%
III	12%	88%	41%
IV	1%	99%	49%

Das heißt, daß bei den Frakturen mit Dislokationgrad II auf eine Reposition in Narkose verzichtet werden kann wenn die Blount'sche Schlinge bzw. der Spitzwinkelgips als Ruhigstellungsmethode gewählt wird, d.h. wenn eine Redression der Antecurvationsfehlstellung in den spitzen Winkel vorgenommen wurde.

Vergleicht man bei den Frakturen mit Dislokationsgraden III und IV (n=216 nachuntersuchte Patienten) die geschlossene Reposition mit der offenen Reposition, so ergibt sich im Endergebnis mit 66% zu 56% ideale Ergebnisse nur ein geringgradiger Unterschied.

Das heißt aber auch, daß die offene Reposition (unabhängig davon, ob sie wegen eines Interpositums sekundär oder prinzipiell primär durchgeführt wurde) das Endergebnis gegenüber der geschlossenen Reposition nicht zu verbessern vermag. Dies leuchtet ein, da die offene Reposition ja keine bessere Retention anzubieten hat.

Insgesamt wurden in 7 Fällen *Nachrepositionen* bei einem Dislokationsgrad III und IV vorgenommen. Dies war in allen Fällen nach primär gekreuzter perkutaner Kirschnerdrahtosteosynthese notwendig gewesen.

Therapiewechsel wurden in 21 Fällen vorgenommen, 12 mal nach einer geschlossenen Reposition in Anaesthesie und Ruhigstellung im Rechtwinkelgips, 9 mal nach ebenfalls geschlossener Reposition in Anaesthesie und Ruhigstellung in der Blount'schen Schlinge. Dies war in 8 Fällen nach Dislokationsgrad II der Fall und in 13 Fällen nach Dislokationsgrad III und IV.

Retentionsmethoden

Die Retentionsmethode interessiert vor allem für die Dislokationsgrade III und IV. Hier sind Angaben in 302 Fällen gemacht, 221 Patienten davon sind nachuntersucht worden. Kirschnerdrähte in irgendeiner Form wurden in 89% zur Stabilisierung der Fraktur verwendet, Blount- und Gipsruhigstellungen lediglich in 11%. Die Endergebnisse zeigen eindeutig, daß mit 64% idealen Ergebnissen bei den Kirschnerdrähten deren Ergebnisse deutlich besser sind als die mit Blount und mit Gips ruhiggestellten, die lediglich in 35% ideale Ergebnisse aufweisen.

Das heißt, daß nach einer Reposition in Anaesthesie die erreichte Stellung mit irgendeiner Form einer Kirschnerdrahtosteosynthese retiniert werden sollte. Die einfache Gips- oder Blountruhigstellung zur Retention ist als obsolet zu bezeichnen.

Dauer der Ruhigstellung und Physiotherapie

Zur Dauer der Ruhigstellung lagen insgesamt 690 Angaben vor. In 80% aller Fälle (547 Patienten) lag die Ruhigstellung unter 4 Wochen, nur in 20% (143 Patienten) wurde länger als 4 Wochen ruhiggestellt. Auf das Endergebnis hatte dies insofern einen Einfluß als von 200 nachuntersuchten Patienten 82% der unter 4 Wochen ruhiggestellten Frakturen (161) ideale Ergebnisse aufwiesen gegenüber 74% der über 4 Wochen ruhiggestellten (39).

Die Ruhigstellungsdauer hatte unmittelbaren Einfluß auf die Physiotherapie. Hier lagen 611 Angaben vor, wobei 79% (480 Patienten) ohne Physiotherapie und 21% (131) mit Physiotherapie behandelt worden waren. Dabei lagen die Verordnungen der Physiotherapie zu 85% bei den über 4 Wochen ruhiggestellten Frakturen gegenüber nur 15% bei den unter 4 Wochen ruhiggestellten.

So kann man sagen, daß die Physiotherapie grundsätzlich nicht notwendig ist und daß die Indikation dazu immer nur dann gestellt wird wenn das Gelenk – unnötigerweise – länger als 3–4 Wochen ruhiggestellt worden war.

Versorgung der Kirschnerdrähte und Metallentfernungen

Zu der Versorgung der Kirschnerdrähte lagen 307 Angaben vor. In 75% (229) wurden sie unter das Hautniveau versenkt, in 25% (78 Patienten) wurden sie über dem Hautniveau belassen. Das Versenken der Drähte geschah vor allem mit dem Argument, daß die über dem Hautniveau belassenen Kirschnerdrähte vermehrt Infekte machen könnten.

Die Infekthäufigkeit (8 Patienten) zeigt aber eine deutliche Verteilung zu Ungunsten der unter das Hautniveau versenkten Kirschnerdrähte mit 7 zu 1.

Während die Entfernung der herausstehenden Drähte prinzipiell ambulant ohne Anaesthesie und Sedation vorgenommen wurde, war dies bei den versenkten Drähten selbstverständlich anders. Insgesamt lagen 287 Angaben zur Art der Metallentfernung vor, davon wurden 178 Patienten mit Anaesthesie und 73 ohne Anaesthesie entfernt, 61% in einem stationären Aufenthalt von durchschnittlich 1,5 Tagen (1–8).

Wir können daher resümieren, daß das Versenken der Kirschnerdrähte unter das Hautniveau lediglich einen – unnötigen – Sekundäreingriff provoziert, aber nicht vor dem Infekt bewahrt.

Anzahl der Kontrollen

Die Anzahl der Röntgenkontrollen konnte nicht exakt genug beurteilt werden, da die primären diagnostischen Bilder zum Teil als Röntgenkontrollen mitgezählt worden sind, zum Teil nicht. Des weiteren sind zum Teil die einzelnen Bilder in den Kontrollen gezählt worden und zum Teil nur die Bildpaare.

So beschränken wir uns auf die Auswertung der klinischen Kontrollen. Hier lagen insgesamt 548 Angaben vor. Durchschnittlich wurden 3,8 Kontrollen pro Patient durchgeführt (1–20). Verteilt auf die einzelnen Dislokationsgrade, die Häufigkeit der Kontrollen zeigt sich auch hier, daß erstaunlich viel über 5 klinische Kontrollen bei den Dislokationsausmaßen I und II zu finden sind, nämlich von 86% gegenüber 26 und 35% bei den Dislokationsausmaßen III und IV, bei denen eine häufige Nachkontrolle eher verständlich erscheint (Tab. 4).

Tabelle 4. Anzahl klinische Kontrollen in Abhängigkeit von den Dislokationsgraden (548 Angaben, durchschnittlich 3,8 Kontrollen (1/20)

	1–3 Ko.	4–5 Ko.	>5 Ko.
I (n=180)	56%	38%	6%
II (n= 98)	35%	47%	18%
III (n= 97)	42%	32%	26%
IV (n=126)	37%	28%	35%

So muß man sagen, daß die Indikation zu den klinischen Kontrollen analog zu der Dauer des stationären Aufenthaltes (siehe Tab.3) ebenso ungezielt erscheinen und offensichtlich willkürlich indiziert werden.

Schlußdiskussion und Konsens

In der Schlußdiskussion ließ sich in einigen wenigen - aber wichtigen - Punkten ein Konsens erreichen:

Für die prospektive Klassifikation entschloß man sich, die schon verwendete Einteilung nach dem Dislokationsausmaß in 4 Grade zu verwenden (s. Kapitel Diagnostik von L. Wessel).

Als Diagnostik wird, wenn klinisch keine grobe Deformierung zu sehen ist, das ap und seitliche Röntgen gefordert. Wenn eine abstruse Schwellung und Deformität des Ellbogens schon klinisch sichtbar ist, genügt eine einzige Röntgenebene um die Diagnose und das weitere Procedere festzulegen. Ohne jegliche Gegenstimme wird die Forderung, kein seitvergleichendes Röntgen durchzuführen, verabschiedet (siehe auch Artikel von Herrn Wessel).

Für den Dislokationsgrad I, d. h. für die völlig undislozierten Frakturen, wird folgende Aufwandempfehlung verabschiedet: ambulante Therapie, keinerlei Anaesthesie, Ruhigstellung in einer Oberarm-Gipsschiene. Grundsätzlich genügt eine, die primäre diagnostische Röntgenkontrolle, sowie 2–3 klinische Kontrollen. Die Beurteilung der Konsolidation erfolgt klinisch.

Für den Dislokationsgrad II wird ebenfalls die ambulante Behandlung gefordert. Bei nur mäßigen Ante- (bzw. Recurvations-) fehlstellungen genügt die Redression in den Spitzwinkel (bzw. in die volle Streckung) und Ruhigstellung im Spitzwinkelgips oder der Blount'schen Schlinge (bzw. in 80°-Flexionsstellung). Bei den Frakturen, die extreme Fehlstellungen über 30° Achsabweichung aufweisen, sollte 2–3 Tage nach Unfall und Redression nochmals eine seitliche Stellungskontrolle im Gips durchgeführt werden um ein mögliches Übergehen in einen Dislokationsgrad III auszuschließen. In allen Fällen, in denen eine Redression vorgenommen worden war, sollte ein Röntgen zur Beurteilung der Konsolidation durchgeführt werden, bei allen nicht-redressierten Frakturen genügt die klinische Beurteilung der Konsolidation. Insgesamt genügen 3–4 klinische Kontrollen.

Für die Frakturen mit Dislokationsgrad III und IV ist eine stationäre Behandlung von 2–3 Tagen notwendig. Es handelt sich um eine Notfalloperation. Es bedarf deshalb einer notfallmäßigen Anaesthesie zur primär geschlossenen Reposition. Die Fixation sollte in jedem Fall durch perkutan eingebrachte Kirschnerdrähte vorgenommen werden, sei es gekreuzt oder mit dem radialen Fixateur externe. Es sind – inklusive des diagnostischen Röntgens – 3–4 Röntgenkontrollen notwendig und insgesamt 5–6 klinische Kontrollen.

Ein weiteres Problem der radiologischen Stellungskontrolle nach Osteosynthesen in der Gipsruhigstellung wurde diskutiert, da die Osteosynthese so stabil sein sollte, daß eine sekundäre Dislokation nicht möglich und damit auch keine sekundären Stellungskontrollen im Gips mehr notwendig ist. Ein Teil der Klinikvertreter besteht auf einer Röntgenkontrolle im Gips nach Osteosynthesen vor Entlassung des Patienten nach Hause. Hier konnte man sich lediglich darauf einigen, daß derartige Röntgenkontrollen in der prospektiven Studie evaluiert und die entsprechenden Ergebnisse am Ende der prospektiven Studie dann nochmals vorgelegt werden müssen.

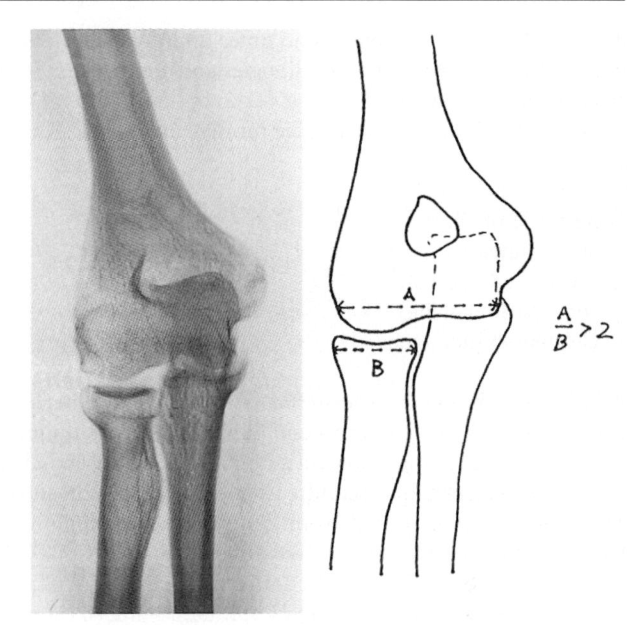

Bei der Diskussion, ob primär offen reponiert werden soll oder nicht - obwohl die Endergebnisse dadurch nicht beeinflußt wurden - einigt man sich dazu, die Schwelle zur sekundär offenen Reposition drastisch zu senken. D. h. es sollte lediglich ein primär geschlossener Repositionsversuch (höchstenfalls auch zwei) durchgeführt werden (mindestens von einem erfahrenen Chirurgen assistiert oder wenn möglich von ihm selbst durchgeführt). Gelingt die geschlossene Reposition nicht prompt, muß in gleicher Sitzung offen reponiert werden. Hilfreich könnte - zur Erkennung eines Interpositums - dabei der intraoperativ durchgeführte Ultraschall sein.

Die prospektive Studie soll mit den neuen AO-Kinderbögen bzw. in deren Ergänzung durchgeführt werden. Die entsprechenden Unterlagen sollten Anfang des Jahres 1999 ausgeliefert werden können. Interessenten wenden sich bitte an die Autoren.

Funktionelle Anatomie des kindlichen Unterarms

W. Schlickewei, M. Seif El Nasr und H. P. Friedl, Freiburg

Spätergebnisse nach kindlichen Unterarmfrakturen zeigen nicht selten eine Diskrepanz zwischen dem klinisch-funktionellen und dem radiologischen Resultat. Beide Befunde (klinische Beweglichkeit und Röntgenbild) sind nicht selten diskordant.

Obwohl von Lanz und Wachsmuth (1935) unter dem Begriff Unterarm die mittleren Bezirke von Elle und Speiche, in denen die in der Ellenbeuge neu geordneten Weichteile ihre Lage behalten, verstehen, sind unter funktionellen Gesichtspunkten die sog. Umordnungs- und Gelenkzonen von Ellbogen und Handgelenk in die Betrachtung des Unterarms mitaufzunehmen.

Die anatomischen Substrate, die für die Funktion des Unterarms von Bedeutung sind, sind:

- Radius und Ulna
- Wachstumsfugen
- Membrana interossea
- sonstige Weichteile
- Gelenkverbindungen

Bei der Betrachtung der *knöchernen Strukturen* ist zu berücksichtigen, daß die Ulna, die den Hauptdruck des Oberarms und Ellbogengelenks aufnimmt, proximal und der Radius, der die Beanspruchung der Hand aufnimmt, distal wesentlich kräftiger ausgebildet ist. Die Summe der Knochenquerschnitte ist aber in der jeweiligen Höhe gleich. Die Bewegungsachse der Knochen verläuft vom Zentrum des Capitulum humeri durch die Mitte der Fovea capitis radii schräg nach distal und schneidet den Processus styloideus ulnae. Im Ellbogenbereich verläuft die Circumferentia articularis radii in der Incisura ulnae und die Fovea capitis radii dreht auf dem Capitulum humeri. Im distalen Gelenkanteil wandert das distale Radiusende mit seiner Incisura ulnaris über die Zirkumferenz der Articulation des Caput ulnae, so daß die Rückseite des distalen Speichenendes nach volar gewendet wird.

Betrachtet man die *Funktion des Unterarmes*, so ist festzustellen, daß bei der Umwendbewegung der Radius in einem Kreisbogen sich so um die Ulna bewegt, daß im geometrischen Sinn eine Kreisbahn beschritten wird, bis es zu einer Kollision der beiden Unterarmknochen kommt. Achsenknickungen im Schaftbereich beeinträchtigen die Bewegung so, daß die Kollision dann in Richtung zum Achsenknick früher auftritt und somit den Umfang der Kreisbewegung einschränkt.

Kuderna (1980, 1989) konnte in experimentellen Studien zeigen, daß diese Kollision der beiden Unterarmknochen und somit die Limitierung der Bewegung von der Position der Knickbildung abhängt: Die Einschränkung ist umso größer, je mehr der Achsenknick zur Schaftmitte lokalisiert ist und um so geringer je peripherer der Knick im Schaftbereich liegt (Abb. 1).

Der Wachstumsfugenschluß am Unterarm erfolgt in der Regel bis zum 16. Lebensjahr. Zu berücksichtigen ist, daß der Proc. coronoideus an der proximalen Ulna keine eigene Wachstumsfuge hat, die Fuge des Radiusköpfchens ist intraartikulär gelegen.

Für die Funktion ist darüberhinaus die *Membrana interossea* antebrachii, ein platter sehniger Bindegewebszug, der Speiche und Elle in der gesamten Länge miteinander verbindet, von besonderer Bedeutung. Die Membrana beginnt distal des Ansatzes des M. biceps brachei und ist dreischichtig. Die durchschnittliche Membrandicke beträgt im mittleren Anteil 0,67 mm (Küsswetter 1989). Die Hauptfunktion der Membran ist Führung und Sicherung der proximalen und distalen Radioulnargelenke (Rauber, Kopsch 1983), sowie bei der Umwendbewegung als wesentliches verbindendes Substrat für die Speichen-Ellen-Verbindung zu dienen. Die Membran selbst ist in der Mittelstellung (Neutralstellung) am stärksten gespannt, da hier die Knochen am weitesten auseinanderweichen, narbige Verkürzungen der Membrana (posttraumatisch) führen vor allem zu einer Einschränkung der Supination. Dagegen sind Pronationsbewegungen bei jeder Achsen-

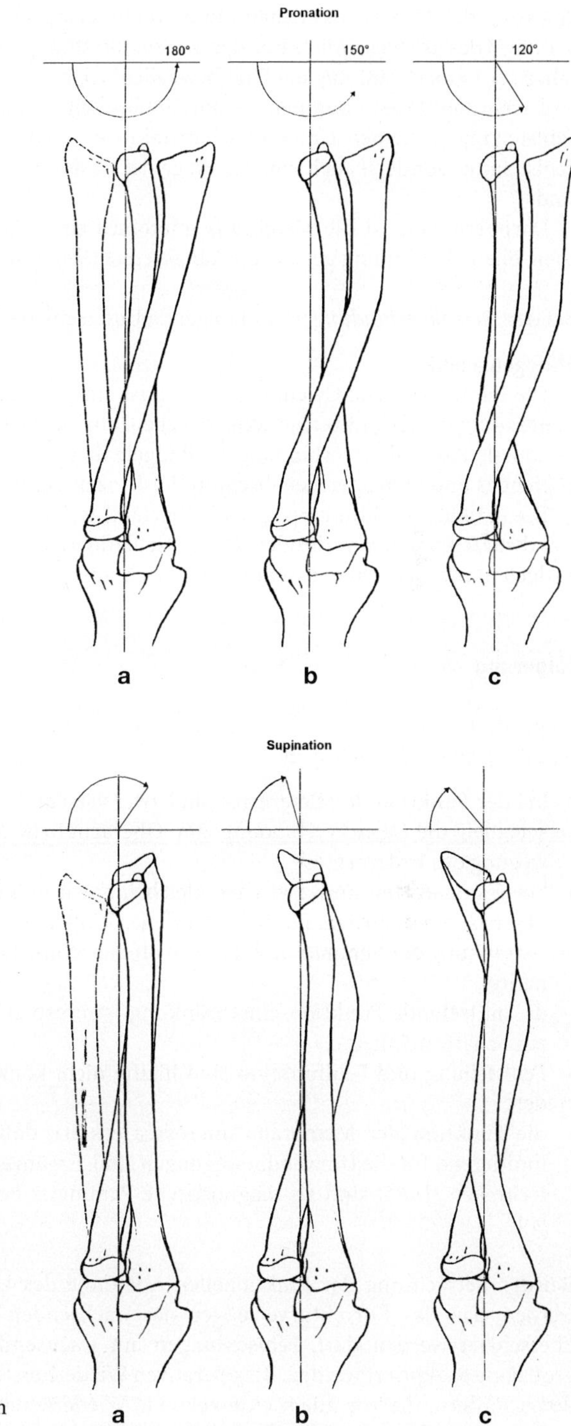

Abb. 1. Einfluß der Lokalisation einer Achsenknickung auf Pronation und Supination:
a) physiologische Situation
b) Radiusknickbildung in peripheren Schaftanteil
c) Radius- und Ulnaknickbildung in Schaftmitte

knickung der Unterarmknochen durch Veränderung der normalen Parallelstellung gehemmt. Dies ist wesentlich bei der Brucheinrichtung der Fraktur (Fehler der Achsen führen zur Einschränkung der Drehbeweglichkeit, hier vor allem der Pronation). Kuderna und Weinstabl (1989) konnten darüberhinaus zeigen, daß Umwendebewegungen bei in Fehlstellung verheilten Unterarmschaftfrakturen nicht allein vom Ausmaß der ossären Fehlstellung, sondern auch von der Frage der Läsion der Membrana interossea abhängig sind.

Darüberhinaus ist die Membrana interossea ein wesentliches Substrat, das die Speichen-Ellen-Verbindung gegen eine Längsverschiebung sichert.

Bei den *Gelenkverbindungen* sind folgende Unterschiede zu beachten:

Ellbogengelenk:

Die humero-radiale Gelenkverbindung ist ein Kugelgelenk mit 2 Freiheitsgraden, die humero-ulnare Gelenkverbindung dagegen ein Scharnier-Winkelgelenk, während die proximale Radioulnarverbindung als Radgelenk zwischen der Gelenkfläche des Radiusköpfchens und dem Speichenabschnitt der Ulna anzusehen ist.

Die Articulatio radio-carpea ist ein Eigelenk, welches Speiche und proximale Reihe der Handwurzelknochen verbindet. Die Articulatio radio-ulnaris (distal) ist ebenfalls ein Radgelenk, der Speichenausschnitt dreht sich um das Ellbogenköpfchen.

Folgerung

Folgende Gegebenheiten der funktionellen Anatomie des Unterarmes sind in der Behandlung zu berücksichtigen:

- bei der Funktion des Unterarms sind zwei verschiedene Bewegungsebenen zu unterscheiden: die Gelenkverbindung zum Oberarm bzw. zur Hand, sowie die Umwendbewegung des Unterarmes.
- bei Traumafolgen muß zwischen gleichsinnigen und gegensinnigen Achsknickungen unterschieden werden. Ein palmar offener Winkel bei Fehlstellung führt zu einer Einschränkung der Supination, ein dorsal offener Winkel zu einer Einschränkung der Pronation.
- die auftretende Funktionseinschränkung ist umso stärker, je mehr der Achsenknick zur Schaftmitte liegt.
- Fehlstellung und Fehlfunktion sind häufig nicht konkordant mit den Röntgenbefunden.
- die Funktion der Membrana interossea erklärt, daß Vernarbungen hier vor allem limitierend für die Umwendbewegungen sind. Ergänzende radiologische Darstellungstechniken (MRI) sind als diagnostische Parameter bei solchen Veränderungen sinnvoll.

Bei der Betrachtung der funktionellen Anatomie des Unterarmes muß berücksichtigt werden, daß das Korrekturvermögen des wachsenden Knochens am Unterarm nicht überschätzt werden darf. Fehlstellungen am wachsenden Skelett sollten somit nicht großzügig akzeptiert werden. Bei operativen Wiederherstellungsverfahren ist eine Methode zu fordern, die vor allem eine korrekte Wiederherstellung von Achse und Rotation sicherstellt und gleichzeitig eine funktionelle Nachbehandlung gestattet.

Literatur

Kuderna H (1980) Zusammenhang zwischen Achsenfehlern und Funktionseinschränkungen nach Vorderarmfrakturen. Unfallchirurgie 6:7–13
Kuderna H, Weinstabl R (1989) Der Einfluß von Unterarmachsknickungen auf die Umwendbewegung. Hefte zur Unfallh 201:47–57
Küsswetter W (1989) Die Bedeutung der Membrana interossea antebrachii für die Biomechanik des Unterarmes. Hefte zur Unfallh 201:8–20
v Lanz T, Wachsmuth W (1935) Praktische Anatomie. Erster Band, dritter Teil: Arm. Springer, Berlin
Rauber, Kopsch (1983) Anatomie des Menschen. In: Leonhardt H, Tillmann B, Töndury G, Zilles K (Hrsg) Bewegungsapparat. Band I, Thieme, Stuttgart

Diagnostische Besonderheiten bei der diaphysären kindlichen Unterarmfraktur

A.-M. Weinberg, Hannover

Der Unterarm ist mit einem Viertel die häufigste Lokalisation aller kindlicher Frakturen. Die Anzahl ist steigend. Dies kann auf Trendsportarten wie Inline Skating zurückgeführt werden.

Nach wie vor ist der distale Anteil mit 2/3 aller Vorderarmfrakturen der zahlenmäßig stärkste Anteil, wobei der frakturierte Arm häufiger der nicht dominante ist.

Die Behandlung der Vorderarmfraktur im Kindesalter ist eine Domäne der konservativen Therapie.

In den letzten Jahren wurden vermehrt funktionelle Probleme bezüglich der Pro-Supinationsbewegung nach kindlichen Vorderarmschaftfrakturen beobachtet. Es ist nicht sicher, ob es sich dabei um eine tatsächliche Zunahme funktioneller posttraumatischer Deformitäten handelt oder ob lediglich Patienten und Ärzte kritischer und anspruchsvoller dem Behandlungsergebnis gegenüberstehen. Unter Umständen war eine derartige Funktionseinschränkung auch weniger aufgefallen angesichts der guten Kompensierbarkeit durch die Schultern [2, 4].

Als Primärdiagnostik zur Erkennung kindlicher Unterarmfrakturen in der Diaphyse genügen Röntgenaufnahmen in zwei Ebenen. Immer müssen beide angrenzenden Gelenke abgebildet sein. Dies ist notwendig um Monteggia und Galeazzifrakturen auszuschließen. Handelt es sich um eine Fraktur im Schaftbereich muß der Zentralstrahl auf den Unterarm gerichtet sein. Bei der Durchführung sollte darauf geachtet werden, daß möglichst beide Ebenen in der Standardtechnik angefertigt werden. Falls nicht, sollten diese zumindest senkrecht aufeinander stehen. Dies ist aufgrund der Schmerzen auch nicht immer möglich. Daher richtet sich die Lagerung beim Primär-Röntgen nach den Schmerzen des Patienten.

Die Primärdiagnostik dient dazu, die Diagnose der Fraktur zu erstellen, die Art der Fraktur zu erkennen, das Dislokalisationsausmaß zu bestimmen und ossäre Begleitverletzungen auszuschließen. Mit diesen Voraussetzungen kann die Fraktur klassifiziert und gezielt therapiert werden. Je nach Lokalisation und Ausmaß der Dislokalisation wird die

Fraktur rein konservativ behandelt oder geschlossen, selten offen, reponiert und unter Umständen auch zusätzlich durch Metallimplantate retiniert. Diagnostik und Therapie sollten sich strikt nach dem Prinzip der Effizienz richten, d.h. mit einem Minimum an diagnostischem und therapeutischem Gesamtaufwand, ein funktionelles und kosmetisches Optimum an Endergebnis zu erreichen. Das Prinzip sollte lauten: so wenig wie möglich, aber so viele wie nötig.

Der radiologische Aufwand betrifft zum einen die primäre Diagnostik (s.o.), zum anderen die weiteren Stellungs- bzw. Konsolidationskontrollen. Die Stellungskontrollen dienen der Erfassung sekundärer Dislokationen, um daraus eine therapeutische Konsequenz ziehen zu können. Die Konsolidationskontrolle dient der Beurteilung der Kallusbildung einerseits und der Beurteilung der Stellung, in der die Fraktur verheilt ist, andererseits. Röntgenkontrollen nach Konsolidation dienen der Erfassung allfälliger Deformitäten.

Bezüglich des Aufwandes und damit auch die des radiologischen Procedere in Hinblick auf die Qualität der Behandlung, finden sich in der Literatur nur wenige Angaben, wobei mehrfach zahlreiche Röntgenkontrollen gefordert werden. In einer Studie der AG Kindertraumatologie aus dem Jahre 1994 konnte aufgezeigt werden, daß in über 80% der Fälle keine Konsequenz aus der angefertigten radiologischen Kontrolle gezogen wurde. Die Anzahl der kosmetisch und funktionell unbefriedigenden Ergebnisse lag bei einem minimalen Aufwand genauso hoch wie bei einem maximalen Aufwand, der bis zu 8 radiologische Kontrollen aufwies.

Aus klinischen Überlegungen lassen sich differenzierte Indikationen zu den einzelnen Röntgenkontrollen stellen: Eine Stellungskontrolle im Gips ist nur dann gerechtfertigt, wenn daraus eine klinische Konsequenz gezogen wird bzw. gezogen werden kann. Der optimale Zeitpunkt dafür ist der 8. Tag nach Unfall. Als therapeutische Konsequenzen aus einer sekundären Dislokation kann dann die Gipskeilung, die Nachreposition oder der Therapiewechsel von der konservativen zur operativen Behandlung gezogen werden. Alle primär reponierten und operierten Frakturen bedürfen im weiteren Verlauf keiner weiteren Stellungskontrolle, es sei denn, man konnte keine stabile Osteosynthese durchführen oder der Patient hat ein adäquates Retrauma erlitten.

Konsolidationsstörungen sollten nach allen osteosynthetisierten Frakturen durchgeführt werden, ebenso wie nach allen diaphysären Frakturen. Alle distalen „stabilen" Frakturen benötigen kein Konsolidationsröntgen. Nach Konsolidation stellt sich die Indikation zum Röntgen nur dann, wenn Funktionsstörungen über $^1/_2$ Jahr nach Konsolidations festzustellen sind oder wenn Achsabweichungen verblieben sind oder wenn Wachstumsstörungen mit zunehmendem Fehlwachstum zu erwarten wären. Letzteres stellt am Vorderarm eine publikationsbedürftige Rarität dar.

Das Hauptproblem ist, daß wir über die Ursache von funktionsstörenden Deformitäten am Vorderarm noch zu wenig wissen. Als Ursache kommen einerseits ossäre Deformitäten in Frage, aber auch Weichteilprobleme. Im Allgemeinen werden ossäre Deformitäten für funktionelle Störungen verantwortlich gemacht. Jedoch gelingt es – vor allem im späten Versuch – nicht immer durch die operative Korrektur am Knochen die Funktion wiederherzustellen [1, 5]. Dies mag zum einen daran liegen, daß die Deformität sich durch das Wachstum verändert hat, zum anderen, daß wir auf den in 2 Ebenen angefertigten Röntgen die tatsächliche Richtung der Deformität im Raum weder primär noch sekundär diagnostizieren können [6, 7].

Daher sollten – angefangen von der intraoperativen Stellungskontrolle über spätere Stellungs- und Konsolidationskontrollen bis hin zu späten Nachkontrollen – sämtliche Röntgenaufnahmen in einer standardisierten Stellung durchgeführt werden.

Die Diagnostik bei Fehlstellungen des Unterarmschaftes und zur Planung von Korrekturoperationen am Unterarm ist komplex.

Die Standardröntgenaufnahme in zwei Ebenen hat sich für die Routinediagnostik bewährt. Die Standardröntgendiagnostik beinhaltet bei der a.p. Aufnahme die Supinationsstellung der Hand. Weist der Patient Einschränkungen der Umwendbewegung auf, so kann die Standardtechnik nicht immer sachgerecht durchgeführt werden, da der Patient oftmals die Supinationsstellung der Hand fehlstellungsbedingt nicht einnehmen kann. Er weicht dann entweder mit dem Oberarm aus oder aber die Bilder und damit die vorhandene Fehlstellung können nicht exakt bewertet werden.

Zur Planung einer Korrekturoperation ist die Aufnahme der Gegenseite in beiden Ebenen erforderlich. Werden beide Seiten und die entsprechenden Aufnahmen nicht in derselben Technik angefertigt, sind sie nicht verwertbar.

Meist ist der Patient fähig die Neutral-Null-Stellung der Hand einzunehmen.

Die Aufnahmetechnik sollte dann wie folgt erfolgen (siehe Abb. 1–5):

1. Der Oberarm liegt in 45° zur Platte, der Unterarm liegt auf.
2. Der Daumen zeigt senkrecht nach oben
3. Der Zentralstrahl muß auf die Mitte des Unterarmes und der Kasette gerichtet sein.
4. Bei der Palpation der humeralen Epicondylen soll deren Verbindungslinie parallel zur Röntgenkasette verlaufen (siehe Abb. 2)
5. Der FFA (Film-Fokus-Abstand) beträgt 1 m.

In dieser Stellung wird eine volo-dorsale und eine radio-ulnare Ebene angefertigt. Diese Aufnahmetechnik sollte dann auch bei dem Gegenseiteröntgen verwendet werden.

Zunächst kann anhand der so angefertigten Röntgenaufnahmen der maximale Fehlstellungswinkel in der Ebene nach folgender Formel errechnet werden:

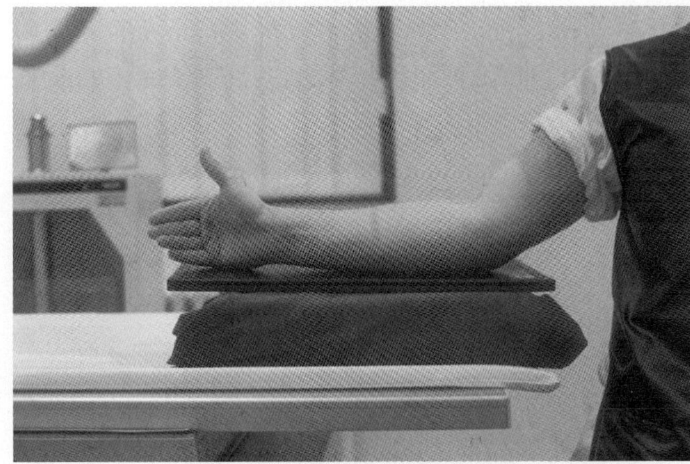

Abb. 1. Lagerung zur Standardröntgentechnik bei Einschränkungen oder Gipsanlage in Neutralstellung

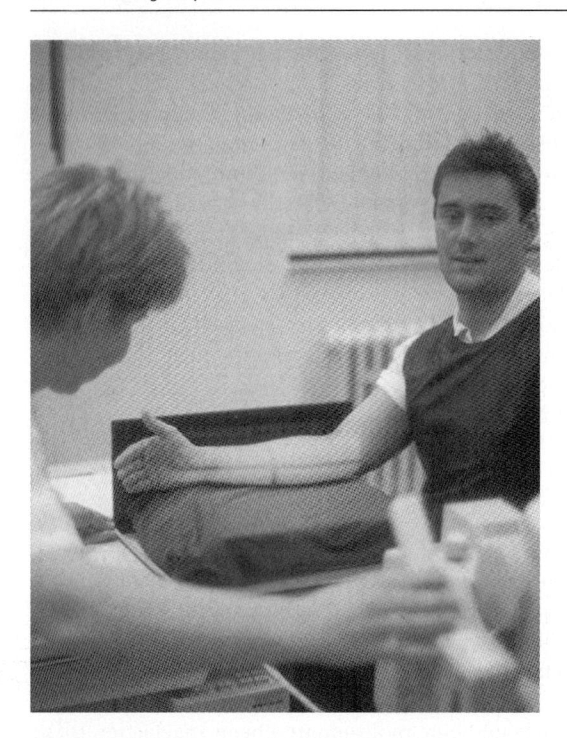

Abb. 2. Radio-ulnare Ebene

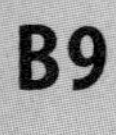

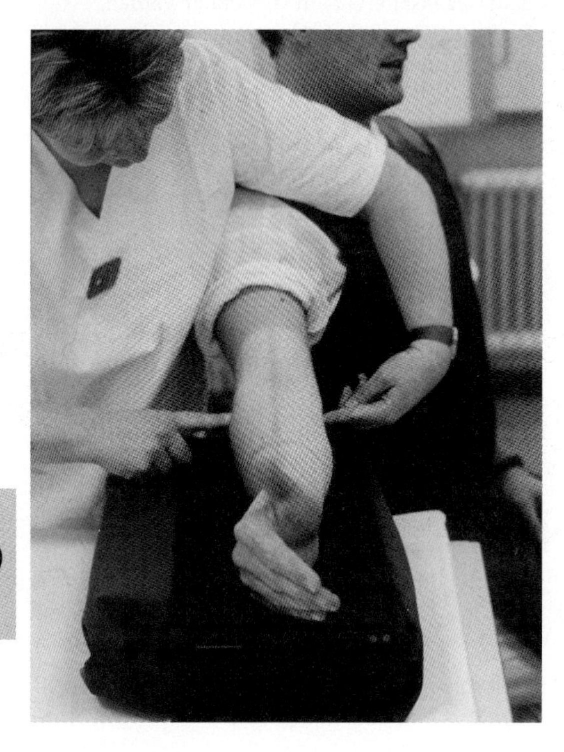

Abb. 3. Volo-dorsale Ebene

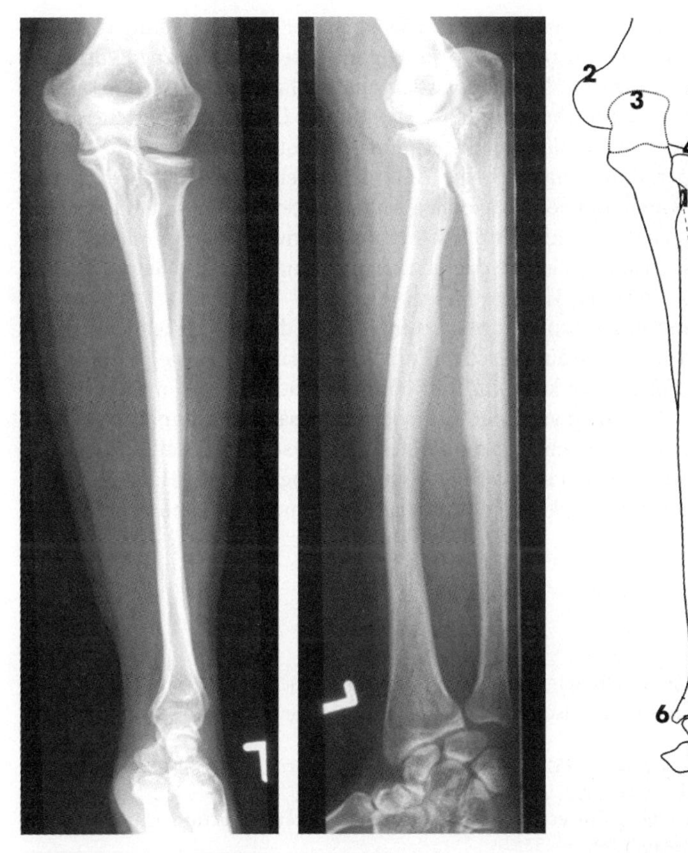

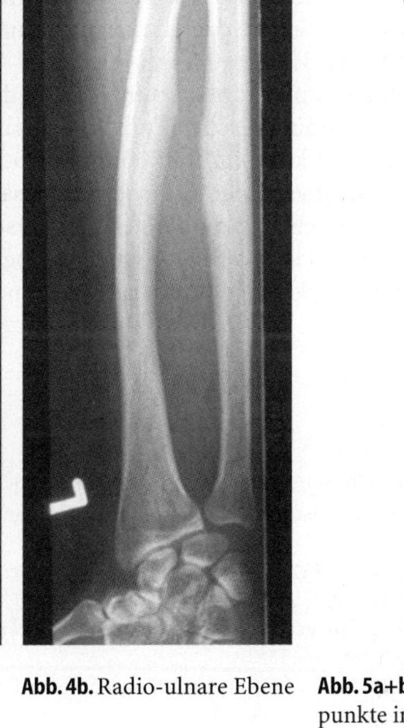

Abb. 4a. Volo-dorsale Ebene

Abb. 4b. Radio-ulnare Ebene

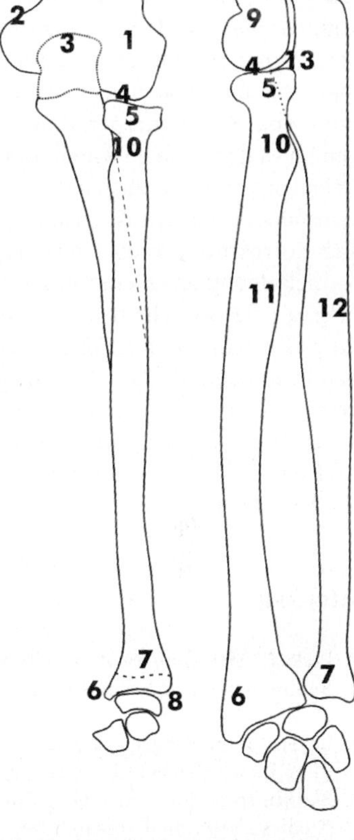

Abb. 5a+b. Anatomische Beziehungspunkte im radiologischen Bild

1. Epicondylus radialis
2. Trochlea
3. Olecranon
4. Capitulum radii
5. Collum radii
6. Processus styloideus radii
7. Ulna
8. Os lunatum
9. Capitulum und Trochlea humeri
10. Tuberositas radii
11. Crista interossea ulnae
12. Crista interossea radii
13. Processus coronoideus

$$\gamma = \arccos\left(\frac{\cos(\alpha)}{\sqrt{1+\cos^2(\alpha)\cdot\tan^2(\beta)}}\right)$$

Ein weiteres Problem bei der Beurteilung eines Funktionsdefizites und damit einer komplexen Fehlstellung ist der Rotationsfehler am Unterarm.

Der Rotationsfehler kann im Röntgenbild erst ab 20° sicher zur Darstellung kommen. Auch hierzu ist das Vorhandensein zweier exakt aufeinanderstehenden Ebenen Vorbedingung. Andernfalls kann er bis zu 45° vorhanden sein und nicht radiologisch zur Darstellung kommen. Unbeantwortet bleibt bisher aber auch in der Literatur, ab welchem Ausmaß er Funktionsdefizite bewirkt. Für die Bestimmung des Rotationsfehlers und zur Planung von Korrekturoperationen hat sich die Anfertigung eines CT bewährt. Hierbei genügt es den distalen Anteil und den proximalen Anteil des Schaftes mit dem jeweiligen Gelenkabschnitt darzustellen. Anschließend läßt sich im Seitenvergleich der relative Rotationsfehler ermitteln. Aufgrund der angefertigten Röntgenaufnahmen und des CT's lassen sich Korrekturen vorausplanen [1, 3].

Zielsetzung ist es, ein Computerprogramm zu entwickeln, daß die tatsächliche Deformierung des Knochens bei posttraumatischen Funktionsstörungen aufzeigt, um – evtl. durch Korrektursimulationen – die korrekte, funktionsfördernde Technik in praxi anwenden zu können. Damit würde man auch der tatsächlichen Ursache der Funktionsstörungen langsam auf den Grund kommen, wobei man sich bewußt sein muß, daß nicht nur die Gesamtheit der ossären Strukturen und Gelenke zwischen Oberarm und Hand die Funktion gewährleisten, sondern die Bewegung durch das Zusammenspiel zahlreicher diffiziler Weichteile bewirkt wird.

Literatur

1. Bade H, Strickling H, Rütt J (1991) Bewegungseinschränkungen im proximalen und distalen Radioulnargelenk bei posttraumatischer Angulation und Torsion des Radius. Akt Traumatol 21:274–278
2. Beyer W, Stolzenburg T, Paris S (1995) Funktionseinschränkung des Unterarms nach Schaftfrakturen im Kindesalter. Unfallchirurgie 21; 6:275–284
3. Blackburn N, Rang M (1984) Correction of the Malunited Forearm Fracture. Clinical Orthopaedics and Related Research 188:54–57
4. Creasman C, Zaleske DJ, Ehrlich MG (1984) Analyzing Forearm Fractures in Children. Clinical Orthopaedics and Related Research 188:40–53
5. Högström H, Nilsson BE, Willner S (1976) Correction with Growth Following Diaphyseal Forearm Fracture. Acta Orthop Scand 47:299–303
6. Larsen E, Vittas D, Torp-Pedersen S (1988) Remodeling of Angulated Distal Forearm Fractures in Children. Clinical Orthopaedics and Related Research 237:190–195
7. Vittas D, Larsen E, Torp-Pedersen S (1991) Angular Remodeling of Midshaft Forearm Fractures in Children. Clinical Orthopaedics and Related Research 265:261–264

Foren

Ist ein Bewegungsfixateur des Ellbogengelenkes möglich und sinnvoll? – Biomechanische Untersuchungen

T. Schmickal, B. Biglari und A. Wentzensen, Ludwigshafen

Zielsetzung

Überprüfung der anatomischen und biomechanischen Voraussetzungen, die zur Benutzung eines Bewegungsfixateur am Ellbogengelenk notwendig sind

Kurzfassung

Eine gelenküberbrückende Fixateur-externe-Montage eignet sich besonders zur Ruhigstellung nach der chirurgischen Versorgung komplexe Verletzungen des Ellbogengelenks mit verbleibender Instabilität. In der Spätfolge verbleiben jedoch erhebliche Bewegungseinschränkungen. Eine Kompromißlösung stellt ein Bewegungsfixateur dar. In der vorliegenden Untersuchung werden die anatomischen und biomechanischen Grundlagen für einen Bewegungsfixateur des Ellbogengelenkes geklärt.

Problembeschreibung, Material, Methode, Ergebnisse

8 Leichenellbogen wurden präpariert, so daß lediglich noch die radiale und ulnare Bandverbindung stabil verblieb. Die radiologische Untersuchung des physiologischen Valguswinkels V ergab einen Mittelwert von 11,7 Grad (Vmin – Vmax: 6–19 Grad) mit einer Veränderung des Valguswinkels Vdelta um 4 Grad im Mittel (Vdelta min – Vdelta max: 1–11 Grad) bis zu einer Beugung von 120 Grad.

Nach Anlage eines gelenküberbrückenden Bewegungsfixateurs mit einem radialseitigen Bewegungssegment wurden alle Bandverbindungen durchtrennt. In allen 8 Fällen konnte radiologisch eine korrekte Gelenkführung belegt werden, ohne das es zu Subluxationsstellungen kam. Unter der Fixateurführung wurde die Veränderung des Valguswinkels Vdelta mit 2,5 Grad im Mittel gemessen. Voraussetzung war eine korrekte Plazierung des Bewegungssegmentes in der Trochleaachse.

Nach simulierter Adaptationsnaht des radialen und ulnaren Bandstumpfes wurden die Ellbogen 1000 Bewegungszyklen zw. 30 und 120 Grad ausgesetzt. Ein Ausriß der simulierten Naht trat in keinem Fall auf.

Schlußfolgerung

Die Untersuchungen zeigen, daß ein Bewegungsfixateur am Ellbogengelenk als Kompromißlösung eine geführte Bewegungsübungstherapie für instabile Situationen zuläßt. Diese Erfahrung konnte bisher in den ersten drei Fällen klinisch umgesetzt werden.

Experimentelle biomechanische Untersuchungen zum Steifigkeitsverhalten der lumbalen Wirbelsäule nach Laminektomie und erweiterter Laminektomie

D. Hadler, H. R. Kortmann, M. Schlüter und S. Fuchs, Hamburg

Zielsetzung

Bestimmung des Stabilitätsverlustes der lumbalen Wirbelsäule nach Laminektomie und erweiterter Laminektomie im Rahmen von biomechanischen Untersuchungen an humanen Wirbelsäulenpräparaten in Abhängigkeit der Belastungsart.

Problembeschreibung, Material, Methode, Ergebnisse

Die im Rahmen der Behandlung instabiler Wirbelkörperfrakturen mit Einengung des Spinalkanales sowie im Rahmen der Tumorchirurgie durchgeführten Laminektomien/erweiterten Laminektomien mit uni- bzw. bilateralen Arthrektomie können zu erheblichen instabilitätsbedingten Beschwerden und Deformitäten der Wirbelsäule führen. Die biomechanischen experimentellen Untersuchungen erfolgen an 12 humanen Wirbelpräparaten. Der Steifigkeitsverlust der lumbalen Wirbelsäule wird im Segment L 2/L 3 nach Laminektomie bzw. erweiterter Laminektomie in bezug auf Extension, Flexion, Seitbiegung und Torsion bestimmt. Die dreidimensionale Bewegungsauslenkung der Wirbelsäule wird one line aufgezeichnet, die Lastapplikation erfolgt computergesteuert dynamisch.

Die Messungen erfolgen bei Torsion im Nativ-Zustand, nach erweiterter Laminektomie mittels unilateraler und bilateraler Arthrektomie. Die übrigen Belastungsarten werden ausschließlich nach bilateraler Arthrektomie untersucht.

Die Ergebnisse zeigen, daß bei Flexion nach einfacher Laminektomie ein Steifigkeitsverlust insbesondere bei der Axialverschiebung von 20% auftritt. Nach zusätzlicher bilateraler Arthrektomie können Steifigkeitsverluste von bis zu 50% nachgewiesen werden. Bei Extension kommt es vergleichbar zu ähnlichen Steifigkeitsverlusten. Bei Seitbeugung finden sich Verluste von 10%, wobei die Erweiterung der Eingriffe keinen wesentlichen Einfluß zeigen. Bei Torsion finden sich bereits nach einfacher Laminektomie erhebliche Steifigkeitsverluste, die nach uni- und bilateraler Arthrektomie bis zu 60% betragen.

Schlußfolgerungen

Nach Laminektomien bzw. erweiterten Laminektomien treten erhebliche Steifigkeitsverluste bei Flexion, Extension und Torsion auf. Insbesondere der Verlust der Drehsteifigkeit der lumbalen Wirbelsäule nach erweiterter Laminektomie erfordert die Kombination mit einer Stabilisierung.

Stereophotometrische Deformitätsmessungen bei Beckenringinstabilitäten

M.Maghsudi, B. Füchtmeier, R. Hente und M. Nerlich, Regensburg

Zielsetzung

Vergleichende Stabilitätsprüfung verschiedener interner Osteosyntheseverfahren bei Beckenringinstabilitäten (C-Typ).

Problembeschreibung

Instabilitäten am Beckenring vom Typ C erfordern in der Regel eine operative Stabilisierung. Die Stabilisierung mittels zweier dorsal quer angeordneter Harringtonstäbe ist zwar eine sichere Operationstechnik jedoch biomechanisch der wesentlich risikoreicheren sacroiliacalen Verschraubung unterlegen. Ein neues minimal invasives und ebenso sicheres Operationsverfahren ist die transiliacale Stabilisierung mittels quer angeordnetem Fixateur intern (TIFI). Ziel der vorliegenden Arbeit war die biomechanische Belastbarkeit der dorsalen Stabilisierung einer kompletten hinteren Beckenringinstabilität mit einem Fixateur intern im Vergleich zur Stabilisierung mit Harringtonstäben zu untersuchen.

Material und Methode

Die Untersuchungen erfolgten an insgesamt 6 humanen Beckenpräparaten, mit intaktem Kapselbandapparat und 5. Lendenwirbelkörper. Als Frakturmodell diente eine Sacroiliacalsprengung kombiniert mit einer Symphysensprengung. Die Beckenpräparate wurden im Einbeinstand gemessen. Es erfolgte eine axiale Belastung mit 70% des Körpergewichtes auf LWK5. Die Fragmentbewegungen im Raum wurden mit einem stereophotometrischen Infrarotsystem (MAC-REFLEX) kontaktfrei erfaßt. Neben der lokalen 3-D-Deformation am SI-Gelenk wurde auch die Deformation der beiden Beckenschaufeln gegeneinander gemessen. Nach Stabilisierung der Symphyse mittels 4-Loch DCP wurden am hinteren Beckenring die beiden oben genannten internen Stabilisierungsverfahren, in randomisierter Reihenfolge, angewendet.

Ergebnisse

In der Messung der 3-D-Deformation war die transiliacalen Fixateur intern Anordnung (TIFI) im Vergleich zur der Anordnung mit den beiden querverlaufenden Harringtonstäben signifikant ($p < 0{,}05$) stabiler. Dies betraf sowohl die lokale Deformation über dem SI-Gelenk als auch die Verschiebung der beiden Beckenschaufeln gegeneinander.

Schlußfolgerung

Aufgrund des technisch einfachen und sicheren Verfahrens ist die dorsale Stabilisierung am hinteren Beckenring mittels Fixateur intern eine sinnvolle Alternative zu den Harringtonstäben.

Biomechanische Einflüsse auf die Gewebedifferenzierung und Vaskularisierung im Kallus

K. Eckert-Hübner und L. Claes, Ulm

Zielsetzung

Ziel dieser tierexperimentellen Studie war die Klärung folgender Fragen: 1. Unterscheidet sich die Anzahl der Gefäße bei verschiedenen biomechanischen Bedingungen? 2. Gibt es unterschiedliche Gefäßdichten an verschiedenen Lokalisationen des Osteotomiespaltes? 3. Weisen die verschiedenen Gewebetypen unterschiedlich viele Gefäße auf?

Problembeschreibung, Material, Methode, Ergebnisse

Mit den Folgen und der Reparation von Vaskularisationsstörungen beschäftigen sich eine große Anzahl von Arbeiten, die sich vorwiegend auf mikroangiographische Untersuchungen stützen. Offen sind nach wie vor Fragen über quantifizierte Verhältnisse der lokalen Durchblutung im Frakturspalt in Abhängigkeit von der mechanischen Stabilität.

Untersucht wurden 18 Schafe, die in 4 Gruppen mit unterschiedlichen Osteotomiespaltbreiten und Gewebedehnungen (IFS) eingeteilt wurden: A: 2,0 mm, 10%; B: 2,1 mm, 32%; C: 5,8 mm, 7%; D: 5,8 mm, 28%. Als Modell diente eine Querosteotomie des rechten Metatarsus, die mit einem speziellen Fixateur externe stabilisiert wurde, der genau einstellbare axiale Bewegungen erlaubte (IFM). Nach 9 Wochen Heilungszeit wurden die Tiere getötet und die Heilungszonen histologisch untersucht. Der Frakturkallus wurde in 9 Zonen (eine medulläre, zwei kortikale und sechs periostale Kalluszonen) unterteilt. In jeder Zone wurde der Knochen-, Knorpel- und Bindegewebsanteil sowie die Gefäßdichte der Gewebe lichtmikroskopisch bestimmt. In allen Gruppen war der prozentuale Bindegewebsanteil annähernd gleich hoch (44–48%) unabhängig von den biomechanischen Bedingungen. Der Knochen- und der Knorpelanteil verhielten sich genau gegensinnig. Die Gruppen mit hohem Knochenanteil (A,B,C = 40%) hatten wenig Knorpel (13%), Gruppe D hatte nicht knöchern überbrückt und hatte einen hohen Knorpelanteil (39%). Unabhängig vom Gewebe und der Lokalisation im Kallus sank die Anzahl der Gefäße/Fläche mit zunehmender Spaltbreite und IFS (A: 18 Gefäße/mm^2; B: 15 Gefäße/mm^2; C: 11 Gefäße/mm^2; D: 7,8 Gefäße/mm^2). In Abhängigkeit von der Lokalisation im Heilungsgebiet zeigten die medulläre und die kortikalen Zonen immer weniger Gefäße/Fläche als die periostalen Kallusregionen unabhängig von den biomechanischen Bedingungen. Das Maximum war immer in einer Plantaren Kalluszone zu sehen. Im neugebildeten Knochen konnten bei einer Spaltbreite von ca. 2 mm 4 Gefäße/mm^2, bei einer Spaltbreite ca. 6 mm 3,3 Gefäße/mm^2 festgestellt werden. Die Anzahl der Gefäße/Fläche im Bindegewebe sank bei zunehmenden Spaltbreiten und Gewebedehnungen (A: 1,6 Gefäße/mm^{2}*; B: 1,4 Gefäße/mm^2; C: 1,4 Gefäße/mm^2; D: 0,9 Gefäße/mm^2). Unabhängig von den mechanischen Bedingungen konnten im Knorpelgewebe lichtmikroskopisch keine Gefäße nachgewiesen werden.

Schlußfolgerungen

Mikrobewegungen fördern die knöcherne Konsolidierung und Revaskularisierung einer Fraktur, während große Spaltbreiten und/oder Gewebedehnungen die Frakturheilung durch mehr Faserknorpelbildung und eine geringere Gefäßdichte negativ beeinflussen.

Rahmenbedingung der Frakturheilung: Einfluß der muskuloskelettalen Belastung auf die Spaltbewegung

G. N. Duda, Berlin, L. Claes, Ulm und N. Haas, Berlin

Zielsetzung

Ziel dieser Studie war die Bestimmung der mechanischen Rahmenbedingungen der Frakturheilung. Die Parameter knöcherne Belastung und Spaltbewegung wurden in Abhängigkeit von Fixationssteifigkeit und Frakturlage untersucht. In Anlehnung an ein bestehendes Tierexperiment wurden die als optimal angenommenen Bedingungen (min. Scherung, moderate Kompression) in einem muskuloskelettalen Modell des Hinterlaufs eines Schafes realisiert.

Kurzfassung

Interaktion von Belastung, Fixation und Spaltbewegung

C1

Problembeschreibung

Interfragmentäre Bewegungen beeinflussen maßgeblich den Frakturheilungsprozeß [2]. Zur Optimierung der mechanischen Rahmenbedingungen der Frakturheilung sollte die Scherung verhindert und Axialbewegung kontrolliert werden [3]. Die klinisch als auch experimentell auftretenden komplexen Spaltbewegungen sind jedoch zumeist unbekannt.

Aus den 3D Spaltbewegungen unter 6 unabhängigen Lastfällen wurde die 3D Steifigkeit eines AO Standard Fixateurs (je 2 Schanz' Schrauben, 2 Carbonstäbe) experimentell ermittelt. In einer Ganganalyse wurden die Bodenreaktionskräfte und Bewegungen der hinteren Extremität von 9 Merino Schafen gemessen. Nach Tötung wurden alle muskulären Ansatzflächen digitalisiert, Becken, Femur, Tibia, Metatarsus, Phalanx und Huf im CT erfaßt und die 3D muskuloskelettale Struktur rekonstruiert. Aus den resultierenden Gelenklasten wurden die Muskelkräfte (Optimierung: min. F), Gelenkkontaktkräfte und knöchernen Belastungen bestimmt. Aus knöcherner Belastung und Fixationssteifigkeit wurden die Spaltbewegungen für proximale, diaphysäre und distale Frakturen an Metatarsus und Tibia bei unterschiedlichen Montageebenen bestimmt.

Die experimentell ermittelte Steifigkeit der AO Fixateurs ist vergleichbar mit Literaturwerten: Druck: 342,5 N/mm, Torsion: 1,2 Nm/° [4]. Tibia und Metatarsus sind hauptsächlich axial und in Gelenknähe geringfügig durch Scherkräfte belastet. Die berechneten Hüftkontaktkräfte entsprechen denen aus in vivo Messungen [1]; die berechneten Spaltbewegungen sind vergleichbar mit in vivo gemessenen nach Tibiaosteotomie [5]. Nach Osteotomie im diaphysären Bereich der Tibia zeigte sich eine um das 1,2-fach größere axiale Spaltbewegung als am Metatarsus. Bei gleichem Fixateur und identischer Montage an der Tibia war die Scherbewegung bei einer proximalen Osteotomie deutlich höher als bei einer distalen. Die Scherung wird durch eine leicht ventro-lateralen Montage weiter reduziert; die Axialbewegung ist weitestgehend unabhängig von der Montageebene des Fixateurs.

Schlußfolgerung

Das präsentierte Verfahren erlaubt, die mechanischen Rahmenbedingungen experimenteller Untersuchungen zur Frakturheilung schon im Vorfeld zu optimieren. Im klinischen Umfeld würde ein entsprechendes humanes Modell schon präoperativ den Vergleich der mechanischen Rahmenbedingungen bei unterschiedlicher Fixation (z. B. Nagel, Fixateur extern) in Abhängigkeit von Frakturlage und -typ ermöglichen.

Literatur

1. Bergmann et al (1984) J Biomech
2. Claes et al (1995) Clin Biomech
3. Goodship et al (1993) J Biomech
4. Kristiansen et al (1987) Clin Biomech
5. Stürmer KM (1988) Unfallheil

Stimulation der Regeneratbildung bei der Kallusdistraktion durch niederenergetischen gepulsten Ultraschall

A. Pommer, J. Richter, M.P. Hahn und G. Muhr, Bochum

Zielsetzung

Kann die Regeneratqualität und -Quantität bei der Kallusdistraktion durch niederenergetischen gepulsten Ultraschall verbessert werden?

Niederenergetischer gepulster Ultraschall hat seit 2 Jahren die FDA Zulassung zur Stimulation der Frakturheilung. Internationale Studien deuten auf einen positiven Effekt des Ultraschalls auf die Kallusbildung hin.

Patienten

In einer prospektiven, randomisierten Studie wurden 20 Patienten mit Distraktionskortikotomien an der unteren Extremität untersucht. Die eine Gruppe erhielt ein Gerät zur selbständigen täglichen Applikation von niederenergetischen gepulsten Ultraschall (Fa. Exogen, Dießen). Die Kallusqualität wurde sonographisch und radiologisch in 2 bis 4 wöchigem Abstand bewertet. Die radiologische Kallusdichte wurde mittels digitaler Bildanalyse standardisiert gemessen.

Ergebnisse

Beide Patientengruppen unterschieden sich nicht hinsichtlich der demographischen Daten. Je 6 Patienten wurden aufgrund einer Osteitis behandelt, die restlichen wegen traumatischer Knochendefekte. Ein negativer Effekt der Ultraschallbehandlung wurden nicht beobachtet. In der Ultraschallgruppe wurde zweimal eine Rekortikotomie bei zu rascher Regeneratbildung erforderlich. Die sonographischen Kontrollen zeigten keinen signifikanten Unterschied zwischen beiden Gruppen. Hingegen zeigte die Osteodensitometrie im zeitlichen Verlauf eine raschere Verdichtung des Regenerats in der Ultraschallgruppe (ANOVA, $p < 0{,}01$).

Schlußfolgerung

Die Behandlung mit niederenergetischen gepulsten Ultraschall ist eine komplikationsarme Therapie zur Verbesserung der Kallusbildung im Regenerat. Insbesondere in kritischen Situation wie bei Durchblutungsstörungen oder chronischen Infekten ist sie ein sinnvolles Adjuvans.

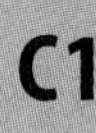

Ligamentäre oder ossäre Führung der Bewegung im Subtalargelenk – eine experimentelle, biomechanische Untersuchung mit dem FASTRAK (R)-System

M. Amlang, T. Illert, K. Nestler, G. Weiss und H. Zwipp, Dresden

Zielsetzung

Mit einem 3-dimensionalen Magnetfeld-Sensor-System (3 Space Tracer System) sollte geklärt werden, ob die Bewegung im Subtalargelenk v.a. einer ligamentären Führung unterliegt oder ob und in welcher Weise die Gelenkfacetten die Bewegungsebene vorgeben.

Problemstellung

Die Charakterisierung der Bewegung im Subtalargelenk wird selbst heute noch kontrovers diskutiert. Ursachen dafür sind die Komplexität der Bewegung, die irreguläre Anordnung der Gelenkflächen und die Vielzahl von Bändern, welche die Bewegung im Subtalargelenk beeinflussen. Durch diese experimentelle Untersuchung sollte geklärt werden, inwieweit die Bewegung im Subtalargelenk ligamentär bzw. ossär geführt wird.

Material und Methode

Es wurden 7 kältekonservierte Unterschenkel-Amputationspräparate untersucht, davon vier linke und drei rechte. Das mittlere Alter bei Amputation betrug 63 Jahre (43–71 Jahre). Sichtbare Abnormitäten oder Deformierungen der Sprunggelenke und des Fußes bestanden nicht. Nach Herstellung eines osteoligamentären Präparates erfolgte die Erprobung in einer speziell entwickelten Testeinrichtung zur dreidimensionalen Kraftübertragung (Triaxial Force Transducer, TriFT) für das Magnetfeld-Sensor-System (FASTRAK R-, Pohlemus Sciences Division, Colchester, VT, U.S.A.). Es wurden ein Sensor (S1) proximal des Calcaneocuboidgelenkes und ein Sensor am Tuber calcanei (S2) befestigt. Der Talus wurde mit Titanschrauben am TriFT fixiert. Resektion der Bänder in folgender Reihenfolge: 1. Lig. fibulocalcaneare/Lig. talocalcaneare laterale; 2. Antero-lateraler Anteil des Lig. talocalcaneare interosseum (TCI); 3. Retinacula mm. extensorum inf. + lateraler Anteil des TCI; 4. medialer Anteil des TCI. Graphische Auswertung der Daten mit SPSS (R) und mit ROTATER (R).

Ergebnisse

Selbst bei intakten Bändern konnte keine konstante Achse für das Subtalargelenk gefunden werden. In allen Fällen ergab sich für S1 eine Reduktion der Punktwolke auf eine bogenförmige Ebene, die nicht mit der Ausrichtung der posterioren Facette korreliert. Die Durchtrennung der lateralen Bandstrukturen führte zur Erweiterung der Bewegungsebene nach medial. Diese blieb jedoch in ihrer geometrischen Form erhalten. Erst die Durchtrennung des medialen Anteils des TCI führte zum vollständigen Verlust der biomechanischen Kopplung zwischen Talus und Calcaneus. Die Schraubenbewegung nach Manter, d.h. die Relativbewegung zwischen Calcaneus und Talus auf der a.p. Achse, wurde nachgewiesen, diese stellte jedoch nicht die Hauptbewegungsrichtung dar.

Schlußfolgerungen

Die Bewegung des Calcaneus um den Talus läuft auf einer durch die Gelenkflächen bestimmten Ebene, wobei die lateralen Bandstrukturen das Bewegungsausmaß limitieren. Erst die Durchtrennung des medialen Anteils des TCI führt zur mechanischen Entkopplung. Es gibt keine konstante Achse des Subtalargelenkes.

Das ovariektomierte Schaf als Modell für die Frakturbehandlung beim osteoporotischen Knochen

C. Lill, Davos, A. Flügel, G. v. Salis, Leipzig und E. Schneider, Davos

Zielsetzung

In dieser Pilotstudie sollen die Möglichkeiten der Osteoporoseinduktion beim Schaf mittels Ovariektomie (OVX), Calcium und Vitamin D reduzierter Diät, sowie der Gabe von Kortikosteroiden untersucht werden. Es sollen verschiedene Verfahren zur Verlaufskontrolle der Osteoporose (Labor, radiologische Verfahren und Histomorphometrie) angewendet und in verschiedenen Phasen der Osteoporose mit der Situation beim Menschen verglichen werden.

Problembeschreibung

Die Fixierung von Frakturen beim osteoporotischen Knochen wird häufig durch eine mangelhafte Stabilisierung aufgrund mechanisch schwacher Knochen erschwert. Zur Zeit gibt es kein etabliertes Tiermodell um Therapieformen im Bereich der Frakturheilung am osteoporotischen Knochen zu untersuchen.

Material, Methode

8 Schafe im Alter von mindestens 7 Jahren wurden in diese Pilotstudie aufgenommen. Es wurden die folgenden 4 Gruppen gebildet:

Gruppe 1: OVX + Ca und Vitamin D reduzierte Diät (n = 2)
Gruppe 2: OVX + Kortikosteroide (25 mg Methylprednisolon/d) (n = 2)

Gruppe 3: OVX + Ca/Vit. D reduzierte Diät + Kortikosteroide (n = 2)
Gruppe 4: nicht behandelte Kontrollgruppe (n = 2)

Zu Beginn und am Ende der Untersuchung nach 6 Monaten werden bei allen Schafen Beckenkammbiopsien entnommen und histomorphometrisch aufgearbeitet (Mikro-CT, histologische Schnittpräparate). Einmal monatlich finden Laboruntersuchungen statt. Als serologische Parameter werden Oestradiol, luteinisierendes Hormon (LH), Vitamin D, Calcium, Osteocalcin, PICP, Kreatinin, Phosphor und knochenspezifische alkalische Phosphatase bestimmt. Im Urin wurden Pyridinolin, Deoxypyridinolin, Calcium, Phosphor und Kreatinin bestimmt.

Alle 2 Monate finden Knochendichtemessungen mittels quantitativer Computertomographie (QCT) an der distalen Tibia, dem distalen Radius und dem Calcaneus beidseits statt.

Am Ende der Untersuchung nach 6 Monaten werden alle Tiere getötet und mechanische Tests an den lumbalen Wirbelkörpern, den Femura, den Calcanei, den Radii sowie den Tibiae beidseits durchgeführt, nachdem deren Knochendichte bestimmt worden war.

Ergebnisse

Es ergaben sich die folgenden Ergebnisse aus der noch laufenden Studie:

Der Erfolg der Ovariektomien wurde durch die Abnahme der Oestradiolkonzentration im Serum gesichert. In den Densitometrie-Untersuchungen nach 2 und 4 Monaten ergab sich für die Kontrollgruppe eine Abnahme der Knochendichte (BMD) um 5%, in den Gruppen OVX + Diät sowie OVX + Steroide dagegen eine Abnahme um 10% und in der Gruppe OVX + Diät + Steroide gar eine Abnahme um 15%. In den Beckenkammbiopsien zeigte sich in der Mikro-CT-Auswertung, das die Tiere untereinander eine homogene Gruppe bezüglich Knochendichte und Grad der Anisotropie bilden. Die Knochendichte ist mit der des Menschen vergleichbar.

Schlußfolgerung

Das ovariektomierte Schaf könnte sich als Modell zur Untersuchung der Frakturbehandlung beim osteoporotischen Knochen eignen, da es bezüglich Anatomie, Knochenstoffwechsel und Hormonprofil mit dem Menschen vergleichbar ist. Eine Kombination aus OVX, Ca und Vitamin D reduzierter Diät sowie der Gabe von Steroiden scheint die am stärksten ausgeprägte Osteoporose zu bewirken.

Das Steifigkeitsverhalten externer Oberschenkeldistraktionssysteme. – Ein Vergleich der Fixateureigensteifigkeiten vor und nach Implantation eines unaufgebohrten Titanmarknagels

A. Rübbert, Berlin und H. Thermann, Hannover

Zielsetzung

Ziel der biomechanischen Studie war es, das Steifigkeitsverhalten verschiedener für den Segmenttransport am Oberschenkel geeigneter Distraktionssysteme und die Auswirkung eines intramedullären Kraftträgers auf die Fixateureigensteifigkeit zu evaluieren.

Kurzfassung

Die biomechanische Testung 9 verschiedener Oberschenkeldistraktionssysteme an einem neu entwickelten Femurmodell zeigte erhebliche, zum Teil signifikante, Unterschiede im Axial- und Torsionssteifigkeitsverhalten dreidimensionaler und unilateraler Fixateure. Die zusätzliche Verwendung eines dünnen UFN führte zur signifikanten Erhöhung der Axial- und Torsionssteifigkeit aller getesteten Fixateure, wobei sich die Implantation eines UFN stärker auf die Axial- als auf die Torsionssteifigkeit auswirkte. Problembeschreibung: Achsenfehlstellungen, die auf eine mangelnde Fixateursteifigkeit oder ungenügend stabile Segmentfixierung zurückzuführen sind, stellen ein bedeutendes Problem beim Knochensegmenttransport am Femur dar. Sekundäre Achsenkorrekturen komplizieren und verlängern die Behandlung und verursachen einen Schneeball-Lawinen-Effekt.

Material und Methode

Insgesamt wurden in 582 biomechanischen Testabläufen mit physiologischen Belastungsintensitäten (1400 N Axialkraft/24 Nm Drehmoment) 9 verschiedene Oberschenkeldistraktionssysteme je einmal isoliert und in Verbindung mit einem dünnen, unaufgebohrten Marknagel (9×360 mm) an einem Oberschenkelmodell in einer Materialprüfmaschine (Zwick 1445) getestet und hinsichtlich ihres Axial- und Torsionssteifigkeitsverhaltens analysiert. Zur statistischen Auswertung wurde eine Varianzanalyse (einfaktorielle ANOVA) durchgeführt. Das Signifikanzniveau betrug $p \leq 0{,}05$. Die ermittelten Steifigkeitswerte wurden unter Einbeziehung der Signifikanzen in einem Steifigkeitsscore miteinander verglichen.

Ergebnisse

Sowohl der Ilizarov-Fixateur-Aufbau mit 5 mm Stahlhalfpins als auch der Hexfix®-Fixateur mit Steelbar und Stahlhalfpins zeigten sowohl isoliert als auch in Verbindung mit einem UFN die signifikant höchste Torsionssteifigkeit aller 9 getesteten Fixateure, aber vergleichsweise geringere Axialsteifigkeiten. Trotzdem waren beide Fixateure für Axialbelastungen bis zum zweifachen Körpergewicht entsprechend 1400 N ausgelegt. Das Orthofix-LRS-System® besaß im Vergleich zu den übrigen Fixateuren die höchsten Axialsteifigkeitswerte, jedoch die geringste Torsionssteifigkeit. Selbst der isoliert getestete UFN mit der zweitniedrigsten gemessenen Torsionssteifigkeit war signifikant steifer. Der Regazzoni-Fixateur und der Hexfix®-Fixateur mit Compositestab und 5 mm Titanhalfpins waren für axiale Druckkräfte über 700 N nicht ausgelegt und zeigten starke Materialdeformierungen mit konsekutiven Segmentdislokationen.

Durch die kombinierte Verwendung eines Fixateurs mit einem dünnen, unaufgebohrten Marknagel konnte die Axialsteifigkeit der Fixateursysteme um bis zu 8108% (durchschnittlich 1673,8–2631,8%), die Torsionssteifigkeit um bis zu 86% (durchschnittlich 47%) des Ausgangswertes gesteigert werden. Bei maximaler Axialkraft halbierte sich der durchschnittliche marknagelinduzierte Steifigkeitszuwachs, während er bei maximalem Drehmoment um lediglich 3% auf 44% abnahm.

Schlußfolgerung

In dieser Studie zeigten der Hexfix®-Fixateur mit Steelbar und Stahlhalfpins und der Ilizarov-Fixateur-Aufbau mit 5 mm Stahlhalfpins, daß nach heutigem Wissensstand beste Steifigkeitsverhalten der für Segmenttransporte am Oberschenkel ausgelegten Distraktionssysteme. Die Verwendung von Stahlhalfpins gegenüber Titanhalfpins sowie von Stahlhalfpins anstelle von gespannten Kirschnerdrähten führt in Abhängigkeit vom Individualsteifigkeitsverhalten der Fixateure zu signifikant höheren Torsionssteifigkeiten. Die Kombination eines Fixateurs mit einem dünnen, unaufgebohrten UFN erscheint besonders bei Fixateuren mit einer geringeren Axial- und vergleichsweise hohen Torsionseigensteifigkeit sinnvoll.

Biomechanik verschiedener VKB – Ersatzplastiken mit Semitendinosus/Gracilis – Sehnentransplantaten unter dynamischer Belastung in-vitro

R. Hoffmann, A. Weiler, S. Scheffler und N. Südkamp, Berlin

Zielsetzung

Vergleich von Versagenslast, Konstruktsteifigkeit und Laxizitätszunahme von extraartikulären und anatomischen Interferenzschrauben Verankerungen der Semitendinosus/Gracilis (STG) Sehnen für den Ersatz des VKB an humanen Kniepräparaten.

Problembeschreibung, Material, Methode, Ergebnisse

Herkömmliche extraartikuläre oder Fadenverankerungen der STG Sehnen beim VKB Ersatz mögen wegen ihrer geringen Konstruktsteifigkeit und einer hohen Elongation für die geringere vordere Kniestabilität im Vergleich zur Patellarsehne verantwortlich sein. Eine ursprungsnahe anatomische Transplantatverankerung erhöht die vordere Kniestabilität und die Transplantatisometrie. Die direkte Interferenzschrauben Verankerung der STG Sehnen ermöglicht eine anatomische Fixation und reduziert gleichzeitig Tunnelbewegungen des Transplantates. Um den möglichen Vorteil der Interferenzschrauben Verankerung der STG Sehnen zu untersuchen haben wir je 2 klinisch relevante Interferenzschrauben Verankerungen und extraartikuläre Verankerungen unter dynamischer Belastung getestet.

16 frische unpaarige humane Kniepräparate mit einem mittleren Alter von 41 Jahren wurden verwendet und 4 Rekonstruktion (N=7) paarig in randomisierter Reihenfolge getestet.

1. Vierfache STG Sehnen mit extraartikulärer femoraler Button (Endobutton™) und tibialer Fadenverankerung über eine Spongiosaschraube (QSTGbutton).
2. Vierfache STG Sehnen mit extraartikulärer doppelter femoraler gezähnter Unterlegscheibenverankerung und tibialer Fadenverankerung über eine Spongiosaschraube (QSTGwasher).
3. Vierfache STG Sehnen mit semianatomischer transtibialer Titan Interferenzschrauben Verankerung (RCI™) (QSTGrci).
4. Dreifache Semitendinosus Sehne mit anatomischer tibialer Verankerung mit Knochenblock und biodegradierbarer Interferenzschraube und direkter femoraler Interferenzschrauben Verankerung Sysorb® (TSTbio).

Nach Entfernung aller Weichteile wurde zunächst das intakte VKB und anschließend die Rekonstruktion in 30° Beugung in einer Materialtestmaschine bis zum Versagen belastet. Die Kraft wurde, beginnend mit 100 N, als vordere Schublade mit einer Steigerung von 20 N pro Zyklus appliziert, Die Konstruktsteifigkeit und die Weg- und Laxizitätszunahme wurden für jedem Zyklus bestimmt. Als kombinierter Parameter für Konstruktsteifigkeit

	S 200 N	L 200 N	S 300 N	L 300 N	S 400 N	L 400 N	F_{max} (N)
VKB	76,4 ± 15,4	0,1 ± 0,2	95,3 ± 21,1	0,1 ± 0,1	108,9 ± 21	0,2 ± 0,3	1697,8 ± 416,9
QSTG button	23,7 ± 3,5 [a]	5 ± 4 [c]	33,9 ± 4,7 [d]	11 ± 5 [f]	43,5 ± 7,1	15,9 ± 7,29	491,2 ± 55,4 [h,i]
QSTG washer	25 ± 7,9 [b]	1,7 ± 2,2 [c]	27 ± 6,3 [e]	5 ± 5,7 [f]	34,1 ± 9,2	8,3 ± 7,99	527,3 ± 101,2 [j,k]
QSTG rci	36,2	2,5					200,9 ± 50,6 [i,k]
TST bio	38,6 ± 7,8 [a,b]	3,1 ± 2,1	49,7 ± 8,7 [d,e]	9,7 ± 7,1	63,9	6,9	321,6 ± 122,1 [h,j]

S = Steifigkeit (N/mm), L = Laxizitätszunahme (mm), [a–k] = korrespondierende Paare mit $p \leq 0{,}05$ (Mann-Whitney U-Wilcoxon rank sum Test)

C1

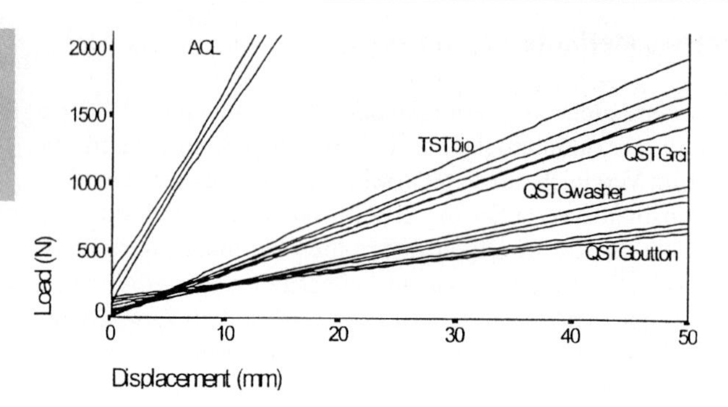

Abb. 1. Regressionsanalyse zwischen Weg und applizierter Kraft, Mittelwert +95% Konfidenzintervall

und elongation wurde eine Regressionsanalyse zwischen Weg und applizierter Kraft über alle Zyklen erstellt.

Die Versagenslast der Interferenzschrauben Verankerungen war signifikant niedriger, die Konstruktsteifigkeit war signifikant größer als bei den extraartikulären Verankerungen. Die höchste Konstruktelongation zeigte die QSTGbutton Fixation. Die lineare Regressionsanalyse zeigt, daß die Interferenzschrauben Verankerungen (TSTbio: 22,8 N/mm, $r^2 = 0{,}76$; QSTGrci: 19,3 N/mm, $r^2 = 0{,}57$) mehr das Verhalten des VKB (151,7 N/mm, $r^2 = 0{,}56$) simuliert als die extraartikulären Verankerungen (QSTGwasher: 15,8 N/mm, $r^2 = 0{,}75$; QSTGbutton: 12,7 N/mm, $r^2 = 0{,}71$)

Schlußfolgerung

Wir konnten demonstrieren, daß die STG Sehnen Verankerung mit Interferenzschrauben die Konstruktsteifigkeit erhöht und hinsichtlich der Wegzunahme dem intakten VKB näher kommt als konventionelle extraartikuläre Verankerungen, Die Versagenslast war jedoch deutlich geringer, so daß besonders bei der Verwendung der QSTGrci Verankerung Vorsicht während der Rehabilitation geboten ist. Ein Erhöhung der tibialen Verankerungsfestigkeit ist notwendig. Hierbei stellt die tibiale Knochenblockverankerung der TSTbio eine Verbesserung dar. Wegen der hohen Elongation empfehlen wir bei der extraartikulären Fadenverankerung eine zyklische Präkonditionierung vor der Implantation. Obwohl die vorliegende Testung nicht den zyklischen Belastungen unter kontrollierter Rehabilitation entspricht, zeigt sie eindeutig die Tendenz einzelner Rekonstruktionsverfahren auf zu lockern bzw. zu elongieren.

Biomechanische Testung der experimentellen konventionellen Osteosynthese am Radiusköpfchen im Vergleich

V. Mengel, C. Hofmann und L. Gotzen, Marburg

Ziel der Arbeit ist eine biomechanische Vergleichsuntersuchung von Radiusköpfchenosteosynthesen mit Metall- und Knochenschrauben im Experiment.

Kurzfassung

Es wurde eine biomechanische Untersuchung der Kortikalisschraubenosteosynthese von Radiusköpfchenfrakturen im Vergleich zur konventionellen Methode am Leichenfrakturmodell (n = 24) durchgeführt. Die Analyse der ermittelten Daten zeigte, daß die Kortikalisschrauben eine hohe Stabilität der Osteosynthese am Radiusköpfchen gewährleisten.

Material und Methode

Die Methode der Wahl bei dislozierten Meißelfrakturen des Radiusköpfchens ist die Metallschraubenosteosynthese. Außerdem kommen zu diesem Zweck auch biodegradable Schrauben und Pins zum Einsatz. Eine Metallentfernung (ME), vergrößert die Gefahr von Komplikationen. Die biodegradablen Kunststoffe bergen die Gefahr der flüssigen Akkumulation und der erhöhten Fremdkörperreaktionsrate. Es stellt sich die Frage, ob man durch Verwendung von Schrauben aus Kortikalisknochen die Komplikationsrate verringern und die ME ersparen kann.

Die Kortikalisschrauben wurden aus humanem Oberschenkel mit einer Drehmaschine hergestellt und mit einem 1/8 Zollgewinde versehen. Sie wurden im Azeton entfettet und anschließend autoklaviert. Im Hauptversuch wurden zwei Serien getestet: In der ersten Serie wurde das Radiusköpfchen am lateralen Drittel osteotomiert. Dann folgte die eigentliche Osteosynthese mit 2 mm Metallschrauben in üblicher Weise. In der zweiten Serie wurde das Radiusköpfchen ebenfalls osteotomiert und es erfolgte die Osteosynthese mit den Knochenschrauben. Es wurde ein kontinuierlich ansteigender Druck auf das laterale Drittel des Radius gegeben. Der Zustand des Radius nach dem Versuch wurde dann beschrieben und die Ergebnisse ausgewertet.

Ergebnisse

Bei der Analyse der Ergebnisse konnten keine signifikanten Unterschiede zwischen Metall- u. Knochenschraubenosteosynthesen im Bezug auf die Frakturstabilität gefunden werden. Alle Schrauben waren stabiler als das umgebende Radiusgewebe, das sich im Verlauf des Versuchs imprimierte. Der Druck wurde letztendlich auf die Schrauben verlagert, was zu deren Absinken oder im Falle der Knochenschrauben zum Bruch führte. Korrigiert man die Werte der Hauptversuche mit dem Steifigkeitsfaktor, der in den Vorversuchen ermittelt wurde, so zeigt sich bei einer Kraft von 150 N keine größere Stufenbildung der Knochenschraubenosteosynthese im Vergleich zur Metallschraubenosteosynthese. In 6 der 10 Druckversuche war die Stufenbildung sogar geringer (MW: 0,64 mm). In den anderen 4 Versuchen war die Stufenbildung nicht signifikant vergrößert (MW: 0,09 mm). Die größere Anpreßfläche bei den Knochenschrauben, die durch den größeren Durchmesser der Schrauben zustande kommt, ist mit Sicherheit ein Faktor für das gute Ergebnis.

Zusammenfassung

Die Knochenschrauben sind mit den konventionell benutzten Metallschrauben (2 mm) in jedem gemessenen Kraftbereich vergleichbar. In den unteren Kraftbereichen zeigen sie sogar bessere Resultate als die Metallschrauben. Dies mag auch an der größeren Abstützfläche der Kortikalisschrauben liegen.

Histosequenzmarkierung zur Darstellung endostaler, corticaler und periostaler Knochenbruchheilung

A. Janousek, Wien, J. Pfeil, Wiesbaden, S. Wolf, Ulm, H. Hertz, G. Schlag, Wien
und L. Claes, Ulm

Zielsetzung

Der Ablauf der Knochenbruchheilung wird mittels Sequenzmarkierung dargestellt um Unterschiede zwischen verschiedenen Stimulationsamplituden und zwischen endostaler und periostaler Bruchheilung aufzuzeigen.

Kurzfassung

Studie der Knochenbruchheilung bei flexibel fixierten experimentellen Schienbeinbrüchen mittels Sequenzmarkierung bei verschiedenen Schwingungsweiten.

Problembeschreibung

Bei 41 Schafen wurde eine quere Schienbeinosteotomie angelegt, um 3 mm distrahiert und mittel unilateralem Fixateur externe mit zentralem Gleitmodul stabilisiert. Die Schafe wurden in vier Gruppen mit verschiedenem Bewegungsausmaß eingeteilt (0,0, 0,2, 0,4, und 0,8 mm Amplitude). Die Stimulation wurde mit einer Frequenz von 1200 Zyklen pro Tag durchgeführt. Eine Sequenzmarkierung wurde am 12., 23. und 34. postoperativen Tag durchgeführt. Endostale, corticale und periostale Kallusbildung wurde mittels Fluoreszenzmikroskopie und „fracture mapping" ausgewertet. Die Ergebnisse zeigen deutliche Unterschiede im Heilungsverhalten zwischen endostaler und periostaler Kallusbildung. Zusätzlich findet sich unterschiedliches Heilungsverhalten in Abhängigkeit von der Amplitude.

Schlußfolgerung

Die Ergebnisse zeigen, daß die periostale Knochenbruchheilung um die 3. Heilungswoche prozentuell zunimmt, während der endostale Kallus kontinuierlich mit anfangs prozentuell hohen Werten ansteigt. Höhere Amplituden führen anfänglich zu vermehrter Kallusbildung.

Die monosegmentale Fixateur-interne-Instrumentation bei Frakturen der Brust- und Lendenwirbelsäule

A. Junge, M. El-Sheik, I. Celik und L. Gotzen, Marburg

Zielsetzung

Zur Minimierung des operativen Eingriffs wurde nach der Einführung eines neuen Fixateur interne die Indikation für die monosegmentale Instrumentation bei Frakturen an BWS und LWS zusehend erweitert. Über die erste Serie von 72 prospektiv erfaßten Patienten wird berichtet.

Methode und Material

In den Jahren 1991–1996 wurde bei 72 Patienten eine monosegmentale Instrumention durchgeführt. Zusätzlich erfolgte immer eine dorsale, seit 1993 zusätzlich eine transpediküläre Spongiosaplastik. Es handelte sich um Keilkompressionsfrakturen, inkomplette Berstungsfrakturen, Flexions-Distrktionsverletzungen. Die ersten 45 Patienten (29 m, 16 w, Durchschnittsalter 40 J.) konnten klinisch und radiologisch nachuntersucht werden (durchschnittlich 25 Monate post OP).

Ergebnisse

19 Patienten waren völlig beschwerdefrei, 19 litten unter Beschwerden bei körperlicher Belastung, 7 Pat. litten unter stärkeren Beschwerden in Ruhe. Die Analyse der Beweglichkeit ergab Normwerte. Der sekundäre Korrekturverlust betrug 3,1°.

C1

Schlußfolgerungen

Bei sorgfältiger Indikationsstellung lassen sich monosegmentale Fusionen mit dem Fixateur interne sicher durchführen. Die Indikation zum monosegmentalen Vorgehen konnte erweitert und die Versteifung unbeteiligter Bewegungssegmente zunehmend vermeiden werden.

Veränderung der Oberfläche von Titanimplantaten zur Erhöhung der knöchernen Integration

C. Voigt, C. Müller-Mai, U. Gross, K. Kandilakis und R. Rahmanzadeh, Berlin

Zielsetzung

Durch Veränderung der Oberfläche von Reintitan (cpTi) im Sinne einer Sol-Gel-(SG) Reaktion soll eine physiko-chemische Verankerung von Knochen. auf cpTi erreicht werden. Dieser Bindungsmechanismus – wie bei Keramiken oder anderen degradierbaren Biomaterialien zum Knochenersatz – soll die Langzeitstabilität von Endoprothesen erhöhen.

Problemstellung

Eine dauerhafte Integration von Endoprothesen ist noch nicht möglich. Metallische Implantate erlauben lediglich ein Heranwachsen des Knochens, kein Festwachsen. Dieses ist nur möglich bei Gläsern, Glaskeramiken und anderen degradierbaren Biomaterialien. Dabei ist jedoch die Festigkeit einer aus diesem Material hergestellten Prothese unzureichend. Beschichtungen mit diesen Materialien auf Metallen können im Metall-Beschichtungsinterface versagen. Durch Sol-Gel-Behandlung des cpTi wird eine OH-reiche Oberfläche erzeugt, die eine physiko-chemische Bindung des Knochens erlaubt.

Material und Methoden

Zylinder von 4×8 mm Größe aus cpTi, poliert (Rauhtiefe (RT) < 1 μm) wurden 2 (SG2) bzw. 5 (SG5) mal durch Eintauchen in eine spezielle Lösung nach Li (1993) oberflächenverändert. Die Proben wurden bei 600°C gebrannt, dann bei 180°C für 1 Std. sterilisiert. Als Kontrolle dienten unbehandelte Zylinder aus cpTi. Die Implantation erfolgte beidseits im patellaren Gleitlager des Femur von Chinchilla-Kaninchen. 30 Tiere wurden operiert. Die Beobachtungszeit betrug 84 und 168 Tage. Die gewonnenen Proben wurden der histologischen Beurteilung, der Histomorphometrie, der Elektronenmikroskopie sowie der mechanischen Testung unterzogen.

Ergebnisse

Histologisch zeigte sich nach 84 und 168 Tagen die Ausbildung eines knöchernen Rahmens um die Implantate. Am Interface war teilweise Chondroid und Osteoid nachweisbar. Die Histomorphometrie zeigte einen höheren Anteil von Knochen bei allen SG-Proben gegenüber dem cpTi, außerdem mehr Knochen bei den SG5 gegenüber den SG2 Implantaten. Signifikant mehr Knochen (U-Test nach Mann, Wilcoxon, Whitney) war nach 84 Tagen bei SG5 gegenüber cpTi vorhanden, außerdem sowohl bei 84 als auch 168 Tagen bei SG5 gegen SG2. Bei Vergleich von cpTi zu SG5 nach 168 Tagen bestand ein starker Trend für höhere Knochenbildung ($p = 0{,}045$) für SG5. Die Elektronenmikroskopie (Backscattered-Mode) zeigte eine Kontinuität vom Implantat zum Knochen, definitionsgernaß also Knochenbindung. Die Zugfestigkeituntersuchungen ließen bei cpTi keine Präparation zu (die Prüfkörper fielen ab), bei SG5 war eine Festigkeit beim Präparieren nachweisbar, jedoch konnte keine Testung durchgeführt werden.

Schlußfolgerung

Durch Sol-Gel-Behandlung kann Titan bioaktiv an der Oberfläche verändert werden. Statistisch findet sich ein wesentlich höherer Anteil von Knochen, elektronenmikroskopisch ist die Knochenbindung nachweisbar. Wegen der glatten Oberfläche ist jedoch noch keine ausreichende Festigkeit vorhanden, so daß weitere Untersuchungen mit rauheren Oberflächen (RT-80 um) erfolgen müssen.

Kann die quantitative SPECT-Analyse (Single Photon Emission Computed Tomography) von ^{99m}Tc-MDP Verteilung für die Prognose der zementfreien Hüfttotalendoprothesen eine Bedeutung haben?

P. Zouboulis, P. Megas, A. Karabasi und E. Lambiris, Patras

Ziel

Es wurde eine prospektive Studie durchgeführt, um den Einfluß der Prothesendesignfaktoren für die Optimierung der biologischen Festigung von zementfreien Hüft-TEP festzustellen. Gleichzeitig wurde die prognostische Wertigkeit der quantitativen SPECT-Analyse von ^{99m}TC-MDP Verteilung ausgewertet.

Material und Methodik

In dieser Studie wurden 31 Patienten (12 Männer, 19 Frauen), im Alter von 33 bis 71 Jahre aufgenommen. Als Grundleiden bei allen Patienten war die Koxarthrose. Die 31 TEP Patienten wurden in 2 Gruppen eingeteilt. Zur Gruppe A) gehörten 18 Patienten, bei denen eine Spotorno Ti TEP („Press-Fit“) implantiert wurde. Zur Gruppe B) gehörten 13 Patienten, die eine Perfekta-Ti TEP erhalten haben. Die Auswahl des Implantates erfolgte mit dem Einsatz einer Computerunterstützten Designanalyse. Als Kriterien galten die verschiedenen biomechanischen Grundaufforderugen an eine Hüftimplantant in Zusammenhang mit ungünstigen anatomischen Verhältnissen. Als Behandlungsziel blieb die Wiederherstellung einer möglichst physiologischen Gelenkfunktion unter Berücksichtigung auf die Optimierung der operativen Technik. SPECT-szintigraphische Untersuchungen wurden 1 Woche preoperativ und 2 Wochen, 2, 9 und 15 Monate postoperativ durchgeführt. Die quantitative Messung der Nuklidanreicherung wurde mittels „Region of Interest“ (R.O.I.) Technik vorgenommen. Die R.O.I. orientierten sich an den röntgenologischen Zoneneinteilung 1, 2, 4, 6, 7 des Femurs nach Gruen und 1, 2 und 3 des Azetabulums nach Charnley.

Ergebnisse

Die preoperative Szintigraphie wurde ausgewertet, um falsche Messungen in Zusammenhang mit entzündlich – rheumatisch bedingten Veränderungen nicht in die Studie einbezogen zu werden. Bezüglich der CLS-Spotorno-Ti-TEP wurde die höchste Nuklidkonzentration in der Femurzone 4 lokalisiert, in Übereinstimmung mit dem „3-Punkte Fixation“ Konzept. In 4 CLS-Spotorno Ti TEP-Fällen kam es zu einer deutlichen Nuklidanreicherung in Zonen 1, 2, 6 und 7, wie es nach Lastübertragung Prinzip von Huiskes, zu erwarten war. Bei den Perfekta-Ti O≈P wurde die höchste Traceverteilung in Zonen 1, 2. 6 und 7, im Rahmen von porösen metaphysären Bereich festgestellt. Bei allen Typen wurde im Azetabulum in der Zone 1 die größte Nuklidkonzentration festgestellt, während die poröse Pfanne von Perfekta führt zu einer gleichförmigen Kraftübertragung. Die höchstgradige Nuklidverteilung wurde in der Mehrheit 2 Wochen postoperativ bestätigt. Deutliche Mehranreicherung bei folgendem Szintigramm weisen darauf hin, das die Primärstabilität nicht erzielt wurde und aseptische Lockerung wurde wahrscheinlich als Folge zustande kommen. Eine besondere ^{99m}Tc-MDP Verteilung wurde bei Patienten mit „thigh-pain“ Beschwerden bestätigt.

Schlußfolgerung

Was die Versorgung von ^{99m}Tc-MDP betrifft könnten sowohl verschiedene biomechanische Eigenschaften des Implantates als auch viele Verankerungsprozesse der Hüftendoprothetik beobachtet werden. Von wesentlicher Bedeutung für die Beurteilung einer szintigraphischen Studie ist die Berücksichtigung der biomechanischen Eigenschaften beider Komponenten einer zementfreien Hüft T.E.P. Quantitative SPECT-Analyse von ^{99m}Tc-MDP Verteilung bewies sich als ein hochwertiger Hinweis auf die Implantatsfixation und zwar auf die Primärstabilität schon im zweiten postoperativen Monat. Diese Auswertung kann eine prognostische Bedeutung für die Zukunft einer TEP haben.

Gewebereaktion auf Titanpartikel – Histologische Untersuchungen an Plattenbettgewebe (LC-DCP)

G. Voggenreiter, St. Assenmacher und L. C. Olivier, Essen

Titan als Implantatwerkstoff galt lange als korrosionsbeständig, nicht immunogen und biologisch inert. Die in vielen Fällen makroskopisch sichtbare Metallose des Plattenbettgewebes nach Entfernung von LC-DC-Platten hat uns veranlaßt histologische Untersuchungen zur Charakterisierung der Gewebereaktion durchzuführen. Unseres Wissens sind Gewebereaktionen auf Titanimplantate nach Ostheosynthesen von Frakturen langer Röhrenknochen bisher nicht beschrieben.

Material und Methode

Bei 10 konsekutiven Patienten (Alter 24,9 ± 7,1 Jahre) wurde das Plattenbettgewebe im Rahmen der Entfernung von LC-DC-Platten im Mittel 17,3 Monate post.op. (6–28 Monate) histologisch untersucht. Es handelte sich um 6 Unterarm und 4 Oberschenkelfrakturen mit ungestörter Frakturheilung ohne Lockerung des Osteosynthesematerials. Klinisch und laborchemisch fanden sich keine Infektzeichen. Die histologische Untersuchung erfolgte nach dem von Mirra et al. (Clin Orthop 117, 221–240, 1976) angegebenen Schema.

Ergebnisse

Eine makroskopische Metallose fand sich bei 7 Patienten. Prädilektionsstellen sind die Grate im Bereich der Plattenlöcher und die Kontaktstellen zwischen Schraubenkopf und Platte. Mikroskopisch konnte bei allen 10 Patienten der Nachweis von Metallpartikeln geführt werden. Bei 8/10 Patienten konnten reichlich (3 +) multinukleäre Histiozyten nachgewiesen werden. Metallpartikel waren in großer Menge bei allen Patienten (2 × 2 +, 8 × 3 +) nachzuweisen. Die Metallpartikel waren dabei überwiegend intrazellulär in Makrophagen gelegen. Geringgradige akute Entzündungsreaktionen (1 +) mit Nachweis von polynukleären Leukozyten oder mononukleären Histiozyten traten bei 7 Patienten auf. Bei 6 Patienten konnte eine leichtgradige chronische Entzündungsreaktion (1 +) mit Lymphozyten und Plasmazellinfiltration beobachtet werden.

Schlußfolgerung

Anhand der aktuellen Ergebnisse liegen sichere Hinweise vor, daß Titan als Osteosynthesematerial nicht als biologisch inert anzusehen ist. Weitere Untersuchungen sollen zeigen, ob Unterschiede zu rostfreiem Stahl bestehen. Ungeklärt ist die Indikation zur elektiven Metallentfernung, welche insbesondere bei jungen Patienten individuell zu diskutieren ist.

C1

CT des Femur und computergestützte Neuentwicklung von Implantaten

F. Adam, D. Kohn, Homburg und J-F. Lataste, Orthez

Zielsetzung

Zur computergestützten Neuentwicklung und Testung von Implantaten benötigt man exakte Geometriemodelle der Anatomie. Die Zielsetzung der vorliegenden Arbeit war die Erhebung präziser anatomischer Daten der internen Femurgeometrie und deren Übertragung in ein CAD-System (Computer-Aided-Design) im Rahmen der Entwicklung eines Hüftprothesenschaftes.

Problembeschreibung

Alte noch manuell gewonnene anatomische Daten sind lückenhaft und für CAD-Systeme nicht brauchbar. Im CT gewonnene Datensätze können heute mit entsprechenden Rechnerprogrammen in CAD-Systeme übernommen und so exakte 3D-Geometriemodelle berechnet werden. Bei der Erhebung der CT-Daten am Patienten ist die Genauigkeit durch Überlagerungen und Bewegungsartefakte eingeschränkt. Zusätzlich können Schichtdicke, Schichtabstand und Dosis wegen der Strahlenbelastung für den Patienten nicht beliebig gewählt werden. In der vorliegenden Arbeit wurden deshalb isolierte Femur-Frischpräparate computertomographisch untersucht.

Material und Methode

30 isolierte menschliche Femora wurden computertomographisch im Hochauflösungsalgorhythmus mit einer Schichtdicke und einem Schichtabstand von jeweils 1mm untersucht. Die CT-Schnitte wurden mit der MIMICS Software nach Dichteklassen ausgewertet und die Knochenkortikalis definiert. Zur Validierung des Computermodelles wurden 3 mazerierte Femora gescannt und anschließend entsprechend der CT-Schichtung in Scheiben zersägt. Das CAD-System berechnete aus den CT Daten ein 3D-Modell des jeweiligen Femurs.

Ergebnisse

Der Vergleich mit den anatomischen Sägeschnitten belegte die hohe Präzision des Computermodelles. Die untersuchten Femora zeigten eine große Varianz in Größe und Form. Anhand der rekonstruierten Markräume konnte ein Prothesenschaft berechnet werden. Das CAD-System erlaubte die virtuelle Implantation dieses Schaftes in die digitalisierten Femora. Hierbei konnten die Kontaktflächen Prothese/Kortikalis sowie die Markraumfüllung beurteilt werden. Auch die Bestimmung des Prothesenkopfzentrums in Relation zum Hüftkopf ist möglich. In den virtuellen Implantationen zeigte sich, daß es eine optimal passende Prothese für alle Femora aufgrund der großen anatomischen Varianz nicht gibt. Eine Anpassung des Markraumes an den Prothesenschaft ist zumeist nötig.

Schlußfolgerungen

Mit Hilfe des Computermodells lassen sich exakte virtuelle Implantationen an zahlreichen, anatomisch unterschiedlichen Femora durchführen. Hierbei können Füllungsgrad, Kontaktflächen und Kopfzentrum bestimmt werden. Das Implantat kann so vor der Anwendung am Patienten optimiert werden.

Der Verriegelungsnagel bei der Behandlung diaphysärer Frakturen an den unteren Extremitäten. Eine Sammelstudie über 1432 Fälle

E. Lambiris, P.E. Zouboulis, P. Megas und A. Karabasi, Patras

Zielsetzung

Es wurde eine retrospektive Sammelstudie, anhand des Datenmaterials von 4 Kliniken durchgeführt, um die Indikationsgrenze, Behandlungsprinzipien, Komplikationen, Reeingriffe und Ergebnisse der Verriegelungsnagelung zur Versorgung diaphysärer Frakturen der langen Röhrenknochen objektivieren zu können.

Material und Methodik

In der Zeit von 1988 bis 1996, (9 Jahre) wurden insgesamt 1432 Frakturen der langen Röhrenknochen an den unteren Extremitäten, 851 an Femur und 580 an Tibia, mit dem selben Typ von Marknageln und selbe Methode, behandelt.

Die primär mit Marknagelung versorgten Frakturen (n = 853) wurden nach der A.O. Klassifikation eingeteilt.

Typ A 451 (52,9%), Typ B 222 (26%) und Typ C 180 (21,1%). Die Rate geschlossener Frakturen lag bei 85,7% und die offene (14,3%) waren nur erstgradig. Bei den übrigen 578 Frakturen (40,4%) erfolgte die Marknagelung als Verfahrenswechsel, nach mißlungener konservativer Behandlung 9,8%, nach Plattenosteosynthese 2,8%, nach Nagelwechsel 2,8% und 25% nach Fixateur Externe Osteosynthese. Die Indikationen zum Verfahrenswechsel waren korrekturbedürftige Fehlstellungen, verzögerte Frakturheilung und Pseudarthrose. In 93,5% der Fälle wurde die Marknagelung geschlossen durchgeführt. In Abhängigkeit vom Frakturtyp und von der Frakturlokalisation wurden 42,1% der Frakturen dynamisch und 57,9% statisch verriegelt. Die auf Angaben der Operateure basierenden Daten wurden überprüft. Insbesondere wurden die preoperative Zeit, die verwendete

Nagelstärke, (in 61,9% der Fälle war der Durchmesser weniger als 12 mm), die Durchleuchtungszeiten und die Verwendung von autologen Spongiosaplastik in acht genommen. Ausgewertet wurden dabei die Daten aller Patienten bezüglich antibiotischer Abdeckung, und Nachbehandlungsregime. Thromboseprophylaxe war obligat. Die statistische Bewertung erfolgte nach dem χ^2 Test.

Ergebnisse

Die durchschnittliche knöcherne Heilungszeit der Frakturen lag bei 17,2 Wochen an Femur und bei 14,9 Wochen an Tibia. Die Osteitisrate betrug 0,8%, (12 Patienten) im Gesamtpatientengut. Bei 22 Patienten (1,5%) wurde eine oberflächliche Infektion diagnostiziert. Die Infektionsrate wurde sowohl bei primärer Versorgung mit Marknagelung offener Frakturen als auch bei Verfahrenswechsel statistisch als signifikant betrachtet ($p<0{,}01$ und $p<0{,}001$). Die Analyse von 10 nicht infizierten Pseudarthrosen, (0,69%) zeigte eine signifikante Korrelation mit Frakturtypen A3 und B2 nach der A.O Klassifikation, [$p<0{,}05$]. Bei 10 Fällen traten Bolzenbrüche und bei 2 Nägelbrüche die auf frühzeitigen Vollbelastung zurückzuführen worden waren. Eine Achsenfehlstellung von mehr als 5 (wurde bei 9 Patienten (0,63%) gefunden und Beinlängedifferenzen von mehr als 1 cm wiesen 12 Patienten auf (0,83%), die aus technischen intraoperativen Fehler verursacht wurden. Bei 16 Patienten wurde Lungenembolie und bei 15 Fettemboliesyndrom festgestellt, (insgesamt 2,15%). Postoperativ aufgetretene Peronaeusparese (7 Patienten), und Pudendusparese (6 Patienten) hatten sich innerhalb von 2 bis 8 Wochen vollständig zurückgebildet.

Schlußfolgerung

Wir verwenden zur Fraktureinteilung die A.O. Klassifikation, bei der die A- und B1-Frakturen mit dynamisch verriegelter Nagelung versorgt wurden. Das Aufbohren soll auch bei 1. Grades offenen Frakturen in Frage gestellt werden. Sparsames Aufbohren des Marknagels verursacht reduzierte Infektionsrate unabhängig von Antibiotikaverabreichung. Beim Verfahrenswechsel, insbesondere nach Fixateur externe muß ein strenges Protokoll berücksichtigt werden.

Effekt kontrollierter Mikrobewegungen durch eine limitierte Wellenplattenosteosynthese an der Schafstibia

B. Clasbrummel, M.P. Hahn, M. Walz und G. Muhr, Bochum

Zielsetzung

Durch eine Wellenplatte definierter Vorbiegung können Mikrobewegungen kontrolliert werden. In dieser Arbeit soll der Effekt von kontrollierter Mikrobewegungen durch eine Modellierung von Osteosyntheseplatten am biomechanischen Modell der Schafstibia gezeigt werden.

Problem

Während überbrückende Plattenosteosynthesen von Mehrfragmentfrakturen in der Regel mit einer schnellen kallösen Bruchheilung einhergehen, sieht man bei einfachen Querbrüchen häufig eine verzögerte Knochenbruchheilung. Ob eine Abstützung der bis auf den Bruch intakten Kortikalis an der Platte hierfür verantwortlich ist, ist bisher unbekannt.

Material und Methode

2 Gruppen (n = 5) zweijähriger männlicher Schafe wurden an der linken Tibia querosteotomiert (Spalt 3 mm) und mit einer schmalen 9-Loch LC-DCP versorgt. Die drei mittleren Schrauben (2% Schaftbreiten) wurden nicht besetzt. Durchgeführte Osteosynthesen: Gruppe 1: gerade Platte; Gruppe 2: Wellenplatte mit einer Wellenhöhe von 1,5 mm. In vivo-Messungen (Gruppe 1 und 2) zeigten bei 30 kg axialer Belastung 0,6 rsp. 2,0 mm Mikrobewegungen im plattenfernen Osteotomiespalt. Röntgenuntersuchungen wurden in jeder 2ten Woche durchgeführt. Nach 10 Wochen (Versuchsende) folgte eine nichtzerstörende biomechanische und histologische (Ladewig) Untersuchung. Zur biomechanischen Messung der Biegesteifigkeit verwendeten wir eine neu konstruierte Apparatur zur querkraftfreien Vier-Punkt-Biegung. Statistik: t-Test.

Ergebnisse

Röntgen: Gruppe 2 zeigte gegenüber Gruppe 1 eine stärkere und frühzeitigere Kallusbildung, was durch osteodensitrometrische Analyse der Röntgenbilder quantifiziert werden konnte.

Biegesteifigkeit: Gruppe 2 zeigte eine signifikant stärkere Biegesteifigkeit gegenüber Gruppe 1.

Histologie: In beiden Gruppen war in Längsschnitten senkrecht zur Plattenebene eine kallöse Bruchheilung zu sehen. Gruppe 2 zeigte vermehrt Kallus sowohl plattenfern als auch im Frakturspalt.

Schlußfolgerung

Die Wellenplatte erzeugte eine stärkere kallöse Bruchheilung mit verbesserter Knochenfestigkeit. Um Mikrobewegungen zuzulassen, sollten 1) Querfrakturen bruchnah schaftbreit nicht verschraubt werden und 2) die Platte dem Knochen bruchnah nicht aufliegen.

Welche Einflußmöglichkeiten gibt es auf die femoropatellare Druckverteilung nach Knieendoprothesen

S. Fuchs, G. Schütte, D. Rosenbaum, Münster und H. Witte, Bochum

Zielsetzung

Optimierung der Operationstechnik und Designs sowie Rehabilitationsmaßnahmen von Knieendoprothesen.

Fragestellung

Um die Patellaproblematik zu mindern, werden stetig Designveränderungen ausgeführt oder die Verwendung des Patellrückflächenersatzes diskutiert, ohne daß es zu einer deutlichen Verbesserung kam. Um weitere Verbesserungen zu erzielen, bleibt zu prüfen, ob nicht operationstechnische Varianten wesentliche Veränderungen vor allem hinsichtlich der Druckbelastung erzielen können.

Material und Methode

An 6 linken Thiel-fixierten Leichenkniegelenken wurde mit Super low pressure Fuji-Folien zuerst an nicht prothetisch versorgten Kniegelenken folgende Messungen vorgenommen: in 60 Grad in neutraler Zugrichtung mit je 140 N am Vastus medialis und lateralis über 5 Sekunden, in 60 Grad mit 250 N medial und 80 N lateral und entsprechend umgekehrt, in 60 Grad mit neutraler Zugrichtung in 10 Grad Innen- bzw. Außenrotation. An den mit einer Genesis,-Knieendoprothese versorgten Kniegelenken wurden die Messungen wie bei den nicht voroperierten Kniegelenken ohne Patellarückflächenersatz sowie folgende zusätzlich mit implantiertem Patellarückflächenersatz Größe „small“ und „medium“ durchgeführt: zentrale Implantation mit Instrumentarium und jeweils nach medial und lateral sowie proximal und distal um je 0,4 cm versetzt. Es wurde eine Konstruktion für das Bein gebaut, bei der das Hüftgelenk und das Sprunggelenk mit der Möglichkeit einer freien transversalen Beweglichkeit befestigt wurde.

Ergebnisse

Bei den nicht operierten Kniegelenken zeigte sich eine zur gewählten Zugrichtung bzw. Rotationseinstellung erhöhte Druckbelastung und eine vergrößerte Belastungszone. Bei den mit der Prothese versorgten Kniegelenken wurden vergleichbare Druckmuster jedoch mit einer insgesamt deutlichen Druckerhöhung und der Tendenz zu einer verkleinerten Belastungsfläche erzielt. Durch die Implantation der Patellarückfläche verlagerte sich die Auflagefläche bei einer Druckerhöhung von der exzentrischen zu einer zentralen Lage. Die Größe des Patellarückflächenimplantates zeigte keinen wesentlichen Einfluß. Die unterschiedliche Positionierung der Patellaimplantate zeigte keine zusätzliche Druckerhöhung, sondern entsprechend der Implantationsrichtung eine Versetzung der ähnlich großen Druckfläche.

Schlußfolgerung

Die Femurkomponente in Außen-/Innenrotation zu implantieren, mindert die Patellaproblematik nicht wesentlich. Eine deutliche Beeinflussung durch die Größe des Patellarückflächenersatzes wurde nicht festgestellt. Vielmehr kam es durch die Form des Rückflächenersatzes zu einer erhöhten Druckbelastung und ungünstigerweise zu einer Verkleinerung der druckaufnehmende Fläche. Durch die Versetzung der Patellarückfläche können Mehrbelastungen entsprechend der Implantationsrichtung verursacht werden.

Untersuchungen zur Dauerfestigkeit einer winkelstabilen Titan-Titan Platten-Schrauben Verbindung

U. Schümann und D. Wolter, Hamburg

Zielsetzung

Bestimmung und Analyse der Festigkeit einer neuen winkelstabilen Platten-Schraubenverbindung, die einen beliebigen Schraubensitz ermöglicht.

Kurzfassung

Dauerfestigkeitsuntersuchung einer winkelstabilen Platten-Schraubenverbindung.

Problembeschreibung, Material, Methode, Ergebnisse

Die mechanische Überlegenheit einer winkelstabilen Platten-Schraubenverbindung steht heute außer Frage. Die bisherigen Lösungen haben den Nachteil, daß es zu einer mechanisch vorbestimmten rechtwinkligen Platten-Schraubenverbindung kommt, und somit eine schräge Schraubenlage ausgeschlossen ist.

Für die neue Platten-Schraubenverbindung werden zwei verschiedene Reintitanmaterialien eingesetzt, die sich in ihrem Härtegrad stark unterscheiden (Titan Gr. 4 Schraube in Titan Gr. 0 Platte).

In die speziell geformten Bohrungen der Platte wird intraoperativ ein Gewinde eingeformt und zwar in Richtung des benötigten Knochenschraubenkanals.

In dieses Gewinde verschließt und kontert sich der Kopf der Knochenschraube.

Die Untersuchungen zur Lockerung der Schraubenkopfverbindungen an der Knochenplatte zeigen, daß die Verbindung in Dauerschwingversuchen bis 150 000 Zyklen kein Versagen (weder Brüche noch Lockerungen) aufweisen.

Die dynamischen Tests waren als kraftgesteuerte Schwingungsbelastung konzipiert. Bei einer Frequenz von 5 Hz wurde eine sinusförmig schwingende Belastung im Intervall +100 N; −400 N aufgebracht. Die Lastspielzahl wurde auf 150 000 angesetzt.

Schlußfolgerungen

Diese Platten-Schrauben Verbindung ermöglicht nach jetzigem Erkenntnisstand eine winkelstabile Verbindung, die ein variables Einbringen der Schraube in den Knochen ermöglicht. Diese Konstruktion kommt mit der herkömmlichen Plattendicke aus und weist eine hohe Belastbarkeit auf.

Der Stabilisierungseffekt verschiedener Orthesen auf die obere Halswirbelsäule – Eine biomechanische Untersuchung

D. Richter, Berlin, L. L. Latta, Miami, A. Ekkernkamp und P. A. W. Ostermann, Berlin

Zielsetzung

In einer biomechanischen Untersuchung soll zunächst der Stabilisationseffekt verschiedener, in der Praxis häufig eingesetzter, Orthesen auf die gesunde obere Halswirbelsäule (C1–C3) gemessen und quantifiziert werden.

Kurzfassung

An vier unfixierten Leichenpräparaten mit intaktem Weichteilmantel werden unter Bildwandlerkontrolle Stabilitätsmessungen der oberen Halswirbelsäule ohne Orthese, sowie nach Anlage einer Schanz'schen Krawatte (soft collar), Miami-J-Collar, Minerva-Brace sowie Halo-Fixateur durchgeführt.

Problembeschreibung, Material, Methode, Ergebnisse

Die bislang vorhandenen Daten zum Stabilisierungseffekt verschiedener Orthesen für die Halswirbelsäule basieren auf klinischen Erfahrungen, Untersuchungen in vivo, sowie Messungen der Limitierung des Bewegungsausmaßes der gesamten Halswirbelsäule.

In der eigenen Untersuchung soll nun der Stabilisierungseffekt auf die obere HWS definiert werden.

Bei vier unfixierten frischen Leichenpräparaten im Alter von 49 bis 76 Jahren mit intaktem Weichteilmantel wurden die Halswirbelkörper C1–C3 unter Bildwandlerkontrolle mit Kirschnerdrähten und Schrauben definierter Länge markiert und diese komplett im Wirbelkörper versenkt. Nach Montage eines Kräftüberträgers am Schädeldach wurde unter radiologischer Kontrolle nun für jedes Präparat individuell ohne Orthese das Ausmaß der maximal möglichen Extension / Flexion / Seitneigung rechts und links / Rotation rechts und links bestimmt und die hierfür notwendige Kraft definiert. Zur Dokumentation wurden bei maximaler Auslenkung jeweils Röntgenaufnahmen in 2 Ebenen sowie eine Video-Dokumentation des Bewegungsablaufs unter Durchleuchtung durchgeführt.

In gleicher Weise wurden nun an jedem Präparat nach fachgerechter Anlage von Schanz'scher Krawatte / Miami-J-Collar / Minerva-Brace / Halo-Fixateur unter Aufwendung der zuvor definierten Kraft Messungen durchgeführt und jeweils wie oben angeführt mit Röntgenbildern sowie Videosequenzen dokumentiert.

In der Auswertung wurde das Bewegungsausmaß zwischen den einzelnen Segmenten durch Messungen der Veränderung des Winkels zwischen den eingebrachten Kirschner-Drähten in beiden Ebenen quantifiziert. Das Ausmaß der Rotationsbewegungen wurde durch die rotationsbedingte Änderung der Länge der Drähte in beiden Ebenen bestimmt.

Der Stabilisierungseffekt der Schanz'schen Krawatte wurde insgesamt als gering eingestuft. Bei nur geringer Protektion gegen Rotationsbewegungen in der oberen HWS fand sich vor allem eine signifikante Limitierung von (Hyper-)Extensionsbewegungen in den Segmenten C1–C3I. Im Miami-J-Collar-Brace wurde eine Einschränkung der Rotation auf 2/3 des zuvor erreichten Bewegungsausmaßes sowie eine Reduktion der Seitneigung dokumentiert. Bei akzeptabler Protektion gegen Extensionsbewegungen fand sich eine schlechte Stabilisierung bei Flexion der oberen HWS. Im Minerva-Brace konnte ebenfalls keine ausreichende Limitierung von Rotationsbewegungen erreicht werden, während vor allem die Seitneigung gut limitiert wurde. Mit der von uns aufgewendeten Kraft konnte im Halo-Fixateur keinerlei Bewegung in den Segmenten C1–C3 nachgewiesen werden.

Schlußfolgerungen

Auf der Basis der eigenen Ergebnisse läßt sich feststellen, daß keine der handelsüblichen und in der Praxis häufig eingesetzten Orthesen in der Lage ist, einen dem Halo-Fixateur

C1

auch nur annährend ähnlich hohen Stabilisierungseffekt sicher zu gewährleisten. Eine differenzierte Indikationsstellung für den Einsatz dieser Orthesen in der Behandlung von Verletzungen der HWS ist daher unerläßlich. Für die alleinige Stabilisierung dislokationsgefährdeter Frakturen der oberen Halswirbelsäule erscheinen alle eingesetzten Orthesen außer dem Halo-Fixateur ungeeignet.

Quantitativ histologische Bestimmung der Gewebedifferenzierung in Distraktionskallus in Abhängigkeit von unterschiedlichen Fixateursteifigkeiten

G. Suger, A. Laule, L. Claes und L. Kinzl, Ulm

Fragestellung

Das Ziel der tierexperimentellen Untersuchung ist es den Einfluß unterschiedlicher biomechanischer Umgebungsbedingungen und damit unterschiedlicher Fixateursteifigkeiten auf die Knochenneubildung im Distraktionskallus quantitativ zu bestimmen.

Material und Methode

Bei 32 ausgewachsenen Schafen wurde mittels eines Ringfixateurs am rechten Metatarsus ein 15 mm großer Knochendefekt durch einen Segmenttransport gefüllt ($2 \times 0{,}5$ mm/Tag). Entsprechend einem Randomisierungsplan wurden über ein im Fixateur integriertes Federsystem bei normaler Belastung unterschiedliche axiale Bewegungsamplituden auf den Kallus appliziert. Nach der 12. Woche wurden die Distraktionsareale biomechanisch und radiologisch untersucht. Ein standardisierter zentraler Längsschnitt des Kallus wurde quantitativ histologisch mittels Rasterzählkammer ausgewertet und die verschiedenen Gewebstypen anteilmäßig erfaßt.

Ergebnisse

Die Kallusfläche im radiologischen Verlauf zeigt während der Konsolidierungsphase eine deutliche Zunahme mit nahezu Verdoppelung der Fläche in der Gruppe mit großen axialen Bewegungsamplituden (3,0 mm). Die Unterschiede der Kontrollgruppe und der Gruppe mit 0,5 mm Bewegung sind statistisch signifikant ($p < 0{,}05$/Mann-Whitney) gegen die 1,2 mm Gruppe und die 3,0 mm Gruppe (Abb. 1). Betrachtet man jedoch die Verteilung der einzelnen Gewebstypen im histologischen Schnitt quantitativ, so findet sich der höchste Anteil neugebildeten Knochens (Median 66, min 43 Max 78 in Prozent) in der Gruppe mit 0.5 mm Bewegung, während gleichzeitig die Gruppe mit 3 mm axialer Bewegung den

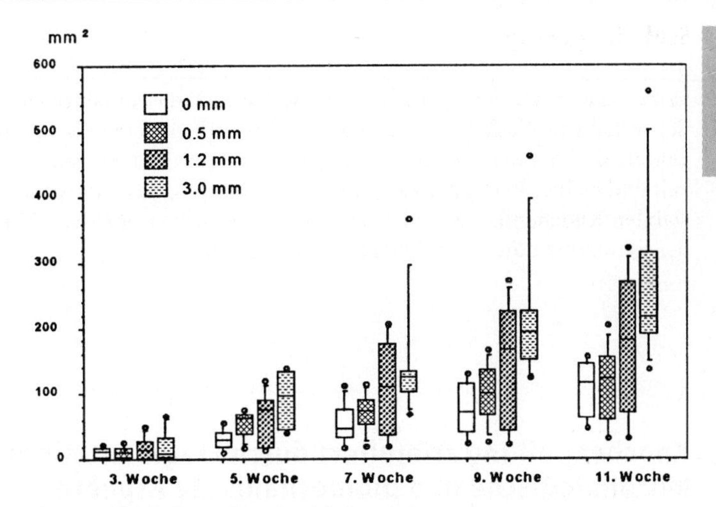

Abb. 1. Kallusfläche in den verschiedenen Gruppen

höchsten Anteil von Bindegewebe (Median 74, min 29 Max 95) und Knorpel (Median: 9, min 3/Max 16) aufweist.

Der statistische Vergleich (Mann-Whitney) zwischen den einzelnen Gruppen zeigt signifikante Unterschiede für den Knochenanteil in der Kontrollgruppe ($p = 0{,}020$) und die 0,5 mm Bewegungsgruppe ($p = 0{,}008$) gegen die 3 mm Gruppe und die 1,2 mm Gruppe ($p = 0.035$) Der Knochenanteil der Gruppe mit 0,5 mm ist im Vergleich mit der Kontrollgruppe deutlich höher, auch wenn hier im direkten Vergleich ein signifikanter Wert knapp verfehlt wird ($p = 0{,}058$) (Abb. 2).

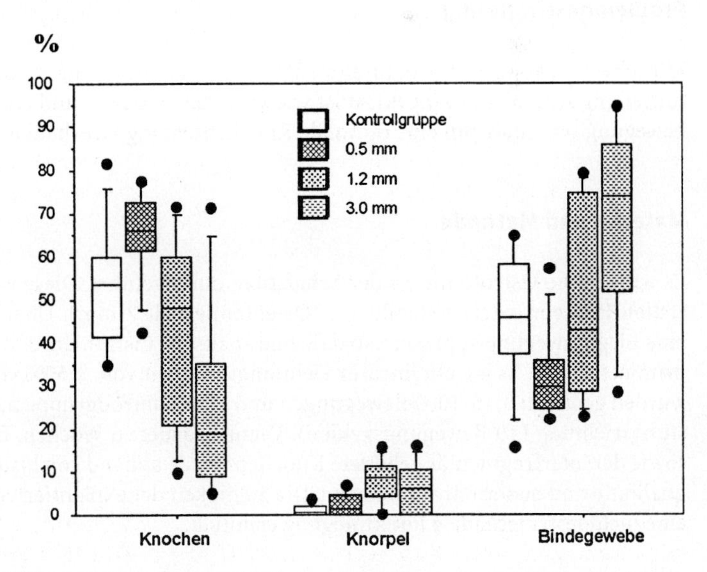

Abb. 2. Verteilung der verschiedenen Gewebetypen im histologischen Schnitt

Schlußfolgerung

Hohe axiale Instabilität erhöht zwar nachweislich das Gesamtvolumen an Kallusgewebe, der Anteil von Bindegewebe und Knorpel ist jedoch ebenfalls signifikant erhöht. Im Gegensatz dazu ist der Knochenanteil pro Fläche unter Montagen mit relativ hoher Steifigkeit und kleiner Bewegungsamplitude am höchsten, was klinisch die Notwendigkeit einer stabilen Knochenfixation, gleichzeitig aber auch den positiven Einfluß einer Belastung der Extremität durch den Patienten unterstreicht.

Knochenheilung stimuliert durch Fragmentmikrobewegung: Morphologische und biomechanische Aspekte

B. Fuechtmeier, Regensburg, R. Hente, S. Tepic, B. Rahn und S. M. Perren, Davos

Zielsetzung

In einer tierexperimentellen Studie soll der Einfluß von kontrollierter Mikrobewegung auf die Fragmentüberbrückung und die periostale Kallusbildung untersucht werden, unter besonderer Berücksichtigung der Anzahl der Mikrobewegungen sowie des Ausmaßes der interfragmentären Dehnung.

Problembeschreibung

Mikrobewegung von Knochenfragmenten kann Kallusbildung induzieren und die Frakturheilung stimulieren. Ungeklärt ist wie groß die Frequenz und das Ausmaß der Mikrobewegung sein muß, um eine optimale Knochenheilung zu erhalten.

Material und Methode

Es wurde eine Osteotomie an der Schafstibia durchgeführt. Diese wurde mit einem speziellen Fixateur externe stabilisiert (Osteotomiespalt 2 mm). Über den Fixateur wurde eine Biegebewegung appliziert, so daß eine Spaltseite distrahiert und die Gegenseite komprimiert wurde. Es lag ein linearer Dehnungsgradient von ±50% vor. 4 Gruppen (n = 6) wurden gebildet: 0, 10, 1000 Bewegungen und eine Kontrollgruppe mit umgekehrter Belastungsrichtung (10 Bewegungszyklen). Versuchsdauer: 6 Wochen. Der periostale Kallus sowie der interfragmentär gebildete Knochen wurde anhand von histologischen Schnitten qualitativ und quantitativ untersucht. Die Steifigkeit der explantierten Tibiae wurde durch eine nichtdestruierende 4 Punktbiegung ermittelt.

Ergebnisse

In den Gruppen mit aktiver Bewegung zeigte sich periostale Kallusbildung. Diese war auf der Kompressionsseite um den Faktor 20 höher als auf der Distraktionsseite. Interfragmentäre Knochenbildung zeigte sich zwischen 0–20% interfragmentärer Dehnung. Im Vergleich zu 10 Bewegungen war dieses Phänomen bei 1000 Bewegungen stärker ausgeprägt. Ohne aktive Bewegung zeigte sich eine vollständige Fragmentüberbrückung. Die Steifigkeit betrug 13,4 (SD 9,7) Nm/Grad (0 Bew.), 9,3 (SD 5,4) Nm/Grad (10 Bew.), 7,4 (SD 1,7) Nm/Grad (1000 Bew.) und 11,3 (SD 4,2) Nm/Grad (10 Bew.; umgekehrte Belastungsrichtung).

Schlußfolgerung

Ein Ausmaß von 0–20% an interfragmentärer Dehnung während 10 Zyklen pro Tag erlaubt interfragmentäre Knochenbildung. Kompressionsdehnung führt zu wesentlich stärkerer Kallusbildung als Distraktionsdehnung. Aktive Bewegung während 6 Wochen führt zu geringerer Steifigkeit als keine Bewegung

Entwicklung einer biodegradierbaren Polylaktid-Beschichtung für Marknägel mit Wachstumsfaktoren (IGF-1 und TGF-β)

G. Schmidmaier, M. Raschke, Berlin, A. Stemberger, München, H. Bail, K. Schaser und N. Haas, Berlin

Zielsetzung

Entwicklung einer biodegradierbaren Beschichtung von Implantaten mit Wachstumsfaktoren, mit dem Ziel, die Frakturheilung positiv zu beeinflussen. Hierfür wird die Beschichtbarkeit von Implantaten aus Stahl mit der von Titan verglichen, sowie die notwendige Beschichtungsmasse quantifiziert (1.). In weiteren Versuchen wird die Stabilität der Beschichtung beim Einbringen des Implantates in den Markraum von Rattentibiae untersucht (2.) und durch einen Elutionsversuch die Freisetzung der Wachstumsfaktoren aus der Beschichtung bestimmt (3.).

Material und Methode

Es wurden Kirschnerdrähte aus Stahl und Titan der Starke 1,6 mm mit einer Lange von 3,5 cm untersucht, welche in in-vivo Versuchen als beschichtete intramedulläre Kraftträger bei Tibiaschaftfrakturen an der Ratte dienen. Als Trägersubstanz dient ein Poly-D,L-laktid (25 kD), welches hydrolytisch abgebaut und vollständig vom Organismus metabolisiert wird. Ad 1.) 12 Stahl- und 12 Titandrähte wurden in gleicher Verfahrensweise beschichtet und die auftragbare Beschichtungsmasse ermittelt. Ad 2.) Um den Verlust der Beschichtung durch den Implantationsvorgang zu bestimmen, wurden weitere 12 Stahl- und Titandrähte mit Polylaktid sowie einem Farbstoff (1% Methylviolett) beschichtet und in Rattentibiae implantiert. Nach Explantation wurde der Abrieb mittels Gewichtsreduktion und photometrischer Bestimmung der mit Chloroform vollständig abgelösten Beschichtung quantifiziert. Auflicht- und rasterelektronenmikroskopische Untersuchungen dienten der qualitativen Beurteilung des Abriebs. Ad 3.) Für die Nachweisbarkeit und das Freisetzungsverhalten der eingearbeiteten Wachstumsfaktoren wurden jeweils 12 Stahl- und Titandrahte mit Polylaktid und rekombinantem IGF-I (12,5 μg) und TGF-β (2,5 μg) beschichtet. Die Elution erfolgte jeweils in 5 ml 0,9% NaCl bei 37 °C unter lammina air flow. Zu den Zeitpunkten 0 min., 10 min., 1 h, 6 h, 12 h, 24 h, 48 h, 4 Tage, 7 Tage, 14 Tage, 28 Tage und 42 Tage wurden je 100 μl Elutionsflüssigkeit entnommen und die Konzentration von rIGF-I und rTGF-β mittels ELISA quantifiziert. Der Abbau des Polylaktids wurde in einem weiteren Elutionsmodell über 90 Tage durch Gewichtsreduktion bestimmt.

Ergebnisse

Ad 1.) Bei gleichem Beschichtungsverfahren laßt sich auf Titanimplantate ($1,13 \pm 0,06$ mg) signifikant ($p < 0,05$) mehr Beschichtungsmasse auftragen, als auf Stahlimplantate ($0,80 \pm 0,04$ mg). Ad 2.) Durch die Implantation in die Tibiae, wird signifikant ($p < 0,05$) weniger Gesamtmasse bei den Titandrähten (10,6%), als bei den Stahldrähten (13,3%) abgerieben. Auflicht- und rasterelektonenmikroskopische Untersuchungen zeigten einen vermehrten Beschichtungsverlust an der Implantatspitze und im Bereich des Nagelendes, das sich am Einschlagpunkt der Kortikalis befand. Es kam zu keinem kompletten Abrieb bis auf die Metalloberfläche oder Absprengung der Beschichtung. Ad 3.) Die Elutionsversuche ergaben eine initiale Freisetzung von 54% rIGF-I und 48% rTGF-β in den ersten 48 Stunden. Die weitere Freisetzung erfolgte kontinuierlich, bis 6 Wochen nach Versuchsbeginn 76% rIGF-I und 7 1% rTGF-β in der Elutionsflüssigkeit nachweisbar waren. Es kam zu einer kontinuierlichen Reduktion des Polylaktids um 10% in 9 Wochen.

Schlußfolgerung

Titanimplantate zeigen, auf Grund günstigerer Oberflächenstruktur, eine signifikant höhere Beschichtbarkeit als Stahlimplantate. Bei der Implantation wird signifikant weniger Beschichtungsmasse von Titan-, als von Stahldrähten abgerieben. Es kommt zu keiner Absprengung oder kompletten Abrieb bis auf die Metalloberfläche. Die Wachstumsfaktoren behalten nach dem Beschichtungsvorgang ihre Nachweisbarkeit und werden Anfangs mit einem initialen Peak, dann kontinuierlich über mindestens 6 Wochen aus der Beschichtung freigesetzt.

Non-viraler Gentransfer von Wachstumsfaktoren in humane Osteoblasten zur rekonstruktiven Chirurgie

D. J. Schaefer und G. B. Stark, Freiburg

Zielsetzung

Die Expansion humaner Osteoblasten ist ein entscheidender Schritt in der Knochenrekonstruktion durch Tissue-Engineering. Ziel dieses Projektes ist die Etablierung eines „growth factor delivery system“, um eine permanente Sekretion von osteotropen Wachstumsfaktoren in einem dreidimensionalen Knochenkonstrukt zu erreichen.

Kurzfassung

Humane primäre Osteoblastenkulturen werden aus Beckenkammbiopsien etabliert. Der osteoblastische Phänotyp wird durch den Nachweis von Alkalischer Phosphatase und Osteocalcin verifiziert. In eigenen Vorversuchen wurden erstmals humane Osteoblasten durch Lipofektion und Genkanone mit dem EGF-Wachstumsfaktorplasmid transfiziert. Der quantitative Nachweis des sezernierten Polypeptids erfolgt durch ELISA. Die Transfektionseffizienz wird qualitativ mit dem Markergen beta-Gal und Färbung kontrolliert.

Problembeschreibung

Die biologische Wirksamkeit des Wachstumsfaktors auf Proliferation und Synthese von Knochensubstanz wird in vitro wie folgt getestet:

Im Trennkammersystem durch Kokultivierung transfizierter und untransfizierter Osteoblasten sowie im Osteoblasten-Biomaterial Konstrukt.

Schlußfolgerung

Die biologische Wirksamkeit auf die Proliferation der Zellen nach Transfektion mit EGF wurde in einem entwickelten Trennkammersystem nachgewiesen.

Durch Kultivierung von Osteoblasten auf verschiedenen Biomaterialien konnte eine Neosynthese von Knochensubstanz durch Tissue-Engineering erreicht werden.

C1

Transiente Expression von BMP-2 und BMP-3 in eukaryonten Zellen

G. Herr, A. Menke, G. Hobom und R. Schnettler, Gießen

Zielsetzung

Transiente Expression von BMPs

Einleitung und Problemstellung

Für die Rekonstruktion von ausgedehnten Knochendefekten stehen neben der Transplantation von autologem Knochengewebe als neue Alternative Kompositimplantate aus osteoinduktiven Faktoren wie BMP-2 oder OP-1 und einem als „slow delivery system“ dienenden Trägermaterial zur Verfügung. Diese weisen in der therapeutischen Anwendung verschiedene Nachteile auf. Sie zeigen Unsicherheiten z. B. bezüglich der Reproduzierbarkeit ihrer biologischen Wirkung, der möglichen BMP-Inaktivierung durch endogene Proteasen, der Anwesenheit osteokompetenter Zellen im Empfängerlager sowie starke Abhängigkeit von dessen Vitalität, die sich der Kontrolle des Anwenders entziehen.

Wir haben deshalb versucht, diese Nachteile in einem neuen Ansatz durch transiente Transfektion von Zellen mit BMP-codierenden Plasmiden und nachfolgender Synthese und Sekretion der BMPs zu umgehen.

Material und Methoden

Verschiedene Plasmid-Konstrukte mit BMP-2 bzw. BMP-3-Geninsertionen wurden hergestellt und nachfolgend in E. Coli kloniert. Es wurden zwei RNA-Polymerase II (CMV und und TET-regulierbare Promotoren)-Expressionssysteme als auch ein Pol I-Expressionssystem unter Verwendung eines modifizierten stark wirksamen Influenza-Promotors und Influenza-Helfer-Viren eingesetzt. Die Transfektionskontrolle erfolgte über Cotransfektion mit einem GFP-codierendem Plasmid. Die Transfektion wurde mittels Lipofectamin durchgeführt, wobei ^{293}T-Zellen als Zielzellen eingesetzt wurden. Die erfolgte Expression der BMPs wurde mittels PAGE und nachfolgendem Western-Blot überprüft. Der hierbei verwendete mAk war gegen eine kurze an die BMP-Gen-Insertionen angehängte artifizielle Peptidsequenz gerichtet. Der Nachweis erfolgte sowohl in Zelllysaten als auch in den Zellkulturüberständen.

Ergebnisse

Es konnte bei allen drei eingesetzten Expressionssystemen eine erfolgreiche Transfektion und nachfolgende Expression der osteoinduktiven Faktoren erzielt werden. Die Transfektionseffizienz lag zwischen minimal 20 und 60%. Nach der Bandenstärke im Western-Blot erscheint das Pol-I-System den anderen Expressionssystemen in der Stärke der BMP-Expression überlegen zu sein.

Schlußfolgerungen

An 293T-Zellen als Modellzellinie konnte exemplarisch eine transiente Expression verschiedener BMPs erreicht werden. Es konnte damit die prinzipielle Durchführbarkeit einer transienten Expression von osteoinduktiven Faktoren in Säugetierzellen gezeigt werden. In nachfolgenden Untersuchungen ist zu klären, inwieweit die verschiedenen Expressionssysteme in-vivo mögliche immunologische Vorteile in der zellvermittelten Osteoinduktion durch transfizierte, BMP-exprimierende Zellen zeigen und ob Unterschiede in der Expressionsstärke Schnelligkeit und Ausmaß der induzierten Osteogenese wesentlich beeinflussen.

Identifizierung genomischer Instabilität im primär ossären Leiomyosarkom

S. Verelst, R. Wirbel, W. Mutschler und R. Hanselmann, Homburg

Zielsetzung

Durch die Kombination von histomorphologischen und molekularbiologischen Techniken sollte festgestellt werden, ob genomische Instabilität im primären ossären Leiomyosarkom nachzuweisen ist. Eine mögliche Korrelation zum klinischen Bild soll aufgezeigt werden.

Einleitung

Das primär ossäre Leiomyosarkom ist ein seltener maligner Tumor. Es existieren daher nur sehr wenige klinische und biologische (molekularbiologische) Untersuchungen zu diesem Leiden. In den vergangen Jahren konnte bei einer Reihe von Krebserkrankungen die genomische Instabilität als Ursache (z. B. HNPCC = Hereditary Non Polyposis Colorectal Cancer) und in Folge eines bestehenden Tumorleidens (Pankreaskarzinom, Brustkrebs u. a.) beobachtet werden. Ihr zugrunde liegt, daß die betroffene Zelle nicht mehr in der Lage ist, Genomdefekte zu reparieren. Dadurch werden bestimmte Bereiche des Erbguts verkürzt oder verlängert. Diese zum Teil krankheitsrelevanten Veränderungen lassen sich mit molekularbiologischen Methoden nachweisen. In einigen Tumoren konnte ein Korrelation zwischen der Instabilität und der Überlebensrate der Patienten nachgewiesen werden. In der vorliegenden Studie sollte untersucht werden, ob genomische Instabilität im primär ossären Leiomyosarkom vorliegt und ob eine Zuordnung zu klinischen Befunden möglich ist.

Methodik

Insgesamt konnte Gewebe von fünf Patienten untersucht werden. Die Diagnostik wurde anhand der Klinik und durch patho- und immunhistologische Begutachtung gestellt. Es handelte sich dabei um 4 Tumoren Grad IIB und einem Grad IIA Tumor. Die Gewebeproben wurden in Formalin fixiert und in Paraffin eingebettet. Mittels eines speziellen Mikroskops mit Mikromanipulator wurden gezielt 50–100 Tumorzellen von Schnittpräparaten gekratzt. Als Kontrolle dienten Zellen, die aus tumorfreien Regionen mikrodisseziert wurden. Nach der DNA-Isolation, wurden mit der Polymerasenkettenreaktion definierte Bereiche des Genoms amplifiziert (vermehrt). Durch paralleles Auftragen der Produkte auf ein Polyakrylamidgel und anschließender Silberfärbung, konnten tumoröses und nicht tumoröses Gewebe verglichen werden.

Ergebnisse

Es konnte in allen vier Tumoren des Typs IIB genomische Instabilitäten nachgewiesen werden (Allelic Imbalance, LOH). Im Gegensatz dazu zeigte der Tumor des Typs IIA keine genomischen Auffälligkeiten. Definitionsgemäß handelt es sich hierbei um einen Tumor der zu diesem Zeitpunkt intramedullär liegt. Die Tumoren des Typs IIB wachsen hingegen bereits in die umliegenden Weichteile ein. Daraus ergibt sich, daß das aggressive und invasive Wachstumsverhalten der Grad IIB Leiomyosarkome mit einer Instabilität ihres Genoms einhergeht.

Schlußfolgerungen

Das aggressive Wachstumsverhalten der primären Leiomyosarkome ist mit genomischen Instabilität assoziiert. Ob die Instabilität Ursache oder Folge der Malignitätzunahme ist, muß in weiteren Untersuchungen geklärt werden.

Lokale Freisetzung von Apoptose hemmenden Faktoren in traumatisierten Organen

M. Keel, U. Ungethüm, T. Hartung und W. Ertel, Zürich

Zielsetzung

In dieser Studie wurde untersucht, ob im Liquor von Patienten mit Schädelhirntrauma (SHT) bzw. in der bronchoalveolären Lavageflüssigkeit (BALF) nach Thoraxtrauma Apoptose hemmende Mediatoren freigesetzt werden.

Problembeschreibung, Material, Methode, Ergebnisse

Die Akkumulation neutrophiler Granulozyten (PMN) in traumatisierten Organen durch Hemmung der PMN-Apoptose könnte zu einer erhöhten Sekretion zytotoxischer Proteine führen, die eine Schädigung von Parenchymzellen und damit das Organversagen verursachen. Während Apoptose hemmende Mediatoren im Serum von schwerverletzten Patienten nachgewiesen wurden, sind solche Proteine lokal in traumatisierten Organen bisher nicht beschrieben worden. Liquor von Patienten mit schwerem SHT (n = 10) und BALF nach schwerem Thoraxtrauma (n = 10) wurden an den Tagen 1 und 3 nach Trauma gesammelt und mit Liquor (n = 5) bzw. BALF (n = 5) von Patienten verglichen, die für einen elektiven Eingriff hospitalisiert waren. PMN von gesunden Probanden wurden mit 10% Liquor oder 10% BALF über 16 Stunden inkubiert. Der Anteil fragmentierter DNA (% Apoptose) wurde mittels Propidiumjodid-Fluoreszenz in der Durchflußzytometrie bestimmt. In Liquor und BALF wurde das Apoptose hemmende Zytokin G-CSF („granulocyte colony-stimulating factor; pg/ml) mittels ELISA gemessen.

	Liquor			BALF		
	Kontrolle	SHT		Kontrolle	Thoraxtrauma	
		Tag 1	Tag 3		Tag 1	Tag 3
Apoptose	85 ± 3	51 ± 4*	56 ± 2*	88 ± 1	52 ± 4*	62 ± 7*
G-CSF	20 ± 20	229 ± 123*	152 ± 107*	0 ± 0	541 ± 111*	342 ± 129*

Mittelwert ± SEM; *$p < 0{,}05$ Trauma versus Kontrolle.

Liquor bzw. BALF verletzter Patienten nach SHT oder Thoraxtrauma hemmen die spontane Apoptose von PMN im Vergleich zu entsprechenden Proben von Kontrollpatienten. G-CSF konnte in erhöhten Konzentrationen in Liquor und BALF verletzter Patienten nachgewiesen werden. Durch neutralisierende Antikörper gegen G-CSF, nicht aber GM-CSF, konnte der hemmende Effekt von Liquor oder BALF verletzter Patienten auf die PMN-Apoptose signifikant vermindert werden.

Schlußfolgerungen

Nach schwerem SHT oder Thoraxtrauma kommt es lokal zu einer Freisetzung von G-CSF. Dieses Zytokin scheint durch die Hemmung der PMN-Apoptose lokal für die schädliche Wirkung von PMN und somit für den Organschaden mitverantwortlich zu sein.

C1

Kryotherapie reduziert intravasale Leukozytenadhaesion nach Skelettmuskeltrauma

W. A. Menth-Chiari, Wien, W. W. Curl, Winston-Salem, NC USA, V. Vecsei, Wien und T. L. Smith, Winston-Salem, NC USA

Zielsetzung

Erforschung von grundlegenden Pathomechanismen auf zellulärer Ebene, die Aufschluß geben über: 1.) die Entzündungsreaktion und die Schädigung des Skelettmuskels auf der Basis der Mikrozirkulation nach mechanischem Trauma 2.) Wirkungsmechanismen der Kryotherapie.

Kurzfassung, Problembeschreibung

Frühere Arbeiten unseres Labors zeigten, daß Kryotherapie keinen Langzeiteffekt auf dynamische Parameter der Mikrozirkulation und Perfusion des Skelettmuskles zeigt. Ziel dieser Studie ist es, die Rolle zellulärer Komponenten (insb. PMNs = polymorphonuclear neutrophils/Leukozyten) an der Gewebsschädigung nach mechanischem Trauma zu dokumentieren, und den Einfluß der Kryotherapie auf diese Vorgänge zu evaluieren.

Methodik

Design: randomisierter Tierversuch (Institutionelle Ethikkommission/NIH-/und FDA-Standards). In einem chronisch instrumentierten Rattenmodell können PMNs an der Endothelmembran direkt visualisiert und die PMN/EZ-Interaktionen (EZ = Endothelialzellen) quantifiziert werden. 18 männlichen Sprague-Dawley Ratten (140–150 g) wurden Observationskammern zum mikrovaskulären Langzeitstudium des M. cutaneus maximus in eine dorsale Hautfalte implantiert. Die Tiere wurden randomisiert drei Versuchgruppen zugeführt: 1.) Trauma [n = 6] 2.) Trauma + Kryotherapie [n = 6], 3.) Kontrollgruppe [n = 6, Implantation der Kammer und ohne Trauma oder Therapie]. Ein standardisiertes Trauma wurde durch ein aus einer Höhe von 11,2 cm herabfallendes 23 g schweres Metallstück erzeugt. Kryotherapie wurde durch die lokale Applikation von Eis durchgeführt. Mikrozirkulationsstudien wurden in in vivo-Mikroskopietechnik am wachen Tier durchgeführt. PMN/EC-Interaktionen: Teststrecke von 100 μm in der postkapillären Venole-„rollende" PMNs: Anzahl der PMNs pro 100 μm/min; adhaerente PMNs: Zahl der PMNs, die auf dieser Strecke für 30 sec stationär bleiben. Meßpunkte zum Ausgangswert, nach 30 min und nach 300 min.

Statistik

ANOVA, Bonferroni-Korrektur, Signifikanzniveau: $p < 0.05$

Resultate

Die Leukozytenzahl vor dem Trauma war in allen drei Gruppen niedrig. Nach 30 Minuten fanden sich keine Unterschiede in der Zahl der PMN/EZ-Interaktionen in den drei Gruppen. Nach 300 Minuten zeigte sich eine signifikant erhöhte Anzahl von PMN/EZ-Interaktionen („rollende" und adhaerente PMNs) in der Trauma-Gruppe verglichen sowohl mit dem Zustand vor dem Trauma in dieser Gruppe, als auch mit dem 300 min-Wert der Kryotherapie- und der Kontrollgruppe.

Schlußfolgerung

In diesem Modell konnte eine signifikante Reduktion der Leukozyten/Endothelialzell-Interaktionen nach Trauma und Kryotherapie in Mikrogefäßen des Skelettmuskels nachgewiesen werden. Diese Interaktionen werden als ein initiales pathologisches Geschehen in der Ödementstehung betrachtet. So scheint eine Wirkungskomponente der Kryotherpie die deutliche Reduktion der PMN/EZ-Interaktionen zu sein. Weiters zeigt diese mikrovaskulare Präparation, daß zelluläres Geschehen in der Mikrozirkulation des Skelettmuskels nach Trauma dokumentierbar ist. Die Anwendung solcher hochauflösenden Präparationen eröffnen weite Möglichkeiten in der Grundlagenforschung des Skelettmuskeltraumas.

Partikelgekoppelter Gentransfer von EGF in Chondrozyten

C. Klemt, C. Andree und H. P. Friedl, Freiburg

Zielsetzung

In vitro Transfer von Wachstumsfaktoren in Chondrozyten zur Optimierung von Zellproliferation und Matrixbildung.

Problembeschreibung, Material, Methode, Ergebnisse

Knorpeldefekte stellen in der rekonstruktiven Gelenkchirurgie wegen der fehlenden Regenerationsfähigkeit von Knorpelgewebe, ein großes Problem dar. Sie führen zu Störungen der Gelenkmechanik, zunehmendem Knorpelverschleiß in der Nachbarschaft und zu irreversiblen Arthrosen. Ein vielversprechender therapeutischer Ansatz stellt das „Tissue Engineering" dar, wo nach Zellisolierung und mit Hilfe von Biomaterialien versucht wird die gewebetypischen Strukturen in vitro wiederherzustellen und daraus neues funktionsfähiges Gewebe in gewünschter Form zu bilden. Durch gentherapeutische Einflußnahme ist es möglich Gene in die isolierten Chondrozyten einzuschleußen und die Produktion von bestimmten Proteinen wie Wachstumsfaktoren lokal zu steigern. Solche Wachstumsfaktoren beeinflussen Zelldifferenzierung und -Proliferation und regulieren die Syntheseaktivität von extrazellulären Matrixbestandteilen und tragen so zum Matrix-Remodeling innerhalb von Heilungsprozessen bei. In der hier vorgestellten Arbeit kam ein partikelgekoppelter Gentransfer zur Anwendung, wo DNA beschichtete mikroskopisch kleine Goldprojektile mit der GenkanoneÄ in die Zellen eingeschleust wurden. Die Chondrozyten wurden von Kälberkniescheiben nach einer Methode von Klagsbrun isoliert und gezählt. Anschließend wurden die Knorpelzellen in einer ersten Gruppe in einer Monolayerkultur, in einer zweiten Gruppe in einer dreidimensionellen Matrix, einem Kollagenschwamm, kutiviert. An Tag 7 wurde in beiden Kulturen mit der Genkanone EGF-Plasmide appliziert. Es wurde anschließend über 3 Tage mit Hilfe eines ELISA-Test in den Kulturüberständen die EGF-Konzentration gemessen. In allen behandelten Kulturen war eine hochsignifikante Steigerung der EGF-Expression gegenüber den Leerkontrollen nachweisbar. Sowohl in der Monolayerkultur als auch den Knorpelzellkonstrukten konnte eine Steigerung der EGF-Konzentration bis auf 466 pg/ml gemessen werden. Die EGF-Konzentration in den Leerkontrollen lag nahezu bei Null. Die EGF-Konzentration nahm langsam von Tag 1–3 ab und war bis zu 7 Tage nachweisbar.

Schlußfolgerungen

Der partikelgekoppelte Gentransfer stellt somit eine einfache und wirksame Methode dar zur Expression von Wachstumsfaktoren in Chondrozyten. Eine positive Beeinflussung von Heilungsprozessen durch gesteigertes Matrix-Remodeling ist denkbar.

Gentherapie zur Behandlung von Defektpseudarthrosen und Knochenheilungsstörungen: Eine in vivo Studie am weißen Neuseeland Hasen

A. Baltzer, C. Lattermann, P. Robbins und C. Evans, Düsseldorf

Fragestellung

Pseudarthrosen und verzögerte Knochenbruchheilung treten nach Frakturen trotz verbesserter operativer Techniken mit einer Häufigkeit von 5–10% in Abhängigkeit von der Lokalisation auf. Ziel dieser Studie ist es aufzuzeigen, daß die Technik des Gentransfers eine mögliche Option zur Therapie von Defektpseudarthrosen und Knochenheilungsstörungen darstellt.

Problembeschreibung

Es ist bekannt, daß Wachstumsfaktoren wie BMPs, TGF, FGF und TGF-β die Heilung von Knochen modulieren und stimulieren. Wegen der kurzen Halbwertzeiten sind solche kleinen Proteine jedoch nur bedingt einsetzbar. Die Technik des Gentransfers bietet eine Möglichkeit Wachstumsfaktoren dauerhaft lokal zu präsentieren.

Material und Methode

In der Femurdiaphyse von ausgewachsenen New Zealand white Rabbits wurde ein „critical size defect" von 1,3 cm reseziert und mittels überbrückender Plattenosteosynthese fixiert. Nach vollständiger Entfernung der Periostreste wurde die Muskulatur um den Defekt geschlossen, so daß eine Kammer entstand in die wahlweise Kochsalzlösung oder ein Kollagen-Gel instilliert wurde, welches entweder Vektoren mit der cDNA der Markergene (β-Galaktosidase, Luziferase) oder in der Kontrollgruppe ausschließlich Kochsalzlösung oder Gelent hielt. Als Vektoren dienten Adenoviren der ersten Generation. Nach 5 Tagen bis maximal 6 Wochen wurden successive Gewebeproben aus der Umgebung der Injektion und Gewebeproben aus verschiedenen Organen des Körpers eine Exploration auf eine Expression von Markergenen durchgeführt. Sämtliche Gewebeproben wurden histochemisch mittels X-gal Färbung und enzymatisch unter Bestimmung der Luziferase Aktivität untersucht. Beide Transgene kommen natürlicherweise nicht im untersuchten Organismus vor. Die Eignung des Modells wurde mittels Röntgenreihenuntersuchungen kontrolliert.

Ergebnisse

Die Injektion von adenoviralen Vektoren führte zu einer lokalen Transduktion von kortikalem Knochen, Spongiosa, umgebender Muskulatur und dem defektfüllenden Kallus. Eine Expression der Transgene im angrenzenden Knochen war bis zu 6 Wochen postoperativ nachweisbar. In der enzymatischen Analyse der Stoffwechselorgane fand sich lediglich in der Leber eine vorübergehende Aktivität der Luziferase, die jedoch nach 10 Tagen bereits nicht mehr nachweisbar war. Keine Expression war an der kontralateralen Extremität, Lunge, Nieren oder Milz festzustellen. Die Expression insbesondere der Luziferase nach Injektion von Kochsalzlösung war im Vergleich zum Kollagen-Gel als Trägersubstanz in sämtlichen untersuchten Geweben um ein vielfaches höher, so daß Kochsalzlösung als geeignetere Trägersubstanz angesehen werden muß. Immunreaktionen gegen die Injektion des Vektors wurden nicht beobachtet. Die Röntgenreihenuntersuchungen bis 16 Wochen postoperativ zeigen, daß sich ohne Therapie eine Defektpseudarthrose entwickelt.

Diskussion

Adenovirale Transduktion führt zur sicheren Expression von transgener β-Galaktosidase und Luziferase. Die adenovirale Transduktion findet hauptsächlich im Bereich der Injektion statt, die Metabolisierung der Vektoren erfolgt vermutlich über die Leber. Das beschriebene Modell eignet sich zur Evaluierung einer Gentherapie von Defektpseudarthrosen und Knochenheilungsstörungen.

C1

Immunregulation durch Bindung von Alveolarmakrophagen an die Adhäsionsmoleküle ICAM-1 und VCAM beim akuten posttraumatischen Lungenschaden

H. Schmal, B. J. Czermak, N. M. Bless und H. P. Friedl, Freiburg

Zielsetzung

Die zentrale Bedeutung von Alveolarmakrophagen bei den immunologischen Vorgängen, die zum ARDS führen ist unbestritten. In dieser Studie wurde die Funktion adhäsiver Wechselwirkungen bei der Immunstimulation von Alveolarmakrophagen untersucht, wobei hierbei besonders die ICAM-1 und VCAM – vermittelten Effekte im Vordergrund standen.

Problembeschreibung, Material, Methode, Ergebnisse

Die Untersuchungen wurden an einem Rattenmodell durchgeführt, bei dem die akute Lungenentzündung durch die Ablagerung von immunkomplexen induziert wurde. Nach PCR-Klonierung erfolgte die Expression der Adhäsionsmoleküle ICAM-1 und VCAM in einer löslichen Form. Die Untersuchung der mRNA-Regulation beider Moleküle mittels Northern Blot zeigte jeweils eine konstitutive Expremierung der ICAM-1 und der VCAM-mRNA und eine zeitabhängige Hochregulierung mit einem Maximum nach 4 Stunden. Die korrelierende Proteinexpression wurde durch Immunfärbungen mit spezifischen Antikörpern nachgewiesen. Dabei zeigte sich, daß die Adhäsionsmoleküle bei unverletzten Lungen kaum nachweisbar waren. Nach 4 Stunden Einwirkung von Immunkomplexen kam es jedoch zu einer deutlichen Anfärbung, was eine signifikante Zunahme der Produktion indizierte. Sowohl lösliches ICAM-1 als auch VCAM wurden an Plastikoberflächen immobilisiert und führten zu einer spezifischen und dosisabhängigen Adhäsion nicht stimulierter und stimulierter Alveolarmakrophagen. Im gleichen experimentellen Set-up konnte nachgewiesen werden, daß es ebenfalls zu einer Stimulation der Makrophagen mit Produktion der proinflammatorischen Zytokine TNFa und MIP-2 kam. Diese konnten im Überstand mittels EILSA quantifiziert werden. Wurden die Makrophagen mit den löslichen Adhäsionsmolekülen inkubiert, stimulierte lediglich lösliches ICAM-1, während lösliches VCAM ohne Effekt war.

Schlußfolgerungen

Im alveolaren Kompartment spielt die Stimulation ortsansässiger Makrophagen durch adhäsive Wechselwirkung vermittelt durch VCAM und ICAM-1 eine entscheidende immunregulatorische Rolle. Adhäsion führt also nicht nur zur Rekrutierung, sondern auch zur intrazellulären Signalgebung mit Induktion entscheidender proinflammatorischer Mediatoren.

Charakterisierung und Isolierung von Osteoprogenitoren aus Nabelschnurblut als potentielles Transplantat bei Defektfrakturen

M. Jonas, J. Raunset, J. Enczmann und P. Wernet, Düsseldorf

Schlußfolgerungen

Mit Hilfe von Zellkulturen soll ein in-vitro-System etabliert werden, das eine Differenzierung und Stimulierung mesenchymaler Stammzellen zur Osteogenese ermöglicht und damit klinische Anwendung im Rahmen von Knochentransplantationen finden könnte.

Problemstellung

Die verzögerte oder ausbleibende Konsolidierung von Frakturen und die Rekonstruktion umfangreicher knöcherner Defekte stellen trotz aller Fortschritte in der Osteosynthesetechnik nach wie vor ein erhebliches klinisches Problem dar. Bei einer Transplantation autologer Spongiosa sind die begrenzten Resourcen und die Morbidität der Eingriffserweiterung zu berücksichtigen. Eine Kallusdistraktion beinhaltet die Nachteile einer langdauernden Behandlung und der potentiellen Risikomöglichkeiten nachfolgender Re-Interventionen. Denaturierte xenogene Knochenersatzstoffe sind nur in begrenztem Maße in der Lage, eine Leitstruktur für eine vitale Knochenproliferation zu bilden. Aus diesem Grunde wurde nach Möglichkeiten gesucht, mit Hilfe einer in-vitro-Expansion autologer Osteoblasten reparativ potentes Material zu gewinnen.

Material und Methodik

Als Grundlage zur Etablierung einer Zellkultur wurde plazentares Restblut aus der Nabelschnur Neugeborener gewonnen. Hieraus wurden nicht-hämatopoetische Mesenchymzellen isoliert und nach Zellseparation in einem Myelocult H 5100 (Stern cell technologies) Medium kultiviert. Die Zellkulturen wurden durch PCR hinsichtlich ihrer Mineralisierung und osteoblastenspezifischer mRNA (Osteocalcin) untersucht. Weiterhin wurden sowohl die von einer Osteosarkom-Zellinie exprimierten Cytokine als auch rekombinante Cytokine in Rahmen der Zellkultur hinsichtlich ihrer Fähigkeit als Proliferationsstimulus untersucht.

Ergebnisse

Die vorliegenden molekularbiologischen Ergebnisse belegen, daß in den angelegten Zellkulturen eine Stimulation mesenchymaler Zellen in Richtung einer Osteogenese induziert wurde. Mittels RT-PCR konnten CaPOd-Depots und osteoblastenspezifische mRNA nachgewiesen werden. Auf molekularer Ebene zeigt sich, daß rekombinante Zytokine zur Proliferation der Osteoblasten beitragen können. Hiermit konnte belegt werden, daß eine Differenzierung und Proliferation unspezifischer mesenchymaler Zellen als Osteoprogenitoren unter in-vitro-Bedingungen möglich ist.

Schlußfolgerung

Die vorliegenden experimentellen Ergebnisse bilden die Basis für die klinische Anwendung einer Kultivierung autologer Osteoblasten. Eine endgültige Beurteilung des klinischen Nutzens wird weiteren in-vivo-Untersuchungen nach Replantation des Zellmaterials in den Bereich von Knochendefekten vorbehalten sein.

Zellaggregation durch Fibrin-Coating verbessert Redifferenzierung von amplifizierten Chondrozyten

P. Angele, Regensburg, R. Kujat, H. Faltermeier, H. D. Moeller, Pittsburgh, C. Englert und M. Nerlich, Regensburg

Zielsetzung

Studie zur Optimierung der Redifferenzierungsleistung von Chondrozyten in Fibrinmatrix. Implikationen zum besseren Verständnis der Reparatur von chondralen Gelenkknorpeldefekten mit Zell-Matrix-Konstrukt.

Einleitung

Humane, amplifizierte Gelenkknorpel-Chondrozyten können in einer geeigneten chondrokonduktiven Fibrin-Matrix in-vitro redifferenzieren.

Durch Veränderung der sterischen Anordnung von Chondrozyten in Fibrin sowie durch Erhöhung der eingesetzten Ausgangszellzahl sollte nun weiterhin untersucht werden, ob eine Optimierung der zellulären Redifferenzierungsleistung erzielt werden kann.

Material und Methoden

Gruppe I: Gleichmäßige Verteilung in Fibrinmatrix von dedifferenzierten Chondrozyten.
Gruppe II: Zellaggregation durch Fibrin-Coating von dedifferenzierten Chondrozyten.

Gruppe I und II wurde jeweils mit unterschiedlichen Zellzahlen angesetzt. Nach 0, 3 und 6 Wochen erfolgte durch immunhistochemische Methoden die Überprüfung der zellulären Redifferenzierungsleistung (Proteoglykansynthese, Kollagen II-Bildung).

Ergebnisse

Redifferenzierung von amplifizierten Chondrozyten kann durch eine gleichmäßige Verteilung in Fibrin (Gruppe I) als auch durch Zellaggregation in Fibrin-Coating (Gruppe II) erzielt werden. Jedoch ist die Redifferenzierung durch Zellaggregation in Fibrin-Coating (Gruppe II) schon bei einer deutlich geringeren Ausgangszellzahl möglich. Bei gleicher Ausgangszellzahl wird durch Fibrin-Coating (Gruppe II) eine größere Matrixproduktion erzielt.

Schlußfolgerung

Durch Zellaggregation von Chondrozyten kann deren Redifferenzierungspotential deutlich gesteigert werden. Somit spielt neben der Auswahl einer geeigneten chondrokonduktiven Matrix auch die sterische Verteilung der chondrogenen Zellen im Trägermaterial eine entscheidende Bedeutung bei der Reparatur von Gelenkknorpeldefekten.

Charakterisierung einer TNFa-inhibitorischen Aktivität aus fötalem Kälberserum

D. Schmitz, S. Flohé, U. Obertacke und F. U. Schade, Essen

Zielsetzung

Der Tumor Nekrose Faktor a (TNFa) stellt einen zentralen Mediator in SIRS, Sepsis, bei lokalen Entzündungsgeschehen und der Wundheilung dar. Als wichtigste zelluläre Quelle von TNFa wurden Monozyten/Makrophagen erkannt. Die Kenntnis der Regulation der TNFa-Synthese scheint deshalb bei entzündlichen Erkrankungen neue Therapiemöglichkeiten zu erschließen. In der folgenden Studie wurde daher die Regulation der TNFa-Produktion in einer Makrophagen-Zellinie nach Stimulation mit Gram-positiven oder Gram-negativen Zellbestandteilen untersucht.

Kurzfassung

Es wurde gefunden, daß fötales Kälberserum (FCS) die durch Endotoxin (Lipopolysaccharid, LPS) und abgetöteten Staphylococcus aureus (SA) induzierte TNFa Bildung in der murinen Makrophagen-Zellinie J774A1 inhibiert. Der Effekt ist nicht spezifisch für TNFa, da auch die IL6 Produktion verringert wird.

C1

Problembeschreibung

In einem in vitro System wurde die Wirkung von verschiedenen Mengen FCS auf die LPS-induzierte TNFa Produktion untersucht. Dabei wurde eine neue TNFa-inhibitorische Kapazität im FCS gefunden und wird hinsichtlich chemischer Eigenschaften im folgenden genauer charakterisiert.

Material und Methoden

Die murine Makrophagen Zellinie J774A1 wurde unter Standardbedingungen mit 10% FCS RPMI1640 kultiviert. Für den Versuch wurden 120 000 Zellen serumfrei gewaschen und in 96-Loch Flachboden Mikrotiterplatten ausgesät. Nach 3 h Adherenz wurden die Zellen in Anwesenheit von verschiedenen Konzentrationen FCS mit LPS, Lipoid A oder SA stimuliert. Danach wurde TNFa im Überstand mittels spezifischem ELISA detektiert, bzw. die mRNA-Expression von TNFa und IL6 über semiquantitative RT-PCR bestimmt.

Ergebnisse

Serumfrei sind J774A1 Zellen erst durch unphysiologisch große Mengen von LPS (10 µg/ml) stimulierbar, was auf das Fehlen des Endotoxin opsonierenden Lipopolysaccharid Bindenden Protein (LBP) zurückzuführen ist. Diese LBP abhängige Aktivierung ist für SA nicht vorhanden, d.h. SA kann J774A1 Zellen auch in einem serumfreien Medium aktivieren. Ab einer Konzentration von 0,25% FCS im Ansatz reagieren J774A1 Zellen extrem empfindlich auf eine LPS-Konzentration von 1ng/ml mit einer fast maximalen TNFa Bildung von 1,5 ng/ml nach 4 h. Ab einer 1,25% FCS im Ansatz wird die LPS-induzierte TNFa Bildung gehemmt. Dieser Effekt betrifft auch die SA-induzierte TNFa Bildung ebenso wie die Aktivierung der Makrophagen mit LipoidA. Die Inhibition kann auch auf mRNA Ebene gezeigt werden und ist nicht spezifisch für TNFa, da auch die LPS-induzierte IL6 mRNA durch FCS vermindert wird. Die TNFa-inhibitorische Aktivität läßt sich durch 56oC partiell und durch ProteinaseK-Verdau komplett aufheben.

Schlußfolgerung

Die hier beschriebene Aktivität inhibiert sowohl die Endotoxin als auch SA abhängige Makrophagen-Aktivierung. Da beide Stimulantien betroffen sind, scheinen spezifische Antikörper als Inhibitor nicht in Frage zu kommen. Dieses noch nicht identifizierte Protein stellt möglicherweise einen bislang unbekannten Regulator der Zytokinsynthese dar.

Nachweis des CAS-Gens an humanen osteoblastenähnlichen Osteosarkomzellen ($SaOS_2$)

I. Fichtel, M. Schnabel, l. Gotzen und J. Schlegel, Marburg

Zielsetzung

Nachweis und Charakterisierung des cellular apoptosis susceptibility-Gens (CAS) in humanen osteoblastenähnlichen Osteosarkomzellen.

Kurzfassung

Von uns konnte erstmals die Expression des CAS-Gens in humanen $SaOS_2$-Zellen nachgewiesen werden.

Voraussetzungen

Das humane CAS-Gen, ein Homolges der Hefespindelproteine, steuert Proliferationsvorgänge und Apoptose. Darüberhinaus wird ihm für den nukleären Transport eine bedeutende Rolle zugeschrieben. So steuert CAS aller Voraussicht nach die Passage des p53 in den Zellkern normaler Zellen. p53 selbst überwacht dort als Tumorsuppressorgen die Intaktheit der DNA.

Problembeschreibung

Die regulativen Mechanismen im Knochenstoffwechsel sind weitgehend unbekannt. Die schrittweise Identifizierung bedarf einer umfassenden Analyse vieler Gene und Proteine sowie ihrer Interaktion. Die Identifikation von CAS an humanen Osteosarkomzellen und seine mögliche differentielle Regulation in einem Proliferations-/Differenzierungsmodell stellt einen Schritt zum besseren Verständnis des Knochenstoffwechsels dar und eröffnet Wege zur Analyse pathologischer Zustände (u. a. Knochenbruchheilung, Pseudarthrosen).

Material und Methode

$SaOS_2$-Zellen wurden unter Standardbedingungen kultiviert. Ein Teil der Zellen wurde mit Dexamethason stimuliert um Proliferationsvorgänge zu beeinflussen und die Differenzierung zu induzieren. RNA wurde zu verschiedenen Zeitpunkten mit einem kommerziellen Kit isoliert. Mit spezifischen Oligonukleotidprimern für CAS wurde eine RT-PCR durchgeführt. Das PCR-Ergebnis wurde in einer Polyacrylamid-Gelelektrophorese dargestellt.

C1

Ergebnisse

CAS wird von $SaOS_2$-Zellen exprimiert. Die vorliegenden Untersuchungsergebnisse legen eine differentielle Regulation nahe, die zur Zeit noch in unserem Knochendifferenzierungsmodell validiert werden muß.

Schlußfolgerung

Eine differentielle Regulation des CAS-Gens hätte weitreichende Konsequenzen für das Verständnis der Steuerung proliferativer Vorgänge, der Apoptose und nukleärer Transportmechanismen.

Protektion der Mikrozirkulation nach schwerem geschlossenem Weichteiltrauma durch i.v. Infusion hyperosmolarer-hyperonkotischer Lösung

L. Schewior, K. Schaser, Berlin, B. Vollmar, Homburg, G. Duda, J. Hoffmann
und T. Mittlmeier, Berlin

Zielsetzung

Zentraler Punkt in der Pathophysiologie des traumatischen Weichteil (WT)-schadens stellt der lokale Schockzustand, mit ischämiebedingten Schäden durch Gefäßverletzung und endotheliale Permeabilitätsstörung dar. Entscheidende pathogenetische Faktoren für den sekundären Gewebsuntergang initial vitaler Skelettmuskulaturareale nach schwerem geschlossenem Weichteiltrauma sind die prolongierte Ausbildung eines mikrovaskulären Perusionsversagens sowie die massive Zunahme einer traumatisch induzierten Leukozyten-Endothelinteraktion. Vor diesem pathophysiologischen Hintergnmd sollte die Effizienz hypertoner-hyperonkotischer Lösungen („small volume resuscitation") zur Protektion der Mikrozirkulation nach schwerem geschlossenem Weichteiltrauma in einem standardisierten Tiermodell des traumatisch bedingtem WT-Schadens direkt quantitativ (in vivo Mikroskopie) analysiert werden.

Problembeschreibung, Material, Methode, Ergebnisse

Am Unterschenkel von 13 anästhesierten Sprague-Dawley Ratten wurde mittels der computerassoziierten Controlled-Impact-Technik eine standardisierte, schwere geschlossene WT-Verletzung gesetzt. Unter Kontrolle makrohämodynamischer Parameter und nach Präparation des M. ext. digit. long. (EDL) zur intravitalen Fluoreszenzmikroskopie erfolgte randomisiert die Zuordnung zu 2 Gruppen; Gr. 1 (n = 6): schnelle (15 min) i.V.-Gabe (re

V. jugularis) einer hyperosmolaren-hyperonkotischen Lösung (4 ml/kg/KG, Hyperhaes (Fa. Fresenius) und Gr. II (n = 7): isovolämische i.V. Infusion (15 min) von isotoner NaCl-Lösung. Nicht traumatisierte Ratten (n = 7) dienten als Kontrollen. Die Quantifizierung der mikrozirkulatorischen Parameter funktionelle Kapillardichte (FCD in cm^{-1}), kapilläre Diameter (KD in (m), mikrovaskuläre Permeabilität (Leakage) und der Leukozyten-Endothelinteraktion [temporär (Roller) und permanent adhärente (Sticker) Leukozyten] erfolgte an Videoeinzelbildern.

Im Vergleich zur isotonen NaCl-lösung (FCD: 259,9 ± 21,1; Mittelwert (SEM) bewirkte die Applikation einer hypertonen-hyperonkotischen Lösung unmittelbar nach der Induktion eines schweren geschlossenen WT-Traumas eine signifikante Zunahme ($p < 0,05$; ANOVA und t-Test) der FCD (343,6 + 8,1) auf ~93% der mittleren FCD im EDL nicht traumatisierter Kontrolltiere (371,1 ± 10,7). Gleichzeitig fand sich in Gr. 1 (hyperosmolarer-hypertoner Infusion) eine signifikante Reduktion des in Gr.II (0,9% NaCl) erhöhten Kapillardurchmessers (5,5 ± 0,2 vs. 5,1 (0,2; $p < 0,05$). Außerdem zeigte sich nach small volume resuscitation eine signifikante ($p < 0,05$) Abnahme des prozentualen Anteiles der am mikrovaskulären Endothel rollenden Leukozyten am Gesamtleukozytenflux (25,6 ± 5,2) im Vergleich zur 0,9% NaCl-Infusion (54,9 ± 14,1). Dabei kam es im Vergleich zur 0,9% NaCl-Gruppe (1003,2 ± 107,0) auch zu einer Verringerung der permanenten Adhärenz von Leukozyten (pro mm^2 Endotheloberfläche) am postkapillären Endothel um ~30% (704,5 ± 136,5). Die makromolekulare Leakage war nach i.v.-Gabe von hypertoner-hyperonkotischer Lsg. (0,61 ± 0,04) geringer ausgeprägt als nach Infusion isotoner NaCl-Lsg. (0,651 ± 0,03).

Schlußfolgerungen

Die Effizienz der „small volume resuscitation“ beruht auf der Restitution der im Schock, Sepsis oder postischämischen Reperfusion gestörten mikrovaskulären Perfusion in Kombination mit einem anti-inflammatorischen Henuneffekt auf die Leukozytenadhärenz am postkapillärem Endothel. Der durch die Applikation hypertoner-hyperonkotischer Lösung induzierte signifikant protektive Effekt auf die nutritive Perfusion (FCD) sowie die signifikante Reduktion der Leukozyten-Endothel-Interaktion im Skelettmuskel in Verbindung mit der Abnahme der Gefäßpermeabilität weisen auf ein neues, zusätzliches biologisches Prinzip im Therapiekonzept traumatischer WT-Schäden hin. Insbesondere ein schweres Gewebetrauma bei gleichzeitigem erheblichen Verlust von Intravasalvolumen stellt ein neues, mögliches Indikationsgebiet der„small volume resuscitation zur gezielten Therapie und Prävention sekundärer Gewebeschäden dar.

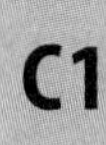

Differenzierungsverhalten humaner artikulärer Chondrozyten in 3-D Alginate Kultur

M. Grasslober, S. Marlovits, F. Kutscha-Lissberg und V. Vécsei, Wien

Zielsetzung

Ziel der vorliegenden Untersuchung ist die Beschreibung des Proliferations- und Differenzierungsverhaltens humaner artikulärer Chondrozyten (HAC) in einem dreidimensionalen Kultursystem unter Verwendung eines Polysaccharids aus 1–4 gebundener D-Manuronsäure und L-Glucuronsäure (Alginate).

Kurzfassung

Durch Verwendung eines dreidimensionalen Kultursystems der Alginate lassen sich bereits dedifferenzierte HAC zu jedem Zeitpunkt der Kultur redifferenzieren und zeigen sämtliche Differenzierungszeichen von frisch isolierten Zellen. Der große Vorteil dieses Polysaccharids liegt in der einfachen Auflösung durch Bindung bivalenter Kationen durch Citrat, EDTA oder Phosphat.

Problembeschreibung

Zellkulturen von Knorpelzellen zeigen bereits nach wenigen Generationszyklen Dedifferenzierungsvorgänge, die den Verlust der morphologischen, biochemischen und physiologischen Eigenschaften bedeuten. Durch Verwendung geeigneter Zellkulturmodelle können differenzierte HAC in hoher Zellzahl kultiviert werden, die sämtliche charakteristischen Differenzierungsmarker von frisch isolierten Zellen aufweisen.

Methodik

HAC wurden nach enzymatischer Isolierung unter Verwendung zweidimensionaler Kulturbedingungen über 4 Passagen kultiviert und dedifferenziert. Unter Verwendung des Polysaccharids Alginate, das in Gegenwart bivalenter Kationen Gele formt, wurden diese Zellen in ein dreidimensionales Kultursystem gebracht. Nach einer Kulturzeit von 5, 10, 15, 20, 25 und 30 Tagen in Alginate wurde diese durch Bindung der bivalenten Kationen durch Citrat wieder aufgelöst. Zur Bestimmung des Proliferationsverhaltens der Knorpelzellen in Alginate wurde die mikroskopische Zellzählung verwendet, und die Vitalität der Zellen wurde mittels Trypanblaufärbung überprüft. Das Differenzierungsverhalten der Chondrozyten wurde mit Hilfe der Immunzytochemie und der Immunfluoreszenz unter Verwendung monoklonaler Antikörper gegen Kollagen Typ I, Kollagen Typ II, Vimentin, Protein S-100, Chondroitin-4-Sulfat und Chondroitin-6-sulfat und die Proteoglykansynthese mit Hilfe histochemischer Färbungen mit Alcianblau, Safranin-O und PAS dargestellt.

Ergebnisse

Frisch isolierte HAC zeigen eine positive Reaktion mit den monoklonalen Antikörpern gegen Kollagen Typ II, Vimentin, Protein S-100, Chondroitin-4-Sulfat und Chondroitin-6-sulfat. Nach 4 Passagen unter zweidimensionalen Kulturbedingungen verlieren die kultivierten Zellen weitgehend diese Eigenschaften und weisen als Zeichen ihrer Dedifferenzierung eine fibroblastenähnliche Zellform und eine positive Reaktion mit den monoklonalen Antikörpern gegen Kollagen Typ I auf. Eine Färbung mit Alcianblau, Safranin-O und PAS läßt sich nicht mehr erzielen. Nach 20 Tagen in Alginatekultur zeigen die kultivierten Knorpelzellen wiederum ihre typische polygonale Zellmorphologie und weisen in der Immunzytochemie die Eigenschaften frisch isolierte Zellen auf.

Schlußfolgerung

Durch Verwendung eines dreidimensionalen Kultursystems mit Hilfe von Alginate können dedifferenzierten Zellen zu jedem Zeitpunkt der Kultur redifferenziert werden und durch die leichte Auflösung derselben für weitere in vitro Versuche verwendet werden.

Pulmonale und muskuläre Expression von Zytokinen in einer experimentellen Ischämie und Reperfusion nach Behandlung mit Anti-L-Selektin

M. van Griensven, A. Seekamp, K. Rother und G. Regel, Hannover

Zielsetzung

Die Beurteilung des Einflusses von Anti-L-Selektin auf die mRNA Expression von Zytokinen in pulmonalem und muskulärem Gewebe sowie auf die Granulozyten Aktivierung in der Lunge während einer Ischämie-Reperfusion in einem Schafmodell.

Problembeschreibung, Material, Methode, Ergebnisse

Die Diapedese der polymorphkernigen Granulozyten (PMN) wird über unterschiedliche Adhäsionsmoleküle vermittelt wie Integrine und Selektine. L-Selektin spielt dabei eine Rolle in dem sogenannten „Rolling" der PMN.

Methode

Bei Merino Schafen (n = 10) wurde die Aorta abdominalis infrarenal 3 Stunden abgeklemmt. Danach erfolgte eine Infusion von Anti-L-Selektin (EL-246, 1 mg/kg KG) für 15

C1

Min bei insgesamt 4 Stunden Reperfusion. Eine bronchoalveoläre Lavage (BAL) mit 80 ml NaCl wurde vor der Ischämie und nach der Reperfusion durchgeführt. In der BAL-Flüssigkeit wurde die Myeloperoxidase-Aktivität (MPO) mittels eines Chemilumineszenz-Assays bestimmt. Das Proteinverhältnis zwischen der BAL-Flüssigkeit und dem Serum wurde gemessen. Nach dem Töten der Schafe wurde Lungengewebe und Muskelgewebe vom M. vastus lateralis entnommen. Das Gewebe wurde mit Flüssigstickstoff tiefgefroren und die RNA über eine Lithiumchlorid-Harnstoff Methode isoliert. Über eine kompetitive RT-PCR wurde IL-1, IL-6 und TNF-a densitometrisch quantifiziert. Bei der Kontrollgruppe erfolgte bei 10 Schafen keine Infusion von Anti-L-Selektin (positive Kontrolle, POS), bei 10 Schafen wurde keine Ischämie durchgeführt (negative Kontrolle, NEG).

Ergebnisse

Anti-L-Selektin behandelte Schafe zeigen eine verringerte Expression von IL-1, IL-6 und TNF-a im Lungengewebe im Vergleich zu POS. Im Muskelgewebe ist bei beiden Gruppen keine Zytokinexpression nachweisbar. Die MPO-Aktivität war bei den Schafen ohne Infusion von Anti-L-Selektin (POS) am höchsten (31,7 U/g Gewebe) und ein gesteigertes Proteinverhältnis (0,76) zwischen der BAL-Flüssigkeit und dem Serum konnte nachgewiesen werden. Diese Ergebnisse waren signifikant ($p < 0,01$) im Vergleich zu den Anti-L-Selektin behandelten Schafen (MPO-Aktivität: 10,2 U/g, Proteinverhältnis 0,42) und der NEG-Gruppe (6,1 U/g bzw. 0,19). Anti-L-Selektin verringerte die MPO-Aktivität um 84% ($p < 0,01$) und das Proteinverhältnis um 59% ($p < 0,01$) im Vergleich zu der positiven Kontrolle.

Schlußfolgerungen

Anti-L-Selektin (EL-246) verringert die pulmonale Diapedese von PMN in Ischämie-Reperfusions-Schaden im Schafmodell und trägt zu einer Verringerung der Zytokinexpression im Lungengewebe bei. Ein Ischämie-Reperfusions-Schaden an der Lunge kann durch Gabe von Anti-L-Selektin positiv beeinflußt werden.

Analyse der Mikrozirkulation nach traumatischem, geschlossenen Weichteilschaden

K. Schaser, L. Schewior, M. Raschke, S. Kroppenstedt, Berlin, M. Menger, Homburg und T. Mittlmeier, Berlin

Zielsetzung

Ziel war, die Mikrozirkulation (Intravitalmikroskopie) über einen Zeitraum von 5 Tagen in einem neuen, standardisierten Tiermodell des traumatischen, geschlossenen Weichteilschadens (gWTS) quantitativ zu analysieren. Simultan sollte die Bestimmung des intramuskulären Kompartmentdruckes (P_{im}) und Wassergehaltes (Ödemindex, EI) erfolgen.

Problembeschreibung, Material, Methode, Ergebnisse

Die Schwere der Weichteilverletzung hat einen signifikanten Einfluß auf die Frakturheilung und bestimmt direkt die Prognose komplexer Verletzungen. Insbesondere für den gWTS steht aufgrund mangelnder diagnostischer Kriterien kein valider Parameter zur quantitativen Erfassung zur Verfügung. Im Unterschied zum Ischämie-Reperfusionssyndrom liegen direkte quantitative Analysen über die Mikrozirkulation nach traumatischem gWTS bisher nicht vor. Darüber hinaus existiert kein standardisiertes, klinisch relevantes Tiermodell zur Untersuchung der Mikrozirkulation bei gWTS. Unter Verwendung der PC-gestützten Controlled-Impact-Technik wurde standardisiert ein schwerer gWTS am li Unterschenkel von 35 anästhesierten Sprague-Dawley Ratten induziert. Unter hämodynamischen Monitoring und nach Ph-Messung (M. tib. ant.) wurde der li M. ext. digit. long. (EDL) zur in vivo-Mikroskopie präpariert. Entsprechend den Untersuchungszeitpunkten (1,5 h; 24 h; 72 h und 120 h post Trauma) erfolgte eine Aufteilung in 4 Gruppen ($n=7$). Nicht-traumatisierte Ratten ($n=7$) dienten als Kontrollen. Gemessen wurden die mikrovaskulären Durchmesser, funktionelle Kapillardichte (FCD), mikrovaskuläre Permeabilität (leakage) sowie die Leukozyten-Endothel-Interaktion (rollende und permanent adhärente Leukozyten). Am Ende jedes Experimentes wurde beidseits der EDL zur Bestimmung des Feucht-Trockengewichtes und des Ödemindex (EI = verletzte/unverletzte Seite) entnommen.

Der gWTS führte zu einer signifikanten Reduktion ($p<0{,}05$, ANOVA und t- bzw. U-test) der FCD (cm^{-1}) bis zu 3 Tagen post Trauma (1,5 h: $245{,}6\pm20{,}1$; 24 h: $240{,}2\pm12{,}1$; 72 h: $244{,}9\pm10{,}8$ und 120 h: $296{,}1\pm24{,}5$; Mittelwert $\pm$ SEM) mit signifikanter Zunahme des kapillären Durchmessers (KD in µm) nach 72 h ($6{,}4\pm0{,}4$; $p<0{,}05$) im Vergleich zur Kontrollgruppe (FCD: $362{,}5\pm13{,}1$; KD: $5{,}0\pm0{,}1$). Die mikrovaskuläre Permeabilität war mit $0{,}75\pm0{,}03$ 24 h post Trauma, die Fraktion der rollenden Leukozyten (% des totalen Leukozytenflux) über den gesamten Untersuchungszeitraum (1,5 h: $38{,}9\pm4{,}0$; 24 h: $32{,}9\pm1{,}5$; 72 h: $45{,}6\pm1{,}3$ und 120 h: $36{,}1\pm0{,}1$) und die Anzahl der permanent adhärenten Leukozyten (pro mm^2 Endotheloberfläche) nach 1,5 h ($915{,}6\pm218{,}8$), 24 h ($994{,}7\pm77{,}5$) bzw. nach 120 h ($1184{,}9\pm147{,}4$) signifikant (Kontrollen: $157{,}9\pm27{,}1$; $p<0{,}05$) erhöht. Weiterhin fand sich im Vergleich zu den Kontrollen ($P_{im}=7{,}2\pm4$; EI$=1{,}01\pm0{,}02$) zu allen Untersuchungszeitpunkten sowohl eine signifikante Erhöhung ($p<0{,}05$) des P_{im} (1,5 h: $20{,}4\pm1{,}5$; 24 h: $25{,}4\pm1{,}3$; 72 h: $19{,}9\pm0{,}6$ und 120 h: $13{,}6\pm0{,}8$) als auch des EI (1,5 h: $1.16\pm0{,}02$; 24 h: $1{,}13\pm0{,}03$; 72 h: $1{,}17\pm0{,}03$ und 120 h: $1{,}161\pm0{,}01$). In den unmittelbar an die maximale Schadenszone (totales mikrovaskuläres Perfusionsversagen) angrenzenden Arealen zeigte sich ein irrhomogenes Perfusionsmuster mit mikrovaskulärer Thrombose, Dilatation noch perfundierter Kapillaren sowie massiver Steigerung der Leukozyten-Endothel-Interaktion (rolling und sticking) und der transendothelialen Leakage. Die mikrozirkulatorischen Veränderungen in dieser Grenzzone zeigten Ähnlichkeiten mit den Mikrozirkulationsstörungen wie sie für das postischämische Reperfusionssyndrom pathognomonisch sind.

Schlußfolgerungen

Die traumatisch-induzierte Minderperfusion und Leukozytenadhärenz am postkapillären Endothel des Skelettmuskels weisen auf eine kausale Beziehung zwischen traumatisch bedingter Mikrozirkulationsstörung und der Entwicklung des progressiven, sekundären Gewebsunterganges hin. Zentraler Ansatzpunkt im Therapiemanagement des gWTS muß daher sowohl die Verbesserung der kapillären Perfusion als auch die Minimierung der Trauma-induzierten lokalen Entzündungsreaktion (Leukozyten-Endothel-Interaktion) sein um massiven sekundären Myonekrosen initial vitaler Muskelareale aktiv entgegenzuwirken.

Laser Doppler Flowmetrie (LDF) der Mikrozirkulation im interfragmentären Spalt eines Distanzosteosynthesemodells der Kaninchentibia nach Neuropeptidstimulation

K. Wolf, München, J. Hamar, Budapest, A. Pethes, S. Moravec, T. Farkas und L. Schweiberer, München

Folgende Fragestellung sind zu klären

Welche dynamischen Veränderungen der Mikrozirkulation existieren im interfragmentären Spalt nach Stimulation mit den Neuropeptidhormonen CGRP, SP und VIP? Erbringt der Vergleich verschiedener Zeitphasen Unterschiede? Welche dynamischen Veränderungen des peripheren Widerstandes ergeben sich?

Problematik

Es ist zu vermuten, daß die blutgefäßregulierende Wirkung der Neuropeptidhormone auch im interfragmentären Spalt auftritt. Eine neue Generation von Laser Doppler-Flowmetrie (LDF) Geräten erlaubt eine Darstellung der Mikrozirkulation in vivo.

Material und Methode

Die Untersuchungen wurden an einem Distanzosteosynthesemodell der Kaninchentibia durchgeführt (N = 30 Tiere), mit einer interfragentären Distanz der Osteotomieenden von 3 mm. Nach der Osteotomie wurden die Osteotomieenden mit einer 7-Loch-Platte fixiert. Das mittlere Schraubenloch wurde durch einen eingeschraubten Metallzylinder besetzt und für eine LDF in vivo Messung nach einem Zeitraum von 10 bzw. 15 Tagen vorbereitet. Vor Beginn der LDF-Messung wurde ein Silikonkatheter zur Blutdruckmessung sowie für die Applikation von Neuropeptiden in die Aorta eingeführt. Durch ein 1 mm Bohrloch im

Metallzylinders ließ sich nach einer Hautinzision die Meßsonde für die LDF in den interfragmentären Raum einschieben. Es folgten Bolusinjektionen von CGRP, SP und VIP in definierter Konzentration. Als Meßbefunde ergaben sich die dynamischen Kurvenverläufe der Counts der LDF, Zeitdauer bis zum Erreichen des Maximum Peak und Rückbildungszeit des Maximum Peak. Der periphere Widerstand ließ sich aus dem Relativquotienten von Blutdruck (DBP%) und Flow (DCounts%) berechnen.

Ergebnisse

Bei der Testung des Systems mit Adrenalin ergab sich nach einem Zeitraum von 10 bzw. 15 Tagen im interfragmentären Spalt ein mittlerer Quotient (DBP%/DFlow%) von 4 bzw. von 8. Bei den Messungen am 10. postopertiven Tag zeigte CGRP mit einem Mittelwert des Quotienten von 1,8 im Vergleich zu den anderen Neuropeptidhormonen eine ausgeprägte periphere Weitstellung und eine Verringerung des peripheren Widerstandes.

Schlußfolgerung

Die Neuropeptidhormone (CGRP, SP und VIP) zeigen eine prompte Beeinflussung der Mikrozirkulation im interfragmentären Spalt. Es ist anzunehmen, daß es sich hierbei um einen wesentlichen Steuermechanismus für die Durchblutung während der Frakturheilung handelt.

Periostale und kortikale Mikrozirkulation –intravitalmikroskopische Untersuchungen an der Rattentibia

R. H. Richter, R. Schwille, C. O. R. Grüneis und F. F. Hennig, Erlangen

Zielsetzung

Erfassung der Mikrozirkulation des Periosts und der Kortikalis des Knochens

Kurzfassung

Erstmalig direkte Beurteilung der Mikrozirkulation des Knochens

Problembeschreibung

Die Mikrozirkulation des Knochens ist bisher aufgrund dessen spezifischen Eigenschaften direkten Untersuchungen unter physiologischen und pathophysiologischen in vivo-

Bedingungen nicht zugänglich. Der Zustand der vitalen Knochenmatrix und seiner verschiedenen Funktionen wird jedoch im wesentlichen vom Zustand der Mikrozirkulation auf periostaler und ossärer Ebene bestimmt. Bisher konnten zur quantitativen und qualitativen Darstellung der Mikrozirkulation am Knochen nur indirekte Verfahren (isolierte Perfusion, Vitalfärbungen mit Histologie, Untersuchungen zum venösen Abfluß, plethysmographische Methoden, Erythrozytenmarkierung mit Chrom-51, Mikroangiographie, Mikrosphärentechnik) angewandt werden, die approximative Werte lieferten.

Material und Methodik

An entsprechend präparierten Ratten-Tibia ($n = 20$) wurde die Mikrozirkulation des Periosts und der Corticalis intravitalmikroskopisch (Auflicht, Plasmamarkierung mit FITC, Leukozytenfärbung mit Rhodamin) unter kontrollierten in vivo-Bedingungen (Beatmung, RR-Monitoring, Gewebe-PO_2, Normothermie) dargestellt. Der Zugang zur Corticalis erfolgt über eine kleine Fensterung des Periosts. Durch vorsichtiges Anschleifen kommen vitale corticale Gefäße zur Ansicht. Kurze Belichtungszeiten schließen foto-toxische Effekte aus. Die videodokumentierten Sequenzen werden mit einem Bildanalyseprogramm ausgewertet. Zur Beurteilung kommen Länge, Durchmesser, Flow und Geschwindigkeit in Kapillaren, Venolen und Arteriolen.

Ergebnisse

Periostal betrug die kapilläre Flußgeschwindigkeit 2665 µm/sec., der Flow 0,21 mm^3/sec, der Gefäßdurchmesser 9,89 µm und die Gefäßlänge 236 µm bei insgesamt 837 Einzelmessungen. Das corticale Verhalten ($n = 190$ Einzelmessungen) zeigte sich verlangsamt ($V =$ 1778 µm, Flow 0,13 mm^3/sec, Durchmesser 9,64 µm, Länge 163 µm). Die präsentierte Methode erlaubt erstmals einen direkten Einblick in die Mikrozirkulation und das Funktionsverhalten des Periost bzw. der Corticalis mit Quantifizierung der einzelnen hämodynamischen Parameter.

Schlußfolgerung

Die hier präsentierte Methode der intravitalmikroskopischen Untersuchung des Periosts bzw. der Kortikalis erlaubt erstmals den direkten Einblick in die Mikrozirkulation und das Funktionsverhalten genannter Strukturen in vivo mit Quantifizierung der einzelnen hämodynamischen Parameter.

Blutgerinnung beim hämorrhagischen Schock: Eine tierexperimentelle Studie

M. Raum, D. Rixen, B. Holzgraefe, H.-J. Goller, E. Neugebauer und T. Tiling, Köln

Fragestellung

Die Diskussion um den Einfluß des hämorrhagischen Schocks auf die Blutgerinnung ist in der Literatur nicht einheitlich. Die häufig diskutierte Frage ist die Differenzierung einer infusionsbedingten Verdünnungskoagulopathie von einer Verbrauchskoagulopathie im Schock. Ziel der vorliegenden Arbeit war es, in einem unbeeinflußten Schockgeschehen den Verlauf des Gerinnungsparameters Quick im hämorrhagischen Schock über 60 min. in einem definierten und kontrollierten Experiment zu dokumentieren.

Material und Methoden

Das Hämorrhagiemodell wurde an n = 25 Landschweinen (Durchschnittsgewicht: 23,8 kg) charakterisiert. Nach Einleitung einer Lachgas/Hypnomidate/Fentanyl-Narkose und Einbringen aller notwendigen Zugänge erfolgte die Hämorrhagie nach einer vorher durch Randomisierung festgelegten Zielgröße des zu erreichenden Sauerstoffdefizits. Das Zielsauerstoffdefizit wurde möglichst uniform über einen Zeitraum von 60 min aufgebaut. Im Schockgeschehen erfolgte keine Infusion, außer der notwendigen Narkose. Nach 60 Minuten Hämorrhagie erfolgte die Retransfusion. Die Tiere erholten sich vom hämorrhagischen Insult unter Narkose bis zur 200. min und wurden fortan für 3 Tage beobachtet. In der Schockphase wurde der Quick-Wert in der 0., 30. und 60. min bestimmt. Zusätzlich wurde der Thrombin-Antithrombin III (TAT)-Spiegel als Parameter für eine Verbrauchskoagulopathie bestimmt.

Ergebnisse

Wie in nachfolgender Tabelle dargestellt, stieg die Mortalität (%) mit zunehmendem Sauerstoffdefizit und in Verbindung mit einem signifikanten ($p < 0,05$, LSD-Test) Abfall des Quick-Wertes als Zeichen der Verbrauchskoagulopathie im hämorrhagischen Schock. Es konnte eine Korrelation zwischen Sauerstoffdefizit und Quick-Wert nachgewiesen werden. Der TAT-Wert stieg im Mittel in allen 5 Gruppen an.

Sauerstoffdefizit (ml/kg)	Schweine (n)	Mortalität (%) (60. min–0. min)	Mean Quick (%)
30– 50	5	0	4,0
50– 80	5	20	12,0
80–100	5	40	18,6
100–120	5	60	19,3
>120	5	100	20,5

Schlußfolgerung

Das nach dem „Sauerstoffdefizit“ ausgerichtete Hämorrhagiemodell ließ sich am Schwein gut charakterisieren. Es ließ sich zeigen, daß das Ausmaß des Schockgeschehens quantitativen Einfluß auf den Quick-Wert und damit auf die Blutgerinnung hat. Eine Verdünnungskoagulopathie kann ausgeschlossen werden. Der für die Verbrauchskoagulopathie typische Wert TAT zeigt ebenfalls einen Anstieg. Somit läßt sich schlußfolgern, daß die Gerinnung das Ausmaß des Schocks widerspiegeln kann.

Chondrogener Effekt von PGA-Fasern und HAK bei der Herstellung von autologen Knorpelimplantaten

C. Göpfert, N.M. Meenen, J.-P. Petersen, J. Seitz und P. Adamietz, Hamburg

Zielsetzung

In vitro herstellung eines autologen Knorpelimplantats für die Reparatur von Gelenkflächendefekten

Problembeschreibung

Aus der Gelenkfläche vom Schwein (Minipig) isolierte Chondrozyten lassen sich mit Hilfe konventioneller Monolayertechniken effektiv in vitro expandieren, insbesondere wenn die Kollagensynthese in dieser Phase durch Zugabe von bFGF (10 ng/ml) zum Kulturmedium reversibel inhibiert wird. Anschließend kann die Chondrogenese in vitro durch Zellaggregation in Abwesenheit von bFGF initiiert werden. Bei Beschichtung der Kulturgefäße mit Agarose wird in den folgenden Tagen ein rapider Anstieg der Synthese und Sezernierung von charakteristischen Komponenten des hyalinen Knorpels (Chondroitinsulfat und Kollagen Typ II) beobachtet. Nach ein bis zwei Wochen kommt es jedoch zur Stagnation, die von Apoptosen begleitet ist, ein Hinweis auf ein Überwiegen von degenerativen Prozessen.

Auf der Suche nach Trägermaterialien, denen eine essentielle Rolle bei der Formgebung und Osteointegration der Implantate zugedacht ist, wurden einerseits Fliese aus verschiedenen biodegradierbaren Fasern wie Polyglykolsäure (PGA) und Poly(L)Milchsäure (PLLA) sowie andererseits Hydroxylapatit-Keramik (HAK) auf ihre Eignung getestet. Dabei zeigte sich, daß sich insbesondere bei Kultivierung auf PGA und HAK nicht nur die erwähnten degenerativen Prozesse verhindern ließen, sondern eine weitere Stimulierung der in vitro-Knorpelsynthese konstatiert werden konnte. Ein ähnlicher Effekt wurde bisher zwar schon bei Einsatz verschiedener Wachstumsfaktoren wie IGF I und $TGF\beta_1$ beobachtet, doch führte bisher allein die Kombination von Hydroxylapatit mit den beiden Wachstumsfaktoren IGF I und $TGF\beta_1$ zur maximalen Unterdrückung der sonst immer beobachteten unerwünschten partiellen Bildung von Kollagen des Typs I.

Schlußfolgerung

Für eine erfolgreiche in vitro-Knorpelsynthese sind strukturelle Einflüsse der synthetischen Trägermaterialien ebenso wichtig wie parakrine Wirkungen.

Integrinexpression bei humanen Osteoblasten in vitro als Parameter des Differenzierungsgrads

D. W. Sommerfeldt, W. Linhart, J. Windolf, Frankfurt und J. M. Rueger, Hamburg

Zielsetzung

Das Ziel der vorliegenden Studie war es, die Expression der wesentlichen Integrine der ß1-Gruppe, die bei humanen Osteoblasten für Zell-Matrix-Interaktionen verantwortlich zu sein scheinen, in vitro über mehrere Passagen zu messen. Die Einteilung in „frühe" und „späte" Proteine soll neben den bekannten zellulären Syntheseprodukten Alkalische Phosphatase, Osteocalcin und Kollagen Typ I, die im Medium der Zellkultur meßbar sind, eine detailliertere Beurteilung des Differenzierungsgrads der Zellkultur in vitro erlauben.

Kurzfassung

An Primärzellkulturen von humanen Osteoblasten in vitro wurde von der 1. bis zur 4. Passage die Expression von verschiedenen Integrinen, vor allem jedoch der β_1-Integrine, auf der Zelloberfläche mithilfe eines FACS (flow activated cell sorter)-scans gemessen.

Problembeschreibung, Material, Methode, Ergebnisse

Seit einigen Jahren sind auf dem Gebiet der Molekularbiologie die verschiedenen transmembranösen Proteine der Zelle als Bindeglied zwischen Zelle und Umgebung ins Blickfeld des Interesses gerückt. Neben einer Reihe von spezifischen Rezeptoren, z. B. für Vitamin D3 oder PTH exprimieren humane Osteoblasten auch Adhäsionsmoleküle (DGU 1997) als Vermittler von Zell-Zell-Interaktionen und eben auch Integrine, die für Zell-Matrix-Interaktionen und hier vor allem für die Bindung des Zytoskeletts an die extrazelluläre Matrix (ECM) des Osteoblasten verantwortlich sind. Über die zeitliche Reihenfolge des Auftretens dieser Integrine auf der Zelloberfläche in vitro existieren unseres Wissens bisher keine konkreten Daten.

An humanen Osteoblasten aus der Trochanterregion von osteosynthetisch versorgten Patienten wurden in der sog. „explant"-Technik Primärkulturen angelegt. Mithilfe von direkt konjugierten FITC-Antikörpern wurde die Expression von insgesamt 7 verschiedenen Integrinen über 4 Passagen, d. h. über einen Zeitraum von 4 Monaten mithilfe eines FACS photometrisch quantitativ gemessen.

Die vorliegenden Daten erlauben eine Zuordnung der Integrine in früh und spät exprimierte Proteine. So werden z. B. die Integrine alpha3beta1 und alpha5 in steigenden Konzentrationen bis zur 4. Passage exprimiert, sind also „späte" Integrine, während die alpha4-Integrine primär hoch exprimiert werden, um dann im Verlauf abzufallen, sind als „frühe" Integrine.

Schlußfolgerungen

Die o. a. Einteilung erlaubt eine genauere Abgrenzung des Differenzierungsgrads der verwendeten Zellkultur in vitro. Die auf der Zelloberfläche exprimierten Integrine binden an ECM-Proteine, wie z. B. Kollagen, Vitronectin, Laminin etc. Da die Integrinexpression zum einen ein essentieller Bestandteil der Migration von Osteoblasten, zum anderen der entscheidende Parameter für die Nidation der Zelle bei einer Vielzahl von physiologischen Prozessen (Frakturheilung, Skeletogenesis, Osteokonduktion an Grenzflächen) ist, könnten weitere Studien auf diesem Gebiet möglicherweise eine gezielte Beeinflussung dieser Zellfunktionen, z. B. mithilfe von Zytokinen oder Wachstumsfaktoren ermöglichen.

Zweijahresergebnisse einer prospektiv-randomisierten Vergleichsstudie zwischen autologer Chondrozytentransplantation und osteochondraler Zylindertransplantation

U. Horas, D. Pelinkovic und M. Börner, Frankfurt a. M.

Zielsetzung

Der Stellenwert beider Behandlungsmethoden soll vergleichend in der Behandlung zur Knorpeldefektdeckung im belasteten Abschnitt der Oberschenkelrollen über eine Fünfjahresstudie eingeschätzt werden.

Problembeschreibung, Material, Methode, Ergebnisse

Es werden Zweijahresergebnisse nach klinischer (Scoring), MRT-, arthroskopischer und histologischer Nachuntersuchung beider Methoden an 2 Patientengruppen miteinander verglichen

Die Behandlungsmethoden zur Knorpeldefektdeckung haben sich rasch gewandelt, die OCT/ACT bedürfen einer kritischen Prüfung.

In 2 Gruppen zu je 10 randomisierten Patienten mit traumatisch bedingten umschriebenen Knorpeldefekten der Oberschenkelrollen im belasteten Anteil werden durch OCT bzw. ACT behandelt.

Durch ein prä- und postoperativ klinisches Scoring (Meyers, Tegner, Lysholm), MRT, Arthroskopie und Histologie mit definiertem follow up, angelegt über einen Fünfjahreszeitraum, werden die Befunde erhoben.

Nach 2 Jahren finden sich in beiden Gruppen gute klinische Ergebnisse ohne signifikanten Unterschied. Nach ACT bot ein Patient von Beginn an bis heute ein klinisch schlechtes Ergebnis, nach OCT verblieben bei einem Patienten Restbeschwerden durch den Hebedefekt. Das MRT läßt lediglich hinsichtlich Quantität des Regenerates bzw. Transplantates Aussagen zu, ohne daß die Qualität beurteilbar ist.

Die arthroskopische Nachuntersuchung nach OCT zeigt einen nahezu reaktionslosen Transplantationsspalt auf Knorpelniveau, was sich histologisch bestätigt. Nach ACT findet sich bei einem Patienten eine extrem rauhe Oberfläche, bei in voller Dicke ausgefülltem Defekt und klinischer Beschwerdefreiheit. Zwei weitere Patienten zeigen eine nahezu glatte Regenerat-Oberfläche, makroskopisch kaum unterscheidbar zur Umgebung, wobei die Übergangszone nicht mehr erkennbar ist. Histologisch nach ACT Mischgewebe mit Faserknorpel- und Chondrozytennestern in vertikaler Ausrichtung und festem Anschluß an den ortsständigen gesunden Knorpel, nach OCT hyaliner Knorpel.

Schlußfolgerungen

Beide Methoden zeigen gute Zweijahresergebnisse. Die ACT ist aufwendig und nur zweizeitig ausführbar sowie derzeit bei enger Indikationsstellung eine akzeptable Ausweichtechnik. Nur die OCT garantiert hyalinen Knorpel zur Defektdeckung.

Lokale Gentherapie an der Ligamentinsertionszone. Eine Tierexperimentelle Studie

C. Lattermann, M. Clathworthy, F. H. Fu und C. H. Evans, Pittsburgh

Kurzzusammenfassung

An einem Sehnen/Knochenkanal-Model im Hasen wurde die Durchführbarkeit einer lokalen Gentherapie überprüft. Insbesondere die Frage, welches Gewebe primär zu adressieren ist – Sehne oder Knochen – wurde geklärt.

Zielsetzung

Die Fixierung von Sehnentransplantaten im Knochen ist nach wie vor problematisch. Die Transplantateinheilung insbesondere an der Insertionszone wird in hohem Maße von Wachstumsfaktoren beeinflußt. Um die knöcherne Einheilung des Transplantates und die Aubildung einer stabilen Insertionszone zu beschleunigen, bietet eine lokale Applikation von Wachstumsfaktoren Vorteile. Der Ansatz der Gentherapie bietet unter Verwendung viraler Vektoren eine neue Perspektive hinsichtlich einer Verbesserung dieser Heilreaktion. Ziel dieser Studie ist es zu zeigen, das die lokale Gentherapie in der Insertionszone möglich ist.

Material/Methoden

10 „New Zealand White" Hasen wurden verwendet. Die Flexor hallucis longus Sehne wurde in Höhe der Calcanei aufgesucht und ca. 2 cm hinter der Umlenkung durch den Calcaneus durchtrennt. Ein Bohrloch durch den Calcaneus wurde angelegt. Der rechte Calcaneus wurde zunächst nur monocortical mit einem 3 mm Bohrer durchbohrt. Danach wurde 50 ml einer adenoviralen Suspension in das Bohrloch gespritzt und dort für 30 Minuten belassen. Nach dieser Zeit wurde die zweite Corticalis mit einem 1,2 mm Bohrer durchbohrt und die Sehne in den Knochenkanal eingezogen. Der linke Calcaneus wurde ebenfalls erst mit einem 3 mm und danach mit einem 1,2 mm Bohrer durchbohrt. Die Sehne wurde in den Knochenkanal eingezogen und erst danach wurde die Sehne mit der Markervirussuspensoin injeziert. Die verwendete Markervirussuspension enthält 10*9 virale Partikel eines adenoviralen Markervirus (Ad/CMV-LacZ) der das Gen für die bakterielle β-Galaktosidase trägt. Diese Enzym kann dann mit einer speziellen Färbetechnik (X-Gal) als blaue Farbe innerhalb der infizierten Zellen nachgewiesen werden. Zwei Hasen wurden als Negativkontrollen mit Kochsalzlösung injiziert. Die Hasen wurden nach 2, 7, 14 und 21 Tagen getötet. Die Insertionszonen wurden nach X-Gal Färbung und Dekalzifizierung untersucht.

Ergebnisse

Das Markergenprodukt (β-Galactosidase) ließ sich im Knochenkanal bis über 3 Wochen nachweisen. Die Markergenexpression nach Injektion der Sehne ist geringer als nach Inkubation des Knochenkanals. Es ließen sich keine Anzeichen einer Entzündungsreaktion innerhalb der Insertionszone feststellen. Systemisch wurde keine Persistenz des viralen Vektors weder in Lunge, Leber noch der Milz festgestellt.

Zusammenfassung

Lokale Gentherapie mit adenoviralen Vektoren ist bei der Transplantateinheilung in einen Knochentunnel durchführbar. Die Heilungsreaktion wird durch die Vektoren nicht durch eine Entzündungsreaktion gestört. Die Applikation viraler Vektoren in den Knochentunnel ist effektiver als die direkte Injektion in das Sehnentransplantat. Die Technik der lokalen Gentherapie mit viralen Vektoren trägt ein großes Zukunftspotential für die Verbesserung der Transplantateinheilung, insbesondere bei Verwendung von Vektoren, die für Wachstumsfaktoren (BMP-2, BMP-12) kodieren.

Zelluläre Degradation von Implantaten aus Hydroxylapatit unterschiedlicher Kristallgröße im Knochen

C. Müller-Mai, C. Voigt, A. Häring, U. Gross und R. Rahmanzadeh, Berlin

Zielsetzung

Ziel dieser Untersuchung war es, an Implantaten aus Hydroxylapatit (HA) unterschiedlicher Kristallgröße zu untersuchen, ob die Ausbildung von Osteoklasten (OK) und eine zelluläre Resorption in Abhängigkeit von der Einzelkristallgröße des jeweiligen Implantattyps möglich ist.

Kurzfassung

HA wird mit Erfolg zur Verankerung von Endoprothesen angewendet. Die Daten zur zellulären Resorption solcher Beschichtungen sind widersprüchlich. Ungeklärt ist, warum auf HA z. T. Fremdkörperriesenzellen oder OK beobachtet wurden. Die tierexperimentelle Testung dreier HA-Implantatserien unterschiedlicher Kristallgröße ergab, daß nur auf mikrokristallinen HA-Implantaten mit hoher Degradationsrate (Kristallgröße der des menschlichen Knochens vergleichbar) OK entstehen, die typische Lakunen produzieren. Die Kristallgröße ist damit ein wichtiger Parameter bei der Beschichtung von Endoprothesen mit HA.

Problembeschreibung, Material, Methode, Ergebnisse

HA-Implantate werden durch unterschiedliche Mechanismen degradiert. Eine starke Degradation der HA-Beschichtung kann bei der Verankerung von Endoprothesen bezüglich der erwünschten Langzeitstabilität nachteilig sein. Die Daten über die Degradation insbesondere durch Zellen sind widersprüchlich und deuten auf einen Einfluß der Kristallgröße innerhalb des HA-Implantats hin. So wurden auf HA-Implantaten FKRZ aber auch OK (Implantate mit geringen Kristallgrößen) beobachtet [1, 2]. Daher wurden drei HA-Implantatserien unterschiedlicher Kristallgröße nach 84 und 168 Tagen Liegezeit im spongiösen Knochen des Kaninchenfemurs licht-, rasterelektronen- und transmissionselektronenmikroskopisch untersucht. Es wurden die auf den Materialoberflächen nachweisbaren multinukleären Zellen hinsichtlich OK-spezifischer Differenzierungen (Bürstensaum, Clear zone, subzelluläre Lakune im HA) in Abhängigkeit von den Materialparametern untersucht. Die HA-Implantate ($n = 6$/Material und Liegezeit) wiesen folgende Kristallgrößen auf: a) 10–50 nm (Kontrollgruppe, Kristallgröße entspricht etwa der des menschlichen Knochens, dicht, zylindrisch, 4×6 mm), b) 0,1–0,3 μm (dicht, zylindrisch, 4×6 mm), c) 1–3 μm (makroporös, 2×5 mm). Alle Implantate wurden ohne Interposition von Bindegewebe im Sinne einer Knochenbindung inkorporiert. Auf den mikrokristallinen Implantaten der Serie a) wurden multinukleäre Riesenzellen mit typischen Merkmalen von OK gefunden. Darunter lagen Lakunen im HA. Die Serie b) zeigte nur einzelne multinukleäre Riesenzellen die gefaltete Membranabschnitte an der

C1

Zellunterseite, aber keine typischen Bürstensäume oder subzelluläre Lakunen aufwiesen. Auf den makrokristallinen Implantaten der Serie c) wurden bis über 100 μm lange Zellsynzytien gesehen. Keine dieser Zellen wies einen Bürstensaum, eine Clear zone oder eine subzelluläre Lakune im Implantat auf. Diese Zellen wurden als FKRZ interpretiert.

Schlußfolgerungen

Die Differenzierung von OK ist u. a. vom darunterliegenden Substrat abhängig. Zur Differenzierung von OK ist ein degradierbares Substrat wie Knochen oder ein HA mit ähnlichen Eigenschaften nötig. Makrokristalliner HA ist zellulär kaum degradierbar. Auf solchen Oberflächen werden FKRZ beobachtet. Zur Beschichtung von Endoprothesen sollte, um eine optimale Langzeitstabilität zu erhalten, ein HA aus großen Einzelkristallen verwendet werden.

Literatur

1. J Biomed Mater Res 29:9–18 (1995)
2. J Biomed Mater Res 17:769–784 (1983)

Erster Nachweis einer Interleukin-10-Freisetzung aus Granulozyten: Bedeutung für die Immunsuppression bei Polytrauma-Patienten

M. Köller, M. Wick, M. P. Hahn und G. Muhr, Bochum

Zielsetzung

Es war das Ziel der Untersuchungen, die IL-10-Freisetzung aus stimulierten Leukozytenfraktionen von Polytrauma-Patienten zu analysieren und die Herkunft von posttraumatisch hohen systemischen IL-10-Spiegeln zu bestimmen.

Problembeschreibung, Material, Methode, Ergebnisse

Patienten mit großen Traumata einschließlich großflächiger Verbrennungen oder Polytraumata entwickeln häufig eine Immunsuppression, die Betroffene für mikrobielle Infektionen prädisponiert und die u. a. von einer dysbalancierten Cytokin-Freisetzung induziert wird. Interleukin-10 spielt als anti-inflammatorisches und immunsuppressivwirkendes Cytokin eine duale Rolle. In physiologischen Konzentrationen kontrolliert es proinflammatorische Reaktionen. Ein Übermaß an IL-10 über längere Zeit führt dagegen zur Immunsuppression. Hohe systemische IL-10-Konzentrationen korrelieren zur Schwere des Traumas und zur Entwicklung posttraumatischer Komplikationen.

Wir analysierten IL-10 in Kulturüberständen von 30 Leukozyten-Fraktionen (jeweils mononukleäre Leukozyten PBMC und neutrophile Granulozyten PMN), die von 18 Intensiv-Patienten (15 mit Polytrauma, 3 mit ausgedehnten Verbrennungen) mittels diskontinuierlichen doppelten Ficoll-Gradienten aus peripherem EDTA-Blut isoliert wurden. IL-10-Konzentrationen wurden über ELISA bestimmt (R & D Systems, Wiesbaden). Die Zellen ($1 \times 10e6$/ml RPMI1640 supplementiert mit 10% FCS und 25 mM HEPES) wurden mit dem Toxic-shock-syndrome toxin-1 (TSST-1, 10 ng), Concanavalin-A (ConA, 2 μg) oder mit 0,05% fixierte Staphylokokken (S.aureus, Stamm Cowan I, SAC) für 24 h in Kultur genommen.

Mit dieser Studie konnten wir zum ersten Mal überhaupt nachweisen, daß PMN-Fraktionen IL-10 produzieren und bei Trauma-Patienten nach Stimulation mit SAC signifikant ($p < 0{,}008$, Mann-Whitney-U-Test) erhöhte Mengen IL-10 freisetzen (354 ± 95 pg/ml; Normalspender 125 ± 95 pg/ml, $n = 7$). Nach SAC-Stimulation übertraf die IL-10-Freisetzung aus PMN diejenige aus PBMC. Stimulationen mit TSST-1 und Con-A führten bei PBMC ebenfalls zu einer erhöhten aber nicht signifikanten Freisetzung von IL-10.

Schlußfolgerungen

Die posttraumatische Immunsuppression wird neben anderen Faktoren durch eine erhöhte Freisetzung von IL-10 induziert. Die besondere Anfälligkeit gegenüber mikrobieller Infektion geht dann mit einer Verschiebung von Th1- zu Th2-Typ-Antworten und einer IL-10 vermittelten Granulozytendysfunktion einher.

Verbesserte Überlebenrate und hämodynamische Parameter durch Preconditioning mittels milder Hämorrhagie vor hämorrhagischem Schock

M. Reuter, Essen, S. Bahrami, Wien, M. Ackermann, Essen, H. Redl, G. Schlag, Wien und F. U. Schade, Essen

Die Translokation von Bakterien und/oder Endotoxin wird mit der anschließenden Freisetzung von Zytokinen, besonders TNF, für die Mortalität, Organversagen und hämodynamische Veränderungen nach hämorrhagischem Schock verantwortlich gemacht. Im Experiment können durch Erzeugung einer Endotoxintoleranz diese Wirkungen reduziert werden. Ziel der Studie war es die protektive Wirkung eines Preconditioning durch einen milden hämorrhagischen Schock vor einem ausgedehnten hämorrhagischen Schock zu prüfen.

C1

Material und Methoden

Narkotisierte Sprague Dawley Ratten (n = 10, 370–400 g) wurden einem milden hämorrhagischen Schock (art. Mitteldruck 40 mm Hg für 60 Minuten) mit anschließender Retransfusion (30 Minuten) unterworfen. Nach 2 Stunden wurden die Tiere einem hämorrhagischen Schock (art. Mitteldruck 35 mm Hg, 180 Minuten) ausgesetzt, die Retransfusion dauerte hier eine Stunde. Bei der Kontrollgruppe (n = 10) wurde kein Preconditioning vorgenommen. Zur Untersuchung hämodynamischer Parameter (art. Mitteldruck, Herzfrequenz, Herzindex, Schlagvolumen peripherer Widerstand) wurden je 6 Ratten instrumentiert (Cardiomax IIR).

Ergebnisse

Das Preconditioning verbesserte die 7 Tages Überlebensrate von 30 auf 70% gegenüber der Kontrollgruppe ($p < 0{,}05$; Wilcoxon Test). Bei den hämodynamischen Parametern zeigte sich ein signifikant erhöhter Herzindex ($43{,}5 \pm 5$ vs $31{,}8 \pm 3{,}5$ [ml/min/100 g]), erhöhtes Schlagvolumen ($0{,}76 \pm 0{,}13$ vs $0{,}56 \pm 0{,}09$ [ml/Herzschlag]) und erniedrigter peripherer Widerstand ($1{,}48 \pm 0{,}16$ vs $1{,}96 \pm 0{,}09$ [mm Hg/min/ml/100 g]) jeweils 2 Stunden nach Beendigung des hämorhagischen Schocks ($p < 0{,}05$; t-Test).

Zusammenfassung

Die Ergebnisse zeigen den Vorteil des „Preconditionin“ durch einen kurzen hämorrhagischen Schock bezügelich der Überlebensrate und hämodynamischen Parametern. Der Effekt beruht wahrscheinlich auf der verminderten Zytokinfreisetzung beim zweiten Schock. Der Aufklärung des zugrunde liegenden Mechanismus ist das Ziel fortgesetzter Studien.

Regeneration von hyalinem Knorpel im Kniegelenk durch Behandlung mit autologer Chondrozytenzelltransplantation. Eigene Erfahrungen – erste klinische Ergebnisse

J. Löhnert, Gelsenkirchen

Zielsetzung

Durch Langzeitkontrollen einschließlich kernspintomographischer Untersuchungen sowie Kontrollarthroskopien mit Biopsieentnahmen soll der Nachweis von neugebildetem hyalinem Knorpel erbracht werden.

Problembeschreibung, Material, Methode, Ergebnisse

Das Verfahren der autologen Zelltransplantation (ACT) führt zu einer Regeneration von hyalinem Knorpel. Die Indikation zur ACT im Kniegelenk ist gegeben bei isolierten chondralen Defekten an den Gelenkrollen, im Patellagleitlager, sowie bedingt auch retropatellar. Seit September 1996 wurden bislang 51 Patienten im Alter von 17 bis 55 Jahren operiert. Die Knorpeldefektausdehnung betrug bis zu 9 cm^2. Die häufigste Defektlokalisation fand sich an der medialen Kondyle, gefolgt von Defekten an der lateralen Gelenkrolle, sowie im Gleitlager und einmal retropatellar. Die initial arthroskopisch entnommenen Chondrozyten wurden im Alpha-MEM-Medium unter Zusatz von autologem Serum ohne Gabe von Antibiotika oder Fungistatika Z-3 Wochen lang gezüchtet. Anschließend wurden diese als Zellsuspension mit durchschnittlich 13 Millionen Zellen in den präparierten, mit einem Periostlappen abgedeckten Defekt eingebracht. Alle mit ACT- behandelten Patienten wurden unmittelbar postoperativ, sowie nach 3, 6 und 12 Monaten klinisch und kerspintomographisch Nachuntersucht, Bei 10 Patienten erfolgte eine Kontrollarthroskopie mit Biopsieentnahme in 2 Fällen. Die histologische Aufarbeitung des gewonnenen Gewebes zeigte das Wachstum von hyalinem Knorpel.

Schlußfolgerungen

Durch die autologe Chondrocytentransplantation ist die Möglichkeit zur Regeneration von hyalinem Knorpel gegeben. Die bisher vorliegenden eigenen Ergebnisse wurden kritisch analysiert und nach verschiedenen Scores bewertet. Wallgren-Tegner-, Lysholm-, Cincinnati-, HSS-Score.

Rekombinantes Wachstumshormon beschleunigt die Kallusformation in der frühen Phase der Distraktionsosteogenese

H. Bail, M. Raschke, S. Kolbeck, A. Weiler, Berlin, I. Ahnfeld-Roenne, Gentofte DK und N. P. Haas, Berlin

Zielsetzung

Ziel der Untersuchung war es, ob und zu weichem Zeitpunkt die systemische Applikation rekombinantem Wachstumshormons bei der Distraktionsosteogenese zu einer histomorphometrisch nachweisbaren Stimulation der Kallusformation führt.

Problem

Neuere tierexperimentelle Untersuchungen konnten zeigen, daß unter systemischer Applikation von Wachstumshormon (GH) biomechanisch stabilere Regenerate sowohl bei der sekundären Frakturheilung [1] als auch bei der Distraktionsosteogenese [2] gebildet werden. Eine histologische Studie [3] hat jedoch gezeigt, daß unter GH-Einfluß die Kallusstruktur lockerer ist und ein verspätetes Remodeling aufweist. Gleichzeit konnte nachgewiesen werden, daß der stimulierende Effekt von GH besonders in der Frühphase der Frakturheilung eintritt. Bisher liegen keine Untersuchungen zur Wirkung von GH auf Struktur und Kallusmenge bei der Distraktionsosteogenese vor.

Fragestellung

Wir führten daher eine histomorphometrische Analyse an Regeneraten distrahierter Tibiae von Yucatan Micropigs durch, um festzustellen, ob die Applikation von rekombinantem GH zu einer Beeinflussung von Kallusstruktur- und menge führt. Weiterhin sollte überprüft werden, ob die gefundenen Veränderungen bereits in der Frühphase der Kallusdistraktion auftreten.

Methode

Bei 20 Yucatan Minischweinen wurde mit einem Halbringfixateur eine Kallusdistraktion an der Tibia (2 mm/Tag – 10 Tage) mit einer 10tägigen Konsolidierungsphase durchgeführt. 10 Tiere erhielten täglich rekombinantes porcines Wachstumshormon (rpGH) 100 μg/kg KG injiziert, 10 Tiere erhielten NaCl als Placebo. Am Ende der Distraktionsphase wurde eine in-vivo Markierung mit Tetrazyklin durchgeführt. Die histomorphometrische Auswertung der erfolgte an unentkalkten 6μm Serienschnitten (Safranin-O/von Kossa Färbung) und 80μm Schliffen mit einem Bildanalysesystem (Leica Quantimet). Fläche und Umfang des neugebildeten Knochens wurde bestimmt; der Quotient aus Fläche und Umfang ermöglicht eine Aussage Kallusstruktur. An den Schliffen konnte über die Fluoreszenz der Tetrazyklinmarkierung die Fläche des neugebildeten Knochens am Ende der Distraktionsphase dargestellt und vermessen werden. Alle Parameter werden in% der Fläche des Distraktionsspaltes angegeben. Die beiden Gruppen wurden mit dem Mann-Whithney-Test auf Unterschiede geprüft.

Ergebnisse

17 Tiere gelangten zur Auswertung. Die Fläche des neugebildeten Knochens war in der GH Gruppe – $n=9$ – signifikant höher, als in der Placebogruppe – $n=8$ – (GH 115 ± 36%; Placebo 85 ± 27% $p=0{,}043$). An Ende der Distraktion war die Knochenfläche in der GH-Gruppe mehr als doppelt so hoch, wie in der Kontrollgruppe (GH: 98 ± 21%; Placebo 41 ± 14% $p=0{,}001$). Der Quotient aus Fläche und Umfang ergab keinen Unterschied zwischen beiden Gruppen (GH: 15,3 ± 2,8 mm; Placebo 14,9 ± 2,5 mm).

Schlußfolgerung

Unsere Daten deuten darauf hin, daß rekombinantes GH die Knochenneubildung bei der Kallusdistraktion beschleunigt. Übereinstimmend mit vorausgegangenen Untersuchungen [3] wirkt sich diese Stimulation besonders in der Frühphase der Knochenheilung aus. Im Gegensatz zu dieser Untersuchung geht die Stimulation der Knochenformation nicht mit einer Veränderung der Kallusstruktur einher.

Literatur

1. Bak et al (1990) Bone 11:233
2. Raschke et al (1997) Proc Orthop Res Sec, 43rd Annual Meeting
3. Mosekilde et al (1993) Bone 14:19

Unterschiede in der Knochendefektheilung bei verschiedenen Spezies und Bedeutung für die Aussagekraft experimenteller Ergebnisse

A. Gomoll, G. Metak, M. Scherer, München und R. Ascherl, Ingolstadt

Zielsetzung

Ziel des Interspeziesvergleichs ist es, anhand standardisierter Bohrlochdefekte im spongiöen Bereich mit bzw., ohne autogene Knochentransplantation die Dynamik der Knochendefektheilung zwischen den Spezies Schaf, Schwein und Kaninchen zu vergleichen und damit eine Basis für die Übertragbarkeit von Ergebnissen zu schaffen.

Problembeschreibung, Material, Methode, Ergebnisse

Die Vergleichbarkeit und Übertragbarkeit von Ergebnissen aus Untersuchungen zur Knochendefektheilung ist oft nicht gegeben, zumal dann, wenn die Untersuchungen an verschiedenen Spezies durchgeführt wurden. Es existiert bisher kein Vergleich von verschiedenen Versuchstierarten im Bezug auf die Regenerationsleistung des Knochens. Nach Genehmigung durch die zuständige Aufsichtsbehörde wurden bei 18 weiblichen Merinoschafen mit gerade eben geschlossen Epiphysenfugen, 21 Schweinen und 21 Bastardkaninchen mit denselben Auswahlkriterien in Allgemeinanästhesie beidseits an den Femurkondylen transkondyläre Bohrungen mit einem Durchmesser von 1/3 der Kondylenlänge angelegt. Ein Defekt wurde mit autogener Spongiosa wieder aufgefüllt. Die Tiere wurden in drei gleich große Gruppen mit einer Überlebenszeit von 2, 4 und 16 Wochen aufgeteilt. Zur Auswertung dienten Röntgen, polychrome Knochensequenzmarkierungen, Kernspintomographie, Mikroangiographie, Histologie und eine planimetrische Quantifizierung jeweils unter Verwendung standardisierter Scores.

Radiologisch kommt es auf der Seite des Leerdefektes beim Schwein zu einer raschen Defektauffüllung, so daß der Defekt nach 16 Wachen nicht mehr erkennbar ist, während bei Schaf und Kaninchen das Defektzentrum leer bleibt und eine Verdichtung des Defektrandes im Sinne einer Umleitung der Kraftverteilungslinien erkennbar ist. Bei der histomorphometrischen Auswertung der mit Spongiosa aufgefüllten Defekte verhalten sich Schaf und Schwein in den ersten 4 Wochen gleich, allerdings kommt es dann beim Schwein zu einer weit über die physiologische Norm hinausgehenden knöchernen Konsolidierung, während beim Schaf bereits 4 Wochen pop. eine Umstrukturierung des neugebildeten Knochen zu einem normalen Trabekelgerüst beginnt, was sich an einem Abfall des Quotienten aus Knochenvolumen zu Gewebevolumen (BV/TV) darstellt. Beim Kaninchen läuft die Reorganisation der Knochenstruktur noch schneller ab, entsprechend sinkt der BV/TV-Quotient bereits von der 2. zur 4, Woche ab. Histologisch ist beim Schwein 2 Wochen pop. die gesamte transplantierte Spongiosa bereits von neugebildeten Knochen umgeben, alle Bereiche zeigen Gefäßanschuß. Die Revaskularisierungszeit ist um bis zu 25% kürzer als beim Schafsmodell. Nach 16 W ist beim Schwein im Gegensatz zum Schaf altersentsprechendes Knochenmark aufzufinden. Beim Kaninchen sind die Umbauvorgänge bereits nach 4 Wochen weitgehend abgeschlossen.

Trotz angestrebter größtmöglicher Vergleichbarkeit der drei Kollektive kommt es zu einem teilweise sehr unterschiedlichen Verhalten bei der Heilung standardisierter Bohrlochdefekte. Bei Schaf und Kaninchen zeigt sich ein wesentlich differenzierteres Heilungsverhalten – wenn auch beim Kaninchen in wesentlich kürzerer Zeit – im Gegensatz zur über die physiologische Norm hinausschießenden undifferenzierten Defektauffüllung beim Schwein. Eben dieser Punkt wird aber häufig bei Kleintieren als Kritik angebracht (z. B. Tiehlemann et al. Chir. Forum 1991).

Schlußfolgerungen

Die unterschiedliche Dynamik der Defektheilung bei den untersuchten Spezies beeinträchtigt die Vergleichbarkeit von experimentellen Ergebnissen erheblich. Während das Kaninchen für die Grundlagenforschung geeignet erscheint, scheint in Übereinstimmung mit Wissim et al. (Hefte Unfallheilk 1990) die Übertragbarkeit der Ergebnisse auf den Menschen am besten bei Versuchen mit Schafen gegeben, Die Angabe der Spezies bei experimentell gewonnenen Daten ist jedenfalls unabdingbar.

Beschleunigt niedrig intensiver Ultraschall die Regeneratreifung bei der Kallusdistraktion?

E. Mayr, Augsburg, A. Laule, G. Suger, L. Claes, Ulm und A. Rüter, Augsburg

Zielsetzung

Insbesondere Komplikationen während der Reifungsphase gefährden die Ergebnisse der Kallusdistraktion. Eine Beschleunigung der Reifungsprozesse wäre nicht nur für Ärzte und Patienten von Interesse sondern auch von volkswirtschaftlichem Nutzen. Die vorliegende Arbeit untersucht deshalb am Tiermodell, ob niedrig intensiver Ultraschall wie bei der frischen Fraktur auch die Heilung des Distraktionskallus beschleunigt.

Problembeschreibung, Material, Methode, Ergebnisse

Hierzu führten wir mit einem Experimentalfixateur (axiale Steifigkeit: 1134 N/mm) an 18 Schafen eine Segmentverschiebung am rechten Metatarsus durch. 4 Tiere konnten wegen Frakturen ($n = 1$) und Achsabweichungen auf dem Boden von Pininfekten ($n = 3$) bei der Auswertung nicht berücksichtigt werden.

Somit standen 6 Tiere, die nach Abschluß der Distraktionsphase tägl. ich für die Dauer von 20 min. mit niedrig intensivem Ultraschall (1,5 MHz, gepulst mit 1 KHz, Signallänge: 200 m/sek, Intensität: 30 mW/cm^2 behandelt wurden, 8 Tieren gegen über, deren Regenerat keine Stimulation erfuhr. Die Standzeit der Tiere betrug 84 Tage. Zur Auswertung wurden gängige Verfahren gewählt:

Sowohl im Verlaufsröntgen als auch in den hochauflösenden Röntgenaufnahmen (HR-X-Ray) zeigte sich eine Zunahme der Kallusfläche, sowie eine signifikante Abnahme der zentralfibrösen Platte, was für eine beschleunigte Regenerstreifung spricht ($p < 0{,}01$). Diese Ergebnisse bestätigten sich in der Computertomographie, die für den Bone Mineral Content, dem Produkt aus Kallusfläche und Mineralgehalt, in der Mitte des Regenerates für die Ultraschallgruppe signifikant bessere Ergebnisse erbrachte ($p < 0{,}05$). In der nichtdestruktiven axialen Testung des Regenerates zeigte sich mit $6\,941 \pm 961$ N/mm für die stimulierten Tiere ein deutlich besseres Ergebnis als für die Kontrolltiere mit $2\,942 \pm 1\,913$ N/mm ($p < 0{,}01$). Das Steifigkeits-Mapping des Regenerates wurde mittels eines Eindrücktestes an je 5 definierten Stellen (je 2 mal in horizontaler und 3 mal in axialer Richtung) durchgeführt. Die Ergebnisse zeigen einen deutlich homogeneren Kallus der Ultraschallgruppe mit signifikant höherer Eindrücksteifigkeit ($p < 0{,}01$). Microradiographien wurden von je drei horizontalen (1/4, 1/2 und 3/4 der Regeneratlänge) und einem longitudinalen Schliff angefertigt. Für die Auswertung wurde das Verhältnis BoneVolume/TotalVolume des Kallus errechnet. Die Ultraschallgruppe zeigte homogenere Regenerate auf einem signifikant höheren Niveau ($p < 0{,}01$). Die Fluoreszenzmarkierung mit Tetracyclin erfolgte am 49 postop. Tag. In allen Schliffen (entsprechend den Schliffen der Microradiographie) zeigte sich ein signifikanter Vorteil zugunsten der Ultraschallgruppe ($p < 0{,}01$), was als direkter Marker für die beschleunigte Regeneratreifung anzusehen ist. Bei der Auswertung der quantitativen Histologie zeigte sich in der Ultraschallgruppe signifikant mehr Knochen auf Kosten des Bindegewebes. Während die Ossifikation in der Kontrollgruppe nahezu ausschließlich desmal verlief kam es bei den stimulierten Tieren zu einem

Übergewicht der enchondralen Ossifikation. Ein Ergebnis, das mit den bisherigen Arbeiten sowohl zur Kallusdistraktion als auch zur Ultraschalltherapie in Einklang steht.

Schlußfolgerungen

Die vorliegende Arbeit zeigt eine signifikante Beschleunigung der Regeneratreifung nach Kallusdistraktion am Schaf durch niedrig intensiven, gepulsten Ultraschalt. Für den klinischen Alltag könnte diese einfach anzuwendende Methode neben der Verkürzung der Behandlungszeiten auch eine Minderung der Komplikationsrate bedeuten.

Die Antigenpräsentation als Induktion der Arthrofibrose

U. Bosch, J. Zeichen, P. Lobenhoffer und E. Schratt, Hannover

Zielsetzung

Nachweis und Lokalisation von MHC-Klasse-II-positiven Zellen und CD4+-T-Zellen als Hinweis für die Induktion einer Immunreaktion im Rahmen der Pathogenese der Arthrofibrose.

Problembeschreibung

Die kausale und formale Pathogenese der Arthrofibrose, einer posttraumatischen und postoperativen exzessiven, intraartikulären Bindegewebsvermehrung, ist weitgehend unbekannt. Histologische Untersuchungen zeigen eine Synoviahyperplasie mit lymphoplasmazellulären Infiltraten als Hinweis für eine chronische inflammatorische Reaktion. Für die Induktion einer Immunreaktion sind allgemein die Antigenpräsentation durch MHC-Klasse-II-Moleküle und die Induktion von T-Helferzellen von entscheidender Bedeutung. Wird bei der Arthrofibrose die chronische inflammatorische Reaktion über eine Immunreaktion induziert?

Material und Methoden

Bei 7 Patienten (mittl. Alter: 31,8 Jahre, 18–50 Jahre) wurde eine operative Arthrolyse wegen symptomatischer Arthrofibrose des Kniegelenkes nach Kapsel-Bandverletzungen (5 × VKB-Ruptur, 2 × komplexe Bandverletzungen) durchgeführt. Im Mittel lagen zwischen Trauma und Arthrolyse 16,4 Monate (4–48 Monate). Der mittl. Bewegungsumfang der Kniegelenke betrug präoperativ 77,8 Grad (20–110 Grad). Andere entzündliche Erkrankungen wurden anamnestisch ausgeschlossen. Im Rahmen der Arthrolyse wurden Gewebeproben standardisiert aus dem Hoffaschen Fettkörper und aus interkondylär lokalisiertem Bindegewebe entnommen. Die Proben wurden in 5%igem Formalin fixiert und in Paraffin eingebettet. Routinemäßig wurde eine HE-Färbung angefertigt. Die immunhistochemische Darstellung der MHC-Klasse-II-Moleküle und der CD4+-T-Zellen (T-Helferzellen) erfolgte mit der ABC-Methode. Nach Inkubation mit dem Primärantikörper folgte die Detektion mit der Peroxidase-Reaktion und der DAB-Färbung. Die Zellkerne wurden mit Hämalaun gegengefärbt. Als Kontrolle dienten Gewebeproben aus Kniegelenken ohne makroskopisch erkennbarem pathologischen Befund.

Ergebnisse

Histologisch findet sich eine synoviale Hyperplasie mit einer chronisch inflammatorischen Reaktion. Insbesondere perivaskulär finden sich lympho-plasmazelluläre Infiltrate. Immunhistochemisch ist eine deutlich vermehrte Expression von MHC-Klasse-II-Antigenen im hyperplastischen Synovialgewebe zu erkennen. Positive Reaktionen zeigen vornehmlich synoviale Makrophagen und subsynoviale dendritische Zellen. Diese sind von follikulären Rundzellinfiltraten umgeben, in denen sich vermehrt CD4+-T-Zellen finden. Im Vergleich dazu können im normalen Synovialgewebe MHC-Klasse-II-positive Zellen nur vereinzelt in der synovialen Zellschicht dargestellt werden. CD4+-T-Zellen sind ebenfalls nur sehr vereinzelt zu erkennen.

Schlußfolgerungen

Die vermehrte Expression von MHC-Klasse-II-Molekülen sowie der vermehrte Nachweis von CD4+-Zellen im Arthrofibrosegewebe ist Ausdruck einer immunpathologischen Reaktion. Die Induktion der Immunantwort könnte über die Prozessierung und Präsentation von (Auto-)Antigenen durch die MHC-Klasse-II-positiven Zellen erfolgen. Die über das MHC-Klasse-II-Molekül regulierte Aktivierung von T-Helferzellen führt potentiell zu einer abnormen Immunreaktion mit einer gesteigerten Zell- und Gefäßproliferation sowie einer vermehrten Synthese extrazellulärer Matrix. Unbeantwortet bleibt derzeit, welche Antigene den Prozeß auslösen.

Untersuchungen zur Entstehung der Gonarthrose nach Meniskusverletzung und Meniskusresektion

T. Kalteis, München, J. Grifka, Bochum, W. Plitz und L. Schweiberer, München

Zielsetzung

Mit Hilfe einer experimentellen biomechanischen Studie an humanen Kniegelenkspräparaten sollte der Frage nachgegangen werden, inwieweit eine Arthroseinduktion bei umschriebenen Meniskusrissen und bei Meniskusteilresektionen gegeben ist.

Kurzfassung

In einem Bewegungssimulator wurden humane, osteoligamentäre Kniegelenkspräparate mit nativen Menisken, mit artifiziellen Hinterhornlappenrissen und mit partiellen Meniskusresektionen einer standardisierten dynamischen Belastungssituation unterzogen. Der anschließende makroskopische, licht- und rasterelektronenmikroskopische Vergleich der an den Femurkondylen neu entstandenen Knorpelläsionen fiel eindeutig zu Ungunsten der Meniskusteilresektion aus und verdeutlicht die Gefahr einer Arthroseinduktion durch meniskusresezierende Therapieverfahren.

Problembeschreibung, Material, Methode, Ergebnisse

18 humane, osteoligamentäre Leichenkniegelenke wurden präpariert und vorbestehende degenerative Gelenkveränderungen sowohl radiologisch als auch arthroskopisch ausgeschlossen. Gemäß der jeweiligen Zuteilung zu einer der drei Versuchsreihen wurden die Kniegelenke anschließend mit nativ belassenen Menisken, nach arthroskopisch erzeugten Meniskuslappenrissen bzw. nach arthroskopischer Teilresektion von Innen- und Außenmeniskus einer 48 stündigen dynamischen Belastung in einem Bewegungssimulator unterzogen. Einheitlich wurde das Gehen auf ebenem Untergrund mit einer Doppelschrittfrequenz von 0,85 Hz und einer axialen Maximalkraft von 2000 N während der Standphase des Schrittzyklus imitiert. Biomechanische Messungen dokumentierten bei jedem Kniegelenk die jeweiligen Axialkräfte im Tibiofemoralgelenk sowie deren Verteilung auf das mediale und laterale Gelenkkompartment.

Bei der Auswertung wurden die im Bereich der Femurkondylen neu aufgetretenen Knorpelläsionen berücksichtigt und makroskopisch, licht- und rasterelektronenmikroskopisch beurteilt.

Makroskopisch war bei den Präparaten mit nativ belassenen Menisken und jenen mit partiellem Lappenriß keine bzw. eine nur geringfügige Zunahme von Knorpelläsionen zu verzeichnen. Letztere bestanden neben lokalen Knorpelerweichungen aus wenigen feinen Oberflächenfibrillierungen (Outerbridge I). Hingegen fanden sich an jedem Kniegelenk mit partieller Meniskusresektion gröbere Ulzerationen der Knorpelschicht (Outerbridge III) oder eine Freilegung der subchondralen Knochenschicht (Outerbridge IV). Dabei fiel auf, daß sich die Knorpelschäden bei den Gelenken mit partieller Meniskusresektion in Bereichen der Femurkondylen befanden, welche erst bei einer Kniebeugestellung von 30° bis 60° mit dem Tibiaplateau artikulieren. Die schwerwiegenderen Läsionen betrafen dabei jeweils die mediale Femurkondyle. Ein in Anlehnung an die verbreitete Klassifikation chondromalazischer Veränderungen nach Outerbridge entworfener Punktescore ergab für die Präparate mit partieller Meniskusresektion einen elf- bzw. sechsfach höheren Schädigungswert im Vergleich zu den Kniegelenken mit nativen Menisken bzw. Meniskuslappenrissen.

Rasterelektronenmikroskopisch zeigte sich bei den Präparaten mit nativ belassenen Menisken eine normale Knorpelgewebsstruktur. Bei den Kniegelenken mit artifiziellem Lappenriß fiel lediglich eine geringfügige, rasenartige Aufrauhung der Gelenkoberfläche auf. Die hyaline Knorpelschicht der Versuchsgelenke mit partieller Meniskusresektion war im Vergleich deutlich stärker geschädigt und erschien stellenweise furchenartig eingeschliffen.

Schlußfolgerungen

Die Gefahr der Arthroseinduktion durch umschriebene Meniskusrisse erscheint angesichts der erhaltenen Ergebnisse deutlich geringer als jene nach therapeutischer Meniskusresektion. Letztendlich wird in der Klinik bei entsprechender Beschwerdesymptomatik ein resezierender Meniskuseingriff jedoch zumeist unumgänglich. Aufgrund der Gefahr einer frühzeitigen Arthroseinduktion muß die Indikation zur Meniskusresektionen jedoch kritisch gestellt werden. Wann immer möglich sollten Meniskusrekonstruktionen oder zumindest sparsame Meniskusteilresektionen angestrebt werden.

Muskulärer Schaden durch dorsale Spondylodesen

M. Kramer, P. Katzmaier, L. Kinzl und E. Hartwig, Ulm

Zielsetzung

1. Verursacht der dorsale Zugang zur LWS einen Muskelschaden?
2. Besteht eine Korrelation dieses Muskelschadens mit Schmerzen?

Kurzfassung

Die Studie untersucht den Zusammenhang zwischen einem operativ bedingten Muskelschaden und Schmerzen anhand eines Vergleiches zwischen Patienten mit Zustand nach dorsaler Spondylodese nach Wirbelkörperfraktur (n = 32) und einer gesunden Kontrollgruppe (n = 32).

Problembeschreibung, Material, Methode, Ergebnisse

Nach wie vor wird kontrovers über die Indikation zu ventraler oder dorsaler Versorgung von Wirbelfrakturen diskutiert. Ein Argument, welches für das dorsale Vorgehen in den Raum geführt wird, ist die geringere „Invasivität". Aufgrund der Implantatlage muß jedoch von einer langstreckigen Ablösung der Muskulatur ausgegangen werden. Vor dem Hintergrund, daß die Muskulatur eine stabilisierende und schützende Funktion ausübt und die Grundlage der einzigen Rehabilitationsmaßnahme darstellt, muß diese Diskussion neu akzentuiert werden.

Untersucht wurden 32 Patienten, die aufgrund einer oberen Lendenwirbelfraktur mit einer dorsalen Spondylodese passagere versorgt wurden. Die Kontrollgruppe bestand aus 32 Personen, die als Matchpartner zu den oben genannten Patienten ausgewählt wurden. Kriterien waren dabei Geschlecht, Alter, Körpergröße und Gewicht. Die Patientengruppe wurde nach einem visuellen Score in eine Gruppe mit Schmerzen und eine Gruppe ohne Schmerzen unterteilt.

Während der Ausführung einer isometrischen Extensionsbelastung wurde dann das EMG Signal der paravertebralen Muskulatur an drei verschiedenen Lokalisationen abgeleitet.

Die elektrische Aktivität der paravertebralen Muskulatur wurde verglichen zwischen Patienten und Kontrollgruppe, sowie zwischen Patienten mit – und solchen ohne Schmerzen.

Patienten haben signifikant ($p < 0{,}025$) niedrigere Amplituden im M. multifidus (32 mV verglichen mit 40,5 mV) und signifikant ($p < 0{,}05$) höhere Amplituden im M. iliocostalis (27,5 mV verglichen mit 22 mV). Patienten mit Schmerzen zeigen eine kleinere elektrische Aktivitäten verglichen mit Patienten ohne Schmerzen. Im M. multifidus beträgt dieser Aktivitätsverlust 12% und im M. iliocostalis 9%.

Schlußfolgerungen

Der dorsale Zugang zur Wirbelsäule verursacht eine Zerstörung von Muskelgewebe und Propriozeptionsorganen im M. multifidus. Bei Patienten ohne Schmerzen kompensiert der durch die Operation nicht beeinträchtigte M. iliocostalis diesen Verlust. Bei Patienten mit Schmerzen zeigt sich zusätzlich zu dem operativ bedingten Schaden eine generalisierte Tendenz der Muskelatrophie. Rehabilitationsziel sollte deshalb ein suffizienter Aufbau der paraverteralen Muskulatur sein. Von chirurgischer Seite müssen minimalinvasivere Methoden zur Versorgung von Wirbelfrakturen entwickelt werden.

Die direkte knochenblockfreie Sehnenverankerung mit Interferenzschrauben beim Kreuzbandersatz in-vivo

A. Weiler, R. Hoffmann, R. Peine und N. Haas, Berlin

Zielsetzung

Untersuchung des Einheilverhaltens eines Knochenblock-freien VKB Transplantates unter direkter biodegradierbarer Interferenzschrauben Verankerung im Schafsmodell. Bestimmung des Heilungsverlaufes anhand biomechanischer Parameter und histologische Analyse der Knochen-Sehnenheilung unter Kompression.

Problembeschreibung, Material, Methode, Ergebnisse

Konventionelle extraartikuläre Verankerungstechniken von Semitendinosus/Gracilis (STG) Sehnen Transplantaten beim Ersatz des VKB zeigen Nachteile wie eine geringe Konstruktsteifigkeit und eine hohe Konstruktelongation was zusätzlich zu Microbewegungen im Knochentunnel führt. Diese biomechanischen Faktoren mögen die klinischen Nachteile der STG Transplantate im Vergleich zur Patellarsehne erklären, die sich als erhöhte Knielaxizität und als Einheilunsprobleme (verlängerte oder ausbleibende Transplantateinheilung, Tunnelaufweitungen) äußern. Eine anatomische, ursprungsnahe Transplantatverankerung erhöht die vordere Kniestabilität, erhöht die Transplantatisometrie und reduziert Tunnelbewegungen. Daher bietet die direkte, ursprungsnahe Interferenzschrauben Verankerung der STG Sehnen wesentliche Vorteile. Erste klinische Erfahrungen zeigen hervorragende mittelfristige Ergebnisse, es fehlen jedoch Daten über den Heilungsverlauf unter dieser Fixation. Diese Information ist jedoch für die postoperative Rehabilitation und die Beurteilung der Langzeitprognose essentiell. Daher haben wir die Einheilung eines Knochenblock-freien Sehnentransplantates unter direkter biodegradierbarer Interferenzschraubenverankerung in einem Tiermodell untersucht.

35 ausgewachsenen Merino Schafen wurde das VKB durch die halbe ipsilaterale Achillessehne ersetzt und das Transplantat ursprungsnah mit zwei Poly-(D,L-Laktid) Interferenzschrauben verankert. Eine postoperative Immobilisation wurde nicht durchgeführt. Nach 6, 9, 12, 24 und 52 Wochen wurden die Präparate biomechanisch und histologisch untersucht. Es wurde ein ap-Schubladentest (±50 N) in 90° und ein Versagenstest in 60°

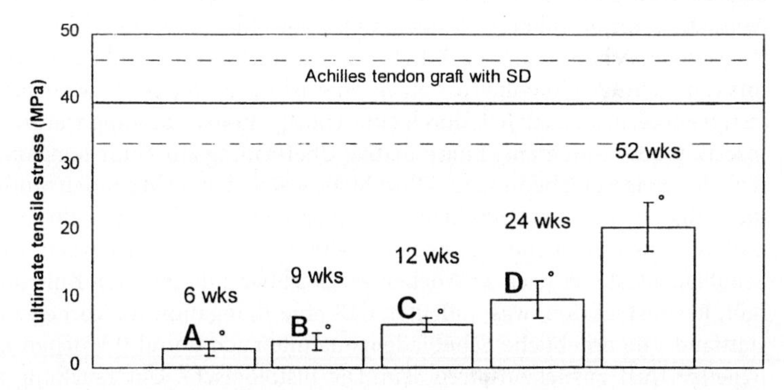

Abb. 1. Zugfestigkeit (ZF) des Transplantates in MPa, Horizontallinie = intakte Achillessehnenhälfte (±SD), * = ZF < Achillessehne, $p \leq 0{,}01$; A = ZF < 9 Wochen, nicht signifikant; B = ZF < 12 Wochen, $p = 0{,}0104$; C = ZF < 24 Wochen, $p = 0{,}025$; D = ZF < 52 Wochen, $p = 0{,}0105$

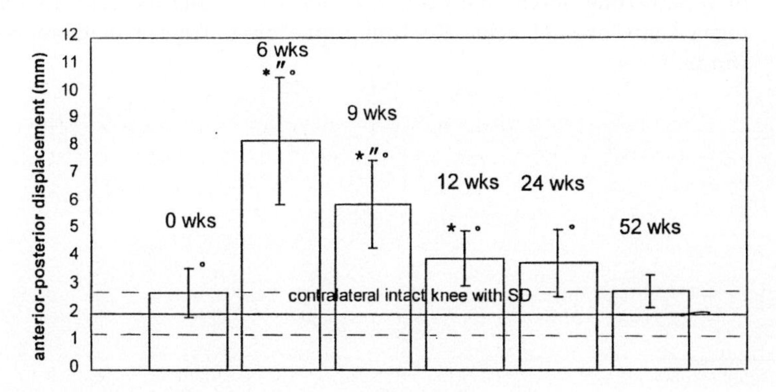

Abb. 2. ap-Schublade (apS) in mm, Horizontallinie = intakte Gegenseite (±SD), $p \leq 0{,}05$; ° = apS > Gegenseite; * = apS > Zeitpunkt null Rekonstruktion; „ = apS > 52 Wochen. Mann-Whitney U Wilcoxon rank sum Test

Beugung durchgeführt. Das kontralaterale intakte Knie und die intakte Achillessehnenhälfte dienten der Kontrolle. Die histologischen Präparate wurden unentkalkt in MMA gebettet. 5 Tiere mußten ausgeschlossen werden. Zum Zeitpunkt null kam es zum Transplantatausriß; alle anderen Präparate versagten durch intraligamentäre Ruptur oder Avulsion am Tunneleingang. Eine Rekonstruktion versagte und zeigte nach 52 Wochen eine fast komplette Transplantatresorption. Die Schrauben waren nach 21 Wochen degradiert.

Die histologische Untersuchung nach 6 Wochen zeigte eine hohe Anzahl von Sharpeyähnlichen Fasern und eine nur partiell vorhandene fibrous interzone (FIZ: Nach 9 bis 12 Wochen fand sich eine reife Knochen-Band Verankerungszone.

Schlußfolgerungen

Die Daten der vorliegenden Studie zeigen, daß die Transplantatverankerung während der frühen Heilungsphase nicht der limitierende Faktor ist, und daß sie im verwendeten Tiermodell den frühen Belastungen bei fehlender Immobilisation standhält. Die Reißfestigkeit des Transplantates zeigte einen dramatischen Abfall nach 6 bis 12 Wochen die im Gegensatz zu vergleichbaren Studien steht, obwohl die Reißfestigkeit des Zeitpunkt null Konstruktes schon wieder nach 12 Wochen erreicht wurde und nach 52 Wochen 52,2% der intakten Achillessehnenhälfte betrug. Hier ist noch unklar ob der frühe erhebliche Reißfestigkeitsverlust zusätzlich durch eine Transplantatschädigung während der Schraubeninsertion oder durch eine kummulative Überlastung am Tunneleingang unter zyklischer täglicher Belastung bedingt ist. Obwohl die Daten der vorliegenden Studie nicht direkt auf die klinische Situation beim Menschen übertragbar sind, sollte während der frühen Rehabilitation die erhebliche Festigkeitsabnahme berücksichtigt werden. Die ap-Laxizität im Schubladentest war nach 52 Wochen vergleichbar zum intakten Knie und zum Zeitpunkt null, Rekonstruktion, was andeutet, daß eine Elongation im Vorliegenden Modell nicht stattfand. Die erhebliche Schubladenzunahme nach 6 und 9 Wochen mag auf den Steifigkeitsverlust zurückzuführen sein. Die histologische Untersuchung zeigte eine frühe Transplantateinheilung mit früher Reifung bzw. fehlender Ausbildung einer FIZ, was im Gegensatz zu bisherigen Studien steht, in denen eine extraartikuläre Verankerung verwendet wurde. Daher mögen die vorliegenden Beobachtungen aufzeigen, daß eine pressfit Verankerung durch eine Reduktion der Scherkräfte die Sehneneinheilung beschleunigen kann, obwohl keine Kontrollgruppe ohne Transplantatkompression untersucht wurde.

Die Blutversorgung des Femurs in Hinblick auf die Transplantation gefäßgestielter Femurdiaphysen

A. Hennerbichler, Innsbruck, M. Kirschner, München, G. O. Hofmann, Murnau und O. Gaber, Innsbruck

Zielsetzung

Ermittlung der Gefäße, welche die Femurdiaphyse mit Blut versorgen, um Knochendefekte mit allogenen, gefäßgestielten Transplantaten zu sanieren.

Kurzfassung

Zur Rekonstruktion von langstreckigen knöchernen Defekten des Femurs als Folge posttraumatischer Osteomyelitis bzw. von Knochentumoren wurden bisher 3 allogene gefäßgestielte Femurdiaphysen transplantiert. Eine der wesentlichen Fragestellungen für das Gelingen dieser Transplantationen ist die Blutversorgung des Femurs und die korrekte Wahl der Spendergefäße.

Zu diesem Zweck wurde an 30 anatomischen Präparaten der Gefäßbaum des Oberschenkels präpariert, die für das Femur bedeutsamen Arterien identifiziert und deren Topographie und periostalen Versorgungsgebiete untersucht. Dazu wurde der Abstand des Ursprunges der jeweiligen Gefäße vom Rand des Lig. inguinale vermessen und die Variabilität der Gefäßursprünge bestimmt. Weiters konnte der topographische Verlauf der Arterien zum Knochen hin bestimmt und die Anzahl und Verteilung der Aa. nutriciae sowie das Verhalten der Aa. nutriciae in der Compacta ermittelt werden.

Problembeschreibung

Ein wesentlicher Faktor für die Transplantation vaskularisierter Knochenabschnitte ist die Wahl der korrekten Spendergefäße und die adequate back-table Präparation.

Schlußfolgerung

Die Analyse ergab, daß den Arterien definierte periostale Versorgungsareale zugeordnet werden können, sie jedoch variable Ursprünge und Abgangshöhen aus der A. femoralis bzw. der A. profunda femoris besitzen. Demzufolge ist in der back-table-Präparation eine situationsangepaßte Wahl der Gefäße, welchen den Knochen postoperativ versorgen sollen, und eine schonende Entfernung der Muskulatur, in welcher die Gefäße zum Knochen hin ziehen, erforderlich. Nur solcherart kann eine ausreichende Perfusion und Vitalität des Transplantates gewährleistet werden, um nicht durch avitale Knochenbereiche infolge Resektion bestimmter Gefäße das Gesamtergebnis der Transplantation in Frage zu stellen.

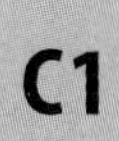

Die minimal invasive Chirurgie der Wirbelsäule: Bewertung des Mini-ALIF Verfahrens

M. Brauckmann, M. Krieger, J. Pfeil und F. E. Isemer, Wiesbaden

Zielsetzung

Berichtet wird über ein minimal invasives Verfahren zur ventralen Fusion der Lendenwirbelsäule und erste eigene Ergebnisse an 11 Patienten.

Problembeschreibung, Material, Methode, Ergebnisse

Seit Anfang 1997 werden in Kooperation mit einer Orthopädischen Klinik minimal invasive Eingriffe an der Wirbelsäule zur Behandlung der Spondylolyse/Spondylolisthesis durchgeführt. Das Verfahren der Anterior lumbar interbody fusion (ALIF) wurde bereits in den 30er Jahren beschrieben. Das Mini-ALIF Verfahren nimmt eine Zwischenstellung ein zwischen dem bisherigen offenen Zugang und dem laparoskopischen Verfahren.

Die Indikation zur Anwendung des Mini-ALIF Verfahrens stellt die Spondylolyse/ Spondylolisthesis mit Instabilität und Schmerzsymptomatik dar sowie die persistierenden Schmerzzustände nach vorangegangener Nukleolyse. Weitere Indikationen bestehen in den posttraumatischen Zuständen oder Instabilitäten. Der ventralen Fusion geht die Stabilisierung und Reposition der Wirbelsäule durch ein Fixateur- interne System voraus.

Im Rahmen des Mini ALIF Verfahrens wird in 20–40° Rechtsseitenlage, je nach Höhe des zu operierenden Segmentes, der Operationzugang zunächst röntgenologisch festgelegt und markiert. Die Hautincision beträgt exakt 4 cm, wobei in den Segmenten L1–L5 ein extraperitonealer Zugang, beim Segment L5/S1 ein transabdomineller Zugang gewählt wird.

Zumeist ist die 4 cm Hautincision auch ausreichend für die Gewinnung des Spongiosablockes aus dem Beckenkamm.

Die Wunde wird mit einem speziell gearbeiteten Wundsperrer offen gehalten, neuerdings wird ein Operationstrichter nach eigenem Entwurf eingesetzt.

Insgesamt wurden bei 11 Patienten 13 Segmente operativ nach diesem Verfahren stabilisiert. Bei Operationszeiten von durchschnittlich 115 Minuten konnten bei 10 Patienten insgesamt gute bis sehr gute Ergebnisse erzielt werden. Ein Patient berichtet über persistierende Schmerzen im. Segment L4/L5. Als einzige Komplikation wurde eine Lungenembolie beobachtet.

Bei allen 11 Patienten konnte eine knöcherne Fusion erreicht werden, eine Pseudarthrose trat nicht auf.

Schlußfolgerungen

Das Verfahren der Mini anterior lumbar interbody fusion (Mini ALIF) stellt einen sicheren und guten sowie übersichtlichen Zugang zur Wirbelsäule dar, um eine Fusion der Segmente L1 S1 zu erreichen. Das Verfahren ist sicher durchführbar, der apparative Aufwand ist gering. Sowohl der industriell gefertigte Wundsperrer als auch der eigene Operationstrichter bieten einen sehr guten Überblick über das Operationsfeld.

Sonographische Verlaufskontrolle von Spongiosatransplantaten und Hydroxylapatitkeramikeramiken

B. Wippermann, J. Wefer, A. Kniesch und H. Tscherne, Hannover

In dieser Arbeit wurden die Möglichkeiten der B-Bild-Sonographie zur Beobachtung des Einheilungsverlaufs von Knochenersatzstoffen mit dem Ziel untersucht, mittels eines vorab entwickelten Score-Systems Aussagen über den Einheilungserfolg (biomechanische Stabilität) machen zu können.

51 Schafen wurde in einen 2 cm langen Tibiasegmentdefekt eine Hydroxylapatit(HA)-keramik und 14 Tieren autologe Spongiosa implantiert. Es wurde über drei bis zwölf Monate sonographisch und röntgenologisch nachbeobachtet. Nach Versuchsende erfolgte die biomechanische Untersuchung der Tibiae.

Mit dem Scoresystem konnte die knöcherne Integration der HA-Keramik bzw. die Mineralisierung der Spongiosa sonographisch beschrieben und semiquantitativ beurteilt werden. Die Tiere mit Keramikimplantat, die eine Pseudarthrose entwickelt hatten, wiesen einen signifikant niedrigeren Scorewert auf als die Tiere mit suffizienter Implantateinheilung; zudem korrelierte die Scorebewertungen mit den gemessenen biomechanischen Ergebnissen. Somit war es möglich einen Grenzwert mit dem Scoresystem zu ermitteln, durch den das Auftreten einer Pseudarthrose vorhergesagt werden kann.

Insgesamt erwies sich die Sonographie als sehr geeignet zur Verlaufskontrolle der knöchernen Integrationsvorgänge von Knochenersatzstoffen. In Zukunft kann eine erhebliche Zahl von Röntgenbildern bei der Nachbeobachtung von Knochenverpflanzungen entfallen.

Hat die Splenektomie Einfluß auf die Frakturheilung?

H.-E. Schratt, M. Grotz, J. Zeichen, R. Ascherl, Ingolstadt, B. Wippermann
und U. Bosch, Hannover

Zielsetzung

Da gerade bei schwerstverletzten Patienten neben mutliplen Frakturen auch eine Milzläsion vorliegt, die nur mittels Splenektomie therapiert werden kann, war es das Ziel dieser vorliegenden Untersuchung, den Einfluß der Splenektomie auf die zellulären Vorgänge bei der Frakturheilung zu analysieren.

Methodik

Nach Genehmigung durch die zuständige Aufsichtsbehörde wurden die Versuche an ausgewachsnen LEW-Ratten durchgeführt. Alle operativen Eingriffe erfolgten unter Ketamin-/Xylazin-Allgemeinanästhesie. Als Frakturmodell diente die Osteotomie im mittleren Tibiaschaftbereich, die mittels intramedullärer Kanüle fixiert wurde. Wir verglichen Tiere mit (SPE) und ohne (OT) zusätzliche Splenektomie. Der Beobachtungen fanden 2, 3, 4, 6 und 9 Wochen p.Op. statt mit jeweils mind. 7 verwertbaren Tieren/Gruppe und Beobachtungszeitpunkt. Als Beobachtungsparameter dienten die konventionelle Histologie (H.E., Azan), die morphometrisch ausgewertet wurde, sowie immunhistologische Methoden (anti-Laminin, anti-ED-1). Ergebnisse: Ab der 2. Woche wies die SPE-Gruppe eine signifikant vermehrte Kallusbildung auf, als dies bei der OT-Gruppe nachweisbar war. Während letztere ab der 6. Woche wieder eine Abnahme der relativen Kallusmenge zeigte, nahm diese bei der OT-Gruppe bis zur 9. Woche noch zu. Histologisch erschien der SPE-Kallus jedoch deutlich unreifer und weniger strukturiert, als dies bei der OT-Gruppe der Fall war. Die Spongiosierung des neuen Kallusgewebes und die biomechanische Ausrichtung der Trabekel deutlich vermindert. Immunhistologisch (anti-ED-1) war dabei die Zahl resorptiver Zellen zwar nicht wesentlich vermindert, doch schien deren Funktion erheblich gestört. Während nach 9 Wochen in der OT-Gruppe die Frakturheilung weitgehend abgeschlossen war, zeigte sich bei den SPE-Tieren noch immer ein nur partiell ausgerichtetes, noch deutlich vermehrtes Kallusgewebe ohne erfolgten kompletten Durchbau der Fraktur. Ein Scoring der Frakturheilung durch 3 Beobachter (0–10 Pkt) ergab dabei ab der 4. Woche signifikante Unterschiede zwischen beiden Gruppen. Diskussion: Die Ergebnisse zeigen, daß es nach Splenektomie zu Störungen der Frakturheilung kommt. Zwar bildet sich ausreichendes Kallusgewebe, doch scheint der biomechanisch adaptierte Umbau gestört, so daß die Qualität des Kallusgewebes als „reduziert“ angesehen werden muß. Grund dafür scheinen Funktionsstörungen der Osteoklasten zu sein, wie dies auch für andere resorptive Zellen nach Splenektomie bekannt ist.

Schlußfolgerung

Nach Splenektomie kommt es, bedingt v.a. durch eine reduzierte Knochenresorption, zu einer Störung in der Frakturheilung, der in der Nachbehandlung (Mobilisation) unbedingt Rechnung getragen werden muß, auch wenn diese Veränderungen radiologisch zunächst nicht imponieren. Zur genauen Analyse der zellfunktionellen Veränderungen sind weitere Untersuchungen notwendig.

Präoperative Einschätzung des thromboembolischen Risikos bei Eingriffen an der unteren Extremität durch Bestimmung der Gerinnnungsmarker TAT und D-Dimer

A. Mayer, M. Hansen, G. Aue, D. Peetz, W. Prellwitz und P. M. Rommens, Mainz

Zielsetzung

Es soll in einer prospektiven Studie durch präoperative Kontrolle der Gerinnungsaktivierungsparameter Thrombin-Antithrombin-Komplex (TAT) und D-Dimer deren Wertigkeit als objektives Maß zur Risikoeinschätzung thromboembolischer Komplikationen bei Patienten mit Eingriffen an den unteren Extremitäten abgeschätzt werden.

Durch präoperative Bestimmung von TAT und D-Dimer kann das Thromboserisiko vorhergesagt und durch Dosisanpassung signifikant verringert werden.

Problem

Es gibt keine objektive Meßmethode zur präoperativen Abschätzung des thromboembolischen Risikos bei Patienten die sich Eingriffen an der unteren Extremität unterziehen müssen. In der Literatur wird eine Thromboserate von bis zu 40% ohne medikamentösprophylaktische Maßnahmen beschrieben. Das Thromboserisiko kann bislang nur über angeborene und erworbene Risikofaktoren abgeschätzt werden (Haas, Unfallchirurg 1997).

Material und Methode

Bei 252 Patienten mit unfallchirurgischen und orthopädischen Operationen an den unteren Extremitäten wurde in einer prospektiven Studie von Februar bis September 1997 prä- bis zehn Tage postoperativ täglich TAT und D-Dimer sowie PTT, TZ, Quick, AntiXa und Thrombozytenzahl bestimmt. Die Standard-Thromboseprophylaxebestand aus einer einmalig-täglichen Gabe von 0,3 ml eines niedermolekularen Heparins (Fraxiparin® = 2850 I.E. AntiXa) s.c. prä- und an allen postoperativen Tagen. Routinemäßig wurde am 4. postoperativen Tag und bei klinischem Verdacht eine farbcodierte dopplersonographische Untersuchung der tiefen Bein- und Beckenvenen durchgeführt und ggf. phlebographisch ergänzt. Bei Überschreiten der TAT-Konzentration von 8 μg/l bzw. des D-Dimer-Wertes von 2 mg/l erfolgte die Dosisadaptation mit einer zweiten abendlichen Gabe von Fraxiparin®. Es wurde die Anzahl der Thrombosen bzw. Embolien kontrolliert.

Ergebnisse

Bei 105 (=29%) der Patienten erfolgte die Dosisadaptation. Die präoperativen Marker-Werte waren in der Gruppe mit einfacher (TAT 7,75 μg/l, D-Dimer 0,68 mg/l) signifikant niedriger ($p < 0{,}01$) als in der Gruppe mit doppelter Dosierung (TAT 24,40 μg/l, D-Dimer

3,51 mg/l). Es wurden insgesamt vier Thrombosen (=1,6%) ohne embolische Komplikationen beobachtet. Thrombozytopenien wurden nicht beobachtet.

Schlußfolgerungen

Die präoperativen TAT- und D-Dimerwerte geben einen objektivierbaren Hinweis auf das perioperative thromboembolische Risiko. Durch sofortige Anpassung der prophylaktisch-medikamentösen Maßnahmen kann dieses signifikant gesenkt werden.

Verbessert die Verwendung eines neuen, resorbierbaren Knochenzementes (NORIAN SRS) bei arthroskopisch gestützter Tibiakopfosteosynthese die Belastbarkeit des Patienten?

H. Lill, T. Engel, P. Verheyden und C. Josten, Leipzig

Fragestellung

Anwendung eines neuen Knochenzementes bei der arthroskopischen Tibiakopfosteosynthese mit Augmentation bei der Versorgung von lateralen Impressionsfrakturen

Material und Methode

Seit 10/96 wurden bei 12 Patienten (8 weiblich, 4 männlich) mit lateralen Tibiakopffrakturen (Impressionsfrakturen Typ B1/B2 der AO-Klassifikation) eine arthroskopisch gestützte Osteosynthese mit Augmentation durchgeführt. Das Alter der Patienten betrug im Median 51 Jahre (min. 30, max. 83), die Hospitalisierungsdauer median 11 Tage (min. 7, max. 23). Die Vollbelastung wurde bei den mit Spongiosaplastik versorgten Patienten nach 6 Wochen erreicht, bei den mit NORIAN SRS versorgten nach 2 Wochen. Revisionseingriffe waren nicht erforderlich, Meniscusverletzungen wurden nicht beobachtet.

Operationstechnik

Das Gelenk wurde zunächst arthroskopisch debridiert. Durch eine tibiale Fensterung wurde das Plateaufragment unter arthtroskopischer Kontrolle mit dem Stößel angehoben. Die Osteosynthese erfolgte perkutan mit zwei 6,5mm Spongiosazugschrauben. Die gehobene Zone wurde 8 mal mit autologer Spongiosa und bisher 4 mal mit NORIAN SRS augmentiert.

Ergebnisse

3 Monate postoperativ waren 11 von 12 Patienten ohne Beschwerden, die Beweglichkeit des Kniegelenkes war bei allen Patienten frei. Radiologisch fand sich in 11 ein korrekt angehobenes Plateau, in einem Fall kam es zu einer geringradigen Impression von 1 mm (Augmentation mit Spongiosa).

Schlußfolgerung

Die Operationstechnik der arthroskopischen Tibiakopfosteosynthese ist minimal invasiv und somit komplikationsarm. Die funktionellen und radiologischen Frühergebnisse sind überwiegend gut. Die Morbidität der Beckenkammspongiosa-Entnahme entfällt. Die Anwendung des resorbierbaren Knochenzementes zur Augmentation bei Tibiakopfimpressionsfrakturen erlaubt eine frühzeitige Vollbelastung und bedingt dadurch einen höheren Patientenkomfort.

Behandlungserfahrungen mit Gefäßkomplikationen bei suprakondylären Humerusfrakturen im Kindesalter

G. Kelsch, Göppingen, E. Savvidis und K. Parsch, Stuttgart

Zielsetzung

Unser Behandlungskonzept bei kindlichen suprakondylären Humerusfrakturen (SKHF) mit Gefäßkomplikationen wird vorgestellt.

Problembeschreibung

Gefäßkomplikationen sollten bei SKHF im Kindesalter wegen des Risikos irreversibler Schäden i. S. einer Volkmannschen Ischämie frühzeitig erkannt und behandelt werden.

Methode

Von 1990 bis 1997 wurden 164 Kinder wegen einer dislozierten SKHF operativ behandelt. Bei 10 dieser Kinder, deren klinische Verläufe retrospektiv analysiert wurden, lagen begleitende Gefäßkomplikationen vor.

Ergebnisse

Die Diagnose einer Gefäßkomplikation stellten wir bei allen 10 Kindern aufgrund einem fehlenden Handgelenkspuls (Palpation. Dopplersonographie), einer kühlen und blassen Hand und einer schmerzhaften Handbeweglichkeit.

Notfallmäßig waren alle Frakturen über einen dorsalen Zugang offen reponiert und mit 2 gekreuzten K-Drahten stabilisiert worden.

Eine Pulswiederkehr wurde bei 2 Kindern beobachtet, wir nahmen einen passageren dislokationsbedingten Gefäßverschluß an, gefäßchirurgische Maßnahmen waren bei diesen Kindern nicht indiziert. Bei 8 Kindern mußte bei persistierender Pulslosigkeit die A. brachialis, durch den zugezogenen Gefäßchirurgen, über einem ventralen Zugang exploriert werden. Bei einem Kind lag ein funktioneller Gefäßspasmus vor. Bei 5 Kindern lag ein mechanischer Gefäßverschluß vor: 2*adventitielle Strangulationen. 3*Intimaläsionen. Einen tombinierten Gefäßverschluß diagnostizierten wir bei 2 Kindern (Intimaläsion/Spasmus bzw. Intimaläsion/Thrombus). Die gefäßchirurgischen Maßnahmen richteten sich nach dem intraoperativen Befund. Die Nachuntersuchung erfolgte im Median nach 2,9 Jahren. Bei 9 Kindern konnten Handgelenkspulse palpiert werden, duplexsonographisch lag ein triphasisches, physiologisches Signal vor. Bei einem Kind konnten die Handgelenkspulse nicht getastet werden, duplexsonographisch zeigte sich ein monophasisches. pathologisches Signal. Die Pro- und Supination war bei allen 10 Kindern seitengleich ungestört. Das Streckdefizit betrug im Median 0° (0–10°) und das Beugedefizit betrug ebenfalls im Median 0° (0–15°). Die tragende Gelenkachse war bei allen Kinder seitengleich normal.

Schlußfolgerungen

Klinische Beurteilung der Vaskularität. Palpation der Handgelenkspulse und Dopplermessung sind zur Beurteilung der Durchblutung angemessen. Bei Pulslosigkeit sollte die Fraktur unverzüglich reponiert und stabilisiert werden. Bei persistierender Pulslosigkeit ist die akute Wiederherstellung der Durchblutung erforderlich. Die Durchblutung sollte postoperativ zumindest in den ersten 24 Stunden engmaschig kontrolliert werden. Bei dieser Vorgehensweise konnten wir bei allen 10 Kindern ausnahmslos gute Ergebnisse feststellen.

Zuggurtungsosteosynthese von Humerusmehrfragmentfrakturen – Erste Ergebnisse einer neuen Technik mit PDS-Kordel und Titanschraubenfixierung

T. Glombik, M. P. Hahn, E. Kollig und G. Muhr, Bochum

Zielsetzung

Einführung eines neuen operativen Verfahrens zur Stabilisierung dislozierter Humeruskopfmehrfragmentfrakturen zur Erzielung einer frühzeitigen Übungsstabilität

Kurzfassung

Seit Dezember 1997 wurden in unserer Klinik 10 Patienten mit einer dislozierten Humeruskopfmehrfragmentfraktur mit einer neuen operativen Technik behandelt. Das Durchschnittsalter der Patienten betrug 72 Jahre. Der Oberarmkopf wurde über einen ventralen Zugang sparsam freigelegt. Die Tuberculum majus und minor Fragmente wurden mit PDS-Kordeln angezügelt und über eine Titanschraube zum Schaft hin refixiert. Über den Zug der Rotatorenmanschette wurde dabei das Kopffragment aufgerichtet. Der bestehende Defekt zwischen den einzelnen Fragmenten wurde mit einem homologen Spongiosablock aufgefüllt.

Der stationäre Aufenthalt betrug im Durchschnitt 5 Tage. Postoperativ konnte nach dreitägiger Ruhigstellung im Desault-Verband mit den geführten Bewegungsübungen begonnen werden. Die weitere krankengymnastische Nachbehandlung erfolgte ambulant. Aktive Bewegungsübungen wurden nach 14 Tagen erlaubt.

Bei keinem der Patienten kam es zu Wundheilungsstörungen. Bei einem kam es zur passageren Irritation des Nervus axillaris. Eine Redislokation der Fraktur trat bei einem Patienten durch ein erneutes Trauma auf. Bei allen anderen Frakturen kam es zu einer zeitgerechten knöchernen Ausheilung.

Funktionell waren alle Patienten in der Lage, den Arm in der Anteversion und in der Abduktion bis 90 Grad zu heben. Die Beurteilung des endgültigen funktionellen Ergebnisses steht noch aus.

Im Gegensatz zu den herkömmlichen Techniken mit Platten- und Schraubenosteosynthese ist dieses Verfahren insbesondere auch bei stark osteoporotischen Knochen geeignet eine Reposition zu halten, so daß eine frühzeitige funktionelle Nachbehandlung möglich ist.

Schlußfolgerungen

Die Zuggurtungsosteosynthese mit PDS-Kordeln und Titanschraubenfixierung bei Humeruskopfmehrfragmentfrakturen stellt ein neues operatives Verfahren dar, daß insbesondere auch bei stark osteoporotischen Knochen eingesetzt werden kann, um eine frühzeitige Übungsstabilität zu erzielen.

Erste klinische Erfahrungen mit einer zementfreien extrametaphysär orientierten Schenkelhalsprothese

K. Dittel und M. Reineke, Stuttgart

Zielsetzung

Prothesenimplantation bei Revisionsindikation nach Frakturversorgung am coxalen Femur unter Ausnützung der Kompatibilitätsmöglichkeit zur DHS und DMS

Problembeschreibung, Material, Methode, Ergebnisse

Von 9/96 bis 3/98 wurde bei 18 Patienten (12 Frauen, 6 Männer, im Alter zwischen 60 und 90 Jahren) eine neu entwickelte extrametaphysär orientierte Hüftprothese mit Verankerungsprinzip im Schenkelhals implantiert. Vorausgegangen waren die operative Versorgung coxaler Femurfrakturen durch Gleitlaschenimplantate (DHS oder DMS). Im Rahmen der Revisionsindikation (vorbestehende Coxarthrose, sekundäre posttraumatische Arthrose oder Kopfnekrose, Schenkelhalspseudarthrose) erfolgte bei den Korrektureingriffen die Implantation einer zementfreien neu konstruierten Schenkelhalsprothese. Erstmalig sollen die Ergebnisse aus einem Beobachtungszeitraum zwischen $^1/_2$ und 2 Jahren präsentiert werden, wobei sie auf Grund der sehr kurzen Standzeiten hinsichtlich ihrer Aussagefähigkeit zunächst nur eingeschränkt diskutierfähig sind. Die Idee zur Entwicklung dieser Prothese entsprang der Erkenntnis, daß bei der sekundären Implantation einer Hüftprothese im Rahmen der Metallentfernung die primär implantierte Platte vielfach knöchern stabil integriert ist und deshalb die Ausnutzung der Kompatibilität des Gleitzylinders mit einer neu konstruierten Schenkelhalsprothese überlegenswert erschien. Bei dem Implantat handelt es sich um eine zylinderförmige Schenkelhalsprothese mit einem mehrteiligen Verankerungsflügel zur Rotationsstabilität, wobei eine Abstützung im Schenkelhalsbereich und im Gleitzylinder des Plattenimplantates erfolgt. Die Stahlprothese ist im Bereich der Knochenkontaktflächen oberflächenvergrößert konstruiert und weist eine Titanbeschichtung auf. Der knöcherne Substanzverlust ist minimal, die OP-

Technik sehr einfach. Die Verläufe bei 18 Patienten waren in drei Fällen kompliziert durch ein erneutes Trauma, bei denen es zu Frakturen in Höhe oder unterhalb der Platte gekommen war. In einem Fall erfolgte die Auswechslung der Platte durch ein längeres Implantat, in zwei Fällen wurde ein Prothesenschaft einzementiert nach Metallentfernung und Entfernung des Schenkelhalsimplantates. Die bisherigen Standzeiten ermutigen dazu, die weiteren Verläufe kritisch zu überprüfen und zu evaluieren.

Schlußfolgerungen

Die bisherigen Ergebnisse bei 18 Patienten nach sekundär implantierter extrametaphysär orientierter SH-Prothese rechtfertigen die gedankliche Weiterentwicklung und Optimierung dieses Verfahrens. Ein erforderlicher Endoprothesenwechsel läßt sich vergleichsweise einfach durchführen.

Erste Erfahrungen mit einem nach biomechanischer Analyse entwickeltem Teleskop-Laschen-Nagel

D. Hempel und J. Heinsen, Hamburg

Zielsetzung

Entwicklung eines Implantates zur Osteosynthese med. Schenkelhalsfrakturen nach biomechanischen Gesichtspunkten bei Osteoporose.

Kurzfassung

Ein in Zusammenarbeit mit der TU Hamburg-Harburg entwickelter Teleskop-Laschen-Nagel wurde in der Zeit von 1/95 bis 2/98 bei 22 Patienten mit med. Schenkelhalsfraktur und bestehender hochgradiger Osteoporose implantiert.

Problembeschreibung, Material, Methode, Ergebnisse

Die überwiegende Mehrheit der Patienten in unserem Krankengut mit medialen Schenkelhalsfrakturen leidet zum Unfallzeitpunkt an einer relevanten Osteoporose. Deshalb wurde zusammen mit dem Lehrstuhl für Biomechanik der TU Hamburg-Harburg nach Untersuchungen der Bettungseigenschaften verschiedener geometrischer Grundformen herausgearbeitet, welche Implantatform die zu übertragenden Kräfte am besten aufnehmen kann, ohne die Spongiosa zu zerstören. Der im Hüftkopf die Last aufnehmende Nagelteil erhielt deshalb eine nach cranial offene, flache Bogenform. Es wurde großer Wert auf ein mit wenig Knochenvolumen zerstörendes Design des Implantates gelegt. Ein Nagel wurde wegen der Form des Druckaufnahmeteils und wegen der rotationsfreien Einbringung bevorzugt. Eine Führung für einen Führungsdraht wurde vorgesehen. Der Nagel wurde mit einer Gleitlasche an dem lateralen Trochanter major befestigt. Diese Gleitlasche ist identisch mit der jedes DHS-Typs.

Von 1/95 bis 2/98 wurden 22 derartige Teleskoplaschennägel bei Patienten mit wenig dislozierten medialen Schenkelhalsfrakturen implantiert. Die Auswahl wurde getroffen, um eine möglichst hohe Heilungsrate zu erzielen und den Patienten einen eventuellen zweiten Eingriff (Versorgung mit einer Endoprothese) zu ersparen. Alle anderen dislozierten medialen Schenkelhalsfrakturen wurden primär mit einer Endoprothese versorgt; die fest eingestauchten med. SHF wurden konservativ behandelt.

Die Heilungsergebnisse werden nach Nachuntersuchungen vorgestellt.

Schlußfolgerungen

Wir halten den von uns in Zusammenarbeit mit der TU Hamburg-Harburg entwickelten Teleskop-Laschen-Nagel für eine sehr gute Alternative im Vergleich zu herkömmlichen Osteosyntheseformen bei med. Schenkelhalsfrakturen.

Perkutane Kompressionsplatte zur Behandlung von pertrochanterer Femurfrakturen. Eine neue Technik und ihre erste Ergebnisse

H. Janzing, P. Massage und P. Broos, Leuven

Zielsetzung

Die perkutane Kompressionsplatte (PCCP) ist ein neues Implantat für minimal invasive Behandlung von pertrochanteren Femurfrakturen. Wir untersuchten die operative Möglichkeiten und Probleme dieses Implantates sowie die Heilungsergebnisse und Komplikationen.

Kurzfassung

Prospektive Untersuchung der perkutane Kompressionsplatte.

Problembeschreibung

- ermöglicht das PCCP-Implantat eine minimal invasive Osteosynthese pertrochanterer Frakturen?

- was sind die operativen Probleme?
- wie sind die Heilungsergebnisse und Komplikationen?

Methodik und Patientengut

Prospektive Untersuchung von 20 aufeinander folgenden Patienten (Eingriff: 26. November 1997 bis 17. Februar 1998) mit Evans 1A bis 1D pertrochanteren Frakturen. Durchschnittsalter: 77 Jahre (39 bis 92 Jahre).

Frakturklassifikationen nach Evans: 3 × 1 A, 10 × 1 B, 1 × 1 C, 6 × 1 D.

Eine Frakturstabilisation wurde mit dem PCCP (Efratgo Ltd., 10 Ben Gurion St. Kiryat Bialik, 27000 Israel) durchgeführt. Eine Patientennachuntersuchung nach wenigstens 6 Monaten wurde geplant.

Ergebnisse

Alle 20 Patienten konnten perkutan mit der PCCP behandelt werden. Die Technik wurde als einfach erfahren. Die Operationszeit war im Durchschnitt 53 Minuten (von 35 bis 70). Als peroperative Komplikationen gab es nur in der ersten Patientin eine Schraubenbruch (ohne weitere Konsequenzen). Alle Operationswunden heilen problemlos. Als allgemeine Komplikation gab es in einer Patientin ein Urininfekt, und eine Patientin verstarb 8 Tage nach dem Eingriff in Folge einer Pneumonie (Vorerkrankung). Die Aufnahmedauer war im Durchschnitt 14 Tage (von 9 bis 20 Tage). Zur postoperativen Rehabilitation wurde Gehen in voller Belastung geübt. Vor Entlassung gab es bei 2 Patienten eine leichte Frakturdislokation (1 × Varus, 1 × Impaktion) ohne Ausbrechen des Implantates.

Schlußfolgerung

Wir werden das Konzept des Implantates, die chirurgische Technik und die klinische Ergebnisse mit Nachuntersuchungszeit von 6 Monate (liegt jetzt noch nicht vor) vorstellen.

Zuggurtungsnagelsystem für die axiale Kompressionsosteosynthese der Patella

W. Friedl, Aschaffenburg

Zielsetzung

Die übliche Zuggurtungsosteosynthese der Kniescheibe führt zu einer ungleichen Druck- und Zugkraftverteilung der Frakturfläche. Die von Labitzke angegebene Modifikation ist nur für einfache Frakturen geeignet und wegen der Zuggurtung in den schwachen und dünnen peripheren Patellaanteilen von der Ausrißgefahr bedroht. Dieses Problem soll mit dem dargestellten Implantat gelöst werden.

Problemstellung

Zur Erzielung einer axialen Zuggurtung und einer direkten Kompressionsosteosynthese, auch komplexerer Patellafrakturen, wurde ein Verriegelungsnagelsystem entwickelt (1 bis 2 Nägel, je nach Fraktur), das über ein Zielbügelsystem oder direkt selbstbohrend eingebracht wird und im letzten Fall über das gleiche Zielbügelsystem mit Kirschnerdrähten der Stärke 1,4 mm dynamisch verriegelt werden kann. Durch einen zentralen eingebrachten Bolzen kann eine direkte Kompressionsosteosynthese erfolgen, andererseits ermöglicht die Anbringung von Zuggurtungsschlingen um die medialen und lateralen Enden der Kirschnerdrähte eine breitflächige Zuggurtungswirkung.

Durch zusätzlich anwendbare ventral geführte Schlingen können z. B. zusätzliche Frakturebenen in frontaler Ebene gegen das Verriegelungsnagelsystem komprimiert und somit ebenfalls stabilisiert werden.

Nach einer Prototyp-Testung und biomechanischen Untersuchungen wurden die ersten klinischen Anwendungen durchgeführt. Entspr. der biomechanischen Untersuchungen wird dabei eine prinzipiell orthesenfreie Mobilisation unter Belastung und freiem Bewegungsausmaß angestrebt.

Schlußfolgerungen

Das dargestellte Implantat ermöglicht zum ersten Mal eine echte Zuggurtungsversorgung in Frakturebene bei Patellafrakturen und analogen Verletzungen. Es kann in jeder Richtung eingebracht werden und ist somit zur Versorgung aller Patellafrakturen geeignet. Das Ziel ist neben der stabilen Fixation auch die freie postoperative Nachbehandlung.

Retrograder Tibiamarknagel – anatomische Überlegungen, biomechanische Entwicklung und erste klinische Erfahrungen

G. O. Hofmann, O. Gonschorek, Murnau, T. Wahl, Filzach/Schweiz
und V. Bühren, Murnau

Zielsetzung

Entwicklung eines retrograd einzubringenden Tibia-Marknagels zur Versorgung von hohen Tibiaschaftfrakturen, hohen Tibia-Osteotomien und als Montage-Element für Kallusdistraktionen über dem Marknagel.

Kurzfassung

An 15 Kadaver-Unterschenkeln wurde zunächst der ideale Eintrittskorridor für einen retrograd einzubringenden Tibia-Marknagel ermittelt. Weitere 15 Kadaver-Tibiae dienten dann unter Zugrundelegung des ermittelten Eintrittskorridors der Ermittlung mechanischer Kenngrößen für den Marknagel (Durchmesser, unterschiedliche Steifigkeitszonen und Querschnittsprofile). Anhand dieser Vorgaben wurde der Prototyp dieses Marknagels entwickelt. Im klinischen Teil der Studie wurden bislang 10 Patienten mit einem retrograden Tibia-Marknagel versorgt: 6 Osteotomien, 3 Frakturversorgungen und 1 Kallusdistraktion mit dem retrograden Marknagel als Fixationssystem.

Problembeschreibung, Material, Methode, Ergebnisse

Der anatomische Teil der Untersuchungen erbrachte eine klar zu bevorzugende Eintrittsrichtung für den Marknagel. Unter vier verschiedenen, anatomisch möglichen Eintrittskorridoren erwies sich ein Eintrittspunkt in der Sagittalebene bezüglich des erforderlichen Inklinationswinkels als optimal. Der biomechanische Teil der Studie zeigte, daß der zu entwickelnde Marknagel notwendigerweise im Bereich zwischen 75 und 125 mm von der Nagelspitze distal eine Zone reduzierter Steifigkeit aufweisen muß, um den Implantationsvorgang zu ermöglichen. Die klinische Pilotstudie bestätigte die grundsätzliche Möglichkeit der Implantation eines Tibia-Marknagels von retrograd. An Komplikationen trat eine zusätzliche Fraktur in der distalen Tibia beim Einbringen des Nagels auf. Diese machte die Implantation einer zusätzlichen Platte distal erforderlich.

Schlußfolgerungen

Die retrograde Tibia-Marknagelung erweist sich aus biomechanischer und chirurgischer Sicht als durchführbar. Erforderlich ist der korrekte Eintrittspunkt, ein spezielles Implantat und eine korrekte Implantationstechnik

Optimierte resorbierbare Osteosynthese-Schraube

H. Pistner, H. Böhm, M. Merwald und J. Bill, Würzburg

Zielsetzung

Entwickeln, Optimieren und Erproben einer voll resobierbaren und gut handhabbaren definiert belastbaren Schraube zur Osteosynthese

Problembeschreibung, Material, Methode, Ergebnisse

Bisherige Versuche zur Herstellung resorbierbarer Schrauben führten meist zu keinen befriedigenden Ergebnissen, weil das verwendete Material nicht vollständig und biokompatibel resorbiert wurde, die Schraube beim Eindrehen brach und die mechanischen Anforderungen mit den verfügbaren Festigkeiten nicht harmonierten.

In Grundlagenversuchen konnte erstmals der Nachweis der vollständigen Resorbierbarkeit für amorphe Polylactide geführt werden. Zur Steigerung der Zähigkeit des Ausgangsmaterials wurde zusätzlich eine Copolymerisation von 90% L-Lactid mit 10% D,L-Lactid und erstmals die physikalische Mischung (Legierung) mit 20% D,L-Lactid eingeführt. Hierdurch konnte eine Reißdehnung von 12% erzielt werden. Die Zugfestigkeit des auf diese Weise entwickelten Materiales lag bei 69 MPa, die Biegefestigkeit bei 130 MPa. Die mechanischen Eigenschaften blieben im wäßrigen Milieu über etwa 20 Wochen stabil.

Für den Einsatz in der Form einer Osteosyntheseschraube wurde ein innenliegender Steck-Kanal für die Schraubenzieherklinge entwickelt. Auf diese Weise konnte das Eindrehmoment ohne Bruchgefahr über die ganze Schraubenlänge eingebracht werden. Das Gewinde wurde mit der mathematischen Methode der Finiten Element für die Material-Paarung Knochen-Kunststoff optimiert.

Für den klinischen Einsatz wurde die Verschraubung des Unterkiefers nach sagittaler Spaltung zur Umstellungsosteotomie ausgewählt. Aufgrund von Kieferschließkraftmessungen bei 32 Patienten konnten die zu erwartenden Kräfte im Frontzahnbereich als durchschnittlich 12 N $\pm$ 12 jeweils 3 Wochen nach dem Eingriff definiert werden. Bei gleichem Hebelarm von 50 mm wurde im biomechanischen Modell am osteotomierten Schweinekiefer demgegenüber eine Festigkeit von 121 N $\pm$ 33 erzielt.

In einem prospektiven, kontrollierten, gegenüber einer mit konventionellen Titanschrauben versorgten Kontrollgruppe randomisierten Untersuchung an 2×30 Patienten mit Unterkieferverlagerung wurde die neue Schraube erprobt. Im Nachuntersuchungszeitraum von bis zu 33 Monaten waren beide Gruppen statistisch nicht different.

Schlußfolgerungen

Die neuentwickelte voll resorbierbare Osteosyntheseschraube hat sich bei der Anwendung in der definiert belasteten Situation der Unterkieferverschraubung nach sagittaler Spaltung gut bewährt. Möglicherweise kann sie mit gutem Erfolg in ähnlich definiert belasteten anderen Indikationen ebenfalls für den Patienten nutzbringend eingesetzt werden.

Synthetisch hergestellte Hydroxylapatitkeramik mit Positivstruktur: Entwicklung einer neuen Keramik mit reproduzierbarer, definierter Porengröße und Verteilung im interkonnektierenden Porensystem

G. F. Wiese, Bochum, U. Garde, Witten/Herdecke, K. Draenert, München
und G. Muhr, Bochum

Zielsetzung

Verbesserung des Einwachsverhaltens und der schnellen, kompletten Durchbauung von definierbaren Hydroxylapatitkeramiken im interkonnektierenden Porensystem bei genau definierter Porosität, Porenart und -weite.

Kurzfassung

Histomorphologische Untersuchungen einer synthetischen HA-Keramik im standardisierten Tierversuch.

Problembeschreibung, Material, Methode, Ergebnisse

Bisher zeigen synthetisch hergestellte Hydroxylapatitkeramiken große Probleme beim Einwachsverhalten, weil ein interkonnektierendes Porensystem nicht gewährleistet ist. Jetzt konnte erstmals eine Keramik mit komplett interkonnektierendem Porensystem sowie definierter Porengröße, Porenform und Porenweite synthetisch hergestellt werden. In einer tierexperimentellen Studie an Hunden wird das überlegene Einwachsverhalten dieser neuen Positiv- Keramik gegenüber bisherigen, vergleichbaren Keramiken aufgezeigt. Die Keramiken wurden mit dem Diamanthohlschleifsystem DBCS preßfit über das Patellagleitlager in die Spongiosa der Femurcondylen von Hunden implantiert. Nach polychromer Sequenzmarkierung erfolgte entsprechend den Stadien der Knochenbruchheilung die jeweilige Perfusion der Tiere mit Darstellung der Gefäße. Die histologische Aufarbeitung, die radiologische Dokumentation mit Serienschnitten, Auflichtfluoreszenz sowie Detailhistologie des Knochens im Rasterelektronenmikroskop werden vorgestellt.

Schlußfolgerungen

Die Implantation der neuartigen Keramik mit Positivstruktur zeigt im Tierversuch ein überlegenes Einwachsverhalten des Knochens gegenüber ähnlichen, auf dem Markt erhältlichen Keramiken bei praktisch unbegrenzter Verfügbarkeit, exakt definierbarer und reproduzierbarer Größe sowie definierter Porenverteilung und -größe im interkonnektierenden Porensystem.

Der Air-Step – Eine Innovation zur physikalischen Thromboseprophylaxe

R. Feil und A. Ekkernkamp, Berlin

Zielsetzung

Geräteneuentwicklung: Verbesserung der Thromboseprophylaxe durch die Anwendung des Air-Step

Kurzfassung

Die Durchführung einer effizienten und dennoch zahlbaren Thromboseprophylaxe muß als eine der Hauptaufgaben der Traumatologie angesehen werden.

Der Air-Step wurde nicht als Ersatz der physikalischen Therapie oder Gabe von niedermolekularen Heparinen, sondern als Additivum entwickelt.

Die Planung begann 1996; die Anforderungen waren die Verbesserung des venösen Blutstromes durch Kompression des plantaren Venenplexus mit gleichzeitiger Gelenkmobilisation und Steigerung des Trainingseffektes für die Muskulatur.

In der Entwicklungsphase waren Umplanungen notwendig, so war die Verwendung von viskösen Materialien wie Gel auf Grund krankenhaushygienischer Vorschriften nicht möglich, Hersteller von Luftkissen, welche nach Maß angefertigt werden sollten, zogen sich zurück. Probleme der Prototypen zeigten sich unter Dauerbelastung.

Beschreibung des Air-Step

Das Gerät mißt 57 × 42 × 12 cm, integriert sind zwei Luftkissen, welche durch ein regulierbares Ventil mit kontinuierlicher Druckmessung verbunden sind. Der aktuell durch Kompression der Kissen erzeugte Luftdruck ist in mbar abzulesen. Eine Druckanzeige kann ebenfalls mittels Leuchtdioden erfolgen. Die Designgestaltung erfolgte nach Patientenwünschen.

Das Gerät ist Oberflächendesinfektionsmitteln gegenüber unempfindlich.

Der Verum-Betrieb startete im Dezember 1997. Inzwischen liegen Erfahrungen über die Anwendung bei 24 Patienten im stationären Bereich vor.

Die früher durchgeführte Phlebographie ist durch hochauflösende dopplersonographische Untersuchung abgelöst. Alle Patienten wurden mit dem Gerät Siemens Sonoline Elegra untersucht und exakt dokumentiert.

Bei drei Patienten zeigte sich der Verschluß eines oberflächlichen venösen Gefäßes im Unterschenkelbereich, welcher klinisch inapperent verlief. Bei den übrigen Patienten war der venöse Abfluß frei.

Eine statistische Auswertung verbietet sich derzeit noch auf Grund der zu geringen Patientenzahl.

Wesentlich war die hohe Akzeptanz des Air-Step durch die Patienten.

Der Air-Step befindet sich noch in der Erprobungsphase.

Es handelt sich um ein einfaches und von den Patienten rasch akzeptiertes Instrument zur Verbesserung der Thromboseprophylaxe, wobei sich die Reduzierung von Heparingaben und physikalischen Einzelmaßnahmen abzeichnen.

Experimentelle Voruntersuchungen und erste operative Erfahrungen bei instabilen Wirbelfrakturen im offenen Magnetresonanztomografen

P. Verheyden, T. Engel, J. Schneider, F. Schmidt und C. Josten, Leipzig

Fragestellung

Voruntersuchungen zur intraoperativen Beurteilung der MRT-Bildgebung bei Verwendung von Implantaten und Adaptation von Bildgebung und Operationsverfahren, um instabile Frakturen der Brust- und Lendenwirbelsäule versorgen zu können.

Methodik

Bei dem vorliegenden offenen MRT handelt es sich um einen Prototypen der Fa. GE mit 2 vertikal angeordneten Spulen, fest installiert in einem Operationssaal. Zwei Operateure können dazwischen sich gegenüberstehend unter Real-Time-Kontrolle offene und geschlossene Manipulationen vornehmen. Im Vorfeld waren umfangreiche Materialtestungen mit Implantaten und Instrumenten erforderlich.

Ergebnisse

Der Auslöschungsfaktor betrug bei Titan in der Spinechosequenz je nach Vektorrichtung zwischen 1,8 und 3,2 bei Stahl zwischen 8,2 und 8,4. Im Gradientenecho bei Titan 7,3 bis 7,5 und bei Stahl 15,2 bis 15,8. Die Implantatspitze wird bei Titan bei einer Genauigkeit von 0 bis 2 mm wiedergegeben. So wurden seit September 1997 11 instabile Frakturen der Brust- und Lendenwirbelsäule im offenen MRT versorgt, wobei sich die percutane Insertion des Fixateur interne durch Stichincisionen über den Pedikeln bewährt hat. Die Pedikelschrauben ließen sich mit hoher Sicherheit positionieren (0/% Fehllagen der Schrauben im Pedikel), das indirekte Repositionsergebnis mit dem Fixateur interne sofort darstellen und vor allem die Weite des Spinalkanales und Lage evtl. Hinterkantenfragmente unmittelbar überprüfen.

Schlußfolgerungen

Das offene MRT erweist sich als sehr gut geeignet instabile Wirbelverletzungen mit der Möglichkeit der Real-Time-Bildgebung zu versorgen. Die Artefaktbildung ist bei Titanimplantaten kalkulierbar. Die Möglichkeit der dreidimensionalen Darstellung von Knochen und Weichteilen erhöht die Sicherheit für den Patienten und erlaubt dem Operateur mit hoher Präzision minimal invasiv zu arbeiten.

Osteosynthesen mit Pins und Schrauben aus kortikalen Knochen bei belastungsarmen Frakturen

Ch. Hofmann, L. Gotzen, T. Berns und J. Schmitt, Marburg

Zielsetzung

Klinische Erprobung der Behandlung von belastungsarmen Frakturen mit Kortikalispins und -schrauben (KP und KS).

Kurzfassung

Es wurden KP und KS aus humanen Oberschenkelknochen hergestellt, biomechanisch untersucht und am Leichenfrakturmodell (dist. Radiusfraktur, Radiusköpfchenfraktur) im Vergleich zur konventionellen Osteosynthese getestet. Dabei zeigten die KP und KS eine hohe Stabilität. Im Rahmen einiger klinischen Studien wurden 60 Patienten mit Kortikalis-Fixationselementen versorgt. Die Analyse der Nachuntersuchungsergebnisse erwiesen die Eignung der Kortikalisfixationselemente zur Osteosynthese von streßarmen Frakturen

Material und Methoden

I. Als Untersuchungsmaterial dienten 12 Femurknochen von Multiorganspendern. Aus dem Schaft wurden 2,0 × 40, 2,5 × 60, 3 × 60 mm KP (insgesamt 140) und 40 Schrauben (1/8 u. 5/32 W-Gewinde) hergestellt. Die KP auf Biegefestigkeit und Scherfestigkeit getestet. Bei den KS wurden die Anpreßkraft und der max. Drehmoment ermittelt.
II. An 28 humanen Radiusknochen haben wir eine DRF durch eine Keilosteotomie simuliert. Nach der Randomisierung wurde eine Hälfte der Knochen mit jeweils 3 KP (∅ 3 mm), die andere Hälfte durch Bohrdrahtosteosynthesen mit jeweils 3 Kirsch.-D. (∅ 1,8 mm) stabilisiert. Die Steifigkeit des distalen Radius wurde bei einer Last von 5 bis 300 N vor der Fraktursetzung und nach der Keilosteotomie mit osteosynthetischer

Versorgung ermittelt, sowie die erforderliche Kraft zur Einstauchung der Montage registriert.

III. 40 Patienten mit DRF, bei denen die Indikation zur Bohrdrahtosteosynthese gegeben war, wurden im Rahmen einer prospektiven Studie mit den vorbehandelten und autoklavierten (bei 121°, 20 min) KP versorgt. Nach 12–24 Monaten wurden die Patienten nachuntersucht und die Ergebnisse nach Sarmiento ausgewertet.

IV. 20 Patienten mit belastungsarmen Frakturen (10 dislozierte Radiusköpfchenmeiselfrakturen; 5 dislozierte Tuberculum majus-Frakturen und 5 Malleolus med. Frakturen) wurden mit KS versorgt. Es wurden prospektiv Komplikationen und radiologisch das Einwachsverhalten untersucht.

Ergebnisse

I. Die KP zeigten eine Biegefestigkeit von von 257,88 N/mm^2, einen E-Modul von 18 346,0 N/mm^2. II. Eine KS (1/8 W, human, autoklaviert) zeigte eine Anpreßkraft von durchschnittlich 527,5 N und einen Anzugsdrehmoment von 493,7 N mm. II. Die KS-Osteosynthese der DRF liefert die Stabilität, die mit einer Versorgung mit einem 1,8 KD vergleichbar ist. III. Die Nachuntersuchung bei DRF nach Sarmiento-Score zeigte bei 35 Patienten (87,5%) exzellente und gute Behandlungsresultate. 4 Patienten (10%) wurden in die Gruppe „mäßig" eingestuft, ein weiterer Patient (Frakturtyp C3) zeigte schlechte Behandlungsresultate. IV. Die Verwendung von KS zur Osteosynthese bei streßarmen Frakturen bietet eine ausreichende Stabilität. Wir beobachteten keine Fremdkörperreaktionen, kein Wundinfekt und keine Abweichungen vom normalen Frakturheilungsprozeß.

Schlußfolgerung

Die Kortikalisfixationselemente (KP und KS) sind zur Osteosynthese von belastungarmen Frakturen ausreichend stabil, können die konventionelle Osteoynthese weitgehend ersetzen und damit die Metallentfernung ersparen.

Neuentwicklung eines thorakoskopisch implantierbaren Stabilisationssystems mit verbesserter Schraubenhaltefestigkeit zur Behandlung von Frakturen der Wirbelsäule – Design und biomechanische Prüfung –

M.Schultheiss, E. Hartwig, H.-J. Wilke, L.Claes und L. Kinzl, Ulm

Zielsetzung

Ein minimal invasives, endoskopisches Intervenieren an der Wirbelsäule stellt bedingt durch technische (3-D-Kamera) und operative (endoskopisches Zwerchfellsplitting) Möglichkeiten und therapeutischen Vorteilen für den Patienten eine sinnvolle Alternativtechnik in der Behandlung von traumatischen und tumorösen Läsionen dar.

Ziel dieser Studie ist deshalb die Neuentwicklung eines endoskopisch zur Behandlung von thorakalen und thorakalumbalen Frakturen der Wirbelsäule.

Problembeschreibung, Material, Methode, Ergebnisse

Das neue winkelstabile System ist vollständig thorakoskopisch implantierbar, individuell anpaßbar, komprimier-/distrahierbar und über ein neues Schraubdübelsystem ventral im Wirbelkörper verankerbar. Das System ermöglicht die überbrückende Stabilisation und ventrale Abstützung mittels corticospongiösem Span nach ventraler Dekompression und Korpektomie. Bei schlechter Knochenqualität kann die Haltefestigkeit der Dübel mittels nachträglicher Zementierung durch den eingebrachten Dübel hindurch im osteoporotischen Wirbelkörper verbessert werden.

In einer biomechanischen Vergleichsuntersuchung wurde die Schraubenhaltefestigkeit des neuentwickelten Hohlschraubendübels im Vergleich zu gängigen Schrauben (Kaneda Classic System Schraube, Rodegerts Spine System Spreizdübel, HMA Schraube Aesculap) an knochendichte-äquivalenten Kalbsknochen (Knochendichte 348 ± 11 mg/ccm gemessen mit pQCT) im Ausreiß- und Biegetest bestimmt.Zusätzlich wurde die Ausreißfestigkeit der neuen Schraubdübel unzementiert wie zementiert mit herkömmlichem Knochenzement (1–1,5 ml) im humanen Wirbelkörper (Knochendichte 243 ± 14 mg/ccm gemessen mit pQCT) bestimmt.

Die Primärstabilität des Gesamtsystems ließ sich in einer biomechanischen in vitro Testung gemäß standardisierten Anforderungen im worst case Modell einer Korpektomie von Th12 eruieren und so mit konventionellen Systemen (Kaneda Systeme, USS ventral/dorsal, Fixateur interne) vergleichen.

Schlußfolgerung

Der neue Schraubdübel zeigt im Vergleich mit dem Spreizdübel im Kalbsknochen eine 1,75fach, sowie mit der Kaneda Schraube eine 2,25fach höhere Ausreißkraft. Im humanen Wirbelkörper erhöht sich die Ausreißkraft durch nachträgliche Zementierung des Dübels um 48%.

Das neue primärstabile endoskopisch implantierbare Stabilisationssystem bietet mit verbesserter Haltefestigkeit, speziell im osteoporotischen Wirbelkörper, die Grundlage zur Anwendung der minimal invasiven, thorakoskopischen Technik in der Frakturbehandlung der Wirbelsäule.

Beweglichkeitsbewertung an Knien mit VKB-Schaden mit Hilfe des KT 1000 und des Aircast Rolimeter

H. H. Pässler, A. Ververidis und F. Monauni, Heidelberg

Zielsetzung

Prüfung der diagnostischen Aussagekraft der getesteten Geräte

Material und Methoden

Wir führten eine prospektive Studie von September 1997 bis März 1998 an 50 Patienten mit chronischer Ruptur des vorderen Kreuzbandes (VKB) und 50 Patienten ohne Schädigung des VKB durch. Vier Patienten aus der symptomatischen Gruppe mußten aufgrund von bilateraler Instabilität von der Studie ausgeschlossen werden. Das Durchschnittsalter betrug im Mittel 34,4 Jahre bei einer Spannweite von 19 bis 62 Jahren (67 Männer und 33 Frauen). Die VKB-Insuffizienz betraf 24 mal das rechte und 22 mal das linke Knie. In einer randomisierten Testabfolge wurden alle Patienten mit zwei verschiedenen Arthrometern untersucht:

1. MEDmetric KT-1000 (Fa. MED metric Corporation, San Diego)
2. Rolimeter (Fa. Aircast, Stephanskirchen)

Jede Untersuchung wurde anhand eines festgelegten Protokolls durchgeführt. Das Kniegelenk befand sich in 30°-Flexionsstellung. Die tibiale Verschieblichkeit wurde lediglich mittels eines manuellen Tibia-Maximal-Verschieblichkeitstests gemessen, um gleiche Grundbedingungen bei beiden Arthrometern zu schaffen. Der Befund VKB-Ruptur wurde entweder durch die Arthroskopie oder durch die MRT gesichert.

Ergebnisse

Die erhaltenen Werte bei der Messung des vorderen Schubladenphänomens an normalen Kniegelenken waren bei Verwendung des Aircast Rolimeters geringer als die mit Hilfe des KT-1000 ermittelten, dabei betrug die durchschnittliche Differenz 0,5 mm.

Die Werte der manuellen maximalen Abweichungsmessungen der kreuzbandinsuffizienten Kniegelenke waren ebenfalls deutlich geringer bei Verwendung des Aircast Rolimeters im Gegensatz zur Verwendung des KT-1000. Die durchschnittliche Wertedifferenz zwischen den Meßergebnissen des KT-1000 und des Aircast Rolimeter betrug hier 1,68 mm.

Die Seit- zu Seitabweichung beim KT-1000 ergab eine durchschnittliche Differenz von 2,34 mm und beim Aircast Rolimeter fand sich eine Differenz von 1,2 mm. Diese wurden durch den Wilcoxon-Test für Paardifferenzen verifiziert. Dabei ergab sich, daß die Werte bei der KT-1000 Messung statistisch signifikant größer als beim Aircast Rolimeter sind.

Die manuell herbeigeführte maximale Verschieblichkeit bei verletztem Kniegelenk betrug in 100% der mit dem KT-1000 untersuchten Patienten mindestens 3 mm. Bei Verwendung des Aircast Rolimeters erzielten 98% der Patienten diesen Wert.

Für die Sensitivität in Bezug auf die Anzahl der Fälle mit einer Seitendifferenz größer als 3 mm ergab sich ein Wert von 0,93 für den KT-1000. Die Sensitivität für den Aircast Rolimeter ergab sich zu 0,87. Die Spezifität ergab sich für beide Arthrometer als 1. Damit zeigten beide verwendeten Arthrometer eine hohe diagnostische Genauigkeit.

Schlußfolgerung

Beide Verfahren zeigten bei der Untersuchung des frisch verletzten Kniegelenks mit Weichteilschwellung, intraartikulärem Erguß und schmerzhafter Bewegungseinschränkung durch ihre relativ einfache Handhabung eine hohe diagnostische Sensitivität und Spezifität bezüglich der Insuffizienzbeurteilung des VKB.

Ein neues Verriegelungsnagelsystem – Bericht nach 177 tibialen und 90 femoralen Anwendungen

H. Stedtfeld, Nürnberg

Zielsetzung

Es war ein Verriegelungsgnagelsystem zu entwickeln, das sich hinsichtlich des Grobdesigns sowohl für die gebohrte als auch für die ungebohrte Nagelung mit und ohne Extensionstisch eignet, mit dem sich insbesondere die Probleme der proximalen und distalen Grenzindikationen meistern lassen und bei das Problem des Schraubenbruchs und der Sekundärdislokation weitestgehend gelöst ist.

Material

Die Tibia- und Femurnägel stehen jeweils in einer Stahl- und in einer Titan-Version zur Verfügung. Die Krümmung der Femurnägel entspricht einem Radius von 2000 mm. Das proximale Nagelende der Stahlnägel ist geschlossen und zylindrisch. Die dünneren Stahlnägel sind geschlossen, ab einem Durchmesser von 11 mm (Tibia) bzw. 12 mm (Femur) geschlitzt. Die Femurnägel aus Titanlegierung weisen 2 seitliche und eine dorsale Nutung auf, die der Drainage des Markraumfettes dienen sollen. Die Tibia-Nägel sind an drei Stellen gekrümmt, wodurch der Druck hinter der Tuberositas gemindert wird. Die Titanversion ist aus solidem Material mit polygonalem Querschnitt. Die Femurnägel weisen distal, die Tibianägel proximal und distal eine Dreifachlochung mit 1 cm-Abstand des distalsten Loches von der Vagelspitze auf. Die Verriegelungsschrauben sind selbstschneidend, haben im mittleren Bereich ein Flachgewinde und einen runden abgeflachten Kopf. Die Angulation der Schrauben im Nagel beträgt 4°.

Methode

Prospektiv wurden alle Daten der Patienten zum Verletzungstyp (Frakturform, Frakturhöhe, Weichteilschaden), zum Ausmaß der Begleitverletzungen, zum Zeitpunkt und zur Art der Versorgung (Nagelart, Nageldurchmesser, statisch oder dynamisch, Zahl der Verriegelungsschrauben), (falls gegeben) zu Zeitpunkt und Lokalisation der Dynamisierung, zu den operations-technischen Fehlern und zu den aufgetretenen Komplikationen und zu Zeitpunkt, Art und Zahl der über die Dynamisierung hinausgehenden Reeingriffe in einer dbase-Datei gesammelt und ausgewertet. Erfaßter Zeitraum 3 Jahre (bis 12/97).

Ergebnis

Nagelart	n	Primär-versorg.	stabile Frakt.	instabile Frakt.	Sekundär-versorg.	Bet. 1./2. Fünftel	Bet. 5. Fünftel	Nagel-Bruch	Schr.-Bruch
Femur Stahl	81	67	24	43	14	21	7	5	0
Femur-Titan	9	7	2	5	2	2	1	0	0
Tibia-Stahl	125	109	22	85	16	29	46	2	0
Tibia-Titan	52	41	6	38	11	12	18	0	0

Schlußfolgerungen

Das neue Verriegelungsnagelsystem hat in der Stahlversion i.bes. am Femur eine zu rohe Bruchgefährdung (6,2%). Die Nagelwand muß verstärkt werden. Kaliber und Design der Verriegelungsschrauben haben sich bewährt. Die 0%-Schraubenbruchrate bei den dünnen soliden Tibianägeln ist bei dem hohen Anteils an Grenzindikationen und instabilen Fakturen bemerkenswert.

Die minimal invasive Achillessehnennaht

M. Assal, C. Hauke, M. Jung und R. P. Jakob, Genf

C2

Zielsetzung

Wir stellen eine neuartige, minimal-invasive Operationstechnik der kompletten Achillessehnenruptur und deren erste klinische Ergebnisse vor.

Einleitung

Offene oder perkutane Techniken zur Naht kompletter Achillessehnenläsionen wurden von zahlreichen Autoren beschrieben. Die klassische, offene Technik scheint mit einer höheren Rate von Weichteilkomplikationen (Infekt, Hautnekrose, Adhäsion) vergesellschaftet zu sein, als perkutane Techniken. Letztere weisen hingegen eine höhere Rate an Re-Rupturen, Läsionen des N. suralis, sowie oftmals eine ungenügende Adaptation der Sehnenstümpfe auf.

Material und Methode

Wir stellen eine neuartige minimal-invasive Operationstechnik vor, welche die Vorteile der offenen und perkutanen Techniken vereinigt. Über eine minimale Hautinzision (15 mm) können mit Hilfe eines neuen, speziellen Führungsinstrumentes die perkutanen Nähte optimal plaziert werden und so das peritendinöse Weichteilgewebe und damit die Sehnendurchblutung geschont werden. Der chirurgische Zugang genau über der Stelle der Ruptur erlaubt eine direkte Darstellung und die optimale Adaptation beider Sehnenenden, ein wichtiger biomechanischer Aspekt. Im Vergleich zu traditionellen Methoden ist die Operationszeit verringert. Ein frühzeitiges Rehabilitations- und Mobilisationsprotokoll kann angeschlossen werden. Am ersten postoperativen Tag darf der Patient 15 kg teilbelasten, wobei das Sprunggelenk in 30 Grad Plantarflexion für drei Wochen in einer abnehmbaren Unterschenkelschiene geschützt wird; Vollbelastung wird nach sechs Wochen erlaubt und die Schiene für insgesamt acht Wochen belassen. 32 Patienten wurden bisher mit dieser Technik versorgt und nach sechs Wochen, drei – sechs – und zwölf Monaten klinisch gemäß dem Score von Kitaoka et al. (1994 AOFAS) nachkontrolliert.

Ergebnisse

Die Nachkontrolle beträgt aktuell sechs bis 36 Monate, wobei die Hälfte der Patienten die Zwölf-Monats-Kontrolle erreicht haben. Der „Kitaoka-Score" für diese Patienten beträgt durchschnittlich 94/100. Bisher sind keine Re-Rupturen, Heilungsprobleme, Infektionen oder neurologische Komplikationen aufgetreten. Alle Patienten sind in ihrem Beruf 100% arbeitsfähig.

Schlußfolgerung

Diese vorläufigen Daten zeigen, daß die hier vorgestellte minimal-invasive Achillessehnennaht in Kombination mit einer aktiven Rehabilitation sehr gute funktionelle Ergebnisse ergibt und eine frühzeitige Wiederaufnahme der täglichen Aktivitäten erlaubt.

Percutane dorsale Instrumentation thorakolumbaler Wirbelfrakturen

K. Wenda, R. Hachenberger, N. Thiem und S. Fürderer, Wiesbaden

Zielsetzung

Bei der konventionellen dorsalen Instrumentation von thorakolumbalen Wirbelfrakturen wird die autochthone Rückenmuskulatur erheblich beeinträchtigt. Um das operative Trauma zu minimieren wurde eine schonendere percutane Montage entwickelt.

Problembeschreibung, Material, Methode, Ergebnisse

Bei thorakolumbalen Berstungsfrakturen (ausschließlich Typ A. 3 und B-Frakturen mit dorsaler Läsion in Kombination mit einer A. 3-Fraktur), bei denen eine Revision des Spinalkanales nicht erforderlich war, wurde in vierzehn Fällen das USS (Universal Spine System) von dorsal über vier jeweils 2 cm lange Stichincisionen in folgender Technik montiert:

Zunächst werden die Schanzschen Schrauben wie bei der Montage eines Fixateur externe transpedikulär in die dem frakturierten Wirbel benachbarten Wirbelkörper eingebracht. eingebracht. Über die Stichincisionen können die Backen mit dem Steckschlüssel problemlos an die gleiche Stelle plaziert werden wie bei der offenen Technik. Die craniale Backe wird mit Langenbeckhaken eingestellt. Mit dem Stabhalter werden dann die Längstäbe in die caudale Incision eingeführt und subfascial nach cranial geschoben und in die Backe eingeführt. Die Längsstäbe werden dann noch etwas weiter nach cranial geschoben, mit dem Stabhalter gefaßt und nach Darstellung der caudalen Backe zurückgeschoben und in die Backe eingeführt. Fixation, Lordosierung und Distraktion sind über 2 cm lange Stichincisionen problemlos möglich. Technische Probleme traten nicht auf. Der Blutverlust war bei percutaner Instrumentation hochsignifikant geringer (offene Instrumentation: 412 ± 176 ml intraoperativ, 568 ± 89 ml postoperativ über Redons, percutan: 105 ± 15 ml intraoperativ, 115 ± 38 ml postoperativ über Redons), die Operationszeit in der ersten Serie mit 81 ± 13 Min. (percutan) gegenüber 72 ± 14 Min. (offen) etwas länger. Die percutane Technik verringert den Blutverlust entscheidend und vermindert das Trauma der Muskulatur und vermeidet die Schädigung des ramus dorsalis des Spinalnerven, der die autochtone Rückenmuskulatur innerviert.

Schlußfolgerungen

Die percutane Instrumentation thorakolumbaler Wirbelfrakturen von dorsal erfüllt die Anforderungen einer „biologischen Instrumentation“ mit indirekter Reposition und minimalem Operationstrauma.

Minimal invasiver endoskopischer Zugang zur ventralen Spondylodese der lumbalen Wirbelsäule (Lumboskopie)

A. Olinger, U. Hildebrandt und W. Mutschler, Homburg

Zielsetzung

Bei instabilen Frakturen der lumbalen Wirbelsäule zeigt die transpedikuläre Spongiosaplastik von dorsal keine optimalen Fusionsergebnisse. Die thorakoskopische Implantation eines corticospongiosen Spans findet ihre Begrenzung nach caudal durch die Zwerchfellinsertion. Retroperitoneoskopisch (lumboskopisch) können dagegen die Lendenwirbelkörper L 1–4 fusioniert werden.

Problemstellung

Die Sinterung bzw. Rekyphosierung der frakturierten Wirbelsäulensegmente kann durch einen operativen Eingriff von dorsal nicht ausreichend verhindert werden. Der offene Zugang von ventral ist maximal invasiv. Thoracoskopisch läßt sich der am häufigsten frakturierte Wirbelkörper L1 bisegmental, mit Verankerung auf L2, nur schwierig und risikoreich durch Zwerchfellfensterung in den Retroperitonealraum fusionieren. Lumboskopisch ist die obere LWS unter Darstellung und Schonung der retroperitonealen Organe und Gefäße sicher instrumentierbar.

Material und Methode

Als Ersteingriff erfolgt am Aufnahmetag die Reposition und Retention der Fraktur mittels Fixateur interne von dorsal. Nach Vorbereitung des Patienten wird elektiv, 3–5 Tage später, die lumboskopische Spondylodese von ventral durchgeführt. Der Patient befindet sich in exakter Rechts-Seitenlage. Im Winkel zwischen Beckenkamm und Lendenwirbelsäule wird über einen 2 cm langen Hautschnitt im Sinne eines Wechselschnitts, die laterale Bauchwandmuskulatur stumpf eröffnet und der Retroperitonealraum unter Sicht sicher erreicht. Durch Einführen eines Ballonspacers, der mit 400 ml NaCl gefüllt wird, entsteht ein gleich großer Raum, der nach Einfuhren der 30°-Optik und CO_2 Insufflation unter Sicht erweitert wird. Die linke Niere und der Peritonealsack werden nach ventral abgehoben. Ebenfalls unter visueller Kontrolle werden dann in Höhe der Fraktur zwei 12-mm-Trokare zur Instrumentierung der Wirbelsäule gesetzt. In dem frakturierten Wirbelkörper wird im 45°-Winkel seitlich ein Spanbett von 3 cm Tiefe und 2 cm Breite ausgehoben. Die zerstörten Bandscheiben werden mit entfernt und ein entsprechend langer Beckenkammspan in der vorgegebenen Tiefe und Breite eingefalzt. Zur Stabilisierung wird eine schmale LCDCP mit jeweils einer Schraube in den angrenzenden Wirbelkörpern fixiert und dadurch die offene Seite des Spanbettes verschlossen.

Ergebnisse

Bei 8 Patienten wurde die lumboskopische Spondylodese sowohl mono- als auch bisegmental ohne intra- oder postoperative Komplikationen durchgeführt. Die Mobilisierung erfolgte am 2 p. o. Tag bei weitgehender Schmerzfreiheit, die stationäre Entlassung nach durchschnittlich 10 Tagen.

Schlußfolgerungen

Die lumboskopische ventrale mono- oder bisegmentale Spondylodese der cranialen Lendenwirbelsäule mittels Beckenkammspan und Plattenosteosynthese ist eine sichere, minimal-invasive Operationsmethode mit hohem Komfort für den Patienten bezüglich des Ausmaßes der Schmerzen, der Schnelligkeit der Rekonvaleszenz und Mobilisierung und auch bezüglich des sehr guten kosmetischen Ergebnisses. Es verbleiben drei kleine Narben.

Neue Möglichkeiten der Früherkennung von Weichteilkomplikationen und Störungen der Frakturheilung: Die Kernspintomographie am Beispiel der distalen Radiusfraktur

C. Burger, K. Krüger, H. J. Helling, W. Heindel, A. Prokop und K. E. Rehm, Köln

Zielsetzung

Darstellung des typischen Signalverhaltens von Frakturspalt, Knochenmark, frakturangrenzenden Weichteilen während der Knochenbruchheilung und Früherkennung von Abweichungen und Komplikationen im Magnetresonanztomogramm.

Problembeschreibung, Material, Methode, Ergebnisse

Die distale Radiusfraktur ist die häufigste Fraktur des Menschen. Die damit verbundenen Komplikationen werden oft unterschätzt. Die Magnetresonanztomographie ist besonders wertvoll für den Nachweis fraglicher Frakturen und die (Früh-)Diagnostik von Komplikationen, die meist mit begleitenden Weichteilverletzungen oder Störungen der Frakturheilung zusammenhängen. Um Abweichungen von den physiologischen Abläufen erkennen zu können, muß man zunächst das typische Signalverhalten der verschiedenen Regionen während der Frakturheilung im Magnetresonanztomogramm kennen. In der uns zur Verfügung stehenden Literatur gibt es dazu keine systematischen Untersuchungen. Es wurde eine prospektive Studie mit regelmäßiger magnetresonanztomographischer Untersuchung von acht Patienten mit konservativ therapierten distalen Radiusfrakturen und unkompliziertem Verlauf durchgeführt. Es wurden vom Beginn unserer Behandlung an wöchentlich bei jedem Patienten Magnetresonanztomogramme mit 5 Sequenzen erstellt. Es konnte ein typischer Signalverlauf in den verschiedenen MRT-Sequenzen während der Frakturheilung dargestellt werden. Dieser korrelierte mit den bekannten pathophysiologischen und histologischen Abläufen in dieser Zeit. Ferner wurden die MRT-Sequenzen bestimmt, die für die speziellen Indikationen am sinnvollsten zu verwenden sind.

Schlußfolgerungen

Die Kernspintomographie ist für die Beobachtung der Frakturheilung und insbesondere für die Früherkennung von Verzögerungen des Verlaufs und Komplikationen hervorragend geeignet. Die Kernspintomographie ist immer dann indiziert, wenn der klinische Verdacht auf verzögerte Knochenbruchheilung oder weichteilassoziierte Komplikationen besteht.

Die elastisch stabile Markraumschienung der Claviculafraktur im mittleren Drittel

A. Jubel, A. Prokop, J. Kreß und K. Rehm, Köln

Zielsetzung

Das Ziel dieser prospektiven Untersuchung war es festzustellen, ob die elastisch stabile Markraumschienung mit dem Prévotstift als minimal-invasive Alternative zur klassischen Plattenosteosynthese der Claviculafraktur im mittleren Drittel einsetzbar ist.

Problembeschreibung, Material, Methode, Ergebnisse

In einem Zeitraum von 2 Jahren wurden an unserer Klinik bei 17 Patienten 18 Claviculafrakturen im mittleren Drittel von 5 Operateuren mit der elastisch stabilen Markraumschienung behandelt. Hierbei handelte es sich um 4 Frauen und 13 Männer im Alter von 11–45 Jahren. Die Indikation zur Operation wurde in 6 Fällen aufgrund einer drohenden Hautperforation, in 2 Fällen bei einer sog. „floating shoulder", in 6 Fällen aufgrund eines Polytraumas und in 3 Fällen auf Wunsch des Patienten gestellt. Über eine kleine Stichinzision am medialen Ende der Clavicula wurde der Markraum mit einem 3,5 mm-Bohrer eröffnet. Die Titanstifte in Stärken von 2,5 bis 3 mm wurden nach lateral vorgeschoben. Bei 13 Frakturen gelang die geschlossene Reposition, bei 5 Frakturen war eine zusätzliche kleine Hilfsinzision in Höhe der Fraktur zur Reposition erforderlich. Alle Wunden heilten primär. Bei zwei Patienten mußten die überstehenden Enden der Prévotstifte aufgrund einer drohenden Weichteilperforation nach 3 bzw. 4 Monaten in einem Zweiteingriff gekürzt werden. Vier polytraumatisierte Patienten mit zusätzlichen Verletzungen an der unteren Extremität konnten nach dem Eingriff an Unterarmgehstützen mobilisiert werden. Bei allen bisher nachuntersuchten Patienten (11) trat keine Pseudarthrose und auch kein typischer Kugelkallus auf. Die Metallentfernung konnte im Mittel nach 6 Monaten durchgeführt werden. Nach dem Constant-Score zur Beurteilung der Schulterfunktion erreichten alle Patienten zum Zeitpunkt der Metallentfernung ein sehr gutes Resultat mit Wiederherstellung eines Röhrenknochens.

Schlußfolgerungen

Wir schließen aus unseren vorläufigen Ergebnissen, daß die elastisch stabile Markraumschienung der Claviculafraktur im mittleren Drittel mit dem Prévotstift eine minimalinvasive biologische Alternative zur Plattenosteosynthese ist.

Wirbelbruchbehandlung durch geschlossene Reposition und Spongiosadefektauffüllung mit Norian SRS unter BV-Kontrolle – Ein neues Prinzip

T. A. Schildhauer, E. J. Müller, M. P. Hahn und G. Muhr, Bochum

Zielsetzung

Entwicklung einer minimalinvasiven operativen Behandlung von Wirbelkompressionsfrakturen mit intravertebraler Rekonstruktion durch Norian SRS nach biomechanischer Voruntersuchung.

Problembeschreibung, Material, Methode, Ergebnisse

Die Behandlung von Wirbelkompressionsfrakturen Typ A wird nach wie vor sehr kontrovers diskutiert. Das Behandlungsspektrum reicht von konservativ-funktioneller Therapie bis hin zur dorsoventralen Stabilisierung. Die konservative Therapie führt typischerweise zu einer zunehmenden Kyphosierung. Andererseits zeigt auch die operative Therapie oftmals keine wesentliche Stellungsverbesserung im Verlauf. Das Ziel ist es daher, eine minimalinvasive Methode zu entwickeln, die eine perkutane Vertebroplastik mittels Norian SRS, einem injizierbaren und osteokonduktiven Biomaterial, erlaubt. Die vorliegende Arbeit soll biomechanisch beurteilen, wie stabil eine Wirbelauffüllung im Vergleich zum nicht aufgefüllten Wirbel ist, und prospektive erste klinische Erfahrungen beschreiben.

13 humane osteoporotische thorakale Wirbelsegmente von T1 bis T4 wurden in axialer Kompression bis zu 75% Kollaps unter hydraulischer Belastung getestet, nachdem jeweils T2 und T4 mit Zement durch eine spezielle Injektions-Saug-Methode aufgefüllt wurden. T1 und T3 wurden als Kontrollgruppe verwandt. Die Energieabsorption wurde bei 25%, 50% und 70% Kollaps bestimmt. Typischerweise bestand kein signifikanter Unterschied zwischen normalen und aufgefüllten Wirbeln bis zu 25% Kollaps. Zwischen 25% und 70% Kollaps allerdings war ein signifikanter Unterschied festzustellen ($p < 0{,}05$). Je nach Wirbelauffüllung kann eine intravertebrale Wirbelkörperrekonstruktion nach initialem Nachgeben eine weitere Kompression verhindern.

Bei den bisher versorgten Patienten bestanden inkomplette kraniale L 1 Berstungsfrakturen ohne Neurologie und ohne signifikante Wirbelkanaleinengung, sowie intaktem Wirbelbogen. Durch Lagerung in Extension konnten die Frakturen gut indirekt aufgerichtet werden. In Bauchlage wurden intraoperativ die L1-Pedikel beidseits eröffnet, und mit einem speziellen Stößel die Defektzone im Wirbelkörper unter Bildwandlerkontrolle ausgetastet. Die Spongiosa wurde, soweit möglich komprimiert. Debris wurde durch Spülung und Saugung von beiden Seiten aus entfernt. Es bestand ein durchgängiger Defekt, der von beiden Pedikeln aus zugängig war. Dieser wurde mit ca. 5 ml Zement aufgefüllt. Postoperativ wurden die Patienten nach 24 h unter isometrischer Stabilisierung der Wirbelsäule mobilisiert. Auf eine Korsettruhigstellung wurde verzichtet. Postoperative Röntgenkontrollen ergaben eine gute Auffüllung des Wirbels mit Unterfütterung der Deckplatte im vorderen Wirbelanteil. Ein Austritt des Zementes aus dem Wirbelkörper wurde nicht beobachtet. Eine erneute Kyphosierung trat unter Mobilisierung nicht auf. Typischerweise klagten die Patienten nach initialer Mobilisierung am 1. Tag über Schmerzen. Ab dem 3. post-operativen Tag waren alle Patienten beschwerdefrei. Neurologische Symptome sind postoperativ nicht aufgetreten.

Schlußfolgerungen

Die intravertebrale Wirbelrekonstruktion mittels Norian SRS in Typ A Wirbelbrüchen ist technisch sicher ausführbar und erlaubt eine minimalinvasive Stabilisierung mit einem osteokonduktiven Biomaterial, die auch perkutan durchgeführt werden kann. Bei intakter dorsaler Zuggurtung kann auf eine osteosynthetische Versorgung verzichtet werden, da Norian SRS in der Kompression genügend Stabilität garantiert.

Die Behandlung bei chronischer Ruptur der Subscapularissehne durch Sehnentransfer des Musculus pectoralis major

P. Povacz, H. Resch und H. Klampfer, Salzburg

Zielsetzung

Es soll eine neue Technik vorgestellt werden mit der in Fällen einer nicht rekonstruierbaren Subscapularissehnenruptur deren Ersatz durch Transfer der oberen Hälfte der Musculus pectoralis major Sehne gelingt.

Kurzfassung

Die veraltete Ruptur der Sehne des Musculus subscapularis verursacht, infolge fehlender ventraler Zentrierung des Humeruskopfes, häufig schwer beherrschbare Schmerzen und ventrale Instabilität der Schulter.

Material

Seit 1994 wurden 12 Patienten mit veralteter Subscapularissehnenruptur operiert. Bei 7 Patienten wurde die Indikation wegen trotz konservativer Behandlung therapieresistenter Schmerzen gestellt. 5 Patienten wiesen aufgrund des Fehlens der Subscapularissehne eine extrem instabile Schulter mit rezidivierender vorderer Luxation auf. Zur präoperativen Abklärung wurde bei allen Patienten eine Sonographie oder MRI Untersuchung durchgeführt. Alle Patienten wiesen einen positiven Lift off Test und positiven Belly press Test auf.

Operationstechnik

Nach anteromedialem Zugang, wird die obere Hälfte der Pectoralis major Sehne abgelöst und mobilisiert. Diese wird nach stumpfen Unterfahren der conjoined tendon mit dem Finger, unter derselben durchgezogen und am Tuberculum minus transossär fixiert. Damit weist die transponierte Sehne denselben Verlauf wie die Subscapularissehne auf.

Ergebnisse

Durchschnittliche NU-Zeit 14 Monate (4–36 Mo). Alle Patienten mit Instabilität waren zum Zeitpunkt der Nachuntersuchung stabil. 6 der 7 Patienten mit Schmerzen gaben eine deutliche Besserung der Schmerzsymptomatik an, während sich die Schultergelenksbeweglichkeit nur geringfügig änderte (Flexion von durchschnittlich 90° präop, auf 107° postop; Abduktion von durchschnittlich 80° präop., auf 100° postop.). Der Constant Score stieg von durchschnittl. 18 Punkten (12–32) auf 53,2 Pkt. (31–82). Der Punktewert für Schmerz verbesserte sich von 2 Pkt. präop. auf 10,6 Pkt postoperativ.

Schlußfolgerungen

Durch den Transfer der Musculus pectoralis major Sehne mit Durchzug unter der conjoined tendon, wird der ehemalige Verlauf der Subscapularissehnen imitiert. Damit gelang in allen Fällen eine Besserung der präoperativen Beschwerden wie Schmerz und Instabilität. Die Gelenksbeweglichkeit konnte dagegen nur gering beeinflußt werden.

Die Versorgung von Humerusschaftfrakturen mit dem elastischen Verriegelungs-Nagel

S. Kessler, München

Zielsetzung

Ein neues System zur intramedullären Versorgung von Humerusschaftfrakturen durch einen biegbaren Ausklinknagel soll hinsichtlich intraoperativer Handhabung und Heilverlauf getestet werden.

Problembeschreibung, Material, Methode, Ergebnisse

Für die Behandlung von Humerusschaftfrakturen stehen einerseits biegbare intramedulläre Systeme zur Verfügung, die nicht verriegelt werden können und andererseits starre verriegelbare Systeme. Ein neuer biegbarer ungebohrter Marknagel wird vorgestellt, der an der Spitze über geführte Ausklinkdrähte und am Ende über seitlich angebrachte Schrauben verriegelt wird. Die Besonderheiten dieses Verfahrens sind an den ersten 36 Patienten während der Operation und im postoperativen Heilverlauf getestet und dokumentiert worden, wobei speziell darauf geachtet wurde, ob die verminderte Steifigkeit des Implantates nachteilige Auswirkungen hat. Nach Korrektur technischer Unvollkommenheiten nach den ersten 8 Patienten, ließ sich die Implantation zügig vornehmen, im Durchschnitt in 35 min. Nach drei Tagen wurde mit aktiver belastungsfreier Mobilisation begonnen. In der Regel waren nach vier Wochen erste Zeichen der knöchernen Kallusüberbrückung nachweisbar. Heilungsstörungen kamen implantatunabhängig bei einer psychiatrischen Patienten und bei einem alkoholkranken Patienten vor. Die Gelenkfunktionen waren nach 8 Wochen zu 80% wieder hergestellt.

Schlußfolgerungen

Der Oberarm-Verriegelungs-Nagel hat sich bei der intraoperativen Handhabung und dem postoperativen Heilungsverlauf als technisch und biologisch günstiges Implantat erwiesen. Die reduzierte Implantatsteife hat keine nachteilige Auswirkung ergeben.

Transplantatversagen nach vorderer Kreuzbandplastik – einzeitiger Transplantatersatz mittels spezieller arthroskopischer pressfit-Technik

U. Becker, R. Schmidt-Wiethoff und G. Bauer, Stuttgart

Zielsetzung

Die Reruptur bzw. Insuffizienz des VKB-Transplantates ist auf Grund der Vielzahl an Kreuzband-Operationen eine zunehmende chirurgische Herausforderung: Beschrieben werden erste Ergebnisse einer speziellen arthroskopischen pressfit-Technik, die den einzeitigen Ersatz des vorderen Kreuzbandes nach vorausgegangener Kreuzbandplastik ermöglicht.

Problembeschreibung, Material, Methode, Ergebnisse

Der Ersatz des vorderen Kreuzbandes mittels autologer oder heterologer Transplantate ist ein inzwischen weit verbreitetes Verfahren zur Therapie der vorderen Kreuzbandruptur. Patienten mit Transplantatrupturen kommen deshalb jetzt um so häufiger in die Klinik. Allgemein üblich ist hierbei ein zweizeitiges Verfahren mit zunächst Ausbau von Transplantat und Metall und anschließend in einer 2. Operation die erneute Kreuzbandersatzplastik. In unserer Klinik wurde eine arthroskopische pressfit-Technik des Patellarsehnentransplantates etabliert, welche es ermöglicht, das insuffiziente Transplantat einzeitig zu ersetzen. Hierbei wird das BTB mittels einer speziellen Hohlsäge entnommen und das femorale Blöckchen konisch zur pressfit-Implantation konfektioniert. Die Bohrung des femoralen Bohrkanales erfolgt über den medialen Arthroskopieport, so daß es auch bei durch die Voroperationen bedingten größeren knöchernen Defekte praktisch immer gelingt, im lateralen Femurkondylus eine isoanatomische Verankerung des Knochenblöckchens zu erzielen. Die tibiale Fixierung erfolgt mittels Durchzugsfäden über einer Pollerschraube. Wir haben inzwischen 16 Patienten (9 × Zustand nach BTB, 1 × Zustand nach Treviraband, 1x Zustand nach Kennedy-LAD, 2 × Zustand nach Semitendinosusplastik) mit dieser Technik operiert. Die Voroperationen lagen zwischen ein und fünf Jahre zurück, rupturierte Kohlefaserbänder (N = 7) konnten in keinem Fall primär ersetzt werden, da immer eine ausgeprägte Synovitis vorlag. Die 16 primär einzeitig versorgten Patienten zeigten bei der ersten Nachuntersuchung nach 6 Monaten bisher stabile Bandverhältnisse und trotz teilweise mehrfach vorausgegangener Operationen kam es bei keinem Patienten zu oberflächlichen oder tiefen Infekten.

Schlußfolgerungen

Die Stabilisierung des Kniegelenkes nach fehlgeschlagener vorderer Kreuzbandersatzoperation kann mittels einer speziellen arthroskopischen pressfit-Technik in der Regel einzeitig erfolgen. Die Dauer der Arbeits- bzw. Sportunfähigkeit wird somit drastisch reduziert. Die Frühergebnisse zeigen eine ausgezeichnete Primärstabilität bei minimaler Einbringung von Fremdmaterial.

Die Chondrovolumetrie im MRT zur Bestimmung der posttraumatischen Arthrose nach Tibiakopffraktur

M. Wild, J. Windolf, A. Pannike und V. Jacobi, Frankfurt a. M.

Zielsetzung

In diesem Beitrag soll die Bedeutung und das Ausmaß posttraumatischer Arthrosen nach Tibiakopffraktur durch objektive kernspintomographische Messung des Knorpelvolumens sowie die Abhängigkeit der subjektiven und objektiven Beschwerdesymptomatik vom kernspintomographisch gemessenen Knorpelvolumen diskutiert werden.

Methodik

In dieser Studie am eigenen Krankengut wurden Patienten (n = 25) mit einer mehr als 3 Jahre (Median : 8 Jahre) zurückliegenden intraartikulären Tibiakopffraktur zur klinischen Nachuntersuchung einbestellt. Mit Hilfe eines standardisierten Frage- und Untersuchungsbogens erfolgte die Beurteilung des postoperativen Ergebnisses modifiziert nach Rasmussen. Anschließend wurden beide Kniegelenke der Patienten mit Hilfe eines 3 D Gradientenechos im MRT (0,5 Tesla, Firma elscint) mit konventioneller Kniegelenksspule untersucht und der hyaline Gelenkknorpel des Femurs, der Patella, des medialen und des lateralen Tibiaplateaus dreidimensional rekonstruiert sowie das jeweilige Knorpelvolumen bestimmt. Die Knorpelvolumina der ehemals frakturierten Seite wurden mit den Knorpelvolumina der gesunden Seite als Kontrollgruppe verglichen.

Ergebnisse (Mann-Whitney-U-Test)

Eine hochsignifikante Knorpelvolumenabnahme zeigte sich im Bereich des hyalinen Gelenkknorpels des gesamten Tibiaplateaus ($p = 0{,}0001$) und des lateralen Tibiaplateaus ($p = 0{,}00002$) auf der ehemalig frakturierten Seite. Eine signifikanter Gelenkknorpelverlust der korrespondierenden Gelenkflächen der Patella ($p = 0{,}066$) und des Femurs ($p = 0{,}236$) auf der ehemalig frakturierten Seite sowie ein signifikanter Zusammenhang bezüglich des gemessenen Knorpelvolumens und dem Frakturtyp bzw. des postoperativen Ergebnisses konnte nicht nachgewiesen werden.

Schlußfolgerungen

Mit Hilfe der Chondrovolumetrie im MRT besteht neben der dreidimensionalen Rekonstruktion und der damit verbesserten diagnostischen Beurteilung des Gelenkknorpels die Möglichkeit einer quantitativen Messung des Knorpelvolumens am Kniegelenk. Damit steht ein Verfahren zur Verfügung, die therapeutischen Maßnahmen zur Vermeidung oder Therapie der Arthrose objektiv beurteilen zu können.

Verzeichnis der Vorsitzenden und Autoren

Adam, Frank, Dr., Universitäten des Saarlandes, Medizinische Universitätsklinik, Orthopädische Klinik und Poliklinik, Oskar Orth Straße, D-66424 Homburg/Saar

Amlang, Michael, Dr. med., Universitätsklinikum Carl Gustav Carus, Klinik und Poliklinik für Unfall- und Wiederherstellungschirurgie, Fetscherstraße 74, D-01307 Dresden

Andreß, H.-J., Dr. med., Klinikum Großhadern der LMU München, Unfallchirurgie, Marchioninistr. 15, D-81377 München

Angele, Peter, Dr. med., Klinikum der Universität Regensburg, Abteilung für Unfallchirurgie, Franz-Josef-Strauß-Allee 11, D-93042 Regensburg

Arand, Markus, Dr. med., Universitätsklinik Ulm, Abteilung für Unfall-, Hand- und Wiederherstellungschirurgie, Steinhövelstr. 9, D-89075 Ulm

Arens, Larissa, Dr. med., Städt. Klinikum „St. Georg", Zentrum für Traumatologie mit Brandverletztenzentrum, Delitzscher Str. 141, D-04129 Leipzig

Arens, Stephan, Dr., Universität Bonn, Klinik und Poliklinik für Unfallchirurgie, Sigmund-Freud-Str. 25, D-53105 Bonn

Arman, Farhad, Dr. med., UKBF, Unfall- und Wiederherstellungschirurie, Hindenburgdamm 30, D-12200 Berlin

Assal, Matthieu, Dr. med., Universitätsspital Genf, Orthopädie und Chirurgie des Bewegungsapparates, 24, Rue Micheli-du-Crest, CH-1211 Genf 14

Assenmacher, Stefan, Dr. med., Universitätsklinikum Essen, Unfallchirurgie, Hufelandstr. 55, D-45122 Essen

Aufmkolk, Michael, Dr. med., Uniklinik Essen, Abt. für Unfallchirurgie, Hufelandstr. 55, D-45122 Essen

Bach, Olaf, Dr. med., FSU Jena, Klinik für Chirurgie/Unfallchirurgie, Bachstr. 18, D-07740 Jena

Badke, Andreas, Dr. med., BG - Unfallklinik, Schnarrenbergstr. 95, D-72076 Tübingen

Bail, Hermann, Dr. med., Klinikum Rudolf Virchow d. Humboldt Universität Berlin, Unfall- und Wiederherstellungschirurgie, Augustenburger Platz 1, D-13353 Berlin

Balk, Rolf, Dr. med., Ostalb-Klinikum Aalen, Chirurgische Klinik II, Im Kälblesrain 1–3, 73430 Aalen, Unfall-, Hand- und Wiederherstellungschirurgie, Kälblesrain 1–3, 73430 Aalen, D-73430 Aalen

Baltzer, Axel, Dr. med., Orthopädische Universitätsklinik, Moorenstr. 5, D-40225 Düsseldorf

Bardenheuer, Mark, Dr. med., Universitätsklinikum Essen, Unfallchirurgie, Hufelandstr. 55, D-45122 Essen

Bartkowski, Rolf, Dr. med., ID Information und Dokumentation im Gesundheitswesen, Medizin, Riedemannweg 58, D-13627 Berlin

Bastian, Leonard, Dr., Medizinische Hochschule Hannover, Unfallchirurgie, Carl-Neuberg-Str. 1, D-30625 Hannover

Bauer, André, Dr. med., BG Unfallklinik, Friedberger Landstr. 430, D-60389 Frankfurt

Bauer, Gerhard, PD Dr. med., Sportklinik Stuttgart, Taubenheim-Str. 8, D-70372 Stuttgart

Baumgart, Rainer, Dr. med., Klinikum Innenstadt der LMU München, Chirurgische Klinik und Poliklinik, Nussbaumstr. 20, D-80336 München

Beck, Alexander, Dr. med., Chirurgische Universitätsklinik und Poliklinik Ulm, Abteilung für Unfallchirurgie, Hand-, Plastische- und Wiederherstellungschirurgie, Steinhövelstraße 9, D-89075 Ulm

Becker, C., Dr. med., Geriatrische Klinik Ulm, Eberhardtstr. 91, D-89073 Ulm

Becker, Ulrich, Dr. med., Sportklinik Stuttgart, Taubenheimstr. 8, D-70372 Stuttgart

Behnke, Barbara, Dr. med., Universitäts-Klinik Eppendorf, Unfall- und Wiederherstellungschirurgie, Martinistraße 52, D-20246 Hamburg

Behrens, Siegfried, Prof. Dr. med., Kreiskrankenhaus, Unfallchirurgische Abteilung, Rintelner Str. 85, D-32657 Lemgo

Beickert, Ruprecht, Dr. med., BG-Unfallklinik Murnau, Prof.-Küntscher Str. 8, D-82418 Murnau

Beisse, Rudolf, Dr. med., Berufsgenossenschaftliche Unfallklinik Murnau, Chirurgie, Prof.-Küntscher-Str. 8, D-82418 Murnau

Bernd, Ludger, PD Dr. med., Stiftung Orthopädische Universitätsklinik, Schlierbacher Landstr. 200a, D-69118 Heidelberg

Besig, Klaus, Dr. Med, Orthopädie, Brunnenstr. 8, D-40223 Düsseldorf

Bettermann, Albrecht, Dr. med., Virchow Klinikum der Humboldt-Universität, Kinderchirurgie, Renickendorfer Str. 61, D-13347 Berlin

Betz, Augustin, Prof. Dr. med., Krankenhaus Konstanz, Klinik f. Unfall-Wiederherst.-Hand-Plast.-Chir., Luisenstr. 7, D-78464 Konstanz

Betzler, Michael, Prof. Dr., Alfried- Krankenhaus, Unfallchirurgie, Alfried-Krupp-Str. 21, D-45131 Essen

Bewes, P., Dr., Marsh Farm House, Brancaster, Near Kings Lynn, UK- Norfolk PE 318AE

Beyermann, Kirsten, Dr., Klinik für Handchirurgie, Abteilung I, Salzburger Leite 1, D-97616 Bad Neustadt

Biberthaler, Peter, Dr. med., Chirurgische Klinik und Poliklinik, Klinikum Innenstadt, Nussbaumstraße 20, D-80336 München

Biemer, E., Prof. Dr. med., Klinikum rechts der Isar der TU München, Chirurgische Klinik, Ismaninger Str. 22, D-81675 München

Bindl, Georg, Dr. med., Kreiskrankenhaus, Unfallchirurgie, Winnender Str. 45, D-71334 Waiblingen

Bischoff, Mark, Dr., Universitätsklinikum Ulm, Abteilung für Unfall-, Hand- und Wiederherstellungschirurgie, Steinhövelstr.9, D-89075 Ulm

Bischoff, P., Dr. med., Argentalklinik I, D-88316 Isny

Blattert, Thomas R., Dr. med., Chirurgische Universitätsklinik, Unfallchirurgie, Josef-Schneider-Straße 2, D-97080 Würzburg

Blauth, Michael, Prof. Dr., MHH, Klinik für Unfallchirurgie, Carl-Neuberg-Str.1, D-30625 Hannover

Blome-Eberwein, Sigrid, Dr., BG Unfallklinik, Verbrennung, Hand- und Plastische Chirurgie, Ludwig-Guttmann-Str. 13, D-67071 Ludwigshafen

Blumenthal, BG-Unfallklinik, Ergotherapie, Ludwig-Guttmann-Str. 13, D-67071 Ludwigshafen

Bohndorf, K., Prof. Dr., ZK Augsburg, D-86156 Augsburg
Bong, Jürgen, Dr., Abteilung für Unfallchirurgie, Universitätsklinikum Essen, Hufelandstr. 55, D-45122 Essen
Bonke, Harmjan, Dr., AMC, Orthopädische Chirurgie, Meibergdreet 9, NL-1105 Amsterdam
Bonnaire, Felix, PD Dr., Albert-Ludwigs-Universität Freiburg, Unfallchirurgie, Hugstetterstr. 55, D-79106 Freiburg
Borgwart, Jens, Uni Leipzig, Klinik für Unfall- und Wiederherstellungschirurgie, Liebigstrasse 22, D-04103 Leipzig
Bosch, Ulrich, Prof. Dr., Medizinische Hochschule Hannover, Unfallchirurgische Klinik, Carl-Neuberg-Straße 1, D-30625 Hannover
Bott, Oliver J., Dipl.-Inform., Institut für Medizinische Informatik, Technische Universität Braunschweig, Fallersleber-Tor-Wall 22, D-38100 Braunschweig
Böhm, T. Dirk, Dr., Orthopädische Universitätsklinik Würzburg, König-Ludwig-Haus, Orthopädie, Brettreichstraße 11, D-97074 Würzburg
Böhringer, Gerhard, Dr., ZOM 1, Unfallchirurgie, Baldingerstr, D-35033 Marburg
Börner, Martin, Prof. Dr., Berufsgenossenschaftliche Unfallklinik Frankfurt am Main, Unfallchirurgie, Friedberger Landstr. 430, D-60389 Frankfurt
Brandenburg, S., Dr. jur., BG-Gesundheitsdienst u. Wohlfahrtspflege, Bezirksverwaltung Bochum, Postfach 10 02 24, D-44702 Bochum
Brauckmann, Markus, Dr. med., St. Josefs-Hospital, Allgemein- und Unfallchirurgie, Solmsstr. 15, D-65189 Wiesbaden
Braun, Christof, PD Dr. med., St. Antonius-Hospital, Unfall-, Hand- und Wiederherstellungschirurgie, D-47533 Kleve
Braun, Walter, PD Dr. med., Zentralklinikum Augsburg, Klinik für Unfall- und Wiederherstellungschirurgie, Stenglinstr. 2, D-86156 Augsburg
Brehme, Kay, BG Kliniken Bergmannstrost der Stadt Halle, Univ.-Klinik f. Unfall und Wiederherstellungschirurgie, Merseburgerstr. 165, D-06112 Halle
Breul, Prof. Dr., Universität Münshcen, Anatomisches Institut, Pettenkoferstr. 1, D-80336 München
Broos, Paul, Prof. Dr. med., Univ.Ziekenhuis Gasthuisberg, Dept. Traumatologie, Herestraat 49, B-3000 Leuven
Brückner, Uwe Bernd, Prof. Dr., Universität Ulm, Sektion Chirurgische Forschung, Parkstraße 11, D-89075 Ulm
Brug, Ewin, Prof. Dr. med., Westfälische Wilhelms-Universität, Klinik und Poliklinik für Unfall- und Handchirurgie, Jungeboldtplatz 1, D-48149 Münster
Brunner, Ulrich, PD Dr. med., Universität München, Klinikum Innenstadt, Nußbaumstr. 20, D-80336 München
Brutscher, Robert, PD Dr. med., Städtisches Krankenhaus, Unfallchirurgische Abteilung, Grafenstr. 9, D-64283 Darmstadt
Büchler, M., Prof. Dr., Universität Bern, Klinik für Viscerale und Transplantationschirurgie, CH-3010 Bern
Budach, V., Prof. Dr. med., Universitätsklinikum Charitè, Klinik für Strahlentherapie, Schumannstr. 20/21, D-10117 Berlin
Bühren, Volker, Prof. Dr. med., BG-Unfallklinik Murnau, Prof.-Küntscher Str. 8, D-82418 Murnau
Burchhardt, Helmut, Dr. med., Universitätsklinikum Göttingen, Klinik für Unfallchirurgie, Plastische und Wiederherstellungschirurgie, Robert-Koch-Str. 40, D-37075 Göttingen

Burck, Christine, Dr., Klinikum Karlsruhe, Unfallchirurgie, Moltkestr. 90, D-76133 Karlsruhe
Burger, Christof, Dr. med., Universität zu Köln, Klinik für Unfall-, Hand- und Wiederherstellungschirurgie, Kerpener Str. 62, D-50931 Köln
Busser, Frank, Chirurgische Universitätskliniken des Saarlandes, Abteilung für Unfallchirurgie, Geb. 57, D-66421 Homburg
Butenschön, Kay, Dr. med., Unfallkrankenhaus, Unfall- und Wiederherstellungschirurgie, Rapsweg 55, D-12683 Berlin
Buttenschoen, Klaus, Dr., Universität Ulm, Abteilung für Chirurgie I, Steinhövelstraße 9, D-89075 Ulm

Cedidi, Can, Dr., BG-Unfallklinik, VHP, Ludwig-Guttmann-Str. 13, D-67071 Ludwigshafen
Chylarecki, Christoph, Dr. med., BG Unfallklinik Duisburg-Buchholz, Chir.-Unfallchir., Großenbaumer Allee 250, D-47249 Duisburg
Claes, Lutz, Prof. Dr. med., Universität Ulm, Unfallchirurgische Forschung und Biomech, Helmholtzstr. 14, D-89081 Ulm
Clasbrummel, Bernhard, Dr., BG-Kliniken Bergmannsheil, Universitätsklinik, Chirurgische Klinik und Poliklinik, Bürkle-de-la-Camp-Platz 1, D-44789 Bochum
Claudi, Bernd, Prof. Dr. med., Kreisklinik, Unfallchirurgische Abteilung, Krankenhausstr. 15, D-85221 Dachau
Cole, J. Dean, Dr. med., Orthopaedic Traumatology, 1118 S Orange Avenue, Suite 205, USA-32806 Orlando, FL

Dahlweid, Fried-Michael, Dr., Johanniter-Krankenhaus Stendal, Klinik f. Unfallchirurgie, Wendstraße 31, D-39576 Stendal
Dallek, Manfred, Dr. med., Chir.Univ.Klinik, Unfallchir. Abt., Martinistr. 52, D-20251 Hamburg
Danelia, Nodar, Dr. med., Medizinische Hochschule Hannover, Unfallchirurgische Klinik, Carl-Neuberg-Strasse 1, D-30625 Hannover
Das Gupta, Kunti, Dr., BG Unfallklinik Ludwigshafen, Verbrennungen, Hand- und Plastische Chirurgie, Ludwig-Guttmann-Str. 13, D-67071 Ludwigshafen
David, Andreas, Prof. Dr. med., Ferdinand Sauerbruch Klinikum, Klinik für Unfallchirurgie, Arrenberg Str. 20, D-42117 Wuppertal
de Zwart, Peter, Dr. med., BG-Unfallklinik Tübingen, Unfallchirurgie, Schnarrenbergstr. 95, D-72076 Tübingen
Decker, Sieghard, Prof. Dr. med., Friederikenstift, Unfallchirurgische Abteilung, Humboldtstr. 5, D-30169 Hannover
Degreif, Jürgen, Prof. Dr. med., Klinikum der JGU Mainz, Klinik und Poliklinik für Unfallchirurgie, Langenbeckstr. 1, D-55131 Mainz
Deimel, Dominik, Dr. med, Klinikum Mannheim, Orthopädie, Theodor-Kutzer-Ufer, D-68167 Mannheim
Dick, Wolfgang, Prof. Dr. med., Klinikum der JGU Mainz, Klinik f. Anästhesiologie und Intensivtherapie, Langenbeckstr. 1, D-55101 Mainz
Dittel, Karl-Klaus, PD Dr. med., Marienhospital, Unfallchirurgische Abteilung, Böheimstr. 37, D-70199 Stuttgart
Ditzen, Wolfgang, Dr. med., BG Unfallklinik, Friedberger Landstr. 430, D-60389 Frankfurt/M.

Dorow, Carsten, Dr. med., Klinik für Chirurgie/Unfallchirurgie der FSU Jen, Bachstr. 18, D-07740 Jena

Dörges, Joachim, Dr. med., Ev.Krankenhaus, Unfallchirurgie, An der Lutter 24, D-37075 Göttingen- Weende

Draijer, Fred, Dr., Klinik für Unfallchirurgie, Christian-Albrechts-Universität Kiel, Arnold-Heller-Str. 7, D-24105 Kiel

Duchêne, Werner, Dr. med., Klinikum Mannheim, Unfallchirurgische Klinik, Theodor-Kutzer-Ufer 5, D-68167 Mannheim

Duda, Georg, Dr.-Ing., Charité Berlin, Klinik für Unfall- und Wiederherstellungs-chirurgie, Augustenburger Platz 1, D-13353 Berlin

Dürr, Hans Roland, Dr., Ludwig-Maximilians-Universität München, Orthopädische Klinik, Klinikum Großhadern, Marchioninistr. 15, D-81366 München

Ebert, Volker, Chirurgische Universitätsklinik und Poliklinik der Universität Ulm, Unfallchirurgie, Hand- und Wiederherstellungschirurgie, Platzgasse 13, D-89073 Ulm

Ebinger, Thomas, Dr., Universitätsklinik Ulm, Abteilung für Unfallchirurgie, Hand-, und Wiederherstellungschirurgie, Steinhövelstraße 9, D-89075 Ulm

Eckert-Hübner, Kerstin, Dr. med. vet., Universität Ulm, Unfallchirurgische Forschung und Biomechanik, Helmoltzstr. 14, D-89081 Ulm

Eggers, Christoph, PD Dr. med., Allgemeines Krankenhaus St. Georg Hamburg, Unfallchirurgische Abteilung, Lohmühlenstraße 5, D-20099 Hamburg

Einars, W., Dr., AO-Stiftung, Clavadelerstraße, CH-7270 Davos

Eisele, Ralf, Dr., Universität Ulm, Unfall-, Hand- und Wiederherstellungschirurgie, Steinhövelstr. 9, D-89075 Ulm

Eisenschenk, Andreas, PD Dr. med., Unfallkrankenhaus Berlin, Hand-, Replantations- und Mikrochirurgie, Rapsweg 55, D-12683 Berlin

Eitel, Florian, Prof. Dr. med., Klinikum Innenstadt der LMU München, Chirurgische Klinik, Nußbaumstr. 20, D-80336 München

Eitenmüller, Jürgen, Prof. Dr. med., St.-Rochus-Krankenhaus, Glückaufstr. 10, D-44575 Castrop - Rauxel

Ekkernkamp, Axel, Prof. Dr., Unfallkrankenhaus Berlin, Rapsweg 55, D-12683 Berlin

Elanga, M., Dr., C.H.U. Brugman, Service de chirurgie orthopédique et traumatologique, Pl. Arth van Gehuchten 4, B-1020 Bruxelles

Erli, Hans-Josef, Dr. med., Chirurgische Klinik der RWTH Aachen, Unfallchirurgie, Pauwelsstr. 30, D-52057 Aachen

Ertel, Wolfgang, PD Dr. med., Universitätsspital Zürich, Klinik für Unfallchirurgie, Rämistr. 100, CH-8091 Zürich

Euler, Ekkehard, PD Dr. med., Klinikum Innenstadt der LMU München, Chirurgische Klinik, Nußbaumstr. 20, D-80336 München

Faensen, Michael, Prof. Dr. med., Auguste-Viktoria-Krankenhaus, Unfallchirurgische Abteilung, Rubensstr. 125, D-12157 Berlin

Feil, Roman, Dr., Unfallkrankenhaus Berlin, Unfallchirurgie, Rapsweg 55, D-12683 Berlin

Fernandez, Alberto, Dr., Hospital Britanico, Montevideo/Uruguay

Fichtel, Ina, cand. med., Philipps-Universität Marburg, Klinik für Unfallchirurgie, Baldingerstraße, D-35039 Marburg

Fink, Uwe, D-Berlin

Fischer, Klaus, Dr., Berufsgenossenschaftliche Kliniken Bergmannsheil Bochum, Chirurgische Klinik und Poliklinik, Bürkle de-la Camp Platz 1, D-44789 Bochum
Fischer, Klaus, Dr., Fachbereich Hand- und Plastische Chirurgie, Abt. für Unfall-, Wiederherstellungs- und Handchirurgie, Lohmühlenstr. 5, D-20099 Hamburg
Fleischmann, Wim, PD Dr. med., Krankenhaus Bietigheim, Abteilung für Unfallchirurgie, D-74319 Bietigheim-Bissingen
Folwaczny, Ewa Klara, Dr., Universitätsklinik, Georg-August-Universität Göttingen, Klinik für Unfall, Plastische und Wiederherstellungschirurgie, Robert-Koch-Straße 40, D-37075 Göttingen
Foucher, G., Prof. Dr., FOS Mains, Bvd. Rue Präsident Eduarde Nr. 4, F-67000 Straßbourg
Friedburg, H., PD Dr., Zeppelinstr. 2, D-76185 Karlsruhe
Friedel, Reinhard, Dr. med., FSU Jena, Klinik für Unfallchirurgie, Bachstr. 18, D-07743 Jena
Friedl, Hans Peter, Prof. Dr. med., Universitätsklinik, Unfallchirurgie, Hugstetter Str. 55, D-79106 Freiburg
Friedl, Wilhelm, Prof. Dr. med., Klinikum Aschaffenburg, Chirurgische Klinik, Am Hasenkopf 1, D-63739 Aschaffenburg
Friedrich, Burkhard, Prof. Dr. med., Zentralkrankenhaus Bremen, Unfallchirurgische Abteilung, St. Jürgen Str., D-28203 Bremen
Friesdorf, W., Prof. Dr., TU Berlin, Steinplatz 1, D-10623 Berlin
Fritz, Thomas, Dr., Chirurgische Universitätsklinik, Unfallchirurgie, Im Neuenheimer Feld 110, D-69120 Heidelberg
Fuchs, Michael, Dr. med., Universitätsklinikum Göttingen, Plastische und Wiederherstellungschirurgie, Robert - Koch Str. 40, D-37075 Göttingen
Fuchs, Susanne, Dr. med., Westälische Wilhelms Universität, Orthopädie, Albert-Schweizer-Str.33, D-48129 Münster
Füchtmeier, Bernd, Dr. med., Klinikum der Universität Regensburg, Abtl. f. Unfallchirurgie, Franz-Josef-Strauss-Allee 11, D-93053 Regensburg

Gaab, M. R., Prof. Dr., Klinik und Poliklinik für Neurochirurgie, Sauerbruchstraße, D-17487 Greifswald
Gächter, Andre, Prof. Dr., Orthopädische Klinik, Kantonspital St. Gallen, CH-9007 St. Gallen
Gahr, Ralf Herbert, Dr. med., Städt. Klinikum, Zentrum für Traumatologie mit Brandverletztenzentrum, Delitzscher Str. 141, D-04129 Leipzig
Garlepp, Jan, Universitäts Klinik Marburg, Klinik für Unfallchirurgie, Baldingerstraße, D-35039 Marburg
Gattiker, Andreas, Dr. med, Universitätsspital Zürich, Klinik für Unfallchirurgie, Rämistr. 100, CH-8091 Zürich
Gaus, W., Prof. Dr., Universität Ulm, Biometrie und med. Dokumentation, D-89069 Ulm
Gavlik, Johann Marian, Dr., Universitätsklinikum „Carl Gustav Carus“ der TU Dresden, Klinik für Unfall- und Wiederherstellungschirurgie, Fetscherstr. 74, D-01307 Dresden
Gebhard, Florian, PD Dr. med., Chirurgische Universitätsklinik Ulm, Abteilung Unfall-, Hand- und Wiederherstellungschi, Steinhövelstr. 9, D-89070 Ulm
Germann, Günter, Prof. Dr. med., BG-Unfallklinik Ludwigshafen, Ludwig-Guttmann Str. 13, D-67071 Ludwigshafen
Gerngroß, Heinz, Prof. Dr. med., Bundeswehrkrankenhaus, Chirurgische Abteilung, Oberer Eselsberg 40, D-89081 Ulm

Giannadakis, Konstantinos, Dr., Kreiskrankenhaus, Chirurgie, Schwabenröderstr. 81, D-36304 Alsfeld
Giebel, Gerfried, Prof. Dr. med., Kreiskrankenhaus, Unfallchirurgie, Paulmannshöher Str. 14, D-58515 Lüdenscheid
Gilberger, Ben, BG Unfallklinik, Friedberger Landstr. 430, D-60389 Frankfurt
Gläser, H., ARAG, Yorkstr. 21, D-40476 Düsseldorf
Glombik, Thomas, Dr. med., Chirurgische Klinik und Poliklinik, „Bergmannsheil" Bochum,Universitätsklinik,Buerkle-de-la-Camp-Platz, Unfallchirurgie, Buerkle-de-la-Camp-Platz 1, D-44789 Bochum
Gomoll, Andreas, Dr., Städt. Krankenhaus München-Bogenhausen, Orthopädie, Englschalkinger Str. 77, D-81925 München
Gottstein, Ulrich, Prof. Dr., IPPNW, Ludwig-Thieck-Str. 14, D-60431 Frankfurt
Gotzen, Leo, Prof. Dr. med., Zentrum für Operative Medizin der Universität, Unfallchirurgische Abteilung, Baldinger Str., D-35043 Marburg
Göhring, Ulrich, Dr. med., Klinikum, Chir.Klinik II, Am Hasenkopf 1, D-63739 Aschaffenburg
Grafe, Sieghart, Prof. Dr. med., Ev.- Luth. Diakonissenkrankenhaus Leipzig GmbH, Unfallchirurgische Abteilung, Georg-Schwarz-Str. 49, D-04177 Leipzig
Grasslober, Michael, Dr. med., L. Boltzmann Institut für Biomechanik und Zellbiologie, Universitätsklinik für Unfallchirurgie, Währinger Gürtel 18–20, A-1090 Wien
Griss, P., Prof. Dr., Orthopädische Universitätsklinik, Lahnbergerstr., D-35033 Marburg
Gritsch, Andreas, Unfall-, Hand- und Wiederherstellungschirurgie, Chirurgische Universitätsklinik, Kirrberger Str. Geb. 57, D-66421 Homburg/Saar
Gritzbach, Bernd, Dr., Kreiskrankenhaus, Unfall- und Wiederherstellungschirurgie, Auenstr. 6, D-82467 Garmisch-Partenkirchen
Gröber, Jürgen, Dr. med., BG Unfallklinik, Schnarrenberger Str. 95, D-72076 Tübingen
Grüneis, Christian, Dr. med., Chirurgische Universitätsklinik, Unfallchirurgie, Krankenhausstraße 12, D-91054 Erlangen
Grützner, Paul, Dr., Berufsgenossenschaftliche Unfallklinik Ludwigshafen, Ärztlicher Direktor: Prof. Dr. med. A. Wentzens, Unfallchirurgie, Ludwig Guttmann Straße 13, D-67071 Ludwigshafen
Guichet, J. M., Dr., CHU, Hopital d'enfants, rue de Morvau, F-54511 Van Doeuvre Cedex

Haas, Norbert, Prof. Dr. med., Klinikum Rudolf Virchow d. Humboldt Universität Berlin, Unfall- und Wiederherstellungschirurgie, Augustenburger Platz 1, D-13353 Berlin
Habermeyer, Hans Peter, Prof. Dr. med. habil, ATOS Klinik, Bismarckplatz 9–15, D-69115 Heidelberg
Hadler, Dirk, Dr., Berufsgenossenschaftliches Unfallkrankenhaus Hamburg, Unfall- und Wiederherstellungschirurgie, Bergedorfer Str. 10, D-21033 Hamburg
Hahn, Friedrich, Prof. Dr. med., Kreiskrankenhaus, Unfallchirurgische Abteilung, Im Kälblesrain 1, D-73430 Aalen
Halbwachs, H., GTZ - Eschborn, Postfach 5180, D-65726 Eschborn
Handschin, Alexander, cand.med., RWTH Aachen, Unfallchirurgie, Pauwelstr. 30, D-52074 Aachen
Hanselmann, Rainer, Dr. med., Chirurgische Universitätsklinik Homburg, Unfall-, Hand- und Wiederherstellungschirurgie, Oscar-Orth Str., D-66421 Homburg
Hansis, Martin, Prof. Dr. med., Universität Bonn, Klinik und Poliklinik für Unfallchirurgie, Sigmund-Freud Str. 25/10, D-53103 Bonn

Hansis, Martin, Prof. Dr. med., Universität Bonn, Klinik und Poliklinik für Unfallchirurgie, Sigmund - Freud Str. 25/10, D-53103 Bonn
Häring, Max Rainer, Prof. Dr. med., Raphaelsklinik Münster, Unfallchirurgische Abteilung, Klosterstr. 75, D-48143 Münster
Hartmann, Bernd, Dr., Justus-Liebig-Universität Giessen, Klinik für Unfallchirurgie, Klinikstraße 29, D-35385 Gießen
Hartung, E., Dr. rer. nat., Süddeutsche Metall-BG, Wilhelm-Theodor-Römheld-Str. 15, D-55130 Mainz
Hartwig, Erich, Dr., Universität Ulm, Unfall -, Hand und Wiederherstellungschirurgie, Steinhövelstr. 9, D-89075 Ulm
Hauer, Klaus, Dr., Bethanienkrankenhaus Heidelberg, Geriatrisches Zentrum, Rohrbacherstr. 146, D-69124 Heidelberg
Havemann, Dieter, Prof. Dr. med., Christian Albrechts Universität Kiel, Klinik für Unfallchirurgie, Arnold-Heller-Str. 7, D-24105 Kiel
Hechtel, Reinhard, Dr. med., BG Unfallklinik, Schnarrenberger Str. 95, D-72076 Tübingen
Hedtmann, A., PD Dr., Klinik Fleetinsel, Admiralitätstr. 3, D-20459 Hamburg
Hegelmeier, C., PD Dr., Klinikum Schaumburg, Am Krankenhaus 10, D-31655 Stadthagen
Hehl, Gerhard, Dr., Universität Ulm, Unfall-, Hand- und Wiederherstellungschirurgie, Steinhövelstrasse 9, D-89070 Ulm
Heijens, Etienne, Dr., Orthopädische Klinik, Mosbacherstr. 10, D-65187 Wiesbaden
Heim, S., Ing., Projektberater Technische Orthopädie, Im Haggarten 5, D-78337 Öhningen
Helber, Marc-Ulrich, Dr. med., Klinik am Eichert, Unfallchirurgie, Postfach 660, D-73006 Göppingen
Helbing, Gerd, Prof. Dr., Klinikum Ludwigsburg, Klinik für Unfall- und Wiederherstellungschirurgie, Posilipostr. 4, D-71640 Ludwigsburg
Hell, Wolfram, Dr., Gesamtverband der deutschen Versicherungswirtschaft, Institut für Fahrzeugsicherheit, Leopoldstr. 20, D-80802 München
Helling, Hanns Joachim, Dr. med., Chirurgische Universitätsklinik Köln, Unfallchirurgie, Joseph-Stelzmann-Str. 9, D-50931 Köln
Helm, Matthias, Dr., Bundeswehrkrankenhaus Ulm, Abt. für Anästhesiologie und Intensivmedizin, Oberer Eselsberg 40, D-89070 Ulm
Hempel, Dietrich, Dr, AK Barmbek, II. Chirurgie, Rübenkamp 148, D-22291 Hamburg
Hennerbichler, Alfred, Dr. med., Univ. Institut für Anatomie, Müllerstraße 59, A-6020 Innsbruck
Hennig, Friedrich, Prof. Dr., Univ. Klinik, Unfallchirurgie, Krankenhausstr. 12, D-91054 Erlangen
Hente, Reiner, Dr., Klinikum der Universität Regensburg, Unfallchirurgie, Franz-Josef-Strauß-Allee 11, D-93042 Regensburg
Heppert, Volkmar, Dr. med., BG Unfallklinik, Chir.-Unfallchir., Guttmannstr. 13, D-67071 Ludwigshafen
Herbst, Ulrike, Dr. med., Krankenhaus Hofheim, Unfallchirurgie, Lindenstraße 10, D-65719 Hofheim
Herr, Gerhard, Dr., Klinik für Unfallchirurgie, Justus-Liebig-Universität Gießen, Laboratorium für Experimentelle Unfallchirurgie, Kerkrader Str. 9, D-35394 Gießen
Hertel, Peter, Prof. Dr. med., Martin-Luther-Krankenhaus, Unfallchirurgische Abteilung, Caspar-Theyß-Str. 27, D-14193 Berlin

Hertel, Peter, Prof. Dr. med., Martin-Luther-Krankenhaus, Unfallchirurgische Abteilung, Caspar-Theyß-Str. 27, D-14193 Berlin
Hertz, Harald, Prof. Dr., Unfallkrankenhaus Lorenz Böhler, Unfallchirurgie, Donaueschingerstr. 13, A-1200 Wien
Hierholzer, Günther, Prof. Dr. med., BG-Unfallklinik, Großenbaumer Allee 250, D-47249 Duisburg
Hillmeier, Joachim, Dr. med., Klinikum Darmstadt, Klinik für Unfall- und Wiederherstellungschirurgie, Grafenstr. 9, D-64276 Darmstadt
Hintze, Petra, Dr., Deutsche Forschungsgemeinschaft, Kennedy Allee 40, D-53175 Bonn
Hoellen, Ingolf Paul, Dr. med., Kreisrkankenhaus Backnang, Unfallchirurgie, Karl-Krische-Str. 4–11, D-71522 Backnang
Hoffmann, Frank, Dr. med., Klinik für Chirurgie des Klinikums Frankfurt (Oder), Unfallchirurgie, Dachsweg 03, D-15236 Frankfurt (Oder)
Hoffmann, Reinhard, PD Dr. med., Klinikum Rudolf Virchow d. Humboldt Universität Be, Unfall- und Wiederherstellungschirurgie, Augustenburg Platz 1, D-13353 Berlin
Hofmann, Christian, Dr., Zentrum für operative Medizin, Unfallchirurgie, Baldinger Str., D-35033 Marburg
Hofmann, Gunther O., PD Dr. Dr., BG-Unfallklinik Murnau, Prof.-Küntscher-Str. 8, 82418 Murnau, Sekretariat Frau Eder, Prof.-Küntscher-Str. 8, D-82418 Murnau a. Staffelsee
Hofmeister, Martin, Dr., Berufsgenossenschaftliche Unfallklinik Murnau, Unfallchirurgie, Prof. Küntscher Str. 8, D-82418 Murnau am Staffelsee
Holbein, Oliver, Dr. med., Chirurgische Universitätsklinik Ulm, Abteilung Unfall-, Hand- und Wiederherstellungschi, Steinhövelstr. 9, D-89070 Ulm
Holch, Michael, Dr., Universitätsklinikum Carl Gustav Carus der Technischen Universität Dresden, Klinik und Poliklinik für Unfall- und Wiederherstellungschirurgie, Fetscherstraße 74, D-01307 Dresden
Holmenschlager, Francis, Dr., Medizinische Fakultät der Otto-von-Guericke-Universität Magdeburg, Klinik für Unfallchirurgie, Leipziger Straße 44, D-39120 Magdeburg
Holz, Ulrich, Prof. Dr. med., Katharinenhospital, Klinik für Unfall- und Wiederherstellungschirurgie, Kriegsbergstr. 60, D-70174 Stuttgart
Homann, Heinz-Herbert, Dr. med, BG-Universitätsklinik Bergmannsheil, Plastische Chirurgie/Handchirurgie, Bürkle de la Camp Platz 1, D-44789 Bochum
Hopf, Karl Friedeman, Dr., Bergmannsheil, Chirurgische Universitätsklinik, Bürkle de-la-Camp Platz 1, D-44789 Bochum
Horas, Uwe, Dr. med., BG-Unfallklinik Frankfurt am Main, Friedberger Landstr. 430, D-60389 Frankfurt/Main
Hovy, Louis, PD Dr. med., Orthopädische Universitätsklinik, Marienburgstr. 2, D-60528 Frankfurt
Höntzsch, Dankward, Prof. Dr., BG-Unfallklinik, Chirurgische Abteilung, Schnarrenbergstr. 95, D-72076 Tübingen
Hörster, Gerd, Prof. Dr. med., Städtische Krankenanstalt, Unfallchirurgische Abteilung, Teutoburger Str. 50, D-33604 Bielefeld
Hörster, W., Dr., Anästhesieambulanz, Mozartstr. 5, D-35392 Gießen
Hülse, Prof. Dr., Neurootologie, Theodor Kutzer Ufer, D-68165 Mannheim
Husum, Hans, Dr., Institute of Clinical Medicine, Tromsoe University Hospital, N-9016 Tromsoe

Inthorn, D., Prof. Dr., LMU München-Großhadern, Chirurgie, D-81366 München
Ishaque, Bernd, Dr. med., Philipps-Universität Marburg, Klinik für Unfallchirurgie, Kanzleiberg 9, D-35390 Gießen

Jablonski, Manfred, Dr. med., Kinderklinik auf d. Bult, Jamesz-Korczak-Allee 12, D-30173 Hannover
Jäckel, W. H., Prof. Dr., Hochrhein-Institut, Bergseestr. 61, D-79713 Bad Säckingen
Jacobi, E., Prof. Dr., Rheumaklinik Bad Wurzach, D-88410 Bad Wurzach
Janousek, Andreas, Dr. med., UKH Lorenz-Böhler, Unfallchirurgie, Donaueschingerstraße 13, A-1200 Wien
Jansson, Volkmar, PD Dr., Ludwig-Maximilians-Universität München, Orthopädische Klinik, Klinikum Großhadern, Marchioninistr. 15, D-81366 München
Jeske, Marion, Dr. med., BG-Klinken Bergmannsheil, Chirurgische Klinik und Poliklinik, Bürkle-de-la-Camp Platz 1, D-44789 Bochum
Jezussek, Damian, Dr., Universitätsklinik Dresden, Klinik und Poliklinik für Unfall- und Wiederherstellungschirurgie, Fetscherstraße 74, D-01307 Dresden
Jochum, Marianne, Prof. Dr., Chirurgische Poliklinik Innenstadt, Klinische Chemie und Biochemie, Nußbaumstr. 20, D-80336 München
Joist, Alexander, Dr. med., Westfälische Wilhelms-Universität Münster, Klinik und Poliklinik für Unfall- und Handchirurgi, Waldeyerstraße 1, D-48149 Münster
Jonas, M., Dr. med., Heinrich-Heine Universität, Allgemein- und Unfallchirurgie, Moorenstr. 5, D-40225 Düsseldorf
Joosten, Uwe, Dr. med., Westfälische Wilhelms-Universität, Klinik und Poliklinik für Unfall- und Handchirurgie, Waldeyer Str. 1, D-49129 Münster
Josten, Christoph, Prof. Dr. med., Uni Leipzig, Klinik für Unfall- und Wiederherstellungschirurgie, Liebigstraße 22, D-04103 Leipzig
Jubel, Axel, Dr. med., Universität zu Köln, Klinik für Unfall-, Hand- und Wiederherstellungschirurgie, Joseph-Stelzmann-Str. 9, D-50931 Köln
Junge, Andreas, Dr., Philipps-Universität Marburg, Klinik für Unfallchirurgie, Baldingerstraße, D-35033 Marburg

Kaiser, Claus, Maquet GmbH, Kehler Str. 31, D-76437 Rastatt
Kaiser, Volker, Dr.jur., Holz-BG Stuttgart, Vollmoellerstr. 11, D-70563 Stuttgart
Kalmár, Peter, Prof. Dr., Universitäts-Klinik Eppendorf, Chirurgie, Martinistraße 52, D-20246 Hamburg
Kalteis, Thomas, Dr., Ludwig-Maximilians-Universität München, Klinikum Innenstadt, Chirurgische Klinik und Poliklinik, Direktor Herr Prof. Dr. L. Schweiberer, Nußbaumstraße 20, D-80336 München
Kantelhardt, Torsten, Dr. med., Klinikum Innenstadt der LMU, Plastische Chirurgie der Chirurgischen Klinik, Nußbaumstr. 20, D-80336 München
Kanz, Karl-Georg, Dr. med., Chirurgische Klinik und Poliklinik, Klinikum Innenstadt, Nussbaumstrasse 20, D-80336 München
Kasperczyk, Werner Johann, Prof. Dr. med., MHH, Klinik für Unfallchirurgie, Carl-Neuberg-Str. 1, D-30625 Hannover
Kathrein, Anton, Dr. med., Universitätsklinik, Unfallchirurgie, Anichstraße 35, A-6020 Innsbruck
Kauder, Olaf, Dr. med., Universitätsklinik Würzburg, Plastische Chirurgie, Josef Schneider Str. 2, D-97080 Würzburg

Kayser, Ralph, Dr. med., Kreiskrankenhaus, Chirurgische Abteilung, D-39638 Gardelegen
Keel, Marius, Dr. med., Universitätsspital Zürich, Klinik für Unfallchirurgie, Rämistr. 100, CH-8091 Zürich
Kelsch, Georg, Dr. med., Orthopädische Klinik, Olgahospital, Bismarckstr. 8, D-70176 Stuttgart
Keppler, Peter, Dr., Universität Ulm, Abteilung für Unfallchirurgie, Hand- und Wiederherstellungschirurgie, Steinhövelstraße 9, BRD-89075 Ulm
Kessler, Sigurd, Prof. Dr. med., Klinikum Innenstadt der LMU München, Chirurgische Klinik und Poliklinik, Nußbaumstr. 20, D-80336 München
Kessler, Tobias, Dr. med., BG-Klinik, Ludwig-Gutmann Str. 13, D-67071 Ludwigshafen
Ketterl, Rupert, PD Dr. med., Kreiskrankenhaus Traunstein, Unfall- und Wiederherstellungschirurgie, Cuno-Nigg-Str. 3, D-83278 Traunstein
Keyl, Johannes, Dr., BG-Unfallklinik Murnau, Intensiv-Medizin, Prof.-Küntscher-Str. 8, D-82418 Murnau
Kiefer, Hartmuth, Priv.Doz. Dr. med., Lukas - Krankenhaus, Unfallchirurgie, Hindenburgstr. 56, D-32257 Bünde
Kiefer, Peter, Dr., Universitätsklinikum Ulm, Anästhesie, Steinhövelstr. 9, D-89075 Ulm
Kinzl, Lothar, Prof. Dr. med., Chirurgische Universitätsklinik Ulm, Abteilung für Unfall-, Hand- und Wiederherstellungschirurgie, Steinhövelstr. 9, D-89075 Ulm
Kirmair, Johann, Dr. med., Diakoniekrankenhaus, Unfallchirurgie, Elise-Averdieck-Str. 17, D-27356 Rotenburg
Kirschner, Peter, Prof. Dr. med., St. Vincent u. Elisabeth Hospital, Unfallchirurgische Abteilung, An der Goldgrube 11, D-55131 Mainz
Klampfer, Helmut, Dr., Landeskrankenanstalten Salzburg, Unfallchirurgie, Müllner Hauptstraße 48, D-5020 Salzburg
Klar, R., Prof. Dr., Inst. für Medizinische Biometrie und Informatik, Stefan-Meier-Str. 26, D-79104 Freiburg
Kleine, Ludwig, Dr., Klinikum Neumarkt, Unfallchirurgie, Nürnbergerstraße 12, D-92318 Neumarkt i.d.OPf.
Kleinod, Friedrich, Orthopädische Klinik der Charite, Station 22, Schumannstr. 20/21, D-10117 Berlin
Klemt, Christof, Dr. med., Chirurgische Universitätsklinik, Unfallchirurgie, Hugstetterstr. 55, D-79106 Freiburg
Klinger, Hans-Michael, Dr. med., Klinik für Unfallchirurgie und Orthopädie, Seilerweg 29, D-36251 Bad Hersfeld
Klußmann, R., Prof. Dr., Med. Poliklinik im Klinikum Innenstadt der LMU, Psychosomatische Beratungsstelle, D-80336 München
Knaepler, Harald, Prof. Dr., Unfallchirurgische Klinik, Forsthausstr.1, D-35578 Wetzlar
Knop, Christian, Dr. med., MHH, Unfallchirurgische Klinik, Carl-Neuberg-Str.1, D-30625 Hannover
Knopf, S., Basler Kinderspital, Traumatologische Kinderabteilung, Römergasse 8, CH-4006 Basel
Koch, G., Dr., II. Chir. Lehrstuhl der Univ.Köln, Ostmerheimerstr. 200, D-51109 Köln
Kollig, Erwin, Dr. med., Universitätsklinik Bergmannsheil Bochum, Chirurgische Klinik, Brückle-de-la-Camp-Platz 1, D-44789 Bochum
Korner, Jan, Klinik für Unfall- und Wiederherstellungschirurgie, Universität Leipzig, Liebigstrasse 22, D-04103 Leipzig

Koschnick, Martin, Dr. med., Universitätskliniken des Saarlandes, Unfall- Hand- und Wiederherstellungschirurgie, Geb.57, D-66421 Homburg
Kotter, Andreas, Dr., Zentralklinikum Augsburg,, Klinik für Unfall- und Wiederherstellungschirurgie, Stenglinstr.2, D-86156 Augsburg
Köller, Manfred, PD Dr., BG Kliniken Bergmannsheil - Universitätsklinik, Chirurgische Forschung, Bürkle-de-la-Camp-Platz 1, D-44789 Bochum
Krackhardt, Tilmann, Dr., BG-Unfallklinik Tübingen, Unfallchirurgie, Schnarrenbergstraße 95, D-72076 Tübingen
Kraft, Clayton, Dr., Universität Bonn, Klinik und Poliklinik für Unfallchirurgie, Sigmund-Freud-Str. 25, D-53105 Bonn
Krajewski, M., Dr. med., Knappschafts-Krankenhaus Bergmannsheil, Klinik für Unfallchirurgie, Schernerweg 4, D-45894 Gelsenkirchen
Kramer, Michael, Dr., Universität Ulm, Unfallchirurgie, Steinhövelstraße 9, D-89075 Ulm
Kranz, Thomas, Dr. med., Ostalb-Klinikum Aalen, Chirurgische Klinik II, Im Kälblesrain 1–3, 73430 Aalen, Unfall-, Hand- und Wiederherstellungschirurgie, Kälblesrain 1–3, 73430 Aalen, D-73430 Aalen
Krasney, Otto Ernst, Prof. Dr. jur., Bundessozialgericht, Postfach 41 02 20, D-34064 Kassel
Krettek, Christian, Prof. Dr. med., MHH, Klinik für Unfallchirurgie, Carl-Neuberg-Str.1, D-30623 Hannover
Kreusch-Brinker, Rüdiger, PD Dr. med., Asklepiosklinik Birkenwerder, Hubertusstr. 10–12, D-16547 Birkenwerder
Kuhlee, Ulf, Dr. med., Krankenhaus Hellersdorf, Myslowitzer Str. 45, D-12621 Berlin
Kuner, Eugen-H., Prof. Dr. med., Chirurgische Universitätsklinik, Unfallchirurgie, Hugstetterstr. 55, D-79106 Freiburg
Küntscher, Markus, BG Unfallklinik Ludwigshafen, Plastische- und Handchirurgie, Ludwig-Guttmann-Str. 13, D-67071 Ludwigshafen
Küppersbusch, G., Dr.jur., Allianz Versicherungs-AG, Königinstr. 28, D-80802 München
Kusche, Heinz, Dr., Kreiskrankenhaus Garmisch-Partenkirchen, Akademisches Lehrkrankenhaus TU München, Unfall- und Wiederherstellungschirurgie, Auenstr. 6, D-82467 Garmisch-Partenkirchen

Lahmer, Armin, Dr. med., BG-Unfallklinik Frankfurt am Main, Friedberger Landstr. 430, D-60389 Frankfurt/Main
Lambiris, Elias, Prof. Dr. med., Universität Rio Patras, Orthopädische Klinik, GR-26500 Patras
Lampl, Lorenz, PD Dr. med., Bundeswehrkrankenhaus Ulm, Abteilung Anästhesie, Oberer Eselsberg 40, D-89081 Ulm
Lang, Erich, Dr. med., Sportklinik Stuttgart, Taubenheimstr. 8, D-70372 Stuttgart
Langenscheidt, Philipp, Dr. med., Universität des Saarlands, Chirurgische Klinik – Allgemeinchirurgie, Oscar-Orth-Str., D-66421 Homburg
Latta, Loren, Dr., Univ. Miami, School of Med., Dept. Orthop. & Rehab., Box 016960, USA-33322 Miami, FL
Lattermann, Christian, Dr. med., Orthopaedic Dept. University of Pittsburgh, Presbytherian Univ. Hospital C313, 200 Lothrop Street, UUS-15213 Pittsburgh PA
Laun, Reinhold A., Dr. med., Unfallkrankenhaus, Rapsweg 55, D-12683 Berlin
Laurer, Helmut, Chir. Universitätsklinik, Unfallchirurgie, Kirrbergerstr. Geb. 57, D-66421 Homburg

Lazovic, Djordje, PD Dr. med., MHH, Orthopädische Klinik, Heimchenstr. 1–7, D-30625 Hannover

Lefering, Rolf, Dr. rer. nat., Universität zu Köln, Biochemische und experimentelle Abteilung, D-51109 Köln

Lehmann, Uwe, Dr. med., MHH, Klinik für Unfallchirurgie, Carl-Neuberg-Str. 1, D-30625 Hannover

Lehner, Burkhard, Dr. med., Stiftung Orthopädische Universitätsklinik, Schlierbacherstr. 200a, D-69118 Heidelberg

Lempa, M., Dr., II. Chir. Lehrstuhl der Univ.Köln, Ostmerheimerstr. 200, D-51108 Köln

Liebig, V., Prof. Dr., Fachhochschule Ulm, D-89075 Ulm

Liener, Ulrich Christoph, Dr., Universitätsklinik Ulm, Unfall-, Hand- und Wiederherstellungschirurgie, Steinhövelstr. 9, D-89075 Ulm

Lill, Christoph, Dr. med., AO Forschungsinstitut, Osteoporose, Clavadelerstrasse, CH-7270 Davos

Lill, Helmut, Dr. med., Klinik für Unfall- und Wiederherstellungschirurgie, Uni Leipzig, Liebigstraße 22, D-04103 Leipzig

Lindemann-Sperfeld, Lutz, Dr. med., BG-Kliniken Stadt Halle Bergmannstrost, Univ.-Klinik f. Unfall- u. Wiederherstellungschirurgieellung, Merseburger Str. 165, D-06112 Halle

Lindenmaier, Hans-Lorenz, Prof. Dr., Stadtkrankenhaus, Unfallchir.Abt., Bismarckstr. 23, D-87700 Memmingen

Lindhorst, Elmar, Dr. med., Johann Wolfgang Goethe-Universität, Klinik für Chirurgie, Theodor-Stren-Kai 7, D-60590 Frankfurt/Main

Lindstaedt, Michael, Dr., Berufsgenossenschaftliche Kliniken „Bergmannsheil" Bochum – Universitätsklinik, Abteilung für Kardiologie und Angiologie, Brenscheder Str. 56a, D-44799 Bochum

Linhart, Wolfgang E., Prof. Dr., Klinik für Kinderchirurgie, Kinderorthopädie, Auenbrugger-Platz 34, A-8036 Graz

Lob, Günther, Prof. Dr. med., Klinikum Großhadern der LMU München, Unfallchirurgie, Marchioninistr. 15, D-81366 München

Lobenhoffer, Philipp, Prof. Dr., Henriettenstiftung Hannover, Klinik für Unfall- und Wiederherstellungschirurgie, Marienstr. 72–90, D-30171 Hannover

Löhnert, Johannes, Dr. med., St. Marien-Hospital, Chirurgie, Mühlenstr. 5–9, D-45894 Gelsenkirchen-Buer

Luber, Joachim, Carl-Zeiss, Bildgestützte Chirurgie, D-73446 Oberkochen

Ludolph, E., Dr. med., Institut für ärztliche Begutachtung, Brunnenstr. 8, D-40223 Düsseldorf

Lusznat, Andreas, Dr. med., Städtisches Krankenhaus Heilbronn, Klinik für Unfall- und Wiederherstellungschirurgie, Am Gesundbrunnen 20–26, D-74078 Heilbronn

Machner, Andreas, Dr. med., Orthopädische Universitätsklinik, Leipziger Str. 44, D-39120 Magdeburg

Maghsudi, Mohammad, Dr., Universitätsklinikum Regensburg, Unfallchirurgie, Franz-Josef-Strauß-Allee 11, D-93042 Regensburg

Mahlfeld, Andreas, Dr., Medizinische Fakultät der Otto-von-Guericke-Universität Magdeburg, Klinik für Unfallchirurgie, Leipziger Straße 44, D-39120 Magdeburg

Mahlke, Lutz, Dr. med., Med. Hochschule Hannover, Unfallchirurgie, Carl-Neuberg-Str. 1, D-30625 Hannover

Mährlein, Richard, Dr. med., Klinikum Lahr, Unfall-, Hand- und Wiederherstellungschirurgie, Klostenstr. 19, D-77933 Lahr
Maihoff, Johannes, Dr. med., BG Unfallklinik, Ludwig-Guttmann-Str. 13, D-67071 Ludwigshafen
Marintschev, Ivan, Dipl.-Med., BG-Kliniken Stadt Halle Bergmannstrost, Univ.-Klinik f. Unfall- u. Wiederherstellungschirurgie, Merseburger Str. 165, D-06112 Halle
Markgraf, Eberhard, Prof. Dr. med., FSU, Klinik für Unfallchirurgie, Bachstr. 18, D-07743 Jena
Markmiller, Max, Dr. med., Zentralklinikum Augsburg, Klinik für Unfall- und Wiederherstellungschirurgie, Stenglingstr. 2, D-86156 Augsburg
Marzi, Ingo, PD Dr. med., Chirurgische Universitätsklinik, Abtlg. f. Unfall-, Hand- und Wiederherstellungschirurgie, Kirrberger Str., D-66421 Homburg
Massage, Patrick, Dr. med., U.Z. Gasthuisberg, Traumatology and Reconstructive Surgery, Herestraat 49, B-3000 Leuven
Matschke, Stefan, Dipl. Med., BG Unfallklinik Ludwigshafen, Ludwig-Guttmann-Str. 13, D-67071 Ludwigshafen
Matter, Peter, Prof. Dr. med., AO-Forschungsinstitut, Clavadelerstr., CH-7270 Davos
Mattern, R., Prof. Dr. med., Universität Heidelberg, Institut für Rechtsmedizin, Voßstr. 2, D-69115 Heidelberg
Maxeiner, Helmut, Prof. Dr. med., FU Berlin, Institut für Rechtsmedizin, Hittorfstr. 18, D-14195 Berlin
Mayer, Alexander, Dr. med., Johannes Gutenberg Universität Mainz, Klinik und Poliklinik für Unfallchirurgie, Langenbeckstraße 1, D-55131 Mainz
Mayer, Eberhard, Dr. med., Städtisches Krankenhaus, Chirurgie, Riedelstr. 5, D-83435 Bad Reichenhall
Mayr, Edgar, Dr. med., ZK Augsburg, Klinik für Unfall- und Wiederherstellungschirurgie, Stenglinstr. 2, D-86156 Augsburg
Meeder, Peter-Jürgen, Prof. Dr. med., Universität Heidelberg, Unfallchirurgische Klinik, Im Neuenheimer Feld 110, D-69120 Heidelberg
Meenen, Norbert M., PD Dr., Universitätskrankenhaus Eppendorf, Unfall- und Wiederherstellungschirurgie, Martinistr. 52, D-20246 Hamburg
Mehrkens, H. H., Prof. Dr., RKU, Anästhesie, Oberer Eselsberg 45, D-89081 Ulm
Menth-Chiari, Wolfgang A., Dr. med., Wake Forest University School of Medicine Baptist Medical Center, Department of Orthopaedic Surgery, Medical Center Boulevard, USA-27157-Winston-Salem, NC USA
Mentzel, Martin, Dr. med., Chirurgische Universitätsklinik Ulm, Klinik für Unfall-, Hand-, Plastische- und Wiederh, Steinhövelstr. 9, D-89070 Ulm
Meßmer, Konrad, Prof. Dr., Klinikum Großhadern, Inst. für chirurgische Forschung, Marchioninistr. 15, D-81377 München
Messmer, Peter, Dr., Kantonsspital Basel, Universitätskliniken, Dept. Chirurgie und ept. Radiologie, Spitalstrasse 21, HC-4031 Basel
Meyer, Christina, Dr., Friedrich Schiller Universität, Klinik für Unfallchirurgie, Bachstr. 18, D-07743 Jena
Meyer, Josef, Dr., Klinikum Neumarkt, Unfallchirurgie, Nürnbergerstraße 12, D-92318 Neumarkt i.d.OPf.
Militz, Matthias, Dr., BG-Unfallklinik Murnau, Rückenmark- und Wirbelsäulenverletztenabteilung, Professor-Küntscher-Straße 8, D-82418 Murnau

Millington-Herrmann, Michael, Dr., Universitätsklinikum Rud. Virclow, Augustenburger Platz 1, D-13353 Berlin
Mischkowski, Robert, Dr., Med. Einrichtungen der Univ. zu Köln, Mund-, Kiefer- und Gesichtschirurgie, Joseph-Stelzmann-Str. 9, D-50924 Köln
Mischkowsky, Tilmann, Prof. Dr. med., Klinikum Kempten, Unfallchirurgische Abteilung, Robert-Weixler Str. 50, D-87439 Kempten
Modrzewski, Krzysztof, Prof. Dr., Medical Academy of Lublin, Orthopedic Depatrment, Jaczewskiego 8, PL-20950 Lublin
Moeller, Karsten, Dr. med., Park-Klinik-Weißensee, Orthopädie, Schönstr. 80, D-13086 Berlin
Mommsen, Ulrich, Prof. Dr., Städtisches Krankenhaus, Klinik f. Unfall-u. Wiederherst. Chirurgie, Am Finkenhügel 1, D-49076 Osnabrück
Monauni, Frank, Dr., ATOS, Zentrum für Sporttraumatologie und Gelenkchirurgie, Bismarckstr. 9-15, D-69115 Heidelberg
Moorahrend, Uwe, Dr. med., Fachklinik Enzensberg, Höhenstraße 56, D-87629 Hopfen am See
Mothes, H., Dr., Chirurgische Universitätsklinik, Bachstr. 18, D-07740 Jena
Möhlen, Susanne, Dr. med., St. Josef-Hospitale Kupferdreh, Plastische und Handchirurgie – Rheumatologie, Heidbergweg 22–24, D-45257 Essen
Möllenhoff, Gunnar, PD Dr., Chirurgische Universitätsklinik Bergmannsheil, Bürkle-de-la-Camp-Platz 1, D-44789 Bochum
Mößmer, Christoph, Dr., Kreiskrankenhaus Garmisch-Partenkirchen, Akademisches Lehrkrankenhaus TU München, Unfall- und Wiederherstellungschirurgie, Auenstr. 6, D-82467 Garmisch-Partenkirchen
Mückley, Thomas, Dr., BG-Unfallklinik Murnau, Chirurgie, Badstr. 13, D-82441 Ohlstadt
Mues, Peter, Dr., Universität des Saarlandes, Chirurgische Klinik, Oscar-Orth-Straße, D-66421 Homburg
Muhl-Bennighaus, Dieter, Dr., Unfallkrankenhaus Berlin, Rapsweg 65, D-12883 Berlin
Muhr, Gert, Prof. Dr. med., Chirurgische Universitätsklinik Bergmannsheil, Bürkle-de-la-Camp-Platz 1, D-44789 Bochum
Muhr, Gert, Prof. Dr. med., Chirurgische Universitätsklinik Bergmannsheil, Bürkle-de-la-Camp-Platz 1, D-44789 Bochum
Muller, Bertrand, Dr. med., Universität, Unfallchirurgie, Hugstetter Str. 55, D-79106 Freiburg
Müller, Ernst J., Dr. med., BG-Kliniken Bergmannsheil, Chirurgische Klinik und Poliklinik, Bürkle-de-la-Camp Platz 1, D-44789 Bochum
Müller, Martin, Dr. med., Jüdisches Krankenhaus, Chir. Abteilung, Iranische Straße 2 + 4, D-13347 Berlin
Müller, Michael, Dr., Christian-Albrechts-Universität zu Kiel, Klinik für Unfallchirurgie, Arnold-Heller-Str. 7, D-24105 Kiel
Müller-Färber, Jürgen, Prof. Dr., Kreiskrankenhaus Heidenheim, Abteilung für Unfall- und Wiederherstellungschirurgie, Schloßhausstraße 100, D-89520 Heidenheim
Müller-Mai, Christian, Dr., Universitätsklinikum Benjamin Franklin, FU Berlin, Unfall- und Wiederherstellungschirurgie, Hindenburgdamm 30, D-12200 Berlin
Mutschler, Wolf, Prof. Dr. med., Chirurgische Universitätsklinik Homburg, Unfall-, Hand- und Wiederherstellungschirurgie, Oscar-Orth-Str., D-66421 Homburg

Naruhn, Markus, Dr., Berufsgenossenschaftl. Unfallklinik, Unfallchirurgie, Ludwig-Guttmann-Str. 11, D-67071 Ludwigshafen

Nast-Kolb, Dieter, Prof. Dr., Universität Essen, Unfallchirurgische Klinik, Hufelandstr. 55, D-45147 Essen

Neff, G., Prof. Dr., Oskar-Helene-Heim, Clayallee 229, D-14195 Berlin

Nerlich, Michael, Prof. Dr. med., Klinikum der Universität Regensburg, Unfallchirurgie, F.-J.-Strauß-Allee 11, D-93053 Regensburg

Neuber, Michael, Dr. med., WWU Münster, Klinik und Poliklinik für Unfall- und Handchirurgie, Waldeyerstr. 1, D-48149 Münster

Neudeck, Friedrich, Dr. med., Universitätsklinikum Essen, Unfallchirurgie, Hufelandstr.55, D-45122 Essen

Neugebauer, Edmund, Prof. Dr. rer. nat., II. Chir. Lehrstuhl der Univ. Köln, Ostmerheimerstr. 200, D-51109 Köln

Neugebauer, Rainer, Prof. Dr. med., Krankenhaus der Barmherzigen Brüder, Unfallchirurgische Abteilung, Prüfeninger Str. 86, D-93049 Regensburg

Neumann, Carsten, Dr., Klinikum der Universität Regensburg, Abteilung für Unfallchirurgie, Franz-Josef-Strauß-Allee 11, D-93042 Regensburg

Neumann, Kai, Prof. Dr. med., Klinik für Unfall- und Wiederherstellungschirurgie, Auenstraße 6, D-82467 Garmisch-Partenkirchen

Niedhart, Christopher, Arzt, Orthopädische Universitätsklinik der RWTH Aachen, (Direktor: Univ.-Prof. Dr. med. F. U. Niethard), Pauwelsstr. 30, D-52074 Aachen

Nieländer, K. H., Dr. med., Zentrum Anatomie der Universität Köln, Joseph-Stelzmann-Str. 9, D-50931 Köln

Niethard, Fritz Uwe, Prof. Dr., Hochschule Aachen, Orthopädische Klinik, Pauwelsstr. 21, D-52074 Aachen

Nikutta, Maike, Dr. med., BG-Unfallklinik, Sekretariat Frau Eder, Prof.-Küntscher-Str. 8, D-82418 Murnau a. Staffelsee

Nüssler, Andreas, PD Dr., Universität Ulm, Sektion Chirurgische Forschung, Parkstraße 11, D-89070 Ulm

Oberbeck, Reiner, Dr. med., Medizinische Hochschule, Klinik für Unfallchirurgie, Carl-Neuberg-Str. 1, D-30625 Hannover

Oberender, P., Prof. Dr., Lehrstuhl für Volkswirtschaft, Postfach 10 12 51, D-95440 Bayreuth

Oberholzer, Andreas, Dr. med., Universitätsspital Zürich, Klinik für Unfallchirurgie, Rämi-Str. 100, CH-8091 Zürich

Oberli, H., Dr., Central Hospital, P.O. Box 349, Honiara, Solomon Islands

Oberst, Michael, Dr., Robert-Bosch-Krankenhaus, Allgemein-, Visceral- und Unfallchirurgie, Auerbachstr. 110, D-70376 Stuttgart

Obertacke, Udo, PD Dr. med., Universitätsklinikum Essen, Unfallchirurgie, Hufelandstr. 55, D-45122 Essen

Oestern, Hans-Jörg, Prof. Dr. med., Allgemeines Krankenhaus Celle, Unfallchirurgische Abteilung, Siemensplatz 4, D-29223 Celle

Olinger, Angela, Dr. med., Chirurgische Universitätsklinik, Unfall-, Hand- und Wiederherstellungschirurgie, D-66421 Homburg / Saar

Olivier, Lucien Christoph, Dr. med., Universitätsklinik Essen, Unfallchirurgie, Hufelandstr. 55, D-45122 Essen

Ostermann, P. A. W., PD Dr. med., Unfallkrankenhaus Berlin, Unfallchirurgie, Brebacher Weg 15, D-12683 Berlin

Otto, Wieland, Prof. Dr. med., BG-Kliniken Bergmannstrost, Univ. Klinik f. Unfall- u. Wiederherstellungschirurgie, Merseburger Str. 165, D-06112 Halle
Overhoff, Heinrich, Dr. med. Dipl.-Ing., Universität Hildesheim, Fachbereich Informatik, D-31141 Hildesheim
Öttl, Georg, Dr. med., TU München, Sportorthopädie, Connollystr. 32, D-80809 München

Paley, F. R., Prof. Dr., Maryland-Center of limb lengthening and reconstruction, 2200 Kernan Drive, USA-Baltimore, Maryland 21207
Pape, Hans-Christoph, PD Dr. med., MHH, Klinik für Unfallchirurgie, Carl-Neuberg-Str.1, D-30623 Hannover
Parsch, Dominik, Dr., Orthopädische Universitätsklinik Heidelberg, Abteilung Orthopädie II, Schlierbacher Landstraße 200 A, D-69118 Heidelberg
Partecke, B. D., Prof. Dr., BG-Unfallkrankenhaus, Abteilung Handchirurgie, Bergedorfer Str. 10, D-21033 Hamburg
Pässler, Hans H., Dr., ATOS Klinik, Zentrum für Sporttraumatologie und Gelenkchirurgie, Bismarckstr. 9-15, D-69115 Heidelberg
Paul, Dieter, PD Dr. med., Klinik f. Unfall-, Wiederherst.- und Handchirurgie, Friedrichsstr. 41, D-01067 Dresden
Pelinkovic, Dalip, Dr. med., Orthopädische Universitätsklinik, Marienburgstr. 2, D-60528 Frankfurt
Pennig, Dietmar, Prof. Dr., St. Vinzenzkrankenhaus, Köln, Unfallchirurgie, Hand- und Wiederherstellungschirurgie, Merheimerstr. 221–223, D-50733 Köln
Perlick, Carsten, Dr. med., Orthopädische Universitätsklinik, Schlierbacher Landstr. 200a, D-69118 Heidelberg
Peter, Martin, Dr. med., Chirurgische Universitätsklinik Würzburg, Plastische Chirurgie und Handchirurgie, Josef-Schneider-Str. 2, D-97080 Würzburg
Petermann, Jörg, Dr., ZOM 1, Unfallchirurgie, Baldingerstr., D-35033 Marburg
Peters, G., Prof. Dr., Institut für medizinische Mikrobiologie, Domagkstr. 10, D-48129 Münster
Petracic, Bozidar, PD Dr. med., St. Josef-Hospital Sternrade, Unfallchirurgische Abteilung, Wilhelmstr. 34, D-46145 Oberhausen
Petracic, Bozidar, PD Dr. med., St. Josef-Hospital Sternrade, Unfallchirurgische Abteilung, Wilhelmstr. 34, D-46145 Oberhausen
Peuker, Elmar, Dr. med., Institut für Anatomie, Prof. Pera, Vesaliusweg 2–4, D-48149 Münster
Pfeil, Jochen, Prof. Dr., Orthopädische Klinik, Mosbacherstr. 10, D-65187 Wiesbaden
Pfister, Ulrich, Prof. Dr. med., Städt. Klinikum, Chirurgische Klinik Karlsruhe, Unfall-, Wiederherstellungs- und Handchirurgie, Moltkestr. 90, D-76133 Karlsruhe
Pistner, Hans, Dr.Dr.med.habil., Universität Würzburg, Klinik und Poliklinik für Mund-, Kiefer-, Gesichtschirurgie, Pleicherwall 2, D-97070 Würzburg
Pitto, Rocco Paolo, Dr. med., Orthopädische Uniklinik, Waldkrankenhaus, Rathsbergerstr. 57, D-91054 Erlangen
Plank, Edgar, Dr., Kreiskrankenhaus Geislingen, Chirurgische Abteilung, Eybstraße 16, D-73312 Geislingen
Pohlemann, Tim, Prof. Dr., MHH, Klinik für Unfallchirurgie, Carl-Neuberg-Str. 1, D-30623 Hannover
Pommer, Axel, Dr. med., Chirurgische Universitätsklinik Bergmannsheil, Bürkle-de-la-Camp-Platz 1, D-44789 Bochum

Porzsolt, F., Prof. Dr., Universität Ulm, Innere Medizin, Steinhövelstr. 9, D-89075 Ulm
Pothmann, Matthias, Dr. med., Städtische Kliniken, Orthopädische Klinik, Beurhausstr. 40, D-44137 Dortmund
Preisser, Paul, Dr., BG-Unfallkrankenhaus, Handchirurgie, Plastische- und Mikrochirurgie, Bergedorfer Straße 10, D-221033 Hamburg
Probst, Axel, Dr. med., Westfälische Wilhelms-Universität, Klinik für Unfall- und Handchirurgie, Waldeyerstr. 1, D-48149 Münster
Prommersberger, Karl-Josef, Dr., Klinik für Handchirurgie, Abteilung I, Salzburger Leite 1, D-97616 Bad Neustadt/Saale
Pröbstel, Michael, Dr. med., BG-Unfallklinik Frankfurt am Main, Friedberger Landstr. 430, D-60389 Frankfurt/Main
Puhl, Wolfhardt, Prof. Dr., Reha-Krankenhaus, Orthop.Univ.Klinik, Orthop., Oberer Eselsberg 45, D-89081 Ulm
Pütz, Michael, Dr., BG-Unfallklinik Tübingen, Unfallchirurgie, Schnarrenbergstraße 95, 0041-72076 Tübingen
Putzier, Michael, Dr., Universitätsklinikum Charité, Schumannstr. 20/21, 10117 Berlin, Orthopädische Universitätsklinik, Schumannstr. 20/21, D-10117 Berlin

Queitsch, Christian, Dr., BG Unfallkrankenhaus Hamburg, Abteilung für Unfall- und Wiederherstellungschirurgie, Bergedorfer Str. 10, D-21033 Hamburg

Räder, Lutz, Dr. med., Städtisches Klinikum Fulda, Unfallchirurgische-Orthopädische Klinik, Pacelliallee 4, D-36043 Fulda
Rahmanzadeh, Rahim, Prof. Dr. med., Klinikum Benjamin Franklin der FU Berlin, Unfall- und Wiederherstellungschirurgie, Hindenburgdamm 30, D-12203 Berlin
Rammelt, Stefan, Dr., Universitätsklinikum „Carl Gustav Carus" der TU Dresden, Klinik für Unfall- und Wiederherstellungschirurgie, Fetscherstr. 74, D-01307 Dresden
Rathgeber, Jörg, PD Dr., Georg-August-Universität Göttingen, Zentrum Anaesthesiologie, Rettungs- und Intensivmedizin, Robert-Koch-Str. 40, D-37070 Göttingen
Raum, Marcus Remo, Dr. med., Klinikum Merheim, II. Chirurgischer Lehrstuhl der Universität Köln, Ostmerheimerstr.200, D-51109 Köln
Refior, Hans-Jürgen, Prof. Dr. med., Universitäts Klinikum Großhadern, Orthopädie, Marchioninistr. 15, D-81377 München
Regel, Gerd, Prof. Dr. med., Klinikum Rosenheim, Pettenkoferstr. 10, D-83022 Rosenheim
Rehm, Klaus, Prof. Dr. med., Chirurgische Universitätsklinik Köln, Klinik und Poliklinik für Unfall-, Hand- und Wiede, Joseph-Stelzmann-Str. 9, D-50931 Köln
Reill, Peter, Dr. med., Wintergasse 9, D-86150 Augsburg
Reilmann, Heinrich, Prof. Dr. med., Städtisches Klinikum Braunschweig, Unfallchirurgische Abteilung, Holwedestr. 16, D-38118 Braunschweig
Reinhart, Christof, PD Dr. med., Universität Mannheim, Lehrstuhl für Informatik V, B6,26, D-68131 Mannheim
Remmers, Dirk, Dr. med., MHH, Anästhesiologische Klinik, Carl-Neuberg-Str. 1, D-30623 Hannover
Resch, Herbert, Prof. Dr. med., LKH Salzburg, Unfallchirurgie, Müllner Hauptstr. 48, A-5020 Salzburg
Reuter, Martin, Dr., Universität Essen, Abt. f. Unfallchirurgie, Universitätsklinikum Essen, Hufelandstr. 55, D-45122 Essen

Rheinwalt, K.P., Dr. med., Ev. Hochstift-Krankenhaus, Willy-Brandt-Ring 13–15, D-67547 Worms
Richter, Dirk, Dr., Unfallkrankenhaus Berlin, Klinik für Unfall-, Wiederherstellungs- und Handchirurgie, Berufsgenossenschaftliche Unfallklinik e., Rapsweg 55, D-12683 Berlin
Richter, Hans-Peter, Prof. Dr., Universität Ulm, Neurochirurgie, Postfach 11 62, D-89301 Günzburg
Richter, Jens, Dr., Bergmannsheil, Chirurgische Universitätsklinik, Bürkle de-la-Camp Platz 1, D-44789 Bochum
Richter, Martinus, Dr. med., Medizinische Hochschule Hannover, Unfallchirurgische Klinik, Calr-Neuberg-Str. 1, D-30625 Hannover
Richter, Richard Heinrich, Dr. med., Chirurgische Universitätsklinik, Unfallchirurgie, Krankenhausstrasse 12, D-91054 Erlangen
Richter-Turtur, Matthias, Prof. Dr., Kreiskrankenhaus, Unfallchirurgie, Moosbauerweg 5–7, D-82515 Wolfratshausen
Rieger, Horst, PD Dr. med., Westfälische Wilhelms-Universität, Klinik und Poliklinik für Unfall- und Handchirurgie, Waldeyerstr. 1, D-48149 Münster
Rixen, Dieter, Dr. med., Universitaet Koeln, II. Chirurgischer Lehrstuhl, Ostmerheimerstr. 200, D-51109 Köln
Robert, Klaus, Dr. med., BG-Kliniken Bergmannsheil Bochum, Universitätsklinik, Chirurgie, Bürkle-de-la-Camp-Platz 1, D-44789 Bochum
Rockemann, M., Dr., Universität Ulm, Anästhesie, Steinhövelstr. 9, D-89075 Ulm
Roesgen, Michael, PD Dr. med., Krankenhaus Benrath, Abteilung für Unfallchirurgie, Urdenbacher Allee 83, D-40593 Düsseldorf
Rommens, Pol Maria, Prof. Dr. med., Klinikum der JGU Mainz, Klinik und Poliklinik für Chirurgie, Langenbeckstr. 1, D-55131 Mainz
Rothe, Michaela, Dr., Universitätsklinikum Göttingen, Klinik für Unfallchirurgie, Plastische- und Wiederherstellungschirurgie, Robert-Koch-Str. 40, D-37075 Göttingen
Rübbert, Alexander, Dr. med., Unfallkrankenhaus Berlin, Rapsweg 55, D-12683 Berlin
Ruchholtz, Steffen, Dr. med., Universität Essen, Unfallchirurgische Klinik, Hufelandstr. 55, D-45147 Essen
Rudigier, Jürgen, Prof. Dr., Kreiskrankenhaus, II. Chir. Abt., Ebertplatz 12, D-77654 Offenburg
Rudolph, Hans, Dr. med., Diakoniekrankenhaus, II. Chirurgische Klinik, Elise-Averdieck-Str. 17, D-27356 Rotenburg/W.
Rueger, Johannes Maria, Prof. Dr., Universitätskrankenhaus Eppendorf, Martinistraße 52, D-20246 Hamburg
Ruf, Wolfgang, Prof. Dr. med., Klinikum Remscheid GmbH, Unfall-, Hand- und Wiederherstellungschirurgie, Hans-Potyka-Str 28, D-42897 Remscheid
Runkel, Martin, PD Dr. med., Klinikum der JGU Mainz, Klinik und Poliklinik für Unfallchirurgie, Langenbeckstr. 1, D-55131 Mainz
Russ, Walter, Dr. med., Chirurgische Klinik und Poliklinik, Klinikum Innenstadt, Nußbaumstraße 20, D-80336 München
Rüter, Axel, Prof. Dr. med., Zentralklinikum Augsburg, Klinik für Unfallchirurgie, Stenglingstr. 2, D-86156 Augsburg

Sabo, D., Dr., Orthopädische Klinik, Schlierbacher Landstr. 200 a, D-69118 Heidelberg
Sarmiento, A., Dr., Miami

Sarvary, Andreas, Prof. Dr., Semmelweis Universität, Traumatologie, Péterfy Str. 14, H-1076 Budapest
Schächinger, Ulrich, Dr., Universität Regensburg, Unfallchirurgie, Franz-Josef-Strauß-Allee 11, D-93042 Regensburg
Schädel-Höpfner, Michael, Dr. med., Klinikum der Philipps-Universität, Klinik für Unfallchirurgie, Baldinger Str., D-35043 Marburg
Schaefer, Dirk J., Dr., Klinikum der Albert-Ludwigs-Universität, Plastische und Handchirurgie, Hugstetterstrasse 55, D-79106 Freiburg
Schäfer, Walter, Dr. med., Kreiskrankenhaus, Chir.-Unfallchir., Wilhelm-Breckow-Allee 20, D-51643 Gummersbach
Schaller, Christian, Dr., Kreiskrankenhaus Garmisch-Partenkirchen, Unfall- und Wiederherstellungschirurgie, Auenstr. 6, D-82467 Garmisch-Partenkirchen
Schaser, Klaus Dieter, Dr. med., Virchow Klinikum d. Humbold Universität, Unfall- und Wiederherstellungschirurgie, Augustenburger Platz 1, D-13353 Berlin
Scheible, Stephan, Geriatrisches Zentrum Ulm/Alb-Donau, Geriatrie, Eberhardtstraße 91, D-89073 Ulm
Schelling, F., Dr. med., Unfallchirurgische Klinik, Bergstr. 3, D-98617 Meiningen
Schepler, Hadrian, Dr., BG-Unfallklinik, Ludwig-Guttmannstr. 13, D-67071 Ludwigshafen
Scherer, Jörg, Dr. med., Städtisches Krankenhaus, Unfall-, Hand- und Wiederherstellungschirurgie, Kölner Platz 1, D-80804 München
Scherer, Michael A., PD Dr. med., Klinikum rechts d. Isar der TU München, Chirurgische Klinik, Ismaninger Str. 22, D-81675 München
Schewior, Lioba, Virchow Klinikum der Humbold Universität, Unfall- und Wiederherstellungschirurgie, Augustenburger Platz 1, D-13353 Berlin
Schildhauer, Thomas A., Dr., Chirurgische Klinik und Poliklinik, BG-Kliniken Bergmannsheil, Bürkle-de-la-Camp-Platz 1, D-44789 Bochum
Schill, Stefan, Dr. med., Klinikum Chemnitz, Unfall- und Handchirurgie, Flemmingstr. 2, D-09116 Chemnitz
Schlegelmichel, Ulf, Dr. med., Klinikum Suhl, Unfall- und Wiederherstellungschirurgie, Albert-Schweitzer Str. 2, D-98527 Suhl
Schlickewei, Wolfgang, PD Dr., Universitätsklinik Freiburg, Abteilung Unfallchirurgie, Hugstetterstr. 55, D-79106 Freiburg
Schmal, Hagen, Dr. med., Chirurgische Universitätsklinik, Unfallchirurgie, Hugstetter Str. 5, D-79106 Freiburg
Schmelz, Andreas, Dr. med., Chirurgische Universitätsklinik Ulm, Abteilung Unfall-, Hand- und Wiederherstellungschirurgie, Steinhövelstr. 9, D-89070 Ulm
Schmelzeisen, Helmut, Prof. Dr. med., Kreiskrankenhaus, Unfallchirurgische Abteilung, Klosterstr. 19, D-77933 Lahr
Schmickal, Thomas, Dr., Berufsgenossenschaftliche Unfallklinik Ludwigshafen, Unfallchir. Klinik, Ludwig-Guttmann-Straße 11-11, D-67971 Ludwigshafen
Schmid, Elisabeth, Dr. med., Universitätsspital Zürich, Klinik für Unfallchirurgie, Rämistr. 100, CH-8091 Zürich
Schmidmaier, Gerhard, Dr. med., Virchow Klinikum der Humbold Universität, Unfall- und Wiederherstellungschirurgie, Augustenburger Platz 1, D-13353 Berlin
Schmidt, A., Dr., BG-Unfallklinik, Prof.-Küntscher-Str. 8, D-82418 Murnau
Schmidt, Andreas, Dr., Klinikum Minden, Unfallchirurgische Klinik, CA Prof. Dr. med. V. Echtermeyer, Friedrichstr. 17, D-32423 Minden

Schmidt, H. G. K., Dr., BG Unfallkrankenhaus, Abteilung für Unfall- und Wiederherstellungschirurgie, Bergedorfer Str. 10, D-21033 Hamburg
Schmidt, Prof. Dr., Universität Bonn, Anatomisches Institut, Nußallee 10, D-53115 Bonn
Schmidt, Roland, Dr., Bundeswehrkrankenhaus Ulm, Chirurgie, Oberer Eselsberg 40, D-89070 Ulm
Schmidt, Ulf, Dr. med., MHH, Unfallchirurgische Klinik, Carl-Neuberg-Str.1, D-30623 Hannover
Schmidtmann, Ulrich, Dr. med., Georg August Universität Göttingen, Klinik für Unfallchirurgie, Robert - Koch Str. 40, D-37075 Göttingen
Schmit-Neuerburg, Klaus-Peter, Prof. Dr. med., Universitätsklinikum Essen, Unfallchirurgie, Hufelandstr. 55, D-45147 Essen
Schmitz, Daniel, cand. med, Universitätsklinikum Essen, Klinische Forschergruppe (DFG) Schock u. MOV, Virchowstr.171, D-45147 Essen
Schnabel, Michael, Dr. med., Universitätsklinik Marburg, Klinik für Unfallchirurgie, Baldingerstraße, D-35039 Marburg
Schnee, Franz-Peter, Dr. med., Klinikum Ludwigsburg, Klinik für Unfall- und Wiederherstellungschirurgie, Posilipostr. 4, D-71640 Ludwigsburg
Schnettler, Reinhard, Prof. Dr. Dr., Justus-Liebig- Universität Giessen, Klinik und Poliklinik für Unfallchirurgie, Rudolf-Buchheim-Strasse 7, D-35385 Gießen
Schnurrbusch, Ute, Dr. med., Universität Leipzig, Institut für Pathologie, Liebigstr. 26, D-04103 Leipzig
Schöttle, Harald, Prof., Nordwest Krankenhaus, Unfallchirurgie, Steinbacher Hohl –26, D-60488 Frankfurt/M.
Schratt, Hanns-Eberhard, Dr. med., Medizinische Hochschule, Unfallchirurgische Klinik, Carl-Neuberg-Straße 1, D-30623 Hannover
Schreiter, Dierk, Dr. med., Uni Leipzig, Klinik für Unfall und Wiederherstellungschirurgie, Liebigstraße 22, D-04103 Leipzig
Schröter, Frank, Dr. med., Institut für medizinische Begutachtung, Landgraf-Karl-Str. 21, D-34131 Kassel
Schulte, Michael, Dr., Universität Ulm, Unfallchirurgie, Hand- und Wiederherstellungschirurgie, Steinhövelstr. 9, D-89075 Ulm
Schultheiss, Markus, Dr. med., Universität Ulm, Unfall-, Hand- und Wiederherstellungschirurgie, Steinhövelstr. 9, D-89075 Ulm
Schulze, Wito, Dr., Bergmannsheil, Chirurgische Universitätsklinik, Bürkle de-la-Camp Platz 1, D-44789 Bochum
Schümann, Uwe, Dipl.-Ing., BG Unfallkrankenhaus Hamburg, Labor für Biomechanik, Bergedorfer Str. 10, D-21033 Hamburg
Schuschke, Tankred, Otto-von-Guericke-Universität Magdeburg, Klinik für Unfallchirurgie, Leipziger Str. 44, D-39120 Magdeburg
Schütz, Uwe, Dr., Chirurgische Universitätsklinik Ulm, Unfall-, Hand- und Wiederherstellungschirurgie, Sulzbachweg 1, D-89077 Ulm
Schwarz, Martin, Dr. med., SMZO-Donauspital, Unfallchirurgische Abteilung, Langobardenstrasse 122, A-1220 Wien
Schwarz, Nikolaus, Prof. Dr. med., Unfallkrankenhaus, Waidmannsdorferstraße 35, A-9020 Klagenfurt
Schweiberer, Leonhard, Prof. Dr. med., Klinikum Innenstadt der LMU München, Chirurgische Klinik, Nußbaumstr. 20, D-80336 München

Scola, Egmont, PD Dr. med., Krankenhaus Neumarkt, Unfallchirurgie, Nürnberger Str. 12, D-92318 Neumarkt
Seeber, Engelbert, Dr. med., Orthopädische Klinik Dessau, Schwabestr. 4, D-06846 Dessau
Seekamp, Andreas, PD Dr., Medizinische Hochschule Hannover, Unfallchirurgische Klinik, Carl-Neuberg-Straße 1, D-30625 Hannover
Seeling, Wulf, Prof. Dr., Universität Ulm, Anästhesie, Steinhövelstr. 9, D-89075 Ulm
Seide, Klaus, Dr., Berufsgenossenschaftliches Unfallkrankenhaus Hamburg, Unfall- und Wiederherstellungschirurgie, Bergedorfer Straße 10, D-21033 Hamburg
Seidel, Walter, Dr., Deutsche Stiftung für Int. Entwicklung, Zentralstelle für Gesundheit, Breite Str. 11, D-10178 Berlin
Seiler, Hanns, Prof. Dr., Zentralkrankenhaus Reinkenheide, Klinik für Unfall-, Hand- u. Plastische Chirurgie, D-27574 Bremerhaven
Seitz, Helmut, Dr. med., Universitätsklinik für Unfallchirurgie, Währinger Gürtel 18–20, A-1090 Wien
Seydel, R., Prof. Dr., Numerik, Helmholtzstr. 18, D-89069 Ulm
Siebert, Hartmut, Prof. Dr. med., Diakoniekrankenhaus, Unfallchirurgische Abteilung, Diakoniestr. 10, D-74523 Schwäbisch-Hall
Simanski, Christian, Dr. med., Universitaet Koeln, II. Chirurgischer Lehrstuhl, Ostmerheimerstr. 200, D-51109 Köln
Simko, Peter, Univ.Doz. Dr. med., Unfallchirurgische Klinik, Limbova 5, 83305 Bratislava (Slowakei)
Slongo, T., Dr., Inselspital, Chirurgische Kinderklinik, Freiburgstr. 15, CH-3010 Bern
Soldner, Edgar, Dr. med., Justus - Liebig Universität, Klinik für Unfallchirurgie, Rudolf-Buchheim-Str. 7, D-35385 Gießen
Sommer, Rudolf, Kreiskrankenhaus Traunstein, Unfall- und Wiederherstellungschirurgie, Cuno-Niggl-Str. 3, D-83278 Traunstein
Sommerfeldt, Dirk W., Dr. med., Zentrum der Chirurgie der J. W. Goethe-Universität Frankfurt/Main, Klinik für Unfallchirurgie, Theodor-Stern-Kai 7, D-60590 Frankfurt/Main
Speck, Matthias, Dr. med., Klinikum Karlsbad-Langensteinbach, Orthopädie/ Traumatologie II, Guttmannstraße 4, D-76307 Karlsbad
Sproedt, Julia, Dr., Westfälische Wilhelms-Universität, Unfall- und Handchirurgie, Waldeyerstr. 1, D-48149 Münster
Stahl, Jens-Peter, Dr., Justus-Liebig-Universität Giessen, Klinik und Poliklinik für Unfallchirurgie, Klinikstrasse 29, D-35385 Giessen
Stankovic, Pavle, Prof. Dr., Universtität Göttingen, Klinik für Unfallchirurgie, Plastische- und Wiederherstellungschirurgie, Robert-Koch-Straße 40, D-37075 Göttingen
Stausberg, Jürgen, Dr. med., Institut für Medizinische Informatik, Biometrie und Epidemiologie, Universitätsklinikum Essen, Hufelandstr. 55, D-45122 Essen
Stedtfeld, Hans Werner, PD Dr. med., Klinikum Nürnberg Süd, Klinik für Unfallchirurgie, Breslauer Str. 201, D-90471 Nürnberg
Steffen, P., Dr., Universität Ulm, Anästhesie, Steinhövelstr. 9, D-89075 Ulm
Steinau, H.-U., Prof. Dr. med., Chirurgische Universitätsklinik Bergmannsheil, Bürkle-de-la-Camp-Platz 1, D-44789 Bochum
Stieglitz, Sean Patrick, Klinikum der Universität Regensburg, Unfallchirurgie, Franz-Josef-Strauß-Allee 11, D-93042 Regensburg
Stier, A., Dr., TU München, Chirurgische Klinik rechts der Isar, Ismaningerstr. 22, D-81675 München

Stier, Ulrike, Berufsgenossenschaftliche Unfallklinik Frankfurt am Main, Unfallchirurgie, Friedberger Landstr. 430, D-60389 Frankfurt am Main
Stiletto, Raphael, Dr. med., Phillips-Universität, Klinik f. Unfallchirurgie, Baldingerstraße, D-35033 Marburg
Stocker, R., PD Dr. med., Universitätsspital Zürich, Klinik für Unfallchirurgie, Rämistr. 100, CH-8091 Zürich
Stolpe, Erwin, Dr. med., Städt. KH München-Harlaching, Abt. f. Unfall- und Wiederherstellungschirurgie, Sanatoriumsplatz 2, D-81545 München
Strecker, Wolf, PD Dr. med., Unfallchirurgische Klinik, Klinik für Unfall- , Hand- und Wiederherstellungschirurgie, Steinhövelstr. 9, D-89070 Ulm
Strohm, Rita, Dr., Katharinenhospital, Stuttgart, Klinik für Unfall- und Wiederherstellungschirurgie, Kriegsbergstraße 60, D-70174 Stuttgart
Strube, Hans-Dietmar, Prof. Dr. med., St. Johannes Hospital, Klinik für Unfallchirurgie, An der Abtei 7–11, D-47166 Duisburg
Stumpf, E., Dr., VFB Stuttgart, Ferdinand-Hanauerstr. 84, D-70374 Stuttgart
Sturm, Johannes, Prof. Dr. med., Klinikum Lippe-Detmold, Unfallchirurgische Klinik, Röntgenstr. 18, D-32756 Detmold
Stürmer, Klaus Michael, Prof. Dr. med., Georg August Universität Göttingen, Klinik für Unfallchirurgie, Robert - Koch Str. 40, D-37075 Göttingen
Südkamp, Norbert, Prof. Dr. med., Klinikum Rudolf Virchow d. Humboldt Universität Berlin, Unfall- und Wiederherstellungschirurgie, Augustenburger Platz 1, D-13353 Berlin
Suger, Gebhard, Dr., Universität Ulm, Klinik für Unfallchirurgie, Hand- und Wiederherstellungschirurgie, Steinhövelstr. 9, D-89075 Ulm
Suhm, Norbert, Dr., Dipl. phys., Kantonsspital Basel, Universitätskliniken, Departement Chirurgie (Prof. Dr. med F. Harder),, Spitalstrasse 21, CH-4031 Basel
Sunder-Plassmann, L., Prof. Dr., Universitätsklinikum Ulm, Gefäß- und Thoraxchirurgie, D-89075 Ulm
Szita, Janos, PD Dr. med., Zentralinstitut für Traumatologie Budapest, Fiumei ut 17, H-1081 Budapest

Teichmann, Gabriele, Dr., Universitätsklinikum – Zentrum Chirurgie-Georg-August-Universität Göttingen, Klinik für Unfallchirurgie, Plastische und Wiederherstellungschirurgie, Robert-Koch-Str. 40, D-37075 Göttingen
Teiser, Rudolf, Dr., Sankt Gertrauden-Krankenhaus, Abt. f. Unfall- u. Wiederherstellungschirurgie, Paretzer Str. 12, D-10713 Berlin-Wilmersdorf
Tempka, Almut, Dr. med., Klinikum Rudolf Virchow d. Humboldt Universität Berlin, Unfall- und Wiederherstellungschirurgie, Augustenburger Platz 1, D-13353 Berlin
Thalmann, Nadia, Prof. Dr., Universität Genf, Department of Information Systems, Rue General Dufour 24, CH-1211 Geneve 4
Thermann, Hajo, Prof. Dr. med., Medizinische Hochschule, Unfallchirurgische Klinik, Carl-Neuberg-Straße 1, D-30623 Hannover
Thielemann, Friedrich, PD Dr., Klinikum der Stadt Schwenningen GmbH, Unfallchirurgische Klinik, Röntgenstr. 40, D-78054 Villingen-Schwenningen
Tiemann, Andreas, Dr., Universität Leipzig, Chirurgische Klinik III, Unfall- und Wiederherstellungschirurgie, Direktor: Prof. Dr. med. Ch. Josten, Liebig Straße 20, D-04103 Leipzig

Tiling, Thomas, Prof. Dr. med., Chirurgische Universitätsklinik Köln, Abteilung für Unfallchirurgie, Ostmerheimerstr. 200, D-51109 Köln
Trentz, Omana Anna, Dr. med., Universitätsspital Zürich, Chirurgie-Forschungsabteilung E-LAB 32, Rämistr. 100, CH-8091 Zürich
Trentz, Otmar, Prof. Dr. med., Universitätsspital Zürich, Klinik für Unfallchirurgie, Rämistr. 100, CH-8091 Zürich
Tscherne, Harald, Prof. Dr. med., MHH, Klinik für Unfallchirurgie, Carl-Neuberg-Str.1, D-30625 Hannover

Ullrich, Peter, Dr. med., Klinik für Chirurgie/Unfallchirurgie der FSU Jen, Bachstr. 18, D-07740 Jena
Ulrich, Christoph, Prof. Dr. med., Klinik am Eichert, Unfallchirurgische Klinik, Postfach 660, D-73006 Göppingen
Ulsenheimer, K., Prof. Dr. Dr. jur., Maximiliansplatz 12 /IV, D-80333 München

va de Ridder, Dr. med., Westeinde Ziekenhuis, Lynbaan 32, NL-2512 Va den Haag
van Dyk, Günther, Dr, AK Barmbek, II. Chirurgie, Rübenkamp 148, D-22291 Hamburg
van Griensven, Martijn, Master of Science, Medizinische Hochschule Hannover, Unfallchirurgische Klinik, Carl-Neuberg-Straße 1, D-30625 Hannover
Vandoros, N., Dr., Universität Patras, Orthopädische Klinik, GR-26500 Rion-Patras
Vastmans, Jan, Dr., Berufsgenossenschaftliche Unfallklinik Murnau, Chirurgische Intensivmedizin, Prof.-Küntscher Str. 8, BRD-82418 Murnau
Vecsei, V., Prof. Dr., Universitätsklinik für Unfallchirurgie, Währinger Gürtel 18–20, A-1090 Wien
Verbruggen, Jan, Dr. med., RWTH Aachen, Unfallklinik, Pauwelsstr. 30, D-52057 Aachen
Verelst, S., Chirurgische Universitätsklinik, Unfall-, Hand- und Wiederherstellungschirurgie, D-66421 Homburg
Verheyden, Peter, Dr. med., Uni Leipzig, Klinik für Unfall- und Wiederherstellungschirurgie, Liebigstr.22, D-04103 Leipzig
Vock, Bernd, Dr. med., BG Unfallklinik, Ludwig-Guttmann-Str. 13, D-67071 Ludwigsburg
Voggenreiter, Gregor, Dr. med., Universitätsklinikum Essen, Unfallchirurgie, Hufelandstr. 55, D-45122 Essen
Voigt, Christian, PD Dr. med., Klinikum Benjamin Franklin der FU Berlin, Unfall-und Wiederherstellungschirurgie, Hindenburgdamm 30, D-12200 Berlin
von Baer, Alexandra, Dr., Universität Ulm, Unfallchirurgie, Hand- und Wiederherstellungschirurgie, Steinhövelstr. 9, D-89075 Ulm
von Fournier, Cay, Virchow Klinikum, Augustenburger Platz 1, D-13353 Berlin
von Gumppenberg, Stephan, Prof. Dr., Chir.Klinik d. TU, rechts der Isar, Chir.-Orthop., Ismaninger Str. 22, D-81675 München
von Kroge, Holger, PD, Universitätskrankenhaus Eppendorf, Chirurgische Klinik, Abtlg. f. Unfall- u. Wiederherstellungschrirugie, Martinistraße 52, D-20246 Hamburg
von Laer, Lutz, Prof. Dr., Basler Kinderspital, Römergasse 8, CH-4006 Basel
Vögeli, Stephan, Dr. med., Klinikum Aschaffenburg, Am Hasenkopf 1, D-63739 Aschaffenburg

Walcher, Felix, Dr. med., Chirurgische Universitätsklinik, Abteilung für Unfall-, Hand- und Wiederherstellungschirurgie, Kirrberger Straße, D-66421 Homburg

Walz, F., Dr., Gerichtlich Medizinisches Institut, Arbeitsgruppe Unfallmechanik Zürich, Winterthurer Str., CH-8057 Zürich

Walz, Martin, Dr. med., Chirurgische Universitätsklinik Bergmannsheil, Bürkle-de-la-Camp-Platz 1, D-44789 Bochum

Wamsler, Oswin, Dr. med., Westfälische Wilhelms Universität, Poliklinik für Unfall- und Handchirurgie, Waldeyer Str. 1, D-48129 Münster

Wanner, Guido, Dr. med, Universitätsspital Zürich, Klinik für Unfallchirurgie, Rämistr. 100, CH-8081 Zürich

Waydhas, Ch. K., PD Dr. med., Universitätsklinikum Essen, Unfallchirurgie, Hufelandstr. 55, D-45147 Essen

Weber, Bernhard-Georg, Dr. med., Orthopädie am Rosenberg, Rorschacherstraße 150, CH-9006 St. Gallen

Weber, Michael, Prof. Dr., Chirurgische Universitätsklinik, Orthopädie, Hugstetterstr. 55, D-79106 Freiburg

Weckbach, Arnulf, Prof. Dr. med., Chirurgische Universitätsklinik und Poliklinik, Unfallchirurgie, Josef Schneider Str. 8, D-97080 Würzburg

Weiler, Andreas, Dr. med., Klinikum Rudolf Virchow d. Humboldt Universität Be, Unfall- und Wiederherstellungschirurgie, Augustenburger Platz 1, D-13353 Berlin

Weinberg, Annelie-Martina, Dr. med., MHH, Unfallchirurgische Klinik, Carl-Neuberg Str. 1, D-30635 Hannover

Weise, Kuno, Prof. Dr. med., BG-Unfallklinik, Schnarrenbergstr. 95, D-72070 Tübingen

Weller, Siegfried, Prof. Dr. Dr. h.c., Engelfriedshalde 47, D-72076 Tübingen

Welte, Klaus, Dr., Leibinger, Bötzinger Str. 41, D-79111 Freiburg

Welz, Klaus, OMR Dr. med., Klinikum Carl-Thiem, Abteilung für Unfall-, Hand- und Wiederherstellungschirurgie, Thiemstr. 111, D-03048 Cottbus

Wenda, Klaus, Prof. Dr. med., Dr. Horst-Schmidt Kliniken Wiesbaden, Klinik für Unfall- und Wiederherstellungschirurgie, Ludwig-Ehrhardt Str. 100, D-65199 Wiesbaden

Wentzensen, Andreas, Prof. Dr. med., BG-Unfallklinik Ludwigshafen, Ludwig-Guttmann-Str. 13, D-67071 Ludwigshafen

Werber, K., Dr. med., TU München, Klinikum rechts der Isar, Ismaningerstr. 22, D-81675 München

Werdan, K., Prof. Dr., Klinikum Kröllwitz, Med. Fakultät, Ernst-Grube-Str. 40, D-06097 Halle

Werner, Sabine, Prof. Dr., Max-Planck-Institut für Biochemie, Am Klopfenspitz 18a, D-82152 Martinsried

Wess, Günther, Dr., Hoechst Mario-Roussel, D-65926 Frankfurt

Wessel, Lucas, Dr. med., Kinderchirurgische Klinik, Theodor-Kutzer Ufer, D-68135 Mannheim

Wich, Michael, Dr., BG-Unfallklinik Berlin, Unfall- und Wiederherstellungschirurgie, Rapsweg 55, D-12683 Berlin

Wick, Marc, Dr. med., BG-Klinik Bergmannsheil, Bochum, Unfallchirurgie, Bürkle-de-la-Camp Platz 1, D-44789 Bochum

Wiedeck, Heide, PD Dr., Universitätsklinikum Ulm, Anästhesie, Steinhövelstr. 9, D-89075 Ulm

Wiedemann, Ernst, PD. Dr. med., Klinikum Innenstadt, Chirurgische Klinik, Nußbaumstr. 20, D-80336 München

Wiese, Georg, Dr., Universitätsklinik Bergmannsheil Bochum, Chirurgie, Bürkle-de-la-Camp-Platz, D-44789 Bochum

Wild, Michael, Johann Wolfgang Goethe-Universitätsklinikum, Klinik für Unfallchirurgie, Theodor Stern Kai 7, D-60596 Frankfurt a.M.
Wilhelm, Klaus-Hermann, Prof. Dr. med., Universitäts Klinikum, Abteilung für Handchirurgie, Nußbaumstr. 20, D-80336 München
Willmann, Gerd, PD Dr., Ceram Tec, Fabrikstr. 23–29, D-73207 Plochingen
Willmen, Hans-Rainer, Prof. Dr., Kreiskrankenhaus Grevenbroich, Chirurgische Klinik, Von-Werth-Str. 5, D-41515 Grevenbroich
Willy, Christian, Dr. med., BWK Ulm, Chirurgie, OE 40, D-89075 Ulm
Winker, Heiner, Prof. Dr.med. habil., Klinikum Erfurt, Chir.-Unfallchir., Postfach 595, D-99012 Erfurt
Winkler, Hartmut, Dr., Berufsgenossenschaftliche Unfallklinik, Unfallchirurgie, Ludwig-Guttmann-Str. 11, D-67071 Ludwigshafen
Wippermann, Burkhard, PD Dr. med., Medizinische Hochschule, Unfallchirurgische Klinik, Carl-Neuberg-Strasse 1, D-30625 Hannover
Wirbel, Reiner, Dr., Chirurgische Universitätsklinik, Abtlg. Unfall-, Hand- und Wiederherstellungschirurgie, Oscar Orth Strasse, D-66421 Homburg
Wirth, Carl-Joachim, Prof. Dr., MHH, Orthop. Klinik III, im Annastift e.V., Orthop., Heimchenstr. 1–7, D-30625 Hannover
Wirtz, Dieter Christian, Dr., Orthopädische Universitätsklinik der RWTH Aachen, Orthopädische Universitätsklinik der RWTH Aachen, Pauwelsstr. 30, D-52074 Aachen
Wißmeyer, Thomas, Dr., Universitätsklinik Ulm, Abteilung Unfallchirurgie, Augsburgerstraße 50, D-89231 Neu-Ulm
Wittmann, W. W., Prof. Dr., Universität Mannheim, Psychologie II, D-68131 Mannheim
Wittwer, Wolfgang, Dr. med., Rot-Kreuz Krankenhaus, Nymphenburgerstr. 163, D-82340 München
Wolf, Konrad, Dr. med., Klinikum Innenstadt, Chir. Klinik und Chir. Poliklinik, LMU München, Experimentelle Chirurgie, Nußbaumstr. 20, D-80336 München
Wolter, Dietmar, Prof. Dr. med., BG - Unfallkrankenhaus, Bergedorfer Str. 10, D-21033 Hamburg
Wörsdörfer, Otto, Prof. Dr. med., Städtisches Klinikum Fulda, Unfallchirurgische-Orthopädische Klinik, Pacelliallee 4, D-36043 Fulda
Wurm, Martin, Dr., Berufsgenossenschaftliches Unfallkrankenhaus Hamburg, Unfall- und Wiederherstellungschirurgie, Bergedorfer Str. 10, D-21033 Hamburg

Zänker, K., Prof. Dr., Universität Witten, Institut für Immunologie und Experimentelle Chirurgie, Stockumerstr. 10–12, D-58453 Witten
Zeiler, Claudius, Dr. med., Klinikum Innenstadt der LMU München, Chirurgische Klinik und Poliklinik, Nußbaumstr. 20, D-80336 München
Zeilhofer, F., PD Dr., TU München, Mund-, Kiefer-, Gesichtschirurgie, Ismaningerstr., D-81664 München
Zeithammel, Gerhard, Dr. med., Abteilung für Unfall-, Hand- und Wiederherstellungschirurgie, Universitätsklinikum Ulm, Steinhövelstr. 9, D-89075 Ulm
Ziegler, Walter, Dr., AO Dokumentationszentrum, Clavadelerstraße, CH-7270 Davos
Ziesing, Stefan, Dr. med., Medizinische Hochschule Hannover, Institut für Medizinische Mikrobiologie, Carl-Neuberg-Str. 1, D-30625 Hannover
Zilch, Hans, Prof. Dr. med., Harz Kliniken, Unfall-, Hand- und Wiederherstellungschirurgie, Köslinger Str.12, D-38642 Goslar

Zintl, Bernhard, Chirurgische Klinik und Chirurgische Poliklinik der LMU München, Klinikum Innenstadt, Nußbaumstraße 20, D-80336 München
Ziring, Ewgeni, Dr. med., Philipps-Universität Marburg, Klinik für Unfallchirurgie, Langgasse 33, D-35415 Pohlheim
Zouboulis, P.E., Dr., Universität Patras, Orthopädische Klinik, GR-26500 Rion-Patras
Zwipp, Hans, Prof. Dr. med., Universitätsklinikum der TU Dresden, Unfallchirurgische Abteilung, Fetscherstr. 74, D-01307 Dresden